DGUV Grundsätze für arbeitsmedizinische Untersuchungen

DGUV Grundsätze für arbeitsmedizinische Untersuchungen

6. vollständig neubearbeitete Auflage

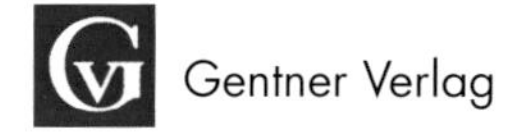

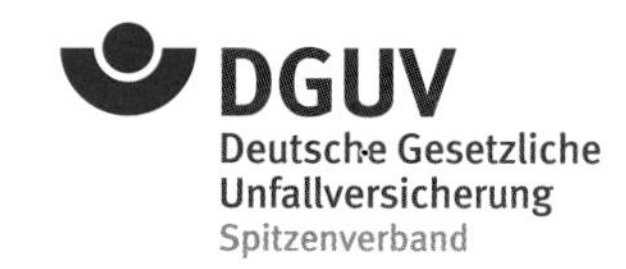

Impressum

Herausgeber:
Deutsche Gesetzliche Unfallversicherung (DGUV)

Redaktion:
Jörg Schönenborn (DGUV)
Yvonne Perleberg (DGUV)

Redaktionsschluss: Oktober 2014

Bibliografische Information der Deutschen Bibliothek
Die Deutsche Bibliothek verzeichnet diese Publikation in der Deutschen Nationalbibliografie; detaillierte bibliografische Daten sind im Internet über http://dnb.ddb.de abrufbar.

ISBN 978-3-87247-756-9

3. Nachdruck 2021
Umschlaggrafik: GreenTomato Süd GmbH, Stuttgart
Herstellung: Druckerei Marquart GmbH, Aulendorf
Printed in Germany.

Inhaltsverzeichnis

Vorwort zur 6. Auflage

Mit der vorliegenden 6. Auflage erscheinen die DGUV Grundsätze unter dem neuen Titel „DGUV Grundsätze für arbeitsmedizinische Untersuchungen". Die Änderung des Titels ist ein Hinweis auf die Entkopplung von der Verordnung zur arbeitsmedizinischen Vorsorge (ArbMedVV) und anderen Rechtsgrundlagen für Untersuchungsanlässe. Die Grundsätze orientieren sich nunmehr am Arbeitssicherheitsgesetz (ASiG) und am SBG VII. Sie sind somit anwendbar bei den verschiedensten Anlässen für arbeitsmedizinische Untersuchungen, z. B. auch für Einstellungs- oder Eignungsuntersuchungen.
Die Beurteilungskriterien sind erhalten geblieben, da sie den Betriebsärztinnen und Betriebsärzten Anhaltspunkte für die Bewertung der Untersuchungsergebnisse geben. Auch im Rahmen der ArbMedVV ist gegenüber den Beschäftigten ggf. eine schriftliche Ergebnismitteilung erforderlich. Darüber hinaus kann nur so der Pflicht zur umfassenden Beratung der Beschäftigten nachgekommen werden.
Die Grundsätze stellen Empfehlungen nach dem allgemein anerkannten Stand der Arbeitsmedizin dar und besitzen keine Rechtsverbindlichkeit. Sie geben Hinweise im Sinne von best practices und lassen den Betriebsärztinnen und Betriebsärzten den im Einzelfall erforderlichen Spielraum, die Untersuchungen so zu gestalten, wie es auf Grund der jeweiligen Gegebenheiten optimal erscheint.
Auch die 6. Auflage wurde im Ausschuss Arbeitsmedizin der Gesetzlichen Unfallversicherung in interdisziplinären Expertenteams aus Arbeitsmedizinerinnen und Arbeitsmedizinern der betrieblichen Praxis und der Wissenschaft, Fachleuten diverser medizinischer und auch technischer Sachgebiete sowie Sachverständigen der Länder und der Unfallversicherungsträger erarbeitet.
Im Sinne der o. g. Neuausrichtung der Grundsätze wurde das Kapitel 1 grundlegend überarbeitet. Drei neue Grundsätze – G 13 „Chloroplatinate", G 17 „Künstliche optische Strahlung" und G 28 „Arbeiten in sauerstoffreduzierter Atmosphäre" – wurden aufgenommen. Sie sind an den seit der 4. Auflage durch Zusammenfassung von Grundsätzen freigewordenen Plätzen eingegliedert worden.
Mit der 6. Neuauflage der „DGUV Grundsätze für arbeitsmedizinische Untersuchungen" stellt die Deutsche Gesetzliche Unfallversicherung der Betriebsärzteschaft wiederum ein aktuelles Kompendium mit pragmatischen Instrumentarien für das ärztliche Handeln in den Betrieben zur Verfügung.

Deutsche Gesetzliche Unfallversicherung, Oktober 2014

1

Erläuterungen zur Durchführung arbeitsmedizinischer Untersuchungen

1 Erläuterungen zur Durchführung arbeitsmedizinischer Untersuchungen

Bearbeitung: Ausschuss „Arbeitsmedizin" der Gesetzlichen Unfallversicherung, Arbeitskreis „Rechts- und Koordinierungsfragen"
Fassung Oktober 2014

Vorbemerkungen

Mit dem Inkrafttreten der Verordnung zur arbeitsmedizinischen Vorsorge (ArbMedVV) am 24.12.2008 ergab sich für die damaligen Berufsgenossenschaftlichen Grundsätze zur arbeitsmedizinischen Vorsorge (4. Auflage, 2007) ein erheblicher Bedarf zur Aktualisierung. Die Verordnung, die eine Zusammenführung von Regelungen zu arbeitsmedizinischen Vorsorgeuntersuchungen aus verschiedenen Regelwerken beinhaltet, wurde mit dem Anspruch geschaffen, eine Stärkung der arbeitsmedizinischen Vorsorge sowie eine Rechtsvereinfachung zu bewirken.
Durch die erste Verordnung zur Änderung der ArbMedVV, die am 31.10.2013 in Kraft getreten ist, wurden zahlreiche weitere Änderungen ins Recht der arbeitsmedizinischen Vorsorge aufgenommen, die in der vorliegenden Neuauflage der DGUV Grundsätze berücksichtigt werden. Teilweise handelt es sich bei den Neuerungen lediglich um Klarstellungen, teilweise aber auch um erhebliche Rechtsänderungen, die auf eine veränderte Gewichtung zugunsten der Grundrechte der Beschäftigten zurückzuführen sind und eine neue Interpretation sowie Terminologie der arbeitsmedizinischen Vorsorge mit sich bringen.
Dies wurde zum Anlass genommen, den Charakter der DGUV Grundsätze auch durch den neuen Titel des Buches „DGUV Grundsätze für arbeitsmedizinische Untersuchungen" klar zum Ausdruck zu bringen, da die Grundsätze nicht nur in Bezug auf arbeitsmedizinische Vorsorgeuntersuchungen, sondern unter anderem auch auf Eignungsuntersuchungen Hinweise beinhalten.
Unabhängig von anderen Rechtsvorgaben enthält die Neuauflage dieses Buches Empfehlungen, die Betriebsärzte bei der Erfüllung ihrer Aufgaben nach § 3 ASiG unterstützen sollen. Die DGUV Grundsätze haben keine rechtliche Verbindlichkeit, sondern bieten eine Hilfestellung, wie arbeitsmedizinische Untersuchungen im Hinblick auf Vorsorge- oder tätigkeitsbezogene Eignungsfragen nach dem allgemein anerkannten Stand der Arbeitsmedizin bei verschiedenen Untersuchungsanlässen durchgeführt werden sollten. Sie unterstützen die Betriebsärzte bei der inhaltlichen Gestaltung von arbeitsmedizinischen Untersuchungen.

1.1 Einführung

1.1.1 Notwendigkeit und Ziel

Auch unter dem Aspekt einer längeren Lebensarbeitszeit sind Arbeits- und Gesundheitsschutz unverzichtbare Bestandteile einer zukunftsorientierten Arbeitsmarkt- und Sozialpolitik. In der heutigen Arbeitswelt werden vorrangig Maßnahmen des technischen Arbeitsschutzes und persönliche Schutzausrüstungen eingesetzt, um Gesundheitsgefahren vorzubeugen. Trotzdem kann die notwendige Beurteilung der Arbeitsbedingungen ergeben, dass für die Beschäftigten durch

- den Arbeitsablauf,
- die Arbeitsorganisation,
- die Arbeitsschwere,
- das Arbeitsumfeld,
- die im Zusammenhang mit der Arbeit auftretenden biologischen, chemischen oder physikalischen Einwirkungen oder bestimmte gefährdende Tätigkeiten oder
- die individuellen gesundheitlichen Gegebenheiten

Gesundheitsgefährdungen auftreten.
Ebenso kann die Ausübung bestimmter Tätigkeiten mit außergewöhnlichen Unfall- oder Gesundheitsgefahren für den Beschäftigten[1] selbst oder für Dritte verbunden sein.
Im Rahmen arbeitsmedizinischer Untersuchungen werden gesundheitliche Risiken arbeitsmedizinisch bewertet, um diesen Gesundheitsgefahren zu begegnen.
Entsprechend bezweckt die arbeitsmedizinische Vorsorge die Verbesserung des betrieblichen Gesundheitsschutzes des von den jeweiligen Arbeitsbedingungen betroffenen Mitarbeiters (Individualprävention) sowie aller Beschäftigten (Allgemeinprävention). Beeinträchtigungen der Gesundheit sollen verhindert, zumindest jedoch frühzeitig durch arbeitsmedizinische Vorsorge erkannt und gegebenenfalls durch Maßnahmen reduziert werden. Auf der Grundlage von Erkenntnissen über Ursachen arbeitsbedingter Erkrankungen soll der betriebliche Gesundheitsschutz verbessert werden. Der Gesundheitsbegriff umfasst dabei Physis und Psyche.
Weiterhin dienen arbeitsmedizinische Untersuchungen der Sicherung der sog. arbeitstechnischen und medizinischen Tatsachen. Bei arbeitsbedingten Erkrankungen mit langen Latenzzeiten (z. B. Krebserkrankungen) erleichtert die arbeitsmedizinische Vorsorge u. a. die Beweissicherung in Verwaltungsverfahren über die Anerkennung von Berufskrankheiten. Die Beweissicherung erstreckt sich sowohl auf die Rahmenbedingungen der verschiedenen Arbeitsplätze (arbeitstechnische Tatsachen) als auch auf den jeweiligen Gesundheitszustand des Beschäftigten (medizinische Tatsachen).
Schließlich können durch die arbeitsmedizinische Vorsorge auch Lücken in der Wirksamkeit von Arbeitsschutzmaßnahmen aufgedeckt werden. Entsprechend ist auch un-

[1] Im Interesse einer besseren Lesbarkeit wird in diesem Werk von der parallelen Verwendung männlicher und weiblicher Wortformen (z. B. „Ärztinnen und Ärzte“) abgesehen. Die Ausführungen beziehen sich stets auf beide Geschlechter.

ter bestimmten Voraussetzungen die Datenübermittlung zu Forschungszwecken zulässig.[2]

1.1.2 Ausschuss Arbeitsmedizin der Gesetzlichen Unfallversicherung

Zur Erfüllung der den Unfallversicherungsträgern vom Gesetzgeber im Hinblick auf die arbeitsmedizinische Vorsorge und betriebsärztliche Betreuung übertragenen Aufgaben wurde im Jahr 1971 beim Hauptverband der gewerblichen Berufsgenossenschaften (HVBG) der „Ausschuss Arbeitsmedizin" (AAMED) gegründet. Dieser formierte sich 2010 in den Ausschuss Arbeitsmedizin der Gesetzlichen Unfallversicherung (AAMED-GUV) um. Mitglieder in dessen Arbeitskreisen können Vertreter der Unfallversicherungsträger, der auf dem Gebiet der Arbeitsmedizin tätigen Institutionen und Vereinigungen sowie staatlicher Stellen werden. Er ist für alle arbeitsmedizinischen Fragen zuständig, die über das Aufgabengebiet eines einzelnen Unfallversicherungsträgers hinaus von Bedeutung sind. Dazu gehört auch die Erarbeitung und Weiterentwicklung dieser DGUV Grundsätze in Arbeitskreisen bzw. Arbeitsgruppen, deren Zusammensetzung die sachkundige und praxisnahe Behandlung gewährleistet. Die DGUV Grundsätze werden von der durch die Sozialpartner der DGUV getragenen Selbstverwaltung beschlossen.

---

[2] §§ 206, 207 SGB VII.

Struktur Ausschuss Arbeitsmedizin der Gesetzlichen Unfallversicherung

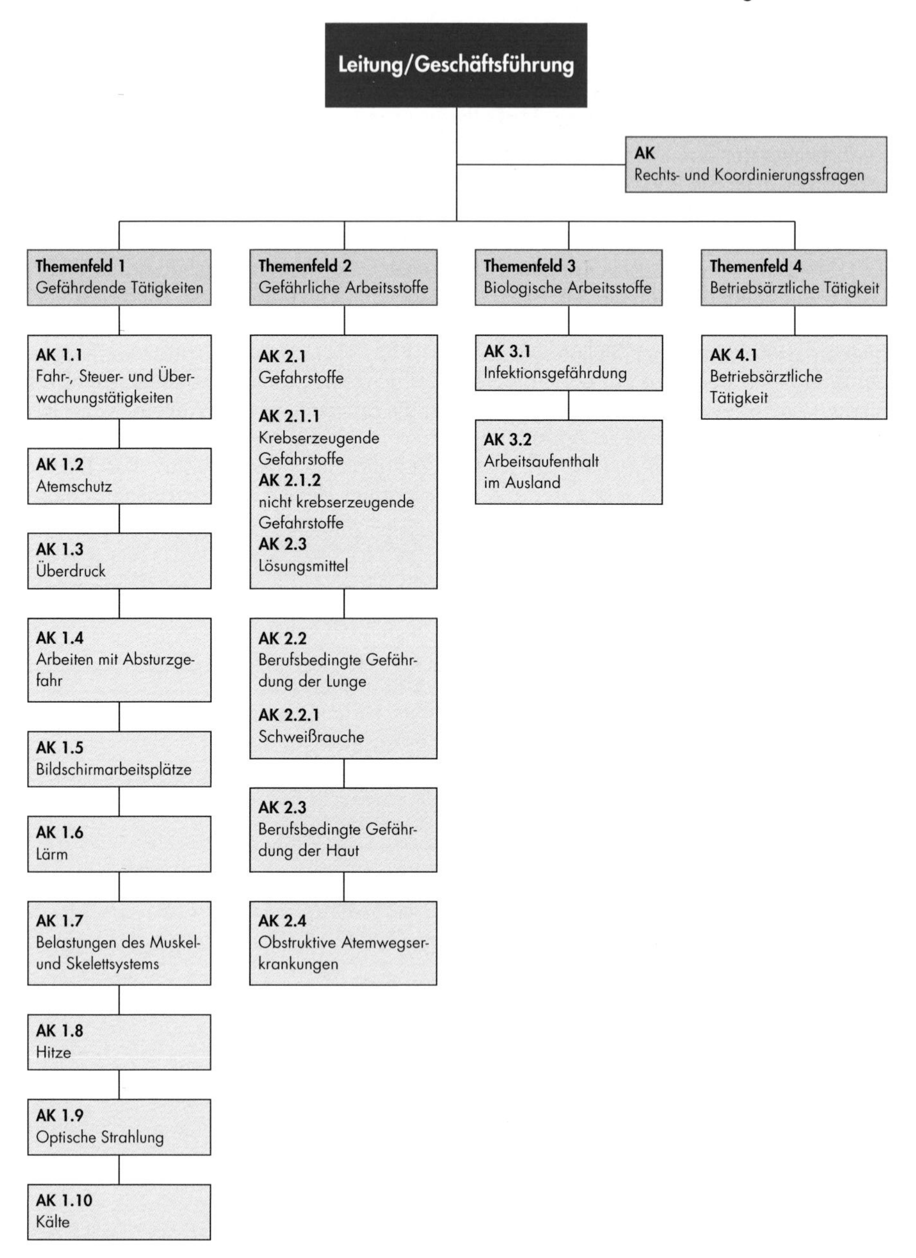

1.2 Rechtsgrundlagen

Wenngleich die DGUV Grundsätze für arbeitsmedizinische Untersuchungen keinen unmittelbaren Bezug zur ArbMedVV haben, sollen im Folgenden einige rechtliche Aspekte beschrieben und erläutert werden, die sich auf die ArbMedVV beziehen. Dies ist der Tatsache geschuldet, dass der überwiegende Teil arbeitsmedizinischer Untersuchungen auf der Grundlage dieser Verordnung erfolgt.

1.2.1 Fürsorgepflicht des Arbeitgebers

Bereits die arbeitsvertraglich begründete Fürsorgepflicht des Arbeitgebers[3] beinhaltet seine umfassende Verantwortung für die Arbeitssicherheit und den Gesundheitsschutz in seinem Unternehmen. Der Arbeitgeber hat sicherzustellen, dass die Beschäftigten[4] durch ihre Tätigkeit keine gesundheitlichen Schäden erleiden. Hieraus folgt wiederum die Rechtspflicht, für eine betriebsärztliche Betreuung der Beschäftigten zu sorgen und dabei die allgemein anerkannten Regeln der Arbeitsmedizin anzuwenden.[5] Unabhängig davon schreibt § 3 Abs. 1 ArbMedVV die Pflicht des Arbeitgebers fest, auf der Grundlage der Gefährdungsbeurteilung für eine angemessene arbeitsmedizinische Vorsorge zu sorgen.
Daneben ist die arbeitsmedizinische Vorsorge vor und auch während eines Auslandseinsatzes sowie danach sicherzustellen.[6] Diese Verpflichtung ist von der Einbeziehung des Beschäftigten in den Versicherungsschutz der gesetzlichen Unfallversicherung unabhängig. Die Verpflichtung des Arbeitgebers zur arbeitsmedizinischen Vorsorge besteht immer dann, wenn dieser einem deutschen Unfallversicherungsträger angehört und die Tätigkeit des Beschäftigten am ausländischen Beschäftigungsort die Voraussetzungen für arbeitsmedizinische Vorsorge erfüllt.

---

[3] Die – unabdingbare – Fürsorgepflicht ergibt sich im Wesentlichen aus §§ 618 Abs. 1 und 2, 619 BGB bzw. § 62 HGB. Sie wird u. a. in § 3 Abs. 1 und 2 ArbSchG erwähnt.

[4] Die Ausführungen in den DGUV Grundsätzen beziehen sich sinngemäß nicht nur auf Beschäftigte, sondern z. B. auch auf die Angehörigen der Freiwilligen Feuerwehren und ehrenamtliche Einsatzkräfte von Rettungsdiensten. Auch Angehörige dieser Einrichtungen sind Versicherte im Sinne von § 2 Abs.1 Nr. 12 SGB VII. Für sie finden somit die Unfallverhütungsvorschriften, insbesondere die „Grundsätze der Prävention" DGUV Vorschrift 1, Anwendung, vgl. § 1 Abs. 1 S.1 1.HS DGUV Vorschrift 1. Aus § 2 Abs. 1 S. 1 DGUV Vorschrift 1 ergibt sich die Verpflichtung für den Unternehmer, die erforderlichen Maßnahmen zur Verhütung von Arbeitsunfällen, Berufskrankheiten und arbeitsbedingten Gesundheitsgefahren sowie für eine wirksame Erste Hilfe zu treffen.

[5] §§ 1, 2, 4 ASiG, § 4 Nr. 3 ArbSchG, § 3 DGUV Vorschrift 2.

[6] Hierzu ausführlich Abschnitt 7.7 des Merkblatts „Gesetzliche Unfallversicherung bei Entsendung ins Ausland", DGUV, Sankt Augustin, Stand: August 2011,
Download: http://www.dguv.de/de/internationales/deutsche_verbindungsstelle/merkblatt_guv/index.jsp

1.2.2 Begriffsbestimmungen

Arbeitsmedizinische Vorsorge im Sinne der ArbMedVV ist auf bestimmte gefährdende Tätigkeiten oder Einwirkungen bezogen. Die bisherige Einteilung nach Untersuchungsarten ist aufgrund des Paradigmenwechsels hin zum Gedanken einer fürsorglichen, partnerschaftlichen ärztlichen Beratung[7] einer neuen Terminologie gewichen. Je nach Vorliegen der Voraussetzungen kann eine Pflicht-, Angebots- oder Wunschvorsorge in Betracht kommen. Dies richtet sich im Einzelnen nach dem Anhang zur ArbMedVV, der im Zuge der ersten Änderungsverordnung ebenfalls aktualisiert worden ist. Der Anhang ist in vier Teile gegliedert, die sich nach der Art der Gefährdung unterscheiden. Tätigkeiten mit Gefahrstoffen, mit biologischen Arbeitsstoffen sowie mit physikalischen oder sonstigen Einwirkungen können danach eine arbeitsmedizinische Vorsorge erforderlich machen. Innerhalb dieser vier Teile werden jeweils die Voraussetzungen für Pflicht- und Angebotsvorsorge bestimmt.

Arbeitsmedizinische Vorsorge beinhaltet nach der Legaldefinition des § 2 Abs. 1 Nr. 3 ArbMedVV ein ärztliches Beratungsgespräch mit Anamnese einschließlich Arbeitsanamnese sowie körperliche oder klinische Untersuchungen, soweit diese für die individuelle Aufklärung und Beratung erforderlich sind und der oder die Beschäftigte sie „nicht ablehnt". Körperliche oder klinische Untersuchungen im Rahmen arbeitsmedizinischer Vorsorge dürfen „nicht gegen den Willen des Beschäftigten" durchgeführt werden, wie § 6 Abs. 1 S.4 ArbMedVV klarstellt. Eine Duldungspflicht im Sinne einer Grundrechtseinschränkung enthält das Arbeitsschutzgesetz, auf das die ArbMedVV zurückzuführen ist, im Gegensatz zu anderen Rechtsnormen[8] nicht. Der Verordnungsgeber hat mit seinen Formulierungen („nicht ablehnt", „nicht gegen den Willen des Beschäftigten") beabsichtigt, alle verbalen und non-verbalen Willensäußerungen des Beschäftigten zu erfassen und den Anschein eines Schriftformerfordernisses zu vermeiden, um auch konkludentes Verhalten in Bezug auf die erforderliche Einwilligung des Beschäftigten genügen zu lassen.[9]

1.2.2.1 Pflichtvorsorge

Pflichtvorsorge ist arbeitsmedizinische Vorsorge, die bei bestimmten, besonders gefährdenden Tätigkeiten veranlasst werden muss, § 2 Abs. 2 ArbMedVV. Dies ist der Fall, wenn sich aus dem Anhang zur ArbMedVV ergibt, dass es sich um eine Pflichtvorsorge handelt. Pflichtvorsorge muss vor Aufnahme der Tätigkeit und anschließend in regelmäßigen Abständen veranlasst werden, § 4 Abs. 1 S. 2 ArbMedVV. Der Arbeitgeber darf eine Tätigkeit nur ausüben lassen, wenn der oder die Beschäftigte an der Pflichtvorsorge teilgenommen hat, § 4 Abs. 2 ArbMedVV.

Am Ende einer Tätigkeit, bei der eine Pflichtvorsorge nach Teil 2 Abs. 1 des Anhangs zur ArbMedVV zu veranlassen war, hat der Arbeitgeber gemäß Teil 2 Abs. 2 Nr. 3 Anhang ArbMedVV eine arbeitsmedizinische Vorsorge lediglich anzubieten.

---

[7] Janning/Hoffmann, Arbeitsmedizinische Vorsorge zukunftsfest gemacht, ASU 48, 5, 2013, 270 (272).

[8] Vgl. z. B. §§ 12 Abs. 2 AtG, 25 Abs. 3 IfSG.

[9] BR-Drucksache 327/13, S.2.

1.2.2.2 Angebotsvorsorge

Angebotsvorsorge muss bei bestimmten gefährdenden Tätigkeiten angeboten werden, die ebenfalls abschließend im Anhang zur ArbMedVV benannt sind, §§ 2 Abs. 3, 5 Abs. 1 ArbMedVV. Sie muss vor Aufnahme der Tätigkeit und danach in regelmäßigen Abständen sowie unter bestimmten Voraussetzungen in Form einer nachgehenden Vorsorge angeboten werden, § 5 Abs. 1, Abs. 3 ArbMedVV. Nachgehende Vorsorge ist eine solche, die der Arbeitgeber ehemals Beschäftigten nach Maßgabe des Anhangs zur ArbMedVV anzubieten hat.
Am Ende des Beschäftigungsverhältnisses überträgt der Arbeitgeber diese Verpflichtung auf den zuständigen Träger der gesetzlichen Unfallversicherung, sofern der oder die Beschäftigte eingewilligt hat. Im Fall der Übertragung überlässt der Arbeitgeber dem Unfallversicherungsträger die erforderlichen Unterlagen in Kopie, § 5 Abs. 3 S. 2 ArbMedVV.
Das Ausschlagen des Angebots durch den Beschäftigten entbindet den Arbeitgeber nicht von der Verpflichtung, die Untersuchungen auch weiter regelmäßig anzubieten, § 5 Abs. 1 S. 3 ArbMedVV. Erhält der Arbeitgeber Kenntnis von einer Erkrankung, die im ursächlichen Zusammenhang mit der Tätigkeit des Beschäftigten stehen kann, so hat er diesem sowie anderen Beschäftigten mit vergleichbaren Tätigkeiten unverzüglich eine arbeitsmedizinische Vorsorge anzubieten, § 5 Abs. 2 ArbMedVV.

1.2.2.3 Wunschvorsorge

Nach § 2 Abs. 4 und § 5a ArbMedVV i. V. m. § 11 ArbSchG hat der Arbeitgeber arbeitsmedizinische Vorsorge auf Wunsch des Beschäftigten zu ermöglichen, es sei denn, auf Grund der Beurteilung der Arbeitsbedingungen und der getroffenen Schutzmaßnahmen ist nicht mit einem Gesundheitsschaden zu rechnen. Bei der Wunschvorsorge handelt es sich um einen eigenen Vorsorgetatbestand, wie sich aus der gleichberechtigten Stellung in der ArbMedVV neben Pflicht- und Angebotsvorsorge ergibt. Sie kann grundsätzlich beansprucht werden, es sei denn, es ergibt sich aus der Gefährdungsbeurteilung, dass keine konkrete arbeitsbedingte Gesundheitsgefahr besteht. Zur Wahrnehmung dieses Rechts muss die Initiative vom Beschäftigten ausgehen.

1.2.3 Rechtsvorschriften des Staates und der Unfallversicherungsträger

Die auf § 15 Abs. 1 Nr. 3 SGB VII beruhende Rechtsetzungskompetenz der Unfallversicherungsträger auf dem Gebiet der arbeitsmedizinischen Vorsorge ist durch die ArbMedVV praktisch umfassend auf den Gesetzgeber übergegangen.

1.2.4 Gefährdungsbeurteilung

Der Arbeitgeber ist verpflichtet, die Arbeitsbedingungen in seinem Betrieb im Hinblick auf Gefährdungen für die Beschäftigten zu beurteilen, daraus die erforderlichen Maßnahmen des Arbeitsschutzes einzuleiten und zu überprüfen, ob diese wirksam sind.[10] Da zu den Arbeitsschutzmaßnahmen auch eine angemessene arbeitsmedizinische Untersuchung zählen kann, versteht sich diese auch als eine aus der Gefährdungsbeurteilung folgende Maßnahme des Arbeitsschutzes. Bei der Gefährdungsbeurteilung wird sich der Arbeitgeber zweckmäßigerweise durch Fachleute beraten und unterstützen lassen, insbesondere durch die Fachkraft für Arbeitssicherheit und den Betriebsarzt.[11]

1.2.5 Handlungsanleitungen für arbeitsmedizinische Untersuchungen

Vom AAMED-GUV werden zur Unterstützung des Arbeitgebers oder der von ihm beauftragten Person zur Beurteilung der Frage, bei welchen Beschäftigten arbeitsmedizinische Untersuchungen durchzuführen sind, Informationsschriften erarbeitet.
Diese Handlungsanleitungen enthalten Hinweise für die Gefährdungsbeurteilung und die Auswahl des Personenkreises für arbeitsmedizinische Untersuchungen. Sie können und sollen den Rat erfahrener Betriebsärzte und Fachkräfte für Arbeitssicherheit jedoch nicht ersetzen. Auch eine Beratung durch den Unfallversicherungsträger oder die für den Arbeitsschutz zuständige staatliche Behörde kann angebracht sein, wenn es gilt, den Besonderheiten des jeweiligen Gewerbezweiges gerecht zu werden. Als Informationsschriften besitzen sie keine Verbindlichkeit.
Die Handlungsanleitungen sind am System der DGUV Grundsätze für arbeitsmedizinische Untersuchungen orientiert. Eine Überarbeitung der bisherigen „Handlungsanleitungen für die arbeitsmedizinische Vorsorge" (BGI/GUV-I 504) zu „Handlungsanleitungen für arbeitsmedizinische Untersuchungen" (DGUV Information 240) ist in Vorbereitung.

1.3 DGUV Grundsätze

Die DGUV Grundsätze („G") enthalten Hinweise zu den Inhalten arbeitsmedizinischer Untersuchungen für den Arzt. Deren Anwendung stellt sicher, dass

- die Untersuchungen einheitlich durchgeführt werden und
- die medizinischen Befunde nach einheitlichen qualitätsgesicherten Kriterien erfasst, beurteilt und ausgewertet werden.

Sie haben keinen normativen Charakter, sondern stellen den Stand der arbeitsmedizinischen Erkenntnisse dar. Sie schränken die ärztliche Handlungsfreiheit aber nicht ein, sondern sind Empfehlungen im Sinne von „best practices" und lassen dem Arzt den notwendigen Handlungsspielraum, um auf jeden Einzelfall eingehen zu können.
Die DGUV Grundsätze sind inhaltlich nach einer einheitlichen Systematik (Dekadensystem) gegliedert, um die praktische Anwendung zu erleichtern.

---

[10] §§ 3, 5 ArbSchG.
[11] § 3 Abs. 1 S. 2 Nr. 1 lit. g, Nr. 2, Nr. 3 lit. c ASiG und § 6 S. 2 Nr. 1 lit. e ASiG.

1.4 Arbeitsmedizinische Untersuchungen

In der arbeitsmedizinischen Praxis bereitet die Unterscheidung zwischen Vorsorge- und Eignungsuntersuchungen immer wieder Probleme.[12] Während diese juristisch entsprechend ihrer Zielsetzung gut voneinander abzugrenzen sind, kann es medizinisch betrachtet zur Überschneidung von Aspekten beider Untersuchungsarten kommen. Die DGUV Grundsätze beinhalten keine Zuordnung zu einer bestimmten Untersuchungsart. Unabhängig von der Zielsetzung der Untersuchung (z. B. Untersuchung nach G 41 als Eignungsuntersuchung oder als Teil der Wunschvorsorge nach ArbMedVV) geben sie dem untersuchenden Arzt lediglich eine Hilfestellung an die Hand, wie er die Untersuchung fachlich durchführen, die Untersuchungsbefunde bewerten und den Beschäftigten beraten kann.

1.4.1 Arbeitsmedizinische Vorsorgeuntersuchungen

Arbeitsmedizinische Vorsorgeuntersuchungen dienen nach ihrer Zielsetzung der Früherkennung und Verhütung von Berufskrankheiten und arbeitsbedingten Gesundheitsstörungen sowie der individuellen Aufklärung und Beratung der Beschäftigten über die Wechselwirkungen zwischen ihrer Arbeit und ihrer Gesundheit. Sie sind nach der ArbMedVV ausschließlich auf freiwilliger Basis und nach (zumindest konkludenter)[13] Einwilligung des Beschäftigten zulässig, wie sich aus § 6 Abs. 1 Satz 4 ArbMedVV ergibt. Des Weiteren bestimmt § 2 Abs. 1 Nr. 3 ArbMedVV, dass körperliche oder klinische Untersuchungen auch nach Einwilligung des Beschäftigten nur soweit durchgeführt werden dürfen, wie diese für seine individuelle Aufklärung und Beratung erforderlich sind, um unnötige Untersuchungen und damit verbundene Eingriffe in grundrechtlich geschützte Positionen des Beschäftigten zu vermeiden.
Im Nachgang zu einer arbeitsmedizinischen Vorsorgeuntersuchung, die im Rahmen einer Vorsorge nach der ArbMedVV stattgefunden hat, erhält der Arbeitgeber lediglich eine Bescheinigung darüber, dass, wann und aus welchem Anlass die Vorsorge stattgefunden hat und wann gegebenenfalls aus ärztlicher Sicht die nächste Vorsorge zu empfehlen ist, § 6 Abs. 3 Nr. 3 ArbMedVV.
Die Bescheinigung enthält jedoch keine Aussage darüber, ob und in welcher Form der Betriebsarzt gesundheitliche Bedenken gegen die weitere Ausübung der Tätigkeit durch den Beschäftigten aus dem Ergebnis seiner Untersuchung ableitet. Bei Anhaltspunkten über unzureichende Maßnahmen des Arbeitsschutzes erfolgt hierzu eine Mitteilung an den Arbeitgeber einschließlich des Vorschlages von Schutzmaßnahmen. Hält der Arzt aus medizinischen Gründen, die ausschließlich in der Person des Beschäftigten liegen, einen Tätigkeitswechsel für erforderlich, so bedarf diese Mitteilung an den Arbeitgeber der Einwilligung des Beschäftigten, § 6 Abs. 4 S. 3 ArbMedVV.

[12] Behrens/Kluckert, Vorsorge ist nicht Eignung – Novelle der Verordnung zur Arbeitsmedizinischen Vorsorge in Kraft getreten, DGUV Forum 3/2014, S. 30 ff.
[13] S. o. 1.2.2.

Bei der Übermittlung von Untersuchungsergebnissen aus arbeitsmedizinischen Vorsorgeuntersuchungen an Dritte können sich Konflikte mit der ärztlichen Schweigepflicht ergeben, wenn der Beschäftigte hierzu keine Einwilligung erteilen will. Nach § 203 Abs. 1 Nr. 1 StGB wird bestraft, wer unbefugt ein fremdes Geheimnis offenbart, das ihm als Arzt anvertraut worden ist. Die ärztliche Schweigepflicht ist umfassend, also gleichermaßen verbindlich für den Betriebsarzt[14] und für andere beauftragte Ärzte.

Zur Offenbarung des Untersuchungsergebnisses ohne vorherige Einwilligung des Beschäftigten ist der Arzt nur berechtigt, wenn

- eine gesetzliche Anzeigepflicht (z. B. §§ 6 ff. IfSG) oder
- ein gesetzlicher Rechtfertigungsgrund, z. B. rechtfertigender Notstand (§ 34 StGB) aufgrund Drittgefährdung

besteht.[15]

Ein Fall des rechtfertigenden Notstandes im Sinne des § 34 StGB kann z. B. vorliegen, wenn im Rahmen einer Untersuchung schwere gesundheitliche Beeinträchtigungen oder persönliche Eignungsdefizite des Beschäftigten festgestellt werden, von denen eine erhebliche Gefahr für Dritte oder wesentliche Sachgüter ausgeht.

In solchen Ausnahmefällen muss der Arzt unter Berücksichtigung aller Umstände des Einzelfalls eine Rechtsgüterabwägung vornehmen und entscheiden, ob dem gefährdeten Rechtsgut ein wesentlich höherer Rang im Verhältnis zum informationellen Selbstbestimmungsrecht[16] des Beschäftigten einzuräumen ist. Nur dann kommt eine Offenbarungsbefugnis in Betracht.

Vor einer Offenbarung z. B. gegenüber dem Arbeitgeber oder einer Behörde muss der Arzt den Beschäftigten über die möglichen Folgen seiner gesundheitlichen Einschränkungen für Dritte oder Güter von erheblichem Wert aufgeklärt haben. Erst wenn dieser dennoch auf die Wahrung seines Rechts auf informationelle Selbstbestimmung und die Einhaltung der ärztlichen Schweigepflicht besteht und zu erkennen gibt, dass er trotz seiner gesundheitlichen Einschränkungen gedenkt, unter Gefähr-

[14] § 8 Abs. 1 S. 3 ASiG.

[15] § 3 Abs. 1 S. 2 Nr. 1 lit. g, Nr. 2, Nr. 3 lit. c ASiG und § 6 S. 2 Nr. 1 lit. e ASiG.

[16] Das Recht auf informationelle Selbstbestimmung ist Ausfluss des allgemeinen Persönlichkeitsrechts nach Art. 2 Abs. 1 GG in Verbindung mit Art. 1 Abs. 1 GG. Somit hat es den Rang eines Grundrechts, vgl. BVerfG, Urteil v. 15.12.1983, 1 BvR 209, 269, 362, 420, 440, 484/83 [= BVerfGE 65, 1, 43]. Es garantiert dem Einzelnen, über die Preisgabe und Verwendung seiner personenbezogenen Daten grundsätzlich selbst zu entscheiden. Zu diesen Daten zählen auch das Ergebnis sowie die Befunde einer arbeitsmedizinischen Untersuchung. Das Recht auf informationelle Selbstbestimmung ist jedoch nicht schrankenlos gewährleistet. Einschränkungen, die im überwiegenden Interesse anderer oder der Allgemeinheit liegen, muss der Inhaber des Rechts hinnehmen. Solche Beschränkungen bedürfen aber einer gesetzlichen Grundlage, aus der sich die Voraussetzungen und der Umfang der Beschränkungen ergeben und die dem Grundsatz der Verhältnismäßigkeit entspricht, BVerfG NJW 2007, 753 [754]; BVerfGE 65, 1 [44].

dung Dritter seine Tätigkeit weiterhin auszuüben, kommt für den Arzt ein Bruch der Schweigepflicht in Betracht.[17] Im Ergebnis der Rechtsgüterabwägung erscheint die gleichfalls verfassungsrechtlich geschützte Gesundheit der Mitarbeiter oder außenstehender Dritter schützenswerter als das Geheimhaltungsinteresse des Beschäftigten. Erfährt der Betriebsarzt bei einer Vorsorgeuntersuchung von einer Krankheit des Beschäftigten, die geeignet ist, die Gesundheit Dritter zu gefährden, so ist die Weitergabe des Untersuchungsergebnisses an den Arbeitgeber daher nach § 34 StGB gerechtfertigt.[18] Besteht aufgrund eines chronischen Anfallleidens (z. B. Epilepsie) eine festgestellte Ungeeignetheit, Fahrtätigkeiten für den Arbeitgeber zu verrichten,[19] oder ist dies der Fall aufgrund eines erheblichen Sehfehlers,[20] ist bei fehlender Einsicht des Beschäftigten eine Weiterleitung des Untersuchungsergebnisses an den Arbeitgeber ebenso rechtmäßig wie im Falle einer nachgewiesenen Alkohol- oder Drogenabhängigkeit. Dies gilt auch für einen nach freiem Willen gesteuerten fortgesetzten Alkohol- oder Drogenmissbrauch, wenn durch dieses Verhalten in Zweifel steht, ob z. B. konkret und unmittelbar Sicherungspflichten oder Drittschutzaspekte während der Tätigkeit noch zuverlässig erfüllt werden können und der Beschäftigte den Missbrauch nicht aufgeben will. Allgemein kann zudem gesagt werden, dass eine Rechtfertigung auch dann in Betracht kommt, wenn eine Erkrankung mit ernsthafter Ansteckungsgefahr[21] oder eine sonstige Krankheit vom Arzt festgestellt wird, von der Gefahren für Dritte ausgehen können.[22]

Der Arzt ist ebenfalls berechtigt, die Verkehrsbehörde zu benachrichtigen, wenn der Beschäftigte mit einem Kraftwagen am Straßenverkehr teilnimmt, obwohl er wegen seiner Erkrankung nicht mehr fähig ist, ein Kraftfahrzeug zu führen, ohne sich und andere zu gefährden, wenn er den Beschäftigten auf seinen Gesundheitszustand und auf die Gefahren aufmerksam gemacht hat, die sich beim Steuern eines Kraftwagens

---

[17] Klöcker, Schweigepflicht des Betriebsarztes im Rahmen arbeitsmedizinischer Vorsorgeuntersuchungen, MedR 2001, 183 (186); LSG Baden-Württemberg, Beschluss v. 29.11.2006, L 9 U 4963/06 A; Jacobs, Der kranke Arzt: Virale Hepatitiden im Gesundheitswesen – Möglichkeiten und Pflichten zur Vermeidung der Übertragung von Personal auf Patient aus arbeitsrechtlicher Sicht, MedR 2002, 140 (143); OLG Frankfurt, Beschluss v. 8.7.1999, 8 U 67/99; AG Köln, Urteil v. 13.4.1995, 134 C 179/94 = MedR 1995, 503–505; BGH Urteil v. 8.10.1968, VI ZR 168/67 = NJW 1968, 2288.

[18] Schal, Die Schweigepflicht des Betriebsarztes, S. 120 m. w. N.; Däubler, Die Schweigepflicht des Betriebsarztes – ein Stück wirksamer Datenschutz?, Betriebs-Berater 1989, 282 (285); Budde/Witting, Die Schweigepflicht des Betriebsarztes, MedR 1987, 23 (26); Budde, Weitergabe arbeitsmedizinischer Daten durch den Betriebsarzt, Der Betrieb 1985, 1529 (1532); Hinrichs, Rechtliche Aspekte zur Schweigepflicht der Betriebsärzte und des betriebsärztlichen Personals, Der Betrieb 1980, 2287 (2288).

[19] OLG München MDR 1956, 565.

[20] Eiermann, Die Schweigepflicht des Betriebsarztes bei arbeitsmedizinischen Untersuchungen nach dem Arbeitssicherheitsgesetz, Betriebs-Berater 1980, 214 (215); Timm, Grenzen der ärztlichen Schweigepflicht, S. 69.

[21] LG Braunschweig, Urteil v. 2.11.1989, 4 O 240/89 = NJW 1990, 770.

[22] Däubler, a. a. O., 285.

ergeben, es sei denn, dass ein Zureden des Arztes wegen der Art der Erkrankung oder wegen der Uneinsichtigkeit des Patienten von vornherein zwecklos ist.[23]
Aufgrund der auch gegenüber den anderen Beschäftigten bestehenden Fürsorgepflicht und der Verkehrssicherungspflicht des Arbeitgebers gegenüber betriebsfremden Dritten, denen dieser den Zutritt zu seinem Betriebsgelände gestattet, wird der Beschäftigte bei Dritte gefährdenden Gesundheitsdefiziten in der Regel nicht in seiner bisherigen Tätigkeit weiterbeschäftigt werden dürfen. Entsprechend kann sich aus dieser Situation für den Arzt in besonderen Einzelfällen eine Offenbarungsbefugnis nach Rechtsgüter- und Pflichtenabwägung unter dem Gesichtspunkt des rechtfertigenden Notstandes auch gegen den Willen des Beschäftigten ergeben.
Da es für den Arzt äußerst nachteilig sein kann, wenn sich die strengen Voraussetzungen des rechtfertigenden Notstands bei einer späteren strafgerichtlichen Überprüfung nicht nachweisen lassen, sollte der Offenbarung von Untersuchungsergebnissen oder -befunden an den Arbeitgeber oder eine Behörde möglichst eine qualifizierte rechtliche Beratung und dokumentierende Absicherung vorausgehen.
Beschränken sich die möglichen Auswirkungen der gesundheitlichen Einschränkungen auf den Untersuchten, überwiegt sein Recht auf informationelle Selbstbestimmung, soweit kein Anhaltspunkt für bedeutende Willensmängel (z. B. Suizidneigung, psychische Erkrankung) besteht.[24] Gefährdet der Beschäftigte nur sich selbst, ist eine Notstandslage daher ausgeschlossen und eine Weiterleitung des Untersuchungsergebnisses an den Arbeitgeber strafbar.
Im Übrigen hat der Betriebsarzt bezüglich der aus der Untersuchung gewonnenen Erkenntnisse allein den Beschäftigten zu beraten, während er den Arbeitgeber über nicht ausreichende Maßnahmen des Arbeitsschutzes zu informieren und diesem Maßnahmen zur Verbesserung des Arbeitsschutzes vorzuschlagen hat. Schlägt der Betriebsarzt dem Arbeitgeber – Einwilligung des Beschäftigten vorausgesetzt – einen Tätigkeitswechsel vor (§ 6 Abs. 4 S. 3 ArbMedVV), so hat der Arbeitgeber nach Maßgabe der dienst- und arbeitsrechtlichen Regelungen dem Beschäftigten eine andere Tätigkeit zuzuweisen, sowie dem Betriebs- oder Personalrat und der zuständigen Behörde dies mitzuteilen, § 8 Abs. 1 Satz, Abs. 2 ArbMedVV.
Eine gesetzliche Duldungspflicht für die Durchführung einer Untersuchung besteht z. B. für arbeitsmedizinische Untersuchungen nach §§ 37 Abs. 6, 40 Abs. 4 RöV, 111 Abs. 4 S. 1 Nr.3 und 4 StrlSchV. In diesen Fällen kann durch die zuständige Behörde eine Vollstreckung mittels Zwangsgeld eingeleitet werden.[25] Zusätzlich liegt bei Weigerung des Beschäftigten eine Ordnungswidrigkeit vor, die mit Bußgeld geahndet werden kann (§§ 116 Abs. 1 Nr. 48 StrlSchV, 44 Nr. 14 RöV i. V. m. § 46 Abs. 1 Nr. 4 AtG). Bei diesen arbeitsmedizinischen Untersuchungen besteht also eine öffentlich-rechtliche Pflicht des Beschäftigten, sich der Untersuchung zu unterziehen.
Im Falle einer Pflichtvorsorge nach der ArbMedVV unterliegt der Beschäftigte hingegen lediglich einer arbeitsrechtlichen Teilnahmepflicht bezüglich der Beratung und

[23] BGH, Urteil v. 8.10.1968, VI ZR 168/67 = NJW 1968, 2288.
[24] BGH, Urteil v. 26.10.1982, 1 StR 413/82 = NJW 1983, 350–35; Däubler, a. a. O., 285.
[25] Schmatz/Nöthlichs, Strahlenschutz, Bd. VII Kz. 8268 zu § 37 Abs. 6 RöV.

Anamneseerhebung durch den Betriebsarzt. Das bedeutet, dass er beim Betriebsarzt zu erscheinen und sich von diesem beraten zu lassen hat, bis der Betriebsarzt alle nach seinem Ermessen in Bezug auf die spezifische Tätigkeit für erforderlich gehaltenen Aspekte der Beratung zur Sprache bringen konnte, die bei objektiver Betrachtung in Zusammenhang mit der vom Beschäftigten ausgeübten Tätigkeit stehen können. Insofern sind die arbeitsrechtlichen Rechtsfolgen zu beachten: Setzt eine Arbeit, die der Beschäftigte nach seinem Arbeitsvertrag zu leisten hat, die Teilnahme an einer Pflichtvorsorge nach ArbMedVV voraus, so kann die entsprechende Mitwirkung des Betroffenen regelmäßig erwartet werden. Die Vorschriften der ArbMedVV zur Pflichtvorsorge bezwecken gerade den Schutz des Beschäftigten, sodass die Durchführung in seinem eigenen Interesse liegt. Deshalb verletzt der Beschäftigte eine arbeitsvertragliche Nebenpflicht, wenn er entgegen den Vorgaben der ArbMedVV nicht zu einem angesetzten Pflichtvorsorgetermin erscheint.
Da der Arbeitgeber nach § 4 Abs. 2 ArbMedVV den Beschäftigten ohne fristgerechte Pflichtvorsorge nicht weiterbeschäftigen darf, kann er diesem im Rahmen seines Direktionsrechts nach § 106 GewO zunächst eine andere arbeitsrechtlich geschuldete Tätigkeit zuweisen, bei der eine Pflichtvorsorge nicht erforderlich ist, soweit eine solche vorhanden und nach dem Arbeitsvertrag verweisbar ist. Ist eine solche Tätigkeit im Unternehmen nicht vorhanden oder will der Arbeitgeber die Weigerung nicht hinnehmen, so bleibt festzuhalten, dass der Beschäftigte seine Arbeitsleistung aus von ihm zu vertretenden, verhaltensbedingten Gründen nicht erbringen kann. In diesem Fall kann der Arbeitgeber nach vorangegangener Abmahnung die Kündigung des Arbeitsverhältnisses aussprechen, wenn der Beschäftigte bei seiner Verweigerungshaltung bleibt.[26] Daher kann die Teilnahme an einer arbeitsmedizinischen Pflichtvorsorge zwar nicht im Sinne einer Duldung erzwungen werden, die Weigerung des Beschäftigten kann jedoch einschneidende arbeitsrechtliche Folgen für ihn haben.

1.4.2 Eignungsuntersuchungen

Eignungsuntersuchungen bedürfen einer Rechtsgrundlage. Eine Eignungsuntersuchung ist zulässig, wenn ihre Durchführung in einer speziellen Rechtsvorschrift ausdrücklich vorgeschrieben ist. Dafür haben der Gesetz- und Verordnungsgeber in Bezug auf bestimmte Personengruppen und Arbeitsbereiche, in denen eine besondere Verantwortung für Dritte zu tragen ist, die rechtliche Grundlage geschaffen, z. B. für Piloten, Busfahrer oder Triebfahrzeugführer. So finden sich z. B. in §§ 11 Abs. 9, 12 Abs. 6 FeV, § 4 Abs. 1 Nr. 2 LuftVG i. V. m. § 24a LuftVZO, § 12 SeeArbG i. V. m. §§ 1,6, 9 SeeDTauglV und § 5 Abs. 1 Nr. 3 TfV durch Gesetz bzw. Rechtsverordnung vorgeschriebene Eignungsuntersuchungen, ohne deren Durchführung eine Beschäftigung nicht erfolgen darf.

---

[26] Kleinebrink, Bedeutung von Gesundheitsuntersuchungen für Arbeitgeber nach neuem Recht, Der Betrieb 2014, 776 (777); LAG Düsseldorf, Urteil v. 31.5.1996, 15 Sa 180/95; Spinnarke, Recht in der Arbeitsmedizin, S. 56.

Aus der bloßen Formulierung von Eignungsvorbehalten in Rechtstexten (z. B. Unfallverhütungsvorschriften oder Dienstvorschriften) lässt sich hingegen keine Rechtsgrundlage für Eignungsuntersuchungen ableiten, da sich aus diesen Vorschriften nicht hinreichend bestimmt die Rechtsfolge einer Eignungsuntersuchung ergibt, sondern es wird lediglich der Vorbehalt normiert, nur geeignete Mitarbeiter in der ihnen zugedachten Tätigkeit zu beschäftigen. Soweit eine spezielle Rechtsvorschrift nicht vorhanden ist, die eine Eignungsuntersuchung vorschreibt, muss der Arbeitgeber eine arbeitsrechtliche Rechtsgrundlage selbst schaffen, wenn er eine Eignungsuntersuchung für erforderlich hält, um die Eignung eines Bewerbers oder Mitarbeiters festzustellen oder zu überprüfen.
Eignungsuntersuchungen werden vor Einstellung oder während des laufenden Beschäftigungsverhältnisses auf Veranlassung des Arbeitgebers durchgeführt. Im Gegensatz zu arbeitsmedizinischen Vorsorgeuntersuchungen dienen sie vorrangig Arbeitgeber- oder Drittschutzinteressen und der Klärung der Frage, ob ein Bewerber oder Beschäftigter die gesundheitlichen Anforderungen an die jeweilige Tätigkeit erfüllt. Nach § 7 Abs. 1 DGUV Vorschrift 1 hat der Unternehmer bei der Übertragung von Aufgaben auf Versicherte je nach Art der Tätigkeiten zu berücksichtigen, ob die Versicherten befähigt sind, die für die Sicherheit und den Gesundheitsschutz bei der Aufgabenerfüllung zu beachtenden Bestimmungen und Maßnahmen einzuhalten. Der Unternehmer hat die für bestimmte Tätigkeiten festgelegten Qualifizierungsanforderungen zu berücksichtigen. Abs. 2 der Norm legt fest, dass der Unternehmer Versicherte, die erkennbar nicht in der Lage sind, eine Arbeit ohne Gefahr für sich oder andere auszuführen, mit dieser Arbeit nicht beschäftigen darf.
Gesundheitliche Bedenken infolge einer Eignungsuntersuchung führen in der Regel dazu, dass der Unternehmer eine Entscheidung darüber treffen muss, ob der Beschäftigte die Tätigkeit weiter ausüben darf und ggf. unter welchen Maßgaben. Hierin besteht ein wesentlicher Unterschied zu arbeitsmedizinischen Vorsorgeuntersuchungen. Bei den letztgenannten Untersuchungen erhält der Arbeitgeber keine Information über das Untersuchungsergebnis. Der Beschäftigte kann – selbst bei drohendem Eintritt einer Berufskrankheit – nicht gegen seinen Willen zur Aufgabe der gefährdenden Tätigkeit gezwungen werden. Ein solcher Schritt wäre allenfalls denkbar, wenn aufgrund von Verstößen gegen Arbeitsschutz- oder Unfallverhütungsvorschriften die für die Gewerbeaufsicht zuständige Behörde bzw. der zuständige Unfallversicherungsträger dem Arbeitgeber die Weiterbeschäftigung an einem bestimmten Arbeitsplatz untersagt.[27]
Die Trennung von arbeitsmedizinischer Vorsorge und Eignungsuntersuchungen ist daher unbedingt zu beachten.[28] Beide Untersuchungsarten sollen nicht zusammen durchgeführt werden, außer betriebliche Gründe erfordern dies, § 3 Abs. 3 ArbMedVV. Ob betriebliche Gründe für die terminliche Zusammenlegung von Vorsorge und Eignungsuntersuchungen vorliegen, ist nur im Einzelfall zu entscheiden. Das Erfordernis der Zusammenlegung sollte mit betrieblichen Verhältnissen von einem ge-

[27] Mehrtens/Brandenburg, Die Berufskrankheitenverordnung, G § 3 Anm. 4.1.
[28] Siehe dazu Behrens/Kluckert, a. a. O., S. 30 ff. und DGUV Information 250-010 „Eignungsuntersuchungen in der betrieblichen Praxis".

wissen Gewicht begründbar sein.[29] Dies soll möglich sein, wenn die strikte Anwendung des Trennungsgebotes zu einer wesentlichen Beeinträchtigung der Arbeitsorganisation oder des Ablaufs führen würde oder dem Arbeitgeber durch die Trennung unverhältnismäßig hohe Kosten entstehen würden.[30]
Wird im Ausnahmefall von einem betrieblichen Grund für eine gemeinsame Durchführung ausgegangen, muss der Arbeitgeber den Arzt dazu verpflichten, die unterschiedlichen Zwecke von arbeitsmedizinischer Vorsorge und Eignungsuntersuchung gegenüber dem Beschäftigten offenzulegen. Der Wille des Beschäftigten, den Arzt von seiner Schweigepflicht durch die Erklärung einer Einwilligung in die Übermittlung des Untersuchungsergebnisses zu befreien, kann nur entstehen, wenn sich der Arbeitnehmer über die Konsequenzen der Offenbarung bewusst ist.[31]
Eignungsuntersuchungen können zwar von einem Arzt ohne arbeitsmedizinische Qualifikation durchgeführt werden, es empfiehlt sich aber, dass er wegen der arbeitsmedizinischen Relevanz der Fragestellung über die Gebietsbezeichnung „Arbeitsmedizin" oder über die Zusatzbezeichnung „Betriebsmedizin" verfügt. Wichtig ist vor allem, dass er die Arbeitsplatzverhältnisse kennt. Der untersuchende Arzt darf dem Arbeitgeber nach Einwilligung nur Auskunft über das allgemeine Untersuchungsergebnis im Hinblick auf die Eignung des Beschäftigten für die vorgesehene Tätigkeit erteilen. Darüber hinausgehende Mitteilungen des Arztes an den Arbeitgeber, z. B. einzelne Untersuchungsergebnisse oder -befunde, bedürfen einer gesonderten, dies ausdrücklich gestattenden Einwilligung des Beschäftigten.

1.4.2.1 Einstellungsuntersuchung

Im Fall einer Einstellungsuntersuchung darf der Arbeitgeber die Einstellung eines Bewerbers von einer ärztlichen Untersuchung nur dann abhängig machen, wenn das Vorhandensein bestimmter gesundheitlicher Voraussetzungen auf Grund der Art der auszuübenden Tätigkeit oder der sie begleitenden Bedingungen eine wesentliche und entscheidende berufliche Anforderung zum Zeitpunkt der Arbeitsaufnahme darstellt.
Die Eignung beurteilt sich danach, ob der Bewerber von seiner körperlichen und psychischen Konstitution her in der Lage ist, den für ihn vorgesehenen Arbeiten nachzukommen, wobei auch zu berücksichtigen ist, ob er hierbei andere oder sich selbst gefährden würde.[32] An dem betreffenden Arbeitsplatz soll letztlich nur derjenige eingesetzt werden, der auf Grund seiner körperlichen und psychischen Konstitution für den ihm zugedachten Aufgabenkreis geeignet ist.[33] Die Eignungsuntersuchung und

[29] Broschüre des Bundesministeriums für Arbeit und Soziales, Arbeitsschutz, Verordnung zur arbeitsmedizinischen Vorsorge (ArbMedVV) 2013, S. 9, 2.11.
[30] Aligbe, Rechtshandbuch Arbeitsmedizinische Vorsorge, E.VI, S. 87, Rn. 25.
[31] Budde/Witting, a. a. O., 27.
[32] BAG, Urteil v. 7.6.1984, 2 AZR 270/83; Münchener Handbuch Arbeitsrecht, Bd. 2/Kohte, § 296 Rn. 55.
[33] König, Die Eignungsuntersuchung bei Einstellung und Arbeitsplatzwechsel, Zeitschrift für Präventivmedizin 4, 160 (160).

mit ihr zusammenhängende Fragen dienen also ausschließlich dazu festzustellen, ob der Bewerber für die von ihm angestrebte Tätigkeit und für den Arbeitsplatz, an dem er tätig werden soll, zum Zeitpunkt der Einstellung und für einen überschaubaren Zeitraum danach, gesundheitlich geeignet ist.
Dies kann z. B. zweifelhaft sein, wenn bei ihm wegen einer bevorstehenden Operation oder einer Kur mit längeren Ausfallzeiten zu rechnen oder wegen einer Ansteckungsgefahr oder Medikamenteneinnahme eine Selbst- oder Fremdgefährdung zu besorgen ist.[34] Die Eignungsuntersuchung muss auf der Grundlage eines Vergleichs zwischen dem konkreten Gesundheitszustand des Arbeitnehmers und der konkreten arbeitsvertraglich geschuldeten Tätigkeit erfolgen.[35]
Gesundheitliche Dispositionen, die längerfristig eintreten können, dürfen hingegen nicht zum Gegenstand einer Einstellungsuntersuchung gemacht werden.[36] Entsprechend den Grenzen des arbeitgeberseitigen Fragerechts muss sich der Inhalt der ärztlichen Untersuchung an dem vertraglich vorgesehenen Aufgabenfeld orientieren.[37]
Die datenschutzrechtliche Zulässigkeit für die Erhebung, Verarbeitung und Nutzung von Gesundheitsdaten richtet sich nach § 28 Abs. 6 Nr. 3 BDSG, da es sich um besondere personenbezogene Daten (§ 3 Abs. 9) handelt. § 28 Abs. 6 Nr. 3 BDSG setzt eine Erforderlichkeit der vorgesehenen Datenerhebung voraus und fordert zudem, dass kein Grund zu der Annahme bestehen darf, dass das schutzwürdige Interesse des Betroffenen an dem Ausschluss der Erhebung, Verarbeitung oder Nutzung dieser Daten überwiegt. Ist die Eignung auch ohne ärztliche Untersuchung feststellbar, ist die Untersuchung nicht erforderlich und damit auch nicht verhältnismäßig.
Eine Verpflichtung der Bewerber, sich einer Eignungsuntersuchung zu unterziehen, besteht zwar nicht, wird aber vom Arbeitgeber aufgrund seiner Verantwortung, nur psychisch und körperlich geeignete Mitarbeiter in der jeweiligen Tätigkeit zu beschäftigen, regelmäßig zur Bedingung gemacht werden.
Für Jugendliche zwischen 14 und 18 Jahren sehen §§ 32 ff. JArbSchG bei Beginn der Berufsausbildung oder einer Arbeitsaufnahme eine Jugendarbeitsschutzuntersuchung zwingend vor. Dabei handelt es sich um eine Untersuchung eigener Art, die eher präventive als eignungsbezogene Hintergründe hat. Ein grundlegendes Ziel des Jugendarbeitsschutzgesetzes ist es, Jugendliche am Beginn eines langen Arbeitslebens vor Arbeiten zu schützen, die sie physisch und psychisch gefährden können.[38]

---

[34] Schierbaum, Ärztliche Untersuchungen an Arbeitnehmern, Arbeitsrecht im Betrieb 8/1997, S. 461; Schedler, Datenschutz bei Einstellungs- und Vorsorgeuntersuchungen, S.4 f.
[35] LAG Rheinland-Pfalz, Urteil v. 29.8.2007, 7 Sa 272/07.
[36] Schedler, a. a. O., 5.
[37] Diller/Powietzka, Drogenscreenings und Arbeitsrecht, NZA 2001, 1227 (1227); Münchener Handbuch Arbeitsrecht, Bd. 2/Kohte, § 296 Rn. 55.
[38] BT-Drucksache 16/3016, A., S. 3.

1.4.2.2 Eignungsuntersuchung während des laufenden Beschäftigungsverhältnisses

Eignungsuntersuchungen während des laufenden Beschäftigungsverhältnisses bedürfen einer Rechtsgrundlage.[39] Grundsätzlich ist nach höchstrichterlicher Rechtsprechung der Arbeitnehmer verpflichtet, an gesetzlich vorgeschriebenen oder sonst erforderlichen ärztlichen Untersuchungen nicht nur vor seiner Einstellung, sondern auch während der Dauer des Arbeitsverhältnisses mitzuwirken.[40]

Erfährt der Arbeitgeber von Umständen, die bei vernünftiger lebensnaher Einschätzung die ernsthafte Besorgnis begründen, dass bei dem Beschäftigten ein fortdauernder Eignungsmangel für die von ihm ausgeübte Tätigkeit besteht, so ergibt sich die Pflicht, sich einer dies überprüfenden Eignungsuntersuchung zu unterziehen, aus der allgemeinen Treuepflicht des Beschäftigten, die durch den Arbeitsvertrag begründet wird (Nebenpflicht auf Rücksichtnahme, § 241 Abs. 2 BGB).[41]

Die Entscheidung des Arbeitgebers, auf welche medizinischen Aspekte eine Eignungsuntersuchung zu erstrecken ist, muss auf tatsächlichen Feststellungen beruhen, die einen derartigen Eignungsmangel des Beschäftigten als medizinisch naheliegend erscheinen lassen, wie beispielsweise spezifische Verhaltensauffälligkeiten.[42]

Bei Wechsel der Tätigkeit oder des Arbeitsplatzes, für den eine Eignung bei Einstellung naturgemäß nicht durch Untersuchung festgestellt worden ist, muss sich der Beschäftigte ebenso einer Eignungsuntersuchung stellen. Auch bei Eignungsuntersuchungen gilt, dass sowohl die Untersuchung als auch die Weitergabe des Ergebnisses an den Arbeitgeber von der widerruflichen Einwilligung des Beschäftigten abhängen.

Bestehen keine tatsächlichen Anhaltspunkte für Eignungsmängel, so kann der Arbeitgeber, insbesondere bei Tätigkeiten mit Gefährdung Dritter oder Sachen von besonderem Wert, ein Interesse daran haben, die Eignung des Mitarbeiters auch unabhängig von Zweifeln an der Eignung regelmäßig zu überprüfen. Die dafür notwendige Rechtsgrundlage kann in einem Tarif- oder Arbeitsvertrag oder in einer Betriebsvereinbarung aufgenommen werden.[43]

Da diesbezügliche Klauseln die Grundrechte der Beschäftigten berühren, kommt es für ihre Wirksamkeit entscheidend darauf an, dass die vom Arbeitgeber mit der Untersuchung verfolgten Interessen in Abwägung mit denen der Beschäftigten überwiegen und somit verhältnismäßig sind. Nur bei einer Verhältnismäßigkeit der durch

---

[39] BAG, Urteil v. 12.8.1999, 2 AZR 55/99; LAG Rheinland-Pfalz, Urteil v. 10.7.2007, 3 Sa 186/07; ArbG Frankfurt, Urteil v. 28.6.1988, 8 Ca 617/87; Behrens, Eignungsuntersuchungen und Datenschutz, NZA 2014, 401 (403); Keller, Die ärztliche Untersuchung des Arbeitnehmers im Rahmen des Arbeitsverhältnises, NZA 1988, 561 (565); Paulsen, Die Pflicht des Arbeitnehmers, sich ärztlich untersuchen zu lassen, AuR 1961, 206 (208).

[40] BAG, Urteil v. 12.8.19999, 2 AZR 55/99 und v. 6.11.1997, 2 AZR 801/96 sowie vom 23.2.1967, 2 AZR 124/66.

[41] BAG, Urteil v. 12.8.1999, 2 AZR 55/99.

[42] BAG, Urteil v. 12.8.1999, 2 AZR 55/99; LAG Berlin-Brandenburg, Urteil v. 7.10.2010, 25 Sa 1435/10; Behrens, a. a. O., 404.

[43] Behrens, a. a. O., 404–408 m. w. N.

eine Eignungsuntersuchung im Einzelnen verursachten Grundrechtseingriffe kann von einer Rechtmäßigkeit entsprechender Rechtsgrundlagen ausgegangen werden.[44]
In Ermangelung gesetzlicher Regelungen entscheiden im konkreten Einzelfall die Arbeitsgerichte nach verfassungsrechtlichen Maßstäben über die Wirksamkeit von Klauseln in Arbeits- oder Tarifverträgen sowie in Betriebsvereinbarungen, die obligate Eignungsuntersuchungen verbindlich regeln sollen. Ergibt die arbeitsgerichtliche Überprüfung, dass eine Eignungsuntersuchung unverhältnismäßig ist, so kann eine diesbezügliche Klausel im Arbeitsvertrag nach § 307 Abs. 1 BGB wegen unangemessener Benachteiligung des Arbeitnehmers vom Gericht für unwirksam erklärt werden.[45] § 307 Abs. 1 BGB gilt gemäß § 310 Abs. 4 BGB nicht für Tarifverträge und Betriebsvereinbarungen. Auch Klauseln zu Eignungsuntersuchungen in solchen Rechtsgrundlagen sind jedoch arbeitsgerichtlich uneingeschränkt überprüfbar. Enthalten diese unverhältnismäßige Bestimmungen zur Durchführung einer Eignungsuntersuchung, können sie insoweit im Wege einer Feststellungsklage nach § 256 Abs. 1 ZPO ebenfalls für unwirksam erklärt werden.
Nachdem der um ein spezielles Kapitel mit Regelungen zum Arbeitnehmerdatenschutz ergänzte Neuentwurf des BDSG in der 17. Legislaturperiode des Deutschen Bundestags gescheitert ist[46] und die Europäische Union eine Datenschutzgrundverordnung im Entwurf auf den Weg gebracht hat, die den Umgang mit Daten im Arbeitsverhältnis regeln soll,[47] wird es von der konkreten Ausgestaltung der Verordnung und der ggf. in ihrem Kontext erlassenen deutschen Rechtsnormen abhängen, inwieweit nach ihrem Inkrafttreten – dann europaweit nach einheitlichen Mindeststandards – der Arbeitnehmerdatenschutz bei Eignungsuntersuchungen zu wahren ist.
In der sehr komplexen Rechtslage rund um Eignungsuntersuchungen bieten die Arbeitgeberverbände, zu deren Tätigkeitsbereich die Beratung in arbeitsrechtlichen Fragen zählt, zum Teil Handlungshilfen in Form von Mustertexten für Arbeitsverträge und Betriebsvereinbarungen an.[48]
Ergibt sich aus der Eignungsuntersuchung, dass der Beschäftigte für die von ihm bislang ausgeübte Tätigkeit nicht mehr geeignet ist, muss diesem, soweit das Kündi-

---

[44] Zu den Voraussetzungen der Verhältnismäßigkeit siehe i. E. DGUV Information 250-010, S. 6.
[45] ArbG Düsseldorf, Urteil v. 10.10.2007, 15 Ca 2355/07.
[46] Siehe Entwurf des BDSG-E vom 10.3.2013, BT-Drucksache 17/4230.
[47] Siehe hierzu vor Druck der 6. Auflage letzter Stand des Art. 82 Europäischer Datenschutzgrundverordnung-Entwurf („Mindestnormen für die Datenverarbeitung im Beschäftigungskontext") vom 22.10.2013 bei Beckschulze, Die arbeitsmedizinische Untersuchung – Vorsorge oder Eignung?, Betriebs-Berater 2014, 1013 (1018), der im Gegensatz zu §§ 32 c Abs. 3, 32 l Abs. 5 BDSG-E vom 10.1.2013 den Mitgliedsstaaten der EU die Regelung von Einwilligungen und Betriebsvereinbarungen zu Eignungsuntersuchungen freistellt.
[48] Siehe Kleinebrink, a. a. O., 779 und Beckschulze, a.a.O., 1081 und 1083.

gungsschutzgesetz anwendbar ist,[49] zunächst eine Tätigkeit angeboten werden, die seiner Eignung entspricht, soweit eine solche vorhanden ist. Erst wenn alle darauf gerichteten Möglichkeiten ausgeschöpft sind, stellt sich die Frage, ob der Arbeitgeber das Arbeitsverhältnis kündigen kann, weil er den Beschäftigten aufgrund der ärztlichen Bescheinigung über die fehlende Eignung in der bisherigen Tätigkeit nicht mehr weiterbeschäftigen darf. Zwar ist die Kündigung eines Arbeitnehmers aufgrund fehlender Eignung arbeitsrechtlich als personenbedingte Kündigung grundsätzlich zulässig,[50] die Kündigungsgründe sind jedoch im Rahmen eines arbeitsgerichtlichen Klageverfahrens inhaltlich überprüfbar.
Eine Kündigung ist im Einzelfall sozial ungerechtfertigt,[51] wenn

- der Arbeitnehmer an einem anderen Arbeitsplatz in demselben Betrieb oder in einem anderen Betrieb des Unternehmens weiterbeschäftigt werden kann,
- die Weiterbeschäftigung des Arbeitnehmers nach zumutbaren Umschulungs- oder Fortbildungsmaßnahmen möglich ist oder
- eine Weiterbeschäftigung des Arbeitnehmers unter geänderten Arbeitsbedingungen möglich ist und der Arbeitnehmer sein Einverständnis hiermit erklärt hat.

Die Möglichkeit einer betrieblichen Umsetzung ist besonders sorgfältig zu prüfen, wenn die gesundheitlichen Bedenken aus der Arbeitsplatzsituation resultieren oder der betroffene Beschäftigte dem Arbeitgeber bereits längere Zeit angehört.[52] Zudem sind das der Kündigung vorausgehende Anhörungsrecht[53] sowie das auch bei einer personenbedingten Kündigung bestehende Widerspruchsrecht[54] des Betriebsrats zu beachten. Verweigert der Arbeitnehmer entgegen einer tarif- oder einzelvertraglich geregelten Pflicht, bei gegebener Veranlassung auf Wunsch des Arbeitgebers an einer ärztlichen Untersuchung zur Feststellung seiner Eignung mitzuwirken, so kann dies je nach den Umständen ebenfalls geeignet sein, nach vorangegangener Abmahnung eine Kündigung zu rechtfertigen.[55] Beruht die fehlende Eignung auf einem für den Beschäftigten steuerbaren Verhalten, das dieser nicht aufgeben will (z. B. Haschischkonsum an Wochenenden und in der Freizeit durch einen Gleisbauer mit Sicherungsaufgaben im Straßenbahnbetrieb), so muss der Kündigung ebenfalls eine Abmahnung vorausgehen.[56]

---

[49] Die Anwendbarkeit des Kündigungsschutzgesetzes setzt u. a. voraus, dass der Arbeitgeber mehr als fünf – unter bestimmten Voraussetzungen mehr als zehn vollzeitbeschäftigte Arbeitnehmer hat und das Arbeitsverhältnis des gekündigten Arbeitnehmers mehr als sechs Monate besteht (§§ 1 Abs. 1, 23 KSchG).

[50] LAG Berlin-Brandenburg, Urteil v. 7.10.2010, 25 Sa 1435/10.

[51] § 1 Abs. 2 S. 2 Nr. 1, S. 3 KSchG.

[52] BAG, Urteil v. 19.8.1976, 3 AZR 512/75; BAGE 20, 245 = NJW 1968, 1693 = BB 1968, 833.

[53] § 102 Abs. 1 S. 1 und 2 BetrVG.

[54] § 102 Abs. 3 BetrVG.

[55] BAG, Urteil v. 27.9.2012, 2 AZR 811/11; LAG Schleswig-Holstein, Urteil v. 12.5.2009, 5 Sa 458/08; LAG Nordrhein-Westfalen, Urteil v. 7.5.1982, 11 Sa 858/81; Notz, Zulässigkeit und Grenzen ärztlicher Untersuchungen von Arbeitnehmern, S. 118 m. w. N.

[56] LAG Berlin-Brandenburg, Urteil v. 28.8.2012, 19 Sa 306/12.

1.4.3 Umfang der Untersuchung

Die arbeitsmedizinischen Untersuchungen sollen sich auf die Verfahren beschränken, die für eine arbeitsmedizinische Beurteilung notwendig sind:

- die in den Grundsätzen aufgeführten „allgemeinen Untersuchungen",
- die erforderlichen „speziellen Untersuchungen" und
- die in begründeten Fällen gegebenenfalls vorgesehenen „ergänzenden Untersuchungen".

Weitreichende Ergänzungsuntersuchungen oder solche, die durch Konsultation eines Facharztes eines anderen Gebietes ergänzend nach pflichtgemäßem ärztlichem Ermessen erforderlich sind, um eine arbeitsmedizinische Beurteilung abgeben zu können, sind ebenfalls Teil der arbeitsmedizinischen Untersuchungen. Es empfiehlt sich, in diesen Fällen den Untersuchungsumfang zu konkretisieren und den Unternehmer über die zusätzlichen Kosten zu informieren. Soweit der Arzt durch die arbeitsmedizinische Untersuchung Hinweise erhält, dass eine weiterführende Ermittlung zur Erkennung oder Behandlung von Krankheiten angezeigt ist, diese aber nicht in unmittelbarem Zusammenhang mit dem Anlass zur arbeitsmedizinischen Untersuchung stehen, fallen die Kosten in die Zuständigkeit der gesetzlichen oder privaten Krankenversicherung bzw. des entsprechenden öffentlichen oder berufsständischen Sicherungssystems.

1.4.4 Auswahl des Arztes

Die sachgerechte Durchführung arbeitsmedizinischer Untersuchungen setzt voraus, dass der beauftragte Arzt mit den besonderen Arbeitsplatzverhältnissen vertraut ist. Erst dadurch wird er in die Lage versetzt, gezielte Empfehlungen zu geben. In den meisten Fällen wird der Arbeitgeber einen Arzt seiner Wahl, der diese Voraussetzungen erfüllt, für längere Zeit beauftragen, die Untersuchungen durchzuführen. In der Regel wird dies wegen seiner Kenntnis der Arbeitsplatzverhältnisse der Betriebsarzt sein. Neben der fachlichen Eignung und Kenntnis der Arbeitsplatzverhältnisse sollte das Augenmerk hier auch auf die persönliche Befähigung gelegt werden, weil der Erfolg insbesondere arbeitsmedizinischer Untersuchungen wesentlich vom Vertrauensverhältnis zwischen Beschäftigten und Arzt beeinflusst wird.

1.4.5 Anzeige einer Berufskrankheit an den Unfallversicherungsträger

Eine Berufskrankheit ist nach der Definition des § 9 Abs. 1 Satz 1 SGB VII eine Krankheit, welche die Bundesregierung durch Rechtsverordnung mit Zustimmung des Bundesrates in der Anlage der BKV bezeichnet und die Beschäftigte infolge einer versicherten Tätigkeit erleiden. Der Gesetzgeber folgt mit dieser Definition dem Listenprinzip, nach dem alle einer Anerkennung als Berufskrankheit zugänglichen Erkrankungen in der Anlage zur BKV abschließend (enumerativ) aufgezählt sind. Das bedeutet, dass als Berufskrankheiten grundsätzlich nur Krankheiten in Betracht kommen, die in der Anlage zur BKV aufgeführt sind.

Nur unter sehr engen Voraussetzungen[57] können andere als die in der BKV aufgeführten Erkrankungen im Einzelfall wie eine Berufskrankheit als Versicherungsfall anerkannt werden. Nach § 9 Abs. 2 SGB VII haben die Unfallversicherungsträger eine Krankheit, die nicht in der Rechtsverordnung bezeichnet ist oder bei der die dort bestimmten Voraussetzungen nicht vorliegen, wie eine Berufskrankheit als Versicherungsfall anzuerkennen, sofern im Zeitpunkt der Entscheidung nach neuen Erkenntnissen der medizinischen Wissenschaft die Voraussetzungen für eine Bezeichnung nach § 9 Abs. 1 Satz 2 SGB VII erfüllt sind.
§ 9 Abs. 2 SGB VII hat den Zweck, auch diejenigen durch die versicherte Tätigkeit verursachten Krankheiten einer Anerkennung als Berufskrankheit zuzuführen, die nur deswegen nicht in die BKV aufgenommen worden sind, weil die Erkenntnisse der medizinischen Wissenschaft über die besondere Gefährdung bestimmter Berufsgruppen bei der letzten Neufassung der Anlage zur BKV noch nicht vorlagen oder nicht berücksichtigt wurden.[58] Durch die Gleichstellung mit einer Berufskrankheit wird in diesen Fällen eine Benachteiligung im Einzelfall vermieden.
Die Rechtsprechung hat den Begriff des Versicherungsfalls definiert als

- regelwidrigen Körper- und/oder Geisteszustand, der sämtliche Tatbestandsmerkmale erfüllt, die in der jeweiligen Listen-Nummer der Anlage der BKV als Berufskrankheit bezeichnet sind; hierzu gehört auch ein eventuell enthaltenes versicherungsrechtliches Tatbestandselement (insbesondere der Zwang zur Tätigkeitsaufgabe).[59]

Bei Berufskrankheiten wird der konkrete Zeitpunkt für den Beginn und die Berechnung der Leistungen gesondert bestimmt, um die Feststellungen zu erleichtern (Leistungsfall).[60] Als Bezugspunkt für die Berechnung der Leistungen gilt nach dem Günstigkeitsprinzip alternativ

- der Zeitpunkt des Beginns der Arbeitsunfähigkeit bzw. Behandlungsbedürftigkeit oder
- der Beginn des Anspruchs auf Rentenleistungen.

Der Arzt oder Zahnarzt ist verpflichtet, den Unfallversicherungsträger bei begründetem Verdacht auf Bestehen einer Berufskrankheit oder einer Erkrankung nach § 9 Abs. 2 SGB VII zu informieren, § 202 S. 1 SGB VII. Die Schwelle für die Erstattung der Anzeige ist sehr niedrig: Eine Verdachtsanzeige ist notwendig, wenn der medizinische und versicherungsrechtliche Grundtatbestand einer Berufskrankheit gegeben ist und der Eintritt eines späteren Leistungsfalles nicht ausgeschlossen werden kann. Im Zweifel sollte der Arzt also seinen Verdacht anzeigen. Der hierfür gesetzlich vorgesehene Vordruck steht heute in aller Regel auf der jeweiligen Internetpräsenz der Unfallversicherungsträger bereit.

[57] Zu den Voraussetzungen im Einzelnen siehe Schönberger/Mehrtens/Valentin, Arbeitsunfall und Berufskrankheit, 2.6, S. 73 m. w. N.
[58] BSGE 59, 295.
[59] BSG, SozR 2200 § 551 Nr. 35; BSGE 23, 139 (141).
[60] § 9 Abs. 5 SGB VII.

Die Meldung ist auch dann notwendig und zulässig, wenn der Beschäftigte der Anzeige widerspricht. Die gesetzliche Meldepflicht ist nicht abhängig von der Einwilligung des Beschäftigten. Davon abgesehen besteht die Anzeigepflicht nicht nur im Individualinteresse des Beschäftigten, sondern dient zumindest gleichrangig den Belangen des Gemeinwohls (Präventionsinteresse der verantwortlichen Stellen, Erkennen von Mortalitäts- bzw. Morbiditätsrisiken Dritter, Aufklärung der Dunkelziffer bei bestimmten Berufskrankheiten). Die Auskunftspflicht von behandelnden Ärzten und Zahnärzten gegenüber den Unfallversicherungsträgern ist in den §§ 201 und 203 SGB VII geregelt.

1.4.6 Information über das Ergebnis eines Berufskrankheiten-Verfahrens

Der Betriebsarzt sollte über die Aufnahme und das Ergebnis eines Berufskrankheiten-Verfahrens unterrichtet sein, um zur Verhütung, Früherkennung sowie zur Verhinderung des Wiederauflebens oder der Verschlimmerung von Berufskrankheiten beitragen zu können. Mit Einwilligung des Beschäftigten informiert der Unfallversicherungsträger den zuständigen Betriebsarzt über die Aufnahme und das Ergebnis eines BK-Feststellungsverfahrens. Bei Maßnahmen der Individual- oder Generalprävention sowie bei Rehabilitationsmaßnahmen arbeiten Unfallversicherungsträger und Betriebsärzte im Einvernehmen mit dem Beschäftigten zusammen.[61]

Der Arbeitgeber wird häufig bereits aufgrund der Ermittlungen des Unfallversicherungsträgers über die Aufnahme eines Feststellungsverfahrens informiert sein. Nach Anerkennung einer Erkrankung kann die Tatsache, dass eine Berufskrankheit anerkannt wurde, auch ohne Zustimmung des Beschäftigten an den Arbeitgeber mitgeteilt werden, wenn dies zur Beitragsberechnung (vor allem zur Berechnung der überwiegend obligatorischen Beitragsnachlässe und -zuschläge)[62] erforderlich ist.

1.4.7 Untersuchungsbögen und Vordrucke

Zur Erleichterung der Dokumentation arbeitsmedizinischer Untersuchungen werden verschiedene Vordrucke[63] vom AAMED-GUV herausgegeben.

Die Untersuchungsbögen sollen den Ärzten, die nicht über ein eigenes Dokumentationssystem verfügen, die notwendige Aufzeichnung der erhobenen Befunde erleichtern und zugleich eine geeignete Grundlage für eine eventuelle spätere Auswertung sein. Da sie für den Arzt bestimmt sind, ist bei ihrer Weitergabe die ärztliche Schweigepflicht zu beachten.

---

[61] Abschnitte 3.1, 3.4 und 3.6 der Empfehlung der Spitzenverbände der Unfallversicherungsträger, des VdBW und der DGAUM über die Zusammenarbeit zwischen Betriebsärzten in Verfahren zur Feststellung einer Berufskrankheit einschließlich von Maßnahmen nach § 3 BKV vom 28.02.2002, Anlage zu HVBG Rundschreiben VB 063/2002 (Berufskrankheiten 030/2002) vom 3.6.2002.

[62] § 162 SGB VII.

[63] Siehe Anhang 5.

1.5 Datenschutz vor und nach der Erhebung[64]

Alle im Zusammenhang mit Vorsorgeuntersuchungen erstellten Unterlagen enthalten persönliche Daten, die eines besonderen Schutzes bedürfen. Der beauftragte Arzt ist zu sorgfältiger und angemessener Dokumentation verpflichtet.[65] Für die Erhebung und Aufbewahrung der für den beauftragten Arzt erheblichen Befunde, Unterlagen und Aufzeichnungen gelten die allgemeinen Regelungen für die Herstellung und Aufbewahrung von Patientenunterlagen.
Neben der in § 203 StGB enthaltenen Verschwiegenheitspflicht sind auch die Regelungen des Bundesdatenschutzgesetzes zu beachten. Auf die Art der Aufbewahrung der Daten (schriftlich oder elektronisch) kommt es nicht an. Dabei ist zu beachten, dass die Regelungen des Datenschutzrechts auf nichtärztliches Personal ausgedehnt sind: Werden Gesundheitsdaten[66] durch andere als die in § 203 Abs. 1 und Abs. 3 StGB genannten Personen verarbeitet oder genutzt, so sind für diese Personen die Vorschriften und Voraussetzungen, die ansonsten für ärztliches Personal gelten würden, ebenfalls anzuwenden.[67]
Beauftragte Ärzte sind nichtöffentliche Stellen im Sinne des Bundesdatenschutzgesetzes. Die im Zusammenhang mit arbeitsmedizinischen Untersuchungen notwendige Datenverarbeitung ist zulässig, soweit dies der Zweckbestimmung eines Vertragsverhältnisses mit dem Betroffenen dient. Damit ist jedoch nur die Datenverarbeitung im Rahmen eines ärztlichen Behandlungsvertrages einbezogen. Entsprechend bedarf es unter diesen Voraussetzungen zur Anlage einer Gesundheitsakte keiner gesonderten Einwilligung.
In den übrigen Fällen ist eine Einwilligung erforderlich. Sie ist nur wirksam, wenn sie auf der freien Entscheidung des Betroffenen beruht.[68] Aus dem Umstand, dass eine freie Entscheidung nur mit ausreichender Information getroffen werden kann, erklärt sich die verhältnismäßig formalisierte Information des Betroffenen: Er ist in ausreichender Form zu informieren, unter anderem über die Identität der verantwortlichen Stelle und den Zweck der Erhebung, Verarbeitung oder Nutzung.[69] Eine Information kann jedoch entbehrlich sein, z. B. wenn der Betroffene bereits von der Speicherung wusste.[70] §§ 34, 35 BDSG regeln weitere Auskunfts-, Berichtigungs-, Löschungs- und Sperrungsrechte des Betroffenen.
Ist für Beschäftigte erkennbar, dass mehrere Ärzte bei einem größeren örtlichen arbeitsmedizinischen Dienst im Sinne der Mit-, Vertretungs-, Weiter- oder Nachbetreu-

---

[64] Weiterführende Literatur: Sokoll, Rechtliche Aspekte der Schweigepflicht und des Datenschutzes bei arbeitsmedizinischen Erhebungen, BG 1981, 401; Budde/Witting, Datenverarbeitung in der betriebsärztlichen Praxis – Fragen zum rechtlichen Rahmen, MedR 1987, 88 ff.
[65] Grundlegend BGH, Urteil v. 27.6.1978, VI ZR 183/76; BGHZ 72, 132 = NJW 1978, 2337.
[66] Siehe § 3 Abs. 9 BDSG: „besondere Art personenbezogener Daten".
[67] Siehe dazu auch § 9 Abs. 3 MBO-Ä.
[68] § 4a S. 1 BDSG.
[69] §§ 4 Abs. 3, 33 BDSG.
[70] § 33 Abs. 2 Nr. 1 BDSG.

ung beteiligt sind, so kann von einer stillschweigenden Einwilligung des Beschäftigten in einen Informations- und Datenaustausch zwischen den Ärzten ausgegangen werden.[71] Die Einwilligung muss also nicht in einer bestimmten Form erklärt werden. Eine durch schlüssiges Verhalten erklärte Einwilligung wird insbesondere dann anzunehmen sein, wenn der Betroffene an Abläufen mitwirkt, die ihrer Natur nach voraussetzen, dass der Schweigepflicht unterliegende Daten weitergegeben werden, z. B. bei der Überweisung an einen Facharzt zur Klärung eines Verdachts.
Die vom Arzt erfassten Daten sind gegen unbefugten Zugriff mit einem Aufwand zu sichern, der in einem angemessenen Verhältnis zum angestrebten Schutzzweck steht.[72] Soweit Unterlagen Tatsachendokumentationen (insbesondere Aufzeichnungen über objektivierbare Befunde und Behandlungen) enthalten, kann der Beschäftigte diese Aufzeichnungen einsehen.[73] Für automatisiert verarbeitete Gesundheitsdaten besteht auf Antrag des Beschäftigten eine datenschutzrechtliche Auskunftspflicht.[74]

[71] Siehe § 9 Abs. 4 MBO-Ä.
[72] § 9 BDSG.
[73] BGH, Urteil v. 23.11.1982, VI ZR 222/79; BGHZ 85, 327 (329) = NJW 1983, 328 = MedR 1983, 62.
[74] § 34 Abs. 1 und 2 BDSG.

1.6 Abkürzungen und Fundstellen der Rechtsgrundlagen

ArbMedVV	Verordnung zur arbeitsmedizinischen Vorsorge vom 18. Dezember 2008 (BGBl. I S. 2768), die zuletzt durch Artikel 1 der Verordnung vom 23. Oktober 2013 (BGBl. I S. 3882) geändert worden ist
ArbSchG	Arbeitsschutzgesetz vom 7. August 1996 (BGBl. I S. 1246), das zuletzt durch Artikel 8 des Gesetzes vom 19. Oktober 2013 (BGBl. I S. 3836) geändert worden ist
ASiG	Gesetz über Betriebsärzte, Sicherheitsingenieure und andere Fachkräfte für Arbeitssicherheit vom 12. Dezember 1973 (BGBl. I S. 1885), das zuletzt durch Artikel 3 Absatz 5 des Gesetzes vom 20. April 2013 (BGBl. I S. 868) geändert worden ist
AtG	Atomgesetz in der Fassung der Bekanntmachung vom 15. Juli 1985 (BGBl. I S. 1565), das zuletzt durch Artikel 5 des Gesetzes vom 28. August 2013 (BGBl. I S. 3313) geändert worden ist
BDSG	Bundesdatenschutzgesetz in der Fassung der Bekanntmachung vom 14. Januar 2003 (BGBl. I S. 66), das zuletzt durch Artikel 1 des Gesetzes vom 14. August 2009 (BGBl. I S. 2814) geändert worden ist
BetrVG	Betriebsverfassungsgesetz in der Fassung der Bekanntmachung vom 25. September 2001 (BGBl. I S. 2518), das zuletzt durch Artikel 3 Absatz 4 des Gesetzes vom 20. April 2013 (BGBl. I S. 868) geändert worden ist
BGB	Bürgerliches Gesetzbuch in der Fassung der Bekanntmachung vom 2. Januar 2002 (BGBl. I S. 42, 2909; 2003 I S. 738), das durch Artikel 4 Absatz 5 des Gesetzes vom 1. Oktober 2013 (BGBl. I S. 3719) geändert worden ist
BKV	Berufskrankheiten-Verordnung vom 31. Oktober 1997 (BGBl. I S. 2623), die zuletzt durch Artikel 1 der Verordnung vom 11. Juni 2009 (BGBl. I S. 1273) geändert worden ist
DGUV Vorschrift 1	Unfallverhütungsvorschrift „Grundsätze der Prävention" vom 01. November 2013
DGUV Vorschrift 2	Unfallverhütungsvorschrift „Betriebsärzte und Fachkräfte für Arbeitssicherheit" vom 01. Januar 2011
FeV	Fahrerlaubnis-Verordnung vom 13. Dezember 2010 (BGBl. I S. 1980), die durch Artikel 1 der Verordnung vom 16. April 2014 (BGBl. I S. 348) geändert worden ist
GewO	Gewerbeordnung in der Fassung der Bekanntmachung vom 22. Februar 1999 (BGBl. I S. 202), die zuletzt durch Artikel 2 des Gesetzes vom 6. September 2013 (BGBl. I S. 3556) geändert worden ist

HGB	Handelsgesetzbuch in der im Bundesgesetzblatt Teil III, Gliederungsnummer 4100-1, veröffentlichten bereinigten Fassung, das durch Artikel 1 des Gesetzes vom 4. Oktober 2013 (BGBl. I S. 3746) geändert worden ist
JArbSchG	Jugendarbeitsschutzgesetz vom 12. April 1976 (BGBl. I S. 965), das zuletzt durch Artikel 3 Absatz 7 des Gesetzes vom 20. April 2013 (BGBl. I S. 868) geändert worden ist
KSchG	Kündigungsschutzgesetz in der Fassung der Bekanntmachung vom 25. August 1969 (BGBl. I S. 1317), das zuletzt durch Artikel 3 Absatz 2 des Gesetzes vom 20. April 2013 (BGBl. I S. 868) geändert worden ist
LuftVG	Luftverkehrsgesetz vom 1. August 1922 (RGBl. 1922 I S. 681), das durch Artikel 2 Absatz 175 des Gesetzes vom 7. August 2013 (BGBl. I S. 3154) geändert worden ist
LuftVZO	Luftverkehrs-Zulassungs-Ordnung vom 19. Juni 1964 (BGBl. I S. 370), die zuletzt durch Artikel 28 des Gesetzes vom 25. Juli 2013 (BGBl. I S. 2749) geändert worden ist
MBO-Ä	(Muster-)Berufsordnung für die in Deutschland tätigen Ärztinnen und Ärzte – MBO-Ä 1997 – in der Fassung der Beschlüsse des 114. Deutschen Ärztetages 2011 in Kiel
RöV	Röntgenverordnung in der Fassung der Bekanntmachung vom 30. April 2003 (BGBl. I S. 604), die durch Artikel 2 der Verordnung vom 4. Oktober 2011 (BGBl. I S. 2000) geändert worden ist
SGB VII	Siebtes Buch Sozialgesetzbuch – Gesetzliche Unfallversicherung – (Artikel 1 des Gesetzes vom 7. August 1996, BGBl. I S. 1254), das zuletzt durch Artikel 6 des Gesetzes vom 19. Oktober 2013 (BGBl. I S. 3836) geändert worden ist
StGB	Strafgesetzbuch in der Fassung der Bekanntmachung vom 13. November 1998 (BGBl. I S. 3322), das durch Artikel 5 Absatz 18 des Gesetzes vom 10. Oktober 2013 (BGBl. I S. 3799) geändert worden ist
StrlSchV	Strahlenschutzverordnung vom 20. Juli 2001 (BGBl. I S. 1714; 2002 I S. 1459), die zuletzt durch Artikel 5 Absatz 7 des Gesetzes vom 24. Februar 2012 (BGBl. I S. 212) geändert worden ist
TfV	Triebfahrzeugführerscheinverordnung vom 29. April 2011 (BGBl. I S. 705, 1010), die durch Artikel 2 der Verordnung vom 22. November 2013 (BGBl. I S. 4008) geändert worden ist
ZPO	Zivilprozessordnung in der Fassung der Bekanntmachung vom 5. Dezember 2005 (BGBl. I S. 3202; 2006 I S. 431; 2007 I S. 1781), die durch Artikel 1 des Gesetzes vom 10. Oktober 2013 (BGBl. I S. 3786) geändert worden ist

2 Basisuntersuchungsprogramm (BAPRO)

2 Basisuntersuchungsprogramm (BAPRO)

2.1 Grundlagen

Die wesentlichen Aspekte des betriebsärztlichen Handelns beziehen sich auf die Beurteilung arbeitsbedingter Gesundheitsgefahren, die Beratung des Arbeitgebers und des Beschäftigten sowie die arbeitsmedizinische Untersuchung.
Während dem Betriebsarzt für arbeitsmedizinische Untersuchungen bei besonderen Gesundheitsgefahren die DGUV Grundsätze als Empfehlung für ein einheitliches Vorgehen zur Verfügung stehen, stellt das Basisuntersuchungsprogramm (BAPRO) eine Empfehlung zu Umfang und Dokumentation einer allgemeinen arbeitsmedizinischen Untersuchung dar. Selbstverständlich ist das BAPRO ebenso wie die Grundsätze selbst keine Rechtsnorm.
Die Grundlage für das BAPRO ist in § 3 des Arbeitssicherheitsgesetzes (ASiG) enthalten. Zur Anwendung kommt es dann, wenn sich eine konkrete arbeitsmedizinische Fragestellung aufgrund der Gefährdungsbeurteilung, die der Arbeitgeber nach dem Arbeitsschutzgesetz zu veranlassen hat, ergibt.
Der Betriebsarzt wird im Rahmen einer arbeitsmedizinischen Untersuchung die Daten erheben, die sich in Abhängigkeit von der konkreten Fragestellung als notwendig für die Beurteilung der Gefährdung und die Beratung des Beschäftigten erweisen.
Das BAPRO liefert einen entscheidenden Beitrag dazu, das Gesamtkonzept der arbeitsmedizinischen Untersuchungen im Sinne eines modernen Gesundheitsschutzes bei der Arbeit weiter zu entwickeln:
So dient arbeitsmedizinische Vorsorge dazu, Beschäftigte über die mit ihrer Arbeit verbundenen Risiken für ihre Gesundheit aufzuklären und zu beraten, die Früherkennung arbeitsbedingter Gesundheitsstörungen zu ermöglichen, Ursachen für arbeitsbedingte Erkrankungen aufzudecken, Erkenntnisse für notwendige Verbesserungen der Arbeitsbedingungen zu gewinnen und Auswirkungen vorhandener oder drohender Gesundheitsgefahren zu begegnen.
Das BAPRO geht inhaltlich über den engen Ansatz der monokausal ausgerichteten Grundsatzuntersuchungen hinaus. Durch seinen standardisierten Aufbau bietet es die Möglichkeit der systematischen Erfassung und Dokumentation, um so Zusammenhänge zwischen Arbeitsbedingungen und möglichen Erkrankungen aufdecken zu können. Somit lassen sich mit Hilfe dieses ganzheitlich ausgerichteten arbeitsmedizinischen Instrumentariums Häufungen von Erkrankungen in bestimmten Arbeitsbereichen erkennen. Die so auffälligen Tätigkeitsbereiche können dann einer betriebsinternen oder im Einzelfall denkbaren betriebsübergreifenden Auswertung zugeführt werden.
Im Kontext der speziellen arbeitsmedizinischen Untersuchungen im Sinne der DGUV Grundsätze ist das BAPRO eine Hilfe, indem die dort sich wiederholenden Begriffe „Allgemeine Anamnese", „Arbeitsanamnese", „Beschwerden" näher ausgeführt wer-

den. Ein weiterer Vorteil besteht darin, dass allgemeine und immer wiederkehrende Parameter der speziellen arbeitsmedizinischen Untersuchungen, z. B. klinisch und laborchemische Untersuchungsbefunde, bereits im BAPRO enthalten sind, sodass nach Durchführung einer Basisuntersuchung nur noch die Spezifika der jeweiligen Grundsätze anzufügen sind.

2.2 Aufbau

Das BAPRO besteht aus

- Erfassungsbogen für aktuelle Beschwerden,
- Erfassungsbogen für Belastungen am Arbeitsplatz,
- Anamnesebogen (Arbeits-, Sozial-, und Familienanamnese),
- Erhebungsbogen für die Krankheitsvorgeschichte,
- Dokumentationsbogen für körperliche und med.-techn. Untersuchungsbefunde,
- Epikrisebogen zur zusammenfassenden Bewertung.

Die Erfassungsbögen für Beschwerden und Belastungen sind so gestaltet, dass sie ggf. vom Arbeitnehmer selbst ausgefüllt werden können. Im Epikrisebogen kann der Betriebsarzt die wesentlichen Daten zusammenfassen, sodass sich die Möglichkeit einer Verlaufsbeobachtung im Einzelfall wie auch über verschiedene Arbeitsbereiche hin eröffnet.

Die vom Ausschuss Arbeitsmedizin der Gesetzlichen Unfallversicherung empfohlene Form des BAPRO ist erhältlich

- als kostenloser Download unter www.dguv.de, Webcode: d17569 bzw.
- als Druckschrift beziehbar über Kepnerdruck Druckerei + Verlag GmbH, Eppingen.

3

DGUV Grundsätze für arbeitsmedizinische Untersuchungen

G 1.1 Mineralischer Staub, Teil 1: Silikogener Staub

Bearbeitung: Ausschuss Arbeitsmedizin der Gesetzlichen Unfallversicherung, Arbeitskreis 2.2 „Berufsbedingte Gefährdung der Lunge"
Fassung Oktober 2014

Vorbemerkungen

Dieser Grundsatz gibt Anhaltspunkte für gezielte arbeitsmedizinische Untersuchungen, um Erkrankungen, die durch Einatmung von silikogenen Stäuben (alveolengängigem Quarzstaub einschließlich Cristobalit und Tridymit) entstehen können, zu verhindern oder frühzeitig zu erkennen. Er ist nicht anwendbar für die Früherkennung oder Verhinderung von Lungenkrebs nach Exposition gegenüber kristallinem Siliziumdioxid. Er gibt allerdings Hinweise darauf, was der untersuchende Arzt beachten sollte, wenn sich bei den Untersuchungen ein entsprechender Befund ergibt.
Hinweise für die Gefährdungsbeurteilung und die Auswahl des zu untersuchenden Personenkreises gibt die DGUV Information „Handlungsanleitung für arbeitsmedizinische Untersuchungen nach dem DGUV Grundsatz G1.1" (DGUV Information 240-011, i. Vb.).

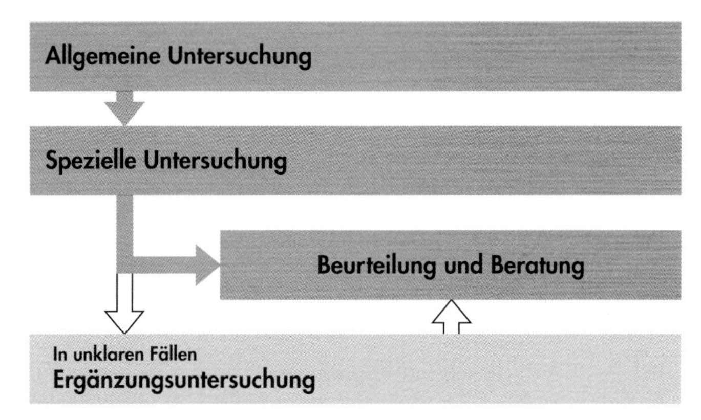

1 Untersuchungen

1.1 Untersuchungsarten, Fristen

Bei der Festlegung der Fristen zu den Untersuchungsintervallen sind je nach Rechtsgrundlage des Untersuchungsanlasses die für diesen Anlass gültigen staatlichen Vorschriften und Regeln zu beachten.
Wenn es für den konkreten Untersuchungsanlass keine staatlichen Vorgaben zu Fristen gibt, können ersatzweise die Empfehlungen in der nachfolgenden Tabelle zur Anwendung kommen.

Erstuntersuchung	Vor Aufnahme der Tätigkeit
Nachuntersuchungen	Nach 36 Monaten
	Vorzeitig: • Nach ärztlichem Ermessen (z. B. nach mehrwöchiger Erkrankung oder körperlicher Beeinträchtigung, die Anlass zu Bedenken gegen die Fortsetzung der Exposition gegenüber silikogenen Stäuben geben könnte)
Nachgehende Untersuchungen[1]	• Nach Beendigung der Beschäftigung

1.2 Untersuchungsprogramm

1.2.1 Allgemeine Untersuchung

Erstuntersuchung

Feststellung der Vorgeschichte:

- allgemeine Anamnese
- qualifizierte Arbeitsanamnese
- detaillierte Erfassung des Tabakkonsums[2]
    - Nie-Raucher, Raucher, Ex-Raucher
    - Zigaretten, Zigarren, Pfeife (Anzahl pro Tag)
    - Jahr des Beginns und ggf. Ende des Tabakkonsums (Anzahl der Zigaretten-Packungsjahre)

[1] Gemäß GesBergV hat der Unternehmer Personen, unter bestimmten Umständen, nachgehende Untersuchungen in Zeitabständen von längstens fünf Jahren dann zu ermöglichen, wenn sie fibrogenen Grubenstäuben ausgesetzt sind. Die Durchführung regelt § 3 GesBergV.

[2] Näheres zur detaillierten Erfassung des Tabakkonsums siehe Untersuchungsbogen „Mineralischer Staub" (G 1.1, G 1.2, G 1.3, G 1.4) in Anhang 5

Organbezogene körperliche Untersuchung hinsichtlich der Atmungs- und Kreislauforgane.

Nachuntersuchung

- Zwischenanamnese (einschließlich qualifizierter Arbeitsanamnese hinsichtlich des aktuellen Arbeitsplatzes)
- ansonsten analog Erstuntersuchung.

1.2.2 Spezielle Untersuchung

Erstuntersuchung

- Lungenfunktionsprüfung gemäß Anhang 1, Leitfaden „Lungenfunktionsprüfung"
- Röntgenaufnahme des Thorax im p. a.-Strahlengang
  - Röntgenbilder nicht älter als 1 Jahr können in Abhängigkeit von den Ergebnissen der Anamnese berücksichtigt werden
  - Wird die Thoraxaufnahme in digitaler Technik durchgeführt, kann die Dokumentation in Form einer CD im DICOM-Format oder als Hardcopy in Originalgröße erfolgen. Ausnahmsweise kann auch eine Hardcopy in 2/3 der Originalgröße akzeptiert werden.
  - Siehe auch „Anhang zur radiologischen Diagnostik zum G 1.1".

Nachuntersuchung

- Lungenfunktionsprüfung gemäß Anhang 1, Leitfaden „Lungenfunktionsprüfung"
- Bei Vorliegen von Tätigkeiten mit höherer Exposition (DGUV Information 240-011 „Handlungsanleitung für arbeitsmedizinische Untersuchungen nach dem DGUV Grundsatz G1.1") Röntgenaufnahme des Thorax im p. a.-Strahlengang (siehe Erstuntersuchung). Die rechtfertigende Indikation für die Durchführung von Röntgenaufnahmen sollte bei Nachuntersuchungen im Einzelfall abhängig von der Zwischenanamnese geprüft werden. Eine generelle Indikation besteht nicht. Ältere Röntgenbilder sollten in Abhängigkeit von den Ergebnissen der Zwischenanamnese berücksichtigt werden.
- Siehe auch Anhang „Radiologische Diagnostik" zum G 1.1.

1.2.3 Ergänzungsuntersuchung

Erstuntersuchung

In begründeten Fällen kann zusätzlich zur Röntgenaufnahme des Thorax im p. a. Strahlengang auch eine seitliche Aufnahme erforderlich sein. Wenn die röntgenologischen Veränderungen hinsichtlich ihrer Morphologie keine eindeutige Aussage zulassen, kann die Anfertigung einer qualifizierten Low-dose-Volumen-CT des Thorax (siehe auch Anhang „Radiologische Diagnostik") nach sorgfältiger Indikationsstellung angezeigt sein, wobei allerdings der Vorsorgecharakter der Untersuchungen zu beachten ist. Aus Gründen der Reproduzierbarkeit und Vergleichbarkeit sollte bei der HRCT-Untersuchung gemäß der Bochumer Empfehlung ein standardisiertes Untersuchungsprotokoll eingehalten werden (aktuelle Version des Protokolls siehe Homepage der GVS/AG DRauE). Die Befundung der HRCT-Untersuchung erfolgt ebenfalls standardisiert. Dazu wird der schematisierte HRCT-Befundbogen mit Kodierung nach der Internationalen CT-Klassifikation ICOERD (International Classification of Occupational and Environmental Respiratory Diseases) eingesetzt (siehe Anlage).

Nachuntersuchung

- In begründeten Fällen, können weitergehende Untersuchungen erforderlich sein:
  - z. B. Bodyplethysmographie oder
  - Spiroergometrie
- In Abhängigkeit von den Ergebnissen der Lungenfunktionsprüfung oder der Beschäftigungsdauer und der Belastungshöhe und ggf. vorliegender auffälliger Befunde der Röntgenaufnahmen des Thorax im p. a.-Strahlengang analoge Röntgenaufnahme des Thorax im Großformat oder digitale Röntgenaufnahme des Thorax im p. a.-Strahlengang. In begründeten Fällen kann zusätzlich zur Röntgenaufnahme des Thorax im p. a.-Strahlengang auch eine seitliche Aufnahme erforderlich sein. Wenn die röntgenologischen Veränderungen hinsichtlich ihrer Morphologie keine eindeutige Aussage zulassen, kann die Anfertigung einer qualifizierten Low-dose-Volumen-CT Thorax nach sorgfältiger Indikationsstellung angezeigt sein, wobei allerdings der Vorsorgecharakter der Untersuchungen zu bedachten ist. Aus Gründen der Reproduzierbarkeit und Vergleichbarkeit sollte bei der HRCT-Untersuchung gemäß der Bochumer Empfehlung ein standardisiertes Untersuchungsprotokoll eingehalten werden (aktuelle Version des Protokolls siehe Homepage der GVS/AG DRauE). Röntgenbilder nicht älter als 1 Jahr können in Abhängigkeit von den Ergebnissen der Zwischenanamnese berücksichtigt werden.
- Siehe auch Anhang „Radiologische Diagnostik" zum G 1.1.

1.3 Voraussetzungen zur Durchführung

- Gebietsbezeichnung „Arbeitsmedizin" oder Zusatzbezeichnung „Betriebsmedizin"
- Zusätzlich wird zur Qualitätssicherung die Teilnahme an einem geeigneten Einführungsseminar (z. B. dem G1-Einführungs- und Fortbildungsseminar der DGUV) in die Befundung und Klassifikation der Röntgenbilder nach der internationalen Pneumokoniose-Klassifikation ILO 2000/Bundesrepublik empfohlen.

2 Arbeitsmedizinische Beurteilung und Beratung

Eine arbeitsmedizinische Beurteilung und Beratung im Rahmen gezielter arbeitsmedizinischer Untersuchungen ist erst nach Kenntnis der Arbeitsplatzverhältnisse und der individuellen Belastung möglich. Grundlage dafür ist eine Gefährdungsbeurteilung, die auch dazu Stellung nimmt, welche technischen, organisatorischen und personenbezogenen Schutzmaßnahmen getroffen wurden bzw. zu treffen sind. Für Beschäftigte, die Tätigkeiten mit Gefahrstoffen ausüben, ist eine individuelle Aufklärung und Beratung angezeigt.

2.1 Kriterien

2.1.1 Dauernde gesundheitliche Bedenken

Erstuntersuchung

Bei Personen mit Vorerkrankungen und/oder funktionellen Beeinträchtigungen im Bereich des kardiopulmonalen Systems, bei denen durch die Exposition gegenüber alveolengängigem Quarzstaub eine klinisch relevante Verschlechterung des Gesundheitszustandes zu erwarten ist.
Beispielhaft sind insbesondere zu nennen:

- erhebliche Störungen der Lungenfunktion und des Herz-Kreislauf-Systems,
- chronische Bronchitis, chronische Obstruktion der kleinen und/oder großen Atemwege, Bronchialasthma, Lungenemphysem,
- Pleuritis, chronische oder rezidivierende,
- röntgenologisch fassbare Staublungen sowie andere fibrotische und granulomatöse Veränderungen der Lunge,
- Missbildungen, benigne Geschwülste, Lungenkrebs, chronische Entzündungen, Pleuraschwarten oder andere Schäden, die die Funktion der Luftwege oder der Lunge wesentlich beeinträchtigen oder die Entstehung von Erkrankungen des bronchopulmonalen Systems begünstigen,
- Deformierungen des Brustkorbes oder der Wirbelsäule, sofern hierdurch die Atmung beeinträchtigt ist,
- Zustand nach Lungenresektion oder -verletzungen mit Funktionsbeeinträchtigung der Brustorgane,
- aktive, auch geschlossene Tuberkulose, ausgedehnte inaktive Tuberkulose,
- manifeste oder vorzeitig zu erwartende Herzinsuffizienz wie bei gesichertem Herzklappenfehler, anderen organischen Herzschäden oder nach erst kurze Zeit zurückliegenden Krankheiten, die erfahrungsgemäß häufig zu vorzeitiger Herzinsuffizienz führen können,
- Bluthochdruck, insbesondere wenn dieser therapeutisch nicht einstellbar ist,
- sonstige chronische Krankheiten, die die allgemeine Widerstandskraft herabsetzen.

	Nachuntersuchung

Wie Erstuntersuchung
- vor Vollendung des 30. Lebensjahres bei einer weniger als 10-jährigen Tätigkeit an Arbeitsplätzen mit Einwirkung von silikogenem Staub,
- vor Vollendung des 40. Lebensjahres bei einer weniger als 15-jährigen Tätigkeit an Arbeitsplätzen mit Einwirkung von silikogenem Staub,
- vor Vollendung des 50. Lebensjahres bei einer weniger als 20-jährigen Tätigkeit an Arbeitsplätzen mit Einwirkung von silikogenem Staub.

2.1.2 Befristete gesundheitliche Bedenken

Erstuntersuchung	Nachuntersuchung

Personen wie unter 2.1.1 beschrieben, soweit eine Wiederherstellung zu erwarten ist. Während der Abklärung eines unklaren Befundes, der zu dauernden gesundheitlichen Bedenken führen würde, können befristete gesundheitliche Bedenken bestehen.

2.1.3 Keine gesundheitlichen Bedenken unter bestimmten Voraussetzungen

Erstuntersuchung	Nachuntersuchung

Sind die unter 2.1.1 genannten Erkrankungen oder körperlichen Beeinträchtigungen weniger ausgeprägt, so sollte der untersuchende Arzt prüfen, ob unter bestimmten Voraussetzungen die Aufnahme bzw. Fortsetzung der Tätigkeit möglich ist. Hierbei wird an Tätigkeiten mit nachgewiesener geringerer Exposition gegenüber silikogenem Staub gedacht. Unter Umständen ist auch eine Verkürzung der in 1.1 genannten Fristen möglich.

2.1.4 Keine gesundheitlichen Bedenken

Erstuntersuchung	Nachuntersuchung

Alle anderen Personen, soweit keine Beschäftigungsbeschränkungen bestehen.

2.2 Beratung

Die Beratung sollte entsprechend der Arbeitsplatzsituation und den Untersuchungsergebnissen im Einzelfall erfolgen. Die Beschäftigten sind über die Ergebnisse der arbeitsmedizinischen Untersuchungen zu informieren. Dazu gehört auch die Erläuterung des Zusammenhangs zwischen exogenen Faktoren und der Entwicklung chronischer Atemwegserkrankungen.
Zigarettenrauchen ist die Hauptursache für Lungenkrebs bzw. die Entstehung einer chronischen obstruktiven Atemwegserkrankung. Die Aufgabe des inhalativen Tabak-

konsums führt nachweislich zu einer Senkung des allgemeinen Krebsrisikos, insbesondere des Lungenkrebsrisikos. Auch das Risiko chronisch obstruktiver Atemwegserkrankungen wird dadurch deutlich vermindert. Der Arzt sollte die mögliche Gefährdung der weiteren Beschäftigungsfähigkeit durch Tabakrauchen erläutern und auf Angebote zu einer erfolgreichen Raucherentwöhnung hinweisen.
Differenzialdiagnosen von im Röntgenbild morphologisch ähnlichen Erkrankungen wie z. B Sarkoidose, miliare Tuberkulose, Histiozytose X sollten weiter abgeklärt werden. Der Patient sollte auf diesen Sachverhalt hingewiesen werden.
Ergibt die Auswertung der arbeitsmedizinischen Untersuchungen Anhaltspunkte für unzureichende Schutzmaßnahmen, so hat der Arzt dies dem Unternehmer mitzuteilen und Schutzmaßnahmen vorzuschlagen. Dies gilt auch für eine mögliche Gefährdung von Personen, die nicht selbst Tätigkeiten mit silikogenen Stäuben ausüben, diesen aber ausgesetzt sein können („Bystander") und beinhaltet ggf. auch eine Beratung im Hinblick auf geeignete persönliche Schutzausrüstung.
Wenn sich aus der arbeitsmedizinischen Untersuchung Hinweise ergeben, die eine Aktualisierung der Gefährdungsbeurteilung zur Verbesserung des Arbeitsschutzes notwendig machen, hat der untersuchende Arzt dies dem Arbeitgeber mitzuteilen. Dabei ist die Wahrung der schutzwürdigen Belange des Untersuchten zu beachten.

3 Ergänzende Hinweise

3.1 Exposition, Belastung

3.1.1 Vorkommen, Gefahrenquellen

Eine Vielzahl mineralischer Arbeitsstoffe und Hilfsstoffe bzw. industriell hergestellter Produkte enthält kristallines Siliziumdioxid, insbesondere Quarz. Bei der Gewinnung der Rohstoffe, ihrer Be- und Verarbeitung bzw. bei den Verfahren zur Herstellung der Produkte kann silikogener Staub entstehen. Industriebereiche mit Gefahrenquellen sind z. B. Berg- und Stollenbau (Vortrieb, Abbau, Förderung), Stein- und Bauindustrie (Bohren, Abbauen, Zerkleinern, Schneiden, Schleifen, Strahlen, Bauarbeiten unter Tage), keramische Industrie (Herstellung von Porzellan, Steingut, Steinzeug, feuerfesten Erzeugnissen), Gießereiindustrie.
Werden AES-Wollen (AlkalineEarthSilicate-Wollen, Hochtemperaturglaswollen) bei Arbeitstemperaturen > 900 °C eingesetzt, rekristallisieren diese Wollen und es bildet sich Cristobalit. Weitere Hinweise gibt die die DGUV Information „Handlungsanleitung für arbeitsmedizinische Untersuchungen nach dem DGUV Grundsatz G1.1" (DGUV Information 240-011, i. Vb.).

3.1.2 Physikalisch-chemische Eigenschaften

Die kristallinen SiO_2-Modifikationen Quarz, Cristobalit und Tridymit werden als kristallines Siliziumdioxid (früher auch freie kristalline Kieselsäure) bezeichnet. Alveolengängiger Staub (A-Staub), der kristallines Siliziumdioxid enthält, ist silikogen, wobei bereits 1 bis 2 Massen-% Quarzgehalt eine silikogene Wirkung haben können.

3.1.3 Aufnahme

Silikogener Staub wird ausschließlich über die Atemluft aufgenommen.

3.2 Funktionsstörungen, Krankheitsbild

3.2.1 Wirkungsweise

Die Wirkung von Quarzstaub (einschließlich Cristobalit und Tridymit) wird in erster Näherung durch die kumulative Dosis in der Lunge sowie durch die individuelle Disposition bestimmt. Die kumulierte Dosis hängt ihrerseits vom Gehalt an kristallinem Siliziumdioxid im A-Staub, von der A-Staub-Konzentration und dem Atemminutenvolumen ab. Im Alveolarbereich kommt es zu einem Kontakt zwischen SiO_2-Partikeln und Alveolarmakrophagen. Die phagozytierten Partikel führen zum Untergang der Makrophagen. Die dabei freigesetzten Partikel werden erneut phagozytiert und können dadurch ihre zellschädigende Wirkung wiederholen. Der Makrophagenzerfall mit den begleitenden Entzündungsvorgängen gilt als Voraussetzung der retikulären und kollagenen Bindegewebsneubildung. Die Bindegewebsneubildung erfolgt im Lungeninterstitium meist knötchenförmig. Die Hiluslymphknoten sind ebenfalls oft betroffen. Charakteristisch ist die Schrumpfungstendenz der Silikoseknötchen, die zur Ausbildung des so genannten perifokalen Emphysems führt. Durch Größenzunahme und Konfluenz zusammenliegender Knötchen kommt es zur Schwielenbildung mit Deformierungen im Bereich der Atemwege, Lungengefäße und Lymphbahnen.
Gegenüber der „reinen" Silikose bei sehr hohem Quarzanteil des alveolengängigen Staubes, z. B. der Sandstrahler, werden die Veränderungen des Lungenparenchyms bei Mischstaub-Pneumokoniosen wesentlich durch die Begleitstäube mitgeprägt. Bei den weitaus meisten in unseren Breiten beobachteten „Silikosen" handelt es sich tatsächlich um Mischstaubpneumokoniosen, das heißt, dass der inhalierte Staub neben kristallinem Siliziumdioxid in qualitativ und quantitativ unterschiedlichem Ausmaß mineralogisch weitere Bestandteile enthält.
Das Nebengestein der Steinkohle des westdeutschen Oberkarbons setzt sich vorwiegend aus den Gesteinsarten Schieferton, Sandschieferton und Sandstein sowie untergeordnet aus Konglomerat, Toneisenstein, Tonstein und Quarzit zusammen (Deutsche Forschungsgemeinschaft, 1971, 1984). Im Gewinnungsbereich des Steinkohlenbergbaus des Ruhrgebiets beträgt der Quarzanteil bis zu 7 %, im Saarland bis zu 16 %, während Stäube in der Stein- und Bauindustrie meist zwischen 2 % und 50 % Quarz enthalten können. Weitere Hinweise siehe „Handlungsanleitung für arbeitsmedizinische Untersuchungen nach dem DGUV Grundsatz G1.1" (DGUV Infor-

mation 250-401) und „Diagnostik und Begutachtung der Berufskrankheit Nr. 4101 Quarzstaublungenerkrankung (Silikose)", Leitlinie der Deutschen Gesellschaft für Arbeitsmedizin und Umweltmedizin e. V. (DGAUM) und der Deutschen Gesellschaft für Pneumologie und Beatmungsmedizin.

3.2.2 Akute/subakute Gesundheitsschädigung

Mit dem Krankheitsbild der akuten Silikose (siehe unten) ist unter den gegenwärtigen Expositionsbedingungen in der Bundesrepublik Deutschland nicht zu rechnen.

3.2.3 Chronische Gesundheitsschädigung

Das Krankheitsbild der Quarzstaublunge hängt von Art und Ausmaß der morphologischen und funktionellen Veränderungen ab.
Abgesehen von der Lungentuberkulose stellen das chronisch-unspezifische respiratorische Syndrom (COPD, CURS)[3] und im Spätstadium das chronische Cor pulmonale die praktisch wichtigsten Folgen der Quarzstaublunge dar. Beim Silikosepatienten wird die Beschwerdetrias Luftnot, Husten und Auswurf meist maßgeblich durch die Schwere des CURS geprägt. Das Gleiche gilt für den physikalischen Befund, z. B. von Atemnebengeräuschen und hypersonorem Klopfschall. Das CURS kann auch anderweitig als durch Silikose verursacht sein. Die schwere fortgeschrittene Silikose kann allein aufgrund restriktiver Ventilationsstörungen in seltenen Fällen zu Luftnot und chronischem Cor pulmonale führen.
Die Diagnose der Quarzstaublungenerkrankung wird bei entsprechender Arbeitsvorgeschichte aus dem Röntgenbild gestellt.
Im Verlauf stellen sich die knötchenförmigen Fibrosierungen als rundliche Schatten, Größe p, q, r, dar. Sie betreffen bevorzugt beide Lungenmäntel. Röntgenologische Kennzeichen der fortgeschrittenen Stadien sind Schwielen (A, B, C), die vorwiegend die Lungenoberlappen betreffen. Der Grad der silikotischen Veränderungen weist nicht selten erhebliche Diskrepanzen zum subjektiven Befinden, dem physikalischen Befund und den lungenfunktionsanalytisch nachweisbaren Störungen auf.
Die Kodierung der Übersichtsaufnahme erfolgt nach ILO-Staublungenklassifikation (ILO 2000).
Pathophysiologisch interessiert bei der Silikose insbesondere der Nachweis einer restriktiven und/oder obstruktiven Ventilationsstörung, ventilatorischen Verteilungsstörung, Lungenüberblähung, Störung des respiratorischen Gasaustausches und/oder Druckerhöhung im Lungenkreislauf.
Die Quarzstaublungenerkrankung verläuft meist langsam progredient.
Die Dauer der Exposition gegenüber silikogenem Staub bis zum Auftreten einer Silikose beträgt heute größenordnungsmäßig 15 Jahre und mehr. So genannte akute Si-

[3] Unter CURS werden verstanden: chronische Bronchitis, unspezifische obstruktive Erkrankungen der großen und kleinen Atemwege (engl.: small airways's disease), Lungenemphysem und ihre Kombinationen (engl.: chronic obstructive pulmonary disease, COPD).

likosen mit einer Expositionsdauer von nur wenigen Jahren kommen vor. Quarzstaublungenveränderungen können auch nach Expositionsende auftreten bzw. fortschreiten. Gleichzeitig mit einer Silikose vorkommende Lungentuberkulosen verlaufen im Allgemeinen relativ schwer und sind therapieresistenter als Tuberkulosen ohne Silikose.

4 Berufskrankheit

Nr. 4101 der Anlage 1 zur Berufskrankheitenverordnung (BKV) „Quarzstaublungenerkrankung (Silikose)"

Nr. 4102 der Anlage 1 zur Berufskrankheitenverordnung (BKV) „Quarzstaublungenerkrankung in Verbindung mit aktiver Lungentuberkulose (Siliko-Tuberkulose)"

Nr. 4111 der Anlage 1 zur Berufskrankheitenverordnung (BKV) „Chronische obstruktive Bronchitis oder Emphysem von Bergleuten unter Tage im Steinkohlenbergbau bei Nachweis der Einwirkung einer kumulativen Dosis von in der Regel 100 Feinstaubjahren [(mg/m^3) x Jahre]"

Nr. 4112 der Anlage 1 zur Berufskrankheitenverordnung (BKV) „Lungenkrebs durch die Einwirkung von kristallinem Siliziumdioxid (SiO2) bei nachgewiesener Quarzstaublungenerkrankung (Silikose oder Siliko-Tuberkulose)".

Hinweis: Eine Anzeige wegen des Verdachts auf das Vorliegen einer Berufskrankheit Nr. 4112 ist begründet, wenn bei entsprechender Arbeitsanamnese – insbes. in den im Merkblatt zur BK 4112 genannten Branchen und Tätigkeiten – bei einem an Silikose erkrankten Versicherten zusätzlich ein Lungenkrebs (Synonym: Bronchialkarzinom) diagnostiziert wird.

5 Literatur

Bauer, H.-D.: Maßnahmen des Steinkohlenbergbaus zur Sicherung eines effektiven Gesundheitsschutzes bei Exposition gegenüber fibrogenen Grubenstäuben. Zentralblatt für Arbeitsmedizin, Arbeitsschutz und Ergonomie, Bd. 47 (1997) Nr. 10, 402–409

BGIA Report 8/2006 „Quarzexpositionen am Arbeitsplatz", DGUV, 2006 Bundesministerium für Arbeit und Sozialordnung, BMAS

Bochumer Empfehlung „Empfehlung für die Begutachtung von Quarzstaublungenerkrankungen (Silikosen)", DGUV-Publikationsdatenbank, www.dguv.de/publikationen

Merkblätter für die ärztliche Untersuchung zu Berufskrankheiten der Anlage der Berufskrankheitenverordnung, Bundesarbeitsblatt. https://www.baua.de/DE/Angebote/Rechtstexte-und-Technische-Regeln/Berufskrankheiten/Merkblaetter.html

- zur BK-Nr. 4101: „Quarzstaublungenerkrankung (Silikose)",1998

- zur BK-Nr. 4102: „Quarzstaublungenerkrankung in Verbindung mit aktiver Lungentuberkulose (Siliko-Tuberkulose)", 1998
- zur BK-Nr. 4111: „Chronische obstruktive Bronchitis oder Emphysem von Bergleuten unter Tage im Steinkohlenbergbau bei Nachweis der Einwirkung einer kumulativen Dosis von in der Regel 100 Feinstaubjahren [(mg/m^3) x Jahre]", 1997
- zur BK-Nr. 4112: „Lungenkrebs durch die Einwirkung von kristallinem Siliziumdioxid (SiO_2) bei nachgewiesener Quarzstaublungenerkrankung (Silikose oder Siliko-Tuberkulose)", 2002

DGAUM/DGP: „Diagnostik und Begutachtung der Berufskrankheit Nr. 4101 Quarzstaublungenerkrankung (Silikose)" Leitlinie (S2, AWMF) der Deutschen Gesellschaft für Pneumologie und Beatmungsmedizin (2008) und der Deutschen Gesellschaft für Arbeitsmedizin und Umweltmedizin e.V.
https://www.pneumologie.de/fileadmin/user_upload/S2_LL_Silikose.pdf

Handlungsanleitung für arbeitsmedizinische Untersuchungen nach dem DGUV Grundsatz G 1.1 Mineralischer Staub, Teil 1: Silikogener Staub (DGUV Information 240-011, i. Vb.), DGUV-Publikationsdatenbank, www.dguv.de/publikationen

Hering, K. G. et. al.: Die Weiterentwicklung der Internationalen Staublungenklassifikation – Von der ILO 1980 zur ILO 2000 und zur ILO 2000/Version Bundesrepublik Deutschland. Arbeitsmed Sozialmed Umweltmed. 38 (2003) 504–512

Hering, K. G., Kraus, T.: Bildgebende Verfahren in der Diagnostik arbeits und umweltbedingter Erkrankungen der Lunge und Pleura. In Letzel – Nowak Handbuch der Arbeitsmedizin. 31. Erg. Lfg. 12/13 S. 29–136

Reichel, G.: Die Silikose. In: Pneumokoniosen – Handbuch der Inneren Medizin, Band IV/1. Springer, Berlin, Heidelberg, New York (1976) 159–279

6 Vorschriften, Regeln

Arbeitsmedizinische Regeln (AMR), Bundesarbeitsblatt, bei der Bundesanstalt für Arbeitsschutz und Arbeitsmedizin. www.baua.de

AMR 2.1: „Fristen für die Veranlassung/das Angebot von arbeitsmedizinischen Vorsorgeuntersuchungen"

Gefahrstoffverordnung (GefSoffV)

Technische Regeln für Gefahrstoffe (TRGS), www. baua.de

TRGS 906: Verzeichnis krebserzeugender Tätigkeiten oder Verfahren nach § 3 Abs. 2 Nr. 3 GefStoffV

TRGS 559: Mineralischer Staub

Verordnung zur arbeitsmedizinischen Vorsorge (ArbMedVV)

Gesundheitsschutz-Bergverordnung (GesBergV)

Anhang zur radiologischen Diagnostik

1 Strahlenschutzgesetzgebung

Der Umgang mit ionisierender Strahlung wird in der Diagnostik mit Röntgenstrahlen in der Röntgenverordnung (RöV) [19], in der Nuklearmedizin, der Strahlentherapie, im industriellen Bereich und Bereich des Umweltschutzes in der Strahlenschutzverordnung (StrSchV) [20] geregelt. Verfahren, in denen keine ionisierende Strahlung zum Einsatz kommt, wie die Sonographie und die Magnetresonanztomographie (Kernspintomographie), unterliegen dem Medizinproduktegesetz (MPG). Aktualisierte Einzelheiten sind den Veröffentlichungen der Strahlenschutzkommission und der Ministerien zu entnehmen (Internet: www.ssk.de und www.bmu.de).

1.1 Bewertung der diagnostischen Strahlenexposition

Bei jedem Einsatz ionisierender Strahlung müssen der Nutzen und das Risiko gegeneinander abgewogen werden (siehe Anhang 1). Bei der Anwendung der ionisierenden Strahlung ist das sog. ALARA-Prinzip (As Low As Reasonably Achievable) immer zu beachten, d. h. die jeweilige Untersuchungstechnik muss so angepasst werden, dass mit einer möglichst geringen Strahlenexposition ein qualitativ ausreichendes Bild entsteht, das eine Diagnosestellung erlaubt.
Für die Bundesrepublik ist – bezogen auf die Strahlenexposition im Rahmen der Diagnostik – in der Röntgenverordnung (RöV) die Forderung gesetzlich verankert, durch Optimierung der röntgenologischen Techniken mit möglichst geringer Strahlenexposition ein diagnostisch optimales Ergebnis zu erzielen. Die individuelle Strahlendosis, die für den Untersuchten entstanden ist, muss aus den Aufzeichnungen nach § 28 der RöV zu ermitteln sein.
Der inzwischen fast flächendeckende Einsatz der digitalen Radiographie hat bei Röntgenübersichtsaufnahmen zu einer deutlichen Reduktion der für eine Untersuchung erforderlichen Dosis geführt. Die effektive Dosis für eine p.a.-Thoraxaufnahme liegt heute bei Einsatz der digitalen Vollfeldradiographie im Bereich von 0,02 mSv für die pa-Aufnahme und damit um den Faktor 10 niedriger als noch im Jahr 2000. Durch den größeren Kontrastumfang der digitalen Radiographie ist heute die optimale Darstellung von Lunge, Mediastinum und retrocardialem Raum in einer Aufnahme möglich. Thoraxaufnahmen müssen allenfalls noch bei gravierenden Fehlern in der Einstellung wiederholt werden. Zusatzaufnahmen zur Beurteilung des retrocardialen Raumes, wie diese bei Film-Foliensystemen durch die unterschiedliche Strahlenpenetration der lufthaltigen Lunge und des soliden Gewebes im Mediastinum zum Teil notwendig waren, sind nicht mehr erforderlich. Dadurch wird eine weitere Dosiseinsparung erreicht.
Gegenläufig zu dieser Entwicklung hat der zunehmende Einsatz der Computertomographie in der Diagnostik zunächst zu einer steigenden Strahlenexposition der Bevölkerung geführt. Durch den Einsatz von Mehrzeilen-Computertomographen, die

die Dosis an den Körperumfang des Untersuchten anpassen (Dosismodulation) und gleichzeitig auch eine Volumendatenerfassung ermöglichen, konnte jedoch auch hier eine Dosisreduktion erreicht werden. Zunehmend werden Niedrigdosis- Untersuchungsprotokolle (Low-Dose-Protokolle) eingesetzt, deren effektive Dosis bei normalem Habitus des Untersuchten unter 1 mSv liegt. Eine weitere Absenkung der Strahlenexposition bei Standard-CT-Untersuchungen ist durch die rasante technische Weiterentwicklung der Dosismodulationsverfahren, den Einsatz der iterativen Rekonstruktion und die Anpassung der Untersuchungsprotokolle an die jeweilige Fragestellung zu erwarten.

1.2 Fachkunde im Strahlenschutz

Jeder Anwender ionisierender Strahlung hat den Nachweis der Fachkunde im Strahlenschutz zu erbringen. Diese Fachkunde im Strahlenschutz ist von der Fachkunde nach der Weiterbildungsordung (WBO) deutlich zu unterscheiden. Die Fachkunde im Strahlenschutz setzt sich zusammen aus theoretischen Kenntnissen, erworben in den verschiedenen Strahlenschutzkursen, und der Sachkunde, also praktischen Erfahrungen im Fachgebiet. Sie kann gestaffelt für Teilgebiete wie Thorax, Skelett, Abdomen und andere erworben werden.
Im Jahr 2001 wurde die Strahlenschutzverordnung novelliert, die letzte Novellierung der Röntgenverordnung erfolgte 2003. Die Fachkunde im Strahlenschutz gilt nur noch für 5 Jahre und muss dann durch Kurse oder anderweitige geeignete Fortbildungsmaßnahmen aufgefrischt werden. Für den Arbeitsalltag ist zwischen dem die Röntgenuntersuchung anfordernden und dem durchführenden Arzt zu unterscheiden. Während der Anfordernde keine Fachkunde nach der Röntgenverordnung nachweisen muss, hat der Durchführende den Fachkundenachweis zu führen, da er die sog. „rechtfertigende Indikation" für die Untersuchung stellen muss.

1.3 Rechtfertigende Indikation

Nach RöV dürfen ionisierende Strahlen zur Diagnostik nur nach einer Plausibilitätskontrolle durch einen im Sinne der RöV fachkundigen Arzt eingesetzt werden. Wird eine Röntgenuntersuchung angeordnet, hat der Arzt, der die Untersuchung durchführt, die Indikation zu überprüfen und zu rechtfertigen. Dabei muss die Frage beantwortet werden, ob das angeforderte Verfahren an sich geeignet ist, die Diagnose zu stellen. Zudem ist zu prüfen, ob Verfahren, die ohne ionisierende Strahlung auskommen, die gleiche diagnostische Aussage ermöglichen würden. Im Zweifel muss mit der „anordnenden Person" die Indikationsstellung besprochen werden [1, 2, 12, 15].

1.4 Aufklärung und Einwilligung

Jede Untersuchung kann grundsätzlich nur durchgeführt werden, wenn der/die zu Untersuchende nach einer Aufklärung über den Nutzen und die jeweiligen Risiken der Untersuchung dieser zustimmt („informed consent") und die Zustimmung mit einer

Unterschrift quittiert. Die bei der Aufklärung angesprochenen Sachverhalte sind zu dokumentieren. Die Verpflichtung zur Patientenaufklärung bei Röntgenuntersuchungen ist keine spezialrechtliche Regelung nach den strahlenschutzrechtlichen Vorgaben (RöV), sondern, wie bei anderen risikobehafteten medizinischen Anwendungen, bilden BGB und Patientenrechtegesetz die Grundlage.
Das Ausmaß der Aufklärung ist abhängig von der Art der konkret geplanten Untersuchung und muss jeweils im Einzelfall der geplanten Maßnahme angepasst werden. Vor einer Kontrastmittelgabe muss zunächst grundsätzlich geklärt sein, dass die Indikation zur KM-Gabe gegeben ist und die Schilddrüsen- und Nierenfunktion dies zulassen.
Zudem ist die zu untersuchende Person über den diagnostischen Nutzen und die möglichen Risiken der Kontrastmittelgabe aufzuklären.
In der Abklärung interstitieller Lungenerkrankungen, zu denen auch die Berufskrankheiten der Lunge gehören, besteht keine primäre Indikation für eine KM-Gabe.
Auch der zeitliche Abstand zwischen Aufklärung und Untersuchung muss berücksichtigt werden. Bei interventionellen Eingriffen muss die Aufklärung auf jeden Fall am Vortag erfolgen. In diesen Fällen ist die exakte Dokumentation der Aufklärung über bestehende Risiken der Intervention selbst besonders wichtig.
Schematisierte Aufklärungsbögen sind hilfreich, werden aber im Streitfall nur dann als ausreichend angesehen, wenn die individuelle Aufklärungsleistung erkennbar ist. Der Aufklärungsbogen ist dem Untersuchten nach Patientenrechtegesetz auch ohne Nachfrage auszuhändigen.
Nicht mit Aufklärung und Einwilligung zu verwechseln ist die Indikation. Ob z. B. während der Schwangerschaft mit Strahlenanwendung verbundene Untersuchungen durchgeführt werden, ist primär eine Frage der Indikation und erst, wenn diese fehlerfrei gestellt ist, eine Frage der Aufklärung und Einwilligung. Eine fehlerhaft gestellte Indikation wird durch die Aufklärung und Einwilligung nicht geheilt.

1.5 Dosisgrenzwerte für beruflich strahlenexponierte Personen

Die Grenzwerte für beruflich strahlenexponierte Personen wurden in der neuen Röntgenverordnung abgesenkt. Eine wesentliche Verschärfung findet sich in der Gruppe der beruflich im Kontrollbereich strahlenexponierten Personen der Kategorie A. Hier wurde die erlaubte effektive Dosis von 50 mSv auf 20 mSv im Kalenderjahr gesenkt. Im Praxis- und Klinikalltag ist die überwiegende Zahl der strahlenexponierten Beschäftigten dem Überwachungsbereich, d. h. der Kategorie B, zuzuordnen, in dem eine Exposition mit einer eff. Dosis zwischen 1 und 6 mSv möglich und in der Regel eine Strahlenschutzuntersuchung nicht erforderlich ist. Die Organdosis an der Gebärmutter im gebärfähigen Alter wurde von 5 mSv auf 2 mSv im Monat reduziert [15, 16].

2 Qualitätssicherung

2.1 Qualitätsrichtlinien

Die Leitlinien der Bundesärztekammer zur Qualitätssicherung in der Röntgendiagnostik [11, 12] definieren die Anforderungen an die Aufnahmetechnik und an die Bildqualität. Sie beschreiben neben den ärztlichen Qualitätsforderungen, die sich im wesentlichen auf die Einstellung der Aufnahme und die Bildqualität beziehen, und den aufnahmetechnischen Leitlinien, auf die im Folgenden kurz eingegangen wird, weiterhin spezielle Qualitätsforderungen für Röntgenuntersuchungen bei Neugeborenen, Säuglingen, Kindern und Jugendlichen. Auch werden Angaben zu den erforderlichen physikalischen Größen des Bilderzeugungssystems gemacht. Zusätzlich enthalten sie Übersichten zu Qualitätskriterien röntgendiagnostischer Untersuchungen und listen einen Katalog diagnostischer Qualitätskriterien und aufnahmetechnischer Hinweise bei Röntgenuntersuchungen auf.
Auch für die Computertomographie, die Sonographie und die Magnetresonanztomographie sind entsprechende Leitlinien erarbeitet, die nach gleichem Schema strukturiert sind.

2.2 Ärztliche Qualitätsforderungen

Wesentlicher Teil der ärztlichen Qualitätsforderungen an Röntgenuntersuchungen ist die Definition charakteristischer Bildmerkmale, wichtiger Bilddetails und kritischer Strukturen, d. h. hier werden organtypische Bildelemente und Strukturen sowie Formen und Abmessungen von Einzelstrukturen und besondere kritische Regionen eines Röntgenbildes aufgelistet, die erkennbar sein müssen. Damit kann der Arzt die Qualität der Untersuchung einschätzen und feststellen, ob die Bildqualität einer Aufnahme ausreicht, um eine sichere diagnostische Aussage zu treffen und damit einhergehend differentialdiagnostische Überlegungen anzustellen [1, 2, 11, 12]. Die Einschätzung der Bildqualität ist wichtiger Bestandteil der ILO-Kodierung und im Bogen zu dokumentieren.

2.3 Aufnahmetechnische Leitlinien

In den aufnahmetechnischen Leitlinien werden typische Daten aufgeführt, die zur Erstellung einer qualitativ einwandfreien Röntgenaufnahme führen. Muss bei spezieller Fragestellung davon abgewichen werden, ist dies zu begründen und zu dokumentieren [1, 2, 8, 9, 11, 12, 16].

3 Kompatibilität mit Empfehlungen zu arbeitsmedizinischen Untersuchungen

3.1 Thoraxaufnahme p. a. und fakultativ seitlich

Bei entsprechender beruflicher Exposition wird primär die Thoraxübersichtsaufnahme eingesetzt [8], um eine Berufskrankheit der Lunge und/oder der Pleura zu erkennen oder auszuschließen. Die pa-Thoraxaufnahme gilt als Bestandteil verschiedener Untersuchungsgrundsätze, während die Seitaufnahme in Abhängigkeit von der individuellen Fragestellung ausschließlich nach medizinischen Gesichtspunkten nur fakultativ einzusetzen ist (siehe G 1.1, Abs. 1.2.3). Die Anfertigung von Aufnahmen in weiteren Ebenen ist im Einzelfall bei strenger Indikationsstellung möglich, die Low-Dose-CT-Untersuchung ist aufgrund ihrer höheren Aussagekraft in diesen Zweifelsfällen jedoch meist vorzuziehen.
Die Befunddokumentation erfolgt für die Grundsätze G 1.1 und G 1.2 nach der ILO-Klassifikation [6] an Hand der im Original vorliegenden Thoraxaufnahme. Hardcopies digitaler Aufnahmen müssen mindestens 2/3 der Originalgröße aufweisen und werden ebenso wie konventionelle Röntgenfilme nach ILO 2000 klassifiziert.
Digitale Aufnahmen, die auf CD Rom im DICOM-Format vorliegen, werden an zur Befundung geeigneten Monitoren nach ILO 2011 D klassifiziert. Hierbei müssen die Vorschriften der Röntgenverordnung für die zur Befundung eingesetzten Monitore (Kategorie A nach RöV) eingehalten werden.
In jedem Fall wird zur Dokumentation der Befundungsbogen der GVS (Satz IV) angewendet, der über die Homepage der GVS als beschreibbare PDF-Datei abrufbar ist (http:/gvs.bgetem.de/formulare).
Für andere Grundsätze sind das Vorliegen eines schriftlichen radiologischen Befundes und die Beantwortung der Fragestellung durch die „anordnende Person" zur arbeitsmedizinischen Beurteilung ausreichend.

3.2 Low-dose-Volumen – HRCT der Lunge

Eine aussagekräftige Diagnostik interstitieller Lungenerkrankungen – allgemein oder berufsbedingt – ist ohne die hochauflösende Computertomographie (High-Resolution-Computed-Tomography = HRCT) meist nicht möglich.
Grundsätzlich ist die HRCT-Untersuchung jedoch nicht Bestandteil der arbeitsmedizinischen Basisdiagnostik. Zum sicheren Nachweis oder Ausschluss einer berufsbedingten Lungenerkrankung bzw. zur Differenzierung gegenüber einer anderen interstitiellen Lungenerkrankung kann jedoch eine CT-Untersuchung erforderlich sein.
Da im Regelfall Versicherte auch aus Risikogruppen zum Zeitpunkt der Diagnostik keine Beschwerden haben, ist aus Gründen des Strahlenschutzes die „rechtfertigende Indikation" zur Computertomographie durch den durchführenden Arzt besonders sorgfältig zu prüfen (§ 23 RöV).
Durch die technische Weiterentwicklung zu sog. Mehrzeilengeräten, die statt einer einzelnen Schicht eine Volumenerfassung des Organs erlauben und damit die Atemanhaltezeit erheblich verkürzen, und mit der Einführung von „Low-Dose"-Protokollen,

wurde die Strahlenexposition der CT-Untersuchungen erheblich reduziert. Unter Berücksichtigung der Erfahrungen in der CT/HRCT-Diagnostik von Lungenerkrankungen wurde ein eigenes Untersuchungsprotokoll für die Diagnostik berufsbedingter Erkrankungen der Lunge entwickelt. Es unterscheidet sich hinsichtlich der niedrigeren Dosis von den Vorschlägen der Bundesärztekammer und berücksichtigt durch die Form der Rekonstruktion die spezifischen Fragestellungen. Die Dokumentationsanforderungen gehen deutlich über die derzeitigen Anforderungen der Leitlinie zur Qualitätssicherung in der Computertomographie hinaus (siehe Anhang 2; die rasche technische Entwicklung erfordert systembedingt häufiger eine Aktualisierung des Untersuchungsprotokolls. Die jeweils aktuelle Fassung ist auf der Homepage der GVS http:/gvs.bgetem.de/formulare oder der AG DRauE www.ag-draue.drg.de/de-DE/1240/formulare abrufbar).
Eine primäre Kontrastmittelgabe (KM) ist im Rahmen einer CT-Untersuchung mit der Frage nach einer interstitiellen – insbesondere berufsbedingten – Lungenerkrankung nicht indiziert. Da die Untersuchung bei einem dem Grunde nach „gesunden" Personenkreis durchgeführt wird, sind die möglichen Nebenwirkungen durch das Kontrastmittel höher einzustufen, als dies bei der bei Abklärung einer bereits symptomatischen Erkrankung der Fall wäre.
Sollte anhand der im Rahmen der nachgehenden Untersuchungen (NGU) durchgeführten Übersichtsaufnahme bereits der Verdacht auf ein Malignom bestehen oder klinisch Hinweise auf eine Lungenarterienembolie vorliegen, wird kein Low-Dose-Protokoll eingesetzt; auf die Kontrastmittelgabe kann in diesen Fällen nur beim Vorliegen von Kontraindikationen verzichtet werden. Eine Verfälschung der interstitiellen parenchymalen oder pleuralen Befunde durch das Kontrastmittel ist beim Einsatz moderner Mehrzeilen-Computertomographen und computerunterstützter Auswertung nicht mehr zu erwarten.
Zur Befundauswertung ist der Klassifikationsbogen nach ICOERD (International Classification of Occupational and Environmental Diseases) [8] einzusetzen, der ähnlich wie die ILO Klassifikation eine schematisch-semiquantitative Auswertung ermöglicht.

4 Literatur

1. Bundesamt für Strahlenschutz: Diagnostische Referenzwerte für radiologische Untersuchungen. (Bundesanzeiger Nr. 143 vom 05. August 2003, Seite 17503), www.bfs.de
2. Bundesamt für Strahlenschutz: Bekanntmachung der aktualisierten diagnostischen Referenzwerte für diagnostische und interventionelle Röntgenuntersuchungen (vom 22. Juni 2010)
3. Cox, C. W., Rose, C. S, Lynch, D. A.: State of the art: Imaging of occupational lung disease. Radiology 270:681–696

4. DGAUM/DGP: „Diagnostik und Begutachtung der Berufskrankheit Nr. 4101 Quarzstaublungenerkrankung (Silikose)" Leitlinie (S2, AWMF) der Deutschen Gesellschaft für Pneumologie und Beatmungsmedizin (2008) und der Deutschen Gesellschaft für Arbeitsmedizin und Umweltmedizin e.V., https://www.pneumologie.de/fileadmin/user_upload/S2_LL_Silikose.pdf
5. GVS (Gesundheitsvorsorge) Formulare und Merkblätter, http://gvs.bgetem.de/formulare
6. Hering, K. G. et al.: Die Weiterentwicklung der Internationalen Staublungenklassifikation – Von der ILO 1980 zur ILO 2000 und zur ILO 2000/Version Bundesrepublik Deutschland. Pneumologie 57 (2003) 576–584
7. Hering, K. G., Kraus, T.: Bildgebende Verfahren in der Diagnostik arbeits- und umweltbedingter Erkrankungen der Atemwege, der Lunge und der Pleura. In: Letzel, Nowak: Handbuch der Arbeitsmedizin 2013; A III-3.4.2-29-136
8. Hering, K. G., Hofmann-Preiß K., Kraus T.: Update: Standardisierte CT-/HRCT-Klassifikation der Bundesrepublik Deutschland für arbeits- und umweltbedingte Thoraxerkrankungen. Radiologe 2014;54:363–384
9. ICRP-Veröffentlichung 103, Verabschiedet im März 2007. Die Empfehlungen der Internationalen Strahlenschutzkommission (ICRP) von 2007. Veröffentlichungen der Internationalen Strahlenschutzkommission. Deutsche Ausgabe, herausgegeben vom Bundesamt für Strahlenschutz
10. Konietzko, N., Hering, K. G., Jung, H., Schmidt, Th.: Das Strahlenrisiko bei Röntgenuntersuchungen des Thorax. Pneumologie 55 (2001) 57–71
11. Leitlinie der Bundesärztekammer zur Qualitätssicherung in der Röntgendiagnostik – Qualitätskriterien röntgendiagnostischer Untersuchungen – Anlage 2, DKG-Rundschreiben Nr. 63/2008, S. 1–6 vom 18.3.2008, http://www.bundesaerztekammer.de/downloads/LeitRoentgen2008Korr2.pdf
12. Leitlinie der Bundesärztekammer zur Qualitätssicherung in der Computertomographie – Gemäß Beschluss des Vorstandes der Bundesärztekammer vom 23.11.2007. Bundesärztekammer (Arbeitsgemeinschaft der deutschen Ärztekammern), http://www.bundesaerztekammer.de/downloads/LeitCT2007Korr-1.pdf
13. Müller, W. U.: Anwendung der ICRP 103. Persönliche Mitteilung. 2014
14. Pearce, M., Salotti, J. A., Little, M. P. et al.: Radiation exposure from CT scans in childhood and subsequent risk of leukaemia and brain tumours: a retrospective cohort study, Lancet online June 7, 2012
15. Richtlinie zur Durchführung der Qualitätssicherung bei Röntgeneinrichtungen zur Untersuchung und Behandlung von Menschen nach §§ 16 und 17 der Röntgenverordnung – Qualitätssicherungsrichtlinie (QS-RL) – vom 20. Nov. 2003 GMBl 2004: 731, geändert durch Rundschreiben vom 28.04.2004, 09.11.2005, 11.01.2006. 11.05.2007, 19.12. 2007, 14.09.2009, 14.12.2009
16. Strahlenschutzkommission: Orientierungshilfe für bildgebende Untersuchungen – Empfehlung der Strahlenschutzkommission. Verabschiedet in der 231. Sitzung der Strahlenschutzkomission am 9./10.12. 2008. http://www.ssk.de/werke/volltext/2008/ssk0813.pdf

17. Streffer, C.: Radiological Protection: Challenges and fascination of biological Research. Strahlenschutzpraxis 15 (2009) 35–45
18. Streffer, C.: Grundsatz-Empfehlungen 2007 der International Commission on Radiological Protection (ICRP). Vortrag 7.4.2008, Berlin, http://www.kernbrennstoff.de/inhalte/brennstoffkreislauf/2008-str-sch-symposium/vortrag-streffer-2008.pdf
19. Verordnung über den Schutz vor Schäden durch Röntgenstrahlung (Röntgenverordnung-RöV) vom 30. April 2003 (BGBl. I 2003, Nr.17, S. 604, geändert am 4. Oktober 2011 (BGBl. I 2001, Nr. 51, S.2000), Bundesanzeiger Verlag, Köln
20. Verordnung über den Schutz vor Schäden durch ionisierende Strahlen (Strahlenschutzverordnung – StrlSchV) Strahlenschutzverordnung vom 20. Juli 2001 (BGBl. I S. 1714 (2002, S.1459)), geändert durch Art. 2 G v. 29.8.2008 I S.1793, Stand: Zuletzt geändert durch Art. 5 Abs. 7 G. v. 24.2.2012 (BGBl. I S.2012)

Anlage 1

Radiologische Diagnostik und Strahlenexposition

Die Sorge, durch eine Untersuchung mit ionisierender Strahlung geschädigt zu werden, ist in der Bevölkerung groß und nachzuvollziehen. Allerdings wurde in allen bisher publizierten Studien an Erwachsenen kein Anstieg von Krebserkrankungen bei einer kumulativen Dosis < 100 mSv beschrieben. Hingegen zeigen erste Studien über den Einsatz der Computertomographie in der Diagnostik an Säuglingen und Kleinkindern, dass 10 Jahre nach Exposition oberhalb einer kumulierten Dosis von 10 mSv mehr Leukämien und Hirntumoren nachgewiesen wurden, als dies zu erwarten war. 9, 13,14 .
Zum Schutz der untersuchten Personen ist bei der Anwendung [15] ionisierender Strahlung das s. g. ALARA-Prinzip („As Low As Reasonably Achievable") immer zu beachten. D. h. die jeweilige Untersuchungstechnik muss so gewählt werden, dass mit einer möglichst geringen Strahlenexposition ein qualitativ ausreichendes Bild entsteht, das eine Diagnosestellung erlaubt.
Bei Einsatz ionisierender Strahlung ist eine Festlegung von Grenzwerten für die Untersuchung von Menschen in der Heilkunde oder Zahnheilkunde nicht möglich, da die zur sicheren Diagnose erforderliche Qualität der Röntgenbilder je nach Verfahren, Körperumfang des Patienten und zu untersuchender Körperregion, nur mit unterschiedlich hohen Expositionen erreicht werden kann. Daher kann nur gefordert werden, die erforderliche Bildqualität mit einer möglichst geringen Strahlenbelastung zu erzielen.
Als Anhaltspunkte für die Strahlenexposition einer Untersuchung wurden zwischenzeitlich diagnostische Referenzwerte vom Bundesamt für Strahlenschutz [1,2] veröffentlicht, nachdem die Röntgenverordnung in der Fassung der Bekanntmachung 4. Oktober 2011 (BGBl. I 2001, Nr. 51, S.2000 19 im § 16 Abs. 1, Satz 3 fordert, dass bei der ärztlichen Untersuchung von Menschen diagnostische Referenzwerte zu Grunde zu legen sind (S. Tabelle1). Werden diese Grenzwerte in einer Untersuchung überschritten, ist eine besonderer Begründung erforderlich.
Auf der Grundlage des § 16 Abs. 1, Satz 2 RöV werden die diagnostischen Referenzwerte in Tabellen für folgende Untersuchungsarten bekannt gemacht:

- diagnostische Referenzwerte für Röntgenaufnahmen bei Erwachsenen
- diagnostische Referenzwerte für Durchleuchtung und Untersuchung bei Erwachsenen
- diagnostische Referenzwerte für CT-Untersuchungen bei Erwachsenen.

Tabelle 1: Diagnostische Referenzwerte beim Erwachsenen 2010

a) für Thoraxaufnahmen		
	Dosisflächenprodukt (DFP) [cGy x cm^2] bzw. [µGy x m^2]	
Thorax pa (posterior-anterior)	16	
Thorax lat (lateral)	55	
b) für CT-Untersuchungen		
Standard-CT-Untersuchung (nicht Low-Dose-CT)	$CTDI_{vol}$ [mGy] zur Orientierung	DLP [mGy x cm] pro Scanserie
Thorax	12	400
Abdomen (zum Vergleich)	20	900

Weitere Ausführungen zu Grundlagen zur Röntgendiagnostik dienen der Erläuterung der diagnostischen Referenzwerte und enthalten Hinweise für deren Anwendung. Die Einhaltung der diagnostischen Referenzwerte wird von den ärztlichen Stellen im Zusammenhang mit der gesetzlich festgelegten Qualitätskontrolle überprüft.
In der Diskussion über das potenzielle Risiko einer Untersuchung mit ionisierender Strahlung führen unterschiedlich angewendete Dosisbegriffe bei der Angabe der Strahlenexposition einer Untersuchung (angewandten Strahlendosis) leider häufig zu erheblichen Unklarheiten. Um Untersuchungen hinsichtlich ihrer Risiken vergleichen zu können, ist die sachgerechte Anwendung dieser Begrifflichkeiten erforderlich.

Dosisbegriffe

- *Energiedosis* (absorbed dose) gibt die durch die Strahlung auf das Gewebe übertragene Energie an. Die Einheit ist das Gray (1 Gy = 1 J/kg).
- *Äquivalentdosis* (dose equivalent) wichtet die Energiedosis unter Berücksichtigung der unterschiedlichen Wirksamkeit der einzelnen Strahlenarten: Energiedosis x Qualitätsfaktor. Der Qualitätsfaktor hängt vom LET (linearer Energietransfer) ab und ist damit ein physikalischer Faktor. Die Einheit ist das Sievert (Sv).

- *Organdosis*[4], eigentlich Organ-Äquivalentdosis (equivalent dose to an organ or tissue, siehe Abb. 1) ist dagegen die Energiedosis in einem Organ, multipliziert mit dem Strahlungswichtungsfaktor (siehe Tabelle 2), der die biologische Wirksamkeit der Strahlung im Hinblick auf stochastische Effekte bewertet. Der Strahlungswichtungsfaktor orientiert sich an den RBW-Werten (relative biologische Wirksamkeit) und ist damit ein biologischer Faktor. Die Einheit ist ebenfalls das Sievert (Sv). Für die in der Diagnostik angewendete Röntgenstrahlung ist der Strahlungswichtungsfaktor = 1 (siehe Tabelle 2).

Tabelle 2: Strahlungswichtungsfaktoren (beschrieben für die relative biologische Wirksamkeit der unterschiedlichen, ionisierenden Strahlung; sie hängen von der Strahlenart und ihrer kinetischen Energie ab [modifiziert nach 15])

Art der Strahlung	**Energiebereich**	**Stahlungswichtungs-faktor**
Photonen, Strahlungsart γ (Gammastrahlung)	alle Energien	1
Elektronen und Myonen	alle Energien	1
Neutronen	< 10 keV 10 keV – 100 keV > 100 keV – 2 MeV > 2 MeV – 20 MeV > 20 MeV	5 10 20 10 5
Protonen, außer Rückstoßprotonen	> 2 MeV	5
Alphateilchen, Spaltfragmente, schwere Kerne	alle Energien	20

[4] Der Begriff „Organdosis" wird häufig missverstanden. Im Englischen (organ dose) versteht man darunter die Energiedosis in einem bestimmten Organ, und so wird der Begriff oft auch in Deutschland vor allem in der Medizin verwendet. Es gibt daher Bestrebungen, im Deutschen den Begriff „Äquivalentdosis" in „Mess-Äquivalentdosis" umzuändern und den Begriff „Organdosis" in „Organ-Äquivalentdosis" (so hieß diese Dosisgröße übrigens ursprünglich, bis dann einigen dieser Begriff zu lang war und er zur missverständlichen Organdosis verkürzt wurde) [13].

Effektive Dosis (Deff) [9, 17, 18]

Die effektive Dosis ist ein Maß für die Strahlenexposition des Menschen, wobei neben der unterschiedlichen Wirksamkeit der einzelnen Strahlenarten die unterschiedliche Strahlenempfindlichkeit der Organe mit Hilfe der Verwendung des entsprechenden Gewebewichtungsfaktors (siehe Tabelle 3) berücksichtigt wird. Damit entspricht die effektive Dosis wahrscheinlich gut der Summe der stochastischen Effekte. Deshalb ist diese Größe auch dann anwendbar, wenn die im Körper absorbierte Dosis nicht homogen verteilt ist. Die Einheit ist ebenfalls das Sievert (Sv).
Über die effektive Dosis wird eine Teilkörperexposition mit einer Ganzkörperexposition hinsichtlich des Risikos der Entstehung eines Malignoms durch die Strahlenexposition vergleichbar.

Tabelle 3: Gewebewichtungsfaktoren – Berücksichtigung der unterschiedlichen Strahlenempfindlichkeit der Organe

Organe und Gewebe	ICRP 60 Gewebe-Wichtungsfaktor	ICRP 103 Gewebe-Wichtungsfaktor
Keimdrüsen	0,20	0,08
Knochenmark (rot)	0,12	0,12
Dickdarm	0,12	0,12
Lunge	0,12	0,12
Magen	0,12	0,12
Blase	0,05	0,04
Brust	0,05	0,12
Leber	0,05	0,04
Speiseröhre	0,05	0,04
Schilddrüse	0,05	0,04
Haut	0,01	0,01
Knochenoberfläche	0,01	0,01
Speicheldrüsen	–	0,01
Gehirn	–	0,01
übrige Organe und Gewebe[5]	0,05	0,12
Summation:	1,00	1,00

- D_{eff} ist eine risikobezogene Größe, sie gilt zur Evaluierung stochastischer Effekte nur im niedrigen Dosisbereich.
- Primär dient D_{eff} zur prospektiven Dosisermittlung der Planung, für die Optimierung des Strahlenschutzes und zur Demonstration der Einhaltung der Dosisgrenzwerte.

[5] Bauchspeicheldrüse, Dünndarm, extrathorakale Region, Gallenblase, Gebärmutter, Herz, Lymphknoten, Milz, Mundschleimhaut, Muskel, Nebennieren, Prostata, Thymus

- D_{eff} basiert auf Daten für Referenzphantom und auf gemittelten Referenz-Wichtungsfaktoren mit definierten biokinetischen und dosimetrischen Modellen in regulatorischen Prozessen.
- Änderungen hinsichtlich physikalischer und chemischer Formen inkorporierter Radionuklide sowie Biokinetik sind bei vorhandener Information möglich, um die Ermittlungen zu verbessern. Dieses muss dokumentiert werden.
- Für retrospektive Situationen gibt D_{eff} einen Eindruck, ob die Dosisgrenzwerte überschritten sind.

Die effektive Dosis sollte in folgenden Situationen *nicht* zur Beschreibung der Strahlenexposition verwendet werden:

- wenn retrospektive Dosis-Ermittlungen von Individuen erforderlich sind, die gegenüber hohen Dosen exponiert waren. In diesen Fällen sollten die Organ-Äquivalentdosen ermittelt werden. Individuelle Parameter (z. B. Alter, Geschlecht) sind dann wichtig;
- in epidemiologischen Studien. Es werden dann wiederum Organ-Äquivalentdosen benötigt.
- bei Unfällen (z. B. Reaktorunfällen), die zu deterministischen Effekten führen können. Hier ist die Ermittlung der Energiedosen (absorbierten Dosen) in den Organen bzw. für den Ganzkörper nötig. Im Falle von hoch LET-Strahlen (Linearer Energie Transfer) müssen geeignete RBW-Werte (biologische Wichtungsfaktoren) eingesetzt werden, um mögliche Gesundheitseffekte abzuschätzen.

Dosisbegriffe, die überwiegend in der konventionellen Radiologie verwendet werden

(siehe Abbildung 1):

- *Einfalldosis:* Dosis am Ort des Strahleneintrittes, jedoch ohne Berücksichtigung der Rückstreuung aus dem Patienten
- *Oberflächendosis:* berücksichtigt neben der Einfalldosis die Rückstreuung aus dem Patienten
- *Organ-Äquivalentdosis* (sog. Organdosis, siehe oben)
- *Dosis am Bildempfänger:* Einfalldosis am Ort des Bildempfängers, die zur Erzielung einer vorgegebenen Filmschwärzung erforderlich ist. Die Dosisautomatik wird so eingestellt, dass sie, wird diese Filmschwärzung erreicht, den Aufnahmevorgang beendet (Abschaltdosis)

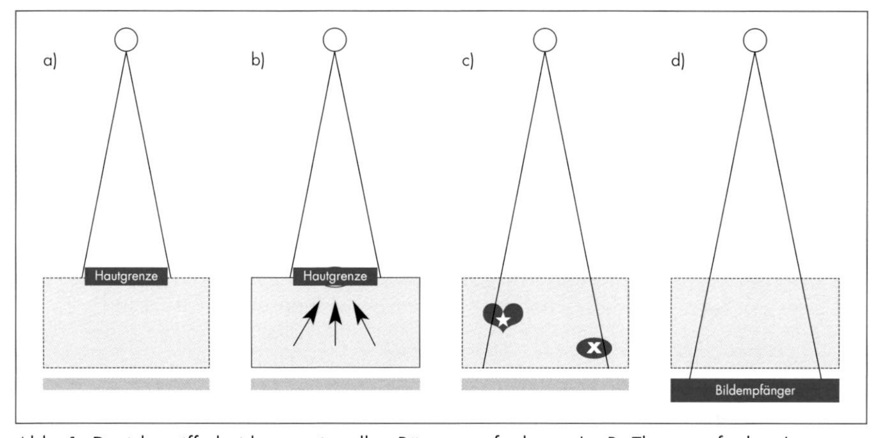

Abb. 1: Dosisbegriffe bei konventionellen Röntgenaufnahmen (z. B. Thoraxaufnahme)
a) Einfalldosis, b) Oberflächendosis, c) Organ-Äquivalentdosis (sog. Organdosis),
d) Dosis am Bildempfänger

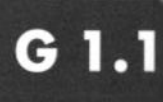

Tabelle 4 : charakteristische Dosiswerte für Thoraxübersichtsaufnahmen (nach Dr. H. D. Nagel)
Die mittlere Organdosis bezieht sich dabei auf die Lunge.

Dosisgröße	**Thorax p.a.**	**Thorax lateral**
Oberflächendosis [mGy][6]	0,16	1,05
mittl. Organdosis [mSv][6]	0,09	0,26
effektive Dosis [mSv][7]	0,02	0,06
Bildempfängerdosis [μGy][8]	2,5	2,5

[6] Berechnet nach Quelle Drexler et al.: The Calculation of Dose from External Photon Exposures Using Reference. Human Phantoms and Monte Carlo Methods Part III: Organ Doses in X-Ray Diagnosis; Neuherberg, GSF-Bericht 11/90 (1990) (geschlechtergemittelt für Phantome ADAM und EVA)

[7] Effektivdosisberechnung nach ICRP 103

[8] entsprechend Empfindlichkeitsklasse 400 (wie in BÄK-Leitlinie gefordert)

Dosisbegriffe der Computertomographie:

- *CTDI w = gewichteter Dosisindex:*
  beschreibt die durchschnittliche Strahlendosis in der Aufnahmeebene einer *axialen* Aufnahme und wird durch Dosismessungen CTDIc im Zentrum und in der Peripherie CTDIp eines Phantoms bestimmt, die entsprechend der in Abb. 2 enthaltenen Formel gewichtet werden.
- *CTDIvol:* Maß für die Strahlendosis bei einer *Spiral-CT-Untersuchung,* abhängig vom Tischvorschub/Rotation = Pitch

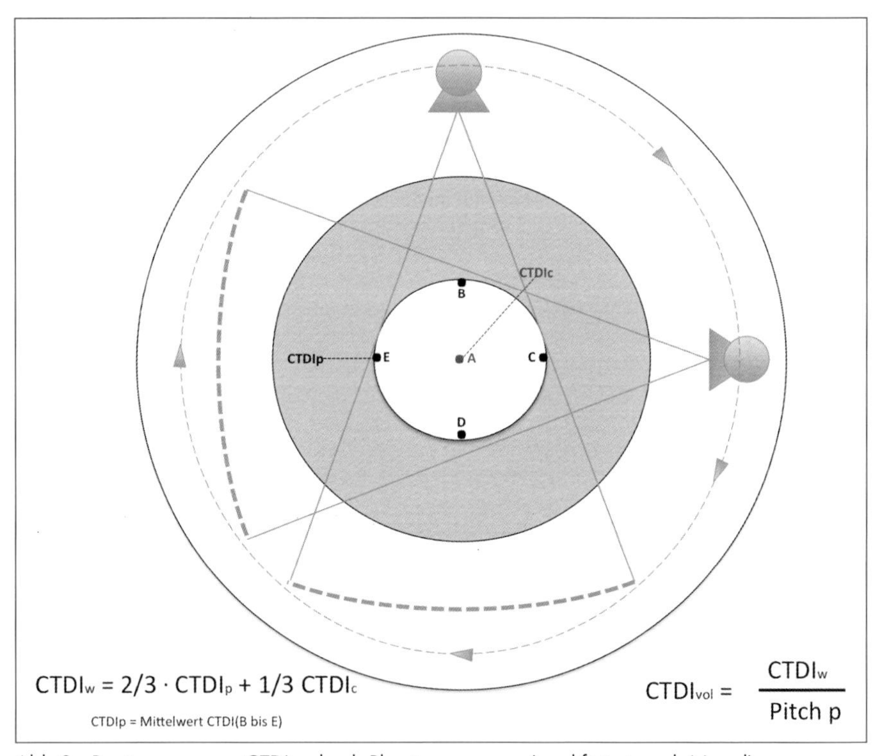

Abb 2 : Bestimmung von CTDIw durch Phantommessung (modifiziert nach Nagel)

Tabelle 5: Charakteristische Dosiswerte für CT Protokolle des Thorax (nach Dr. H. D. Nagel)

Dosisgröße	**CT-Thorax (Standard)**	**CT-Thorax (Low-Dose)**
$CTDI_{vol}$ [mGy]	13[9]	1,2[10]
mittl. Organdosis [mSv][11]	20	2,7
effektive Dosis [mSv][11, 12]	8,5	1,1

[9] Aktueller diagnostischer Referenzwert
[10] Gemäß Protokollempfehlung DGUV für Low-Dose Thorax-CT
[11] Berechnet mit CT-Expo v2.3.1 nach Quelle Drexler et al.: The Calculation of Dose from External Photon Exposures Using. Reference Human Phantoms and Monte Carlo Methods Part VI: Organ Doses from Computed Tomographic Examinations; Neuherberg, GSF-Bericht 30/91 (1991) (geschlechtergemittelt für Phantome ADAM und EVA)
[12] Effektivdosisberechnung nach ICRP 103

Anlage 2

Diagnostik und Begutachtung bei berufsbedingten Erkrankungen der Lunge, Low-dose-Mehrzeilen-Volumen-CT mit HRCT des Thorax (LD HRCT)

Ziel

Ziel der Protokollempfehlung ist eine möglichst große Vereinheitlichung von CT-Untersuchungen, auch bei Anwendung unterschiedlichster Scanner.
Die Endpunkte sind
- eine lückenlose Abdeckung der Lunge und Pleura,
- isotrope Voxel zur Rekonstruktion in allen Raumebenen,
- eine gute Bildqualität sowie
- eine effektive Dosis < 1mSv bei normalgewichtigen Versicherten (siehe Definition).

Definition Low-Dose-CT

Die effektive Dosis der CT-Untersuchung liegt bei einem BMI von 24 deutlich unter 1 mSv (s. ICRP 89: Definition Normpatient: männlich 176 cm/73 kg; weiblich 160 cm/60 kg)

Durchführung der Untersuchung/Dokumentation/Beurteilung:

Bei jeder Anwendung ionisierender Strahlung sind die Vorgaben der Röntgenverordnung zu berücksichtigen. Die „Rechtfertigende Indikation" muss deshalb durch den durchführenden Arzt geprüft werden (§ 23 RöV).

Indikation

- gesicherte berufliche Exposition und Thoraxübersichtsaufnahme mit Anzeigekriterien einer berufsbedingten Lungenerkrankung
- erweiterte Vorsorgeuntersuchung bei ehemals hoch Asbestexponierten Versicherten mit einem fortgesetzten oder längstens 15 Jahre zurückliegenden Nikotinabusus von mindestens 30 Zigaretten-Packungsjahren (py)

Gerätevoraussetzung

Mehrzeilen-CT-Gerät (MSCT) mit mindestens 16 Zeilen

Hinweise:

- Dieses Protokoll ist nicht zur Diagnostik bei bereits aufgrund bildgebender Verfahren oder klinischer Symptome bestehendem Verdacht auf einen Tumor der Lunge geeignet. In einem solchen Fall wird das Protokoll: „Mehrzeilen-Volumen-CT mit HRCT des Thorax mit i. v. KM-Gabe im Rahmen der Diagnostik und Begutachtung von berufsbedingten Tumorerkrankungen der Lunge" angewendet!
- Das Untersuchungsprotokoll muss geeignet sein, die Voraussetzung der Definition des LD-CT zu erfüllen. Die Untersuchungsparameter sind an das Gewicht des Patienten zu adaptieren.
- Die Parameter der Untersuchungsprotokolle können geräteabhängig variieren. Unabhängig von dem eingesetzten CT-Gerät müssen aber mindestens die nachfolgend angegebenen Parameter erfüllt sein:

Akquisition	**Low-dose-Volumen-CT mit HRCT**	**Bemerkungen**
Grundtechnik	Spirale	Hyperventilation vor der Untersuchung, dann erst in Rückenlage lagern
Untersuchungsbereich	Apex bis Recessus	Untersuchung in tiefer Inspiration
Schichtkollimation	$\leq$ 0,75 mm	
Pitch	1–1,5 max.	höhere Werte (bis max. 3) nur bei 2-Röhren-Geräten
Spannung	120–130 kV	Nativscan, niedrigere Spannungen nachteilig; 100–110 kV nur, wenn mAs nicht weiter reduzierbar
Scanzeit	$<$ 10 sec	kürzest mögliche Rotationszeit verwenden, ggf. Pitch erhöhen
$CTDI_{vol}$	$\leq$ 1,7 mGy	Anpassung für schlankere bzw. kräftigere Patienten
DLP	$\leq$ 60 mGy x cm	Anpassung für schlankere bzw. kräftigere Patienten
Kontrastmittel	*Nativuntersuchung!*	primäre KM-Gabe im Rahmen von Vorsorge- und Gutachten-Untersuchung *nicht* indiziert!

Rekonstruktion		**Bemerkungen**
	Lunge	
Faltungskern	hoch auflösend, kantenbetont	siehe Anmerkung 1
Schichtdicke	≤ 1,25 mm	siehe Anmerkung 2
Überlappung	50 %	für isotrope Voxel
Rekonstruktionsebene	axial ≤ 1,25 mm überlappend	ergänzend axiale – 5 mm MIP fakultativ coronale und sagittale MIP
	coronal und sagittal 1 mm kontinuierlich	möglichst aus dem Rohdatensatz
	Mediastinum	
Faltungskern	glättend	
Schichtdicke	3 mm	
Überlappung	50 %	Minimierung Partialvolumeneffekte
Rekonstruktionsebene	axial 3 mm überlappend	
	coronal 3 mm kontinuierlich	möglichst aus dem Rohdatensatz
		obligatorisch Topogramm und Patientenprotokoll mit abbilden!!

Anmerkung 1: Um zu annähernd ähnlichen Ergebnissen hinsichtlich räumlicher Auflösung und Bildrauschen zu gelangen, empfiehlt sich je nach Gerätehersteller die Verwendung folgender Faltungskerne:

- GE-Geräte: „BONE"
- Philips-Geräte: „L" in Verbindung mit Auflösungs-Modus „High Resolution"
- Siemens-Geräte: B50f
- Toshiba-Geräte: FC51

Anmerkung 2: Bei GE-Geräten Verwendung der nominellen Schichtdicke 1,25 mm nur bei Rekonstruktion im „Full"-Modus (effektive Schichtdicke: 1,14 mm); alternativ: nominelle Schichtdicke 0,625 mm mit Rekonstruktion im „Plus"-Modus (effektive Schichtdicke: 0,99 mm)

Fensterbreite und Fensterlage

- Lungenfenster: C: –300 bis –500 je nach Gerät; W: 2000, weites Fenster zur Beurteilung der Pleura unabdingbar
- Mediastinalfenster: C 50; W 350 – 400

Dokumentation

Gesamte Untersuchung *obligatorisch* auf DVD oder CD-ROM im DICOM Standard

Ergänzungen zum Standardprotokoll

- Nur auf ärztliche Anordnung bei in der Standarduntersuchung auffälligem, durch diese nicht definitiv geklärtem Befund
- Z. B. Untersuchung in Bauchlage:
    - bei v. a. Hypostasephänomen
    - exemplarische Schichten nur in den Unterfeldern
    - Dokumentation nur im Lungenfenster

Befundauswertung

- schriftlicher Befund mit differenzierter Beurteilung aller Veränderungen
- *obligatorisch* für die Beurteilung von Berufskrankheiten ist die Klassifikation der Veränderungen des Parenchyms und der Pleura nach ICOERD (internationaler Klassifikationsbogen). Diese kann auch getrennt von der Erstellung des CT erfolgen.

Definitionen nach ICRP 89

- Normalpatient: Body Mass Index 24
- übergewichtiger Patient: Body Mass Index > 25

(nach AG „Arbeits- und umweltbedingte Erkrankungen" der DRG/04-2002; Modifikation 07/2014)

G 1.2 Mineralischer Staub, Teil 2: Asbestfaserhaltiger Staub

Bearbeitung: Ausschuss Arbeitsmedizin der Gesetzlichen Unfallversicherung, Arbeitskreis 2.2 „Berufsbedingte Gefährdung der Lunge"
Fassung Oktober 2014

Vorbemerkungen

Dieser Grundsatz gibt Anhaltspunkte für gezielte arbeitsmedizinische Untersuchungen, um Erkrankungen, die durch Einatmung von asbestfaserhaltigem Staub entstehen können, zu verhindern oder frühzeitig zu erkennen.
Hinweise für die Gefährdungsbeurteilung und die Auswahl des zu untersuchenden Personenkreises gibt die DGUV Information „Handlungsanleitung für arbeitsmedizinische Untersuchungen nach dem DGUV Grundsatz G1.2" (DGUV Information 240-012, i. Vb.).

Ablaufplan

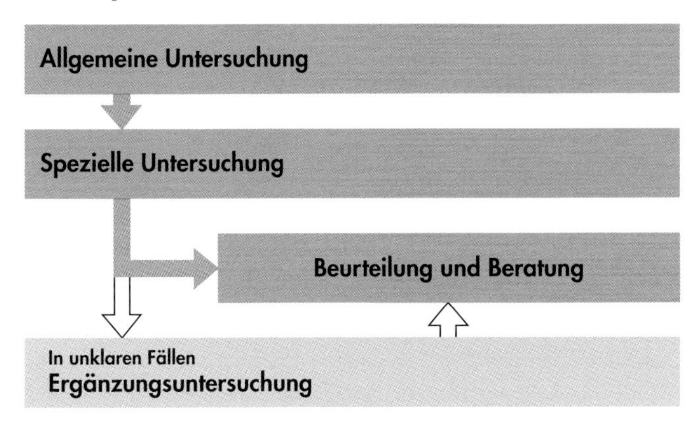

1 Untersuchungen

1.1 Untersuchungsarten, Fristen

Bei der Festlegung der Fristen zu den Untersuchungsintervallen sind je nach Rechtsgrundlage des Untersuchungsanlasses die für diesen Anlass gültigen staatlichen Vorschriften und Regeln zu beachten.
Wenn es für den konkreten Untersuchungsanlass keine staatlichen Vorgaben zu Fristen gibt, können ersatzweise die Empfehlungen in der nachfolgenden Tabelle zur Anwendung kommen.

Erstuntersuchung	Bei Tätigkeiten mit Exposition gegenüber Asbestfasern bei Abbruch-, Sanierungs- und Instandhaltungsarbeiten
Nachuntersuchungen	Nach 12–36 Monaten
	Vorzeitig: • Nach schwerer oder längerer Erkrankung, die Anlass zu Bedenken gegen eine Fortsetzung der Tätigkeit geben könnte • Nach ärztlichem Ermessen (z. B. nach mehrwöchiger Erkrankung oder körperlicher Beeinträchtigung, die Anlass zu Bedenken gegen die Fortsetzung der Tätigkeit geben könnte) • Bei Beschäftigten, die einen ursächlichen Zusammenhang zwischen ihrer Erkrankung und ihrer Tätigkeit am Arbeitsplatz vermuten
Nachgehende Untersuchungen[1]	• Nach Beendigung von Tätigkeiten mit Exposition gegenüber Asbestfasern. Erstmals 15 Jahre nach Expositionsbeginn oder nach Vollendung des 45. Lebensjahres, dann nach 12–36 Monaten in Abhängigkeit von der kumulativen Expositionshöhe und dem Befund

[1] Hinweis: Die von der Gesundheitsvorsorge (GVS, http://gvs.bgetem.de/) nach Ausscheiden aus dem Unternehmen zu veranlassende nachgehende Vorsorge wird nach einer Vereinbarung mit den angeschlossenen Unfallversicherungsträgern durchgeführt.

1.2 Untersuchungsprogramm

1.2.1 Allgemeine Untersuchung

Erstuntersuchung	Nachuntersuchung Nachgehende Untersuchung

Allgemeine Anamnese, qualifizierte[2] Arbeitsanamnese, detaillierte Erfassung des Tabakkonsums[3]

- Nie-Raucher, Raucher, Ex-Raucher
- Zigaretten, Zigarren, Pfeife (Anzahl pro Tag)
- Jahr des Beginns und ggf. Ende des Tabakkonsums (Anzahl der Zigaretten-Packungsjahre)
- Wegen der Gefahr eines Larynxkarzinoms sollten speziell anhaltende Heiserkeit (> 3 Wochen), Phonationsstörungen, Missempfindungen und der Alkoholkonsum dokumentiert werden.
- Bei Hinweisen auf eine Kehlkopferkrankung sollte eine HNO-ärztliche Untersuchung erfolgen.
- Bei bereits bekannter intraepitheliale Neoplasie, sollte der HNO-ärztliche Befund eingeholt werden.

1.2.2 Spezielle Untersuchung

Erstuntersuchung

- Untersuchung der Atmungs- und Kreislauforgane
- Spirometrie (Anhang 1, Leitfaden „Lungenfunktionsprüfung“)
- Röntgenaufnahme des Thorax im p. a.-Strahlengang
  - Röntgenbilder nicht älter als 1 Jahr können in Abhängigkeit von den Ergebnissen der Anamnese berücksichtigt werden
  - Wird die Thoraxaufnahme in digitaler Technik durchgeführt, kann die Dokumentation in Form einer CD im DICOM Format oder als Hardcopy in Originalgröße erfolgen. Ausnahmsweise kann auch eine Hardcopy in 2/3 der Originalgröße akzeptiert werden.
  - Siehe auch „Anhang zur radiologischen Diagnostik zum G 1.1“.

---

[2] siehe Anamnesebogen

[3] Näheres zur detaillierten Erfassung des Tabakkonsums siehe Untersuchungsbogen „Mineralischer Staub“ (G 1.1, G 1.2, G 1.3, G 1.4) in Anhang 5.

Nachuntersuchung/Nachgehende Untersuchung

- Untersuchung der Atmungs- und Kreislauforgane
- Spirometrie (Anhang 1, Leitfaden „Lungenfunktionsprüfung")
- Die rechtfertigende Indikation für die Durchführung von Röntgenaufnahmen ist bei Nachuntersuchungen im Einzelfall zu prüfen. Eine generelle Indikation besteht nicht. Erfahrungsgemäß ist die Durchführung einer Röntgenaufnahme etwa 15 Jahre nach Expositionsbeginn oder nach Vollendung des 45. Lebensjahres sinnvoll:
- Röntgenaufnahme des Thorax im p. a.-Strahlengang
  - Röntgenbilder nicht älter als 1 Jahr (bei Nachuntersuchungen nicht älter als 1/2 Jahr) können in Abhängigkeit von den Ergebnissen der Anamnese berücksichtigt werden
  - Wird die Thoraxaufnahme in digitaler Technik durchgeführt, kann die Dokumentation in Form einer CD im DICOM-Format oder als Hardcopy in Originalgröße erfolgen. Ausnahmsweise kann auch eine Hardcopy in 2/3 der Originalgröße akzeptiert werden.
  - Siehe auch „Anhang zur radiologischen Diagnostik zum G 1.1"
  - Bei der Nachuntersuchung/Nachgehenden Untersuchung von Versicherten, mit besonderen Expositionsbedingungen (Hochrisikogruppe) sollte ein spezielles Untersuchungsprogramm mit einem qualifizierten Low-dose-Mehrzeilen-Volumen-CT mit HRCT des Thorax ggf. in adaptierten Untersuchungsintervallen an Stelle der Thoraxübersichtsaufnahme erfolgen.

1.2.3 Ergänzungsuntersuchung

Nachuntersuchung/Nachgehende Untersuchung

Wenn der Befund der Thoraxübersichtsaufnahme hinsichtlich seiner Morphologie keine eindeutige Aussage zulässt, kann die Anfertigung einer qualifizierten Low-dose-Mehrzeilen-Volumen-CT mit HRCT des Thorax[4] indiziert sein. Der Arzt hat dazu vorher einen Zweitbeurteiler zu hören (Verzeichnis bei GVS bzw. Landesverbänden), der die Entscheidung trifft.
Aus Gründen der Reproduzierbarkeit und Vergleichbarkeit sollte bei der HRCT-Untersuchung gemäß der Falkensteiner Empfehlung ein standardisiertes Untersuchungsprotokoll eingehalten werden (aktuelle Version des Protokolls siehe Homepage der GVS/AG DRauE). Die Befundung der HRCT-Untersuchung erfolgt ebenfalls standardisiert. Dazu wird der schematisierte HRCT-Befundbogen mit Kodierung nach der Internationalen CT-Klassifikation ICOERD (International Classification of Occupational and Environmental Respiratory Diseases) eingesetzt (siehe Anlage).
Wird anhand der konventionellen p. a.-Thoraxaufnahme eines asbestexponierten Versicherten der Verdacht auf das Vorliegen eines pulmonalen oder pleuralen Tumors

[4] Hinweise siehe Hering et al. 2003

geäußert, sollte zur weiteren Abklärung auch ohne Einschaltung eines Zweitbeurteilers eine qualifizierte CT-Untersuchung erfolgen. Auch in diesem Fall sollte die Einhaltung eines speziellen Untersuchungsprotokolls gewährleistet sein („Tumorprotokoll" siehe Anlage Protokoll zur Falkensteiner Empfehlung).

1.3 Voraussetzungen zur Durchführung

- Gebietsbezeichnung „Arbeitsmedizin" oder Zusatzbezeichnung „Betriebsmedizin"
- Zusätzlich wird zur Qualitätssicherung die Teilnahme an einem anerkannten Einführungsseminar in die Befundung und Klassifikation der Röntgenbilder nach der internationalen Pneumokoniose-Klassifikation ILO 2000/Bundesrepublik empfohlen.

2 Arbeitsmedizinische Beurteilung und Beratung

Eine arbeitsmedizinische Beurteilung und Beratung im Rahmen gezielter arbeitsmedizinischer Untersuchungen ist erst nach Kenntnis der Arbeitsplatzverhältnisse und der individuellen Belastung möglich. Grundlage dafür ist eine Gefährdungsbeurteilung, die auch dazu Stellung nimmt, welche technischen, organisatorischen und personenbezogenen Schutzmaßnahmen getroffen wurden bzw. zu treffen sind. Für Beschäftigte, die Tätigkeiten mit Gefahrstoffen ausüben, ist eine individuelle Aufklärung und Beratung angezeigt.

2.1 Kriterien

2.1.1 Dauernde gesundheitliche Bedenken

Erstuntersuchung	Nachuntersuchung

Bei Personen mit Vorerkrankungen und/oder funktionellen Beeinträchtigungen insbesondere im Bereich des kardiopulmonalen Systems, bei denen durch die Exposition gegenüber asbestfaserhaltigem Staub eine klinisch relevante Verschlimmerung des Gesundheitszustandes zu erwarten ist.

Beispielhaft sind insbesondere zu nennen:

- erhebliche Störungen der Lungenfunktion und des Herz-Kreislauf-Systems,
- chronische Bronchitis, Bronchialasthma, Lungenemphysem,
- Pleuritis, chronische oder rezidivierende,
- röntgenologisch fassbare Staublungen sowie andere fibrotische und granulomatöse Veränderungen der Lunge,

- Missbildungen, Geschwülste, chronische Entzündungen, Pleuraschwarten oder andere Schäden, die die Funktion der Luftwege oder der Lunge wesentlich beeinträchtigen oder die Entstehung von Erkrankungen des bronchopulmonalen Systems begünstigen,
- Deformierungen des Brustkorbes oder der Wirbelsäule, sofern hierdurch die Atmung beeinträchtigt ist,
- Zustand nach Lungenresektion oder -verletzungen mit Funktionsbeeinträchtigung der Brustorgane,
- chronische Kehlkopferkrankung mit Funktionsbeeinträchtigung,
- Zustand nach Neubildungen mit Stimmband- oder Kehlkopf-Teil-/Gesamt-Resektion bzw. Strahlentherapie,
- aktive, auch geschlossene Tuberkulose, ausgedehnte inaktive Tuberkulose,
- manifeste oder vorzeitig zu erwartende Herzinsuffizienz wie bei gesichertem Herzklappenfehler, anderen organischen Herzschäden oder nach erst kurze Zeit zurückliegenden Krankheiten, die erfahrungsgemäß häufig zu vorzeitiger Herzinsuffizienz führen können,
- Bluthochdruck, wenn dieser therapeutisch nicht einstellbar ist.

2.1.2 Befristete gesundheitliche Bedenken

Erstuntersuchung **Nachuntersuchung**

Personen wie unter 2.1.1, soweit eine Wiederherstellung zu erwarten ist.

2.1.3 Keine gesundheitlichen Bedenken unter bestimmten Voraussetzungen

Erstuntersuchung

Sind die unter 2.1.1 genannten Erkrankungen oder körperlichen Beeinträchtigungen weniger ausgeprägt, so sollte der untersuchende Arzt prüfen, ob unter bestimmten Voraussetzungen die Aufnahme der Tätigkeit möglich ist.

Nachuntersuchung

Sind die unter 2.1.1 genannten Erkrankungen bzw. Veränderungen weniger ausgeprägt, sollte der untersuchende Arzt prüfen, ob unter bestimmten Voraussetzungen, z. B. eine Beschäftigung mit geringer Exposition, eine Fortsetzung der Tätigkeit möglich ist.
Dies gilt auch

- bei einer anzeigepflichtigen Asbestfibrose der Lungen,
- bei anzeigepflichtigen asbestbedingten pleuralen Veränderungen und
- bei anzeigepflichtigen asbestbedingten Kehlkopferkrankungen

bis zum Abschluss des BK-Feststellungsverfahrens.

2.1.4 Keine gesundheitlichen Bedenken

Erstuntersuchung	Nachuntersuchung

Alle anderen Personen, soweit Beschäftgigungsbeschränkungen bestehen.

2.2 Beratung

Die Beratung sollte entsprechend der Arbeitsplatzsituation und den Untersuchungsergebnissen im Einzelfall erfolgen. Die Beratung soll einen Hinweis auf das Angebot nachgehender Untersuchungen enthalten. Die Beschäftigten sind über die Ergebnisse der arbeitsmedizinischen Untersuchungen zu informieren.
Zigarettenrauchen ist die Hauptursache für Lungenkrebs. Die Kombination von Asbestfaserstaubexposition und Zigarettenrauchen hat eine synergistische Wirkung. Auf diesen Sachverhalt und die Möglichkeit einer erfolgreichen Entwöhnungsbehandlung sollte der untersuchende Arzt den Raucher hinweisen. Darüber hinaus sollte der Versicherte auf die Notwendigkeit hingewiesen werden, im Untersuchungsintervall bei länger andauernder Heiserkeit einen HNO-Arzt aufzusuchen.
Wenn sich aus der arbeitsmedizinischen Untersuchung Hinweise ergeben, die eine Aktualisierung der Gefährdungsbeurteilung zur Verbesserung des Arbeitsschutzes notwendig machen, hat der untersuchende Arzt dies dem Arbeitgeber mitzuteilen. Dabei ist die Wahrung der schutzbedürftigen Belange des Untersuchten zu beachten.

3 Ergänzende Hinweise

3.1 Exposition, Belastung

3.1.1 Vorkommen, Gefahrenquellen

Die bedeutendsten und für den Abbau wichtigsten Vorkommen an Asbest liegen in der früheren Sowjetunion und in Südafrika. Etwa 93 % des verwendeten Asbests war Chrysotil. Bei der Aufbereitung von Asbestmineralien, dem Transportieren und Lagern von Rohasbest (Asbestfasern) sowie bei der Herstellung und der Be- und Verarbeitung asbesthaltiger Produkte wurden Asbestfasern freigesetzt. Industriezweige mit Gefahrenquellen waren zum Beispiel

- Asbesttextilindustrie (Garne, Gewebe, Seile),
- Asbestzementindustrie (Platten, Rohre),
- Bauwirtschaft (Bearbeitung von Asbestzementprodukten),
- Chemische Industrie (Füllstoffe für Farben und Dichtungsmassen, Kunstharzpressmassen, Thermoplaste, Gummiartikel),
- Isolieren (als Wärme-, Schall- und Feuerschutz),

- Papierindustrie (Asbestpapiere und -pappen),
- Reibbelagindustrie (Brems- und Kupplungsbeläge),
- Kraftwerke sowie
- Schiffs- und Waggonbau.

Seit dem 1. 1. 1993 besteht ein Herstellungs- und Verwendungsverbot für Asbest. Nur bei Abbruch-, Sanierungs- und Instandhaltungsarbeiten (ASI) gemäß TRGS 519 oder bei Tätigkeiten mit potenziell asbesthaltigen mineralischen Rohstoffen gemäß TRGS 517 ist derzeit eine Asbestfaserexposition noch möglich. Weitere Hinweise gibt die DGUV Information „Handlungsanleitung für arbeitsmedizinische Untersuchungen nach dem DGUV Grundsatz G 1.2" (DGUV Information 240-012, i. Vb.).

3.1.2 Physikalisch-chemische Eigenschaften

Asbest ist ein Sammelbegriff für insgesamt 6 faserförmig kristallisierte silikatische Mineralien (Chrysotil, Krokydolith, Amosit, Antophyllit, Aktinolith, Tremolit), aus denen sich durch Aufbereitung technisch verwendbare Fasern gewinnen lassen.
Als kritisch werden diese Fasern nach WHO dann bezeichnet, wenn sie einen Durchmesser von < 3 µm und eine Länge > 5 µm bei einem Längen/Durchmesser-Verhältnis > 3 :1 (PB) aufweisen.

3.1.3 Aufnahme

Die Aufnahme erfolgt über die Atemwege.

3.2 Funktionsstörungen, Krankheitsbild

3.2.1 Wirkungsweise

Die Wirkungsweise von Asbest (PB) wird bestimmt durch die Dimension der Fasern, deren Biobeständigkeit und die Dosis des in den Atemtrakt gelangenden Faserstaubes sowie durch die individuelle Disposition. Von Länge, Durchmesser und Form der Asbestfasern hängt es ab, ob es zu einer Deposition in den Alveolen, den peripheren oder zentralen Atemwegen einschließlich des Kehlkopfes oder zu einer Penetration in den Pleurabereich sowie zur Phagozytose und Zellschädigung kommt.
Im Rahmen zellulärer Abwehrreaktionen kommt es zur Bildung von Asbestkörperchen, die im Auswurf und im Lungengewebe nachweisbar sein können. Der fibrogene Effekt eingeatmeter Asbestfasern wird auf eine direkte wiederholte Zellschädigung sowie auf diskrete, schwelende Entzündungsprozesse zurückgeführt. Die unmittelbare Folge ist eine peribronchiale und perivasale diffus verteilte Bindegewebsneubildung. Diese Veränderungen werden Asbestlungenfibrose oder Asbestose genannt. Durch die Pleuradrift (Pleurotropie) können sich an der Pleura viszerale und parietale Pleuraverdickungen mit und ohne Verkalkungen ausbilden. Auch Rippenfellergüsse („Asbestpleuritis") werden beobachtet und können Hinweise auf ein begleitendes Mesotheliom sein. Asbestexponierte Personen weisen eine erhöhte Häu-

figkeit von Bronchialkarzinomen und Mesotheliomen des Rippen- und Bauchfells und Perikards auf. Dies scheint für das Mesotheliom nach Exposition gegenüber Krokydolith am stärksten ausgeprägt zu sein. Für die Entstehung eines Mesothelioms kann bereits eine kurze Expositionszeit ausreichend sein. Bei Larynxkarzinomen infolge Asbestexposition werden Expositionszeiten von weniger als 10 Jahren selten angegeben (Konetzke 1994). Bei Inhalation von Zigarettenrauch ist die multiplikative Zunahme des Risikos, nach Asbestfaserexposition an einem Lungenkrebs zu erkranken, zu beachten.

3.2.2 Akute/subakute Gesundheitsschädigung

Entfällt.

3.2.3 Chronische Gesundheitsschädigung

Das Krankheitsbild der Asbestose hängt in der Regel vom Ausmaß der anatomischen Veränderungen ab. Bei Asbestosepatienten wird die Beschwerdetrias Reizhusten, Luftnot und Auswurf maßgeblich durch das Ausmaß der Lungenfibrose und die Schwere der chronischen Bronchitis geprägt. Das Gleiche gilt für den Auskultationsbefund z. B. von feinblasigen Rasselgeräuschen (Knisterrasseln) und trockenen Atemnebengeräuschen. Die Diagnose der Asbeststaublungenerkrankung wird in Zusammenschau von qualifizierter Arbeitsanamnese und Röntgenbild gestellt. Zu Beginn finden sich röntgenologisch feine, unregelmäßige oder lineare Schatten der Größen s, t oder u der ILO-Staublungenklassifikation mit einer Streuung 1/0 bis 1/1, bevorzugt in beiden Mittel- und Unterfeldern. Restriktive Funktionsstörungen stellen die charakteristische funktionelle Einschränkung dar. Kombinierte Ventilationsstörungen und Gasaustauschstörungen können auftreten. Eine isolierte Obstruktion bei einer Asbestose ist ungewöhnlich.
Daneben kann es in fortgeschrittenen Stadien zu Schrumpfungserscheinungen im Bereich der am stärksten fibrotisch veränderten Lungenabschnitte kommen. Die Asbeststaublungenfibrose verläuft meist langsam progredient.
Die chronische Bronchitis und die pulmonale Hypertension mit dem chronischen Cor pulmonale, Bronchiektasen und bronchopneumonische Prozesse stellen mögliche Folgen bzw. Komplikationen der Asbestose dar.
Daneben sollte auf Pleuraverdickungen und -ergüsse sowie Rundatelektasen besonders geachtet werden. Pleuraergüsse treten häufig als Begleiterkrankung von Mesotheliomen auf. Sie können aber auch der Manifestation eines Mesothelioms langzeitig vorausgehen.
In Fällen mit einer entschädigungspflichtigen Asbestose konnte eine Expositionsdauer gegenüber asbestfaserhaltigem Staub meist von mehreren Jahren ermittelt werden. Asbestoseerkrankungen mit einer Expositionsdauer von weniger als einem Jahr sind möglich. Sie können noch nach langer Latenzzeit, auch nach Expositionsende, auftreten.

Als besondere, durch Asbestfasern verursachte, nicht bösartige Erkrankungen der Pleura sind insbesondere anzusehen

- parietale Pleuraverdickungen mit/ohne Verkalkungen,
- viszerale Pleuraverdickungen mit/ohne Verkalkungen,
- Rundatelektasen,

Pleuraerguss ohne/mit bindegewebig-schwartigen Veränderungen (Hyalinosis complicata).

Für durch Asbestfaserstaub verursachte Bronchialkarzinome und Mesotheliome beträgt die Latenzzeit in der Regel mehr als 10 Jahre. Mesotheliome können schon nach vergleichsweise geringer und kurzzeitiger Exposition induziert werden.

Für asbestfaserverursachte Bronchialkarzinome wird u. a. die kumulative Asbestfaserstaubdosis bei 25 Faserjahren und mehr als wesentlich angesehen. Die zusätzliche Einwirkung von PAK kann die Verursachungswahrscheinlichkeit erhöhen.

Das asbeststaubverursachte Larynxkarzinom weist klinisch und diagnostisch keine wesentlichen Unterscheidungsmerkmale gegenüber Larynxkarzinomen anderer Ätiologien auf. Die Erkrankung beginnt mit Heiserkeit, Schluckbeschwerden und Fremdkörpergefühl. Später kommen Luftnot bzw. Halslymphknotenschwellungen hinzu. Die Diagnosesicherung erfolgt u. a. mittels Kehlkopfspiegelung und bioptischer Verfahren zur histologischen Differenzierung. Meist handelt es sich um verhornende Plattenepithelkarzinome, seltener um gering oder undifferenzierte Karzinome.

4 Berufskrankheiten

Nr. 4103 der Anlage 1 zur Berufskrankheitenverordnung (BKV) „Asbeststaublungenerkrankung (Asbestose) oder durch Asbeststaub verursachte Erkrankungen der Pleura".

Nr. 4104 der Anlage zur Berufskrankheitenverordnung (BKV) „Lungenkrebs und/oder Kehlkopfkrebs

- in Verbindung mit Asbeststaublungenerkrankung (Asbestose)
- in Verbindung mit durch Asbeststaub verursachter Erkrankung der Pleura oder
- bei Nachweis der Einwirkung einer kumulativen Asbestfaserstaubdosis am Arbeitsplatz von mindestens 25 Faserjahren"

Nr. 4105 der Anlage 1 zur Berufskrankheitenverordnung (BKV) „Durch Asbest verursachtes Mesotheliom des Rippenfells, des Bauchfells und des Perikards"

Nr. 4114 der Anlage 1 zur Berufskrankheitenverordnung (BKV) „Lungenkrebs durch das Zusammenwirken von Asbestfaserstaub und polyzyklischen aromatischen Kohlenwasserstoffen bei Nachweis einer Einwirkung einer kumulativen Dosis, die einer Verursachungswahrscheinlichkeit von mindestens 50 Prozent nach der Anlage 2 entspricht".

5 Literatur

Arendt, M. et. al.: Faserjahre – Berufsgenossenschaftliche Hinweise zur Ermittlung der kumulativen Asbestfaserstaub-Dosis am Arbeitsplatz (Faserjahre) und Bearbeitungshinweise zur Berufskrankheit Nr.4104 „Lungenkrebs oder Kehlkopfkrebs" durch Asbest. – BK-Report 1/2007, Hauptverband der gewerblichen Berufsgenossenschaften, Sankt Augustin, 2007

AWMF Leitlinie: Diagnostik und Begutachtung asbestbedingter Berufserkrankungen. 2010, http://www.awmf.org/leitlinien/detail/ll/002-038.html

Berger, J., Chang-Claude, J., Möhner, M., Wichmann, H. E.: Larynx-Karzinom und Asbestexposition: Eine Bewertung aus epidemiologischer Sicht. Zbl Arbeitsmed 46 (1996) 166–188

Cox, C. W., Rose, C. S., Lynch, D. A.: State of the art: Imaging of occupational lung disease. Radiology 270:681–696

Coenen, W., Schenk, H.: Ermittlung differenzierter Vorsorgegruppen bei Asbestexponierten. BIA-Report 1/91. Hauptverband der gewerblichen Berufsgenossenschaften, Sankt Augustin, 1991

Deitmer, T.: Larynxkarzinom und Asbestexposition – Eine kritische Literaturübersicht. Laryngo-Rhino-Otol 69 (1990) 589–594

Empfehlung für die Begutachtung asbestbedingter Berufskrankheiten – Falkensteiner Empfehlung. DGUV (Hrsg.), Berlin, 2011

Gemeinsames Ministerialblatt 58, (Nr. 23), vom 13.4.2007: Lungenkrebs durch das Zusammenwirken von Asbestfaserstaub und polycyclischen aromatischen Kohlenwasserstoffen

Hagemeyer, O., Otten, H., Kraus, T.: Asbestos consumption, asbestos exposure and asbestos-related occupational diseases in Germany. Int Arch Occup Environ Health (2006)

Handlungsanleitung für arbeitsmedizinische Untersuchungen nach dem DGUV Grundsatz 1.2 „Mineralischer Staub, Teil 2: Asbestfaserhaltiger Staub" (DGUV Information 240-012. i. Vb.), DGUV-Publikationsdatenbank, www.dguv.de/publikationen

Hauser-Heidt, G., Schneider, J., Hackstein, N., Litzelbauer, D., Rau, W. S., Woitowitz, H. J.: Rundherdatelektasen als Pseudotumoren der Lunge: Eine neue MdE-relevante Folge arbeitsbedingter Asbestfaserstaub-Einwirkungen. Zbl. Arbeitsmed 52 (2002) 295–304

Hering, K. G. et. al.: Die Weiterentwicklung der Internationalen Staublungenklassifikation – von der ILO 1980 zur ILO 2000 und zur ILO 2000/Version Bundesrepublik Deutschland. Arbeitsmed Sozialmed Umweltmed 38 (2003) 504–512

Hering, K. G., Raithel, H. J., Wiebe, V.: Computertomographie der Pleura und des Parenchyms bei asbestexponierten Beschäftigten. Röntgenpraxis (1993) 46:1–6

Hering, K. G., Hofmann-Preiß, K.,Kraus, Th.: Update: Standardisierte CT-/HRCT-Klassifikation der Bundesrepublik Deutschland für arbeits- und umweltbedingte Thoraxerkrankungen. Der Radiologe 4/2014

Hering, K. G., Kraus, T.: Bildgebende Verfahren in der Diagnostik arbeits- und umweltbedingter Erkrankungen der Atemwege der Lunge und Pleura. In Letzel, Nowak: Handbuch der Arbeitsmedizin. 31Erg. Lfg 12/13 S. 29–108

Kiesel, J., Woitowitz, H., Woitowitz, H.-J.: Verlaufsbeurteilung bei Asbestvorsorgeuntersuchten Versicherten mit beginnender Asbestose zur Verbesserung der Rehabilitation. BK-Report 1/99. Hauptverband der gewerblichen Berufsgenossenschaften, Sankt Augustin, 1999

Kjuus, H.: Helsinki Criteria update – Follow up of asbestos exposed workers and diagnosis of non-malignant asbestos diseases. 2014 In Press.

Konetzke, G. W.: Das Larynxkarzinom aus arbeitsmedizinischer und onkologischer Sicht unter Berücksichtigung der in der ehemaligen DDR zur Frage des Ursachenzusammenhanges gewonnenen Erkenntnisse. In: BK-Report 2/94. Hauptverband der gewerblichen Berufsgenossenschaften (Hrsg), Sankt Augustin, 1994

Kraus, T., Borsch-Galetke, E., Elliehausen, H. J., Frank, K. H., Hering, K. G., Hieckel, H. G., Hofmann-Preiß, K., Jaques, W., Jeremie, N., Kotschy-Lang, N., Mannes, E., Otten, H., Raab, W., Raithel, H. J., Schneider, W. D., Tuengerthal, S.: Anzeigekriterien asbestfaserstaubbedingter Erkrankungen gemäß BK-Nr. 4103 BKV. Pneumologie, 63: 726–732, 2009.

Kraus, T., Borsch-Galetke, E., Elliehausen, H. J., Frank, K. H., Hering, K. G., Hieckel, H. G., Hofmann-Preiß, K., Jaques, W., Jeremie, N., Kotschy-Lang, N., Mannes, E., Otten, H., Raab, W., Raithel, H. J., Schneider, W. D., Tuengerthal, S.: Beispiele asbestfaserstaubbedingter Veränderungen im HRCT. Arbeitsmed. Sozialmed. Umweltmed. 45, 1, 26–32, 2010

Raithel, H. J., Kraus, T., Hering, K. G., Lehnert, G.: Asbestbedingte Berufskrankheiten – Aktuelle arbeitsmedizinische und klinisch-diagnostische Aspekte. Deutsches Ärzteblatt 93 (1996) 685–693

Roggli, V. L.: Helsinki Criteria update – Pathology and biomarkers. 2014 In Press

Rösler, J. A., Woitowitz, H.-J., Lange, H.-J., Ulm, K., Woitowitz, R. H., Rödelsperger, K.: Forschungsbericht, Asbest IV: „Asbesteinwirkung am Arbeitsplatz und Sterblichkeit an bösartigen Tumoren in der Bundesrepublik Deutschland". Eingrenzung von Hochrisikogruppen anhand standardisierter proportionaler Mortalitätsraten der „Berufskrebsstudie Asbest". Hauptverband der gewerblichen Berufsgenossenschaften, Sankt Augustin, 1993

Schneider, J., Woitowitz, H.-J.: Epidemiologie des Pleuramesothelioms: Signaltumor einer arbeitsbedingten Asbestfaserstaub-Einwirkung und Paradigma eines Umwelttumors. Umweltmed Forsch Prax 3 (1999) 113–121

Schneider, J., Woitowitz, H.-J.: Wissenschaftliche Begründung: „Kehlkopfkrebs durch Asbest". Bekanntmachung einer Empfehlung des Ärztlichen Sachverständigenbeirats – Sektion Berufskrankheiten". Bundesarbeitsblatt 6 (1996) 25–28

Smith, R.: Helsinki Criteria update – Screening for asbestos related lung cancer. 2014 In Press

Verzeichnis der Zweitbeurteiler, Zentrale Erfassungsstelle asbeststaubgefährdeter Arbeitnemer (ZAs), Augsburg, 2004, (jetzt: GVS Gesundheitsvorsorge, www.bgetem.de)

Weissman, D. N.: Helsinki Criteria update – New asbestos related diseases entities. 2014 In Press

Woitowitz, H.-J., Etz, P., Böcking, A., Lange, H.-J.: Forschungsbericht, Asbest I: Sputum-diagnostisches Biomonitoring fakultativer Präkanzerosen des Bronchialkarzinoms bei einer Asbestfaserstaubgefährdeten Risikogruppe. Hauptverband der gewerblichen Berufsgenossenschaften, Sankt Augustin, 1989

Woitowitz, H.-J., Lange, H.-J., Rödelsperger, K., Pache, L., Woitowitz, R. H., Ulm, K.: Forschungsbericht, Asbest II: Berufskrebsstudie Asbest: Beitrag zur Eingrenzung von Hochrisikogruppen. Hauptverband der gewerblichen Berufsgenossenschaften, Sankt Augustin, 1989

Woitowitz, H.-J., Lange, H.-J., Rödelsperger, K., Pache, L., Woitowitz, R. H., Ulm, K., Rösler, J.: Forschungsbericht, Asbest III: Medizinische Eingrenzung von Hochrisikogruppen ehemals asbeststaubexponierter Arbeitnehmer: Hauptverband der gewerblichen Berufsgenossenschaften, Sankt Augustin, 1991

6 Vorschriften und Regeln

Arbeitsmedizinische Regeln (AMR), Bundesarbeitsblatt, bei der Bundesanstalt für Arbeitsschutz und Arbeitsmedizin. www.baua.de
  AMR 2.1: „Fristen für die Veranlassung/das Angebot von arbeitsmedizinischen Vorsorgeuntersuchungen

Gefahrstoffverordnung (GefStoffV)

Gesundheitsschutz-Bergverordnung (GesBergV)

Technische Regeln für Gefahrstoffe (TRGS), www.baua.de
  TRGS 519: Asbest: Abbruch-, Sanierungs- oder Instandhaltungsarbeiten, Gemeinsames Ministerialblatt Nr. 6/7 vom 09.02.2007, S. 122 und 08.03.2007, S. 398
  TRGS 517: Tätigkeiten mit potenziell asbesthaltigen mineralischen Rohstoffen und daraus hergestellten Zubereitungen und Erzeugnissen, Gemeinsames Ministerialblatt. Nr. 10/11 vom 28.02.2007, S. 206, zuletzt geändert und ergänzt GMBl. Nr. 18, S. 382–396 vom 9.4.2013
  TRGS 519: Asbest: Abbruch-, Sanierungs- oder Instandhaltungsarbeiten, Gemeinsames Ministerialblatt Nr. 6/7 vom 09.02.2007, S. 122 und 08.03.2007, S. 398

Verordnung zur arbeitsmedizinischen Vorsorge (ArbMedVV)

Anhang

Sollwerte für die Spirometrie bei nachgehenden Untersuchungen nach dem DGUV Grundsatz G 1.2

Der Sollwert der Vitalkapazität (VK) für den Probanden ist aus den Normwert-Tabellen der Kommission der Europäischen Gemeinschaften zu entnehmen (siehe Tabellen 1 und 2).[5]

Für die Bewertung der VK ist nicht der in den Tabellen angegebene, fettgedruckte Mittelwert zu berücksichtigen, sondern der jeweils darunter kleingedruckte Mindest-Sollwert (dieser entspricht der unteren 2-sigma-Grenze).

Als wahrscheinlich krankhaft vermindert ist die gemessene VK erst dann anzusehen, wenn sie mindestens um 10 % unter dem vorgenannten Mindest-Sollwert liegt. Eine VK-Erniedrigung infolge mangelnder Mitarbeit muss dabei ausgeschlossen sein.

Für die Bewertung des Atemstoßtestes (AST = Atemstoßwert/s) ist es ausreichend, für das Prozentverhältnis des Atemstoßes zur Ist-Vitalkapazität (AST/VKI) die folgenden Werte als Mindestnorm anzusehen:

Alter (Jahre)	Männer (%)	Frauen (%)
20–40	über 70	über 70
41–60	über 65	über 65
61 und älter	über 60	über 60

[5] Bei Redaktionsschluss befanden sich die zuständigen medizinischen Fachgesellschaften noch in einem Abstimmungsprozess bezüglich der Übernahme und der Umsetzung der Referenzwerte zur Lungenfunktion nach GLI (European Respiratory Society Global Lung Function Initiative) Sobald dieser Prozess abgeschlossen ist und die entsprechenden Referenzwerte publiziert sind, sollten sie anstelle derjenigen, die in den Tabellen 1 und 2 genannt sind, verwendet werden.

Tabelle 1: Vitalkapazität Männer[6]. Vitalkapazität in Litern unter alveolaren Bedingungen, in Funktion von Alter und Körpergröße. Die **mittleren Werte sind fett gedruckt,** während die mageren Ziffern die Werte von -2σ des Mittelwertes angeben (untere Grenze des Normalen und Beginn des Pathologischen).

Größe Meter	18–19 Jahre	20–29 Jahre	30–34 Jahre	35–39 Jahre	40–44 Jahre	45–49 Jahre	50–54 Jahre	55–59 Jahre	60–64 Jahre	65–69 Jahre	70–74 Jahre	75–79 Jahre
1,50	**3,34**	**3,46**	**3,44**	**3,41**	**3,38**	**3,34**	**3,27**	**3,21**	**3,14**	**3,03**	**2,92**	**2,76**
	2,77	2,87	2,85	2,83	2,81	2,76	2,71	2,66	2,61	2,42	2,35	2,22
1,51	**3,41**	**3,53**	**3,51**	**3,47**	**3,44**	**3,41**	**3,34**	**3,27**	**3,20**	**3,05**	**2,98**	**2,82**
	2,83	2,93	2,91	2,89	2,86	2,83	2,77	2,71	2,66	2,57	2,47	2,33
1,52	**3,48**	**3,60**	**3,58**	**3,54**	**3,51**	**3,48**	**3,41**	**3,34**	**3,27**	**3,16**	**3,04**	**2,87**
	2,89	2,99	2,97	2,95	2,91	2,89	2,83	2,77	2,71	2,82	2,62	2,37
1,53	**3,55**	**3,67**	**3,65**	**3,61**	**3,58**	**3,55**	**3,47**	**3,40**	**3,33**	**3,23**	**3,09**	**2,93**
	2,95	3,04	3,03	3,00	2,97	2,95	2,88	2,82	2,76	2,88	2,67	2,42
1,54	**3,62**	**3,74**	**3,72**	**3,68**	**3,65**	**3,62**	**3,54**	**3,47**	**3,40**	**3,30**	**3,19**	**2,98**
	3,00	3,10	3,09	3,06	3,03	3,00	2,94	2,88	2,82	2,74	2,63	2,48
1,55	**3,69**	**3,82**	**3,80**	**3,76**	**3,72**	**3,69**	**3,61**	**3,54**	**3,46**	**3,36**	**3,22**	**3,04**
	3,06	3,16	3,15	3,12	3,09	3,06	2,99	2,94	2,87	2,78	2,68	2,52
1,56	**3,76**	**3,90**	**3,88**	**3,84**	**3,80**	**3,76**	**3,68**	**3,61**	**3,53**	**3,42**	**3,28**	**3,10**
	3,12	3,23	3,21	3,18	3,15	3,12	3,05	2,99	2,93	2,83	2,72	2,56
1,57	**3,83**	**3,97**	**3,95**	**3,91**	**3,87**	**3,83**	**3,75**	**3,68**	**3,60**	**3,49**	**3,35**	**3,16**
	3,18	3,29	3,27	3,24	3,21	3,18	3,12	3,05	2,99	2,89	2,78	2,62
1,58	**3,90**	**4,04**	**4,02**	**3,98**	**3,94**	**3,90**	**3,82**	**3,75**	**3,67**	**3,55**	**3,41**	**3,22**
	3,24	3,35	3,33	3,30	3,27	3,24	3,18	3,11	3,04	2,95	2,83	2,76
1,59	**3,98**	**4,12**	**4,10**	**4,06**	**4,02**	**3,98**	**3,90**	**3,82**	**3,74**	**3,62**	**3,48**	**3,28**
	3,30	3,42	3,40	3,37	3,34	3,30	3,24	3,17	3,10	3,00	2,89	2,72
1,60	**4,06**	**4,20**	**4,18**	**4,14**	**4,10**	**4,05**	**3,97**	**3,89**	**3,81**	**3,69**	**3,54**	**3,34**
	3,37	3,49	3,47	3,44	3,40	3,36	3,30	3,23	3,16	3,06	2,94	2,77
1,61	**4,13**	**4,28**	**4,26**	**4,22**	**4,18**	**4,13**	**4,04**	**3,96**	**3,88**	**3,76**	**3,61**	**3,41**
	3,43	3,55	3,53	3,50	3,46	3,42	3,36	3,29	3,22	3,12	3,00	2,82
1,62	**4,21**	**4,36**	**4,34**	**4,30**	**4,26**	**4,21**	**4,12**	**4,04**	**3,95**	**3,83**	**3,68**	**3,47**
	3,49	3,62	3,60	3,57	3,53	3,49	3,42	3,35	3,28	3,18	3,05	2,86
1,63	**4,29**	**4,44**	**4,42**	**4,38**	**4,34**	**4,29**	**4,20**	**4,11**	**4,03**	**3,90**	**3,75**	**3,53**
	3,55	3,68	3,66	3,63	3,59	3,55	3,48	3,41	3,34	3,24	3,11	2,83
1,64	**4,37**	**4,52**	**4,50**	**4,46**	**4,42**	**4,37**	**4,28**	**4,19**	**4,10**	**3,98**	**3,81**	**3,60**
	3,62	3,75	3,73	3,70	3,66	3,62	3,55	3,48	3,40	3,33	3,17	2,96
1,65	**4,45**	**4,60**	**4,58**	**4,54**	**4,50**	**4,45**	**4,36**	**4,27**	**4,18**	**4,05**	**3,89**	**3,67**
	3,69	3,82	3,80	3,77	3,73	3,69	3,62	3,54	3,46	3,36	3,23	3,04
1,66	**4,53**	**4,69**	**4,67**	**4,63**	**4,58**	**4,53**	**4,44**	**4,35**	**4,25**	**4,12**	**3,96**	**3,73**
	3,76	3,89	3,87	3,84	3,80	3,76	3,69	3,61	3,53	3,42	3,28	3,09
1,67	**4,61**	**4,77**	**4,75**	**4,71**	**4,66**	**4,61**	**4,52**	**4,43**	**4,33**	**4,20**	**4,04**	**3,81**
	3,83	3,96	3,94	3,91	3,87	3,83	3,75	3,67	3,59	3,49	3,35	3,15

Tabelle 1: Fortsetzung

Größe Meter	18–19 Jahre	20–29 Jahre	30–34 Jahre	35–39 Jahre	40–44 Jahre	45–49 Jahre	50–54 Jahre	55–59 Jahre	60–64 Jahre	65–69 Jahre	70–74 Jahre	75–79 Jahre
1,68	**4,69**	**4,86**	**4,83**	**4,79**	**4,74**	**4,69**	**4,60**	**4,51**	**4,41**	**4,27**	**4,11**	**3,87**
	3,90	4,03	4,01	3,96	3,94	3,90	3,82	3,74	3,66	3,55	3,41	3,21
1,69	**4,77**	**4,95**	**4,92**	**4,87**	**4,82**	**4,77**	**4,68**	**4,59**	**4,49**	**4,34**	**4,17**	**3,94**
	3,97	4,10	4,06	4,05	4,01	3,97	3,89	3,81	3,72	3,60	3,46	3,26
1,70	**4,86**	**5,04**	**5,01**	**4,96**	**4,91**	**4,86**	**4,77**	**4,67**	**4,57**	**4,43**	**4,26**	**4,01**
	4,04	4,18	4,16	4,13	4,08	4,04	3,96	3,86	3,79	3,68	3,53	3,32
1,71	**4,95**	**5,13**	**5,10**	**5,05**	**5,00**	**4,95**	**4,85**	**4,75**	**4,65**	**4,51**	**4,33**	**4,09**
	4,11	4,25	4,23	4,20	4,15	4,11	4,03	3,95	3,86	3,74	3,58	3,38
1,72	**5,04**	**5,22**	**5,19**	**5,14**	**5,09**	**5,04**	**4,94**	**4,83**	**4,73**	**4,59**	**4,40**	**4,16**
	4,18	4,33	4,31	4,27	4,22	4,18	4,10	4,02	3,93	3,80	3,66	3,44
1,73	**5,13**	**5,31**	**5,28**	**5,23**	**5,18**	**5,13**	**5,02**	**4,92**	**4,82**	**4,66**	**4,48**	**4,22**
	4,25	4,40	4,38	4,34	4,29	4,25	4,17	4,09	4,00	3,86	3,72	3,50
1,74	**5,22**	**5,40**	**5,37**	**5,32**	**5,27**	**5,22**	**5,11**	**5,00**	**4,90**	**4,75**	**4,56**	**4,30**
	4,33	4,48	4,46	4,42	4,37	4,33	4,24	4,16	4,07	3,94	3,79	3,58
1,75	**5,31**	**5,49**	**5,46**	**5,41**	**5,36**	**5,31**	**5,20**	**5,09**	**4,98**	**4,83**	**4,64**	**4,38**
	4,40	4,56	4,53	4,49	4,44	4,40	4,31	4,23	4,14	4,01	3,85	3,63
1,76	**5,40**	**5,59**	**5,56**	**5,51**	**5,45**	**5,40**	**5,29**	**5,18**	**5,07**	**4,91**	**4,72**	**4,45**
	4,48	4,64	4,61	4,57	4,52	4,48	4,39	4,30	4,21	4,07	3,91	3,69
1,77	**5,49**	**5,68**	**5,65**	**5,60**	**5,54**	**5,49**	**5,38**	**5,27**	**5,16**	**5,00**	**4,80**	**4,53**
	4,55	4,72	4,69	4,65	4,60	4,55	4,46	4,37	4,28	4,15	3,99	3,75
1,78	**5,58**	**5,78**	**5,75**	**5,69**	**5,63**	**5,58**	**5,47**	**5,36**	**5,24**	**5,09**	**4,88**	**4,61**
	4,63	4,80	4,77	4,73	4,68	4,63	4,54	4,45	4,35	4,22	4,06	3,82
1,79	**5,67**	**5,88**	**5,85**	**5,79**	**5,73**	**5,67**	**5,56**	**5,45**	**5,33**	**5,17**	**4,96**	**4,68**
	4,71	4,88	4,85	4,81	4,76	4,71	4,62	4,52	4.42	4,29	4,12	3,86
1,80	**5,77**	**5,98**	**5,95**	**5,89**	**5,83**	**5,77**	**5,66**	**5,54**	**5,42**	**5,26**	**5,05**	**4,76**
	4,79	4,96	4,93	4,89	4,84	4,79	4,70	4,60	4,50	4,36	4,19	3,95
1,81	**5,87**	**6,08**	**6,05**	**5,99**	**5,93**	**5,87**	**5,75**	**5,63**	**5,51**	**5,35**	**5,14**	**4,84**
	4,87	5,04	5,01	4,97	4,92	4,87	4,77	4,67	4,57	4,43	4,26	4,01
1,82	**5,97**	**6,18**	**6,15**	**6,09**	**6,03**	**5,97**	**5,85**	**5,73**	**5,60**	**5,44**	**5,22**	**4,92**
	4,96	5,13	5,10	5,05	5,00	4,95	4,85	4,75	4,65	4,51	4,33	4,08
1,83	**6,07**	**6,28**	**6,25**	**6,19**	**6,13**	**6,07**	**5,94**	**5,82**	**5,69**	**5,52**	**5,30**	**5,00**
	5,04	5,21	5,18	5,13	5,08	5,03	4,93	4,83	4,72	4,58	4,40	4,14
1,84	**6,17**	**6,39**	**6,35**	**6,29**	**6,23**	**6,17**	**6,04**	**5,92**	**5,78**	**5,61**	**5,39**	**5,09**
	5,12	5,30	5,27	5,22	5,17	5,12	5,01	4,91	4,80	4,66	4,48	4,21
1,85	**6,27**	**6,49**	**6,45**	**6,39**	**6,33**	**6,27**	**6,14**	**6,01**	**5,88**	**5,70**	**5,48**	**5,17**
	5,20	5,39	5,36	5,31	5,26	5,20	5,10	4,99	4,88	4,73	4,54	4,26
1,86	**6,37**	**6,60**	**6,56**	**6,50**	**6,44**	**6,37**	**6,24**	**6,11**	**5,98**	**5,80**	**5,57**	**5,26**
	5,29	5,48	5,45	5,40	5,35	5,29	5,18	5,07	4,96	4,81	4,83	4,35
1,87	**6,47**	**6,70**	**6,67**	**6,60**	**6,54**	**6,47**	**6,34**	**6,21**	**6,08**	**5,88**	**5,65**	**5,34**
	5,37	5,56	5,53	5,48	5,43	5,37	5,26	5,15	5,04	4,96	4,80	4,42

Tabelle 1: Fortsetzung

Größe Meter	18–19 Jahre	20–29 Jahre	30–34 Jahre	35–39 Jahre	40–44 Jahre	45–49 Jahre	50–54 Jahre	55–59 Jahre	60–64 Jahre	65–69 Jahre	70–74 Jahre	75–79 Jahre
1,88	**6,58**	**6,81**	**6,78**	**6,71**	**6,65**	**6,58**	**6,44**	**6,31**	**6,18**	**5,99**	**5,75**	**5,43**
	5,46	5,65	5,62	5,57	5,52	5,46	5,35	5,24	5,13	4,97	4,78	4,40
1,89	**6,68**	**6,92**	**6,89**	**6,82**	**6,75**	**6,68**	**6,54**	**6,41**	**6,28**	**6,08**	**5,84**	**5,52**
	5,55	5,74	5,71	5,66	5,60	5,54	5,43	5,32	5,21	5,05	4,85	4,57
1,90	**6,79**	**7,03**	**7,00**	**6,93**	**6,86**	**6,79**	**6,65**	**6,52**	**6,38**	**6,18**	**5,94**	**5,60**
	5,64	5,83	5,80	5,75	5,69	5,63	5,52	5,41	5,30	5,13	4,93	4,64
1,91	**6,90**	**7,14**	**7,11**	**7,04**	**6,97**	**6,90**	**6,76**	**6,62**	**6,48**	**6,28**	**6,03**	**5,69**
	5,73	5,92	5,88	5,84	5,78	5,72	5,61	5,50	5,38	5,21	5,01	4,71
1,92	**7,01**	**7,25**	**7,22**	**7,15**	**7,08**	**7,01**	**6,87**	**6,72**	**6,58**	**6,37**	**6,12**	**5,77**
	5,82	6,02	5,96	5,93	5,87	5,81	5,70	5,58	5,46	5,28	5,08	4,78
1,93	**7,12**	**7,36**	**7,33**	**7,26**	**7,19**	**7,12**	**6,98**	**6,83**	**6,68**	**6,48**	**6,22**	**5,87**
	5,91	6,11	6,06	6,03	5,97	5,91	5,79	5,67	5,54	5,38	5,17	4,86
1,94	**7,23**	**7,48**	**7,45**	**7,37**	**7,30**	**7,23**	**7,08**	**6,94**	**6,79**	**6,58**	**6,32**	**5,96**
	6,00	6,20	6,17	6,12	6,06	6,00	5,88	5,76	5,64	5,46	5,25	4,94
1,95	**7,34**	**7,60**	**7,55**	**7,49**	**7,42**	**7,34**	**7,19**	**7,04**	**6,90**	**6,68**	**6,42**	**6,05**
	6,09	6,30	6,27	6,22	6,16	6,09	5,97	5,85	5,73	5,54	5,33	5,01

[6] Aus: Kommission der Europäischen Gemeinschaft – EGKS, Schriftenreihe Arbeitshygiene und Arbeitsmedizin Nr. 11, zweite überarbeitete und vervollständigte Ausgabe, Luxemburg, 1973.

Tabelle 2: Vitalkapazität Frauen[7]. Vitalkapazität in Litern unter alveolaren Bedingungen, in Funktion von Alter und Körpergröße. Die **mittleren Werte sind fett gedruckt,** während die mageren Ziffern die Werte von -2σ des Mittelwertes angeben (untere Grenze des Normalen und Beginn des Pathologischen).

Größe Meter	18–19 Jahre	20–29 Jahre	30–34 Jahre	35–39 Jahre	40–44 Jahre	45–49 Jahre	50–54 Jahre	55–59 Jahre	60–64 Jahre	65–69 Jahre	70–74 Jahre	75–79 Jahre
1,50	**3,01**	**3,12**	**3,10**	**3,07**	**3,05**	**3,01**	**2,95**	**2,89**	**2,83**	**2,73**	**2,63**	**2,49**
	2,49	2,59	2,57	2,54	2,52	2,49	2,44	2,40	2,35	2,26	2,18	2,05
1,51	**3,07**	**3,18**	**3,16**	**3,13**	**3,10**	**3,07**	**3,01**	**2,95**	**2,89**	**2,79**	**2.69**	**2,54**
	2,54	2,65	2,63	2,60	2,57	2,54	2,49	2,44	2,40	2,32	2,23	2,10
1,52	**3,14**	**3,24**	**3,23**	**3,19**	**3,16**	**3,14**	**3,07**	**3,01**	**2,95**	**2,85**	**2,74**	**2,59**
	2,61	2,69	2,68	2,66	2,63	2,61	2,54	2,49	2,44	2,37	2,27	2,14
1,53	**3,20**	**3,31**	**3,29**	**3,25**	**3,23**	**3,20**	**3,13**	**3,07**	**3,00**	**2,91**	**2,79**	**2,64**
	2,67	2,74	2,73	2,70	2,68	2,67	2,60	2,54	2,48	2,42	2,32	2,19
1,54	**3,26**	**3,37**	**3,36**	**3,32**	**3,29**	**3,26**	**3,19**	**3,13**	**3,06**	**2,97**	**2,84**	**2,69**
	2,71	2,79	2,78	2,75	2,73	2,71	2,66	2,60	2,53	2,46	2,36	2,23
1,55	**3,33**	**3,44**	**3,43**	**3,39**	**3,35**	**3,32**	**3,25**	**3,19**	**3,12**	**3,03**	**2,90**	**2,74**
	2,76	2,86	2,85	2,81	2,77	2,75	2,70	2,66	2,59	2,51	2,41	2,27
1,56	**3,39**	**3,51**	**3,50**	**3,46**	**3,42**	**3,39**	**3,32**	**3,25**	**3,18**	**3,07**	**2,96**	**2,79**
	2,81	2,91	2,90	2,88	2,84	2,81	2,75	2,70	2,65	2,54	2,45	2,31
1,57	**3,45**	**3,58**	**3,56**	**3,52**	**3,49**	**3,45**	**3,38**	**3,32**	**3,24**	**3,15**	**3,02**	**2,85**
	2,87	2,98	2,96	2,92	2,89	2,87	2,80	2,75	2,69	2,61	2,50	2,37
1,58	**3,52**	**3,64**	**3,62**	**3,59**	**3,55**	**3,51**	**3,44**	**3,38**	**3,31**	**3,21**	**3,08**	**2,90**
	2,92	3,02	3,00	2,98	2,95	2,91	2,86	2,80	2,74	2,66	2,55	2,41
1,59	**3,59**	**3,71**	**3,69**	**3,66**	**3,62**	**3,58**	**3,51**	**3,44**	**3,37**	**3,17**	**3,14**	**2,95**
	2,99	3,08	3,06	3,04	3,00	2,96	2,91	2,86	2,79	2,64	2,61	2,45
1,60	**3,66**	**3,78**	**3,77**	**3,73**	**3,69**	**3,65**	**3,58**	**3,51**	**3,43**	**3,33**	**3,19**	**3,01**
	3,04	3,13	3,12	3,10	3,06	3,03	2,96	2,91	2,85	2,76	2,66	2,48
1,61	**3,73**	**3,86**	**3,84**	**3,80**	**3,77**	**3,72**	**3,64**	**3,57**	**3,50**	**3,39**	**3,25**	**3,07**
	3,10	3,20	3,18	3,15	3,12	3,09	3,02	2,97	2,90	2,81	2,70	2,54
1,62	**3,80**	**3,93**	**3,91**	**3,87**	**3,84**	**3,79**	**3,71**	**3,64**	**3,56**	**3,45**	**3,32**	**3,13**
	3,15	3,26	3,24	3,21	3,18	3,14	3,06	3,02	2,96	2,87	2,75	2,60
1,63	**3,87**	**4,00**	**3,98**	**3,95**	**3,91**	**3,87**	**3,78**	**3,70**	**3,63**	**3,51**	**3,38**	**3,18**
	3,21	3,32	3,30	3,28	3,24	3,21	3,13	3,07	3,01	2,91	2,80	2,65
1,64	**3,94**	**4,07**	**4,05**	**4,02**	**3,98**	**3,94**	**3,86**	**3,78**	**3,69**	**3,58**	**3,44**	**3,24**
	3,27	3,38	3,36	3,34	3,30	3,27	3,20	3,13	3,06	2,98	2,88	2,68
1,65	**4,01**	**4,15**	**4,13**	**4,10**	**4,05**	**4,01**	**3,93**	**3,85**	**3,76**	**3,65**	**3,51**	**3,31**
	3,33	3,44	3,42	3,40	3,35	3,33	3,26	3,19	3,11	3.03	2,91	2,74
1,66	**4,08**	**4,22**	**4,21**	**4,17**	**4,13**	**4,08**	**4,00**	**3,92**	**3,84**	**3,71**	**3,56**	**3,36**
	3,38	3,50	3,49	3,45	3,42	3,38	3,32	3,25	3,18	3,09	2,96	2,78
1,67	**4,15**	**4,30**	**4,28**	**4,24**	**4,20**	**4,15**	**4,07**	**3,99**	**3,91**	**3,78**	**3,64**	**3,43**
	3,44	3,58	3,56	3,52	3,48	3,44	3,37	3,31	3,24	3,13	3,02	2,95

Tabelle 2: Fortsetzung

Größe Meter	18–19 Jahre	20–29 Jahre	30–34 Jahre	35–39 Jahre	40–44 Jahre	45–49 Jahre	50–54 Jahre	55–59 Jahre	60–64 Jahre	65–69 Jahre	70–74 Jahre	75–79 Jahre
1,68	**4,23**	**4,38**	**4,33**	**4,31**	**4,27**	**4,23**	**4,14**	**4,06**	**3,97**	**3,85**	**3,70**	**3,49**
	3,51	3,64	3,61	3,60	3,55	3,51	3,43	3,36	3,31	3,19	3,07	2,89
1,69	**4,30**	**4,46**	**4,43**	**4,39**	**4,33**	**4,30**	**4,22**	**4,14**	**4,05**	**3,91**	**3,76**	**3,55**
	3,58	3,70	3,66	3,65	3,61	3,58	3,50	3,43	3,35	3,25	3,11	2,95
1,70	**4,38**	**4,54**	**4,51**	**4,47**	**4,42**	**4,38**	**4,30**	**4,22**	**4,13**	**3,99**	**3,84**	**3,62**
	3,64	3,76	3,73	3,71	3,68	3,64	3,58	3,50	3,42	3,31	3,16	3,00
1,71	**4,46**	**4,62**	**4,59**	**4,55**	**4,50**	**4,46**	**4,36**	**4,28**	**4,19**	**4,06**	**3,91**	**3,68**
	3,70	3,83	3,81	3,77	3,74	3,70	3,63	3,56	3,47	3,36	3,24	3,06
1,72	**4,54**	**4,70**	**4,68**	**4,63**	**4,58**	**4,54**	**4,43**	**4,35**	**4,26**	**4,13**	**3,98**	**3,73**
	3,76	3,91	3,89	3,84	3,80	3,76	3,69	3,62	3,54	3,42	3,30	3,10
1,73	**4,62**	**4,78**	**4,76**	**4,70**	**4,66**	**4,62**	**4,52**	**4,43**	**4,35**	**4,20**	**4,06**	**3,80**
	3,83	3,97	3,95	3,91	3,87	3,83	3,74	3,68	3,62	3,48	3,36	3,15
1,74	**4,70**	**4,86**	**4,84**	**4,79**	**4,75**	**4,70**	**4,60**	**4,51**	**4,41**	**4,28**	**4,13**	**3,87**
	3,91	4,03	4,02	3,96	3,94	3,91	3,82	3,73	3,67	3,56	3,42	3,21
1,75	**4,78**	**4,95**	**4,92**	**4,87**	**4,83**	**4,78**	**4,68**	**4,59**	**4,49**	**4,33**	**4,18**	**3,94**
	3,97	4,11	4,08	4,04	4,01	3,97	3,89	3,81	3,73	3,61	3,46	3,27
1,76	**4,86**	**5,04**	**5,01**	**4,96**	**4,91**	**4,86**	**4,77**	**4,67**	**4,57**	**4,41**	**4,25**	**4,01**
	4,03	4,18	4,16	4,12	4,07	4,03	3,96	3,86	3,79	3,67	3,54	3,33
1,77	**4,95**	**5,12**	**5,09**	**5,04**	**4,99**	**4,95**	**4,85**	**4,75**	**4,65**	**4,50**	**4,32**	**4,08**
	4,11	4,24	4,22	4,18	4,14	4,11	4,02	3,94	3,86	3,74	3,60	3,36
1,78	**5,02**	**5,21**	**5,18**	**5,13**	**5,09**	**5,02**	**4,93**	**4,83**	**4,72**	**4,58**	**4,40**	**4,15**
	4,17	4,32	4,30	4,25	4,22	4,17	4,08	4,01	3,93	3,80	3,66	3,44
1,79	**5,12**	**5,30**	**5,27**	**5,22**	**5,17**	**5,11**	**5,01**	**4,91**	**4,80**	**4,66**	**4,47**	**4,22**
	4,24	4,38	4,36	4,33	4,29	4,23	4,16	4,07	3,99	3,87	3,71	3,50
1,80	**5,20**	**5,39**	**5,36**	**5,31**	**5,25**	**5,20**	**5,09**	**4,99**	**4,88**	**4,72**	**4,55**	**4,29**
	4,31	4,48	4,45	4,40	4,35	4,31	4,22	4,14	4,06	3,93	3,77	3,57
1,81	**5,29**	**5,48**	**5,44**	**5,39**	**5,34**	**5,29**	**5,18**	**5,07**	**4,96**	**4,81**	**4,63**	**4,36**
	4,36	4,56	4,52	4,48	4,43	4,38	4,30	4,20	4,12	4,00	3,84	3,63
1,82	**5,38**	**5,57**	**5,54**	**5,48**	**5,43**	**5,38**	**5,27**	**5,16**	**5,04**	**4,90**	**4,70**	**4,43**
	4,47	4,83	4,80	4,56	4,51	4,47	4,36	4,28	4,18	4,06	3,91	3,69
1,83	**5,47**	**5,66**	**5,63**	**5,58**	**5,52**	**5,47**	**5,35**	**5,24**	**5,13**	**4,98**	**4,77**	**4,50**
	4,56	4,71	4,67	4,64	4,58	4,55	4,44	4,34	4,25	4,13	3,96	3,74
1,84	**5,56**	**5,76**	**5,72**	**5,67**	**5,61**	**5,56**	**5,44**	**5,33**	**5,21**	**5,07**	**4,85**	**4,58**
	4,62	4,78	4,75	4,70	4,66	4,61	4,52	4,42	4,32	4,20	4,02	3,79
1,85	**5,65**	**5,85**	**5,81**	**5,76**	**5,69**	**5,65**	**5,53**	**5,41**	**5,30**	**5,14**	**4,93**	**4,66**
	4,70	4,86	4,83	4,78	4,73	4,70	4,60	4,48	4,38	4,26	4,08	3,86
1,86	**5,74**	**5,94**	**5,89**	**5,85**	**5,80**	**5,74**	**5,62**	**5,48**	**5,39**	**5,22**	**5,02**	**4,74**
	4,76	4,93	4,90	4,86	4,82	4,76	4,67	4,56	4,48	4,33	4,17	3,82
1,87	**5,83**	**6,03**	**6,02**	**5,94**	**5,89**	**5,83**	**5,69**	**5,59**	**5,48**	**5,30**	**5,11**	**4,81**
	4,84	5,00	4,96	4,93	4,90	4,84	4,73	4,66	4,56	4,40	4,23	3,96

Tabelle 2: Fortsetzung

Größe Meter	18–19 Jahre	20–29 Jahre	30–34 Jahre	35–39 Jahre	40–44 Jahre	45–49 Jahre	50–54 Jahre	55–59 Jahre	60–64 Jahre	65–69 Jahre	70–74 Jahre	75–79 Jahre
1,88	**5,93**	**6,13**	**6,09**	**6,04**	**5,99**	**5,93**	**5,80**	**5,68**	**5,57**	**5,39**	**5,18**	**4,89**
	4,92	5,08	5,06	5,01	4,96	4,92	4,82	4,72	4,63	4,48	4,30	4,06
1,89	**6,02**	**6,23**	**6,21**	**6,14**	**6,08**	**6,02**	**5,89**	**5,77**	**5,66**	**5,48**	**5,24**	**4,97**
	4,99	5,17	5,15	5,08	5,05	4,96	4,90	4,79	4,71	4,56	4,34	4,12
1,90	**6,12**	**6,33**	**6,30**	**6,24**	**6,18**	**6,12**	**5,99**	**5,87**	**5,75**	**5,57**	**5,35**	**5,04**
	5,07	5,25	5,22	5,18	5,13	5,07	4,96	4,88	4,77	4,63	4,44	4,16
1,91	**6,21**	**6,43**	**6,40**	**6,34**	**6,27**	**6,21**	**6,09**	**5,96**	**5,84**	**5,66**	**5,43**	**5,13**
	5,15	5,33	5,30	5,26	5,21	5,15	5,06	4,96	4,85	4,71	4,51	4,25
1,92	**6,31**	**6,53**	**6,50**	**6,44**	**6,37**	**6,31**	**6,19**	**6,05**	**5,93**	**5,74**	**5,51**	**5,20**
	5,24	5,43	5,40	5,34	5,29	5,23	5,14	5,02	4,92	4,76	4,58	4,31
1,93	**6,41**	**6,63**	**6,59**	**6,54**	**6,47**	**6,41**	**6,27**	**6,15**	**6,02**	**5,84**	**5,60**	**5,29**
	5,31	5,50	5,48	5,44	5,37	5,31	5,21	5,10	4,98	4,86	4,66	4,36
1,94	**6,51**	**6,73**	**6,70**	**6,64**	**6,57**	**6,51**	**6,38**	**6,25**	**6,12**	**5,93**	**5,69**	**5,37**
	5,41	5,60	5,57	5,51	5,47	5,41	5,30	5,19	5,07	4,92	4,73	4,46
1,95	**6,59**	**6,84**	**6,79**	**6,75**	**6,68**	**6,59**	**6,48**	**6,34**	**6,21**	**6,02**	**5,78**	**5,45**
	5,49	5,70	5,65	5,61	5,55	5,49	5,36	5,26	5,15	4,90	4,80	4,53

[7] Aus: Kommission der Europäischen Gemeinschaft – EGKS, Schriftenreihe Arbeitshygiene und Arbeitsmedizin Nr. 11, zweite überarbeitete und vervollständigte Ausgabe, Luxemburg, 1973.

G 1.3 Mineralischer Staub, Teil 3: Künstlicher mineralischer Faserstaub der Kategorie 1A oder 1B (z. B. Aluminiumsilikatwolle)

Bearbeitung: Ausschuss Arbeitsmedizin der Gesetzlichen Unfallversicherung, Arbeitskreis 2.2 „Berufsbedingte Gefährdung der Lunge"
Fassung Oktober 2014

Vorbemerkungen

Dieser Grundsatz gibt Anhaltspunkte für gezielte arbeitsmedizinische Untersuchungen, um Erkrankungen, die durch Faserstäube aus Aluminiumsilikatwolle[1] entstehen können, zu verhindern oder frühzeitig zu erkennen.
Hinweise für die Gefährdungsbeurteilung und die Auswahl des zu untersuchenden Personenkreises gibt die DGUV Information „Handlungsanleitung für arbeitsmedizinische Untersuchungen nach dem DGUV Grundsatz G 1.3" (DGUV Information 240-013, i. Vb).

Ablaufplan

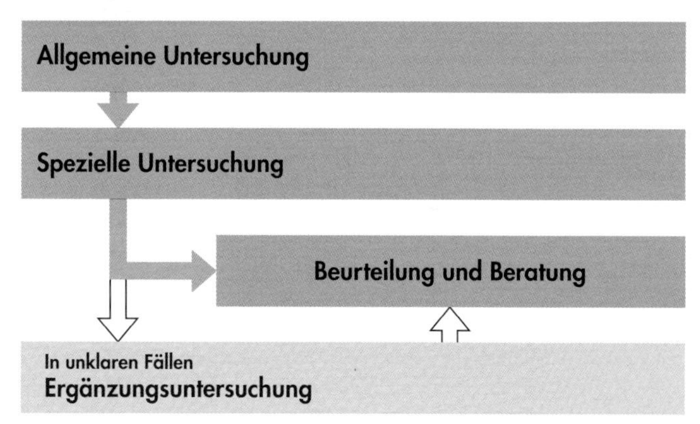

[1] Als Wollen bezeichnet man eine ungeordnete Anhäufung von Fasern mit unterschiedlichen Längen und Durchmessern. Fasern sind Partikel mit einem Länge-Durchmesser-Verhältnis (L/D) größer als 3:1. Künstliche Mineralfasern sind gekennzeichnet durch parallele Kanten und glatte Abbrüche.

1 Untersuchungen

1.1 Untersuchungsarten, Fristen

Bei der Festlegung der Fristen zu den Untersuchungsintervallen sind je nach Rechtsgrundlage des Untersuchungsanlasses die für diesen Anlass gültigen staatlichen Vorschriften und Regeln zu beachten.
Wenn es für den konkreten Untersuchungsanlass keine staatlichen Vorgaben zu Fristen gibt, können ersatzweise die Empfehlungen in der nachfolgenden Tabelle zur Anwendung kommen.

Erstuntersuchung	Vor Aufnahme der Tätigkeit
Nachuntersuchungen	• Bis 15 Jahre nach Expositionsbeginn: 60 Monate • Mehr als 15 Jahre nach Expositionsbeginn: 36 Monate (in Abhängigkeit von der kumulativen Expositionshöhe, anderen Faserexpositionen und dem Befund)
	Vorzeitig: • Nach schwerer oder längerer Erkrankung, die Anlass zu Bedenken gegen eine Fortsetzung der Tätigkeit geben könnte • Nach ärztlichem Ermessen in Einzelfällen (z. B. nach mehrwöchiger Erkrankung oder körperlicher Beeinträchtigung, die Anlass zu Bedenken gegen die Fortsetzung der Tätigkeit geben könnte) • Bei Beschäftigten, die einen ursächlichen Zusammenhang zwischen ihrer Erkrankung und ihrer Tätigkeit am Arbeitsplatz vermuten *Hinweis: Eine wegen einer (früheren) Asbestfaserstaub-Exposition vorgesehene Untersuchung sollte mit der Nachuntersuchung nach G 1.3 verbunden werden.*
Nachgehende Untersuchungen[2]	• Nach Beendigung von Tätigkeiten mit Exposition gegenüber aluminiumsilikathaltigen Fasern. Erstmals 15 Jahre nach Expositionsbeginn oder nach Vollendung des 45. Lebensjahres, dann nach 12–36 Monaten in Abhängigkeit von der kumulativen Expositionshöhe und dem Befund

[2] Hinweis: Die von der Gesundheitsvorsorge (GVS, http://gvs.bgetem.de/) nach Ausscheiden aus dem Unternehmen zu veranlassende nachgehende Vorsorge wird nach einer Vereinbarung mit den angeschlossenen Unfallversicherungsträgern durchgeführt.

1.2 Untersuchungsprogramm

1.2.1 Allgemeine Untersuchung

Erstuntersuchung	Nachuntersuchung

Allgemeine Anamnese, differenzierte Arbeitsanamnese unter besonderer Berücksichtigung einer möglichen inhalativen Belastung mit asbesthaltigen, quarzhaltigen[3] oder anderen fibrogenen Stäuben, detaillierte Erfassung des Tabakkonsums[4]

- Nie-Raucher, Raucher, Ex-Raucher
- Zigaretten, Zigarren, Pfeife (Anzahl pro Tag)
- Jahr des Beginns und ggf. Ende des Tabakkonsums (Anzahl der Zigaretten-Packungsjahre).

1.2.2 Spezielle Untersuchung

Erstuntersuchung

- Untersuchung der Atmungs- und Kreislauforgane
- Spirometrie (Anhang 1, Leitfaden „Lungenfunktionsprüfung")
- Röntgenaufnahme des Thorax im p. a.-Strahlengang
  - Röntgenbilder nicht älter als 1 Jahr können in Abhängigkeit von den Ergebnissen der Anamnese berücksichtigt werden
  - Wird die Thoraxaufnahme in digitaler Technik durchgeführt, kann die Dokumentation in Form einer CD im DICOM-Format oder als Hardcopy in Originalgröße erfolgen. Ausnahmsweise kann auch eine Hardcopy in 2/3 der Originalgröße akzeptiert werden.
  - Siehe auch „Anhang zur radiologischen Diagnostik zum G 1.1".

---

[3] AES-Fasern rekristallisieren bei Einsatztemperaturen über 900 °C zu Cristobalit.

[4] Näheres zur detaillierten Erfassung des Tabakkonsums siehe Untersuchungsbogen „Mineralischer Staub" (G 1.1, G 1.2, G 1.3, G 1.4) in Anhang 5.

Nachuntersuchung/Nachgehende Untersuchung

- Untersuchung der Atmungs- und Kreislauforgane
- Spirometrie (Anhang 1, Leitfaden „Lungenfunktionsprüfung")
- Die rechtfertigende Indikation für die Durchführung von Röntgenaufnahmen ist bei Nachuntersuchungen im Einzelfall zu prüfen. Eine generelle Indikation besteht nicht.
- Röntgenaufnahme des Thorax im p. a.-Strahlengang
  - Röntgenbilder nicht älter als 1 Jahr können in Abhängigkeit von den Ergebnissen der Anamnese berücksichtigt werden
  - Wird die Thoraxaufnahme in digitaler Technik durchgeführt, kann die Dokumentation in Form einer CD im DICOM-Format oder als Hardcopy in Originalgröße erfolgen. Ausnahmsweise kann auch eine Hardcopy in 2/3 der Originalgröße akzeptiert werden.
  - Siehe auch „Anhang zur radiologischen Diagnostik zum G 1.1".

1.2.3 Ergänzungsuntersuchung

Nachuntersuchung

Individuell kann die Anfertigung von Seitaufnahmen angezeigt sein. Die Entscheidung sollte abhängig gemacht werden von

- Latenzzeit (> 15 Jahre),
- Dauer und Höhe der Exposition,
- inhalativen Rauchgewohnheiten und
- Voraufnahmen.

1.3 Voraussetzungen zur Durchführung

- Gebietsbezeichnung „Arbeitsmedizin" oder Zusatzbezeichnung „Betriebsmedizin"
- Zusätzlich wird zur Qualitätssicherung die Teilnahme an einem anerkannten Einführungsseminar in die Befundung und Klassifikation der Röntgenbilder nach der internationalen Pneumokoniose-Klassifikation ILO 2000/Bundesrepublik empfohlen.

2 Arbeitsmedizinische Beurteilung und Beratung

Eine arbeitsmedizinische Beurteilung und Beratung im Rahmen gezielter arbeitsmedizinischer Untersuchungen ist erst nach Kenntnis der Arbeitsplatzverhältnisse und der individuellen Belastung möglich. Grundlage dafür ist eine Gefährdungsbeurteilung, die auch dazu Stellung nimmt, welche technischen, organisatorischen und personenbezogenen Schutzmaßnahmen getroffen wurden bzw. zu treffen sind. Für Beschäftigte, die Tätigkeiten mit Gefahrstoffen ausüben, ist eine individuelle Aufklärung und Beratung angezeigt.

2.1 Kriterien

2.1.1 Dauernde gesundheitliche Bedenken

Erstuntersuchung | **Nachuntersuchung**

Bei Personen mit Vorerkrankungen und/oder funktionellen Beeinträchtigungen insbesondere im Bereich des kardiopulmonalen Systems, bei denen durch die Exposition gegenüber Faserstäuben aus Aluminiumsilikatwolle eine klinisch relevante Verschlimmerung des Gesundheitszustandes möglich ist.
Beispielhaft sind insbesondere zu nennen:

- erhebliche Störungen der Lungenfunktion und des Herz-Kreislauf-Systems,
- chronische, vor allem obstruktive Bronchitis mit Funktionsstörungen, Bronchialasthma, Lungenemphysem,
- röntgenologisch fassbare Staublungen sowie andere fibrotische und granulomatöse Veränderungen der Lunge,
- Missbildungen, Geschwülste, chronische Entzündungen, Pleuraschwarten oder andere Schäden, die die Funktion der Luftwege oder der Lunge wesentlich beeinträchtigen oder die Entstehung von Erkrankungen des bronchopulmonalen Systems begünstigen,
- Deformierungen des Brustkorbes oder der Wirbelsäule, sofern hierdurch die Atmung beeinträchtigt ist,
- Zustand nach Lungenresektion oder -verletzungen mit Funktionsbeeinträchtigung der Brustorgane,
- aktive, auch geschlossene Tuberkulose, ausgedehnte inaktive Tuberkulose sowie Zustand nach nicht sicher ausgeheilter Pleuritis,
- manifeste oder vorzeitig zu erwartende Herzinsuffizienz wie bei gesichertem Herzklappenfehler, anderen organischen Herzschäden oder nach erst kurze Zeit zurückliegenden Krankheiten, die erfahrungsgemäß häufig zu vorzeitiger Herzinsuffizienz führen können,
- Bluthochdruck, insbesondere wenn dieser therapeutisch nicht einstellbar ist,
- sonstige chronische Krankheiten, die die allgemeine Widerstandskraft herabsetzen.

2.1.2 Befristete gesundheitliche Bedenken

Erstuntersuchung	Nachuntersuchung

Personen wie unter 2.1.1, soweit eine Wiederherstellung zu erwarten ist.

2.1.3 Keine gesundheitlichen Bedenken unter bestimmten Voraussetzungen

Erstuntersuchung	Nachuntersuchung

Sind die unter 2.1.1 genannten Erkrankungen bzw. Veränderungen weniger ausgeprägt, so sollte der untersuchende Arzt prüfen, ob unter bestimmten Voraussetzungen die Aufnahme bzw. Fortsetzung der Tätigkeit möglich ist.
Als Voraussetzungen kommen u. a. in Betracht:

- Einsatz an Arbeitsplätzen mit nachgewiesener geringerer Konzentration von Faserstäuben aus Aluminiumsilikatwolle,
- verkürzte Nachuntersuchungsfristen.

Im Einzelfall sollten für die Angaben über die Höhe der Exposition messtechnische Überprüfungen des Arbeitsplatzes erfolgen.

2.1.4 Keine gesundheitlichen Bedenken

Erstuntersuchung	Nachuntersuchung

Alle anderen Personen, soweit keine Beschäftigungsbeschränkung besteht.

2.2 Beratung

Die Beratung sollte entsprechend der Arbeitsplatzsituation und den Untersuchungsergebnissen im Einzelfall erfolgen. Die Beschäftigten sind über die Ergebnisse der arbeitsmedizinischen Untersuchungen zu informieren.
Zigarettenrauchen ist die Hauptursache für Lungenkrebs. Die Kombination einer Exposition gegenüber Faserstäuben aus Aluminiumsilikatwolle und Zigarettenrauchen hat vermutlich eine synergistische Wirkung. Auf diesen Sachverhalt und die Möglichkeit einer erfolgreichen Entwöhnungsbehandlung sollte der untersuchende Arzt den Raucher hinweisen.
Wenn sich aus der arbeitsmedizinischen Untersuchung Hinweise ergeben, die eine Aktualisierung der Gefährdungsbeurteilung zur Verbesserung des Arbeitsschutzes notwendig machen, hat der untersuchende Arzt dies dem Arbeitgeber mitzuteilen. Dabei ist die Wahrung der schutzbedürftigen Belange des Untersuchten zu beachten.

3 Ergänzende Hinweise

3.1 Exposition, Belastung

3.1.1 Vorkommen, Gefahrenquellen

Zur Gruppe der Hochtemperaturwollen gehören die

AES-Wolle (= AlkalineEarthSilicate Wolle, HTGW Hochtemperaturglaswolle)
Diese Wollen haben keine Einstufung als krebserzeugend oder erbgutverändernd. Personen mit einer Faserstaub-Exposition aus AES-Produkten sollten ggf. nach G 1.4 „Staubbelastung" untersucht werden.

Aluminiumsilikatwolle ASW (RCF = RefractoryCeramic-Fiber, „Keramikfasern")
Diese Wollen haben eine Einstufung als krebserzeugend Kategorie K2.
Bei Personen mit einer Faserstaub-Exposition aus Aluminiumsilikatwolle sollten arbeitsmedizinische Untersuchungen nach G 1.3 erfolgen.

Polykristalline Wolle PCW
Diese Wollen haben derzeit keine offizielle Einstufung als krebserzeugend oder erbgutverändernder Stoff. Von den Herstellern wird in der Regel eine Einstufung Kategorie K3 krebsverdächtig vorgenommen. Personen mit einer Faserstaub-Exposition aus polykristallinen Wollen sollten ggf. nach G 1.4 „Staubbelastung" untersucht werden.

Eine schematische Darstellung über die Einteilung der Hochtemperaturwollen mit einer Klassifizierungstemperatur > 1000 °C findet sich in (VDI 3469, DIN-EN 1094):

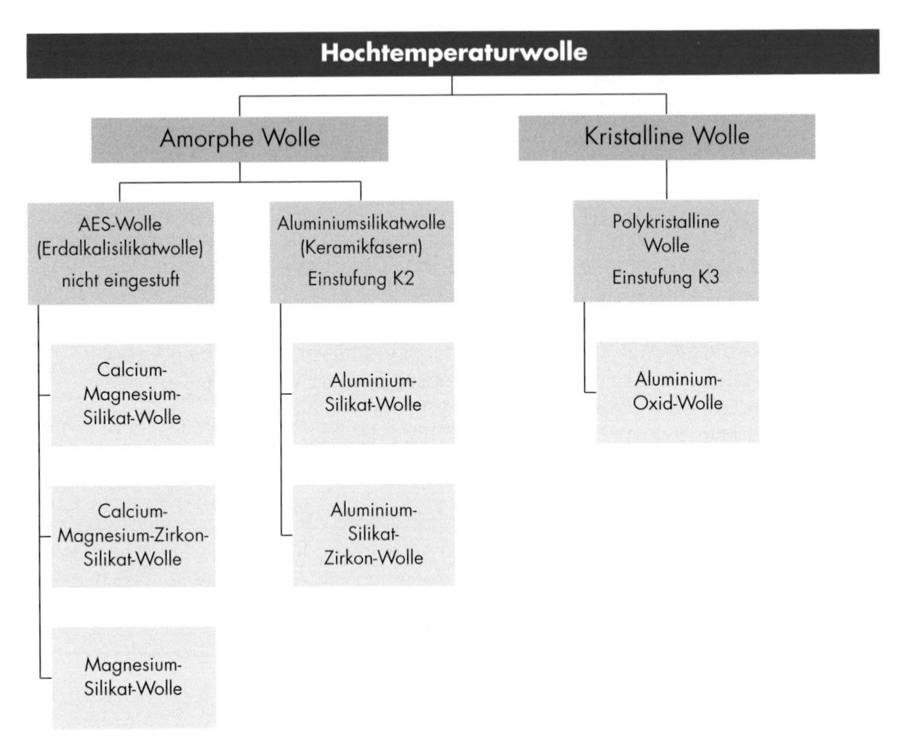

Hochtemperaturwolle findet in der Regel bei Einsatztemperaturen von > 900 °C Verwendung.
Aluminiumsilikatwolle wird heute noch bei industriellem Ofen- und Feuerungsbau, bei Heizungsanlagen im Bereich des direkten Brennerflammenkontaktes, bei Abgasanlagen in Kraftfahrzeugen als Lagermatten für keramische Substrate oder als Wärmedämmung im Hot-End-Bereich etc. eingesetzt. Zum Einsatz kommen Produkte in Form von Filzen und Platten unterschiedlicher Dichte und Dicke, Faltmodule, Vakuumformteile und vieles andere mehr.
Durch die Be- und Verarbeitung dieser Produkte können durch Brechen der Fasern lungengängige Faserbruchstücke entstehen, ferner sollte eine Anreicherung der dünnen (Ø < 1 µm) und kurzen Fasern in der Atemluft beachtet werden.

3.1.2 Physikalisch-chemische Eigenschaften

Die Hochtemperaturwollen gehören zur Gruppe der künstlichen Mineralfasern (KMF).
Aluminiumsilikat- (Kombination von Al_2O_3 und SiO_2) und AES-Wolle (Kombination von CaO-, MgO-, SiO_2 und ZrO_2) werden durch Schmelzen und Blasstrahl- oder Schleuderradverfahren hergestellt.
Die dabei verfahrensbedingten Fasern liegen im Durchmesserbereich von 0,5 bis 5 µm und Längen von mehreren Zentimetern.
Polykristalline Wollen werden nach dem „Sol-Gel-Verfahren" aus wässriger Spinnlösung erzeugt, in einer anschließenden Wärmebehandlung erfolgt die Kristallisierung.
Produkte aus Hochtemperaturwollen werden in der Regel nicht mit Bindemitteln versehen.
AES-Wolle rekristallisiert bei Einsatztemperaturen > 900 °C unter Bildung von Cristobalit (bis zu 45 Gew.-%), Aluminiumsilikatwolle rekristallisiert ebenfalls, aber erst bei höheren Temperaturen (ca. 1150 °C). Bei Reparaturen oder Rückbau von diesen Faserprodukten sind Schutzmaßnahmen (Quarz- und Cristobalitfeinstäube sind nach Kategorie K 1 eingestuft) vorzusehen.

3.1.3 Aufnahme

Die Aufnahme erfolgt über die Atemwege.

3.2 Funktionsstörungen, Krankheitsbild

3.2.1 Wirkungsweise

Ausreichende Erfahrungen zur Humankanzerogenität von Faserstäuben aus Aluminiumsilikatwolle liegen derzeit nicht vor. Allerdings ist nach derzeitigem Kenntnisstand im (wenig empfindlichen) inhalativen Tierexperiment von der Verursachung sowohl einer Lungenfibrose als auch von Lungentumoren und Pleuramesotheliomen auszugehen.
Im Intrapleural-Test bei Tieren konnte ein dosisabhängiger Anstieg der Proliferation von Mesothelzellen der Pleura nachgewiesen werden.
Bei Menschen wurden insbesondere benigne Pleuraerkrankungen (Pleuraplaques) festgestellt.

3.2.2 Akute/subakute Gesundheitsschädigung

Entfällt.

3.2.3 Chronische Gesundheitsschädigung

Unter Berücksichtigung der Expositionshöhe und der Latenzzeit sollte auf Krankheitszeichen geachtet werden, wie sie auch nach Asbest- oder Quarzexposition auftreten können.

4 Berufskrankheit

Entfällt.

5 Literatur

Bunn, W. B., Bender, J. R., Hesterberg, T. W., Chase, G. R., Konzen, J. L.: Recent studies on man-made vitreous fibers. Chronic animal inhalation studies. J Occup Med 35 (1993) 101–113

Deutsche Forschungsgemeinschaft. Senatskommission zur Prüfung gesundheitsschädlicher Arbeitsstoffe. MAK- und BAT-Werte-Liste. Aktuelle Fassung.

DIN-EN 1094-1: Feuerfeste Erzeugnisse für Wärmedämmzwecke – Teil 1 Gesundheitsschädliche Arbeitsstoffe. Toxikologisch-arbeitsmedizinische Begründungen von MAK-Werten. Faserstäube, Deutsche Forschungsgemeinschaft, Wiley-VCH, Weinheim, 1994

Handlungsanleitung für arbeitsmedizinische Untersuchungen nach dem Grundsatz G1.3 „Mineralischer Staub, Teil 3: Künstlicher mineralischer Faserstaub der Kategorie 1A oder 1B (z. B. Aluminiumsilikatwolle)" (DGUV Information 240-013, i. Vb.), DGUV-Publikationsdatenbank, www.dguv.de/publikationen

Henschler, D.: Künstliche Mineralfasern. Wiley-VCH, Weinheim, 1981

Vorath; N.-J., Lang, K.-H.: Keramikfaserprodukte: Ersatzstoffe, Ersatzverfahren, Schutzmaßnahmen. Wirtschaftsverlag NW, Bremerhaven, 1997.

6 Vorschriften Regeln

Arbeitsmedizinische Regeln (AMR), Bundesarbeitsblatt, bei der Bundesanstalt für Arbeitsschutz und Arbeitsmedizin. www.baua.de

AMR 2.1: „Fristen für die Veranlassung/das Angebot von arbeitsmedizinischen Vorsorgeuntersuchungen"

Gefahrstoffverordnung (GefSoffV)

Technische Regeln für Gefahrstoffe (TRGS). www.baua.de

TRGS 521: Abbruch-, Sanierungs- und Instandhaltungsarbeiten mit alter Mineralwolle. Ausgabe Februar 2008

Verordnung zur arbeitsmedizinischen Vorsorge (ArbMedVV)

G 1.4 Staubbelastung

Bearbeitung: Ausschuss Arbeitsmedizin der Gesetzlichen Unfallversicherung, Arbeitskreis 2.2 „Berufsbedingte Gefährdung der Lunge"
Fassung Oktober 2014

Vorbemerkungen

Dieser Grundsatz gibt Anhaltspunkte für gezielte arbeitsmedizinische Untersuchungen, um obstruktive Erkrankungen der Atemwege, Lungenemphyseme und ihre Folgen zu verhindern, frühzeitig zu erkennen oder bei Vorschäden der Atemwege Verschlimmerungen zu verhüten, die durch Staubbelastungen in höheren Konzentrationen am Arbeitsplatz verursacht werden können. Soweit erbgutverändernde, krebserzeugende, fibrogene, allergisierende, chemisch-irritative oder sonstige toxische Bestandteile vorkommen, können die entsprechenden DGUV Grundsätze für arbeitsmedizinische Untersuchungen einbezogen werden.
Hinweise für die Gefährdungsbeurteilung und die Auswahl des zu untersuchenden Personenkreises gibt die DGUV Information „Handlungsanleitung für arbeitsmedizinische Untersuchungen nach dem DGUV Grundsatz G 1.4" (DGUV Information 240-014, i. Vb.).

Ablaufplan

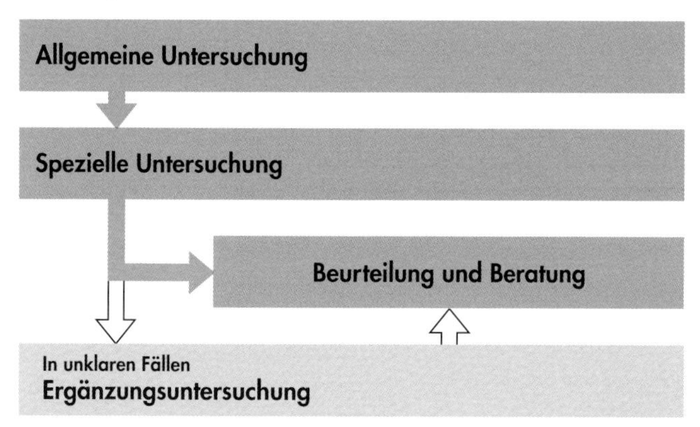

1 Untersuchungen

1.1 Untersuchungsarten, Fristen

Bei der Festlegung der Fristen zu den Untersuchungsintervallen sind je nach Rechtsgrundlage des Untersuchungsanlasses die für diesen Anlass gültigen staatlichen Vorschriften und Regeln zu beachten.
Wenn es für den konkreten Untersuchungsanlass keine staatlichen Vorgaben zu Fristen gibt, können ersatzweise die Empfehlungen in der nachfolgenden Tabelle zur Anwendung kommen.

Erstuntersuchung	Vor Aufnahme der Tätigkeit
Nachuntersuchungen	Nach 36 Monaten, bei Lebensalter unter 40 Jahren nach 60 Monaten oder bei Beendigung der Tätigkeit
	Vorzeitig: • Beim Auftreten von Beschwerden oder nach mehrwöchigen Atemwegserkrankungen, die auf eine Atemwegsobstruktion durch Allergene oder chemisch-irritative bzw. toxische Substanzen hinweisen • Nach ärztlichem Ermessen in Einzelfällen (z. B. beim Auftreten von Beschwerden oder nach mehrwöchigen Atemwegserkrankungen, die auf eine Atemwegsobstruktion durch Allergene oder chemisch-irritative bzw. toxische Substanzen hinweisen) • Bei Beschäftigten, die einen ursächlichen Zusammenhang zwischen ihrer Erkrankung und ihrer Tätigkeit am Arbeitsplatz vermuten

1.2 Untersuchungsprogramm

1.2.1 Allgemeine Untersuchung

Erstuntersuchung

Feststellung der Vorgeschichte (allgemeine Anamnese – besonders achten auf Erkrankungen, die zu gesundheitlichen Bedenken führen können, siehe 2.1)
- Husten-/Auswurf (seit wann, wie oft, wie lange)
- Atemnot (unter körperlicher Belastung, in Ruhe, seit wann)

Arbeitsanamnese:
- frühere Tätigkeiten (Zeiträume und Belastungen durch Stäube oder andere, die Atemwege schädigende Stoffe)
- jetzige Tätigkeiten
- Art und Dauer von Tätigkeiten mit einer höheren Staubbelastung (siehe z. B. Handlungsanleitung zu diesem Grundsatz)
- am Arbeitsplatz vorkommende irritative und/oder sensibilisierende Stoffe
- arbeitsplatzbezogene oder tätigkeitsbezogene Beschwerden (z. B. Husten, Auswurf, Atemnot)
- detaillierte Erfassung des Tabakkonsums[1]
  - Nie-Raucher, Raucher, Ex-Raucher
  - Zigaretten, Zigarren, Pfeife (Anzahl pro Tag)
  - Jahr des Beginns und ggf. Ende des Tabakkonsums (Anzahl der Zigaretten-Packungsjahre)
- ggf. bronchialwirksame (erweiternde, verengende) Medikation
- sonstige Beschwerden.

Untersuchung im Hinblick auf die Tätigkeit einschließlich eingehender Untersuchung der Atmungsorgane.

Nachuntersuchung

Wie Erstuntersuchung. Zwischenanamnese insbesondere zu Fragen nach jetzigen Tätigkeiten und am Arbeitsplatz vorkommenden Staubbelastungen, arbeitsplatzbezogener(nen) Beschwerde(n), Husten, Auswurf, Atemnot und neu aufgetretenen Erkrankungen der Atmungsorgane, insbesondere mit Orts- und Zeitbezug und ggf. positiver Karenzprobe.

[1] Näheres zur detaillierten Erfassung des Tabakkonsums siehe Untersuchungsbogen „Mineralischer Staub" (G 1.1, G 1.2, G 1.3, G 1.4) in Anhang 5.

1.2.2 Spezielle Untersuchung

Erstuntersuchung

Spirometrie einschließlich Fluss-Volumen-Kurve als Basisuntersuchung mit dokumentierten Messkurven zur Bewertung und Verlaufskontrolle (Anhang 1, Leitfaden „Lungenfunktionsprüfung")[2].

Nachuntersuchung

Wie Erstuntersuchung; Ermittlung des Abfalls der FEV1 und der maximalen Vitalkapazität (VC_{max}) im Vergleich zur Voruntersuchung.

1.2.3 Ergänzungsuntersuchung

Erstuntersuchung

Der Umfang ergibt sich aus Arbeitsanamnese, Atembeschwerden, Vorbefunden und medizinischer Indikation. Generell müssen nicht alle der unten aufgeführten Untersuchungen durchgeführt werden. Der Leitfaden für die Lungenfunktionsprüfung sollte beachtet werden.

Erweiterte Lungenfunktionsdiagnostik

- In begründeten Fällen Bestimmung des Atemwegswiderstandes, nach Möglichkeit ganzkörperplethysmographisch
- Prüfung der Reversibilität einer obstruktiven Ventilationsstörung
- Untersuchungen im Hinblick auf unspezifische bronchiale Hyperreagibilität (Anhang 1, Leitfaden „Lungenfunktionsprüfung")
- bei Verdacht auf klinisch bedeutsames Emphysem Ganzkörperplethysmographie, Bestimmung der Diffusionskapazität TL_{CO} oder Blutgasanalyse in Ruhe und unter Belastung.

Röntgenaufnahmen des Thorax

- Röntgenbilder nicht älter als 1 Jahr können in Abhängigkeit von den Ergebnissen der Anamnese berücksichtigt werden
- Wird die Thoraxaufnahme in digitaler Technik durchgeführt, kann die Dokumentation in Form einer CD im DICOM-Format oder als Hardcopy in Originalgröße erfolgen. Ausnahmsweise kann auch eine Hardcopy in 2/3 der Originalgröße akzeptiert werden.
- Siehe auch „Anhang zur radiologischen Diagnostik zum G 1.1".

[2] Wegen der großen Bedeutung für die Beurteilung langsam fortschreitender Lungenfunktionseinschränkungen sollte durch geeignete Maßnahmen sichergestellt werden, dass die Durchführung und Bewertung einer Qualitätssicherung unterliegt.

Nachuntersuchung

Wie Erstuntersuchung. Ergänzungsuntersuchungen sollten erfolgen, wenn der Abfall der FEV_1 im Vergleich zur Voruntersuchung reproduzierbar mehr als 50 ml/Jahr beträgt.
Beim Verdacht auf eine klinisch bedeutsame unspezifische bronchiale Hyperreagibilität sollte eine Lungenfunktionsuntersuchung vor und nach der Exposition am Arbeitsplatz vorgenommen werden (Spirometrie, Peak-Flow-Messung).

1.3 Voraussetzungen zur Durchführung

- Gebietsbezeichnung „Arbeitsmedizin" oder Zusatzbezeichnung „Betriebsmedizin"
- Zusätzlich wird zur Qualitätssicherung die Teilnahme des Arztes an einem Seminar G 1.4 empfohlen.

2 Arbeitsmedizinische Beurteilung und Beratung

Eine arbeitsmedizinische Beurteilung und Beratung im Rahmen gezielter arbeitsmedizinischer Untersuchungen ist erst nach Kenntnis der Arbeitsplatzverhältnisse und der individuellen Belastung möglich. Grundlage dafür ist eine Gefährdungsbeurteilung, die auch dazu Stellung nimmt, welche technischen, organisatorischen und personenbezogenen Schutzmaßnahmen getroffen wurden bzw. zu treffen sind. Für Beschäftigte, die Tätigkeiten mit Gefahrstoffen ausüben, ist eine individuelle Aufklärung und Beratung angezeigt.

2.1 Kriterien

2.1.1 Dauernde gesundheitliche Bedenken

Erstuntersuchung | **Nachuntersuchung**

Personen mit

- manifester obstruktiver Atemwegserkrankung, insbesondere Asthma bronchiale, chronisch obstruktiver Bronchitis und/oder Lungenemphysem mit wesentlicher funktioneller Auswirkung,
- symptomatischer, irreversibler bronchialer Hyperreagibilität (länger als 6 Monate),
- erheblichen Vorschädigungen der Lungen wie z. B. exogen allergischen Alveolitiden,

- röntgenologisch (konventionell [Silikose 1/1 oder mehr, Asbestose von Lunge 1/1 und/oder Pleura] oder HRCT) objektivierbarer Quarz- oder Asbeststaublungenerkrankung sowie anderen fibrosierenden oder granulomatösen Veränderungen der Lunge (z. B. Sarkoidose), einschließlich funktionell wirksamer Thoraxdeformitäten, Pleuraverschwartungen etc.,
- bestehender Herzinsuffizienz,
- kardiopulmonalen Erkrankungen, bei denen eine stärkere Staubbelastung ein zusätzliches Risiko bedeuten würde (z. B. Vorliegen einer Stauungsbronchitis).

2.1.2 Befristete gesundheitliche Bedenken

Erstuntersuchung	Nachuntersuchung

Personen mit vorübergehender Überempfindlichkeit der Atemwege (z. B. infolge bronchopulmonaler Infekte), wenn diese auch bei relativ niedrigen Konzentrationen inhalativer Noxen Beschwerden angeben.

2.1.3 Keine gesundheitlichen Bedenken unter bestimmten Voraussetzungen

Erstuntersuchung	Nachuntersuchung

Sind die unter 2.1.1 genannten Erkrankungen oder Funktionsstörungen weniger stark ausgeprägt, so sollte der untersuchende Arzt prüfen, ob unter bestimmten Voraussetzungen die Aufnahme bzw. Fortsetzung der Tätigkeit möglich ist. Hierbei ist gedacht an

- technische Schutzmaßnahmen,
- organisatorische Schutzmaßnahmen, z. B. Begrenzung der Expositionszeit,
- Einsatz an Arbeitsplätzen mit nachgewiesener geringerer Konzentration an Stäuben im Sinne des Allgemeinen Staubgrenzwertes,
- persönliche Schutzausrüstung unter Beachtung des individuellen Gesundheitszustandes,
- verkürzte Nachuntersuchungsfristen.

2.1.4 Keine gesundheitlichen Bedenken

Erstuntersuchung	Nachuntersuchung

Alle anderen Personen, soweit keine Beschäftigungsbeschränkungen bestehen.

2.2 Beratung

Die Beratung sollte entsprechend der Arbeitsplatzsituation und den Untersuchungsergebnissen im Einzelfall erfolgen. Die Beschäftigten sind über die Ergebnisse der arbeitsmedizinischen Untersuchung zu informieren.
Zigarettenrauchen ist die Hauptursache für die Entstehung einer chronischen obstruktiven Atemwegserkrankung. Die Aufgabe des inhalativen Tabakkonsums führt nachweislich zu einer Verbesserung der Lungenfunktion und damit zu einem günstigeren Verlauf der Erkrankung. Auf diesen Sachverhalt und die Möglichkeit einer erfolgreichen Entwöhnungsbehandlung sollte der untersuchende Arzt den Raucher hinweisen.
Liegen Hinweise für eine chronisch obstruktive Atemwegserkrankung vor, sollte der Beschäftigte dahingehend beraten werden, dass eine gezielte Behandlung medizinisch geboten und möglich ist.
Wenn sich aus der arbeitsmedizinischen Untersuchung Hinweise ergeben, die eine Aktualisierung der Gefährdungsbeurteilung zur Verbesserung des Arbeitsschutzes notwendig machen, hat der untersuchende Arzt dies dem Arbeitgeber mitzuteilen. Dabei ist die Wahrung der schutzwürdigen Belange des Untersuchten zu beachten.

3 Ergänzende Hinweise

3.1 Exposition, Belastung

3.1.1 Vorkommen, Gefahrenquellen

Entsprechend dem definierten Geltungsbereich des Allgemeinen Staubgrenzwertes sind davon alle Arbeitsplätze betroffen, an denen solche schwerlöslichen Stäube beim Umgang mit staubenden oder staubförmigen Produkten freigesetzt werden oder beim Umgang, wie z. B. bei mechanischer Bearbeitung, entstehen. Solche Arbeitsplätze gibt es praktisch in allen Branchen und Industriezweigen der Volkswirtschaft. Obwohl keine exakten Angaben über die Zahl der Exponierten vorliegen, wird abgeschätzt, dass es sich um mehrere Millionen Arbeitsplätze handelt. Vor diesem Hintergrund sind auch die Ergebnisse der Arbeitsbereichsmessungen zu sehen, die einerseits nur einen begrenzten Überblick geben können, zum anderen jedoch sehr viele typische und vor allem kritische Bereiche der Exposition gegenüber solchen Stäuben beinhalten. Als Beispiele für Bereiche/Branchen, bei denen die Staubexposition an den Arbeitsplätzen vorwiegend durch den Umgang mit staubenden oder staubförmigen Materialien hervorgerufen wird, sind zu nennen: Bauwirtschaft, Bergbau, Naturstein-, Kies-, Sand-, Kalk-, keramische und Glasindustrie, Gießereiindustrie und andere Bereiche/Branchen, bei denen die Stäube häufig oder überwiegend erst durch den Umgang entstehen, sind: Holz- und Kunststoffindustrie sowie Handwerk, Textilindustrie, Papierindustrie und die Tätigkeiten Mahlen, mechanische

Bearbeitung, Abbrucharbeiten und andere. In den meisten Bereichen und Branchen gibt es einen mehr oder weniger großen Anteil von Tätigkeiten/Arbeitsbereichen, bei dem beide Mechanismen der Staubemission parallel zur Wirkung kommen.
Beim Umgang mit AES-Wollen (AlkalineEarthSilicate-Wollen, Hochtemperaturglaswollen) bei thermischer Belastung < 900 °C oder Polykristallinen Wollen können durch mechanische Vorgänge partikelförmige Stäube entstehen. Diese Stäube sind als A- und E-Stäube zu bewerten. Weitere Hinweise gibt die die DGUV Information „Handlungsanleitung für arbeitsmedizinische Untersuchungen nach dem DGUV Grundsatz G 1.4" (DGUV Information 240-014, i. Vb.).

3.1.2 Physikalische Eigenschaften und Allgemeiner Staubgrenzwert

Der Allgemeine Staubgrenzwert für die A-Staubfraktion oder die E-Staubfraktion ist anzuwenden für schwerlösliche Stäube, die nicht anderweitig reguliert sind, oder für Mischstäube. Er darf nicht angewandt werden auf Stäube, bei denen erbgutverändernde, krebserzeugende, fibrogene, toxische oder allergisierende Wirkungen zu erwarten sind. Hier gilt der Grenzwert zusätzlich als allgemeine Obergrenze. Der Grenzwert gilt nicht für lösliche Stäube, ultrafeine und grob disperse Partikelfraktionen und für Lackaerosole.

3.1.3 Aufnahme

Ausschließlich über die Atemwege.

3.2 Funktionsstörungen, Krankheitsbild

Chronische (obstruktive) Bronchitis[3] und/oder Emphysem, überempfindliches Bronchialsystem, Asthma bronchiale.
Die Entzündung der tieferen Atemwege nennt man Bronchitis. In der Terminologie der internationalen Klassifikation der Krankheiten unterscheidet man in der 10. Revision im Wesentlichen zwischen der „einfachen und schleimig-eitrigen chronischen Bronchitis" (J41) und „sonstigen chronischen obstruktiven Lungenkrankheiten" (J44). Hierunter fällt u. a. die chronische obstruktive Bronchitis. Nach ICD-10 wird das Lungenemphysem mit J43 kodiert. Die Entwicklungszeit der chronischen Bronchitis unter Staubeinfluss beträgt Jahre bis Jahrzehnte. Während die am Anfang stehenden Veränderungen der Lungenclearance subjektiv überhaupt nicht wahrgenommen werden, sind die ersten feststellbaren Beanspruchungszeichen in Husten und Auswurf zu sehen. Auch diese Beschwerden werden von den Betroffenen oft nicht als Krankheitszeichen gewertet (z. B. beim so genannten Raucherhusten). Erst das Auftreten von Atemnot (anfangs unter körperlicher Belastung) bzw. die Feststellung einer ob-

[3] Definition WHO (1966): Husten und Auswurf an den meisten Tagen während mindestens je drei Monaten in zwei aufeinander folgenden Jahren.

struktiven Ventilationsstörung ist stets mit einer Einschränkung der Leistungsfähigkeit der Betroffenen verknüpft.
Die chronische Bronchitis gehört zu den so genannten Volkskrankheiten. Neben der Staubeinwirkung am Arbeitsplatz kommen insbesondere die Rauchgewohnheiten der Bevölkerung, wiederholte Virusinfekte der Atemwege, die allgemeine Luftverschmutzung und bestimmte dispositionelle Faktoren als ursächliche Teilfaktoren in Betracht. Die Häufigkeit der manifesten, behandlungsbedürftigen obstruktiven Lungenkrankheit liegt in der nichtinhalativ belasteten, arbeitenden Bevölkerung im Alter von 20 Jahren bei etwa 2 %, im Alter von 60 Jahren bei etwa 4 %.

3.2.1 Wirkungsweise

Die mit der Atemluft aufgenommenen Staubpartikel erreichen in Abhängigkeit von ihrem aerodynamischen Durchmesser unterschiedliche Abschnitte der Atemwege. Während die in den Bronchien abgeschiedenen Partikel meist relativ rasch (Stunden) wieder mundwärts transportiert und durch Verschlucken bzw. Aushusten beseitigt werden, bleiben die in die Alveolen gelangten Partikel, sofern sie schwer löslich sind, dort Monate bis Jahre liegen (Halbwertszeit bis zu 400 Tage). Die entscheidende Rolle bei der Eliminierung alveolar deponierter Partikel spielen die Makrophagen, die diese Partikel aufnehmen und via Bronchialsystem, Lymphsystem oder Blutgefäße abtransportieren. In der Auseinandersetzung der Makrophagen mit den Partikeln werden so genannte Mediatoren freigesetzt, die unter anderem Entzündungszellen anlocken. Aber auch Bronchial-Epithelzellen setzen nach Einwirkung von Fremdstoffen derartige Mediatoren frei. Bei Einwirkung über Jahre bis Jahrzehnte und Überforderung der bronchoalveolären Clearancekapazität kann so das Bild einer chronischen Entzündung in den peripheren und zentralen Atemwegen entstehen. Dies ist histologisch durch den Einstrom von Leukozyten in die Schleimhaut, Vermehrung der schleimbildenden Drüsen und Fibrosierung der Bronchialwände charakterisiert. Klinisch kommt es dabei zu Husten, Auswurf und im weiteren Verlauf auch zu Atemnot. Diese Form von Atemnot ist lungenfunktionsdiagnostisch durch Messung von Parametern der obstruktiven Ventilationsstörung, der Verteilungsstörung und/oder der Diffusionsstörung objektivierbar.
Wird das Gleichgewicht zwischen Partikelaufnahme und Elimination (Clearance) längere Zeit im Sinne einer erhöhten Aufnahme gestört, kann es zum so genannten Overload-Phänomen kommen, was tierexperimentell gut belegt ist. Da es für verschiedene Kleinsäuger (Ratte, Hamster u. a.) zutreffend ist, gilt es als wahrscheinlich, dass ähnliche Mechanismen auch beim Menschen gegeben sind. Man versteht unter dem Overload-Phänomen, dass ab einer bestimmten Beladung der Makrophagen mit Partikeln die Clearance des alveolar deponierten Staubes reduziert wird und bei einer Überladung (60 % des Makrophagen-Volumens mit Partikeln ausgefüllt) völlig zum Stillstand kommt. Damit verbunden ist dann, dass die Entzündungsprozesse intensiver werden. Es kommt zur Emphysembildung. Beim Nagetier werden auf diese Weise sogar tumorbildende Prozesse in Gang gesetzt. Letzteres ist für den Menschen bisher noch nicht hinreichend belegt.

3.3 Bemerkungen

Bei überwiegender Exposition gegenüber Schweißrauchen sollte für die arbeitsmedizinische Untersuchung der Grundsatz G 39 angewandt werden.
Zur Vermeidung von Mehrfachuntersuchungen sollte die Notwendigkeit zur Anwendung der Grundsätze G 1.1 und G 26 überprüft werden.

4 Berufskrankheit

Entfällt (vgl. Nr. 4111 BKV).

5 Literatur

Allgemeiner Staubgrenzwert. Nachtrag 1997. In: Greim, H. (Hrsg.): Gesundheitsschädliche Arbeitsstoffe. Toxikologisch-arbeitsmedizinische Begründung von MAK-Werten (Maximale Arbeitsplatzkonzentrationen). 25. Lieferung, Wiley-VCH, Weinheim, 1997

Allgemeiner Staubgrenzwert (A-Fraktion) (Granuläre biobeständige Stäube (GBS)) Nachtrag 2012 In: Greim, H. (Hrsg.) Gesundheitsschädliche Arbeitsstoffe. Toxikologisch-arbeitsmedizinische Begründung von MAK-Werten (Maximale Arbeitsplatzkonzentrationen). 53. Lieferung, Wiley-VCH, Weinheim, 2012

Barnes, P. J.: Chronic obstructive pulmonary disease. New Engl J Med 343 (2000) 269–280

Handlungsanleitung für arbeitsmedizinische Untersuchungen nach dem DGUV Grundsatz G 1.4 „Staubbelastungen" (DGUV Information 240-014, i. Vb.), DGUV-Publikationsdatenbank, www.dguv.de/publikationen

Leitlinien der Deutschen Gesellschaft für Arbeits- und Umweltmedizin, http://www.dgaum.de

Scanlon, P. D. et al.: Smoking cessation and lung function in mild-to-moderate chronic obstructive pulmonary disease. Am J Resp Crit Care Med 161 (2000) 381–390,

Schneider, N. D.: Atemmechanik: Diagnostische Methoden. In: Dorow, P., Thalhofer, S. T. (Hrsg.): Diagnostische Methoden in der Pneumologie. de Gruyter, Berlin (1993) 1–12

Woitowitz, H. J., Rödelsperger, K.: Grenzwerte für chemische Einwirkungen an Arbeitsplätzen: Der neue Allgemeine Luftgrenzwert für Stäube. Arbeitsmed Sozialmed Umweltmed 33 (1998) 344–350

6 Vorschriften und Regeln

Arbeitsmedizinische Regeln (AMR), Bundesarbeitsblatt bei der Bundesanstalt für Arbeitsschutz und Arbeitsmedizin. www.baua.de

AMR 2.1: „Fristen für die Veranlassung/das Angebot von arbeitsmedizinischen Vorsorgeuntersuchungen"

Gefahrstoffverordnung (GefStoffV)

Technische Regeln für Gefahrstoffe (TRGS). www. baua.de

insbesondere

TRGS 900: Arbeitsplatzgrenzwerte

TRGS 504: Tätigkeiten mit Exposition gegenüber A- und E-Staub (i. Vb.)

Verordnung zur arbeitsmedizinischen Vorsorge (ArbMedVV)

G 2 Blei oder seine Verbindungen (mit Ausnahme der Bleialkyle)

Bearbeitung: Ausschuss Arbeitsmedizin der Gesetzlichen Unfallversicherung, Arbeitskreis 2.1 „Gefahrstoffe"
Fassung Oktober 2014

Vorbemerkungen

Dieser Grundsatz gibt Anhaltspunkte für gezielte arbeitsmedizinische Untersuchungen, um Erkrankungen, die durch Blei oder seine Verbindungen (mit Ausnahme der Bleialkyle) entstehen können, zu verhindern oder frühzeitig zu erkennen.
Hinweise für die Gefährdungsbeurteilung und die Auswahl des zu untersuchenden Personenkreises gibt die DGUV Information „Handlungsanleitung für arbeitsmedizinische Untersuchungen nach dem DGUV Grundsatz G 2" (DGUV Information 240-020, i. Vb.).

Ablaufplan

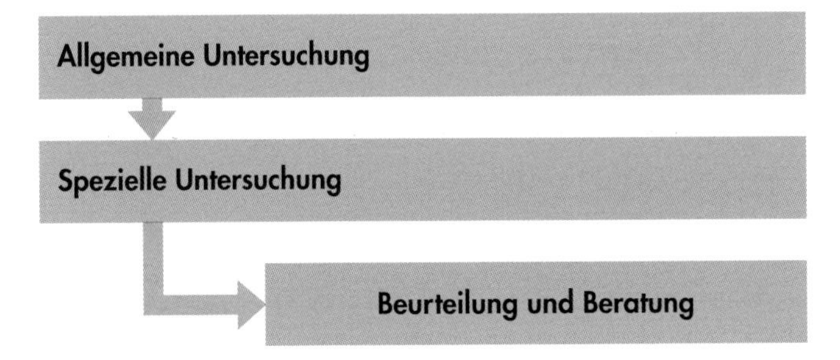

1 Untersuchungen

1.1 Untersuchungsarten Fristen

Bei der Festlegung der Fristen zu den Untersuchungsintervallen sind je nach Rechtsgrundlage des Untersuchungsanlasses die für diesen Anlass gültigen staatlichen Vorschriften und Regeln zu beachten.
Wenn es für den konkreten Untersuchungsanlass keine staatlichen Vorgaben zu Fristen gibt, können ersatzweise die Empfehlungen in der nachfolgenden Tabelle zu Anwendung kommen.

Erstuntersuchung	Vor Aufnahme der Tätigkeit
Nachuntersuchung	Nach 12 Monaten
	Vorzeitig: • Nach schwerer oder längerer Erkrankung, die Anlass zu Bedenken gegen eine Fortsetzung der Tätigkeit geben könnte • Nach ärztlichem Ermessen in Einzelfällen • Bei Beschäftigten, die einen ursächlichen Zusammenhang zwischen ihrer Erkrankung und ihrer Tätigkeit am Arbeitsplatz vermuten

1.2 Untersuchungsprogramm

1.2.1 Allgemeine Untersuchung

Erstuntersuchung

- Feststellung der Vorgeschichte (allgemeine Anamnese, Arbeitsanamnese, Beschwerden); siehe auch Basisuntersuchungsprogramm (BAPRO).
  Besonders achten auf
  - Erkrankungen des hämatopoetischen und des gastrointestinalen Systems,
  - Erkrankungen des peripheren und zentralen Nervensystems sowie
  - Erkrankungen der Nieren.
  - Der untersuchende Arzt sollte mit den arbeitsplatzspezifischen Bedingungen der Bleiexposition vertraut sein.
- Urinstatus (Mehrfachteststreifen)
- Biomonitoring, siehe auch 1.2.2 „Nachuntersuchung" und 3.1.4 „Biomonitoring".

Nachuntersuchung

- Zwischenanamnese (einschließlich Arbeitsanamnese); siehe auch BAPRO
- Besonders achten auf bleitypische Beschwerden (siehe 3.2)
- Urinstatus (Mehrfachteststreifen).

1.2.2 Spezielle Untersuchung

Erstuntersuchung

- großes Blutbild
- Kreatinin im Serum
- SGPT (ALAT)
- SGOT (ASAT)
- γ-GT
- β-Microglobulin im Harn

Erwünscht:
Entfällt, soweit nicht in besonderen Fällen vom untersuchenden Arzt bleispezifische Untersuchungen (siehe 3.1.4) für erforderlich gehalten werden, z. B. wenn anamnestische Hinweise für eine vorausgegangene Bleibelastung sprechen.

G 2

Nachuntersuchung

- wie Erstuntersuchung, zusätzlich
- Biomonitoring: Bestimmung der Konzentration des Bleis im Blut (siehe 3.1.4).

Beim Überschreiten eines qualitätsgesicherten[1] Blutbleispiegels von 300 µg/l bei männlichen Beschäftigten und 100 µg/l bei weiblichen Beschäftigten sollte vom untersuchenden Arzt eine arbeitsmedizinisch-toxikologische Beratung durchgeführt werden. Eine Überschreitung kann im individuellen Fall auf das Erfordernis einer vorzeitigen Nachuntersuchung hinweisen.
Beim Überschreiten eines qualitätsgesicherten[1] Blutbeispiegels von 350 µg/l bei männlichen Beschäftigten und 200 µg/l bei weiblichen Beschäftigten ist eine vorzeitige Bestimmung von Blei in biologischem Material spätestens binnen 3 Monaten durchzuführen.

Wichtiger Hinweis: Das Blei im Blut ist überwiegend an die Erythrozytenmembran gebunden. Gleicher Blutbleispiegel vorausgesetzt, sind die Erythrozyten beim Anämiker wesentlich stärker mit Blei beladen als beim Nichtanämiker, was für eine höhere Belastung und damit für eine höhere Gefährdung des Anämikers spricht.

1.3 Voraussetzungen zur Durchführung

- Gebietsbezeichnung „Arbeitsmedizin" oder Zusatzbezeichnung „Betriebsmedizin"
- Laboruntersuchung unter Beachtung der „Richtlinie der Bundesärztekammer zur Qualitätssicherung quantitativer labormedizinischer Untersuchungen".

2 Arbeitsmedizinische Beurteilung und Beratung

Eine arbeitsmedizinische Beurteilung und Beratung im Rahmen gezielter arbeitsmedizinischer Untersuchungen ist erst nach Kenntnis der Arbeitsplatzverhältnisse und der individuellen Belastung möglich. Grundlage dafür ist eine Gefährdungsbeurteilung, die auch dazu Stellung nimmt, welche technischen, organisatorischen und personenbezogenen Schutzmaßnahmen getroffen wurden bzw. zu treffen sind. Für Beschäftigte, die Tätigkeiten mit Gefahrstoffen ausüben, ist eine individuelle Aufklärung und Beratung angezeigt.

[1] Die Erfahrungen aus der Praxis zeigen, dass für die Blutbleianalytik bestimmte Qualitätskriterien erforderlich sind, z. B. dass für den zu erwartenden Konzentrationsbereich von 100 – 700 µg/l die Robustheit des Verfahrens eine relative Standardabweichung von Tag zu Tag nicht mehr als 6 % betragen soll.

2.1 Kriterien

Eine Beurteilung sollte unter Berücksichtigung der individuellen Exposition erfolgen.

2.1.1 Dauernde gesundheitliche Bedenken

Erstuntersuchung

Personen mit schweren Gesundheitsstörungen
- der Leber,
- der Niere,
- des Blutes (Anämie, Thalassämie u. a.),
- des peripheren und zentralen Nervensystems,
- des innersekretorischen Systems (insbesondere Diabetes und ausgeprägte Schilddrüsenüberfunktion),
- des Magen-Darm-Traktes,
- der Gefäße (Angioneurose, Endangitis, Arteriosklerose u. a.).

Ferner Personen mit
- ausgeprägter Hypertonie,
- Tuberkulose,
- allgemeiner Körperschwäche.

Nachuntersuchung

Siehe Erstuntersuchung
sowie
Personen, die gegenüber gleichartig Beschäftigten wiederholt eine übermäßig hohe Bleiaufnahme bzw. bleibedingte Wirkungen aufweisen (z. B. durch Ernährungsgewohnheiten, mangelnde persönliche Hygiene oder innere Ursachen).
Die Versetzung an einen Arbeitsplatz mit geringerer Bleiexposition kann häufig schon ausreichend sein; während dieser Zeit Kontrolle des Blutbleispiegels in kürzeren Abständen.

2.1.2 Befristete gesundheitliche Bedenken

Erstuntersuchung

Personen mit den unter 2.1.1 genannten Erkrankungen, soweit eine Wiederherstellung zu erwarten ist.

Nachuntersuchung

Siehe Erstuntersuchung.
Weiterhin männliche Beschäftigte mit Überschreiten eines qualitätsgesicherten[2] Blutbleispiegels von 400 µg/l und weibliche Beschäftigte mit Überschreiten eines qualitätsgesicherten Blutbleispiegels von 300 µg/l.
Diese Befunde sollten durch kurzfristige Wiederholungsmessungen in biologischem Material gesichert werden.
Wegen der biologischen Halbwertszeit von Blei sollten befristete Bedenken für mindestens 3 Monate ausgesprochen werden. Während dieser Zeit soll keine Beschäftigung mit bleihaltigen Gefahrstoffen bestehen oder deutlich verringert werden.

2.1.3 Keine gesundheitlichen Bedenken unter bestimmten Voraussetzungen

Erstuntersuchung | **Nachuntersuchung**

Sind die unter 2.1.1 genannten Erkrankungen oder Funktionsstörungen weniger ausgeprägt, so sollte der untersuchende Arzt prüfen, ob unter bestimmten Voraussetzungen die Aufnahme bzw. Fortsetzung der Tätigkeit möglich ist. Hierbei wird gedacht an:

- technische Schutzmaßnahmen,
- organisatorische Schutzmaßnahmen, z. B. Begrenzung der Expositionszeit,
- Einsatz an Arbeitsplätzen mit nachgewiesener geringerer Exposition,
- persönliche Schutzausrüstung unter Beachtung des individuellen Gesundheitszustandes,
- verkürzte Nachuntersuchungsfristen.

2.1.4 Keine gesundheitlichen Bedenken

Erstuntersuchung | **Nachuntersuchung**

Alle anderen Personen, soweit keine Beschäftigungsbeschränkungen bestehen.

2.2 Beratung

Die Beratung sollte entsprechend der Arbeitsplatzsituation und den Untersuchungsergebnissen im Einzelfall erfolgen. Die Beschäftigten sind über Ergebnisse der arbeitsmedizinischen Untersuchungen und des Biomonitorings zu informieren und sollten auf die Möglichkeit einer fruchtschädigenden sowie die Fortpflanzungsfähigkeit beeinträchtigenden Wirkung von Blei und seinen Verbindungen hingewiesen werden.

---

[2] siehe Abschnitt 1.2.2.

Auf allgemeine Hygienemaßnahmen und persönliche Schutzausrüstungen ist hinzuweisen, insbesondere auf die Bedeutung der Aufnahme von Blei durch Essen, Trinken und Rauchen am Arbeitsplatz. Stoffspezifische Hinweise zu Schutzmaßnahmen gibt das Gefahrstoffinformationssystem GESTIS unter der Rubrik „Umgang und Verwendung" (siehe 5).
Wenn sich aus der arbeitsmedizinischen Untersuchung Hinweise ergeben, die eine Aktualisierung der Gefährdungsbeurteilung zur Verbesserung des Arbeitsschutzes notwendig machen, hat der untersuchende Arzt dies dem Arbeitgeber mitzuteilen. Dabei ist die Wahrung der schutzwürdigen Belange des Untersuchten zu beachten.

3 Ergänzende Hinweise

3.1 Exposition, Beanspruchung

3.1.1 Vorkommen, Gefahrenquellen

Stoffbezogene Hinweise zu Vorkommen und Gefahrenquellen enthält das Gefahrstoffinformationssystem GESTIS (siehe 5).
Insbesondere bei folgenden Betriebsarten, Arbeitsplätzen oder Tätigkeiten ist mit einer Exposition gegenüber Blei oder seinen Verbindungen (mit Ausnahme der Bleialkyle) zu rechnen:

- Verhütten von Bleierzen und Bleikonzentraten (Primär-Bleihütten),
- Recycling von bleihaltigen Abfällen und Sekundärrohstoffen (Sekundär-Bleihütten),
- Aufarbeiten und Einschmelzen von bleihaltigen Altmaterialien,
- Verladen und Abfahren bleihaltiger Krätze, Asche oder anderer staubender Materialien sowie Entleeren der Behälter,
- Raffinieren von Blei,
- Herstellen und Verarbeiten von Bleibronzen, Bleipigmenten, Bleiglasuren, Bleipulver und staubenden Bleiverbindungen,
- Homogenverbleien, Auskleiden von Stahlbehältern mit einer Bleischicht,
- Anrichten und Einlegen von Bleiglasgemengen,
- Auftragen von bleihaltigen Anstrichstoffen (Restaurierung) oder anderen bleihaltigen Produkten im Spritzverfahren,
- Verwenden von pulverförmigen Bleiverbindungen bei der Herstellung von Farben (Restaurierung), Akkumulatoren und Gegenständen aus Kunststoff (bleihaltige Stabilisatoren),
- Entfernung bleihaltiger Beschichtungen, z. B. durch Abbrennen oder mittels abrasiver Verfahren (z. B. Bürsten, Schleifen, Strahlen) oder Abbeizen (Stahlkonstruktionen, Brücken, Masten, Überlandleitungen),

- Schweißen oder Brennschneiden von bleihaltigen oder mit Bleifarben bedeckten Metallteilen, insbesondere bei Abbrucharbeiten,
- Bearbeiten von Blei, Bleilegierungen oder bleihaltigen Deckschichten durch mechanische Verfahren (Schleifen, Polieren, Zerspanen) oder thermische Verfahren,
- Bleipatentieranlagen und deren Wickelwerke (Drahtindustrie: Herstellen von Drähten),
- Schmelzen bleihaltiger Materialien,
- Beräumen und Recyclen bleihaltiger Beschichtungsrückstände und Strahlgut,
- Instandsetzungs-, Reinigungs- und Revisionsarbeiten in den bleierzeugenden und bleiverarbeitenden Bereichen,
- Erzeugung und Bearbeiten von bleihaltigen Automatenstählen oder Lagerwerkstoffen,
- Herstellen, Transportieren und Einbauen von Ladungsträgern in der Akkumulatorenindustrie,
- Löten bleihaltiger Materialien (mit offener Flamme),
- Verwenden von pulverförmigen Bleiverbindungen im keramischen Siebdruck,
- Dacheindeckungen mit bleihaltigen Werkstoffen und Entfernen alter verwitterter Dacheindeckungen,
- Glasmalarbeiten, Bleiverglasungen (insbesondere bei Restaurierung historischer Bleiverglasungen), z. B. an verwitterten Kirchenfenstern ohne ausreichende Reinigungsmöglichkeit,
- Verwenden von bleihaltigen Explosivstoffen (Munition und Spezialsprengmaterial) und Reinigen von Plätzen (u. a. Schießstände), auf denen diese Materialien angewandt wurden.

Weitere Hinweise gibt die DGUV Information „Handlungsanleitung für arbeitsmedizinische Untersuchungen nach dem DGUV Grundsatz G 2" (DGUV Information 240-020, i. Vb.).

Bei Tätigkeiten mit bleihaltigen Gefahrstoffen ist zu beachten, dass nur ein Teil der Bleibelastung des Beschäftigten durch Einatmen von Bleistäuben und Bleirauchen (Inhalation) verursacht wird. Ein erheblicher Teil wird durch den Verdauungstrakt aufgenommen (orale Aufnahme z. B. durch Hand-Mund-Kontakt). Die Ermittlung der Blutbleibelastung ist daher auch bei geringen Bleikonzentrationen in der Luft am Arbeitsplatz von entscheidender Bedeutung. Die Erfahrungen zeigen, dass die Blutbleibelastung in hohem Maße von der betrieblichen und persönlichen Sauberkeit sowie von persönlichen Verhaltensweisen abhängt.

Werden Tätigkeiten mit höherer Exposition in Lärmbereichen ausgeübt, sollten aufgrund der ototoxischen Eigenschaft von Blei mögliche Kombinationswirkungen mit Lärm bei der Gehöruntersuchung nach dem DGUV Grundsatz G 20 berücksichtigt werden.

3.1.2 Physikalisch-chemische Eigenschaften

Über das Gefahrstoffinformationssystem GESTIS und über das Sicherheitsdatenblatt sind die Einstufungen und Bewertungen sowie weitere stoffspezifische Informationen verfügbar (siehe 5).

Blei ist ein weiches, graublaues Metall, das durch Verhüttung von Bleierzen – in erster Linie Bleiglanz (PbS) – gewonnen wird. In Dampfform (Verdampfung bereits ab 550 °C) wird es an der Luft zu Bleioxid (PbO) oxidiert. Der sogenannte Bleirauch besteht aus kolloidalen Bleioxidteilchen. Blei tritt 2- und 4-wertig auf, ist in Salpetersäure gut löslich und wird von Phosphorsäure, Salzsäure und Schwefelsäure passiviert (Bildung der entsprechenden unlöslichen Salze). Es ist gegen Chlor und Flusssäure widerstandsfähig, von einigen organischen Säuren wird es langsam angegriffen.

Blei oder seine Verbindungen (mit Ausnahme der Bleialkyle)

Formel	Pb
CAS-Nr.	7439-92-1

3.1.3 Aufnahme

Die Aufnahme erfolgt vorwiegend über die Atemwege in Staub- oder Rauchform sowie durch den Magen-Darm-Trakt.

3.1.4 Biomonitoring

Hinweise zum Biomonitoring sind im Anhang 3, Leitfaden „Biomonitoring" enthalten. Das Biomonitoring ist mit zuverlässigen Methoden durchzuführen, um den Anforderungen der Qualitätssicherung zu genügen (Anhang 3, „Leitfaden Biomonitoring").

3.1.4.1 Blutprobengewinnung und Analyse

Zeitpunkt der Probenahme

Trotz der langen biologischen Halbwertszeit wird empfohlen, die Probengewinnung nicht direkt nach einem längeren expositionsfreien Intervall durchzuführen.

Probennahme

Voraussetzung für eine aussagefähige Blutbleibestimmung ist eine kontaminationsfreie Probengewinnung. Hierzu ist ein entsprechend eingerichteter und gereinigter Raum erforderlich. Durch persönliche Hygiene – wie Waschen des Arms – ist sicherzustellen, dass keine Verunreinigungen mit Blei auf der Haut oder durch andere Quellen den Befund verfälschen können. In der Regel ist eine gründliche Reinigung der Haut einschließlich alkoholischer Desinfektion vor der Probenahme ausreichend. Venöses Vollblut (2–5 ml) wird mit Einmalbestecken wie Monovetten® oder mit dem Vacutainer-System® gewonnen. Die beiden Entnahmesysteme müssen K-EDTA als Antikoagulanz enthalten. Durch Schütteln wird eine gute Durchmischung der Venenblutprobe gewährleistet.
Es sind nur solche Röhrchen zu verwenden, die qualitätsgesichert für die Probennahme freigegeben sind.

Probenlagerung und -transport
Für die Blutbleibestimmungen können die Proben mehrere Tage bei Raumtemperatur gelagert werden. Die Proben sollten keinem direkten Sonnenlicht ausgesetzt sein. Bei längerer Lagerung (mehr als 5 Tage) ist eine Aufbewahrung der Proben im Kühlschrank notwendig.
Der Versand der Proben kann auf dem Postweg erfolgen. Auf eine bruch- und auslaufsichere Verpackung ist zu achten. Es gelten besondere Bestimmungen für den Versand von biologischem Material. Nähere Informationen geben zertifizierte Laboratorien.

Laborauswahl und Analyse
Bei der Auswahl des Labors ist sicherzustellen, dass dieses eine fachgerechte Unterstützung bei Probenahme, Lagerung und Transport anbietet. Es ist nach den analytischen Methoden der Deutschen Forschungsgemeinschaft zu arbeiten (Loseblattsammlung „Analytische Methoden zur Prüfung gesundheitsschädlicher Arbeitsstoffe – Analysen in biologischem Material").
Es ist zu gewährleisten, dass das Labor den Betriebsarzt bei der Interpretation des Analysenergebnisses im Bedarfsfall unterstützt. Zur Überprüfung der Analysenqualität und bei unplausiblen Ergebnissen sollten identische Vollblutproben für eine Parallelbestimmung an ein anderes von der DGAUM zertifiziertes Labor versandt werden (Bescheinigung über eine erfolgreiche Teilnahme am Ringversuch).

3.2 Funktionsstörungen, Krankheitsbild

3.2.1 Wirkungsweise

Blei wirkt vor allem auf
- die Hämoglobinsynthese und die Erythropoese,
- die glatte Muskulatur,
- das periphere und zentrale Nervensystem,
- das Gefäßsystem.

Für die drei letztgenannten Wirkungsorte sind die Mechanismen noch nicht restlos aufgeklärt. Das Blei wirkt hemmend auf bestimmte Enzyme der Hämoglobinsynthese. Dadurch kommt es zu einer erhöhten Ausscheidung von δ-Aminolävulinsäure und von Koproporphyrin III im Urin erst bei erhöhten Blutbleispiegeln (diese Parameter sind zur Überwachung nicht geeignet!) sowie zu einer Hemmung des Eisen-II-Einbaus in das Protoporpyhrin IX – eine Vorstufe des Hämoglobins. Ein Teil des Bleis wird als tertiäres Phosphat in den Knochen gebunden (Bleidepot).

3.2.2 Akute Gesundheitsschädigung

Die akute („akut" = $<$ 24 h, aber innerhalb einer Woche) Gesundheitsschädigung durch Blei ist eher selten.

3.2.3 Subakute/chronische Gesundheitsschädigung

Subakute und chronische Gesundheitsschädigung sind die Regel, sie können sich überschneiden und haben folgende Stadien:

klinisch stummes Stadium:
- Erhöhung des Bleispiegels im Blut,
- erhöhte vegetative Labilität.

kritisches Anfangsstadium:
- leichte Anämie, basophil getüpfelte Erythrozyten,
- Blässe von Haut und Schleimhäuten,
- allgemeine Abgeschlagenheit,
- Appetitlosigkeit,
- Kopfschmerzen,
- Schwächegefühl, eventuell Schmerzen in Gliedern und Gelenken,
- Magen- und Darmstörungen,
- Obstipation,
- Bleisaum ist abhängig von der persönlichen Zahnhygiene.

ausgeprägte Bleikrankheit:
- vorgenannte Befunde in stärkerer Ausprägung,
- Bleikoliken (heftige, oft langdauernde, unter Umständen mit Brechreiz verbundene Colonspasmen, schafkotartiger Stuhl),
- Bleikolorit.

Aus Tierversuchen gibt es wissenschaftliche Hinweise für eine krebserzeugende Wirkung von Blei.

Für die Festsetzung des Biologischen Grenzwertes auf 400 µg/l waren Effekte auf das zentrale Nervensystem (Gehirn) maßgeblich. Es hatte sich gezeigt, dass bereits bei Blutbleispiegeln unterhalb 700 µg/l Funktionseinschränkungen auftraten, die u. a. Wahrnehmungsleistungen, Lernen und Gedächtnis, Konzentration und Aufmerksamkeit sowie andere kognitive Leistungen, motorische Funktionen und Persönlichkeitsmerkmale betrafen.
Eine parenterale oder orale Behandlung der beruflichen Bleivergiftung mit Chelatbildnern (EDTA) ist in aller Regel kontraindiziert, da hierbei eine Belastung des Nierenepithels durch unvorhersehbar hohe toxische EDTA-Bleikomplex-Anflutungen droht.

4 Berufskrankheit

Nr. 1101 der Anlage 1 zur Berufskrankheitenverordnung (BKV) „Erkrankungen durch Blei oder seine Verbindungen".

5 Literatur

Angerer, J., Schaller, K.-H. (Bearb.): Analysen in biologischem Material. In: Greim, H. (Hrsg.): Analytische Methoden zur Prüfung gesundheitsschädlicher Arbeitsstoffe. Losebl.-Ausg. Wiley-VCH, Weinheim

Arbeitsgruppe Aufstellung von Grenzwerten in biologischem Material; Leiter der Arbeitsgruppe: Prof. Dr. med. Hans Drexler, Institut und Poliklinik für Arbeits-, Sozial- und Umweltmedizin, Universität Erlangen-Nürnberg, Schillerstraße 25/29, D-91054 Erlangen. www.arbeitsmedizin.uni-erlangen.de

Deutsche Forschungsgemeinschaft: Analytische Methoden zur Prüfung gesundheitsschädlicher Arbeitsstoffe – Analysen in biologischem Material, Losebl.-Ausg. Wiley-VCH, Weinheim

Deutsche Forschungsgemeinschaft. Senatskommission zur Prüfung gesundheitsschädlicher Arbeitsstoffe: MAK- und BAT-Werte-Liste. Maximale Arbeitsplatzkonzentrationen und Biologische Arbeitsstofftoleranzwerte, aktuelle Fassung. Wiley-VCH, Weinheim, http://onlinelibrary.wiley.com/book/10.1002/9783527675135

Drexler, H., Greim, H. (Hrsg.): Biologische Arbeitsstoff-Toleranz-Werte (BAT-Werte), Expositionsäquivalente für krebserzeugende Arbeitsstoffe (EKA) und Biologische Leitwerte (BLW): Arbeitsmedizinisch-toxikologische Begründungen. Losebl.-Ausg. Wiley-VCH, Weinheim

Gefahrstoffinformationssystem der Deutschen Gesetzlichen Unfallversicherung (GESTIS-Stoffdatenbank). www.dguv.de, Webcode d11892

Giesen, Th., Zerlett, G.: Berufskrankheiten und medizinischer Arbeitsschutz. Losebl.-Ausg. Kohlhammer, Köln

Greim, H. (Hrsg.): Gesundheitsschädliche Arbeitsstoffe: Toxikologisch-arbeitsmedizinische Begründungen von MAK-Werten. Losebl.-Ausg. Wiley-VCH, Weinheim

Handlungsanleitung für arbeitsmedizinische Untersuchungen nach dem DGUV Grundsatz G 2 „Blei oder seine Verbindungen (mit Ausnahme der Bleialkyle)", (DGUV Information 240-020, i. Vb.). DGUV-Publikationsdatenbank, www.dguv.de/publikationen

Richtlinie der Bundesärztekammer zur Qualitätssicherung quantitativer labormedizinischer Untersuchungen. www.bundesaerztekammer.de

Triebig, Drexel, Letzel, Nowak (Hrsg.): Biomonitoring in Arbeitsmedizin und Umweltmedizin, 2012 ecomed MEDIZIN

Triebig, G. et al. (Hrsg.): Arbeitsmedizin: Handbuch für Theorie und Praxis, 4. Aufl, Gentner, Stuttgart, 2014

6 Vorschriften, Regeln

Arbeitsmedizinische Regeln (AMR), GMB, Bundesanstalt für Arbeitsschutz und Arbeitsmedizin. www.baua.de
AMR 2.1: „Fristen für die Veranlassung/das Angebot von arbeitsmedizinischen Vorsorgeuntersuchungen"
AMR 6.2: „Biomonitoring"
Biomonitoring Auskunftsystem der Bundesanstalt für Arbeitsschutz und Arbeitsmedizin. http://www.baua.de/de/Themen-von-A-Z/Gefahrstoffe/Biomonitoring/Auskunftsystem.html
CLP-Verordnung (EG) Nr. 1272/2008 und ihre Anpassungen. www.reach-clp-helpdesk.de/de/CLP/CLP.html
Gefahrstoffverordnung (GefStoffV)
Technische Regeln für Gefahrstoffe (TRGS). www.baua.de:
TRGS 420: Verfahrens- und stoffspezifische Kriterien (VSK) für die Ermittlung und Beurteilung der inhalativen Exposition
TRGS 500: Schutzmaßnahmen: Mindeststandards
TRGS 903: Biologische Grenzwerte
TRGS 505: Blei
TRGS 905: Verzeichnis krebserzeugender, erbgutverändernder oder fortpflanzungsgefährdender Stoffe
Verordnung zur arbeitsmedizinischen Vorsorge (ArbMedVV)

G 3 Bleialkyle

Bearbeitung: Ausschuss Arbeitsmedizin der Gesetzlichen Unfallversicherung, Arbeitskreis 2.1 „Gefahrstoffe"
Fassung Oktober 2014

Vorbemerkungen

Dieser Grundsatz gibt Anhaltspunkte für gezielte arbeitsmedizinische Untersuchungen, um Erkrankungen, die durch Bleialkyle entstehen können, zu verhindern oder frühzeitig zu erkennen.
Hinweise für die Gefährdungsbeurteilung und die Auswahl des zu untersuchenden Personenkreises gibt die DGUV Information „Handlungsanleitung für arbeitsmedizinische Untersuchungen nach dem DGUV Grundsatz G 3" (DGUV Information 240-030, i. Vb.).

Ablaufplan

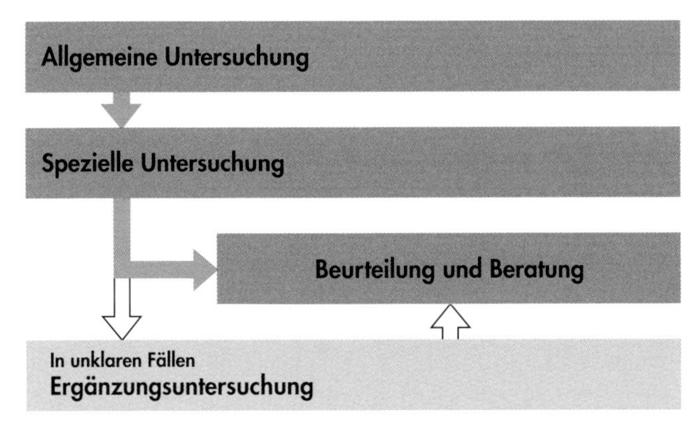

1 Untersuchungen

1.1 Untersuchungsarten, Fristen

Bei der Festlegung der Fristen zu den Untersuchungsintervallen sind je nach Rechtsgrundlage des Untersuchungsanlasses die für diesen Anlass gültigen staatlichen Vorschriften und Regeln zu beachten.
Wenn es für den konkreten Untersuchungsanlass keine staatlichen Vorgaben zu Fristen gibt, können ersatzweise die Empfehlungen in der nachfolgenden Tabelle zu Anwendung kommen.

Erstuntersuchung	Vor Aufnahme der Tätigkeit
Nachuntersuchungen	Nach 12–24 Monaten
	Vorzeitig: • Nach schwerer oder längerer Erkrankung, die Anlass zu Bedenken gegen eine Fortsetzung der Tätigkeit geben könnte • Nach ärztlichem Ermessen in Einzelfällen • Bei Beschäftigten, die einen ursächlichen Zusammenhang zwischen ihrer Erkrankung und ihrer Tätigkeit am Arbeitsplatz vermuten

1.2 Untersuchungsprogramm

1.2.1 Allgemeine Untersuchung

Erstuntersuchung

- Feststellung der Vorgeschichte (allgemeine Anamnese, Arbeitsanamnese, Beschwerden); siehe auch Basisuntersuchungsprogramm (BAPRO)
- Urinstatus (Mehrfachteststreifen, Sediment).

Nachuntersuchung

- Zwischenanamnese (einschließlich Arbeitsanamnese); siehe auch BAPRO
  Besonders achten auf
  - ausgeprägte Angstträume,
  - Schlafstörungen,
  - stärkere Verstimmungszustände,
  - Gewichtsabnahme,
  - Händezittern,
  - Übelkeit,
  - Gereiztheit,
  - Streitsucht (keine Suggestivfragen stellen!).
- Urinstatus (Mehrfachteststreifen, Sediment).

1.2.2 Spezielle Untersuchung

Erstuntersuchung | **Nachuntersuchung**

- großes Blutbild
- Kreatinin im Serum
- SGPT (ALAT)
- SGOT (ASAT)
- γ-GT
- Biomonitoring (siehe 3.1.4) nach Exposition gegenüber Bleialkylen.

1.2.3 Ergänzungsuntersuchung

Nachuntersuchung

In unklaren Fällen:
- TPHA im Serum (siehe 2.1.1 „Unbehandelte und nicht ausgeheilte Syphilis“).

1.3 Voraussetzungen zur Durchführung

- Gebietsbezeichnung „Arbeitsmedizin" oder Zusatzbezeichnung „Betriebsmedizin"
- Laboruntersuchungen unter Beachtung der „Richtlinie der Bundesärztekammer zur Qualitätssicherung quantitativer labormedizinischer Untersuchungen".

2 Arbeitsmedizinische Beurteilung und Beratung

Eine arbeitsmedizinische Beurteilung und Beratung im Rahmen gezielter arbeitsmedizinischer Untersuchungen ist erst nach Kenntnis der Arbeitsplatzverhältnisse und der individuellen Belastung möglich. Grundlage dafür ist eine Gefährdungsbeurteilung, die auch dazu Stellung nimmt, welche technischen, organisatorischen und personenbezogenen Schutzmaßnahmen getroffen wurden bzw. zu treffen sind. Für Beschäftigte, die Tätigkeiten mit Gefahrstoffen ausüben, ist eine individuelle Aufklärung und Beratung angezeigt.

2.1 Kriterien

Eine Beurteilung sollte unter Berücksichtigung der individuellen Exposition erfolgen.

2.1.1 Dauernde gesundheitliche Bedenken

Erstuntersuchung

Personen mit schweren Gesundheitsstörungen

- des Blutes,
- des Herzens und des Kreislaufs,
- der Lungen (Asthma, Tuberkulose usw.),
- des Nasen- und Rachenraumes,
- der Leber,
- der Niere,
- des Stoffwechsels (Diabetes, Gicht usw.),
- des peripheren und des zentralen Nervensystems,
- der Haut (allergische und degenerative Ekzeme).

Ferner Personen mit

- Geisteskrankheiten,
- Alkohol-, Medikamenten-, Drogenabhängigkeit,
- unbehandelter und nicht ausgeheilter Syphilis.

Nachuntersuchung

Personen mit bleibenden Schäden (siehe Erstuntersuchung).
Bei Fortbestehen eindeutiger Anzeichen einer Intoxikation (erhöhter Blutbleispiegel [siehe G 2 „Blei oder seine Verbindungen"], erhöhter Urinbleispiegel, Depression, schizoide Verwirrtheitszustände, chronische Erkrankungen des Blutes oder des Nervensystems).

2.1.2 Befristete gesundheitliche Bedenken

Erstuntersuchung

Personen mit den unter 2.1.1 genannten Erkrankungen, soweit eine Wiederherstellung zu erwarten ist. Personen, die lange Zeit in Bleibetrieben gearbeitet und Blei in vermehrtem Umfang aufgenommen bzw. bereits eine Bleivergiftung hatten.

Nachuntersuchung

Siehe Erstuntersuchung und
- Personen mit eindeutigen Anzeichen einer Intoxikation oder mit dem dringenden Verdacht darauf sowie
- Personen mit einer Gesamtbleiausscheidung im Harn von mehr als 50 µg/l bis zum Abklingen der Symptome.

2.1.3 Keine gesundheitlichen Bedenken unter bestimmten Voraussetzungen

Erstuntersuchung **Nachuntersuchung**

Sind die unter 2.1.1 genannten Erkrankungen oder Funktionsstörungen weniger ausgeprägt oder liegen die Laborwerte im Grenzbereich der Norm bzw. werden geringfügig über- oder unterschritten (siehe 3.1.4), so sollte der untersuchende Arzt prüfen, ob unter bestimmten Voraussetzungen die Aufnahme bzw. Fortsetzung der Tätigkeit möglich ist.
Hierbei wird gedacht an
- technische Schutzmaßnahmen,
- organisatorische Schutzmaßnahmen, z. B. Begrenzung der Expositionszeit,
- Einsatz an Arbeitsplätzen mit nachgewiesener geringerer Exposition,
- persönliche Schutzausrüstung unter Beachtung des individuellen Gesundheitszustandes,
- verkürzte Nachuntersuchungsfristen.

2.1.4 Keine gesundheitlichen Bedenken

Erstuntersuchung	Nachuntersuchung

Alle anderen Personen, soweit keine Beschäftigungsbeschränkungen bestehen.

2.2 Beratung

Die Beratung sollte entsprechend der Arbeitsplatzsituation und den Untersuchungsergebnissen im Einzelfall erfolgen. Die Beschäftigten sind über die Ergebnisse der arbeitsmedizinischen Untersuchungen und des Biomonitoring zu informieren und sollten auf die Möglichkeit einer fruchtschädigenden sowie die Fortpflanzungsfähigkeit beeinträchtigenden Wirkung der Bleialkyle hingewiesen werden.
Auf allgemeine Hygienemaßnahmen und persönliche Schutzausrüstungen ist hinzuweisen. Stoffspezifische Hinweise zu Schutzmaßnahmen gibt das Gefahrstoffinformationssystem GESTIS unter der Rubrik „Umgang und Verwendung" (siehe 5).
Wenn sich aus der arbeitsmedizinischen Untersuchung Hinweise ergeben, die eine Aktualisierung der Gefährdungsbeurteilung zur Verbesserung des Arbeitsschutzes notwendig machen, hat der untersuchende Arzt dies dem Arbeitgeber mitzuteilen. Dabei ist die Wahrung der schutzwürdigen Belange des Untersuchten zu beachten.

3 Ergänzende Hinweise

3.1 Exposition, Beanspruchung

3.1.1 Vorkommen, Gefahrenquellen

Stoffbezogene Hinweise zu Vorkommen und Gefahrenquellen enthält das Gefahrstoffinformationssystem GESTIS (siehe 5).
Insbesondere bei folgenden Betriebsarten, Arbeitsplätzen oder Tätigkeiten ist mit einer Exposition gegenüber Bleialkylen zu rechnen:

- Herstellen,
- Zumischen von Bleialkylen zu Vergaserkraftstoffen für Flugbetrieb (Avgas),
- Befüllen und Entladen von Tankfahrzeugen und Kesselwagen mit Bleitetramethyl oder Bleitetraethyl, insbesondere beim Anschließen und Abschlagen der Füllschläuche,
- Reinigen von Kesselwagen, Tanks und Rohrleitungen, die mit Bleitetramethyl oder Bleitetraethyl oder verbleiten Vergaserkraftstoffen befüllt waren,
- Wartung und Reparatur von Zapfanlagen verbleiter Vergaserkraftstoffe auf Flughäfen für Sportflugzeuge,
- Betanken von Flugzeugen mit Hubkolbenmotoren,

- Reparaturarbeiten an treibstoffführenden Teilen von Hubkolbenmotoren von Flugzeugen,
- Tankstellensanierung mit möglichem Hautkontakt,
- Werkstätten (Wartung von Fahrzeugen mit bleihaltigen Kraftstoffen, z. B. Oldtimer).

Weitere Hinweise gibt die DGUV Information „Handlungsanleitung für arbeitsmedizinische Untersuchungen nach dem DGUV Grundsatz G 3" (DGUV Information 240-030, i. Vb.).

Werden Tätigkeiten mit höherer Exposition in Lärmbereichen ausgeübt, sollten aufgrund der ototoxischen Eigenschaft von Bleialkylen mögliche Kombinationswirkungen mit Lärm bei der Gehöruntersuchung nach dem DGUV Grundsatz G 20 berücksichtigt werden.

3.1.2 Physikalisch-chemische Eigenschaften

Über das Gefahrstoffinformationssystem GESTIS und über das Sicherheitsdatenblatt sind die Einstufungen und Bewertungen sowie weitere stoffspezifische Informationen verfügbar (siehe 5).

Bleialkyle sind farblose, schwere ölige Flüssigkeiten von süßlichem, etherähnlichem Geruch, mit organischen Lösemitteln mischbar, in Wasser praktisch unlöslich. Sie reagieren leicht mit den meisten anorganischen Säuren und vielen organischen Säuren. Bei schärferen Reaktionsbedingungen entstehen Blei-II-Salze. Sie werden unter Licht fotolytisch, bei erhöhten Temperaturen (> 100 °C) thermolytisch zu Blei und Kohlenwasserstoffen bzw. deren Oxidationsprodukten zersetzt. Wichtigste Substanzen dieser Gruppe sind Bleitetramethyl und Bleitetraethyl.

Bleitetramethyl
Formel $Pb(CH_3)_4$
CAS-Nr. 75-74-1

Bleitetraethyl
Formel $Pb(C_2H_5)_4$
CAS-Nr. 78-00-2

3.1.3 Aufnahme

Die Aufnahme erfolgt über die Atemwege und durch die Haut (erhöhte Resorptionsgefahr).

Bleitetramethyl wird wesentlich weniger durch die Haut resorbiert als Bleitetraethyl, dagegen wird es wegen seiner größeren Flüchtigkeit leichter durch die Lunge aufgenommen.

3.1.4 Biomonitoring

Hinweise zum Biomonitoring sind im Anhang 3, Leitfaden „Biomonitoring", enthalten.

Biologische Werte (BW) zur Beurteilung

Arbeitsstoff (CAS-Nr.)	Parameter	Biologischer Wert (BW)	Untersuchungs-material	Probennahme-zeitpunkt
Bleitetraethyl (Tetraethylblei) (78-00-2)	Diethylblei	BGW[1] 25 µg/l, als Pb berechnet	Urin	Expositions-ende bzw. Schichtende
	Gesamtblei (gilt auch für Gemische mit Bleitetramethyl)	BGW[1] 50 µg/l	Urin	Expositions-ende bzw. Schichtende
Bleitetramethyl (Tetramethylblei) (75-74-1)	Gesamtblei	BGW[1] 50 µg/l	Urin	Expositions-ende bzw. Schichtende

Die jeweils aktuelle Fassung der TRGS 903 ist zu beachten.

Das Biomonitoring ist mit zuverlässigen Methoden durchzuführen, um den Anforderungen der Qualitätssicherung zu genügen (Anhang 3, „Leitfaden Biomonitoring"). Weitere Hinweise können den arbeitsmedizinisch-toxikologischen Begründungen für Biologische Arbeitsstofftoleranz-Werte (BAT-Werte), Expositionsäquivalente für krebserzeugende Arbeitsstoffe (EKA) und Biologische Leitwerte (BLW) der Senatskommission zur Prüfung gesundheitsschädlicher Arbeitsstoffe der Deutschen Forschungsgemeinschaft (DFG), den entsprechenden Bekanntmachungen des Ausschusses für Gefahrstoffe (AGS) sowie den Leitlinien der Deutschen Gesellschaft für Arbeitsmedizin und Umweltmedizin e. V. (DGAUM) entnommen werden.

3.2 Funktionsstörungen, Krankheitsbild

3.2.1 Wirkungsweise

Bleialkyle werden in der Leber zu den Bleitrialkylverbindungen und Blei metabolisiert. Für die akut toxische Wirkung sind die Bleitrialkylverbindungen verantwortlich. Sie werden langsam durch den Urin ausgeschieden, sodass es zu Kumulationen kommen kann.

[1] BGW: Biologischer Grenzwert (TRGS 903).

3.2.2 Akute/subakute Gesundheitsschädigung

Bleialkyle besitzen eine starke systemische Toxizität. Vor allem Reiz- und Degenerationserscheinungen am Zentralnervensystem treten auf. Folgende Symptome werden häufig erst nach Stunden oder Tagen bemerkt:

- Appetitlosigkeit, Übelkeit, Erbrechen,
- Schlafstörungen, Kopfschmerzen, Schwindel,
- Angstzustände, Verwirrtheit, Reizbarkeit, Erregbarkeit, Zittern, Halluzinationen,
- Herz-Kreislauf-Störungen (Hypotonie, Bradykardie).

In schweren Fällen: nach Latenz akute Psychosen, Krämpfe, Delirium, Fieber, Koma. Nach Überleben der akuten Phase folgt meist innerhalb von Monaten Wiederherstellung.

3.2.3 Chronische Gesundheitsschädigung

Auch bei der chronischen Intoxikation ist in erster Linie das Zentralnervensystem betroffen. Neurologische Störungen korrelieren mit erhöhten Blutbleispiegeln (siehe auch G2 „Blei oder seine Verbindungen"). Als Symptome zeigen sich:

- Erregbarkeit, Depressionen, Halluzinationen,
- Kopfschmerzen,
- niedriger Blutdruck,
- Tremor, Ataxie, Neurasthenie.

Die bekannten Anzeichen einer anorganischen Bleivergiftung wie Anämie, erhöhte Anzahl von basophil getüpfelten Erythrozyten, Schädigung der motorischen Nerven mit Radialislähmung und Fallhand sowie Bleisaum am Zahnfleisch treten bei Intoxikation mit Bleialkylen nicht auf. Auch die unter 3.2.2 und 3.2.3 erwähnten Symptome sind für sich allein nicht charakteristisch und können auch mit Alkoholismus, Rauschmittelsucht, Schizophrenie und Lues III verwechselt werden. Entscheidend für die Differentialdiagnose ist allein der relative Bleigehalt im Blut (siehe G 2 „Blei oder seine Verbindungen") bzw. im Urin.

4 Berufskrankheit

Nr. 1101 der Anlage 1 zur Berufskrankheitenverordnung (BKV) „Erkrankungen durch Blei oder seine Verbindungen".

5 Literatur

Angerer, J., Schaller, K.-H. (Bearb.): Analysen in biologischem Material. In: Greim, H. (Hrsg.): Analytische Methoden zur Prüfung gesundheitsschädlicher Arbeitsstoffe. Losebl.-Ausg. Wiley-VCH, Weinheim

Deutsche Forschungsgemeinschaft. Senatskommission zur Prüfung gesundheitsschädlicher Arbeitsstoffe: MAK- und BAT-Werte-Liste. Maximale Arbeitsplatzkonzentrationen und Biologische Arbeitsstofftoleranzwerte, aktuelle Fassung. Wiley-VCH, Weinheim, http://onlinelibrary.wiley.com/book/10.1002/9783527675135

Drexler, H., Greim, H. (Hrsg.): Biologische Arbeitsstoff-Toleranz-Werte (BAT-Werte), Expositionsäquivalente für krebserzeugende Arbeitsstoffe (EKA) und Biologische Leitwerte (BLW): Arbeitsmedizinisch-toxikologische Begründungen. Losebl.-Ausg. Wiley-VCH, Weinheim

Gefahrstoffinformationssystem der Deutschen Gesetzlichen Unfallversicherung (GESTIS-Stoffdatenbank). www.dguv.de, Webcode d11892

Giesen, Th., Zerlett, G.: Berufskrankheiten und medizinischer Arbeitsschutz. Losebl.-Ausg. Kohlhammer, Köln

Greim, H. (Hrsg.): Gesundheitsschädliche Arbeitsstoffe: Toxikologisch-arbeitsmedizinische Begründungen von MAK-Werten. Losebl.-Ausg. Wiley-VCH, Weinheim

Handlungsanleitung für arbeitsmedizinische Untersuchungen nach dem DGUV Grundsatz G 3 „Bleialkyle" (DGUV Information 240-030, i. Vb.). DGUV-Publikationsdatenbank, www.dguv.de/publikationen

Richtlinie der Bundesärztekammer zur Qualitätssicherung quantitativer labormedizinischer Untersuchungen. www.bundesaerztekammer.de

Triebig, Drexel, Letzel, Nowak (Hrsg.): Biomonitoring in Arbeitsmedizin und Umweltmedizin, 2012 ecomed MEDIZIN

Triebig, G. et al.(Hrsg.): Arbeitsmedizin : Handbuch für Theorie und Praxis, 4. Aufl., Gentner, Stuttgart, 2014

6 Vorschriften, Regeln

Arbeitsmedizinische Regeln (AMR), GMB, Bundesanstalt für Arbeitsschutz und Arbeitsmedizin. www.baua.de
AMR 2.1: „Fristen für die Veranlassung/das Angebot von arbeitsmedizinischen Vorsorgeuntersuchungen"
AMR 6.2: „Biomonitoring"
Biomonitoring Auskunftsystem der Bundesanstalt für Arbeitsschutz und Arbeitsmedizin: http://www.baua.de/de/Themen-von-A-Z/Gefahrstoffe/Biomonitoring/Auskunftsystem.html
CLP-Verordnung (EG) Nr. 1272/2008 und ihre Anpassungen: www.reach-clp-helpdesk.de/de/CLP/CLP.html
Gefahrstoffverordnung (GefStoffV)
Technische Regeln für Gefahrstoffe (TRGS). www.baua.de:
TRGS 401: Gefährdung durch Hautkontakt – Ermittlung, Beurteilung, Maßnahmen
TRGS 420: Verfahrens- und stoffspezifische Kriterien (VSK) für die Ermittlung und Beurteilung der inhalativen Exposition
TRGS 500: Schutzmaßnahmen: Mindeststandards
TRGS 900: Arbeitsplatzgrenzwerte
TRGS 903: Biologische Grenzwerte
Verordnung zur arbeitsmedizinischen Vorsorge (ArbMedVV)

G 4 Gefahrstoffe, die Hautkrebs oder zur Krebsbildung neigende Hautveränderungen hervorrufen

Bearbeitung: Ausschuss Arbeitsmedizin der Gesetzlichen Unfallversicherung, Arbeitskreis 2.1 „Gefahrstoffe"
Fassung Oktober 2014

Vorbemerkungen

Dieser Grundsatz gibt Anhaltspunkte für gezielte arbeitsmedizinische Untersuchungen, um Erkrankungen durch Gefahrstoffe, die Hautkrebs oder zur Krebsbildung neigende Hautveränderungen hervorrufen, zu verhindern oder frühzeitig zu erkennen. Hinweise für die Gefährdungsbeurteilung und die Auswahl des zu untersuchenden Personenkreises gibt die die DGUV Information „Handlungsanleitung für arbeitsmedizinische Untersuchungen nach dem DGUV Grundsatz G 40 Krebserzeugende und erbgutverändernde Gefahrstoffe – allgemein, hier: Polycyclische aromatische Kohlenwasserstoffe (PAK)" (DGUV Information 240-401 bis 408, i. Vb.).

Ablaufplan

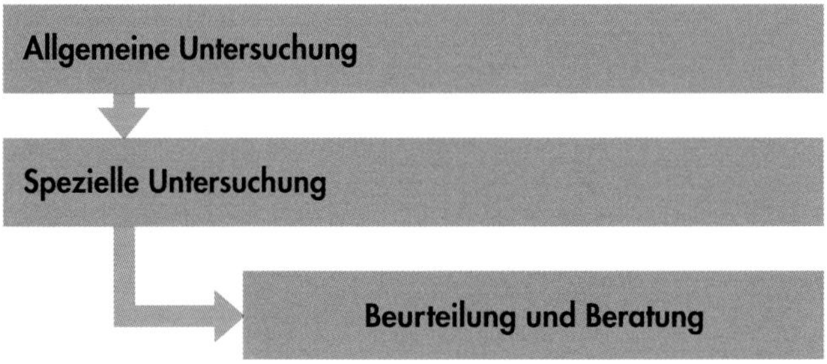

Allgemeine Untersuchung

↓

Spezielle Untersuchung

→ Beurteilung und Beratung

1 Untersuchungen

1.1 Untersuchungsarten, Fristen

Bei der Festlegung der Fristen zu den Untersuchungsintervallen sind je nach Rechtsgrundlage des Untersuchungsanlasses die für diesen Anlass gültigen staatlichen Vorschriften und Regeln zu beachten.
Wenn es für den konkreten Untersuchungsanlass keine staatlichen Vorgaben zu Fristen gibt, können ersatzweise die Empfehlungen in der nachfolgenden Tabelle zu Anwendung kommen.

Erstuntersuchung	Vor Aufnahme der Tätigkeit
Nachuntersuchungen	Nach 24–36 Monaten
	Vorzeitig: • Nach schwerer oder längerer Erkrankung, die Anlass zu Bedenken gegen eine Fortsetzung der Tätigkeit geben könnte • Nach ärztlichem Ermessen in Einzelfällen • Bei Beschäftigten, die einen ursächlichen Zusammenhang zwischen ihrer Erkrankung und ihrer Tätigkeit am Arbeitsplatz vermuten
Nachgehende Untersuchungen[1]	• Nach Ausscheiden aus dieser Tätigkeit bei bestehendem Beschäftigungsverhältnis • Nach Beendigung der Beschäftigung

[1] Hinweis: Die vom Organisationsdienst für nachgehende Untersuchungen (ODIN, www.odin-info.de) nach Ausscheiden aus dem Unternehmen zu veranlassende nachgehende Vorsorge wird nach einer Vereinbarung mit den angeschlossenen Unfallversicherungsträgern durchgeführt.

1.2 Untersuchungsprogramm

1.2.1 Allgemeine Untersuchung

Erstuntersuchung

Feststellung der Vorgeschichte (allgemeine Anamnese, Arbeitsanamnese); siehe auch Basisuntersuchungsprogramm (BAPRO).

Nachuntersuchung/Nachgehende Untersuchung

Zwischenanamnese (einschließlich detaillierter Arbeitsanamnese); siehe auch BAPRO.

1.2.2 Spezielle Untersuchung

Erstuntersuchung

- Urinstatus (Mehrfachteststreifen)
- Erfassung des Hautstatus

Erwünscht:

- Wenn nicht nur die Gefahr eines Hautkontaktes, sondern gleichzeitig die Gefahr einer erhöhten inhalativen Exposition besteht, sollte geprüft werden, ob die Untersuchungen nicht unter Beachtung des Grundsatzes G 40 „Krebserzeugende Gefahrstoffe – allgemein" durchzuführen sind (siehe 3.2).

Nachuntersuchung/Nachgehende Untersuchung

- Urinstatus (Mehrfachteststreifen)
- Biomonitoring (1-Hydroxypyren im Urin); entfällt bei nachgehenden Unterschungen
- spezielle Anamnese: Hautveränderungen und Sonnenlichtempfindlichkeit
- Ganzkörperinspektion (einschließlich Skrotalbereich), besonders zu achten auf suspekte Hautveränderungen im Sinne von Komedonen, Follikulitiden, Zysten, umschriebenen Melanosen, Keratosen, Hyperkeratosen, Ekzemen, Pseudosklerodermien, Leukomelanodermien, flachen Papillomen, Leukoplakien, Teer-Pechwarzen, Seemanns- oder Landmannshaut, Basaliomen, Plattenepithelkarzinomen
- bei Vorhandensein von Warzen hautfachärztliche Untersuchung, evtl. Excision und histologische Untersuchung
- ggf. Fotodokumentation des Hautbefundes zur Vergleichskontrolle.

1.3 Voraussetzungen zur Durchführung

- Gebietsbezeichnung „Arbeitsmedizin" oder Zusatzbezeichnung „Betriebsmedizin"
- Erfahrungen in der Beurteilung von Berufsdermatosen sollten vorliegen
- Laboruntersuchungen unter Beachtung der „Richtlinie der Bundesärztekammer zur Qualitätssicherung quantitativer labormedizinischer Untersuchungen".

2 Arbeitsmedizinische Beurteilung und Beratung

Eine arbeitsmedizinische Beurteilung und Beratung im Rahmen gezielter arbeitsmedizinischer Untersuchungen ist erst nach Kenntnis der Arbeitsplatzverhältnisse und der individuellen Belastung möglich. Grundlage dafür ist eine Gefährdungsbeurteilung, die auch dazu Stellung nimmt, welche technischen, organisatorischen und personenbezogenen Schutzmaßnahmen getroffen wurden bzw. zu treffen sind. Für Beschäftigte, die Tätigkeiten mit Gefahrstoffen ausüben, ist eine individuelle Aufklärung und Beratung angezeigt.

2.1 Kriterien

Eine Beurteilung sollte unter Berücksichtigung der individuellen Exposition erfolgen.

2.1.1 Dauernde gesundheitliche Bedenken

Erstuntersuchung	Nachuntersuchung

Personen mit schweren Gesundheitsstörungen wie

- anamnestisch bekannter Empfindlichkeit der Haut gegenüber UV-Strahlen, einer ausgeprägten Seborrhoe,
- ausgedehnter Vitiligo,
- schon deutlich ausgebildeten Veränderungen der Haut im Sinn einer Seemanns- oder Landmannshaut,
- Hautkrebserkrankung und/oder deren Vorstufen, auch nach erfolgreicher Behandlung,
- einer ausgeprägten Ichthyose,
- einer Porphyria cutanea tarda.

2.1.2 Befristete gesundheitliche Bedenken

entfällt.

2.1.3 Keine gesundheitlichen Bedenken unter bestimmten Voraussetzungen

Erstuntersuchung | **Nachuntersuchung**

Sind die unter 2.1.1 genannten Erkrankungen oder Funktionsstörungen weniger ausgeprägt, so sollte der untersuchende Arzt prüfen, ob unter bestimmten Voraussetzungen die Aufnahme bzw. Fortsetzung der Tätigkeit möglich ist. Hierbei wird gedacht an

- technische Schutzmaßnahmen,
- organisatorische Schutzmaßnahmen, z. B. Begrenzung der Expositionszeit,
- Einsatz an Arbeitsplätzen mit nachgewiesener geringerer Exposition,
- persönliche Schutzausrüstung unter Beachtung des individuellen Gesundheitszustandes,
- verkürzte Nachuntersuchungsfristen.

In Abständen von 12 Monaten sollten z. B. untersucht werden

- Personen mit besonders lichtempfindlicher Haut (auf UV-Empfindlichkeit achten),
- Personen mit Akne (außer einfacher Akne juvenilis),
- Personen mit mäßig ausgeprägter Seborrhoe,
- Personen mit Ekzemneigung.

2.1.4 Keine gesundheitlichen Bedenken

Erstuntersuchung | **Nachuntersuchung**

Alle anderen Personen, soweit keine Beschäftigungsbeschränkungen bestehen.

2.2 Beratung

Die Beratung sollte entsprechend der Arbeitsplatzsituation und den Untersuchungsergebnissen im Einzelfall erfolgen. Die Beschäftigten sind über die Ergebnisse der arbeitsmedizinischen Untersuchungen und des Biomonitoring zu informieren.
Auf allgemeine Hygienemaßnahmen und persönliche Schutzausrüstung ist hinzuweisen. Stoffspezifische Hinweise zu Schutzmaßnahmen gibt das Gefahrstoffinformationssystem GESTIS unter der Rubrik „Umgang und Verwendung" (siehe 5).
Aufgrund der hautresorptiven Eigenschaften kommt dabei dem Hautschutz besondere Bedeutung zu.
Die Beschäftigten sollten hinsichtlich der möglichen krebserzeugenden Wirkung an anderen Organen (z. B. Atemwege), erbgutverändernden, fruchtschädigenden und fortpflanzungsgefährdenden Wirkung von PAK/Pyrolyseprodukten aus organischem Material beraten werden.
Sie sollten zudem zur regelmäßigen Selbstbeobachtung der Haut und ggf. zum Lichtschutz angeleitet und motiviert werden.
Wenn sich aus der arbeitsmedizinischen Untersuchung Hinweise ergeben, die eine Aktualisierung der Gefährdungsbeurteilung zur Verbesserung des Arbeitsschutzes

notwendig machen, hat der untersuchende Arzt dies dem Arbeitgeber mitzuteilen. Dabei ist die Wahrung der schutzwürdigen Belange des Untersuchten zu beachten.

3 Ergänzende Hinweise

3.1 Exposition, Beanspruchung

3.1.1 Vorkommen, Gefahrenquellen

Stoffbezogene Hinweise zu Vorkommen und Gefahrenquellen enthält das Gefahrstoffinformationssystem GESTIS (siehe 5).
Insbesondere bei folgenden Betriebsarten, Arbeitsplätzen oder Tätigkeiten ist mit einer Exposition gegenüber Gefahrstoffen, die Hautkrebs oder zur Krebsbildung neigende Hautveränderungen hervorrufen, zu rechnen:

- Ofenarbeiten in der Steinkohlekokerei,
- Lagern, Transport und Verarbeitung von Festpech für Elektroden,
- Herstellen und Verarbeiten von Feuerfestmaterial mit Teerpechbindung,
- Anschlagen gebrannter Elektroden zur Aluminiumgewinnung,
- Abstechen von Hochöfen der Metallerzeugung,
- Pfannenfeuerplatz in der Stahlerzeugung,
- Herstellen von Kleinkörpern aus Kohlenstoff und Elektrographit,
- Spritzauftrag von Teer bzw. Teer-/Epoxidbeschichtungen zum Korrosionsschutz,
- Herstellen und Demontage von Kork-Teer-Dämmungen,
- Entfernen von Holzpflaster, das mit Steinkohlenteerpech-Heißkleber verlegt wurde,
- Brennschneidarbeiten an teerbehafteten Teilen,
- Schornsteinreinigen von Feuerungen mit Braunkohle, Steinkohle, Holz.

Weitere Hinweise gibt die DGUV Information „Handlungsanleitung für arbeitsmedizinische Untersuchungen nach dem DGUV Grundsatz G 40 Krebserzeugende und erbgutverändernde Gefahrstoffe – allgemein, hier: Polycyclische aromatische Kohlenwasserstoffe (PAK)" (DGUV Information 240-401 bis 408, i. Vb.).

3.1.2 Physikalisch-chemische Eigenschaften

Es ist derzeit sinnvoll, als Bezugssubstanz für Pyrolyseprodukte mit krebserzeugenden polyzyklischen aromatischen Kohlenwasserstoffen den Stoff Benzo(a)pyren zu wählen.

Benzo(a)pyren

Formel	$C_{20}H_{12}$
CAS-Nr.	50-32-8

Polyzyklische aromatische Kohlenwasserstoffe treten unter anderem in Pyrolyseprodukten aus organischem Material auf.
Über das Gefahrstoffinformationssystem GESTIS und über das Sicherheitsdatenblatt sind die Einstufungen und Bewertungen sowie weitere stoffspezifische Informationen verfügbar (siehe 5).

3.1.3 Aufnahme

Die Aufnahme erfolgt durch die Haut und inhalativ. Ob auch Hauttumoren gehäuft nach rein inhalativer Aufnahme entstehen, ist derzeit nicht abschließend geklärt.

3.1.4 Biomonitoring

Hinweise zum Biomonitoring sind im Anhang 3, Leitfaden „Biomonitoring", enthalten.

Biologische Werte (BW) zur Beurteilung (EKA[1]):
Polycyclische Aromatische Kohlenwasserstoffe (PAK)

Luft **Benzo[a]pyren (μg/m³)**	**Probennahmezeitpunkt: vor nachfolgender Schicht** **Urin** **3-Hydroxybenzo[a]pyren (nach Hydrolyse) (ng/g Kreatinin)**
0,07	0,7
0,35	2
0,7	3,5
1,0	5
1,5	7

Die jeweils aktuelle Fassung der MAK- und BAT-Werte-Liste ist zu beachten.

[2] EKA: Expositionsäquivalente für krebserzeugende Arbeitsstoffe (EKA-Werte siehe aktuelle MAK- und BAT-Werte-Liste) stellen die Beziehungen zwischen der Stoffkonzentration in der Luft am Arbeitsplatz und der Stoff- bzw. Metabolitenkonzentration im biologischen Material dar. Aus ihnen kann entnommen werden, welche innere Belastung sich bei ausschließlicher inhalativer Stoffaufnahme ergeben würde.

Das Biomonitoring ist mit zuverlässigen Methoden durchzuführen, um den Anforderungen der Qualitätssicherung zu genügen (Anhang 3, „Leitfaden Biomonitoring"). Weitere Hinweise können den arbeitsmedizinisch-toxikologischen Begründungen für Biologische Arbeitsstofftoleranz-Werte (BAT-Werte), Expositionsäquivalente für krebserzeugende Arbeitsstoffe (EKA) und Biologische Leitwerte (BLW) der Senatskommission zur Prüfung gesundheitsschädlicher Arbeitsstoffe der Deutschen Forschungsgemeinschaft (DFG), den entsprechenden Bekanntmachungen des Ausschusses für Gefahrstoffe (AGS) sowie den Leitlinien der Deutschen Gesellschaft für Arbeitsmedizin und Umweltmedizin e. V. (DGAUM) entnommen werden.

3.2 Funktionsstörungen, Krankheitsbild

Die Einwirkung der in Abschnitt 3.1.1 genannten Produkte kann zu entzündlicher Rötung und Dermatitis (Ekzem) mit Juckreiz sowie zu einer gesteigerten Sonnenlichtempfindlichkeit führen. Bei weiterer Exposition entwickeln sich diffuse Hyperpigmentierungen, die in eine diffuse oder zircumskripte Melanose übergehen können, ferner Follikulitiden und Akne. Auf derartig veränderter Haut, aber auch ohne dieses Vorstadium, ist die Entstehung einzelner oder multipler verschieden großer so genannter Teer- oder Pechwarzen, die sich äußerlich von der Verruca vulgaris nicht unterscheiden, möglich. Diese Warzen neigen zu karzinomatöser Entartung. Die Pech- oder Teerwarzen können nach relativ kurzer Zeit, vielfach aber erst nach mehreren Jahren, auch noch nach Expositionsende, besonders im Gesicht, an den Ohren und am Handrücken, mitunter auch am Unterarm, Unterbauch und Scrotum auftreten.
Die unter 3.1.1 aufgeführten Gefahrstoffe sind flüssige bis feste hochmolekulare Kohlenwasserstoffgemische (von aliphatischen bis polycyclischen Aromaten). Entsprechend ihrer Verarbeitung bzw. Verarbeitungstemperatur ist auch mit einer inhalativen Aufnahme dieser Stoffe zu rechnen, sodass im Einzelfall systemische Karzinome wie Kehlkopf- oder Lungenkrebs auftreten können. Es ist derzeit noch umstritten, ob auch ein Zusammenhang zum Auftreten von Blasenkrebs herzustellen ist. Dies sollte bei der Untersuchung der Arbeitnehmer berücksichtigt sowie geprüft werden, ob anstelle des Grundsatzes G 4 nicht Untersuchungen unter Beachtung des Grundsatzes G 40 „Krebserzeugende Gefahrstoffe – allgemein" angezeigt sind.

3.2.1 Wirkungsweise

Chemische Karzinogene können die Haut durch direkte Einwirkung, aber auch durch Staub und Dämpfe oder durch mit diesen Stoffen behaftete Arbeitskleidung schädigen. Hitze und mechanische Reize können dies begünstigen.
Physikalische Karzinogene, z. B. UV-Licht, insbesondere dessen UV-B-Anteil, können die Haut an deren lichtexponierten Stellen schädigen. Die Expositionszeit bis zur Entstehung von Hautkrebs oder zur Krebsbildung neigenden Hautveränderungen durch die genannten Stoffe beträgt in der Regel mehrere Jahre bis Jahrzehnte, kann jedoch auch nach relativ kurzer Expositionszeit beobachtet werden. Auch nach Wegfall der Exposition ist diese Entwicklung möglich.

4 Berufskrankheit

Nr. 4110 der Anlage 1 zur Berufskrankheitenverordnung (BKV) „Bösartige Neubildungen der Atemwege und der Lungen durch Kokereirohgase"
Nr. 4113 der Anlage 1 zur Berufskrankheitenverordnung (BKV) „Lungenkrebs durch polycyclische aromatische Kohlenwasserstoffe (PAK)"
Nr. 5102 der Anlage 1 zur Berufskrankheitenverordnung (BKV) „Hautkrebs oder zur Krebsbildung neigende Hautveränderungen durch Ruß, Rohparaffin, Teer, Anthrazen, Pech oder ähnliche Stoffe".

5 Literatur

Breuer, D. et al.: Messen, Beurteilen und Schutzmaßnahmen beim Umgang mit komplexen kohlenwasserstoffhaltigen Gemischen, BIA-Report 5/99. Hauptverband der gewerblichen Berufsgenossenschaften (Hrsg.), Sankt Augustin, 1999
Deutsche Forschungsgemeinschaft. Senatskommission zur Prüfung gesundheitsschädlicher Arbeitsstoffe: MAK- und BAT-Werte-Liste. Maximale Arbeitsplatzkonzentrationen und Biologische Arbeitsstofftoleranzwerte, aktuelle Fassung. Wiley-VCH, Weinheim. http://onlinelibrary.wiley.com/book/10.1002/9783527675135
Gefahrstoffinformationssystem der Deutschen Gesetzlichen Unfallversicherung (GESTIS-Stoffdatenbank). www.dguv.de, Webcode d11892
Giesen, Th., Zerlett, G.: Berufskrankheiten und medizinischer Arbeitsschutz. Losebl.-Ausg. Kohlhammer, Köln
Greim, H. (Hrsg.): Gesundheitsschädliche Arbeitsstoffe: Toxikologisch-arbeitsmedizinische Begründungen von MAK-Werten. Losebl.-Ausg. Wiley-VCH, Weinheim
Handlungsanleitung für arbeitsmedizinische Untersuchungen nach dem DGUV Grundsatz G 40 „Krebserzeugende und erbgutverändernde Gefahrstoffe – allgemein, hier: Polycyclische aromatische Kohlenwasserstoffe (PAK)" (DGUV Information 240-401 bis 408, i. Vb.). DGUV-Publikationsdatenbank, www.dguv.de/publikationen
Letzel, S. et al.: Teer-induzierte Präkanzerosen und Malignome der Haut bei Beschäftigten einer Teer-Raffinerie. Dermatosen 40 (1992), 94–103
Letzel, S., Drexler, H.: Occupational-Related Tumors in Tar Refinery Workers. J Am Acad Dermatol 39 (1998), 712–720
Norpoth, K., Woitowitz, H. J.: Beruflich verursachte Tumoren. Grundlagen der Entscheidung zur BK-Verdachtsanzeige, 2. Aufl., Dt. Ärzte-Verlag, Köln, 2001
Richtlinie der Bundesärztekammer zur Qualitätssicherung quantitativer labormedizinischer Untersuchungen. www.bundesaerztekammer.de
Riechert, Berger, Kersten: Biomonitoring bei der Holzimprägnierung mit Steinkohlenteerölen – 1-Hydroxypyren im Urin als Marker für die innere Belastung mit polyzyklischen aromatischen Kohlenwasserstoffen, In: Zentralblatt für Arbeitsmedizin, Arbeitsschutz und Ergonomie 61 (2011), S. 4ff.
Triebig, Drexel, Letzel, Nowak (Hrsg.): Biomonitoring in Arbeitsmedizin und Umweltmedizin, 2012 ecomed Medizin

Triebig, G. et al. (Hrsg.): Arbeitsmedizin: Handbuch für Theorie und Praxis, 4. Aufl., Gentner, Stuttgart, 2014

Völter-Mahlknecht, S. et al.: Berufsbedingte Hauttumoren bei Beschäftigten einer Steinkohlenteerraffinerie. 43. Jahrestagung der Deutschen Gesellschaft für Arbeitsmedizin und Umweltmedizin, Dresden, 2003, 665–668

6 Vorschriften, Regeln

Arbeitsmedizinische Regeln (AMR), GMB, Bundesanstalt für Arbeitsschutz und Arbeitsmedizin. www.baua.de

- AMR 2.1: „Fristen für die Veranlassung/das Angebot von arbeitsmedizinischen Vorsorgeuntersuchungen"
- AMR 6.2: „Biomonitoring"

Biomonitoring Auskunftsystem der Bundesanstalt für Arbeitsschutz und Arbeitsmedizin. http://www.baua.de/de/Themen-von-A-Z/Gefahrstoffe/Biomonitoring/Auskunftsystem.html

CLP-Verordnung (EG) Nr. 1272/2008 und ihre Anpassungen. www.reach-clp-helpdesk.de/de/CLP/CLP.html

Gefahrstoffverordnung (GefStoffV)

Technische Regeln für Gefahrstoffe (TRGS).www.baua.de:

- TRGS 401: Gefährdung durch Hautkontakt – Ermittlung, Beurteilung, Maßnahmen
- TRGS 420: Verfahrens- und stoffspezifische Kriterien (VSK) für die Ermittlung und Beurteilung der inhalativen Exposition
- TRGS 500: Schutzmaßnahmen: Mindeststandards
- TRGS 905: Verzeichnis krebserzeugender, erbgutverändernder oder fortpflanzungsgefährdender Stoffe
- TRGS 906: Verzeichnis krebserzeugender Tätigkeiten oder Verfahren nach § 3 Abs. 2 Nr.3 GefStoffV

Verordnung zur arbeitsmedizinischen Vorsorge (ArbMedVV)

G 5 Glykoldinitrat oder Glycerintrinitrat (Nitroglykol oder Nitroglycerin)

Bearbeitung: Ausschuss Arbeitsmedizin der Gesetzlichen Unfallversicherung, Arbeitskreis 2.1 „Gefahrstoffe"
Fassung Oktober 2014

Vorbemerkungen

Dieser Grundsatz gibt Anhaltspunkte für gezielte arbeitsmedizinische Untersuchungen, um Erkrankungen, die durch Glykoldinitrat oder Glycerintrinitrat (Nitroglykol oder Nitroglycerin) entstehen können, zu verhindern oder frühzeitig zu erkennen. Hinweise für die Gefährdungsbeurteilung und die Auswahl des zu untersuchenden Personenkreises gibt die DGUV Information „Handlungsanleitung für arbeitsmedizinische Untersuchungen nach dem DGUV Grundsatz G 5" (DGUV Information 240-050, i. Vb.).

Ablaufplan

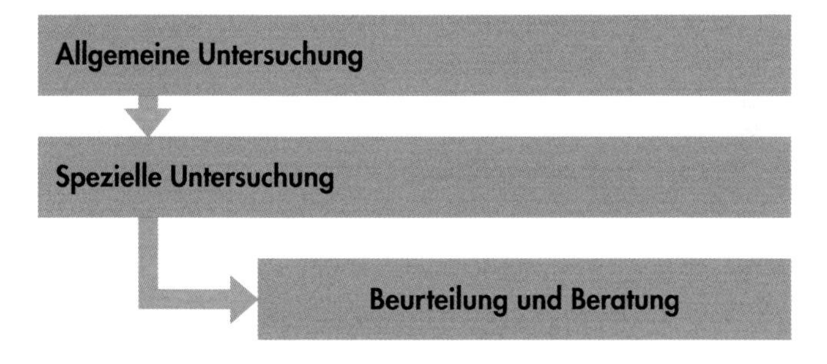

1 Untersuchungen

1.1 Untersuchungsarten, Fristen

Bei der Festlegung der Fristen zu den Untersuchungsintervallen sind je nach Rechtsgrundlage des Untersuchungsanlasses die für diesen Anlass gültigen staatlichen Vorschriften und Regeln zu beachten.
Wenn es für den konkreten Untersuchungsanlass keine staatlichen Vorgaben zu Fristen gibt, können ersatzweise die Empfehlungen in der nachfolgenden Tabelle zu Anwendung kommen.

Erstuntersuchung	Vor Aufnahme der Tätigkeit
Nachuntersuchungen	Erste: Nach 6–12 Monaten
	Weitere: Nach 12–24 Monaten
	Vorzeitig: • Nach schwerer oder längerer Erkrankung, die Anlass zu Bedenken gegen eine Fortsetzung der Tätigkeit geben könnte • Nach ärztlichem Ermessen in Einzelfällen • Bei Beschäftigten, die einen ursächlichen Zusammenhang zwischen ihrer Erkrankung und ihrer Tätigkeit am Arbeitsplatz vermuten

1.2 Untersuchungsprogramm

1.2.1 Allgemeine Untersuchung

Erstuntersuchung

- Feststellung der Vorgeschichte (allgemeine Anamnese, Arbeitsanamnese, Beschwerden); siehe auch Basisuntersuchungsprogramm (BAPRO)
- Urinstatus (Mehrfachteststreifen, Sediment).

Nachuntersuchung

- Zwischenanamnese (einschließlich Arbeitsanamnese); siehe auch BAPRO
- Urinstatus (Mehrfachteststreifen, Sediment).

1.2.2 Spezielle Untersuchung

Erstuntersuchung	Nachuntersuchung

- großes Blutbild
- Ergometrie (siehe Anhang 2, Leitfaden „Ergometrie")
- Bei Verwendung sonstiger Zusatzstoffe (z. B. TNT) sollte auf deren spezifische Giftwirkung geachtet werden
- Biomonitoring (siehe 3.1.4, nur bei der Nachuntersuchung).

Erwünscht:
- Kreislauffunktionsprüfung (z. B. Schellong)
- Langzeit-Blutdruckmessung.

1.3 Voraussetzungen zur Durchführung

- Gebietsbezeichnung „Arbeitsmedizin" oder Zusatzbezeichnung „Betriebsmedizin"
- Laboruntersuchungen unter Beachtung der „Richtlinie der Bundesärztekammer zur Qualitätssicherung quantitativer labormedizinischer Untersuchungen".

2 Arbeitsmedizinische Beurteilung und Beratung

Eine arbeitsmedizinische Beurteilung und Beratung im Rahmen gezielter arbeitsmedizinischer Untersuchungen ist erst nach Kenntnis der Arbeitsplatzverhältnisse und der individuellen Belastung möglich. Grundlage dafür ist eine Gefährdungsbeurteilung, die auch dazu Stellung nimmt, welche technischen, organisatorischen und personenbezogenen Schutzmaßnahmen getroffen wurden bzw. zu treffen sind. Für Beschäftigte, die Tätigkeiten mit Gefahrstoffen ausüben, ist eine individuelle Aufklärung und Beratung angezeigt.

2.1 Kriterien

Eine Beurteilung sollte unter Berücksichtigung der individuellen Exposition erfolgen.

2.1.1 Dauernde gesundheitliche Bedenken

Erstuntersuchung	Nachuntersuchung

Personen mit

- Herzkrankheiten,
- EKG-Veränderungen von Krankheitswert,
- Blutdruckwerten (Langzeit-Blutdruckmessung!) von
  - a) systolisch über 19 kPa (140 mmHg) oder
    unter 12 kPa (90 mmHg),
  - b) diastolisch über 12 kPa (90 mmHg) oder
    unter 8 kPa (60 mmHg),
  - c) Amplitude unter 4 kPa (30 mmHg),
- Herz- und Kreislaufbelastungen durch anderweitige Organschäden.

2.1.2 Befristete gesundheitliche Bedenken

Erstuntersuchung	Nachuntersuchung

Personen mit den unter 2.1.1 genannten Erkrankungen, soweit eine Wiederherstellung zu erwarten ist.

2.1.3 Keine gesundheitlichen Bedenken unter bestimmten Voraussetzungen

Erstuntersuchung	Nachuntersuchung

Sind die unter 2.1.1 genannten Erkrankungen oder Funktionsstörungen weniger ausgeprägt, so sollte der untersuchende Arzt prüfen, ob unter bestimmten Voraussetzungen die Aufnahme bzw. Fortsetzung der Tätigkeit möglich ist. Hierbei wird gedacht an

- technische Schutzmaßnahmen,
- organisatorische Schutzmaßnahmen, z. B. Begrenzung der Expositionszeit,
- Einsatz an Arbeitsplätzen mit nachgewiesener geringerer Exposition,
- persönliche Schutzausrüstung unter Beachtung des individuellen Gesundheitszustandes,
- verkürzte Nachuntersuchungsfristen.

2.1.4 Keine gesundheitlichen Bedenken

Erstuntersuchung	Nachuntersuchung

Alle anderen Personen, soweit keine Beschäftigungsbeschränkungen bestehen.

2.2 Beratung

Die Beratung sollte entsprechend der Arbeitsplatzsituation und den Untersuchungsergebnissen im Einzelfall erfolgen. Die Beschäftigten sind über die Ergebnisse der arbeitsmedizinischen Untersuchungen und des Biomonitoring zu informieren. Auf eine regelmäßige Blutdruckkontrolle sowie die allgemeinen Hygienemaßnahmen und persönlichen Schutzausrüstungen ist hinzuweisen. Stoffspezifische Hinweise zu Schutzmaßnahmen gibt das Gefahrstoffinformationssystem GESTIS unter der Rubrik „Umgang und Verwendung" (siehe 5).
Wenn sich aus der arbeitsmedizinischen Untersuchung Hinweise ergeben, die eine Aktualisierung der Gefährdungsbeurteilung zur Verbesserung des Arbeitsschutzes notwendig machen, hat der untersuchende Arzt dies dem Arbeitgeber mitzuteilen. Dabei ist die Wahrung der schutzwürdigen Belange des Untersuchten zu beachten.

3 Ergänzende Hinweise

3.1 Exposition, Beanspruchung

3.1.1 Vorkommen, Gefahrenquellen

Stoffbezogene Hinweise zu Vorkommen und Gefahrenquellen enthält das Gefahrstoffinformationssystem GESTIS (siehe 5).
Insbesondere bei folgenden Betriebsarten, Arbeitsplätzen oder Tätigkeiten ist mit einer Exposition gegenüber Glykoldinitrat oder Glycerintrinitrat (Nitroglykol oder Nitroglycerin) zu rechnen:

- Herstellen und innerbetrieblicher Transport von Pulverrohmasse für gelatinöse Sprengstoffe,
- Abfüllen von Nitroglycerin bzw. Nitroglykol aus Lagertanks in Transportbehälter,
- Herstellen von Glykoldinitrat (Nitroglykol) durch Nitrieren in diskontinuierlicher Verfahrensweise,
- Gelatinieren von Glykoldinitrat (Nitroglykol),
- Fertigung von Pulverrohmasse (Glykoldinitrat),
- Reparatur- und Instandhaltungsarbeiten an nitroglykolhaltigen Anlagenteilen,
- Lagern von gelatinösen Sprengstoffen,
- Probennahme zur Qualitätsprüfung von Sprengstoffpatronen,
- Vernichten von nitroglykolhaltigen Stoffresten und Anlagenteilen,
- allgemeine Laborarbeiten.

Weitere Hinweise gibt die DGUV Information „Handlungsanleitung für arbeitsmedizinische Untersuchungen nach dem DGUV Grundsatz G 5" (DGUV Information 240-050, i. Vb.).

3.1.2 Physikalisch-chemische Eigenschaften

Bei Glykoldinitrat und Glycerintrinitrat handelt es sich um Ester der Salpetersäure mit mehrwertigen Alkoholen (Glycerin, Glykol).
Es sind farblose, ölige Flüssigkeiten. Sie sind empfindlich gegenüber Schlag, Stoß, Reibung und Erschütterung sowie plötzlicher Erwärmung oder anderen Zündquellen und reagieren mit raschem Zerfall unter Bildung großer Gasmengen (Wasserdampf, Kohlenmonoxid, Kohlendioxid, Stickstoffoxide). Bei Glykoldinitrat besteht zudem die Gefahr der elektrostatischen Aufladung (Explosionsgefahr!). In organischen Lösemitteln sind sie im Allgemeinen gut löslich, in Wasser wenig bzw. schwer löslich.
Bei normaler Temperatur sind sie stabil, also zeitlich unbegrenzt haltbar. Das Ethylenglykoldinitrat ist entsprechend seinem höheren Dampfdruck gegenüber dem Glycerintrinitrat (ca. 30-fach) bedeutend flüchtiger.
Sie werden in der Sprengstoffherstellung oft kombiniert. Dadurch wird eine hohe Stabilität des Sprengstoffes gegenüber Frosteinwirkung erreicht (bedingt durch den niedrigeren Schmelzpunkt des Glykoldinitrats).

Glycerintrinitrat (Nitroglycerin)

Formel

$$\begin{array}{l} CH_2\text{–}O\text{–}NO_2 \\ | \\ CH\text{–}O\text{–}NO_2 \\ | \\ CH_2\text{–}O\text{–}NO_2 \end{array}$$

CAS-Nr. 55-63-0

Glykoldinitrat (Nitroglykol)

Formel

$$\begin{array}{l} CH_2\text{–}O\text{–}NO_2 \\ | \\ CH_2\text{–}O\text{–}NO_2 \end{array}$$

CAS-Nr. 628-96-6

Über das Gefahrstoffinformationssystem GESTIS und über das Sicherheitsdatenblatt sind die Einstufungen und Bewertungen sowie weitere stoffspezifische Informationen verfügbar (siehe 5).

3.1.3 Aufnahme

Die Aufnahme erfolgt über die Atemwege und durch die Haut.

3.1.4 Biomonitoring

Hinweise zum Biomonitoring sind im Anhang 3, Leitfaden „Biomonitoring", enthalten.

Biologischer Wert (BW) zur Beurteilung

Arbeitsstoff (CAS-Nr.)	**Parameter**	**Biologischer Wert (BW)**	**Untersuchungs-material**	**Probennahme-zeitpunkt**
Glykoldinitrat (Nitroglykol, Ethylenglykol-dinitrat) (628-96-6)	Ethylendinitrat (Ethylenglykol-dinitrat)	BGW[1] 0,3 µg/l	Vollblut	Expositions-ende bzw. Schichtende

Die jeweils aktuelle Fassung der TRGS 903 ist zu beachten.

Das Biomonitoring ist mit zuverlässigen Methoden durchzuführen, um den Anforderungen der Qualitätssicherung zu genügen (Anhang 3, „Leitfaden Biomonitoring"). Weitere Hinweise können den arbeitsmedizinisch-toxikologischen Begründungen für Biologische Arbeitsstofftoleranz-Werte (BAT-Werte), Expositionsäquivalente für krebserzeugende Arbeitsstoffe (EKA) und Biologische Leitwerte (BLW) der Senatskommission zur Prüfung gesundheitsschädlicher Arbeitsstoffe der Deutschen Forschungsgemeinschaft (DFG), den entsprechenden Bekanntmachungen des Ausschusses für Gefahrstoffe (AGS) sowie den Leitlinien der Deutschen Gesellschaft für Arbeitsmedizin und Umweltmedizin e. V. (DGAUM) entnommen werden.

3.2 Funktionsstörungen, Krankheitsbild

3.2.1 Wirkungsweise

Nach schneller und guter Resorption über die Schleimhäute des Atemtraktes, des Verdauungstraktes bzw. über die Haut kommt es zur Blutgefäßerweiterung mit Absinken zunächst des systolischen und bei weiterer Exposition auch des diastolischen Blutdruckes.
Neben der peripheren Kreislaufwirkung mit ihren Folgen ist ein durch diese Stoffe bedingter zentraler Effekt möglich.
Die chronische Exposition gegen kleinere Mengen bewirkt – auch als Ausdruck eingetretener Gegenregulationen – langsam eine Erhöhung des diastolischen Blutdruckes. Dadurch wird die Blutdruckamplitude kleiner.

[1] BGW: Biologischer Grenzwert (TRGS 903)

3.2.2 Akute/subakute Gesundheitsschädigung

Symptome einer akuten Vergiftung sind
- Kopfschmerzen,
- Schwindel,
- Brechreiz,
- Gesichtsrötung,
- periphere Missempfindungen,
- Angstgefühl,
- Schmerzzustände in der Herzgegend,
- erniedrigter Blutdruck,
- Bradykardie oder Tachykardie,
- Bewusstlosigkeit,
- Kreislaufkollaps.

3.2.3 Chronische Gesundheitsschädigung

Nach chronischer Exposition wurden u. a. folgende Symptome beschrieben:
- Kopfschmerzen,
- Wärmegefühl,
- Trunkenheitsgefühl,
- Appetitlosigkeit,
- Alkoholintoleranz,
- Brustschmerzen (Angina pectoris-ähnlich),
- arteriosklerotische Veränderungen.

Nach langjähriger stärkerer Exposition, z. B. als Mischer oder Patronierer, können plötzliche Todesfälle durch akutes Herzversagen auftreten.

4 Berufskrankheit

Nr. 1309 der Anlage 1 zur Berufskrankheitenverordnung (BKV) „Erkrankungen durch Salpetersäureester".

5 Literatur

Angerer, J., Schaller, K. H. (Bearb.): Analysen in biologischem Material. In: Greim, H. (Hrsg.): Analytische Methoden zur Prüfung gesundheitsschädlicher Arbeitsstoffe. Losebl.-Ausg. Wiley-VCH, Weinheim

Deutsche Forschungsgemeinschaft. Senatskommission zur Prüfung gesundheitsschädlicher Arbeitsstoffe: MAK- und BAT-Werte-Liste. Maximale Arbeitsplatzkonzentrationen und Biologische Arbeitsstofftoleranzwerte, aktuelle Fassung. Wiley-VCH, Weinheim, http://onlinelibrary.wiley.com/book/10.1002/9783527675135

Gefahrstoffinformationssystem der Deutschen Gesetzlichen Unfallversicherung (GESTIS-Stoffdatenbank). www.dguv.de, Webcode d11892

Giesen, Th., Zerlett, G.: Berufskrankheiten und medizinischer Arbeitsschutz. Losebl.-Ausg. Kohlhammer, Köln

Greim, H. (Hrsg.): Gesundheitsschädliche Arbeitsstoffe: Toxikologisch-arbeitsmedizinische Begründungen von MAK-Werten. Losebl.-Ausg. Wiley-VCH, Weinheim

Handlungsanleitung für arbeitsmedizinische Untersuchungen nach dem DGUV Grundsatz G 5 „Glykoldinitrat oder Glycerintrinitrat (Nitroglykol oder Nitroglycerin)" (DGUV Information 240-050, i. Vb.). DGUV-Publikationsdatenbank, www.dguv.de/publikationen

Richtlinie der Bundesärztekammer zur Qualitätssicherung quantitativer labormedizinischer Untersuchungen. www.bundesaerztekammer.de

Triebig, Drexel, Letzel, Nowak (Hrsg.): Biomonitoring in Arbeitsmedizin und Umweltmedizin, 2012 ecomed Medizin

Triebig, G. et al. (Hrsg.): Arbeitsmedizin: Handbuch für Theorie und Praxis, 4. Aufl., Gentner, Stuttgart, 2014

6 Vorschriften, Regeln

Arbeitsmedizinische Regeln (AMR), GMB, Bundesanstalt für Arbeitsschutz und Arbeitsmedizin. www.baua.de
- AMR 2.1: „Fristen für die Veranlassung/das Angebot von arbeitsmedizinischen Vorsorgeuntersuchungen"
- AMR 6.2: „Biomonitoring"

Biomonitoring Auskunftsystem der Bundesanstalt für Arbeitsschutz und Arbeitsmedizin, http://www.baua.de/de/Themen-von-A-Z/Gefahrstoffe/Biomonitoring/Auskunftsystem.html

CLP-Verordnung (EG) Nr. 1272/2008 und ihre Anpassungen, www.reach-clp-helpdesk.de/de/CLP/CLP.html

Gefahrstoffverordnung (GefStoffV)

Technische Regeln für Gefahrstoffe (TRGS). www.baua.de:
- TRGS 401: Gefährdung durch Hautkontakt – Ermittlung, Beurteilung, Maßnahmen
- TRGS 420: Verfahrens- und stoffspezifische Kriterien (VSK) für die Ermittlung und Beurteilung der inhalativen Exposition
- TRGS 500: Schutzmaßnahmen: Mindeststandards
- TRGS 900: Arbeitsplatzgrenzwerte
- TRGS 903: Biologische Grenzwerte
- TRGS 905: Verzeichnis krebserzeugender, erbgutverändernder oder fortpflanzungsgefährdender Stoffe

Verordnung zur arbeitsmedizinischen Vorsorge (ArbMedVV)

G 6 Kohlenstoffdisulfid (Schwefelkohlenstoff)

Bearbeitung: Ausschuss Arbeitsmedizin der Gesetzlichen Unfallversicherung, Arbeitskreis 2.1 „Gefahrstoffe"
Fassung Oktober 2014

Vorbemerkungen

Dieser Grundsatz gibt Anhaltspunkte für gezielte arbeitsmedizinische Untersuchungen, um Erkrankungen, die durch Kohlenstoffdisulfid entstehen können, zu verhindern oder frühzeitig zu erkennen.
Hinweise für die Gefährdungsbeurteilung und die Auswahl des zu untersuchenden Personenkreises gibt die DGUV Information „Handlungsanleitung für arbeitsmedizinische Untersuchungen nach dem DGUV Grundsatz G 6"(DGUV Information 240-060, i. Vb.).

Ablaufplan

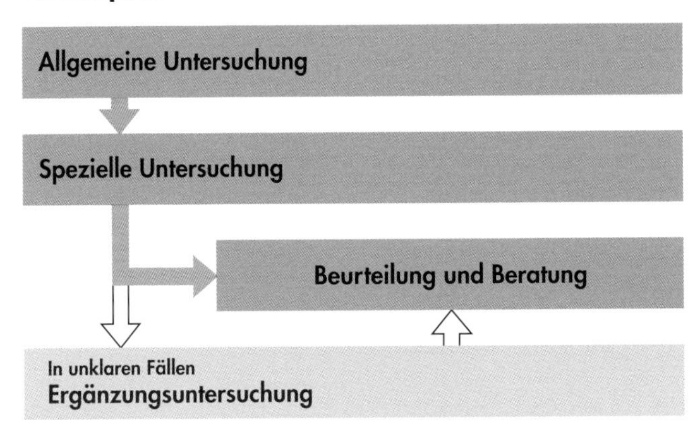

1 Untersuchungen

1.1 Untersuchungsarten, Fristen

Bei der Festlegung der Fristen zu den Untersuchungsintervallen sind je nach Rechtsgrundlage des Untersuchungsanlasses die für diesen Anlass gültigen staatlichen Vorschriften und Regeln zu beachten.
Wenn es für den konkreten Untersuchungsanlass keine staatlichen Vorgaben zu Fristen gibt, können ersatzweise die Empfehlungen in der nachfolgenden Tabelle zu Anwendung kommen.

Erstuntersuchung	Vor Aufnahme der Tätigkeit
Nachuntersuchungen	Nach 6–12 Monaten
	Vorzeitig: • Nach mehrwöchiger Erkrankung oder körperlicher Beeinträchtigung, die Anlass zu Bedenken gegen die Fortsetzung der Tätigkeit geben könnte • Nach ärztlichem Ermessen in Einzelfällen • Bei Beschäftigten, die einen ursächlichen Zusammenhang zwischen ihrer Erkrankung und ihrer Tätigkeit am Arbeitsplatz vermuten

1.2 Untersuchungsprogramm

1.2.1 Allgemeine Untersuchung

Erstuntersuchung

- Feststellung der Vorgeschichte (allgemeine Anamnese, Arbeitsanamnese); siehe auch Basisuntersuchungsprogramm (BAPRO)
  Besonders achten auf großflächige Hautveränderungen (wie z. B. bei Psoriasis vulgaris)
- Urinstatus (Mehrfachteststreifen, bei Auffälligkeiten zusätzlich Sediment).

Nachuntersuchung

Zwischenanamnese (einschließlich detaillierter Arbeitsanamnese), siehe auch BAPRO.
Besonders achten auf
- Intensität der Kohlenstoffdisulfidexposition (dermale Exposition? Kurzzeitige Überschreitung des Luftgrenzwerts?),
- Beschwerden wie z. B. Inappetenz, Überempfindlichkeit gegenüber Alkohol, Schlafstörungen, Gedächtnisschwäche, Verwirrtheitszustände, geistige Abstumpfung, gelegentliche Euphorie, Gereiztheit, Streitsucht,
- großflächige Hautveränderungen (wie z. B. bei Psoriasis vulgaris).

Untersuchungen im Hinblick auf die Tätigkeit
Besonders achten auf
- Sensibilitätsstörungen (distal betonte Parästhesien, Hypästhesien, Hypalgesien, Dysästhesien),
- Reflexstörungen (Abschwächung der Achillessehnenreflexe im Vergleich zu Reflexen der oberen Extremität),
- Tremor der Extremitäten, Parkinson-Symptome,
- erworbene Farbsehstörungen (Anwendung geeigneter Testverfahren),
- psychische Auffälligkeiten (Reizbarkeit, Depression),
- Gewichtsabnahme,
- Palpation der Arteria dorsalis pedis und der Arteria tibialis posterior,
- Urinstatus (Mehrfachteststreifen, bei Auffälligkeiten zusätzlich Sediment).

1.2.2 Spezielle Untersuchung

Erstuntersuchung

- Ergometrie (siehe Anhang 2, Leitfaden „Ergometrie")
- Prüfung des Vibrationsempfindens mittels 128-Hz-Stimmgabel

Erwünscht:

- Cholesterin und Triglyceride
- γ-GT, SGPT(ALAT), SGOT (ASAT)
- kleines Blutbild.

Nachuntersuchung

Wie Erstuntersuchung, zusätzlich

- Biomonitoring (siehe 3.1.4)
- Augenhintergrundspiegelung.

1.2.3 Ergänzungsuntersuchung

Nachuntersuchung

In Fällen, die durch die in 1.2.1 genannten allgemeinen ärztlichen Untersuchungen nicht abgeklärt werden können, fachneurologische und/oder psychiatrische Untersuchung mit evtl. EEG und Elektroneuro- und Elektromyographie.

1.3 Voraussetzungen zur Durchführung

- Gebietsbezeichnung „Arbeitsmedizin" oder Zusatzbezeichnung „Betriebsmedizin"
- Laboruntersuchungen unter Beachtung der „Richtlinie der Bundesärztekammer zur Qualitätssicherung quantitativer labormedizinischer Untersuchungen".

2 Arbeitsmedizinische Beurteilung und Beratung

Eine arbeitsmedizinische Beurteilung und Beratung im Rahmen gezielter arbeitsmedizinischer Untersuchungen ist erst nach Kenntnis der Arbeitsplatzverhältnisse und der individuellen Belastung möglich. Grundlage dafür ist eine Gefährdungsbeurteilung, die auch dazu Stellung nimmt, welche technischen, organisatorischen und personenbezogenen Schutzmaßnahmen getroffen wurden bzw. zu treffen sind. Für Beschäftigte, die Tätigkeiten mit Gefahrstoffen ausüben, ist eine individuelle Aufklärung und Beratung angezeigt.

2.1 Kriterien

Eine Beurteilung sollte unter Berücksichtigung der individuellen Exposition erfolgen.

2.1.1 Dauernde gesundheitliche Bedenken

Erstuntersuchung	Nachuntersuchung

Personen mit
- Erkrankungen des peripheren und/oder zentralen Nervensystems, insbesondere mit anamnestischen oder klinischen Hinweisen auf Polyneuropathien und/oder psychische Erkrankungen,
- hämodynamisch wirksamen Herzerkrankungen,
- Arteriosklerose,
- ausgeprägter vegetativer Labilität,
- arterieller Hypertonie,
- primärer oder sekundärer Anämie,
- Magen-Darm-Geschwüren,
- Nierenleiden,
- Schädigung des Leberparenchyms,
- Alkohol- oder Rauschmittelabhängigkeit.

2.1.2 Befristete gesundheitliche Bedenken

Erstuntersuchung

Personen mit den unter 2.1.1 genannten Erkrankungen, soweit eine Wiederherstellung zu erwarten ist.

Nachuntersuchung

Wie Erstuntersuchung, zusätzlich
- Personen mit Anzeichen einer Kohlenstoffdisulfidvergiftung in Folge einer außergewöhnlichen hohen Exposition im Rahmen eines Stör- oder Unfalls bis zur Normalisierung der klinischen Befunde.

Zu beachten: Bei erneutem Einsatz kann eine Überempfindlichkeit gegen Kohlenstoffdisulfid bestehen.

2.1.3 Keine gesundheitlichen Bedenken unter bestimmten Voraussetzungen

Erstuntersuchung	Nachuntersuchung

Sind die in 2.1.1 genannten Erkrankungen oder Funktionsstörungen weniger ausgeprägt, so sollte der untersuchende Arzt prüfen, ob unter bestimmten Voraussetzungen die Aufnahme bzw. Fortsetzung der Tätigkeit möglich ist. Hierbei wird gedacht an

- technische Schutzmaßnahmen,
- organisatorische Schutzmaßnahmen, z. B. Begrenzung der Expositionszeit,
- Einsatz an Arbeitsplätzen mit nachgewiesener geringerer Exposition,
- persönliche Schutzausrüstung unter Beachtung des individuellen Gesundheitszustandes,
- verkürzte Nachuntersuchungsfristen.

2.1.4 Keine gesundheitlichen Bedenken

Erstuntersuchung	Nachuntersuchung

Alle anderen Personen, soweit keine Beschäftigungsbeschränkungen bestehen.

2.2 Beratung

Die Beratung sollte entsprechend der Arbeitsplatzsituation und den Untersuchungsergebnissen im Einzelfall erfolgen. Die Beschäftigten sind über die Ergebnisse der arbeitsmedizinischen Untersuchungen und des Biomonitorings zu informieren.
Auf allgemeine Hygienemaßnahmen und persönliche Schutzausrüstung ist hinzuweisen. Aufgrund der hautresorptiven Eigenschaften von Kohlenstoffdisulfid kommt dabei dem Tragen von Schutzkleidung besondere Bedeutung zu. Stoffspezifische Hinweise zu Schutzmaßnahmen gibt das Gefahrstoffinformationssystem GESTIS unter der Rubrik „Umgang und Verwendung“ (siehe 5).
Die Beschäftigten sollten hinsichtlich der möglichen fortpflanzungsgefährdenden und fruchtschädigenden Wirkung von Kohlenstoffdisulfid beraten werden.
Wenn sich aus der arbeitsmedizinischen Untersuchung Hinweise ergeben, die eine Aktualisierung der Gefährdungsbeurteilung zur Verbesserung des Arbeitsschutzes notwendig machen, hat der untersuchende Arzt dies dem Arbeitgeber mitzuteilen. Dabei ist die Wahrung der schutzwürdigen Belange des Untersuchten zu beachten.

3 Ergänzende Hinweise

3.1 Exposition, Beanspruchung

3.1.1 Vorkommen, Gefahrenquellen

Stoffbezogene Hinweise zu Vorkommen und Gefahrenquellen enthält das Gefahrstoffinformationssystem GESTIS (siehe 5).
Insbesondere bei folgenden Betriebsarten, Arbeitsplätzen oder Tätigkeiten ist mit einer Exposition gegenüber Kohlenstoffdisulfid zu rechnen:
- Kunstseide- und Zellstoffindustrie (Viskosefasern, Cellophanfilm),
- Gummiindustrie (Extraktionsmittel für Fette, Öle und Harze),
- Reinigungs-, Wartungs-, Instandhaltungs-, Reparatur-, Sanierungs- und Abbrucharbeiten sowie Probenahme in Produktions- und Abfüllanlagen,
- Beheben von Betriebsstörungen in Anlagen zur Herstellung, Weiterverarbeitung und Abfüllung sowie Extraktionsanlagen,
- Arbeiten in kontaminierten Bereichen.

Weitere Hinweise gibt die DGUV Information „Handlungsanleitung für arbeitsmedizinische Untersuchungen nach dem DGUV Grundsatz G 6"(DGUV Information 240-060, i. Vb.).
Werden Tätigkeiten mit höherer Exposition in Lärmbereichen ausgeübt, sollten aufgrund der ototoxischen Eigenschaft (siehe 5) von Kohlenstoffdisulfid mögliche Kombinationswirkungen mit Lärm bei der Gehöruntersuchung nach dem Grundsatz G 20 berücksichtigt werden.

G 6

3.1.2 Physikalisch-chemische Eigenschaften

Kohlenstoffdisulfid ist – je nach Reinheitsgrad – eine wasserhelle bis gelbliche, stark lichtbrechende, schwer wasserlösliche, faulig nach Rettich riechende, leicht entzündbare Flüssigkeit. Es wird an Aktivkohle sehr gut adsorbiert. Entsprechend seinem hohen Dampfdruck verdunstet Kohlenstoffdisulfid bereits bei Normaltemperatur erheblich. Dämpfe sind schwerer als Luft und können sich am Boden ansammeln.

Schwefelkohlenstoff (Kohlenstoffdisulfid)

Formel	CS_2
CAS-Nr.	75-15-0

Über das Gefahrstoffinformationssystem GESTIS und über das Sicherheitsdatenblatt sind die Einstufungen und Bewertungen sowie weitere stoffspezifische Informationen verfügbar (siehe 5).

3.1.3 Aufnahme

Die Aufnahme erfolgt durch die Atemwege und durch die Haut.

3.1.4 Biomonitoring

Hinweise zum Biomonitoring sind in Anhang 3, Leitfaden „Biomonitoring", enthalten.

Biologischer Wert (BW) zur Beurteilung

Arbeitsstoff (CAS-Nr.)	**Parameter**	**BGW**[1]	**Untersuchungsmaterial**	**Probennahmezeitpunkt**
Kohlendisulfid (Schwefelkohlenstoff, Kohlendisulfid) (75-15-0)	2-Thiothiazolidin-4-carboxylsäure (TTCA)	4 mg/g Kreatinin[2]	Urin	Expositionsende, bzw. Schichtende

Die jeweils aktuelle Fassung der TRGS 903 ist zu beachten.

Störfaktoren (Confounder):
Durch die Aufnahme von rohem Kohlgemüse kann die TTCA-Ausscheidung erhöht sein.

Das Biomonitoring ist mit zuverlässigen Methoden durchzuführen, um den Anforderungen der Qualitätssicherung zu genügen (Anhang 3, Leitfaden „Biomonitoring").
Weitere Hinweise können den arbeitsmedizinisch-toxikologischen Begründungen für Biologische Arbeitsstofftoleranz-Werte (BAT-Werte), Expositionsäquivalente für krebserzeugende Arbeitsstoffe (EKA) und Biologische Leitwerte (BLW) der Senatskommission zur Prüfung gesundheitsschädlicher Arbeitsstoffe der Deutschen Forschungsgemeinschaft (DFG), den entsprechenden Bekanntmachungen des Ausschusses für Gefahrstoffe (AGS) sowie den Leitlinien der Deutschen Gesellschaft für Arbeitsmedizin und Umweltmedizin e. V. (DGAUM) entnommen werden.

[1] Biologischer Grenzwert (BGW) aus der TRGS 903.
[2] Ableitung des BGW als Höchstwert wegen akut toxischer Effekte.

3.2 Funktionsstörungen, Krankheitsbild

3.2.1 Wirkungsweise

In den Körper aufgenommenes Kohlenstoffdisulfid (CS_2) wird in Erythrozyten und im Blutplasma in gebundener und ungebundener Form transportiert und rasch an die Gewebe abgegeben. Die hohe Fettlöslichkeit der Substanz und deren Fähigkeit, mit Aminogruppen kovalente Bindungen einzugehen, erklärt die hohe Affinität von CS_2 zu allen Organen. Vorwiegend im endoplasmatischen Retikulum der Leberzelle wird Kohlenstoffdisulfid durch das Enzymsystem Cytochrom P-450 zu Carbonylsulfid und atomarem Schwefel metabolisiert. Der reaktive Schwefel bindet an die Sulfhydrilgruppen von Proteinen und stört dadurch wahrscheinlich die Funktion von Enzymen. Durch direkte Reaktion des CS_2 mit Aminogruppen und Sulfhydrilgruppen von Aminosäuren entstehen Verbindungen wie Dithiocarbaminsäuren, Trithiocarbaminsäuren und Xanthogensäuren. Das Kondensationsprodukt von CS_2 mit der Aminosäure Cystein, die 2-Thio-thiazolidin-4-carboxylsäure (TTCA), wird im festen Verhältnis zur CS_2-Belastung im Urin ausgeschieden und eignet sich daher gut als Parameter der inneren Belastung.
Der Pathomechanismus neurotoxischer Kohlenstoffdisulfideffekte ist trotz der intensiven Bemühungen biochemisch nicht definitiv aufgeklärt. Kohlenstoffdisulfid kann das periphere und das zentrale Nervensystem schädigen. An peripheren Nerven kommt es zur Schwellung und Fragmentierung der Axone im Sinne einer Waller'schen Degeneration, also zu einer primär axonalen Degeneration. Im zentralen Nervensystem wird nach CS_2 -Exposition eine primäre neuronale Degeneration mit Schwellung oder Schrumpfung des Cytoplasmas gefunden. Die bevorzugten zentralnervösen Strukturen sind dabei offenbar von Spezies zu Spezies verschieden. Zentralnervöse Läsionen können darüber hinaus auch Folge Kohlenstoffdisulfidinduzierter vaskulärer Veränderungen mit konsekutiven Durchblutungsstörungen sein.
Von klinischer Relevanz sind auch die Wirkungen des Kohlenstoffdisulfids auf das kardiovaskuläre System, da sich diese bei Langzeitexponierten, insbesondere unter Expositionsbedingungen in der Viskoseindustrie vor Einführung der Grenzwerte nachweisen ließen. Eine mit einer chronischen CS_2 -Exposition verbundene erhöhte Mortalitätsrate für koronare Herzerkrankungen wurde unabhängig voneinander in mehreren Kollektiven gefunden. Als kritische Toxizität müssen derzeit die adversen Effekte des CS_2 auf das Herz-Kreislaufsystem sowie das periphere und zentrale Nervensystem betrachtet werden.

3.2.2 Akute/subakute Gesundheitsschädigung

Bei hoher Dosierung ausgesprochen narkotische Wirkung. Erregungszustand, Schlaflosigkeit, Logorrhoe, psychische Störungen, rasche, tiefe Bewusstlosigkeit bis zum tödlichen Ausgang.

3.2.3 Chronische Gesundheitsschädigung

- Zeichen einer Schädigung des zentralen, peripheren oder autonomen Nervensystems (insbesondere Polyneuropathien mit distal betonten Sensibilitätsstörungen, distal abgeschwächten Muskeleigenreflexen)
- Gefäßschädigungen mit Einfluss auf die Gehirn-, Herz-, Nieren- und Extremitätendurchblutung im Sinne einer Gefäßsklerose
- psychische Veränderungen vorwiegend exzitativer oder depressiver Art
- Psychosen, Leistungsinsuffizienz, Verlust der Konzentrationsfähigkeit, schnelle Ermüdbarkeit, emotionelle Labilität, Enzephalopathie
- Neigung zu Magen-Darm-Störungen, konstanter Gewichtsverlust, Appetitlosigkeit.

4 Berufskrankheit

Nr. 1305 der Anlage 1 zur Berufskrankheitenverordnung (BKV) „Erkrankungen durch Schwefelkohlenstoff".

5 Literatur

Deutsche Forschungsgemeinschaft. Senatskommission zur Prüfung gesundheitsschädlicher Arbeitsstoffe:
MAK- und BAT-Werte-Liste. Maximale Arbeitsplatzkonzentration und Biologische Arbeitsstofftoleranzwerte;
http://onlinelibrary.wiley.com/book/10.1002/9783527666027
Gesundheitsschädliche Arbeitsstoffe – Toxikologisch-arbeitsmedizinische Begründung von MAK-Werten und Einstufungen;
http://onlinelibrary.wiley.com/book/10.1002/3527600418/topics
Biologische Arbeitsstoff-Toleranz-Werte (BAT-Werte), Expositionsäquivalente für krebserzeugende Arbeitsstoffe (EKA), Biologische Leitwerte (BLW) und Biologische Arbeitsstoff-Referenzwerte (BAR): Arbeitsmedizinisch-toxikologische Begründungen.;
alle Wiley-VCH, Weinheim

Drexler, H., Greim, H. (Hrsg.): Biologische Arbeitsstoff-Toleranz-Werte (BAT-Werte), Expositionsäquivalente für krebserzeugende Arbeitsstoffe (EKA) und Biologische Leitwerte (BLW): Arbeitsmedizinisch-toxikologische Begründungen. Losebl.-Ausg. Wiley-VCH, Weinheim,

Deutsche Gesellschaft für Arbeitsmedizin und Umweltmedizin: Leitlinie „Arbeit unter Einwirkung von Schwefelkohlenstoff. www.dgaum.de

Handlungsanleitung für arbeitsmedizinische Untersuchungen nach dem DGUV Grundsatz G 6 „Schwefelkohlenstoff (Kohlenstoffdisulfid)"(DGUV Information 240-060, i. Vb.). DGUV-Publikationsdatenbank, www.dguv.de/publikationen

Gesellschaft Deutscher Chemiker (GDCh). Beratergremium für umweltrelevante Altstoffe (BUA). „Schwefelkohlenstoff (Kohlendisulfid)", BUA-Stoffbericht 83. Wiley-VCH, Weinheim, 1991

Gefahrstoffinformationssystem der Deutschen Gesetzlichen Unfallversicherung (GESTIS-Stoffdatenbank). www.dguv.de, Webcode d11892

Liste der krebserzeugenden, erbgutverändernden oder fortpflanzungsgefährdenden Stoffe (KMR-Liste). www.dguv.de, Webcode d4754

Ototoxische Arbeitsstoffe. www.dguv.de, Webcode d113326

Richtlinie der Bundesärztekammer zur Qualitätssicherung quantitativer labormedizinischer Untersuchungen. www.bundesaerztekammer.de

Triebig, Drexel, Letzel, Nowak (Hrsg.): Biomonitoring in Arbeitsmedizin und Umweltmedizin, 2012, ecomed Medizin

6 Vorschriften, Regeln

Arbeitsmedizinische Regeln (AMR), GMB, Bundesanstalt für Arbeitsschutz und Arbeitsmedizin. www.baua.de

- AMR 2.1: „Fristen für die Veranlassung/das Angebot von arbeitsmedizinischen Vorsorgeuntersuchungen"
- AMR 6.2: „Biomonitoring"

Biomonitoring Auskunftsystem der Bundesanstalt für Arbeitsschutz und Arbeitsmedizin. http://www.baua.de/de/Themen-von-A-Z/Gefahrstoffe/Biomonitoring/Auskunftsystem.html

CLP-Verordnung (EG) Nr. 1272/2008 und ihre Anpassungen. www.reach-clp-helpdesk.de/de/CLP/CLP.html

Gefahrstoffverordnung (GefStoffV)

Technische Regeln für Gefahrstoffe (TRGS). www.baua.de:

- TRGS 400: Gefährdungsbeurteilung für Tätigkeiten mit Gefahrstoffen
- TRGS 401: Gefährdung durch Hautkontakt – Ermittlung, Beurteilung, Maßnahmen
- TRGS 402: Ermitteln und Beurteilen der Gefährdungen bei Tätigkeiten mit Gefahrstoffen: Inhalative Exposition
- TRGS 420: Verfahrens- und stoffspezifische Kriterien (VSK) für die Ermittlung und Beurteilung der inhalativen Exposition
- TRGS 500: Schutzmaßnahmen: Mindeststandards
- TRGS 555: Betriebsanweisung und Information der Beschäftigten
- TRGS 900: Arbeitsplatzgrenzwerte
- TRGS 903: Biologische Grenzwerte

Verordnung zur arbeitsmedizinischen Vorsorge (ArbMedVV)

G 7 Kohlenmonoxid

Bearbeitung: Ausschuss Arbeitsmedizin der Gesetzlichen Unfallversicherung, Arbeitskreis 2.1 „Gefahrstoffe"
Fassung Oktober 2014

Vorbemerkungen

Dieser Grundsatz gibt Anhaltspunkte für gezielte arbeitsmedizinische Untersuchungen, um Erkrankungen, die durch Kohlenmonoxid entstehen können, zu verhindern oder frühzeitig zu erkennen.
Hinweise für die Gefährdungsbeurteilung und die Auswahl des zu untersuchenden Personenkreises gibt die die DGUV Information „Handlungsanleitung für arbeitsmedizinische Untersuchungen nach dem DGUV Grundsatz G 7" (DGUV Information 240-070, i. Vb.).

Ablaufplan

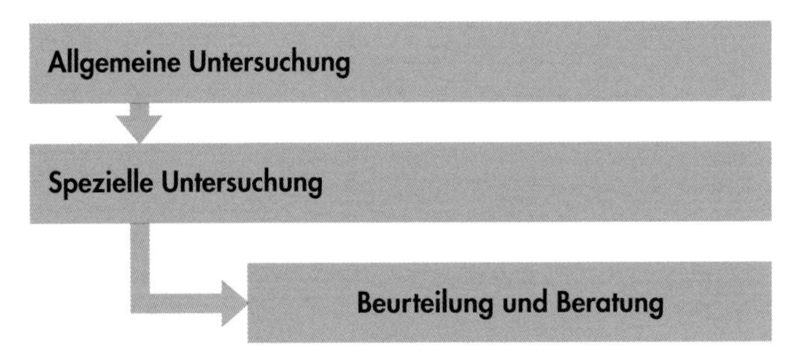

1 Untersuchungen

1.1 Untersuchungsarten, Fristen

Bei der Festlegung der Fristen zu den Untersuchungsintervallen sind je nach Rechtsgrundlage des Untersuchungsanlasses die für diesen Anlass gültigen staatlichen Vorschriften und Regeln zu beachten.
Wenn es für den konkreten Untersuchungsanlass keine staatlichen Vorgaben zu Fristen gibt, können ersatzweise die Empfehlungen in der nachfolgenden Tabelle zu Anwendung kommen.

Erstuntersuchung	Vor Aufnahme der Tätigkeit
Nachuntersuchungen	Nach 24 Monaten
	Vorzeitig: • Nach schwerer oder längerer Erkrankung, die Anlass zu Bedenken gegen eine Fortsetzung der Tätigkeit geben könnte • Nach ärztlichem Ermessen in Einzelfällen • Bei Beschäftigten, die einen ursächlichen Zusammenhang zwischen ihrer Erkrankung und ihrer Tätigkeit am Arbeitsplatz vermuten

1.2 Untersuchungsprogramm

1.2.1 Allgemeine Untersuchung

Erstuntersuchung

Feststellung der Vorgeschichte (allgemeine Anamnese, Arbeitsanamnese, Rauchgewohnheiten, Beschwerden); siehe auch Basisuntersuchungsprogramm (BAPRO).
Besonders achten auf
- Herzbefunde sowie
- neurologische und psychische Auffälligkeiten.

Nachuntersuchung

Zwischenanamnese (einschließlich Arbeitsanamnese); siehe auch BAPRO.
Besonders achten auf
- Kopfschmerzen,
- Schwindel,
- allgemeine Mattigkeit,
- leichte Ermüdbarkeit,
- Reizbarkeit,
- Schlaflosigkeit und ähnliche neurasthenische Beschwerden,
- Gedächtnisschwäche (Suggestivfragen vermeiden!).

Unter Umständen ist zu achten auf
- neurovegetative sowie ataktische Störungen (vieldeutig!).

1.2.2 Spezielle Untersuchung

Erstuntersuchung

- Hämoglobin, Erythrozyten
- Spirometrie (Anhang 1, „Leitfaden Lungenfunktionsprüfung")
- Ergometrie (Anhang 2, „Leitfaden Ergometrie").

Nachuntersuchung

Biomonitoring (siehe 3.1.4) nach Exposition gegenüber Kohlenmonoxid.

1.3 Voraussetzungen zur Durchführung

- Gebietsbezeichnung „Arbeitsmedizin" oder Zusatzbezeichnung „Betriebsmedizin"
- Laboruntersuchungen unter Beachtung der „Richtlinie der Bundesärztekammer zur Qualitätssicherung quantitativer labormedizinischer Untersuchungen"
- Technische Ausstattung:
  - EKG/Ergometer
  - Spirometer mit gemeinsamer Darstellung von Fluss-Volumen-Kurve und Volumen-Zeit-Kurve.

2 Arbeitsmedizinische Beurteilung und Beratung

Eine arbeitsmedizinische Beurteilung und Beratung im Rahmen gezielter arbeitsmedizinischer Untersuchungen ist erst nach Kenntnis der Arbeitsplatzverhältnisse und der individuellen Belastung möglich. Grundlage dafür ist eine Gefährdungsbeurteilung, die auch dazu Stellung nimmt, welche technischen, organisatorischen und personenbezogenen Schutzmaßnahmen getroffen wurden bzw. zu treffen ist. Für Beschäftigte, die Tätigkeiten mit Gefahrstoffen ausüben, ist eine individuelle Aufklärung und Beratung angezeigt.

2.1 Kriterien

Eine Beurteilung sollte unter Berücksichtigung der individuellen Exposition erfolgen.

2.1.1 Dauernde gesundheitliche Bedenken

Erstuntersuchung	Nachuntersuchung

Personen mit schweren Erkrankungen
- des Herzens,
- der Gefäße (ausgeprägte Arteriosklerose),
- der Lunge,
- der Schilddrüse (Hyperthyreose),
- des Blutes (Anämie),
- des Zentralnervensystems.

2.1.2 Befristete gesundheitliche Bedenken

Erstuntersuchung	Nachuntersuchung

Personen mit den unter 2.1.1 genannten Erkrankungen, soweit eine Wiederherstellung zu erwarten ist.

2.1.3 Keine gesundheitlichen Bedenken unter bestimmten Voraussetzungen

Erstuntersuchung	Nachuntersuchung

Sind die unter 2.1.1 genannten Erkrankungen oder Funktionsstörungen weniger ausgeprägt, so sollte der untersuchende Arzt prüfen, ob unter bestimmten Voraussetzungen die Aufnahme bzw. Fortsetzung der Tätigkeit möglich ist. Hierbei wird gedacht an

- technische Schutzmaßnahmen,
- organisatorische Schutzmaßnahmen, z. B. Begrenzung der Expositionszeit,
- Einsatz an Arbeitsplätzen mit nachgewiesener geringerer Exposition,
- persönliche Schutzausrüstung unter Beachtung des individuellen Gesundheitszustandes,
- verkürzte Nachuntersuchungsfristen.

2.1.4 Keine gesundheitlichen Bedenken

Erstuntersuchung	Nachuntersuchung

Alle anderen Personen, soweit keine Beschäftigungsbeschränkungen bestehen.

2.2 Beratung

Die Beratung sollte entsprechend der Arbeitsplatzsituation und den Untersuchungsergebnissen im Einzelfall erfolgen. Die Beschäftigten sind über die Ergebnisse der arbeitsmedizinischen Untersuchungen und des Biomonitoring zu informieren.
Auf die allgemeinen Hygienemaßnahmen und persönlichen Schutzausrüstungen ist hinzuweisen. Stoffspezifische Hinweise zu Schutzmaßnahmen gibt das Gefahrstoffinformationssystem GESTIS unter der Rubrik „Umgang und Verwendung" (siehe 5).
Frauen sollten auf die fruchtschädigende Wirkung von Kohlenmonoxid hingewiesen werden. Raucher sollten darauf hingewiesen werden, dass auch durch Rauchen Kohlenmonoxid aufgenommen wird.
Wenn sich aus der arbeitsmedizinischen Untersuchung Hinweise ergeben, die eine Aktualisierung der Gefährdungsbeurteilung zur Verbesserung des Arbeitsschutzes notwendig machen, hat der untersuchende Arzt dies dem Arbeitgeber mitzuteilen. Dabei ist die Wahrung der schutzwürdigen Belange des Untersuchten zu beachten.

3 Ergänzende Hinweise

3.1 Exposition, Beanspruchung

3.1.1 Vorkommen, Gefahrenquellen

Stoffbezogene Hinweise zu Vorkommen und Gefahrenquellen enthält das Gefahrstoffinformationssystem GESTIS (siehe 5).
Insbesondere bei folgenden Betriebsarten, Arbeitsplätzen oder Tätigkeiten ist mit einer Exposition gegenüber Kohlenmonoxid zu rechnen:

- Arbeitsplätze, an denen Kohlenstoffmonoxid z. B. aus Generatorgas, Kokereigas, Gichtgas, Rauchgas, Explosionsschwaden verstärkt auftritt,
- Arbeitsplätze, an denen Kohlenstoffmonoxid als Produkt unvollständiger Oxidation bei der Verbrennung kohlenstoffhaltigen Materials verstärkt auftritt,
- Arbeitsplätze in Gießereien beim Abgießen von Formen und an der Abkühlstrecke,
- Arbeitsplätze an gichtgasbeheizten Wärmebehandlungsöfen (Glühöfen),
- Tätigkeiten an Kupolöfen,
- Arbeitsplätze an Koksöfen,
- Arbeitsplätze an Hochöfen oberhalb der Blasformen (Windleitungen),
- Arbeitsplätze im Feuerungs- und Schornsteinbau, wenn unter Betrieb gearbeitet werden muss,
- Tätigkeiten in geschlossenen Räumen mit schlechten Lüftungsbedingungen, in denen Abgase insbesondere von Ottomotoren auftreten (z. B. Tiefgaragen, Kfz-Werkstätten),
- Tätigkeiten in Lagerbereichen mit intensivem Einsatz von flüssiggasbetriebenen Flurförderzeugen,
- Tätigkeiten in Behältern und engen Räumen, bei welchen Kohlenstoffmonoxid entstehen kann (z. B. Einsatz flüssiggasbetriebener Lötbrenner, Löten mit „weißer Flamme"),
- Arbeiten mit Flügelglättern (betrieben durch Zweitakt-Ottomotoren) in geschlossenen Räumen,
- Arbeiten mit Verdichtern/Rüttlern (betrieben durch Zweitakt-Ottomotoren) unter Erdgleiche (z. B. Gräben, Baugruben),
- Ro-Ro-Schiffe mit geschlossenen Ladedecks, wenn diese auch von Fahrzeugen mit Ottomotoren befahren werden.

Weitere Hinweise gibt die DGUV Information „Handlungsanleitung für arbeitsmedizinische Untersuchungen nach dem DGUV Grundsatz G 7" (DGUV Information 240-070, i. Vb.).
Werden Tätigkeiten mit höherer Exposition in Lärmbereichen ausgeübt, sollten auf Grund der möglichen ototoxischen Eigenschaften von Kohlenmonoxid Kombinationswirkungen mit Lärm bei der Gehöruntersuchung nach dem Grundsatz G 20 berücksichtigt werden.

3.1.2 Physikalisch-chemische Eigenschaften

Kohlenmonoxid ist ein farbloses, geschmack- und geruchloses, brennbares, giftiges Gas. Es hat ein sehr hohes Diffusionsvermögen (dringt durch Decken und Wände).

Kohlenmonoxid

Formel	CO
CAS-Nr.	630-08-0

Über das Gefahrstoffinformationssystem GESTIS sind die Einstufungen und Bewertungen sowie weitere stoffspezifische Informationen verfügbar (siehe 5).

3.1.3 Aufnahme

Die Aufnahme erfolgt über die Atemwege.

3.1.4 Biomonitoring

Hinweise zum Biomonitoring sind in Anhang 3, „Leitfaden Biomonitoring", enthalten.

Biologischer Wert (BW) zur Beurteilung

Arbeitsstoff (CAS-Nr.)	**Parameter**	**Biologischer Wert (BW)**	**Untersuchungsmaterial**	**Probennahmezeitpunkt**
Kohlenmonoxid Kohlenstoffmonoxid) (630-08-0)	CO-Hb (Ethylenglykoldinitrat)	BGW[1] 5 %[2, 3]	Vollblut	Expositionsende bzw. Schichtende

Die jeweils aktuelle Fassung der TRGS 903 ist zu beachten.

Das Biomonitoring ist mit zuverlässigen Methoden durchzuführen, um den Anforderungen der Qualitätssicherung zu genügen (Anhang 3, „Leitfaden Biomonitoring"). Es ist zu berücksichtigen, dass der CO-Hb-Gehalt bei Rauchern bis zu 25 % betragen kann (durchschnittlich 10 %), normaler CO-Hb-Gehalt beim Menschen ca. 1 %. Zur ersten Information über das Vorliegen und das Ausmaß einer akuten Vergiftung wird in der Praxis die CO-Konzentration in der Ausatemluft bestimmt, wahlweise mit

- Atembeutel, Prüfröhrchen und dazugehörender Saugpumpe,
- digitalanzeigendem Gerät mit elektrochemischer Brennzelle.

[1] BGW: Biologischer Grenzwert (TRGS 903).
[2] Ableitung des BGW als Höchstwert wegen akut toxischer Effekte.
[3] Gesonderte Bewertung für Raucher.

Bei Verdacht auf chronische Kohlenmonoxidvergiftung wiederholte Blutuntersuchungen auf CO-Hb; das Blut am Arbeitsplatz gegen Schichtende entnehmen und das CO-Hb bestimmen oder zur Untersuchung an geeignete Institute schicken.
Beim Probenversand ist zu beachten, dass die Proben gekühlt (nicht gefroren) und gasdicht verschlossen sind sowie die Bestimmung innerhalb von 24 Stunden nach Probenahme erfolgt.
Weitere Hinweise können den arbeitsmedizinisch-toxikologischen Begründungen für Biologische Arbeitsstofftoleranz-Werte (BAT-Werte), Expositionsäquivalente für krebserzeugende Arbeitsstoffe (EKA) und Biologische Leitwerte (BLW) der Senatskommission zur Prüfung gesundheitsschädlicher Arbeitsstoffe der Deutschen Forschungsgemeinschaft (DFG), den entsprechenden Bekanntmachungen des Ausschusses für Gefahrstoffe (AGS) sowie den Leitlinien der Deutschen Gesellschaft für Arbeitsmedizin und Umweltmedizin e. V. (DGAUM) entnommen werden.

3.2 Funktionsstörungen, Krankheitsbild

3.2.1 Wirkungsweise

Kohlenmonoxid ist ein Atemgift. Die Toxizität beruht auf seiner hohen Affinität zum Hämoglobin und auf der durch Bildung von Kohlenoxidhämoglobin bedingten Hypoxämie. Die Bindung ist allerdings reversibel.
Seine Affinität ist gegenüber der des Sauerstoffs zum Hämoglobin ca. dreihundertmal so groß. Die Toxizität des Kohlenmonoxids ist in erster Linie eine Funktion der CO-Hb-Bildung. Diese ist abhängig von der Konzentration von Kohlenmonoxid in der Atemluft, dem Atem-Minuten-Volumen, der Einwirkungszeit sowie dem Hämoglobinbestand.
Kohlenmonoxid wird nicht metabolisiert und wieder über die Atemwege ausgeschieden.

3.2.2 Akute/subakute Gesundheitsschädigung

Von etwa 20 % Kohlenoxidhämoglobin an zunehmend
- Kopfschmerzen,
- Schwindel,
- Brechreiz,
- Tachykardie und Blutdrucksteigerung,
- gelegentlich pectanginöse Beschwerden,
- Ohrensausen,
- Augenflimmern,
- allgemeine Schwäche („weiche Knie"),
- Apathie,
- gelegentliche Krämpfe,

- manchmal Verwirrtheit,
- Bewusstlosigkeit (bei etwa 50 % Kohlenoxidhämoglobin),
- Tod (bei 60–70 % Kohlenoxidhämoglobin).

Nachkrankheiten betreffen vorwiegend das Zentralnervensystem und das Herz.

Bei akuten Intoxikationen:

- sofortige Kohlenmonoxidbestimmung in der Ausatemluft und/oder Bestimmung von CO-Hb (siehe 3.1.4),
- sofortiges EKG,
- Kontroll-EKG spätestens vor Wiederaufnahme der Arbeit,
- in besonderen Fällen EEG.

3.2.3 Chronische Gesundheitsschädigung

Eine chronische Kohlenmonoxidvergiftung gilt bisher als eher unwahrscheinlich. Es werden als Folge einer chronischen Intoxikation durch geringe CO-Belastungen (>5 %) Symptome wie Kopfschmerzen, Müdigkeit, Schwindel, Übelkeit und Minderung der geistigen Leistungsfähigkeit beschrieben. Hierbei ist jedoch zu beachten, dass der CO-Hb-Gehalt von Rauchern bis zu 25 % betragen kann. Psychovegetative Störungen werden als Folge häufig wiederholter, abortiver bzw. subakuter Intoxikationen diskutiert.

4 Berufskrankheit

Nr. 1201 der Anlage 1 zur Berufskrankheitenverordnung (BKV) „Erkrankungen durch Kohlenmonoxid".

Auch akute Kohlenmonoxidvergiftungen sind als Berufskrankheit zu melden.

5 Literatur

Angerer, J., Schaller, K.-H. (Bearb.): Analysen in biologischem Material. In: Greim, H. (Hrsg.): Analytische Methoden zur Prüfung gesundheitsschädlicher Arbeitsstoffe. Losebl.-Ausg. Wiley-VCH, Weinheim

Deutsche Forschungsgemeinschaft. Senatskommission zur Prüfung gesundheitsschädlicher Arbeitsstoffe: MAK- und BAT-Werte-Liste. Maximale Arbeitsplatzkonzentrationen und Biologische Arbeitsstofftoleranzwerte, aktuelle Fassung. Wiley-VCH, Weinheim, http://onlinelibrary.wiley.com/book/10.1002/9783527675135

Drexler, H., Greim, H. (Hrsg.): Biologische Arbeitsstoff-Toleranz-Werte (BAT-Werte), Expositionsäquivalente für krebserzeugende Arbeitsstoffe (EKA) und Biologische Leitwerte (BLW): Arbeitsmedizinisch-toxikologische Begründungen. Losebl.-Ausg. Wiley-VCH, Weinheim

Gefahrstoffinformationssystem der Deutschen Gesetzlichen Unfallversicherung (GESTIS-Stoffdatenbank). www.dguv.de, Webcode d11892

Giesen, Th., Zerlett, G.: Berufskrankheiten und medizinischer Arbeitsschutz. Losebl.-Ausg. Kohlhammer, Köln

Greim, H. (Hrsg.): Gesundheitsschädliche Arbeitsstoffe: Toxikologisch-arbeitsmedizinische Begründungen von MAK-Werten. Losebl.-Ausg. Wiley-VCH, Weinheim

Handlungsanleitung für arbeitsmedizinische Untersuchungen nach dem DGUV Grundsatz G 7 „Kohlenmonoxid" (DGUV Information 240-070, i. Vb.). DGUV-Publikationsdatenbank, www.dguv.de/publikationen

Richtlinie der Bundesärztekammer zur Qualitätssicherung quantitativer labormedizinischer Untersuchungen. www.bundesaerztekammer.de

Triebig, Drexel, Letzel, Nowak (Hrsg.): Biomonitoring in Arbeitsmedizin und Umweltmedizin, 2012 ecomed MEDIZIN

Triebig, G. et al.(Hrsg.): Arbeitsmedizin: Handbuch für Theorie und Praxis, 4. Aufl., Gentner, Stuttgart, 2014

6 Vorschriften, Regeln

Arbeitsmedizinische Regeln (AMR), GMB, Bundesanstalt für Arbeitsschutz und Arbeitsmedizin, www.baua.de
- AMR 2.1 „Fristen für die Veranlassung/das Angebot von arbeitsmedizinischen Vorsorgeuntersuchungen"
- AMR 6.2 „Biomonitoring"

Biomonitoring Auskunftsystem der Bundesanstalt für Arbeitsschutz und Arbeitsmedizin. http://www.baua.de/de/Themen-von-A-Z/Gefahrstoffe/Biomonitoring/Auskunftsystem.html

CLP-Verordnung (EG) Nr. 1272/2008 und ihre Anpassungen. www.reach-clp-helpdesk.de/de/CLP/CLP.html

Gefahrstoffverordnung (GefStoffV)

Technische Regeln für Gefahrstoffe (TRGS). www.baua.de:
- TRGS 420: Verfahrens- und stoffspezifische Kriterien (VSK) für die Ermittlung und Beurteilung der inhalativen Exposition
- TRGS 500: Schutzmaßnahmen: Mindeststandards
- TRGS 900: Arbeitsplatzgrenzwerte
- TRGS 903: Biologische Grenzwerte

Verordnung zur arbeitsmedizinischen Vorsorge (ArbMedVV)

G 8 Benzol

Bearbeitung: Ausschuss Arbeitsmedizin der Gesetzlichen Unfallversicherung, Arbeitskreis 2.1 „Gefahrstoffe"
Fassung Oktober 2014

Vorbemerkungen

Dieser Grundsatz gibt Anhaltspunkte für gezielte arbeitsmedizinische Untersuchungen, um Erkrankungen, die durch Benzol entstehen können, zu verhindern oder frühzeitig zu erkennen.
Hinweise für die Gefährdungsbeurteilung und die Auswahl des zu untersuchenden Personenkreises gibt die DGUV Information „Handlungsanleitung für arbeitsmedizinische Untersuchungen nach dem DGUV Grundsatz G 8" (DGUV Information 240-080, i. Vb.).

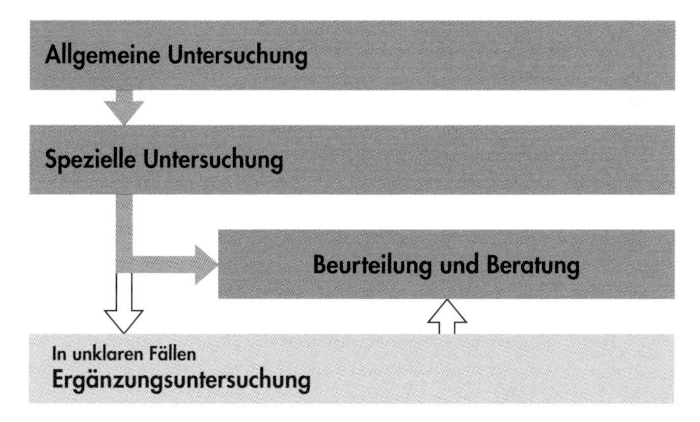

1 Untersuchungen

1.1 Untersuchungsarten, Fristen

Bei der Festlegung der Fristen zu den Untersuchungsintervallen sind je nach Rechtsgrundlage des Untersuchungsanlasses die für diesen Anlass gültigen staatlichen Vorschriften und Regeln zu beachten.
Wenn es für den konkreten Untersuchungsanlass keine staatlichen Vorgaben zu Fristen gibt, können ersatzweise die Empfehlungen in der nachfolgenden Tabelle zu Anwendung kommen.

Erstuntersuchung	Vor Aufnahme der Tätigkeit
Nachuntersuchungen	Nach 6–12 Monaten
	Vorzeitig: • Nach schwerer oder längerer Erkrankung, die Anlass zu Bedenken gegen die Fortsetzung der Tätigkeit geben könnte • Nach ärztlichem Ermessen in Einzelfällen • Bei Beschäftigten, die einen ursächlichen Zusammenhang zwischen ihrer Erkrankung und ihrer Tätigkeit am Arbeitsplatz vermuten
Nachgehende Untersuchungen[1]	• Nach Ausscheiden aus dieser Tätigkeit bei bestehendem Beschäftigungsverhältnis • Nach Beendigung der Beschäftigung

[1] Hinweis: Die vom Organisationsdienst für nachgehende Untersuchungen (ODIN, www.odin-info.de) nach Ausscheiden aus dem Unternehmen zu veranlassende nachgehende Vorsorge wird nach einer Vereinbarung mit den angeschlossenen Unfallversicherungsträgern durchgeführt.

1.2 Untersuchungsprogramm

1.2.1 Allgemeine Untersuchung

Erstuntersuchung

- Feststellung der Vorgeschichte (allgemeine Anamnese, Arbeitsanamnese); siehe auch Basisuntersuchungsprogramm (BAPRO).

Nachuntersuchung/Nachgehende Untersuchung

- Zwischenanamnese (einschließlich Arbeitsanamnese), siehe auch BAPRO. Besonders achten auf erhöhte Blutungsneigung (z. B. Blutungen des Zahnfleisches, Auftreten von Sugillationen schon bei geringfügigen Traumen, Menorrhagien) und vermehrte Infektneigung.

1.2.2 Spezielle Untersuchung

Erstuntersuchung

- großes Blutbild

Nachuntersuchung/Nachgehende Untersuchung

- großes Blutbild
- Biomonitoring (siehe 3.1.4). Das Biomonitoring kann bei nachgehenden Untersuchungen in der Regel entfallen.

1.2.3 Ergänzungsuntersuchung

Nachuntersuchung/Nachgehende Untersuchung

In unklaren Fällen hämatologische Klärung.

1.3 Voraussetzungen zur Durchführung

- Gebietsbezeichnung „Arbeitsmedizin" oder Zusatzbezeichnung „Betriebsmedizin"
- Laboruntersuchungen unter Beachtung der „Richtlinie der Bundesärztekammer zur Qualitätssicherung quantitativer labormedizinischer Untersuchungen".

2 Arbeitsmedizinische Beurteilung und Beratung

Eine arbeitsmedizinische Beurteilung und Beratung im Rahmen gezielter arbeitsmedizinischer Untersuchungen ist erst nach Kenntnis der Arbeitsplatzverhältnisse und der individuellen Belastung möglich. Grundlage dafür ist eine Gefährdungsbeurteilung, die auch dazu Stellung nimmt, welche technischen, organisatorischen und personenbezogenen Schutzmaßnahmen getroffen wurden bzw. zu treffen sind. Für Beschäftigte, die Tätigkeiten mit Gefahrstoffen ausüben, ist eine individuelle Aufklärung und Beratung angezeigt.

2.1 Kriterien

Eine Beurteilung sollte unter Berücksichtigung der individuellen Exposition erfolgen.

2.1.1 Dauernde gesundheitliche Bedenken

Erstuntersuchung	Nachuntersuchung

Personen mit
- Erkrankungen des Blutes,
- Erkrankungen der blutbildenden Organe,
- chronischen bakteriellen Infektionen,
- Alkoholabhängigkeit.

2.1.2 Befristete gesundheitliche Bedenken

Erstuntersuchung	Nachuntersuchung

Personen mit den unter 2.1.1 genannten Erkrankungen, soweit eine Wiederherstellung zu erwarten ist.

2.1.3 Keine gesundheitlichen Bedenken unter bestimmten Voraussetzungen

Erstuntersuchung	Nachuntersuchung

Sind die unter 2.1.1 genannten Erkrankungen oder Funktionsstörungen weniger ausgeprägt, so sollte der untersuchende Arzt prüfen, ob unter bestimmten Voraussetzungen die Aufnahme bzw. Fortsetzung der Tätigkeit möglich ist. Hierbei wird gedacht an
- technische Schutzmaßnahmen,
- organisatorische Schutzmaßnahmen, z. B. Begrenzung der Expositionszeit,
- Einsatz an Arbeitsplätzen mit nachgewiesener geringerer Exposition,
- persönliche Schutzausrüstung unter Beachtung des individuellen Gesundheitszustandes,
- verkürzte Nachuntersuchungsfristen.

2.1.4 Keine gesundheitlichen Bedenken

Erstuntersuchung	Nachuntersuchung

Alle anderen Personen, soweit keine Beschäftigungsbeschränkungen bestehen.

2.2 Beratung

Die Beratung sollte entsprechend der Arbeitsplatzsituation und den Untersuchungsergebnissen im Einzelfall erfolgen. Die Beschäftigten sind über die Ergebnisse der arbeitsmedizinischen Untersuchungen und des Biomonitorings zu informieren.
Auf allgemeine Hygienemaßnahmen und persönliche Schutzausrüstung ist hinzuweisen. Aufgrund der hautresorptiven Eigenschaften von Benzol kommt dabei dem Tragen von Schutzkleidung besondere Bedeutung zu. Stoffspezifische Hinweise zu Schutzmaßnahmen gibt das Gefahrstoffinformationssystem GESTIS unter der Rubrik „Umgang und Verwendung" (siehe 5).
Die Wirkung von konsumiertem Alkohol, der die benzolinduzierte Hämatotoxität verstärken kann, sollte ebenfalls erörtert werden.
Die Beschäftigten sollten hinsichtlich der krebserzeugenden und erbgutverändernden Wirkung von Benzol beraten werden.
Wenn sich aus der arbeitsmedizinischen Untersuchung Hinweise ergeben, die eine Aktualisierung der Gefährdungsbeurteilung zur Verbesserung des Arbeitsschutzes notwendig machen, hat der untersuchende Arzt dies dem Arbeitgeber mitzuteilen. Dabei ist die Wahrung der schutzwürdigen Belange des Untersuchten zu beachten.

3 Ergänzende Hinweise

3.1 Exposition, Beanspruchung

3.1.1 Vorkommen, Gefahrenquellen

Stoffbezogene Hinweise zu Vorkommen und Gefahrenquellen enthält das Gefahrstoffinformationssystem GESTIS (siehe 5).
Insbesondere bei folgenden Betriebsarten, Arbeitsplätzen oder Tätigkeiten ist mit einer Exposition gegenüber Benzol zu rechnen:

- Füllen und Entleeren mit Lösen von Schlauch- und Rohrverbindungen oder Ziehen von Tauchrohren sowie Abfüllen von Fässern beim Herstellen, Gewinnen, Weiterverarbeiten und beim Transport von Benzol oder benzolhaltigen Produkten,
- Umfüllen/Abfüllen von Kraftstoff für Ottomotoren,
- Filter- und Katalysatorwechsel sowie Probenahme beim Herstellen, Gewinnen, Weiterverarbeiten und beim Transport von Benzol und benzolhaltigen Nebenprodukten,

- Reinigen von/in Tanks bzw. Behältern, Tankstellensanierung,
- Reinigungs-, Wartungs-, Instandsetzungs-, Sanierungs- und Abbrucharbeiten in Produktions-, Abfüll- und Weiterverarbeitungsanlagen,
- Arbeiten in kontaminierten Bereichen (z. B. Sondermüll),
- alle Tätigkeiten, bei denen Hautkontakt gegeben ist.

Weitere Hinweise gibt die DGUV Information „Handlungsanleitung für arbeitsmedizinische Untersuchungen nach dem DGUV Grundsatz G 8" (DGUV Information 240-080, i. Vb.).

3.1.2 Physikalisch-chemische Eigenschaften

Benzol ist eine farblose, stark lichtbrechende, schwer wasserlösliche, leicht entzündbare Flüssigkeit von charakteristischem Geruch. Gegen thermische (bis ca. 650 °C) sowie oxidative Einwirkung ist es beständig, allerdings verdunstet es sehr stark. Dämpfe sind schwerer als Luft und können sich am Boden ansammeln.

Benzol

Formel	C_6H_6
CAS-Nr.	71-43-2

Über das Gefahrstoffinformationssystem GESTIS sind die Einstufungen und Bewertungen sowie weitere stoffspezifische Informationen verfügbar (siehe 5).

3.1.3 Aufnahme

Die Aufnahme erfolgt vorwiegend durch die Atemwege. Bei intensiver, großflächiger Benetzung der Haut ist mit einer perkutanen Aufnahme zu rechnen.

3.1.4 Biomonitoring

Hinweise zum Biomonitoring sind in Anhang 3, Leitfaden „Biomonitoring", enthalten.

Biologischer Wert (BW) zur Beurteilung

Luft Benzol		**Probennahmezeitpunkt: Expositionsende bzw. Schichtende**		
		Expositionsäquivalente für krebserzeugende Arbeitsstoffe (EKA)[2]		
		Vollblut Benzol	Urin	
(ml/m³)	(mg/m³)	(µg/l)	S-Phenyl-merkaptursäure (mg/g Kreatinin)	trans, trans-Muconsäure (mg/l)
0,3	1,0	0,9	0,010	–
0,6	2,0	2,4	0,025	1,6
0,9	3,0	4,4	0,040	–
1,0	3,3	5	0,045	2,0
2	6,5	14	0,090	3,0
4	13	38	0,180	5,0
6	19,5	–	0,270	7,0

Die jeweils aktuelle Fassung der TRGS 903 ist zu beachten.

G 8

Störfaktoren (Confounder):
Verschiedene interne und externe Faktoren (z. B. Alkoholkonsum) können die Ergebnisse des Biomonitorings beeinflussen und sollten bei der Interpretation der Ergebnisse beachtet werden.

Das Biomonitoring ist mit zuverlässigen Methoden durchzuführen, um den Anforderungen der Qualitätssicherung zu genügen (Anhang 3, Leitfaden „Biomonitoring")
Die jeweils aktuelle Fassung der MAK- und BAT-Werte-Liste ist zu beachten.
Weitere Hinweise können den arbeitsmedizinisch-toxikologischen Begründungen für Biologische Arbeitsstofftoleranz-Werte (BAT-Werte), Expositionsäquivalente für krebserzeugende Arbeitsstoffe (EKA) und Biologische Leitwerte (BLW) der Senatskommission zur Prüfung gesundheitsschädlicher Arbeitsstoffe der Deutschen Forschungsgemeinschaft (DFG), den entsprechenden Bekanntmachungen des Ausschusses für Gefahrstoffe (AGS) sowie den Leitlinien der Deutschen Gesellschaft für Arbeitsmedizin und Umweltmedizin e. V. (DGAUM) entnommen werden.

[2] Expositionsäquivalente für krebserzeugende Arbeitsstoffe (EKA-Werte, siehe MAK- und BAT-Werte-Liste) stellen die Beziehungen zwischen der Stoffkonzentration in der Luft am Arbeitsplatz und der Stoff- bzw. Metabolitenkonzentration im biologischen Material dar. Aus ihnen kann entnommen werden, welche innere Belastung sich bei ausschließlich inhalativer Stoffaufnahme ergeben würde.

3.2 Funktionsstörungen, Krankheitsbild

3.2.1 Wirkungsweise

Benzol reizt die Haut und die Schleimhäute. Die Hautresorption ist von den Bedingungen der Exposition abhängig.
Bei Inhalation wird Benzol zu ca. 50 % abgeatmet und zu ca. 50 % metabolisiert. Die hierbei über die Bildung eines Benzolepoxids entstehenden Benzochinone stellen wahrscheinlich diejenigen Reaktionsprodukte des Benzols dar, die u. a. auch mit der DNA reagieren können und damit als die ultimativen kanzerogenen Metaboliten anzusehen sind.
Im Harn sind u. a. Phenol, S-Phenylmercaptursäure und t,t-Muconsäure als Stoffwechselprodukte nachweisbar, wobei die richtige Wahl der Sammelzeitpunkte und Sammelintervalle von großer Bedeutung ist.
Bei der akuten Intoxikation nach Einatmung hoher Benzolkonzentrationen steht die narkotische Wirkung ganz im Vordergrund.
Durch chronische Einwirkung kann vor allem das hämatopoetische System geschädigt werden, wobei eine Beeinträchtigung aller Knochenmarksfunktionen einzeln oder gemeinsam möglich ist. So sind bei chronischer oder diskontinuierlicher Benzoleinwirkung in Konzentrationen deutlich oberhalb des EU-Arbeitsplatzgrenzwertes von 3,25 mg/m^3 reversible Schädigungen des hämatopoetischen Systems wie z. B. aplastische Anämie und Panzytopenie beschrieben. Unter bestimmten Bedingungen kann Benzol bösartige Erkrankungen des myeloischen und lymphatischen Systems verursachen, wobei diese sowohl durch kürzere hohe wie auch länger andauernde Belastungen entstehen können (siehe 5, Wissenschaftliche Begründung zur BK 1318).

3.2.2 Akute/subakute Gesundheitsschädigung

Narkotische Wirkung.

3.2.3 Chronische Gesundheitsschädigung

Störung bzw. Schädigung des hämatopoetischen Systems.

4 Berufskrankheit

Nr. 1303 der Anlage 1 zur Berufskrankheitenverordnung (BKV) „Erkrankungen durch Benzol, seine Homologe oder durch Styrol",
Nr. 1317 „Polyneuropathie oder Enzephalopathie durch organische Lösungsmittel oder deren Gemische", Nr. 1318 „Erkrankungen des Blutes, des blutbildenden und des lymphatischen Systems durch Benzol".

5 Literatur

Deutsche Forschungsgemeinschaft. Senatskommission zur Prüfung gesundheitsschädlicher Arbeitsstoffe:
MAK- und BAT-Werte-Liste. Maximale Arbeitsplatzkonzentration und Biologische Arbeitsstofftoleranzwerte;
http://onlinelibrary.wiley.com/book/10.1002/9783527666027
Gesundheitsschädliche Arbeitsstoffe – Toxikologisch-arbeitsmedizinische Begründung von MAK-Werten und Einstufungen;
http://onlinelibrary.wiley.com/book/10.1002/3527600418/topics
Biologische Arbeitsstoff-Toleranz-Werte (BAT-Werte), Expositionsäquivalente für krebserzeugende Arbeitsstoffe (EKA), Biologische Leitwerte (BLW) und Biologische Arbeitsstoff-Referenzwerte (BAR): Arbeitsmedizinisch-toxikologische Begründungen.
alle Wiley-VCH, Weinheim

Deutsche Gesellschaft für Mineralölwissenschaft und Kohlechemie e. V.: Wirkung von Benzol auf Mensch und Tier. DGMK-Projekt 174-6, 1980

Eikmann, Th.: Kriterien zur biologischen Erfassung von Umweltschadstoffen: Wirkung von Benzol auf den Menschen. Erich Schmidt Verlag, 1987

Gesellschaft Deutscher Chemiker (GDCh). Beratergremium für umweltrelevante Altstoffe (BUA). Benzol. BUA Stoffbericht 24. Wiley-VCH, Weinheim

Gefahrstoffinformationssystem der Deutschen Gesetzlichen Unfallversicherung (GESTIS-Stoffdatenbank). www.dguv.de, Webcode d11892,
www.dguv.de/publikationen

Handlungsanleitung für arbeitsmedizinische Untersuchungen nach dem DGUV Grundsatz G 8 „Benzol" (DGUV Information 240-080, i. Vb.). DGUV-Publikationsdatenbank, www.dguv.de/publikationen

Liste der krebserzeugenden, erbgutverändernden oder fortpflanzungsgefährdenden Stoffe (KMR-Liste). www.dguv.de, Webcode d4754

Richtlinie der Bundesärztekammer zur Qualitätssicherung quantitativer labormedizinischer Untersuchungen. www.bundesaerztekammer.de

Wissenschaftliche Begründung zur Berufskrankheit Nummer 1318. www.baua.de

6 Vorschriften, Regeln

Arbeitsmedizinische Regeln (AMR), GMB, Bundesanstalt für Arbeitsschutz und Arbeitsmedizin. www.baua.de
AMR 2.1: „Fristen für die Veranlassung/das Angebot von arbeitsmedizinischen Vorsorgeuntersuchungen"
AMR 6.2: „Biomonitoring"
Biomonitoring Auskunftsystem der Bundesanstalt für Arbeitsschutz und Arbeitsmedizin. http://www.baua.de/de/Themen-von-A-Z/Gefahrstoffe/Biomonitoring/Auskunftsystem.html
CLP-Verordnung (EG) Nr. 1272/2008 und ihre Anpassungen. www.reach-clp-helpdesk.de/de/CLP/CLP.html
Gefahrstoffverordnung (GefStoffV)
Technische Regeln für Gefahrstoffe (TRGS).www.baua.de:
TRGS 400: Gefährdungsbeurteilung für Tätigkeiten mit Gefahrstoffen
TRGS 401: Gefährdung durch Hautkontakt – Ermittlung, Beurteilung, Maßnahmen
TRGS 402: Ermitteln und Beurteilen der Gefährdungen bei Tätigkeiten mit Gefahrstoffen: Inhalative Exposition
TRGS 420: Verfahrens- und stoffspezifische Kriterien (VSK) für die Ermittlung und Beurteilung der inhalativen Exposition
TRGS 500: Schutzmaßnahmen: Mindeststandards
TRGS 555: Betriebsanweisung und Information der Beschäftigten
TRGS 905: Verzeichnis krebserzeugender, erbgutverändernder oder fortpflanzungsgefährdender Stoffe
Verordnung zur arbeitsmedizinischen Vorsorge (ArbMedVV)

G 9 Quecksilber oder seine Verbindungen

Bearbeitung: Ausschuss Arbeitsmedizin der Gesetzlichen Unfallversicherung, Arbeitskreis 2.1 „Gefahrstoffe"
Fassung Oktober 2014

Vorbemerkungen

Dieser Grundsatz gibt Anhaltspunkte für gezielte arbeitsmedizinische Untersuchungen, um Erkrankungen, die durch Quecksilber oder seine Verbindungen entstehen können, zu verhindern oder frühzeitig zu erkennen.
Hinweise für die Gefährdungsbeurteilung und die Auswahl des zu untersuchenden Personenkreises gibt die DGUV Information „Handlungsanleitung für arbeitsmedizinische Untersuchungen nach dem DGUV Grundsatz G 9" (DGUV Information 240-090, i. Vb.).

Ablaufplan

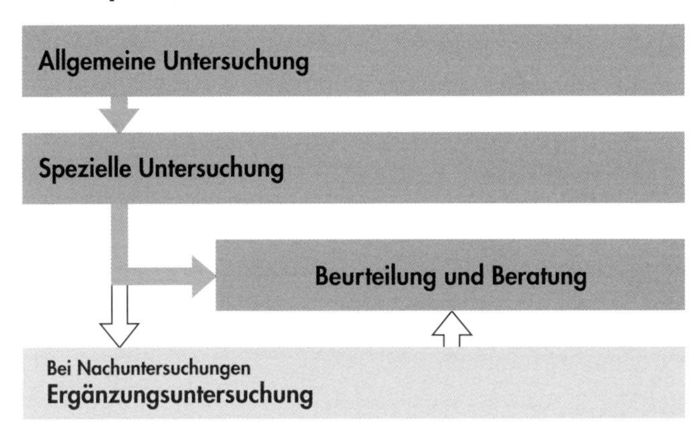

1 Untersuchungen

1.1 Untersuchungsarten, Fristen

Bei der Festlegung der Fristen zu den Untersuchungsintervallen sind je nach Rechtsgrundlage des Untersuchungsanlasses die für diesen Anlass gültigen staatlichen Vorschriften und Regeln zu beachten.
Wenn es für den konkreten Untersuchungsanlass keine staatlichen Vorgaben zu Fristen gibt, können ersatzweise die Empfehlungen in der nachfolgenden Tabelle zu Anwendung kommen.

Erstuntersuchung	Vor Aufnahme der Tätigkeit
Nachuntersuchungen	Bei Alkyl-Quecksilber-Verbindungen, metallischem Quecksilber, anorganischen und organischen Nicht-Alkyl-Quecksilber-Verbindungen nach 6–12 Monaten
	Vorzeitig: • Nach schwerer oder längerer Erkrankung, die Anlass zu Bedenken gegen eine Fortsetzung der Tätigkeit geben könnte • Nach ärztlichem Ermessen in Einzelfällen • Bei Beschäftigten, die einen ursächlichen Zusammenhang zwischen ihrer Erkrankung und ihrer Tätigkeit am Arbeitsplatz vermuten

1.2 Untersuchungsprogramm

1.2.1 Allgemeine Untersuchung

Erstuntersuchung

- Feststellung der Vorgeschichte (allgemeine Anamnese, Arbeitsanamnese, Beschwerden); siehe auch Basisuntersuchungsprogramm (BAPRO). Besonders achten auf
  - Zustand des Gebisses, Amalgamfüllungen,
  - Nierenschaden,
  - neurologische und psychische Auffälligkeiten,
  - psycho-vegetative Störungen,
  - Hinweis auf Alkohol-, Drogen-, Medikamentenabhängigkeit,
  - Schilddrüsenüberfunktion.
- Urinstatus (Mehrfachteststreifen, Sediment).

Nachuntersuchung

- Zwischenanamnese (einschließlich Arbeitsanamnese); siehe auch BAPRO. Besonders achten auf
  - Klagen über Mattigkeit, Kopf- und Gliederschmerzen,
  - Inspektion der Mundhöhle (Stomatitis, Gingivitis),
  - Quecksilbersaum am Zahnfleisch (selten),
  - neurologischen und psychischen Befund (Tremor, Psellismus, Stimmungslabilität, Erethismus, vegetative Störungen, Schriftprobe, siehe auch 3.2.3).
- Urinstatus (Mehrfachteststreifen, Sediment).

1.2.2 Spezielle Untersuchung

Erstuntersuchung | **Nachuntersuchung**

- Biomonitoring (siehe 3.1.4), bei Erstuntersuchungen nur bei früherer Quecksilberexposition
- Kreatinin im Serum

Erwünscht:

- quantitative Eiweißbestimmung im Urin.

Bei Verdacht auf das Vorliegen einer Nierenerkrankung:

- α_1-Mikroglobulin oder N-Acetyl-β-D-Glucosaminidase im Urin.

1.2.3 Ergänzungsuntersuchung

Nachuntersuchung

- Schriftprobe unter Beobachtung (siehe auch 3.2.3).

1.3 Voraussetzungen zur Durchführung

- Gebietsbezeichnung „Arbeitsmedizin" oder Zusatzbezeichnung „Betriebsmedizin"
- Laboruntersuchungen unter Beachtung der „Richtlinie der Bundesärztekammer zur Qualitätssicherung quantitativer labormedizinischer Untersuchungen".

2 Arbeitsmedizinische Beurteilung und Beratung

Eine arbeitsmedizinische Beurteilung und Beratung im Rahmen gezielter arbeitsmedizinischer Untersuchungen ist erst nach Kenntnis der Arbeitsplatzverhältnisse und der individuellen Belastung möglich. Grundlage dafür ist eine Gefährdungsbeurteilung, die auch dazu Stellung nimmt, welche technischen, organisatorischen und personenbezogenen Schutzmaßnahmen getroffen wurden bzw. zu treffen sind. Für Beschäftigte, die Tätigkeiten mit Gefahrstoffen ausüben, ist eine individuelle Aufklärung und Beratung angezeigt.

2.1 Kriterien

Eine Beurteilung sollte unter Berücksichtigung der individuellen Exposition erfolgen.

2.1.1 Dauernde gesundheitliche Bedenken

Erstuntersuchung	Nachuntersuchung

Personen mit schweren Gesundheitsstörungen wie
- überstandenen schweren Quecksilbervergiftungen,
- Nierenleiden (tubuläre Schäden),
- neurologischen Krankheiten,
- ausgeprägten psycho-vegetativen Störungen,
- manifester Schilddrüsenüberfunktion,
- Alkohol-, Drogen-, Medikamentenabhängigkeit.

2.1.2 Befristete gesundheitliche Bedenken

Erstuntersuchung	Nachuntersuchung

Personen mit den unter 2.1.1 genannten Erkrankungen, soweit eine Wiederherstellung zu erwarten ist (außer überstandenen schweren Quecksilbervergiftungen).

2.1.3 Keine gesundheitlichen Bedenken unter bestimmten Voraussetzungen

Erstuntersuchung	Nachuntersuchung

Sind die unter 2.1.1 genannten Erkrankungen oder Funktionsstörungen weniger ausgeprägt, so sollte der untersuchende Arzt prüfen, ob unter bestimmten Voraussetzungen die Aufnahme bzw. Fortsetzung der Tätigkeit möglich ist. Hierbei wird gedacht an

- technische Schutzmaßnahmen,
- organisatorische Schutzmaßnahmen, z. B. Begrenzung der Expositionszeit,
- Einsatz an Arbeitsplätzen mit nachgewiesener geringerer Exposition,
- persönliche Schutzausrüstung unter Beachtung des individuellen Gesundheitszustandes,
- verkürzte Nachuntersuchungsfristen.

2.1.4 Keine gesundheitlichen Bedenken

Erstuntersuchung	Nachuntersuchung

Alle anderen Personen, soweit keine Beschäftigungsbeschränkungen bestehen.

2.2 Beratung

Die Beratung sollte entsprechend der Arbeitsplatzsituation und den Untersuchungsergebnissen im Einzelfall erfolgen. Die Beschäftigten sind über die Ergebnisse der arbeitsmedizinischen Untersuchungen und des Biomonitoring zu informieren.
Auf die allgemeinen Hygienemaßnahmen und persönlichen Schutzausrüstungen ist hinzuweisen. Stoffspezifische Hinweise zu Schutzmaßnahmen gibt das Gefahrstoffinformationssystem GESTIS unter der Rubrik „Umgang und Verwendung" (siehe 5).
Wenn sich aus der arbeitsmedizinischen Untersuchung Hinweise ergeben, die eine Aktualisierung der Gefährdungsbeurteilung zur Verbesserung des Arbeitsschutzes notwendig machen, hat der untersuchende Arzt dies dem Arbeitgeber mitzuteilen. Dabei ist die Wahrung der schutzwürdigen Belange des Untersuchten zu beachten.

3 Ergänzende Hinweise

3.1 Exposition, Beanspruchung

3.1.1 Vorkommen, Gefahrenquellen

Stoffbezogene Hinweise zu Vorkommen und Gefahrenquellen enthält das Gefahrstoffinformationssystem GESTIS (siehe 5).
Insbesondere bei folgenden Betriebsarten, Arbeitsplätzen oder Tätigkeiten ist mit einer Exposition gegenüber Quecksilber oder seinen Verbindungen zu rechnen:

- Herstellen und Aufbereiten von Quecksilber und seinen Verbindungen (Filtrieren, Reinigen, Oxidieren, Destillieren),
- Herstellen quecksilberhaltiger Mess- und Regelgeräte (Barometer, Thermometer), insbesondere bei deren Wartung und Reparatur (Glasbläserei),
- Verwenden von Quecksilber in der Elektrotechnik (Gleichrichter, Unterbrecher, Quecksilberdampflampen, Leuchtstoffröhren, Pelletrieren von Quecksilberoxid für Knopfzellen),
- Hochvakuumtechnik (Quecksilberpumpen),
- Sperrflüssigkeit in Gaslaboratorien,
- Elektrolysen mit Quecksilberkathoden (Chloralkalielektrolyse),
- Verwenden als Katalysator (Aldehydherstellung),
- Amalgamieren (z. B. Batterieherstellung),
- Herstellen und Verarbeiten von Quecksilberverbindungen zu pyrotechnischen Gegenständen und Explosivstoffen (Fulminate, Rhodanide),
- Herstellen von Alkoholaten (Umsetzen von Natriumamalgam und Alkoholen),
- Verwenden von quecksilberhaltigen Antifoulingfarben,
- Abbrucharbeiten an Gebäuden, die durch Quecksilber oder seine Verbindungen kontaminiert sind oder waren,
- Recycling von quecksilberhaltigen Materialien.

Weitere Hinweise gibt die DGUV Information „Handlungsanleitung für arbeitsmedizinische Untersuchungen nach dem DGUV Grundsatz G 9" (DGUV Information 240-090, i. Vb.).
Werden Tätigkeiten mit höherer Exposition in Lärmbereichen ausgeübt, sollten aufgrund der möglichen ototoxischen Eigenschaften von Quecksilber Kombinationswirkungen mit Lärm bei der Gehöruntersuchung nach dem Grundsatz G 20 berücksichtigt werden.

3.1.2 Physikalisch-chemische Eigenschaften und Einstufung

Quecksilber ist ein silberglänzendes, flüssiges Metall. Es ist bereits bei Zimmertemperatur flüchtig. Die Quecksilberdampfdruckerhöhung im Vergleich von 10° C zu 30° C beträgt das 6-fache. Die geruch- und geschmacklosen Dämpfe sind sehr giftig. Quecksilber löst viele Metalle (Amalgambildung). Es tritt 1- und 2-wertig auf. Die Quecksilber-II-Verbindungen sind am beständigsten.

Quecksilber oder seine Verbindungen
Formel Hg
CAS-Nr. *7439-97-6*

Über das Gefahrstoffinformationssystem GESTIS sind die Einstufungen und Bewertungen sowie weitere stoffspezifische Informationen verfügbar (siehe 5).

3.1.3 Aufnahme

Die Aufnahme erfolgt über die Atemwege in Form von Dämpfen metallischen Quecksilbers oder organischer Quecksilberverbindungen (vor allem Alkyl-Quecksilber-Verbindungen) oder in Form von Stäuben der Quecksilberverbindungen sowie durch die Haut (nur organische Quecksilberverbindungen).

3.1.4 Biomonitoring

Hinweise zum Biomonitoring sind im Anhang 3, Leitfaden „Biomonitoring", enthalten.

Biologische Werte (BW) zur Beurteilung

Arbeitsstoff (CAS-Nr.)	**Parameter**	**Biologischer Wert (BW)**	**Untersuchungs-material**	**Probennahme-zeitpunkt**
Quecksilber, metallisches (7439-97-6) und seine anorganischen Verbindungen	Quecksilber	BGW[1] 25 µg/g Kreatinin[2]	Vollblut	keine Beschränkung
Quecksilber-, verbindungen organische	Quecksilber	EKA[3] nicht festgelegt	Vollblut	keine Beschränkung

Die jeweils aktuellen Fassungen der TRGS 903 und der MAK- und BAT-Werte-Liste sind zu beachten.

G 9

[1] BGW: Biologischer Grenzwert (TRGS 903).
[2] 30 µg/l Urin.
[3] EKA: Expositionsäquivalente für krebserzeugende Arbeitsstoffe (EKA-Werte siehe aktuelle MAK- und BAT-Werte-Liste) stellen die Beziehungen zwischen der Stoffkonzentration in der Luft am Arbeitsplatz und der Stoff- bzw. Metabolitenkonzentration im biologischen Material dar. Aus ihnen kann entnommen werden, welche innere Belastung sich bei ausschließlicher inhalativer Stoffaufnahme ergeben würde.

Das Biomonitoring ist mit zuverlässigen Methoden durchzuführen und den Anforderungen der Qualitätssicherung zu genügen (Anhang 3, Leitfaden „Biomonitoring"). Weitere Hinweise können den arbeitsmedizinisch-toxikologischen Begründungen für Biologische Arbeitsstofftoleranz-Werte (BAT-Werte), Expositionsäquivalente für krebserzeugende Arbeitsstoffe (EKA) und Biologische Leitwerte (BLW) der Senatskommission zur Prüfung gesundheitsschädlicher Arbeitsstoffe der Deutschen Forschungsgemeinschaft (DFG), den entsprechenden Bekanntmachungen des Ausschusses für Gefahrstoffe (AGS) sowie den Leitlinien der Deutschen Gesellschaft für Arbeitsmedizin und Umweltmedizin e. V. (DGAUM) entnommen werden.

3.2 Funktionsstörungen, Krankheitsbild

3.2.1 Wirkungsweise

Quecksilber oder seine Verbindungen haben spezifische Wirkungen auf bestimmte Regionen des Zentralnervensystems und auf einige Enzyme der Nierentubuli. Sie wirken als Enzyminhibitoren durch Blockade von Sulfhydril(SH)-Gruppen; Interaktion auch mit Phosphor-, Carboxyl-, Amino- u. a. Gruppen.

Anorganische Quecksilberverbindungen

Die 2-wertigen Quecksilberverbindungen sind bei oraler Aufnahme giftiger als die 1-wertigen. Mit zunehmender Wasserlöslichkeit und Löslichkeit in verdünnter Salzsäure steigt die Toxizität der Verbindungen. Die Quecksilber-II-Verbindungen sind in der Regel wasserlöslicher als die Quecksilber-I-Verbindungen.

Anorganische Quecksilberverbindungen reichern sich vor allem in der Nierenrinde an, etwas weniger auch in der Leber. Die als ätzend eingestuften anorganischen Quecksilberverbindungen fällen Eiweiß (Eiweißdenaturierung).

Organische Quecksilberverbindungen

Die organischen Quecksilberverbindungen sind gut lipoidlöslich. Sie haben eine große Affinität zum Zentralnervensystem und zum Fettgewebe und teilweise eine lange biologische Halbwertszeit. Sie neigen dementsprechend zur Kumulation. Aus toxikologischer Sicht sind zwei Gruppen von organischen Quecksilberverbindungen zu unterscheiden:

a) Die instabilen (schnell metabolisierten) organischen Nicht-Alkyl-Quecksilber-Verbindungen. Zu dieser Gruppe zählen die Aryl- und Alkoxialkyl-Quecksilber-Verbindungen und ihre Derivate. Diese Verbindungen entsprechen in ihrem toxikologischen Verhalten weitgehend den anorganischen Quecksilberverbindungen.
b) Die Alkyl-Quecksilber-Verbindungen sind besonders flüchtig (hohe Sättigungskonzentration, von Propyl- zu Methyl-Quecksilber-Verbindungen steigend). Sie sind relativ stabil und passieren leicht die Blut-Hirn-Schranke. Dabei ist das Dimethylquecksilber dominant. Anorganische Quecksilber-Verbindungen können durch Bakterien in wässriger Lösung zu Methyl-Quecksilberverbindungen umgewandelt werden.

Die aufgeführten Symptome entsprechen den Vergiftungsbildern durch Quecksilber oder anorganische Quecksilbersalze. Die stabilen Alkyl-Quecksilberverbindungen führen primär zu Störungen des Zentralnervensystems.

3.2.2 Akute/subakute Gesundheitsschädigung

- Nierenfunktionsstörungen (vermehrte Diurese, Albuminurie, Erythrozyturie) bis zur Anurie
- Bei Einatmung Reizung der Luftwege (Tracheobronchitis, Bronchopneumonie)
- Entzündung der Mundschleimhaut (Stomatitis, Gingivitis, schmierig belegte Ulcera, vornehmlich im Bereich kariöser Zähne, Zahnlockerung).

3.2.3 Chronische Gesundheitsschädigung

Störungen im Zentralnervensystem wie

- Übererregbarkeit,
- ängstliche Befangenheit und Stimmungslabilität (Erethismus mercurialis),
- Fingertremor, Schüttelbewegungen der Arme, der Beine und des Kopfes (Tremor mercurialis) und stotternde und verwaschene Sprache (Psellismus mercurialis),
- verstärkte vegetative Stigmata,
- irreversible braune Verfärbung der vorderen Linsenkapsel (Mercuria lentis) nur bei extremen Konzentrationen,
- periphere Polyneuropathie,
- allergisches Kontaktekzem.

4 Berufskrankheit

Nr. 1102 der Anlage 1 zur Berufskrankheitenverordnung (BKV) „Erkrankungen durch Quecksilber oder seine Verbindungen".

5 Literatur

Angerer, J., Schaller, K.-H. (Bearb.): Analysen in biologischem Material. In: Greim, H. (Hrsg.): Analytische Methoden zur Prüfung gesundheitsschädlicher Arbeitsstoffe. Losebl.-Ausg. Wiley-VCH, Weinheim

Deutsche Forschungsgemeinschaft. Senatskommission zur Prüfung gesundheitsschädlicher Arbeitsstoffe: MAK- und BAT-Werte-Liste. Maximale Arbeitsplatzkonzentrationen und Biologische Arbeitsstofftoleranzwerte, aktuelle Fassung. Wiley-VCH, Weinheim. http://onlinelibrary.wiley.com/book/10.1002/9783527675135

Drexler, H., Greim, H. (Hrsg.): Biologische Arbeitsstoff-Toleranz-Werte (BAT-Werte), Expositionsäquivalente für krebserzeugende Arbeitsstoffe (EKA) und Biologische Leitwerte (BLW): Arbeitsmedizinisch-toxikologische Begründungen. Losebl.-Ausg. Wiley-VCH, Weinheim

Gefahrstoffinformationssystem der Deutschen Gesetzlichen Unfallversicherung (GESTIS-Stoffdatenbank). www.dguv.de, Webcode d11892

Giesen, Th., Zerlett, G.: Berufskrankheiten und medizinischer Arbeitsschutz. Losebl.-Ausg. Kohlhammer, Köln

Greim, H. (Hrsg.): Gesundheitsschädliche Arbeitsstoffe: Toxikologisch-arbeitsmedizinische Begründungen von MAK-Werten. Losebl.-Ausg. Wiley-VCH, Weinheim

Handlungsanleitung für arbeitsmedizinische Untersuchungen nach dem DGUV Grundsatz G 9 „Quecksilber oder seine Verbindungen" (DGUV Information 240-090, i. Vb.). DGUV-Publikationsdatenbank, www.dguv.de/publikationen

Richtlinie der Bundesärztekammer zur Qualitätssicherung quantitativer labormedizinischer Untersuchungen. www.bundesaerztekammer.de

Triebig, Drexel, Letzel, Nowak (Hrsg.): Biomonitoring in Arbeitsmedizin und Umweltmedizin, 2012 ecomed Medizin

Triebig, G. et al.(Hrsg.): Arbeitsmedizin: Handbuch für Theorie und Praxis, 4. Aufl., Gentner, Stuttgart, 2014

6 Vorschriften, Regeln

Arbeitsmedizinische Regeln (AMR), GMB, Bundesanstalt für Arbeitsschutz und Arbeitsmedizin. www.baua.de

AMR 2.1: „Fristen für die Veranlassung/das Angebot von arbeitsmedizinischen Vorsorgeuntersuchungen"

AMR 6.2: „Biomonitoring"

Biomonitoring Auskunftsystem der Bundesanstalt für Arbeitsschutz und Arbeitsmedizin. http://www.baua.de/de/Themen-von-A-Z/Gefahrstoffe/Biomonitoring/Auskunftsystem.html

CLP-Verordnung (EG) Nr. 1272/2008 und ihre Anpassungen. www.reach-clp-helpdesk.de/de/CLP/CLP.html

Gefahrstoffverordnung (GefStoffV)

Technische Regeln für Gefahrstoffe (TRGS). www.baua.de:

TRGS 420: Verfahrens- und stoffspezifische Kriterien (VSK) für die Ermittlung und Beurteilung der inhalativen Exposition

TRGS 500: Schutzmaßnahmen: Mindeststandards

TRGS 900: Arbeitsplatzgrenzwerte

TRGS 903: Biologische Grenzwerte

Verordnung zur arbeitsmedizinischen Vorsorge (ArbMedVV)

G 10 Methanol

Bearbeitung: Ausschuss Arbeitsmedizin der Gesetzlichen Unfallversicherung, Arbeitskreis 2.1 „Gefahrstoffe"
Fassung Oktober 2014

Vorbemerkungen

Dieser Grundsatz gibt Anhaltspunkte für gezielte arbeitsmedizinische Untersuchungen, um Erkrankungen, die durch Methanol entstehen können, zu verhindern oder frühzeitig zu erkennen.
Hinweise für die Gefährdungsbeurteilung und die Auswahl des zu untersuchenden Personenkreises gibt die DGUV Information „Handlungsanleitung für arbeitsmedizinische Untersuchungen nach dem DGUV Grundsatz G 10" (DGUV Information 240-100, i. Vb.).

Ablaufplan

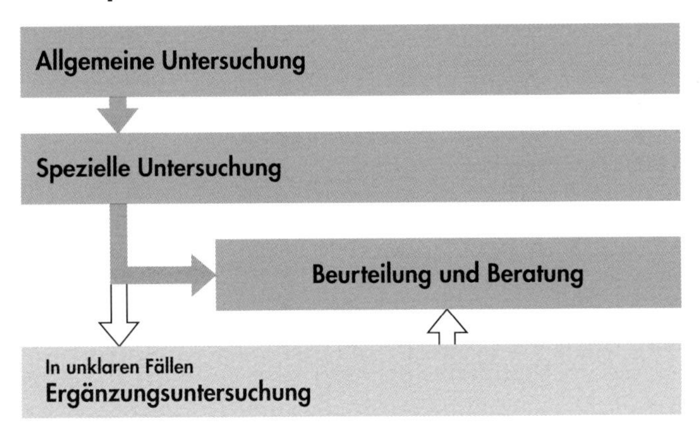

1 Untersuchungen

1.1 Untersuchungsarten, Fristen

Bei der Festlegung der Fristen zu den Untersuchungsintervallen sind je nach Rechtsgrundlage des Untersuchungsanlasses die für diesen Anlass gültigen staatlichen Vorschriften und Regeln zu beachten.
Wenn es für den konkreten Untersuchungsanlass keine staatlichen Vorgaben zu Fristen gibt, können ersatzweise die Empfehlungen in der nachfolgenden Tabelle zu Anwendung kommen.

Erstuntersuchung	Vor Aufnahme der Tätigkeit
Nachuntersuchungen	Erste: Nach 12–24 Monaten
	Weitere: Nach 24 Monaten
	Vorzeitig: • Nach schwerer oder längerer Erkrankung, die Anlass zu Bedenken gegen die Fortsetzung der Tätigkeit geben könnte • Nach ärztlichem Ermessen in Einzelfällen • Bei Beschäftigten, die einen ursächlichen Zusammenhang zwischen ihrer Erkrankung und ihrer Tätigkeit am Arbeitsplatz vermuten

1.2 Untersuchungsprogramm

1.2.1 Allgemeine Untersuchung

Erstuntersuchung	Nachuntersuchung

- Feststellung der Vorgeschichte (allgemeine Anamnese, Arbeitsanamnese); siehe auch Basisuntersuchungsprogramm (BAPRO)
- Urinstatus (Mehrfachteststreifen, bei Auffälligkeiten zusätzlich Sediment).

1.2.2 Spezielle Untersuchung

Erstuntersuchung

- Sehtest einschließlich Prüfung auf erworbene Farbsehstörungen (bei erworbener Farbsehstörung Gesichtsfeldprüfung)
- γ-GT, SGPT (ALAT), SGOT (ASAT).

Nachuntersuchung

- Sehtest einschließlich Prüfung auf erworbene Farbsehstörungen (bei gestörter Farbtüchtigkeit Gesichtsfeldprüfung)
- γ-GT, SGPT (ALAT), SGOT (ASAT)
- Biomonitoring (siehe 3.1.4).

1.2.3 Ergänzungsuntersuchung

Nachuntersuchung

In unklaren Fällen
- fachärztliche Untersuchung durch Augenarzt,
- evtl. leberspezifische Untersuchungen,
- fachärztliche Untersuchung durch Neurologen.

1.3 Voraussetzungen zur Durchführung

- Gebietsbezeichnung „Arbeitsmedizin" oder Zusatzbezeichnung „Betriebsmedizin"
- Laboruntersuchungen unter Beachtung der „Richtlinie der Bundesärztekammer zur Qualitätssicherung quantitativer labormedizinischer Untersuchungen".

2 Arbeitsmedizinische Beurteilung und Beratung

Eine arbeitsmedizinische Beurteilung und Beratung im Rahmen gezielter arbeitsmedizinischer Untersuchungen ist erst nach Kenntnis der Arbeitsplatzverhältnisse und der individuellen Belastung möglich. Grundlage dafür ist eine Gefährdungsbeurteilung, die auch dazu Stellung nimmt, welche technischen, organisatorischen und personenbezogenen Schutzmaßnahmen getroffen wurden bzw. zu treffen sind. Für Beschäftigte, die Tätigkeiten mit Gefahrstoffen ausüben, ist eine individuelle Aufklärung und Beratung angezeigt.

2.1 Kriterien

Eine Beurteilung sollte unter Berücksichtigung der individuellen Exposition erfolgen.

2.1.1 Dauernde gesundheitliche Bedenken

Erstuntersuchung	Nachuntersuchung

Personen mit
- Erkrankungen des peripheren oder zentralen Nervensystems,
- Veränderungen am Sehnerv,
- chronischen Leber- und Nierenkrankheiten,
- Zuckerkrankheit,
- Alkoholismus.

2.1.2 Befristete gesundheitliche Bedenken

Erstuntersuchung	Nachuntersuchung

Personen mit den unter 2.1.1 genannten Erkrankungen, soweit eine Wiederherstellung zu erwarten ist.

2.1.3 Keine gesundheitlichen Bedenken unter bestimmten Voraussetzungen

Erstuntersuchung	Nachuntersuchung

Sind die in 2.1.1 genannten Erkrankungen oder Funktionsstörungen weniger ausgeprägt, so sollte der untersuchende Arzt prüfen, ob unter bestimmten Voraussetzungen die Aufnahme bzw. Fortsetzung der Tätigkeit möglich ist. Hierbei wird gedacht an
- technische Schutzmaßnahmen,
- organisatorische Schutzmaßnahmen, z. B. Begrenzung der Expositionszeit,
- Einsatz an Arbeitsplätzen mit nachgewiesener geringerer Exposition,
- persönliche Schutzausrüstung unter Beachtung des individuellen Gesundheitszustandes,
- verkürzte Nachuntersuchungsfristen.

2.1.4 Keine gesundheitlichen Bedenken

Erstuntersuchung	Nachuntersuchung

Alle anderen Personen, soweit keine Beschäftigungsbeschränkungen bestehen.

2.2 Beratung

Die Beratung sollte entsprechend der Arbeitsplatzsituation und den Untersuchungsergebnissen im Einzelfall erfolgen. Die Beschäftigten sind über die Ergebnisse der arbeitsmedizinischen Untersuchungen und des Biomonitorings zu informieren.

Auf allgemeine Hygienemaßnahmen und persönliche Schutzausrüstung ist hinzuweisen. Aufgrund der hautresorptiven Eigenschaften von Methanol kommt dabei dem Tragen von Schutzkleidung besondere Bedeutung zu. Stoffspezifische Hinweise zu Schutzmaßnahmen und zur Auswahl von geeignetem Atemschutz gibt das Gefahrstoffinformationssystem GESTIS unter der Rubrik „Umgang und Verwendung" (siehe 5).
Die Beschäftigten sollten hinsichtlich des die Stoffwirkung potenzierenden Einflusses von konsumiertem Alkohol beraten werden.
Wenn sich aus der arbeitsmedizinischen Untersuchung Hinweise ergeben, die eine Aktualisierung der Gefährdungsbeurteilung zur Verbesserung des Arbeitsschutzes notwendig machen, hat der untersuchende Arzt dies dem Arbeitgeber mitzuteilen. Dabei ist die Wahrung der schutzwürdigen Belange des Untersuchten zu beachten.

3 Ergänzende Hinweise

3.1 Exposition, Beanspruchung

3.1.1 Vorkommen, Gefahrenquellen

Stoffbezogene Hinweise zu Vorkommen und Gefahrenquellen enthält das Gefahrstoffinformationssystem GESTIS (siehe 5).
Insbesondere bei folgenden Betriebsarten, Arbeitsplätzen oder Tätigkeiten ist mit einer Exposition gegenüber Methanol zu rechnen:

- Abbruch-, Reinigungs- und Reparaturarbeiten sowie Behebung von Betriebsstörungen in Herstellungs- und Abfüllanlagen,
- Verarbeitung methanolhaltiger Zubereitungen,
    - in räumlich beengten Verhältnissen oder bei ungünstiger Belüftung,
    - im Spritzverfahren bei ungenügender Lüftung,
- Filterwechsel oder -wäsche,
- Konservierung und Präparation von Tierkörpern,
- Arbeiten in kontaminierten Bereichen,
- offener Umgang mit Methanol bei Reinigungsarbeiten und Tauchverfahren,
- Textilveredelung,
- Herstellung und Verarbeitung von Papier, Karton und Pappe,
- Oberflächenbeschichtung (maschinelles Auftragen) in der Metallverarbeitung.

Weitere Hinweise gibt die DGUV Information „Handlungsanleitung für arbeitsmedizinische Untersuchungen nach dem DGUV Grundsatz G 10" (DGUV Information 240-100, i. Vb.).

3.1.2 Physikalisch-chemische Eigenschaften

Methanol (Methylalkohol) ist eine farblose, flüchtige und leicht entzündbare, giftige Flüssigkeit, die mit Wasser in beliebigem Verhältnis mischbar ist.
Es hat allerdings nur ein geringes Fettlösungsvermögen.

Methanol (Methylalkohol)

Formel	CH_3OH
CAS-Nr.	67-56-1

Über das Gefahrstoffinformationssystem GESTIS sind die Einstufungen und Bewertungen sowie weitere stoffspezifische Informationen verfügbar (siehe 5).

3.1.3 Aufnahme

Die Aufnahme erfolgt durch die Atemwege und durch die Haut.

3.1.4 Biomonitoring

Hinweise zum Biomonitoring sind in Anhang 3, Leitfaden „Biomonitoring" enthalten.

Biologischer Wert zur Beurteilung

Arbeitsstoff (CAS-Nr.)	**Parameter**	**BGW[1]**	**Untersuchungsmaterial**	**Probennahmezeitpunkt**
Methanol (67-56-1)	Methanol	30 mg/l	Urin	Expositionsende bzw. Schichtende; bei Langzeitexposition nach mehreren vorangegangenen Schichten

Die jeweils aktuelle Fassung der TRGS 903 ist zu beachten.

Störfaktoren (Confounder):
Durch Ethanol wird die Oxidation von Methanol kompetitiv gehemmt. Bei gleichzeitiger Exposition gegenüber beiden Stoffen kann eine höhere Methanolausscheidung die Folge sein.

Das Biomonitoring ist mit zuverlässigen Methoden durchzuführen, um den Anforderungen der Qualitätssicherung zu genügen (Anhang 3, Leitfaden „Biomonitoring").

[1] Biologischer Grenzwert (BGW) aus der TRGS 903.

Weitere Hinweise können den arbeitsmedizinisch-toxikologischen Begründungen für Biologische Arbeitsstofftoleranz-Werte (BAT-Werte), Expositionsäquivalente für krebserzeugende Arbeitsstoffe (EKA) und Biologische Leitwerte (BLW) der Senatskommission zur Prüfung gesundheitsschädlicher Arbeitsstoffe der Deutschen Forschungsgemeinschaft (DFG), den entsprechenden Bekanntmachungen des Ausschusses für Gefahrstoffe (AGS) sowie den Leitlinien der Deutschen Gesellschaft für Arbeitsmedizin und Umweltmedizin e. V. (DGAUM) entnommen werden.

3.2 Funktionsstörungen, Krankheitsbild

3.2.1 Wirkungsweise

Methanoldämpfe wirken reizend auf die Augen und die Schleimhäute der Atemwege. Bei Benetzung der Haut wird diese entfettet, trocknet aus und wird rissig, dadurch kann es zur Bildung von Ekzemen oder zu Empfindlichkeit gegenüber Infektionen kommen.
Bei Inhalation oder Aufnahme durch den Mund kommt es zu narkotischen Vergiftungserscheinungen (ähnlich wie beim Ethylalkohol); bei Aufnahme durch den Mund infolge einer Verwechslung können bereits 30 ml Methanol zum Tod führen. Während ein Teil des aufgenommenen Methanols über die Lunge ausgeschieden wird (30–60 %), wird der Rest im Körper zu Formaldehyd oxidiert, der sich rasch zu Ameisensäure umsetzt. Letztere akkumuliert im Organismus und wird als wesentlicher toxischer Metabolit des Methanols angesehen, da ihre Entgiftung im C1-Stoffwechsel durch den beim Menschen geringen Folsäurebestand begrenzt ist. Daraus resultiert eine schwere Azidose mit ausgeprägtem Abfall der Alkaliwerte, die als typisches Vergiftungsbild neben neurotoxischen Schäden vor allem eine Schädigung der Sehnerven mit nachfolgenden Sehstörungen oder sogar Erblindung verursachen kann. Als Frühsymptom gilt daher eine nachweisliche Beeinträchtigung des Farbsehvermögens. Allerdings differiert die Empfindlichkeit gegen Methanol infolge der individuell unterschiedlichen Entgiftungsfähigkeit nicht unerheblich.

3.2.2 Akute/subakute Gesundheitsschädigung

Fast ausschließlich bei Aufnahme durch den Mund, selten durch die Atemwege oder die Haut:

- „Kater"-Beschwerden: Schwindel, Schwächegefühl, Kopfschmerzen, frühzeitig Sehstörungen, („nebliges Sehen"), Übelkeit, Erbrechen, kolikartige Magen-Darm-Schmerzen, Krämpfe, Atemnot bis zur Lähmung des Atemzentrums, Kreislaufversagen,
- Reizerscheinungen an den Augen und Schleimhäuten der Atemwege durch Methanoldämpfe.

3.2.3 Chronische Gesundheitsschädigung

In der Literatur finden sich Hinweise auf

- zentralnervöse Störungen,
- Anzeichen einer peripheren Polyneuritis, Acusticusneuritis, Opticusneuritis,
- Symptome ähnlich einer Parkinson-Erkrankung,
- Leberparenchymschädigung.

4 Berufskrankheit

Nr. 1306 der Anlage 1 zur Berufskrankheitenverordnung (BKV) „Erkrankungen durch Methylalkohol (Methanol)",

Nr. 1317 „Polyneuropathie oder Enzephalopathie durch organische Lösungsmittel oder deren Gemische".

5 Literatur

Deutsche Forschungsgemeinschaft. Senatskommission zur Prüfung gesundheitsschädlicher Arbeitsstoffe:
MAK- und BAT-Werte-Liste. Maximale Arbeitsplatzkonzentration und Biologische Arbeitsstofftoleranzwerte;
http://onlinelibrary.wiley.com/book/10.1002/9783527666027
Gesundheitsschädliche Arbeitsstoffe – Toxikologisch-arbeitsmedizinische Begründung von MAK-Werten und Einstufungen;
http://onlinelibrary.wiley.com/book/10.1002/3527600418/topics
Biologische Arbeitsstoff-Toleranz-Werte (BAT-Werte), Expositionsäquivalente für krebserzeugende Arbeitsstoffe (EKA), Biologische Leitwerte (BLW) und Biologische Arbeitsstoff-Referenzwerte (BAR): Arbeitsmedizinisch-toxikologische Begründungen.
alle Wiley-VCH, Weinheim

Deutsche Gesellschaft für Mineralölwissenschaft und Kohlechemie e. V.: „Wirkung von Methanol auf Mensch und Tier", DGMK-Projekt 260-07, 1982

Gefahrstoffinformationssystem der Deutschen Gesetzlichen Unfallversicherung (GESTIS-Stoffdatenbank). www.dguv.de, Webcode d11892

Handlungsanleitung für arbeitsmedizinische Untersuchungen nach dem DGUV Grundsatz G 10 „Methanol" (DGUV Information 240-100, i. Vb.). DGUV-Publikationsdatenbank. www.dguv.de/publikationen

Richtlinie der Bundesärztekammer zur Qualitätssicherung quantitativer labormedizinischer Untersuchungen. www.bundesaerztekammer.de

6 Vorschriften, Regeln

Arbeitsmedizinische Regeln (AMR), GMB, Bundesanstalt für Arbeitsschutz und Arbeitsmedizin. www.baua.de
AMR 2.1: „Fristen für die Veranlassung/das Angebot von arbeitsmedizinischen Vorsorgeuntersuchungen"
AMR 6.2: „Biomonitoring"

Biomonitoring Auskunftssystem der Bundesanstalt für Arbeitsschutz und Arbeitsmedizin. http://www.baua.de/de/Themen-von-A-Z/Gefahrstoffe/Biomonitoring/Auskunftsystem.html

CLP-Verordnung (EG) Nr. 1272/2008 und ihre Anpassungen. www.reach-clp-helpdesk.de/de/CLP/CLP.html

Gefahrstoffverordnung (GefStoffV)

Technische Regeln für Gefahrstoffe (TRGS). www.baua.de:
TRGS 400: Gefährdungsbeurteilung für Tätigkeiten mit Gefahrstoffen
TRGS 401: Gefährdung durch Hautkontakt – Ermittlung, Beurteilung, Maßnahmen
TRGS 402: Ermitteln und Beurteilen der Gefährdungen bei Tätigkeiten mit Gefahrstoffen: Inhalative Exposition
TRGS 420: Verfahrens- und stoffspezifische Kriterien (VSK) für die Ermittlung und Beurteilung der inhalativen Exposition
TRGS 500: Schutzmaßnahmen: Mindeststandards
TRGS 555: Betriebsanweisung und Information der Beschäftigten
TRGS 900: Arbeitsplatzgrenzwerte
TRGS 903: Biologische Grenzwerte

Verordnung zur arbeitsmedizinischen Vorsorge (ArbMedVV)

G 11 Schwefelwasserstoff

Bearbeitung: Ausschuss Arbeitsmedizin der Gesetzlichen Unfallversicherung, Arbeitskreis 2.1 „Gefahrstoffe"
Fassung Oktober 2014

Vorbemerkungen

Dieser Grundsatz gibt Anhaltspunkte für gezielte arbeitsmedizinische Untersuchungen, um Erkrankungen, die durch Schwefelwasserstoff entstehen können, zu verhindern oder frühzeitig zu erkennen.
Hinweise für die Gefährdungsbeurteilung und die Auswahl des zu untersuchenden Personenkreises gibt die DGUV Information „Handlungsanleitung für arbeitsmedizinische Untersuchungen nach dem DGUV Grundsatz G 11" (DGUV Information 240-110, i. Vb.).

Ablaufplan

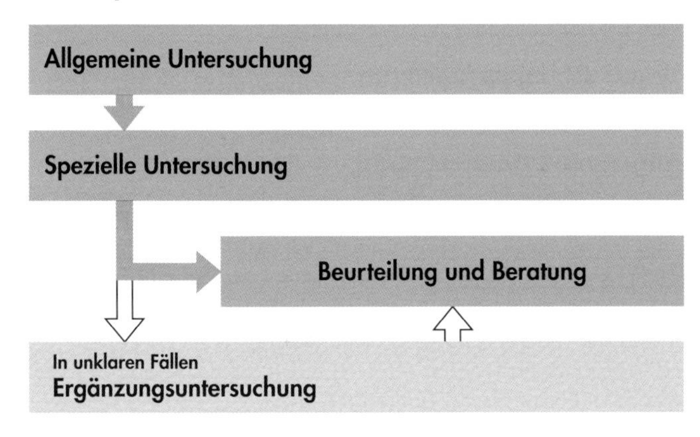

1 Untersuchungen

1.1 Untersuchungsarten, Fristen

Bei der Festlegung der Fristen zu den Untersuchungsintervallen sind je nach Rechtsgrundlage des Untersuchungsanlasses die für diesen Anlass gültigen staatlichen Vorschriften und Regeln zu beachten.
Wenn es für den konkreten Untersuchungsanlass keine staatlichen Vorgaben zu Fristen gibt, können ersatzweise die Empfehlungen in der nachfolgenden Tabelle zu Anwendung kommen.

Erstuntersuchung	Vor Aufnahme der Tätigkeit
Nachuntersuchungen	Nach 12–24 Monaten
	Vorzeitig: • Nach schwerer oder längerer Erkrankung, die Anlass zu Bedenken gegen eine Fortsetzung der Tätigkeit geben könnte • Nach ärztlichem Ermessen in Einzelfällen • Bei Beschäftigten, die einen ursächlichen Zusammenhang zwischen ihrer Erkrankung und ihrer Tätigkeit am Arbeitsplatz vermuten

1.2 Untersuchungsprogramm

1.2.1 Allgemeine Untersuchung

Erstuntersuchung

Feststellung der Vorgeschichte (allgemeine Anamnese, Arbeitsanamnese, Beschwerden); siehe auch Basisuntersuchungsprogramm (BAPRO)
Besonders achten auf

- Erkrankungen der oberen und tieferen Luftwege,
- Herz- und Kreislaufschäden,
- neurologische und psychische Auffälligkeiten.

Nachuntersuchung

Zwischenanamnese (einschließlich Arbeitsanamnese); siehe auch BAPRO.
Besonders achten auf

- Schleimhäute:
  Konjunktivitis, Tracheopharyngitis,
- Nervensystem:
  Kopfschmerzen, Gleichgewichtsstörungen, Müdigkeit, leichte Reizbarkeit, Schwindelerscheinungen, psychische Auffälligkeiten (insbesondere Verwirrtheitszustände), extrapyramidale Störungen,
- Kreislauf:
  Hypotonie (systolischer Wert $<$ 13 kPa; $<$ 100 mm/Hg), Herzmuskelschädigungen, Extrasystolie, stenokardische Zustände,
- Magen-Darm-Trakt:
  metallischer Geschmack, Erbrechen, Durchfall, Appetitverlust, Gewichtsverlust,
- Haut:
  akute und chronische Entzündungen,
- Bronchitis, Kurzatmigkeit.

1.2.2 Spezielle Untersuchung

Erstuntersuchung | **Nachuntersuchung**

- Ruhe-EKG

Erwünscht:

- Hämoglobin, Erythrozyten (oxidativer Stoffwechsel, O_2-Abgabe).

1.2.3 Ergänzungsuntersuchung

Erstuntersuchung | **Nachuntersuchung**

In unklaren Fällen:

- Ergometrie (siehe Anhang 2, Leitfaden „Ergometrie").

1.3 Voraussetzungen zur Durchführung

- Gebietsbezeichnung „Arbeitsmedizin" oder Zusatzbezeichnung „Betriebsmedizin"
- Laboruntersuchungen unter Beachtung der „Richtlinie der Bundesärztekammer zur Qualitätssicherung quantitativer labormedizinischer Untersuchungen"
- Technische Ausstattung: EKG/Ergometer.

2 Arbeitsmedizinische Beurteilung und Beratung

Eine arbeitsmedizinische Beurteilung und Beratung im Rahmen gezielter arbeitsmedizinischer Untersuchungen ist erst nach Kenntnis der Arbeitsplatzverhältnisse und der individuellen Belastung möglich. Grundlage dafür ist eine Gefährdungsbeurteilung, die auch dazu Stellung nimmt, welche technischen, organisatorischen und personenbezogenen Schutzmaßnahmen getroffen wurden bzw. zu treffen sind. Für Beschäftigte, die Tätigkeiten mit Gefahrstoffen ausüben, ist eine individuelle Aufklärung und Beratung angezeigt.

2.1 Kriterien

Eine Beurteilung sollte unter Berücksichtigung der individuellen Exposition erfolgen.

2.1.1 Dauernde gesundheitliche Bedenken

Erstuntersuchung	**Nachuntersuchung**

Personen mit schweren Gesundheitsstörungen wie

- hämodynamisch wirksamen Herz- und Kreislauferkrankungen,
- Lungenemphysem oder anderen Lungenveränderungen und -krankheiten, die mit einer erheblichen Funktionsstörung verbunden sind,
- Erkrankungen und Reizungen der Augenbindehäute und der Schleimhäute der oberen und tieferen Luftwege,
- Störungen des Geruchsvermögens,
- Anämie,
- ausgeprägten psychovegetativen Störungen,
- ausgeprägten neurologischen und psychischen Krankheiten.

2.1.2 Befristete gesundheitliche Bedenken

Erstuntersuchung	**Nachuntersuchung**

Personen mit den unter 2.1.1 genannten Erkrankungen, soweit eine Wiederherstellung zu erwarten ist.

2.1.3 Keine gesundheitlichen Bedenken unter bestimmten Voraussetzungen

Erstuntersuchung	Nachuntersuchung

Sind die unter 2.1.1 genannten Erkrankungen oder Funktionsstörungen weniger ausgeprägt, so sollte der untersuchende Arzt prüfen, ob unter bestimmten Voraussetzungen die Aufnahme bzw. Fortsetzung der Tätigkeit möglich ist. Hierbei wird gedacht an

- technische Schutzmaßnahmen,
- organisatorische Schutzmaßnahmen, z. B. Begrenzung der Expositionszeit,
- Einsatz an Arbeitsplätzen mit nachgewiesener geringerer Exposition,
- persönliche Schutzausrüstung unter Beachtung des individuellen Gesundheitszustandes,
- verkürzte Nachuntersuchungsfristen.

2.1.4 Keine gesundheitlichen Bedenken

Erstuntersuchung	Nachuntersuchung

Alle anderen Personen, soweit keine Beschäftigungsbeschränkungen bestehen.

2.2 Beratung

Die Beratung sollte entsprechend der Arbeitsplatzsituation und den Untersuchungsergebnissen im Einzelfall erfolgen. Die Beschäftigten sind über die Ergebnisse der arbeitsmedizinischen Untersuchungen zu informieren.
Auf allgemeine Hygienemaßnahmen und persönliche Schutzausrüstungen ist hinzuweisen sowie auf die Warnwirkung durch den typischen Geruch von Schwefelwasserstoff nach faulen Eiern, die jedoch schon nach kurzer Zeit durch die Lähmung des Geruchssinnes wieder wegfällt. Stoffspezifische Hinweise zu Schutzmaßnahmen und zur Auswahl von geeignetem Atemschutz gibt das Gefahrstoffinformationssystem GESTIS unter der Rubrik „Umgang und Verwendung" (siehe 5).
Wenn sich aus der arbeitsmedizinischen Untersuchung Hinweise ergeben, die eine Aktualisierung der Gefährdungsbeurteilung zur Verbesserung des Arbeitsschutzes notwendig machen, hat der untersuchende Arzt dies dem Arbeitgeber mitzuteilen. Dabei ist die Wahrung der schutzwürdigen Belange des Untersuchten zu beachten.

3 Ergänzende Hinweise

3.1 Exposition, Beanspruchung

3.1.1 Vorkommen, Gefahrenquellen

Stoffbezogene Hinweise zu Vorkommen und Gefahrenquellen enthält das Gefahrstoffinformationssystem GESTIS (siehe 5).
Insbesondere bei folgenden Betriebsarten, Arbeitsplätzen oder Tätigkeiten ist mit einer Exposition gegenüber Schwefelwasserstoff zu rechnen:

- Tätigkeiten beim Entleeren und Befüllen von Gruben und Tankfahrzeugen mit Jauche,
- Tätigkeiten in Wasseraufbereitungsanlagen, in denen sulfidhaltige Wasser anfallen,
- Tätigkeiten in der Gummi-, Kunststoff-, Viskose- und Zuckerindustrie,
- Tätigkeiten in Gaswerken, Raffinerien, Erdölgewinnungsanlagen,
- Tätigkeiten bei der Sulfidfällung von Metallen,
- Tätigkeiten beim Füllen und Drücken von Koksbatterien,
- Tätigkeiten in Erdgasaufbereitungsanlagen,
- Tätigkeiten an Erdgasleitungen (Rohgas),
- Arbeiten in Biogasanlagen,
- Arbeiten in der Kanalisation.

Weitere Hinweise gibt die DGUV Information „Handlungsanleitung für arbeitsmedizinische Untersuchungen nach dem DGUV Grundsatz G 11" (DGUV Information 240-110, i. Vb.).

3.1.2 Physikalisch-chemische Eigenschaften

Schwefelwasserstoff ist ein farbloses, giftiges Gas, das auch in starker Verdünnung einen intensiven Geruch nach faulen Eiern aufweist. Schwefelwasserstoff ist brennbar und im Gemisch mit Luft explosionsfähig.
Schwefelwasserstoff ist in Wasser gut löslich (2,6 l H_2S/l Wasser bei 20 °C) und in Alkohol sehr gut löslich (11,8 l H_2S/l Alkohol bei 10 °C). In wässriger Lösung ist Schwefelwasserstoff eine schwache Säure, außerdem ein gutes Reduktionsmittel und wird dementsprechend leicht neben Wasser zu Schwefel, Schwefeldioxid und Sulfat oxidiert. Oberhalb von 1000 °C zerfällt er in seine Elemente, wird durch UV-Strahlung zersetzt und ist ein bekanntes Katalysatorgift. Er setzt sich leicht mit Metallen und Metalloxiden zu entsprechenden Sulfiden um.

Schwefelwasserstoff

Formel	H_2S
CAS-Nr.	7783-06-4

Über das Gefahrstoffinformationssystem GESTIS sind die Einstufungen und Bewertungen sowie weitere stoffspezifische Informationen verfügbar (siehe 5).

3.1.3 Aufnahme

Die Aufnahme erfolgt über die Atemwege, durch die Haut und durch die Schleimhäute.

3.2 Funktionsstörungen, Krankheitsbild

3.2.1 Wirkungsweise

In hoher Konzentration (300 ppm) kommt es zur Lähmung der Riechnerven, sodass der typische Geruch nach faulen Eiern nicht mehr wahrgenommen werden kann.
Schwefelwasserstoff wirkt durch Bildung von Schwefelsulfiden reizend auf die Schleimhäute.
Je nach aufgenommener Konzentration wird Schwefelwasserstoff zum Teil als Alkalisulfid, zum Teil als freier Schwefelwasserstoff resorbiert. Die Alkalisulfide werden im Blut hydrolisiert, sodass der Schwefelwasserstoff auch hier wieder frei vorliegt. Wegen seiner guten Oxidierbarkeit wird er vor allem zu Sulfat oxidiert und ist im Urin nachweisbar.
In vitro blockiert H_2S Metallenzyme entweder durch Sulfidbildung an den zentralen Metallatomen oder durch SH-Blockade. Es ergeben sich aus dem Vergiftungsbild jedoch keine Hinweise, ob bzw. welche Enzyme im konkreten Fall betroffen sind.
Die Wirkungen einer resorptiven H_2S-Aufnahme müssen jedoch auf Zellstoffwechselstörungen beruhen, die letztendlich zu Sauerstoffmangel führen.
Die Wirkung ist abhängig von der Konzentration, nachfolgende Angaben in cm^3 Schwefelwasserstoff pro m^3 Luft:

1800	Atemlähmung, sofortiger Tod
1000 – 1500	Bewusstlosigkeit und Krämpfe, Tod nach wenigen Minuten
700 – 900	schwere Vergiftung, Tod nach 30–60 Minuten
300 – 700	subakute Vergiftung nach 15–30 Minuten
200 – 300	schwere lokale Reizung der Schleimhäute mit allgemeinen Vergiftungsanzeichen nach 30 Minuten
100 – 150	Reizung der Augen und der Luftwege
unter 10	keine Zeichen einer Vergiftung.

3.2.2 Akute/subakute Gesundheitsschädigung

Symptome konzentrationsabhängig (siehe 3.2.1), Bewusstlosigkeit, Krämpfe und bei hoher Konzentration so genannter Sekundentod durch Atemlähmung (das Herz schlägt noch 4–8 Minuten weiter).
Symptommischung aus den Folgen der Reizung der dem Gas zugänglichen Schleimhäute, der Schädigung des Nervensystems und der Hypoxie:

- Schleimhäute:
  vorwiegend Reizung der Konjunktiva, Reizung des Rachens, der Trachea, der Bronchien über Bronchitis zum Lungenödem (abhängig von Konzentration und Dauer der Einwirkung), Asphyxie; die als „Spinnerauge" bekannte Keratokonjunktivitis entsteht praktisch ausschließlich unter den spezifischen Gegebenheiten der Viskoseindustrie.
- Nervensystem:
  Kopfschmerz, Mattigkeit, Übelkeit, Erbrechen, motorische Unruhe, Angst, Erregungsausbruch, Verwirrtheitszustände, tonische Konvulsionen, Areflexie, Gleichgewichtsstörungen, Bewusstlosigkeit, außerdem Störung der Riech- und Hörnerven, Sprachstörungen und sonstige polyneuritische Zeichen.
- Kreislauf:
  Hypotonie, elektrokardiografische Veränderungen (Abflachung oder Negativierung der T-Welle), Vorhofflimmern, Rhythmusstörungen mit Kammerextrasystolie.

Als mögliche Nachkrankheiten werden u. a. beschrieben Schäden am Großhirn und am Zentralnervensystem, psychiatrische Symptome, psychovegetatives Syndrom, Hypotonie und Störungen des Zuckerstoffwechsels.

3.2.3 Chronische Gesundheitsschädigung

Eine chronische Gesundheitsschädigung ist bislang umstritten.

4 Berufskrankheit

Nr. 1202 der Anlage 1 zur Berufskrankheitenverordnung (BKV) „Erkrankungen durch Schwefelwasserstoff".

5 Literatur

Berufsgenossenschaft Rohstoffe und chemische Industrie: „Schwefelwasserstoff" (Merkblatt M 041). Jedermann-Verlag, Heidelberg

Drexler, H., Greim, H. (Hrsg.): Biologische Arbeitsstoff-Toleranz-Werte (BAT-Werte), Expositionsäquivalente für krebserzeugende Arbeitsstoffe (EKA) und Biologische Leitwerte (BLW): Arbeitsmedizinisch-toxikologische Begründungen. Losebl.-Ausg. Wiley-VCH, Weinheim, http://onlinelibrary.wiley.com/book/10.1002/9783527675135

Gefahrstoffinformationssystem der Deutschen Gesetzlichen Unfallversicherung (GESTIS-Stoffdatenbank). www.dguv.de, Webcode d11892

Giesen, Th., Zerlett, G.: Berufskrankheiten und medizinischer Arbeitsschutz. Losebl.-Ausg. Kohlhammer, Köln

Greim, H. (Hrsg.): Gesundheitsschädliche Arbeitsstoffe: Toxikologisch-arbeitsmedizinische Begründungen von MAK-Werten. Losebl.-Ausg. Wiley-VCH, Weinheim

Handlungsanleitung für arbeitsmedizinische Untersuchungen nach dem DGUV Grundsatz G 11 „Schwefelwasserstoff" (DGUV Information 240-110, i. Vb.). DGUV-Publikationsdatenbank, www.dguv.de/publikationen

Richtlinie der Bundesärztekammer zur Qualitätssicherung quantitativer labormedizinischer Untersuchungen. www.bundesaerztekammer.de

Triebig, G. et al. (Hrsg.): Arbeitsmedizin: Handbuch für Theorie und Praxis, 4. Aufl., Gentner, Stuttgart, 2014

6 Vorschriften, Regeln

Arbeitsmedizinische Regeln (AMR), GMB, Bundesanstalt für Arbeitsschutz und Arbeitsmedizin. www.baua.de
- AMR 2.1: „Fristen für die Veranlassung/das Angebot von arbeitsmedizinischen Vorsorgeuntersuchungen"
- AMR 6.2: „Biomonitoring"

Biomonitoring Auskunftsystem der Bundesanstalt für Arbeitsschutz und Arbeitsmedizin. http://www.baua.de/de/Themen-von-A-Z/Gefahrstoffe/Biomonitoring/Auskunftsystem.html

CLP-Verordnung (EG) Nr. 1272/2008 und ihre Anpassungen. www.reach-clp-helpdesk.de/de/CLP/CLP.html

Gefahrstoffverordnung (GefStoffV)

Technische Regeln für Gefahrstoffe (TRGS). www.baua.de:
- TRGS 401: Gefährdung durch Hautkontakt – Ermittlung, Beurteilung, Maßnahmen
- TRGS 420: Verfahrens- und stoffspezifische Kriterien (VSK) für die Ermittlung und Beurteilung der inhalativen Exposition
- TRGS 500: Schutzmaßnahmen: Mindeststandards
- TRGS 900: Arbeitsplatzgrenzwerte

Verordnung zur arbeitsmedizinischen Vorsorge (ArbMedVV)

G 12 Phosphor (weißer)

Bearbeitung: Ausschuss Arbeitsmedizin der Gesetzlichen Unfallversicherung, Arbeitskreis 2.1 „Gefahrstoffe"
Fassung Oktober 2014

Vorbemerkungen

Dieser Grundsatz gibt Anhaltspunkte für gezielte arbeitsmedizinische Untersuchungen, um Erkrankungen, die durch weißen Phosphor entstehen können, zu verhindern oder frühzeitig zu erkennen.
Hinweise für die Gefährdungsbeurteilung und die Auswahl des zu untersuchenden Personenkreises gibt die DGUV Information „Handlungsanleitung für arbeitsmedizinische Untersuchungen nach dem DGUV Grundsatz G 12" (DGUV Information 240-120, i. Vb.).

Ablaufplan

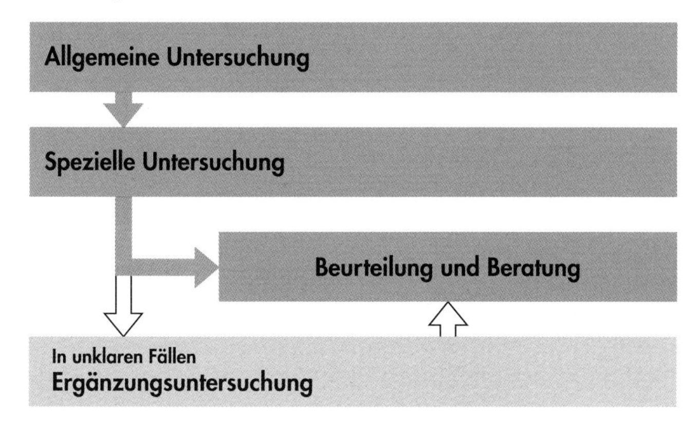

1 Untersuchungen

1.1 Untersuchungsarten, Fristen

Bei der Festlegung der Fristen zu den Untersuchungsintervallen sind je nach Rechtsgrundlage des Untersuchungsanlasses die für diesen Anlass gültigen staatlichen Vorschriften und Regeln zu beachten.
Wenn es für den konkreten Untersuchungsanlass keine staatlichen Vorgaben zu Fristen gibt, können ersatzweise die Empfehlungen in der nachfolgenden Tabelle zu Anwendung kommen.

Erstuntersuchung	Vor Aufnahme der Tätigkeit
Nachuntersuchungen	Nach 12–24 Monaten
	Vorzeitig • Nach schwerer oder längerer Erkrankung, die Anlass zu Bedenken gegen eine Fortsetzung der Tätigkeit geben könnte • Nach ärztlichem Ermessen in Einzelfällen • Bei Beschäftigten, die einen ursächlichen Zusammenhang zwischen ihrer Erkrankung und ihrer Tätigkeit am Arbeitsplatz vermuten

1.2 Untersuchungsprogramm

1.2.1 Allgemeine Untersuchung

Erstuntersuchung

- Feststellung der Vorgeschichte (allgemeine Anamnese, Arbeitsanamnese, Beschwerden); siehe auch Basisuntersuchungsprogramm (BAPRO)
  Besonders achten auf: Zahnstatus
- Urinstatus (Mehrfachteststreifen).

Nachuntersuchung

- Zwischenanamnese (einschließlich Arbeitsanamnese); siehe auch BAPRO
  Besonders achten auf
  - Appetitlosigkeit, Gewichtsverlust, Blässe,
  - Schleimhautblutungen,
  - kariöses Gebiss,
  - Albuminurie.
- Urinstatus (Mehrfachteststreifen).

1.2.2 Spezielle Untersuchung

Erstuntersuchung

- BSG oder CRP, Hämoglobin
- Kreatinin im Serum
- SGPT (ALAT) und SGOT (ASAT)
- γ-GT

Erwünscht:

- bei Verdacht auf Vorschädigungen der Leber: weitere leberspezifische Untersuchungen (Elektrophorese).

Nachuntersuchung

- BSG oder CRP, Hämoglobin
- Kreatinin im Serum
- SGPT (ALAT) und SGOT (ASAT)
- γ-GT.

1.2.3 Ergänzungsuntersuchung

Nachuntersuchung

In unklaren Fällen:

- weitere leberspezifische Untersuchungen (Elektrophorese, evtl. Biopsie),
- Röntgendiagnostik (Knochen, insbesondere Kieferknochen).

1.3 Voraussetzungen zur Durchführung

- Gebietsbezeichnung „Arbeitsmedizin" oder Zusatzbezeichnung „Betriebsmedizin"
- Laboruntersuchungen unter Beachtung der „Richtlinie der Bundesärztekammer zur Qualitätssicherung quantitativer labormedizinischer Untersuchungen".

2 Arbeitsmedizinische Beurteilung und Beratung

Eine arbeitsmedizinische Beurteilung und Beratung im Rahmen gezielter arbeitsmedizinischer Untersuchungen ist erst nach Kenntnis der Arbeitsplatzverhältnisse und der individuellen Belastung möglich. Grundlage dafür ist eine Gefährdungsbeurteilung, die auch dazu Stellung nimmt, welche technischen, organisatorischen und personenbezogenen Schutzmaßnahmen getroffen wurden bzw. zu treffen sind. Für Beschäftigte, die Tätigkeiten mit Gefahrstoffen ausüben, ist eine individuelle Aufklärung und Beratung angezeigt.

2.1 Kriterien

Eine Beurteilung sollte unter Berücksichtigung der individuellen Exposition erfolgen.

2.1.1 Dauernde gesundheitliche Bedenken

Erstuntersuchung	Nachuntersuchung

Personen mit
- schweren Leber- oder Nierenkrankheiten,
- chronischen Erkrankungen des Knochensystems.

2.1.2 Befristete gesundheitliche Bedenken

Erstuntersuchung	Nachuntersuchung

Personen mit den unter 2.1.1 genannten Erkrankungen, soweit eine Wiederherstellung zu erwarten ist.

2.1.3 Keine gesundheitlichen Bedenken unter bestimmten Voraussetzungen

Erstuntersuchung	Nachuntersuchung

Sind die unter 2.1.1 genannten Erkrankungen oder Funktionsstörungen weniger ausgeprägt, so sollte der untersuchende Arzt prüfen, ob unter bestimmten Voraussetzungen die Aufnahme bzw. Fortsetzung der Tätigkeit möglich ist. Hierbei wird gedacht an
- technische Schutzmaßnahmen,
- organisatorische Schutzmaßnahmen, z. B. Begrenzung der Expositionszeit,
- Einsatz an Arbeitsplätzen mit nachgewiesener geringerer Exposition,
- persönliche Schutzausrüstung unter Beachtung des individuellen Gesundheitszustandes,
- verkürzte Nachuntersuchungsfristen.

2.1.4 Keine gesundheitlichen Bedenken

Erstuntersuchung	Nachuntersuchung

Alle anderen Personen, soweit keine Beschäftigungsbeschränkungen bestehen.

2.2 Beratung

Die Beratung sollte entsprechend der Arbeitsplatzsituation und den Untersuchungsergebnissen im Einzelfall erfolgen. Die Beschäftigten sind über die Ergebnisse der arbeitsmedizinischen Untersuchungen zu informieren.
Auf allgemeine Hygienemaßnahmen und persönliche Schutzausrüstungen ist hinzuweisen. Stoffspezifische Hinweise zu Schutzmaßnahmen gibt das Gefahrstoffinformationssystem GESTIS unter der Rubrik „Umgang und Verwendung" (siehe 5).
Wenn sich aus der arbeitsmedizinischen Untersuchung Hinweise ergeben, die eine Aktualisierung der Gefährdungsbeurteilung zur Verbesserung des Arbeitsschutzes notwendig machen, hat der untersuchende Arzt dies dem Arbeitgeber mitzuteilen. Dabei ist die Wahrung der schutzwürdigen Belange des Untersuchten zu beachten.

3 Ergänzende Hinweise

3.1 Exposition, Beanspruchung

3.1.1 Vorkommen, Gefahrenquellen

Stoffbezogene Hinweise zu Vorkommen und Gefahrenquellen enthält das Gefahrstoffinformationssystem GESTIS (siehe 5).
Insbesondere bei folgenden Betriebsarten, Arbeitsplätzen oder Tätigkeiten ist mit einer Exposition gegenüber weißem Phosphor zu rechnen:

- Herstellen (Ofenhaus),
- Abfüllen und Reinigen,
- Verarbeiten mit Schwefel zu Sulfiden bzw. mit Halogenen zu Halogeniden,
- thermische Verbrennung zu Phosphorsäure,
- Reparatur- und Reinigungsarbeiten an phosphorführenden Apparaturen und Leitungen.

Weitere Hinweise gibt die DGUV Information „Handlungsanleitung für arbeitsmedizinische Untersuchungen nach dem DGUV Grundsatz G 12" (DGUV Information 240-120, i. Vb.).

3.1.2 Physikalisch-chemische Eigenschaften

Phosphor kommt in mehreren allotropen Modifikationen vor, die sich in ihren Eigenschaften stark voneinander unterscheiden. Die hier gemachten Ausführungen beziehen sich auf die weiße (gelbe) Modifikation des Phosphors. Die anderen Phosphormodifikationen sind wesentlich weniger reaktionsfähig und bei Weitem nicht so giftig wie der weiße Phosphor.
Weißer Phosphor ist eine wachsweiche, durchscheinende Masse, die bereits bei Zimmertemperatur an der Luft unter Bildung weißer Nebel (Phosphorpentoxid) oxidiert wird. Die dabei stattfindende Wärmeentwicklung führt bei ca. 50 °C zur Selbstentzündung. Wegen dieser Eigenschaften wird weißer Phosphor unter Wasser aufbewahrt, in dem er unlöslich ist. In organischen Lösemitteln ist er dagegen z. T. sehr gut bis mäßig löslich (bezogen auf 100 g Lösungsmittel bei 20 °C: in Schwefelkohlenstoff ca. 900 g, in Benzol ca. 3 g, in Ether ca. 1,3 g). Phosphor ist bereits bei Zimmertemperatur merklich flüchtig. Er ist ein gutes Reduktionsmittel (z. B. wird Schwefelsäure von ihm zu Schwefeldioxid reduziert und Salpetersäure zu Stickoxiden) und reagiert auch mit vielen Metallen direkt. Seine Wertigkeiten gehen von –3 bis +5.

Phosphor, weißer (Tetraphosphor)

Formel	P
CAS-Nr.	7723-14-0

Über das Gefahrstoffinformationssystem GESTIS sind die Einstufungen und Bewertungen sowie weitere stoffspezifische Informationen verfügbar (siehe 5).

3.1.3 Aufnahme

Die Aufnahme erfolgt über die Atemwege.

3.2 Funktionsstörungen, Krankheitsbild

3.2.1 Wirkungsweise

Brennender Phosphor ruft sehr schmerzhafte und schwer heilende Hautverletzungen hervor. Weißer Phosphor ist sehr giftig, die tödliche Dosis für den Erwachsenen liegt vermutlich unterhalb von 50 mg.
Durch das Reduktionsvermögen des Phosphors wird die intrazelluläre Oxidation gehemmt. Es können die fermentativen Funktionen der Leber und der Nieren gestört werden. Wegen der Stoffwechselbeziehungen des Phosphors zum Calcium sind insbesondere auch die Knochen betroffen.

3.2.2 Akute/subakute Gesundheitsschädigung

Verätzungen von Haut und Schleimhaut. Beim Abbrennen an der Haut schwerste Verbrennungen. Reizung der Atemwege durch Dämpfe und Rauch von brennendem Phosphor.
Übelkeit, wiederholte Durchfälle, blutiges Erbrechen (wobei das Erbrochene phosphoreszieren kann), Leber-, evtl. Milzschwellung, Gelbsucht, akute gelbe Leberatrophie, Parenchymschädigungen der Niere, Blutungen in anderen Organen.
Folge einer akuten Vergiftung kann die fibrotische Umwandlung des Lebergewebes bis zur Zirrhose sein.
Bei Exposition gegen größere Mengen kann innerhalb weniger Stunden unter dem Bilde des Kreislaufversagens schockartig der Tod eintreten.

3.2.3 Chronische Gesundheitsschädigung

Appetitlosigkeit, Müdigkeit, Verdauungsstörungen, Abmagerung, Neigung zu Blutungen in Haut, Schleimhäuten und am Augenhintergrund, Osteoporose der Knochen, insbesondere der Kieferknochen; zu beachten ist die Anfälligkeit des veränderten Knochens für Infektionen (Osteomyelitis).
Zahngranulome als Endstadium einer Karies bieten eine Eintrittspforte für elementaren Phosphor in den Kieferknochen.
Die Schädigungen können erst nach Monaten oder Jahren auftreten.

4 Berufskrankheit

Nr. 1109 der Anlage 1 zur Berufskrankheitenverordnung (BKV) „Erkrankungen durch Phosphor oder seine anorganischen Verbindungen".

5 Literatur

Deutsche Forschungsgemeinschaft. Senatskommission zur Prüfung gesundheitsschädlicher Arbeitsstoffe: MAK- und BAT-Werte-Liste. Maximale Arbeitsplatzkonzentrationen und Biologische Arbeitsstofftoleranzwerte, aktuelle Fassung. Wiley-VCH, Weinheim, http://onlinelibrary.wiley.com/book/10.1002/9783527675135

Gefahrstoffinformationssystem der Deutschen Gesetzlichen Unfallversicherung (GESTIS-Stoffdatenbank). www.dguv.de, Webcode d11892

Giesen, Th., Zerlett, G.: Berufskrankheiten und medizinischer Arbeitsschutz. Losebl.-Ausg. Kohlhammer, Köln

Greim, H. (Hrsg.): Gesundheitsschädliche Arbeitsstoffe: Toxikologisch-arbeitsmedizinische Begründungen von MAK-Werten. Losebl.-Ausg. Wiley-VCH, Weinheim

Handlungsanleitung für arbeitsmedizinische Untersuchungen nach dem DGUV Grundsatz G 12 „Phosphor (weißer)“ (DGUV Information 240-120, i. Vb.). Publikationsdatenbank, www.dguv.de/publikationen

Richtlinie der Bundesärztekammer zur Qualitätssicherung quantitativer labormedizinischer Untersuchungen. www.bundesaerztekammer.de

Triebig, G. et al. (Hrsg.): Arbeitsmedizin: Handbuch für Theorie und Praxis. 4. Aufl., Gentner, Stuttgart, 2014

6 Vorschriften, Regeln

Arbeitsmedizinische Regeln (AMR), GMB, Bundesanstalt für Arbeitsschutz und Arbeitsmedizin. www.baua.de

AMR 2.1: „Fristen für die Veranlassung/das Angebot von arbeitsmedizinischen Vorsorgeuntersuchungen“

AMR 6.2: „Biomonitoring“

Biomonitoring Auskunftssystem der Bundesanstalt für Arbeitsschutz und Arbeitsmedizin. http://www.baua.de/de/Themen-von-A-Z/Gefahrstoffe/Biomonitoring/Auskunftsystem.html

CLP-Verordnung (EG) Nr. 1272/2008 und ihre Anpassungen. www.reach-clp-helpdesk.de/de/CLP/CLP.html

Gefahrstoffverordnung (GefStoffV)

Technische Regeln für Gefahrstoffe (TRGS). www.baua.de:

TRGS 420: Verfahrens- und stoffspezifische Kriterien (VSK) für die Ermittlung und Beurteilung der inhalativen Exposition

TRGS 500: Schutzmaßnahmen: Mindeststandards

TRGS 900: Arbeitsplatzgrenzwerte

Verordnung zur arbeitsmedizinischen Vorsorge (ArbMedVV)

G 13 Chloroplatinate

Bearbeitung: Ausschuss Arbeitsmedizin der Gesetzlichen Unfallversicherung, Arbeitskreis 2.1 „Gefahrstoffe"
Fassung Oktober 2014

Vorbemerkungen

Dieser Grundsatz gibt Anhaltspunkte für gezielte arbeitsmedizinische Untersuchungen, um Erkrankungen, die durch Chloroplatinate[1] entstehen können, zu verhindern oder frühzeitig zu erkennen.
Hinweise für die Gefährdungsbeurteilung und die Auswahl des zu untersuchenden Personenkreises gibt die DGUV Information „Handlungsanleitung für arbeitsmedizinische Untersuchungen nach dem DGUV Grundsatz G 13" (DGUV Information 240-130, i. Vb.).

Ablaufplan

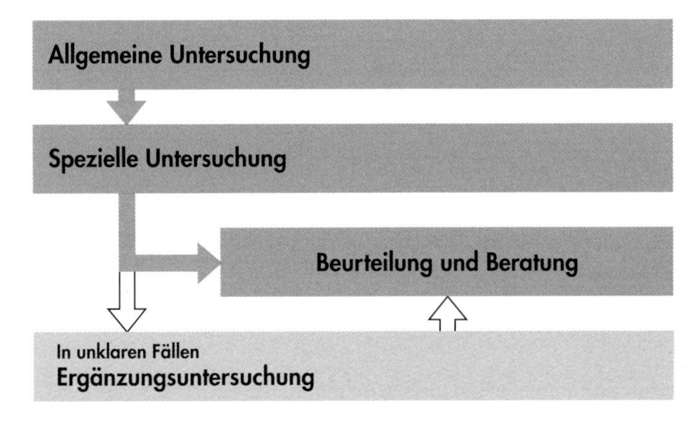

G 13

[1] Def.: Salzartige, Chlorliganden enthaltende komplexe Platinverbindungen.
Der Grundsatz ist u. a. anwendbar für die arbeitsmedizinische Untersuchung bei der Produktion von platinhaltigen Zytostatika. Er ist nicht anzuwenden beim Umgang mit metallischem Platin oder chlorfreien Platinsalzen.
Bei Umgang mit platinhaltigen Zytostatika im Rahmen der Zubereitung und therapeutischen Anwendung ist der G 40 anzuwenden.

1 Untersuchungen

1.1 Untersuchungsarten, Fristen

Bei der Festlegung der Fristen zu den Untersuchungsintervallen sind je nach Rechtsgrundlage des Untersuchungsanlasses die für diesen Anlass gültigen staatlichen Vorschriften und Regeln zu beachten.
Wenn es für den konkreten Untersuchungsanlass keine staatlichen Vorgaben zu Fristen gibt, können ersatzweise die Empfehlungen in der nachfolgenden Tabelle zu Anwendung kommen.

Erstuntersuchung	Vor Aufnahme der Tätigkeit
Nachuntersuchungen	Erste: Nach 3 Monaten[2]
	Weitere: Nach 6–12 Monaten[2]
	Vorzeitig: • Nach schwerer oder längerer Erkrankung, die Anlass zu Bedenken gegen eine Fortsetzung der Tätigkeit geben könnte • Nach ärztlichem Ermessen in Einzelfällen • Bei Beschäftigten, die einen ursächlichen Zusammenhang zwischen ihrer Erkrankung und ihrer Tätigkeit am Arbeitsplatz vermuten

[2] Platinsalze weisen eine ausgeprägte sensibilisierende Wirkung an Haut und Schleimhäuten auf, die bereits nach wenigen Tagen auftreten kann. Neben der Dermatitis kann eine obstruktive Atemwegserkrankung auftreten, deshalb Orientierung an den Fristen.

1.2 Untersuchungsprogramm

1.2.1 Allgemeine Untersuchung

Erstuntersuchung

- Feststellung der Vorgeschichte (allgemeine Anamnese, Arbeitsanamnese, Beschwerden); siehe auch Basisuntersuchungsprogramm (BAPRO)
- Besonders achten auf
  - erhebliche Erkrankungen der Lunge, wie z. B. fortgeschrittene Lungengerüsterkrankungen und Lungenemphysem
- Spezielle Anamneseerhebung unter Verwendung der Standardfragebögen I und II (siehe Anhang, Abschnitte 1.1 und 1.2).

Nachuntersuchung

Zwischenanamnese einschließlich Arbeitsanamnese unter Verwendung des Standardfragebogens II (siehe Anhang, Abschnitt 1.2).

1.2.2 Spezielle Untersuchung

Erstuntersuchung | **Nachuntersuchung**

- Eingehende Untersuchung der Atemorgane, Spirometrie einschließlich Fluss-Volumen-Kurve als Basisuntersuchung gemäß Anhang 1, Leitfaden „Lungenfunktionsprüfung".
- Im Rahmen der Anamneseerhebung soll insbesondere auf die frühe Erfassung arbeitsbedingter respiratorischer und dermaler Symptome geachtet werden. Ergänzend zur Anamneseerhebung können im Rahmen der Untersuchungen ab der 1. Nachuntersuchung bzw. 3–6 Monate nach Beginn der Tätigkeit nach ärztlicher Indikationsstellung folgende Untersuchungsverfahren eingesetzt werden: Hautpricktest mit einer wässrigen Natriumhexachloroplatinat-Lösung[3], Hyperreaktivitätstestung, spezifische bronchiale Provokation, weitergehende Diagnostik in einem Facharztzentrum.
- Vor Aufnahme der Tätigkeit sind Pricktests nur bei Hinweisen auf vorhergehende Chloroplatinat-Exposition sinnvoll.
- Biomonitoring (siehe 3.1.4) nach Exposition gegenüber Chloroplatinaten.

G 13

[3] Informationen: IPA (International Platin Group Metals Association e. V.), Kontaktdaten siehe Anhang, Abschnitt 2.

1.2.3 Ergänzungsuntersuchung

Erstuntersuchung	Nachuntersuchung

In unklaren Fällen:
- Bei negativem Pricktest und unklaren Beschwerden/Befunden sollte eine weitere Abklärung erfolgen.
  Wegen möglicher asthmatischer Reaktionen auch bei sehr geringer Exposition sollte eine spezifische Provokationstestung nur nach standardisierten Verfahren in spezialisierten Zentren durchgeführt werden.

Optional zusätzlich bei unklaren Beschwerden/Befunden:
- Peak-Flow-Monitoring (wenn möglich mit einem elektronischen Peak-Flow-Meter mit integrierter Dokumentation der Mitarbeit des Probanden)

1.3 Voraussetzungen zur Durchführung

- Gebietsbezeichnung „Arbeitsmedizin" oder Zusatzbezeichnung „Betriebsmedizin"
- Laboruntersuchungen unter Beachtung der „Richtlinie der Bundesärztekammer zur Qualitätssicherung quantitativer labormedizinischer Untersuchungen".

2 Arbeitsmedizinische Beurteilung und Beratung

Eine arbeitsmedizinische Beurteilung und Beratung im Rahmen gezielter arbeitsmedizinischer Untersuchungen ist erst nach Kenntnis der Arbeitsplatzverhältnisse und der individuellen Belastung möglich. Grundlage dafür ist eine Gefährdungsbeurteilung, die auch dazu Stellung nimmt, welche technischen, organisatorischen und personenbezogenen Schutzmaßnahmen getroffen wurden bzw. zu treffen sind. Für Beschäftigte, die Tätigkeiten mit Gefahrstoffen ausüben, ist eine individuelle Aufklärung und Beratung angezeigt.

2.1 Kriterien

Eine Beurteilung sollte unter Berücksichtigung der individuellen Exposition erfolgen.

2.1.1 Dauernde gesundheitliche Bedenken

Erstuntersuchung	Nachuntersuchung

Personen mit
- symptomatischer obstruktiver Atemwegserkrankung, insbesondere Asthma bronchiale,
- erheblichen Erkrankungen der Lunge, wie z. B. fortgeschrittener Lungengerüsterkrankungen und Lungenemphysem,
- symptomatischer Sensibilisierung der oberen und/oder unteren Atemwege gegenüber Chloroplatinaten (siehe auch Empfehlungen zum Case-Management in der Handlungsanleitung [DGUV Information 240-130, i. Vb.]).

2.1.2 Befristete gesundheitliche Bedenken

Erstuntersuchung	Nachuntersuchung

Personen mit unklarer Atemwegssymptomatik bis zur diagnostischen Klärung.

2.1.3 Keine gesundheitlichen Bedenken unter bestimmten Voraussetzungen

Erstuntersuchung	Nachuntersuchung

Fehlen die unter 2.1.1 genannten Erkrankungen oder Funktionsstörungen, liegt aber ein positiver Pricktest vor, so sollte der untersuchende Arzt prüfen, ob unter bestimmten Voraussetzungen die Aufnahme bzw. das Fortsetzen einer Tätigkeit in Arbeitsbereichen oder -verfahren mit reduzierter Exposition möglich ist. Zwingende Voraussetzung für die Fortsetzung einer Tätigkeit sollte sein, dass Maßnahmen getroffen werden, die die Exposition gegenüber Chloroplatinaten auf ein absolutes Minimum begrenzen. Der bisherige Verlauf sowie die Kooperation des Mitarbeiters sollten berücksichtiget werden. Hierbei wird gedacht an
- technische Schutzmaßnahmen,
- organisatorische Schutzmaßnahmen,
- Einsatz an Arbeitsplätzen mit nachgewiesener geringerer Exposition im Low oder Very-low-Exposure Bereich (siehe auch Empfehlungen zum Case-Management in der Handlungsanleitung DGUV Information 240-130, i. Vb.),
- PSA,
- verkürzte Nachuntersuchungsfristen.

2.1.4 Keine gesundheitlichen Bedenken

Erstuntersuchung	Nachuntersuchung

Alle anderen Personen, soweit keine Beschäftigungsbeschränkungen bestehen.

2.2 Beratung

Die Beratung sollte entsprechend der Arbeitsplatzsituation und den Untersuchungsergebnissen im Einzelfall erfolgen. Auf die besondere Bedeutung der allgemeinen Hygienemaßnahmen und persönlichen Schutzausrüstungen ist hinzuweisen. Raucher sollten darauf hingewiesen werden, dass durch inhalatives Rauchen u. a. die Lungenfunktion verschlechtert wird.
Die Beschäftigten sind über die Ergebnisse der arbeitsmedizinischen Untersuchungen und die Bewertung des Biomonitorings zu informieren. Hierzu gehört die Information, dass ein erhöhter Biomonitoringwert auf eine erhöhte Exposition im Vergleich zur Normalbevölkerung hinweist, sich daraus aber nicht zwangsläufig eine erhöhte Gesundheitsgefährdung ergibt.
Vor Durchführung des Pricktestes sollte der Mitarbeiter darüber informiert werden, dass mit Hilfe der Testung eine Sensibilisierung frühzeitig erkannt und durch geeignete Maßnahmen (Umsetzung in einem Bereich ohne direkten Umgang mit Chloroplatinaten unter verkürzten Nachuntersuchungsintervallen) die Entwicklung eines Berufsasthmas in aller Regel vermieden werden kann. Stoffspezifische Hinweise zu Schutzmaßnahmen gibt das Gefahrstoffinformationssystem GESTIS unter der Rubrik „Umgang und Verwendung" (siehe 5).
Wenn sich aus der arbeitsmedizinischen Untersuchung Hinweise ergeben, die eine Aktualisierung der Gefährdungsbeurteilung zur Verbesserung des Arbeitsschutzes notwendig machen, hat der untersuchende Arzt dies dem Arbeitgeber mitzuteilen. Dabei ist die Wahrung der schutzwürdigen Belange des Untersuchten zu beachten.

3 Ergänzende Hinweise

3.1 Exposition, Beanspruchung

3.1.1 Vorkommen, Gefahrenquellen

Insbesondere bei folgenden Betriebsarten, Arbeitsplätzen oder Tätigkeiten ist mit einer Exposition gegenüber Chloroplatinaten zu rechnen:
- Edelmetallscheiderei,
- Herstellung von platinhaltigen Katalysatoren unter Verwendung von Chloroplatinatverbindungen,
- Herstellung anderer platinhaltiger Verbindungen unter Verwendung von Chloroplatinatverbindungen,
- Herstellung platinhaltiger Zytostatika,
- Galvanikbetriebe.

Eine höhere Exposition kann auch für Handwerker, Reinigungspersonal und Laboranten in den oben genannten Produktionsbereichen bestehen, sofern sie direkten Kontakt mit Platinverbindungen (Chloroplatinaten) haben können.

Weitere Hinweise gibt die DGUV Information „Handlungsanleitung für arbeitsmedizinische Untersuchungen nach dem DGUV Grundsatz G 13" (DGUV Information 240-130, i. Vb.).

3.1.2 Physikalisch-chemische Eigenschaften

Chloroplatinate sind salzartige Platinverbindungen mit saurem Charakter. Sie kommen als Hexa- und Tetrachloroplatinate vor. Die komplexen Salze sind in Wasser begrenzt löslich.

Ammoniumhexachloroplatinat
Formel $(NH_4)_2PtCl_6$
CAS-Nr. 16919-58-7

Ammoniumtetrachloroplatinat
Formel $(NH_4)_2PtCl_4$
CAS-Nr. 13820-41-2

Kaliumhexachloroplatinat
Formel K_2PtCl_6
CAS-Nr. 16921-30-5

Kaliumtetrachloroplatinat
Formel K_2PtCl_4
CAS-Nr. 10025-99-7

Natriumhexachloroplatinat
Formel Na_2PtCl_6
CAS-Nr. 16923-58-3

Natriumtetrachloroplatinat
Formel Na_2PtCl_4
CAS-Nr. 10026-00-3

Über das Gefahrstoffinformationssystem GESTIS sind darüber hinaus Bewertungen sowie weitere stoffspezifische Informationen verfügbar (siehe 5).

3.1.3 Aufnahme

Die Hauptaufnahme erfolgt über die Atemwege.
Eine Atemwegsallergisierung durch Hautkontakt ist für Chloroplatinate nicht auszuschließen. Deshalb sollte Hautkontakt vermieden werden.

3.1.4 Biomonitoring

Die Platinbestimmung in Urinproben ist prinzipiell geeignet, um eine erhöhte innere Belastung und damit eine Exposition gegenüber Platin (Metall, Salze etc.) nachzuweisen. Für den Nachweis stehen zuverlässige Methoden (ICP-MS, Voltammetrie) zur Verfügung, die vom Arbeitskreis „analytische Bestimmungen im biologischen Material" erarbeitet und veröffentlicht wurden[4]. Dadurch ist es möglich, auch die Hintergrundbelastung der Bevölkerung zu erfassen. Vom Umweltbundesamt (UBA) wurde ein Referenzwert von 10 ng/l für unbelastete Personen festgelegt.[5]
Überschreitungen des Referenzwertes können neben einer beruflichen Exposition auch durch andere Ursachen bedingt sein. Hier soll vorrangig an platinhaltiges Dentalgold, aber auch an eine lange zurückliegende Behandlung mit Platin-Zytostatika gedacht werden. Eine Abgrenzung zu einer beruflichen Belastung ist jedoch meist durch einen Vergleich der Vor- und Nachschichtwerte eindeutig möglich.
Allerdings ist aufgrund des Messwertes im Urin nicht abzugrenzen, ob die Expositionsquelle Platinmetall oder Platinsalze war. Auch kann aufgrund der gemessenen Platinkonzentration ein Sensibilisierungsrisiko gegenüber Chloroplatinaten weder bestätigt noch ausgeschlossen werden.
Da aber in der Praxis oftmals Messungen der Luftkonzentrationen sehr schwierig sind, werden die Platinwerte im Urin erfolgreich zur Ermittlung der beruflichen Exposition für die Belange des Arbeitsschutzes eingesetzt. Eine deutliche Überschreitung des UBA-Referenzwertes ist bei Ausschluss außerberuflicher Verursachung ein Anhaltspunkt für unzureichende Schutzmaßnahmen. Der Biomonitoringwert hat keine Relevanz für die arbeitsmedizinische Beurteilung in dem Sinne, dass sich aus einem erhöhten Wert gesundheitlichen Bedenken ergeben würden.

Biologischer Wert (BW) zur Beurteilung

Arbeitsstoff (CAS-Nr.)	**Parameter**	**Biologischer Wert (BW)**	**Untersuchungs-material**	**Probennahme-zeitpunkt**
Platin (7440-06-4)	Platin	Biologischer Referenzwert[6] 10 ng/l	Urin	Expositions-ende, bzw. Schichtende

[4] Hartwig, A. (Hrsg.): Analytische Methoden zur Prüfung gesundheitsschädlicher Arbeitsstoffe. Analysen in biologischem Material. WILEY-VCH, Weinheim, jeweils aktuellste Lieferung.
[5] Bekanntmachung des Umweltbundesamtes: Referenzwert für Platin im Urin, Bundesgesundheitsbl – Gesundheitsforsch – Gesundheitsschutz 2003-46: 448–450.
[6] Biologischer Referenzwert der Kommission „Humanbiomonitoring" des Umweltbundesamtes (UBA).

Der Referenzwert gilt für die beruflich unbelastete, erwachsene Bevölkerung (18–69 Jahre) ohne Inlays, Brücken oder Kronen. Referenzwerte sind rein statistisch definiert (95 %-Konfidenzintervall für das 95. Populationsperzentil) und haben per se keinen Gesundheitsbezug, d. h. aus einer Überschreitung des Referenzwertes kann auf eine gegenüber der Normalbevölkerung erhöhte Exposition geschlossen werden, nicht aber per se auf eine Gesundheitsgefährdung.
Bei Arbeitsplatzexposition können die Biomonitoringwerte auch bei Einhaltung aller Arbeitsschutzmaßnahmen und ohne gesundheitliche Beeinträchtigung ggf. um ein Vielfaches höher liegen.
Das Biomonitoring ist mit zuverlässigen Methoden durchzuführen, um den Anforderungen der Qualitätssicherung zu genügen (Anhang 3, Leitfaden „Biomonitoring"). Die erfolgreiche Teilnahme an den Ringversuchen der Deutschen Gesellschaft für Arbeits- und Umweltmedizin sollte vom beauftragten Labor nachgewiesen werden.

3.2 Funktionsstörungen, Krankheitsbild

3.2.1 Wirkungsweise

Beschwerden und Pathomechanismus
Als Symptome einer Sensibilisierung treten Beschwerden der unteren und oberen Atemwege mit Fließschnupfen, Niesen, Husten und Kurzatmigkeit sowie Augenbrennen/-tränen und Quaddelbildung bei direktem Hautkontakt auf.
Es handelt sich um eine allergische Sofortreaktion, vermutlich IgE-vermittelt, obwohl bislang ein In-vitro-Test zum Nachweis spez. IgE-AK nicht vorliegt.

Prävention
Zur Wirksamkeit der arbeitsmedizinischen Untersuchung siehe Merget et al., Abschnitt 5 „Regeln und Literatur". Möglichkeiten der Früherkennung ergeben sich

- durch eine Pricktestung nach 1.2.2 erstmals 3 Monate nach Aufnahme der Tätigkeit,
- durch vorzeitige Nachuntersuchung beim Auftreten arbeitspatzbezogener Symptome.

Pricktests nach 1.2.2 sind nicht geeignet zur Feststellung der Nicht-Eignung vor Erstexposition und daher vor Aufnahme der Tätigkeit nicht angezeigt.

3.2.2 Akute/subakute Gesundheitsschädigung

Akuter Asthmaanfall bei bereits bestehender Sensibilisierung.

3.2.3 Chronische Gesundheitsschädigung

Bei nachgewiesener Allergisierung (positiver Pricktest und arbeitsbezogener Atemwegssymptomatik) ist bei länger fortbestehender Exposition ein chronisches Asthma bronchiale zu erwarten.

4 Berufskrankheit

Nr. 4301 der Anlage 1 zur Berufskrankheitenverordnung (BKV) „Durch allergisierende Stoffe verursachte obstruktive Atemwegserkrankungen (einschließlich Rhinopathie), die zur Unterlassung aller Tätigkeiten gezwungen haben, die für die Entstehung, die Verschlimmerung oder das Wiederaufleben der Krankheit ursächlich waren oder sein können".

5 Literatur

Bekanntmachung des Umweltbundesamtes: Referenzwert für Platin im Urin, Bundesgesundheitsbl – Gesundheitsforsch –Gesundheitsschutz 2003-46:448–450

Bousquet et al.: Position Paper: Practical guide to skin prick tests in allergy to aeroallergens, Allergy 67 (2012) 18–24

Deutsche Forschungsgemeinschaft. Senatskommission zur Prüfung gesundheitsschädlicher Arbeitsstoffe. MAK- und BAT-Werte-Liste. Maximale Arbeitsplatzkonzentrationen und Biologische Arbeitsstofftoleranzwerte, aktuelle Fassung. Wiley-VCH, Weinheim, http://onlinelibrary.wiley.com/book/10.1002/9783527675135

Gefahrstoffinformationssystem der Deutschen Gesetzlichen Unfallversicherung (GESTIS Stoffdatenbank). www.dguv.de, Webcode d11892

Greim, H. (Hrsg.): Gesundheitsschädliche Arbeitsstoffe: Toxikologisch-arbeitsmedizinische Begründungen von MAK-Werten. Losebl.-Ausg. Wiley-VCH, Weinheim

Handlungsanleitung für arbeitsmedizinische Untersuchungen nach dem DGUV Grundsatz G 13 „Chloroplatinate" (DGUV Information 240-130, i. Vb.). DGUV-Publikationsdatenbank, www.dguv.de/publikationen

Hartwig, A. (Hrsg.): Analytische Methoden zur Prüfung gesundheitsschädlicher Arbeitsstoffe. Analysen in biologischem Material. WILEY-VCH, Weinheim, jeweils aktuellste Lieferung

Merget et al.: Exposure-effect relationship of platinum salt allergy in a catalyst production plant: Conclusions from a 5-year prospective cohort study. J Allergy Clin Immunol, Volume 105, Number 2, Part 1, 2000 (264–370)

Merget et al.: Effectiveness of a medical surveillance program for the prevention of occupational asthma caused by platinum salts: A nested case-control study, J Allergy Clin Immunol, Volume 107, Number 4, 2001 (707–712)

Richtlinie der Bundesärztekammer zur Qualitätssicherung quantitativer labormedizinischer Untersuchungen. www.bundesaerztekammer.de

Steinfort et al.: Absence of platinum salt sensitivity in autocatalyst workers exposed to tetraamine platinum dichloride. Occupational Medicine 58 (2008) 215–218

Vandenplas et al: Management of occupational asthma: cessation or reduction of exposure? A systematic review of available evidence. Eur Respir J 38 (2011) 804–811

6 Vorschriften, Regeln

Arbeitsmedizinische Regeln (AMR), GMB, Bundesanstalt für Arbeitsschutz und Arbeitsmedizin. www.baua.de

AMR 2.1: „Fristen für die Veranlassung/das Angebot von arbeitsmedizinischen Vorsorgeuntersuchungen"

AMR 6.2: „Biomonitoring"

Biomonitoring Auskunftsystem der Bundesanstalt für Arbeitsschutz und Arbeitsmedizin. http://www.baua.de/de/Themen-von-A-Z/Gefahrstoffe/Biomonitoring/Auskunftsystem.html

CLP-Verordnung (EG) Nr. 1272/2008 und ihre Anpassungen. www.reach-clp-helpdesk.de/de/CLP/CLP.html

Gefahrstoffverordnung (GefStoffV)

Technische Regeln für Gefahrstoffe (TRGS). www.baua.de:

TRGS 401: Gefährdung durch Hautkontakt – Ermittlung, Beurteilung, Maßnahmen

TRGS 406: Sensibilisierende Stoffe für die Atemwege

TRGS 420: Verfahrens- und stoffspezifische Kriterien (VSK) für die Ermittlung und Beurteilung der inhalativen Exposition

TRGS 500: Schutzmaßnahmen: Mindeststandards

TRGS 900: Arbeitsplatzgrenzwerte

TRGS 907: Verzeichnis sensibilisierender Stoffe

Verordnung zur arbeitsmedizinischen Vorsorge (ArbMedVV)

7 Anhang

7.1 Spezielle arbeitsmedizinische Fragebögen[7]

7.1.1 Standardfragebogen bei Erstuntersuchung (I)

Fragebogen zur Erstuntersuchung (I)		
	Ja	Nein
Hatten Sie als Kind Milchschorf oder Neurodermitis?	☐	☐
Sind Allergien in der Familie bekannt?	☐	☐
Haben Sie Heuschnupfen?	☐	☐
Haben Sie andere allergische Symptome?	☐	☐
Treten allergische Symptome in der Freizeit/im Urlaub auf?	☐	☐
Treten allergische Symptome bei der Arbeit auf?	☐	☐
Gibt es einen saisonalen Bezug?	☐	☐
Haben Sie Husten/Atemnot bei Kontakt zu Deospray/Parfüm/Kochgerüchen/Zigarettenrauch etc.?	☐	☐
Hatten Sie in einer früheren Firma Beschwerden der Nase, der Haut, der Lungen oder der Atemwege, die vermehrt bei der Arbeit auftraten?	☐	☐
Waren Sie deswegen in ärztlicher Behandlung?	☐	☐
Waren Sie deswegen arbeitsunfähig?	☐	☐
Sind Sie schon einmal wegen einer Allergie getestet worden?	☐	☐

[7] Modifiziert nach Baur, X. für die DGAUM-Arbeitsgruppe „Atemwege“: Fragebogen zur Erfassung arbeitsbedingter Allergien und Atemwegserkrankungen, Arbeitsmed.Sozialmed. Umweltmed. 41, 8, 2006.

7.1.2 Standardfragebogen bei Erst- und Nachuntersuchung (II)

Fragebogen zur Erst- und Nachuntersuchung (II)				
	Nein	Ja	Vermehrt bei der Arbeit	Im Urlaub/ in der Freizeit/ seltener
Hatten Sie Beschwerden der Nase, der Haut, der Lungen oder der Atemwege, die vermehrt bei der Arbeit auftraten?	☐	☐	☐	☐
Wenn ja: Bestehen bei Ihnen folgende Beschwerden?				
Wiederholt Husten	☐	☐	☐	☐
Pfeifendes oder giemendes Geräusch im Brustkorb	☐	☐	☐	☐
Anfälle von Kurzatmigkeit unter Belastung	☐	☐	☐	☐
Engegefühl im Brustkorb	☐	☐	☐	☐
Niesanfälle, eine laufende oder juckende Nase	☐	☐	☐	☐
Juckreiz (Augen, Gehörgänge)	☐	☐	☐	☐
Hautausschläge	☐	☐	☐	☐
Falls Sie oben genannte Beschwerden vermehrt bei der Arbeit haben oder hatten, worin vermuten Sie die Ursache?				
Art der Beschwerden	______________			
Vermutete Ursache	______________			
Ursache unbekannt	☐			

	Nein	Ja			
Waren Sie deswegen arbeitsunfähig?	☐	☐			
Fühlen Sie sich über die Schutzmaßnahmen an Ihrem Arbeitsplatz gut informiert?	☐	☐			
Fühlen Sie sich durch die Schutzmaßnahmen gut geschützt?	☐	☐			
Welche wenden Sie an?	____________				
Was würden Sie verbessern?	____________				
Nehmen Sie Medikamente?	Nein	Ja			
	☐	☐			
Welche?	____________				
Rauchen Sie?	Nein	Ja	< 10	≤ 20	> 20
	☐	☐	☐	☐	☐
Seit wann?	____________				

7.2 Pricktest

Ziel der Pricktestung ist die frühzeitige (d. h. vor dem Auftreten eines Berufsasthmas) Erkennung einer Sensibilisierung gegenüber Chloroplatinaten. Zu diesem Zeitpunkt ist die Entwicklung einer manifesten Asthmaerkrankung durch geeignete Maßnahmen (Umsetzung in einem Bereich ohne direkten Umgang mit Chloroplatinaten unter verkürzten Nachuntersuchungsintervallen) in aller Regel vermeidbar.
Eine Sensibilisierung durch die Pricktestung selbst ist zwar theoretisch vorstellbar, in der Praxis aber bisher nicht beobachtet worden. Im Rahmen einer prospektiven Langzeitstudie über 5 Jahre war ausschließlich die Exposition mit einer positiven Pricktestreaktion assoziiert, in gering exponierten Personengruppen traten in keinem Fall Sensibilisierungen auf. (Merget 2001)
Darüber hinaus konnte bei den Personen, die auf Grund ihres positiv gewordenen Pricktestes aus der Exposition herausgenommen worden waren, bei denen aber weiter eine regelmäßige Testung zur Verlaufsbeobachtung durchgeführt worden war, ein Negativ-werden des Pricktestes beobachtet werden. Auch dies spricht gegen ein Sensibilisierungsrisiko durch den Pricktest.
Die Pricktestung wird mit einer wässrigen Natriumhexachloroplatinat-Lösung durchgeführt. Nähere Informationen hierzu kann auf Anfrage die IPA erteilen:

International Platinum Group Metals Association (e. V.)
Schießstättstraße 30, 80339 München
Telefon 0 89/51 99 67-70
Telefax 0 89/51 99 67-19
E-Mail info@ipa-news.com

G 14 Trichlorethen (Trichlorethylen) und andere Chlorkohlenwasserstoff-Lösungsmittel

Bearbeitung: Ausschuss Arbeitsmedizin der Gesetzlichen Unfallversicherung, Arbeitskreis 2.1 „Gefahrstoffe"
Fassung Oktober 2014

Vorbemerkungen

Dieser Grundsatz gibt Anhaltspunkte für gezielte arbeitsmedizinische Untersuchungen, um Erkrankungen, die durch Trichlorethen und andere Chlorkohlenwasserstoff-Lösungsmittel entstehen können, zu verhindern oder frühzeitig zu erkennen.
Er ersetzt die früheren Grundsätze G 13 „Tetrachlormethan", G 14 „Trichlorethen", G 17 „Tetrachlorethen", G 18 „Tetrachlorethan oder Pentachlorethan" und G 28 „Monochlormethan".
Hinweise für die Gefährdungsbeurteilung und die Auswahl des zu untersuchenden Personenkreises gibt die DGUV Information „Handlungsanleitung für arbeitsmedizinische Untersuchungen nach dem DGUV Grundsatz G 14" (DGUV Information 240-140, i. Vb.).

Ablaufplan

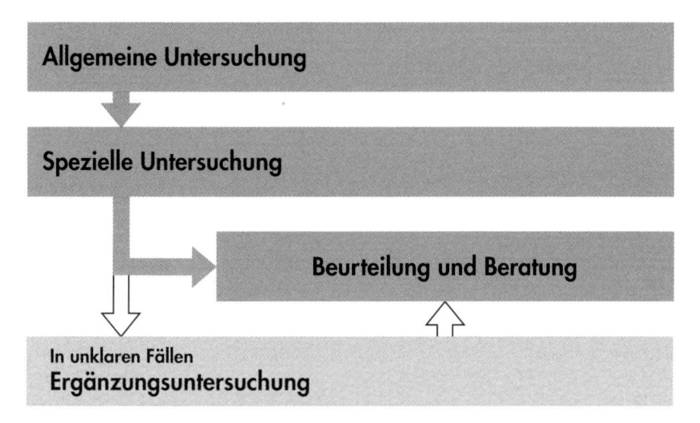

G 14

1 Untersuchungen

1.1 Untersuchungsarten, Fristen

Bei der Festlegung der Fristen zu den Untersuchungsintervallen sind je nach Rechtsgrundlage des Untersuchungsanlasses die für diesen Anlass gültigen staatlichen Vorschriften und Regeln zu beachten.
Wenn es für den konkreten Untersuchungsanlass keine staatlichen Vorgaben zu Fristen gibt, können ersatzweise die Empfehlungen in der nachfolgenden Tabelle zu Anwendung kommen.

Erstuntersuchung	Vor Aufnahme der Tätigkeit
Nachuntersuchungen	Nach 12–24 Monaten
	Vorzeitig: • Nach schwerer oder längerer Erkrankung, die Anlass zu Bedenken gegen eine Fortsetzung der Tätigkeit geben könnte • Nach ärztlichem Ermessen in Einzelfällen • Bei Beschäftigten, die einen ursächlichen Zusammenhang zwischen ihrer Erkrankung und ihrer Tätigkeit am Arbeitsplatz vermuten
Nur bei Trichlorethen: Nachgehende Untersuchungen[1]	• Nach Ausscheiden aus dieser Tätigkeit bei bestehendem Beschäftigungsverhältnis • Nach Beendigung der Beschäftigung

[1] Hinweis: Die vom Organisationsdienst für nachgehende Untersuchungen (ODIN, www.odin-info.de) nach Ausscheiden aus dem Unternehmen zu veranlassende nachgehende Vorsorge wird nach einer Vereinbarung mit den angeschlossenen Unfallversicherungsträgern durchgeführt.

1.2 Untersuchungsprogramm

1.2.1 Allgemeine Untersuchung

Erstuntersuchung

- Feststellung der Vorgeschichte (allgemeine Anamnese, Arbeitsanamnese); siehe auch Basisuntersuchungsprogramm (BAPRO)
- Urinstatus (Mehrfachteststreifen, bei Auffälligkeiten zusätzlich Sediment).

Nachuntersuchung/Nachgehende Untersuchung

- Zwischenanamnese (einschließlich Arbeitsanamnese), siehe auch BAPRO. Besonders achten auf
  - Kopfschmerzen, Schwindel, Rauschzustände, Konzentrationsstörungen, Vergesslichkeit, Sensibilitätsstörungen, Gangstörungen,
  - Störungen des Geschmacks- und Geruchssinns, Seh- und Hörstörungen,
  - Reizerscheinungen an Augen, oberen Atemwegen, Haut,
  - Klagen über Appetitlosigkeit, Gewichtsabnahme, Übelkeit, Erbrechen,
  - „Herzunruhe" (Palpitationen).
- orientierende neurologische Untersuchung
- Urinstatus (Mehrfachteststreifen, bei Auffälligkeiten zusätzlich Sediment).

1.2.2 Spezielle Untersuchung

Erstuntersuchung

- γ-GT, SGPT (ALAT), SGOT (ASAT)
- Zusätzlich nur bei Trichlorethen: α_1-Mikroglobulin im Harn

Erwünscht:

- Kreatinin im Serum
- Blutbild
- Ruhe-EKG.

Nachuntersuchung/Nachgehende Untersuchung

Wie Erstuntersuchung. Zusätzlich Biomonitoring, soweit valide Biomarker vorliegen (siehe 3.1.4) – entfällt bei nachgehenden Untersuchungen.

1.2.3 Ergänzungsuntersuchung

Nachuntersuchung/Nachgehende Untersuchung

In Fällen, die durch die bisher genannten Untersuchungen nicht abgeklärt werden können:

- weitere Nieren- und Leberdiagnostik, z. B. Ultraschalluntersuchung der Nieren, wenn die Latenzzeit für eine Exposition gegenüber Trichlorethen mindestens 10 Jahre beträgt und/oder eine Mikrohämaturie oder eine erhöhte Ausscheidung von α_1-Mikroglobulin festgestellt wurde,
- Neurologisch-psychiatrische Untersuchung, ggf. unter Einbeziehung testpsychologischer Verfahren.

1.3 Voraussetzungen zur Durchführung

- Gebietsbezeichnung „Arbeitsmedizin" oder Zusatzbezeichnung „Betriebsmedizin"
- Laboruntersuchungen unter Beachtung der „Richtlinie der Bundesärztekammer zur Qualitätssicherung quantitativer labormedizinischer Untersuchungen".

2 Arbeitsmedizinische Beurteilung und Beratung

Eine arbeitsmedizinische Beurteilung und Beratung im Rahmen gezielter arbeitsmedizinischer Untersuchungen ist erst nach Kenntnis der Arbeitsplatzverhältnisse und der individuellen Belastung möglich. Grundlage dafür ist eine Gefährdungsbeurteilung, die auch dazu Stellung nimmt, welche technischen, organisatorischen und personenbezogenen Schutzmaßnahmen getroffen wurden bzw. zu treffen sind. Für Beschäftigte, die Tätigkeiten mit Gefahrstoffen ausüben, ist eine individuelle Aufklärung und Beratung angezeigt.

2.1 Kriterien

Eine Beurteilung sollte unter Berücksichtigung der individuellen Exposition erfolgen.

2.1.1 Dauernde gesundheitliche Bedenken

Erstuntersuchung | **Nachuntersuchung**

Personen mit

- Erkrankungen des zentralen und/oder peripheren Nervensystems,
- Erkrankungen des Herz-Kreislauf-Systems (insbesondere klinisch relevante Rhythmusstörungen, koronare Herzkrankheit, periphere arterielle Durchblutungsstörungen, unzureichend behandelter Bluthochdruck),

- Leber-, Nierenerkrankungen mit funktionellen Auswirkungen,
- floridem oder chronisch rezidivierendem Ulkus des Magens oder Zwölffingerdarms,
- Alkohol-, Rauschmittel-, Medikamentenabhängigkeit.

2.1.2 Befristete gesundheitliche Bedenken

Erstuntersuchung	Nachuntersuchung

Personen mit den unter 2.1.1 genannten Erkrankungen, soweit eine Wiederherstellung zu erwarten ist.

2.1.3 Keine gesundheitlichen Bedenken unter bestimmten Voraussetzungen

Erstuntersuchung	Nachuntersuchung

Sind die in 2.1.1 genannten Erkrankungen oder Funktionsstörungen weniger ausgeprägt, sollte der untersuchende Arzt prüfen, ob unter bestimmten Voraussetzungen die Aufnahme bzw. Fortsetzung der Tätigkeit möglich ist. Hierbei wird gedacht an
- technische Schutzmaßnahmen,
- organisatorische Schutzmaßnahmen, z. B. Begrenzung der Expositionszeit,
- Einsatz an Arbeitsplätzen mit nachgewiesen geringerer Exposition,
- persönliche Schutzausrüstung unter Beachtung des individuellen Gesundheitszustandes,
- verkürzte Nachuntersuchungsfristen.

2.1.4 Keine gesundheitlichen Bedenken

Erstuntersuchung	Nachuntersuchung

Alle anderen Personen, soweit keine Beschäftigungsbeschränkungen bestehen.

2.2 Beratung

Die Beratung sollte entsprechend der Arbeitsplatzsituation und den Untersuchungsergebnissen im Einzelfall erfolgen. Die Beschäftigten sind über die Ergebnisse der arbeitsmedizinischen Untersuchungen und des Biomonitorings zu informieren.
Auf allgemeine Hygienemaßnahmen und persönliche Schutzausrüstung ist hinzuweisen. Bei hautresorptiven Chlorkohlenwasserstoffen kommt dem Hautschutz und Tragen von Schutzkleidung besondere Bedeutung zu. Stoffspezifische Hinweise zu Schutzmaßnahmen gibt das Gefahrstoffinformationssystem GESTIS unter der Rubrik „Umgang und Verwendung" (siehe 5).

Die Beschäftigten sollten hinsichtlich des die Stoffwirkung ggf. potenzierenden Einflusses von Alkohol- bzw. Tabakkonsum beraten werden. Im Besonderen sollte wegen der möglicherweise entstehenden Pyrolyseprodukte auf das Rauchverbot am Arbeitsplatz hingewiesen werden. Außerdem sollte darüber informiert werden, dass verschiedene Chlorkohlenwasserstoffe als krebserzeugend, mutagen oder fortpflanzungsgefährdend eingestuft sind bzw. unter dem Verdacht stehen, derartige Wirkungen zu besitzen.
Wenn sich aus der arbeitsmedizinischen Untersuchung Hinweise ergeben, die eine Aktualisierung der Gefährdungsbeurteilung zur Verbesserung des Arbeitsschutzes notwendig machen, hat der untersuchende Arzt dies dem Arbeitgeber mitzuteilen. Dabei ist die Wahrung der schutzwürdigen Belange des Untersuchten zu beachten.

3 Ergänzende Hinweise

3.1 Exposition, Beanspruchung

3.1.1 Vorkommen, Gefahrenquellen

Stoffbezogene Hinweise zu Vorkommen und Gefahrenquellen enthält das Gefahrstoffinformationssystem GESTIS (siehe 5)[2].
Insbesondere bei folgenden Betriebsarten, Arbeitsplätzen oder Tätigkeiten ist mit einer Exposition gegenüber Chlorkohlenwasserstoff-Lösungsmitteln zu rechnen:

Trichlorethen

- Herstellen und Abfüllen,
- Aufarbeiten,
- Verwenden als Lösungsmittel für Öle, Fette, Wachse, Harze, Kautschuk und Verarbeiten dieser Zubereitungen bei Reinigungs- und Entfettungsarbeiten,
- Oberflächenbeschichtung (Gießen, Tauchen, Laminieren, Kleben, Farbspritzen) in der Kunststoff-, Gummi-, Metall-, Leder-, Polstermöbelindustrie und Elektrotechnik,
- Verwenden im Straßenbaulabor (Asphalt- und Baustofflaboratorien), die Exposition ist abhängig vom Verfahren bzw. der benutzten Anlage,
- Verwenden in Lackentfernern, Rostschutzmitteln,
- Vulkanisieren (Gummilösung),
- Steinbearbeitung (Oberflächenveredelung),

[2] Das bis ca. 1991 häufig eingesetzte Lösungsmittel 1,1,1-Trichlorethan wurde aufgrund von Verwendungsverboten in der Praxis vollständig durch Ersatzstoffe ausgetauscht.

- Abbruch-, Sanierungs- oder Instandsetzungsarbeiten in Produktions- und Abfüllanlagen,
- Arbeiten in kontaminierten Bereichen.

Tetrachlorethen
- Herstellen und Abfüllen,
- Aufarbeiten (Lösungsmittel-Recycling),
- Herstellen von Fluorchlorkohlenwasserstoffen aus Tetrachlorethen,
- Verwenden als Lösungsmittel für Wachse und Harze,
- Extraktionsmittel für tierische und pflanzliche Fette und Öle,
- Abbruch-, Sanierungs- oder Instandsetzungsarbeiten in Produktions- und Abfüllanlagen,
- Arbeiten in kontaminierten Bereichen.

Dichlormethan
- Verwendung als Farb- und Schichtenentferner (Abbeizer, Lackentferner) in räumlich beengten Verhältnissen oder bei ungünstiger Belüftung[3],
- Reinigen und Entfetten,
- Formenschäumen,
- Kleben und Beschichten (Kunststoff-, Gummi-, Holz- und Polstermöbelindustrie),
- Abbruch-, Sanierungs- oder Instandsetzungsarbeiten in Produktions- und Abfüllanlagen,
- Arbeiten in kontaminierten Bereichen.

Weitere Hinweise gibt die DGUV Information „Handlungsanleitung für arbeitsmedizinische Untersuchungen nach dem DGUV Grundsatz G 14" (DGUV Information 240-140, i. Vb.).

3.1.2 Physikalisch-chemische Eigenschaften und Einstufung

Über das Gefahrstoffinformationssystem GESTIS sind die Einstufungen und Bewertungen sowie weitere stoffspezifische Informationen verfügbar (siehe 5).

Trichlorethen – häufig nur „Tri" genannt – ist eine nicht brennbare, farblose, leicht bewegliche, schwer wasserlösliche Flüssigkeit mit süßlich-aromatischem Geruch. Durch Licht, Luft und höhere Temperaturen ($>$ 120 °C) wird es zersetzt. Pyrolyseprodukte sind Kohlenstoff, Kohlenmonoxid, Kohlendioxid, Chlor, Chlorwasserstoff und Phosgen. Trichlorethen wird durch den Zusatz von Phenolen, Aminen und Terpenen stabilisiert. Es ist leicht flüchtig, Dämpfe sind viel schwerer als Luft und sammeln sich am Boden an.

[3] Farbabbeizer, die Dichlormethan in einer Konzentration von 0,1 Gewichtsprozent oder mehr enthalten, dürfen nicht mehr von gewerblichen Verwendern benutzt werden (REACH-Verordnung (EG) Nr. 1907/2006 Anhang XVII, Nr. 59).

Trichlorethen (Trichlorethylen)
Formel $CHCl = CCl_2$
CAS-Nr. 79-01-6

Tetrachlorethen – auch Perchlorethylen oder „Per“ genannt – ist eine farblose, unbrennbare, sehr schwer wasserlösliche, chloroformähnlich riechende Flüssigkeit. Es ist das beständigste Chlorderivat des Ethylens, auch ohne Stabilisator lange Zeit haltbar.
Durch Sauerstoff wird es zu Dichloracetylchlorid oxidiert. Die Pyrolyse (thermische Zersetzung) beginnt bei 150 °C, dabei entstehen u. a. Hexachlorethan und Dichloracetylen. Tetrachlorethen ist flüchtig, Dämpfe sind viel schwerer als Luft und sammeln sich am Boden an.

Tetrachlorethen (Perchlorethylen)
Formel $CCl_2 = CCl_2$
CAS-Nr. 127-18-4

Dichlormethan – auch Methylenchlorid genannt – ist eine farblose, nicht brennbare Flüssigkeit mit einem süßlich-chloroformartigen Geruch. In Wasser ist es wenig löslich. Dichlormethan ist leicht flüchtig, wobei die Dämpfe schwerer als Luft sind.

Dichlormethan
Formel CH_2Cl_2
CAS-Nr. 75-09-2

3.1.3 Aufnahme

Die Aufnahme kann am Arbeitsplatz über die Atemwege und/oder durch die Haut erfolgen. Die Möglichkeit einer dermalen Aufnahme ist insbesondere bei den als hautresorptiv eingestuften Stoffen zu beachten.

3.1.4 Biomonitoring

Hinweise zum Biomonitoring sind in Anhang 3, Leitfaden „Biomonitoring“, enthalten. Dort finden sich auch Angaben zu weiteren, in der folgenden Tabelle nicht enthaltenen Chlorkohlenwasserstoffen.

Biologischer Wert (BW) zur Beurteilung

Arbeitsstoff (CAS-Nr.)	**Parameter**	**BGW[4] Wert (BW)**	**Untersuchungs-material**	**Probennahme-zeitpunkt**
Tetrachlorethan (127-18-4)	Tetrachlorethen	0,4 mg/l	Vollblut	vor der letzten Schicht einer Arbeitswoche

Dichloromethan (75-09-2)		
Luft Dichlormethan		Probennahmezeitpunkt: Während der Exposition, mind. 2 Stunden nach Expositionsbeginn
(ml/m³)	(mg/m³)	Vollblut Dichlormethan (mg/l) EKA[5]
10	35	0,1
20	70	0,2
50	175	0,5
100	350	1
Trichlorethen (79-01-6)		
Luft Trichlorethen		Probennahmezeitpunkt: Expositions- bzw. Schichtende nach mehreren vorangegangenen Schichten
(ml/m³)	(mg/m³)	Urin Trichloressigsäure (mg/l) EKA[5]
0,6	3,3	1,2
6	33	12
10	44	20
11	60	22
15	82	30
20	109	40
25	137	50

[4] Biologischer Grenzwert (BGW) aus der TRGS 903

[5] Expositionsäquivalente für krebserzeugende Arbeitsstoffe (EKA-Werte, siehe MAK- und BAT-Werte-Liste) stellen die Beziehungen zwischen der Stoffkonzentration in der Luft am Arbeitsplatz und der Stoff- bzw. Metabolitenkonzentration im biologischen Material dar. Aus ihnen kann entnommen werden, welche innere Belastung sich bei ausschließlich inhalativer Stoffaufnahme ergeben würde.

Arbeitsstoff (CAS-Nr.)	**Parameter**	**BAR[6]**	**Untersuchungsmaterial**	**Probennahmezeitpunkt**
Trichlorethen (79-01-6)	Trichloressigsäure	0,07 mg/l	Urin	bei Langzeitexposition: nach mehreren vorangegangenen Schichten Expositionsende bzw. Schichtende

Die jeweils aktuellen Fassungen der TRGS 903 sowie der MAK- und BAT-Werte-Liste sind zu beachten.

In der TRGS 910 wird für Trichlorethen ein Äquivalenzwert zur Toleranzkonzentration im biologischen Material (Parameter: Trichloressigsäure; Untersuchungsmaterial Urin) von 22 mg/l sowie ein Äquivalenzwert zur Akzeptanzkonzentration (Risiko 4:10.000) von 12 mg/l und ein Äquivalenzwert zur Akzeptanzkonzentration (Risiko 4:100.000) von 1,2 mg/l aufgeführt

Störfaktoren (Confounder):

Trichlorethen
Bei einer gleichzeitigen Exposition gegenüber Toluol kann die Metabolisierung von Trichlorethen verlangsamt sein. Ethanol hat einen deutlicher hemmenden Effekt. Diese und weitere Randbedingungen sollen bei der Bewertung der Ergebnisse des Biomonitorings beachtet werden (siehe auch BAT-Werte-Begründung).

Dichlormethan
Bei inhalativem Tabakkonsum können – auch ohne Exposition gegenüber Dichlormethan oder Kohlenmonoxid – Werte beobachtet werden, die oberhalb von 5 % CO-Hb liegen.

Das Biomonitoring muss mit zuverlässigen Methoden durchgeführt werden, um den Anforderungen der Qualitätssicherung zu genügen (Anhang 3, Leitfaden „Biomonitoring").
Weitere Hinweise können den arbeitsmedizinisch-toxikologischen Begründungen für Biologische Arbeitsstofftoleranz-Werte (BAT-Werte), Expositionsäquivalente für krebserzeugende Arbeitsstoffe (EKA) und Biologische Leitwerte (BLW) der Senatskommission zur Prüfung gesundheitsschädlicher Arbeitsstoffe der Deutschen Forschungsgemeinschaft (DFG), den entsprechenden Bekanntmachungen des Ausschusses für Gefahrstoffe (AGS) sowie den Leitlinien der Deutschen Gesellschaft für Arbeitsmedizin und Umweltmedizin e. V. (DGAUM) entnommen werden.

[6] BAR: Biologischer Arbeitsstoffreferenzwert.

3.2 Funktionsstörungen, Krankheitsbild

3.2.1 Wirkungsweise

Trichlorethen

Wegen seiner hohen Lipidlöslichkeit, die eine langsame Aufsättigung und verzögerte Abgabe aus den Fettgeweben bedingt, gehört Trichlorethen (im Folgenden kurz „Tri" genannt) zu den stark kumulierenden Narkotika. Die Einatmung hoher Konzentrationen verursacht Lähmung der medullären Regulationszentren für Atmung und/oder Herz. Im Vergleich zu anderen narkotisch wirkenden chlorierten Kohlenwasserstoffen ist die Sensibilisierung der Reizbildung und Reizleitung des Herzens durch „Tri" relativ stark, die Parenchymgiftwirkung auf Leber und Nieren hingegen gering und eher bei chronischer Einwirkung zu beobachten. Tiefe Narkose tritt bei einer Konzentration von ca. 5000 ppm ein; sedative (subnarkotische) Wirkungen beginnen bei ca. 200 ppm.

Bei kurzfristiger Einatmung wird „Tri" zum größeren Teil abgeatmet, zum geringeren Teil im Stoffwechsel umgewandelt und über die Nieren ausgeschieden. Unter üblichen Arbeitsplatzbedingungen, d. h. bei fortgesetzter Einatmung geringerer Mengen, kann eine Retention von 50–60 % des inhalierten „Tri" angenommen werden. Die Metabolisierung erfolgt überwiegend in der Leber. Dabei entstehen (über Trichlorethenepoxid und Chloral) Trichloressigsäure (TCA) und Trichlorethanol (TCE). Die TCA wird zu ca. 5–8 % im Harn ausgeschieden. Das TCE wird an Glukuronsäure gekoppelt und als Urochloralsäure ausgeschieden. Das Ausscheidungsverhalten von TCA und TCE ist unterschiedlich und steht in Abhängigkeit von individuellen Faktoren des Betroffenen, vom Profil bzw. der Zeitdauer der Exposition, von der Konzentration usw. Nur für die Gesamtausscheidung von TCA und TCE besteht eine feste, lineare Beziehung zur aufgenommenen „Tri"-Menge.

Jüngere Untersuchungen an Ratten zeigten einen glutathion-abhängigen Metabolismus, der für die Induktion von Nierenzelltumoren verantwortlich ist. Dabei entstehen gentoxische und zytotoxische Metaboliten, die auch beim Menschen nachgewiesen wurden. In epidemiologischen Studien wird über ein erhöhtes Auftreten von Nierenzelltumoren bei langjährig und hoch mit Trichlorethen belasteten Arbeitern berichtet. Zusammen mit den Erkenntnissen zum Wirkungsmechanismus ist damit ein kausaler Zusammenhang zwischen einer beruflichen Exposition gegenüber hohen Trichlorethen-Konzentrationen und dem Entstehen von Nierenzelltumoren beim Menschen gegeben.

Alkohol potenziert die Giftwirkung.

Flüssiges „Tri" entfettet die äußere Haut und verursacht insbesondere bei wiederholter Einwirkung deutliche Reizungen; hohe „Tri"-Dampfkonzentrationen reizen die Augen und die Schleimhäute der oberen Atemwege.

Nach Arbeiten mit „Tri" beobachtete Polyneuropathien, insbesondere Hirnnervenschädigungen und psychoorganisches Syndrom, sind mit hoher Wahrscheinlichkeit auf das in Gegenwart von Alkali aus „Tri" durch Abspaltung von HCl entstehende Dichloracetylen zurückzuführen, welches offenbar bereits in sehr geringer Menge toxisch wirkt.

Tetrachlorethen
Tetrachlorethen ist lipidlöslich und ein Narkotikum mit peripherer und zentralnervöser Wirkung; seine narkotische Wirkung entspricht etwa der des Trichlorethens. Es ist leber- und nierenschädigend. Tetrachlorethen wird überwiegend durch die Lunge ausgeschieden. Es besteht ein konkreter Zusammenhang zwischen der Konzentration des Tetrachlorethens in der Exhalationsluft und der vorangegangenen Exposition. Tetrachlorethen kann noch nach Tagen in der Exhalationsluft nachgewiesen werden. Ein kleiner Teil erscheint in Form der Metaboliten Trichloressigsäure und glucuronidiertem Trichlorethanol im Urin. Es kumuliert, wodurch der Zusammenhang zwischen Exposition und Konzentration von Trichloressigsäure im Urin an Einzelproben nicht ohne weiteres zu sehen ist. Die Halbwertszeit des Tetrachlorethens beträgt ca. 4 Tage. Durch seine gute Lipidlöslichkeit entfettet es die Haut und kann Hautschäden verursachen.

Dichlormethan
Dichlormethan wirkt in höheren Konzentrationen depressorisch auf das zentrale Nervensystem und kann den Herzmuskel gegenüber Katecholaminen sensibilisieren. Das hepato- bzw. nephrotoxische Potenzial wird als gering eingeschätzt.
Dichlormethan wird über zwei verschiedene Wege metabolisiert. Eine oxidative Umsetzung führt zur Bildung von Kohlenmonoxid und Kohlendioxid. Über einen zweiten, Glutathion-abhängigen Stoffwechselweg kann Dichlormethan in Formaldehyd/ Formiat umgesetzt werden und z. T. in den C1-Intermediärstoffwechsel eingehen. Für diesen Stoffwechselweg wurden hohe Speziesdifferenzen nachgewiesen, die mit den differierenden Befunden zur kanzerogenen Wirkung des Dichlormethan korrelieren. Die Tumorentstehung in Leber und Lunge der Maus konnte durch eine hohe Umsatzrate des Stoffes über den glutathion-abhängigen Stoffwechselweg bei dieser Spezies und in diesen Organen erklärt werden. Als der eigentliche genotoxische Metabolit wird das Intermediat S-(Chlormethyl)glutathion vermutet. Beim Menschen konnte bisher ein eindeutiger Zusammenhang zwischen einer Dichlormethanexposition und der Entstehung von Tumoren nicht nachgewiesen werden.
Der kritische toxische Effekt des Stoffes ist die Bildung von Kohlenmonoxid. Um insbesondere Beschäftigte mit koronarer Herzkrankheit oder peripheren arteriellen Durchblutungsstörungen zu schützen, sollte der CO-Hämoglobin-Spiegel unter 5 % liegen.

3.2.2 Akute/subakute Gesundheitsschädigung

Trichlorethen

- narkotische Wirkung mit allen Stadien des Rausches bis zur tiefen Narkose mit tödlichem Ausgang
- Appetitlosigkeit, abdominale Beschwerden
- Übelkeit, Erbrechen, Abdominalschmerz/Krämpfe
- Kopfschmerzen, Schwindel
- Mattigkeit
- motorische, sensible und trophische Störungen der Extremitäten
- akute Reizungen der Haut und Schleimhäute sind selten (Husten, Dyspnoe)
- gelegentlich plötzliche Spättodesfälle durch Herzkammerflimmern bei körperlicher Anstrengung und nach Alkoholgenuss

Die überstandene akute Vergiftung hinterlässt in der Regel keine bleibenden Organschäden.

Tetrachlorethen

- narkotische Wirkung mit allen Stadien des Rausches bis zur tiefen Narkose mit tödlichem Ausgang
- in seltenen Fällen kommt es durch direkte Exposition gegen Tetrachlorethendämpfe zum Lungenödem
- Magen-Darm-Störungen bis zur hämorrhagischen Enteritis
- Appetitlosigkeit, abdominale Beschwerden
- Übelkeit, Erbrechen, Abdominalschmerz/Krämpfe
- Kopfschmerzen, Schwindel
- Mattigkeit
- motorische, sensible und trophische Störungen der Extremitäten
- akute Reizungen der Haut und Schleimhäute sind selten (Husten, Dyspnoe)
- gelegentlich plötzliche Spättodesfälle durch Herzkammerflimmern bei körperlicher Anstrengung und nach Alkoholgenuss

Die überstandene akute Vergiftung hinterlässt in der Regel keine bleibenden Organschäden.

Dichlormethan

- narkotische Wirkung mit allen Stadien des Rausches bis zur tiefen Narkose mit tödlichem Ausgang
- Appetitlosigkeit, Übelkeit, Brechreiz
- Kopfschmerzen, Schwindel
- Reizerscheinungen an Augen, Atemwegen und Haut
- Auftreten von Herzrhythmusstörungen
- pektanginöse Beschwerden

Die überstandene akute Vergiftung hinterlässt in der Regel keine bleibenden Organschäden.

3.2.3 Chronische Gesundheitsschädigung

Trichlorethen

- neurasthenische Beschwerden (siehe auch subakute Schädigungen)
- Schädigung des ZNS
- Schädigung des Myokards
- Schädigung der Leber
- Schädigung der Nieren
- epidemiologische Studien weisen auf ein erhöhtes Risiko für das Auftreten von Nierenzelltumoren bei Hochexponierten hin
- Veränderungen des Blutes und der blutbildenden Organe sind selten und zweifelhaft
- Schleimhautreizungen der oberen Atemwege
- Ekzeme

Tetrachlorethen

- Dermatitiden verschiedenster Ausprägungen
- Schleimhautreizung der oberen Atemwege
- Enzephalopathie
- verstärkte psycho-vegetative Übererregbarkeit
- Magen-Darm-Störungen

Wirkung auf die parenchymatösen Organe ist möglich, jedoch sind Leberschäden meist leicht. Selten sind schwere Fälle mit Leberzellnekrosen u. U. mit Beteiligung der Nieren im Sinne eines hepato-renalen Syndroms.

Dichlormethan

Der kritische toxische Effekt ist die Bildung von Kohlenmonoxid bzw. CO-Hämoglobin. Bei Exposition gegenüber hohen Arbeitsplatzkonzentrationen wurden zentralnervöse Wirkungen beschrieben.

4 Berufskrankheit

Nr. 1302 der Anlage 1 zur Berufskrankheitenverordnung (BKV) „Erkrankungen durch Halogenkohlenwasserstoffe".

Bei Trichlorethen, Tetrachlorethen, Dichlormethan und 1,1,1-Trichlorethan zusätzlich:

Nr. 1317 „Polyneuropathie oder Enzephalopathie durch organische Lösungsmittel oder deren Gemische".

5 Literatur

Berufsgenossenschaft Rohstoffe und chemische Industrie: „Chlorkohlenwasserstoffe" (Merkblatt M 040/2000). Jedermann-Verlag, Heidelberg

Brüning, T. et. al.: Renal cell cancer risk and occupational exposure to trichloroethylene: results of a consecutive case-control study in Arnsberg, Germany. Am J Ind Med 43 (2003) 274–285

Deutsche Forschungsgemeinschaft. Senatskommission zur Prüfung gesundheitsschädlicher Arbeitsstoffe: MAK- und BAT-Werte-Liste. Maximale Arbeitsplatzkonzentration und Biologische Arbeitsstofftoleranzwerte;
http://onlinelibrary.wiley.com/book/10.1002/9783527666027
Gesundheitsschädliche Arbeitsstoffe – Toxikologisch-arbeitsmedizinische Begründung von MAK-Werten und Einstufungen;
http://onlinelibrary.wiley.com/book/10.1002/3527600418/topics
Biologische Arbeitsstoff-Toleranz-Werte (BAT-Werte), Expositionsäquivalente für krebserzeugende Arbeitsstoffe (EKA), Biologische Leitwerte (BLW) und Biologische Arbeitsstoff-Referenzwerte (BAR): Arbeitsmedizinisch-toxikologische Begründungen.
alle Wiley-VCH, Weinheim

Gefahrstoffinformationssystem der Deutschen Gesetzlichen Unfallversicherung (GESTIS-Stoffdatenbank); www.dguv.de, Webcode d11892

Giesen, T., Zerlett, G.: Berufskrankheiten und medizinischer Arbeitsschutz. Wiley-VCH, Weiheim

Handlungsanleitung für arbeitsmedizinische Untersuchungen nach dem DGUV Grundsatz G 14 Trichlorethen (Trichlorethylen) und andere Chlorkohlenwasserstoff-Lösungsmittel" (DGUV Information 240-140, i.Vb.); DGUV-Publikationsdatenbank, www.dguv.de/publikationen

Henschler, D. et al.: Increased incidence of renal well tumours in a cohort of cardboard workers exposed to trichloroethene. Arch Toxicol 69 (1995) 291–299

Kaneko, T. et al.: Assessment of the health effects of trichloroethylene. Industrial Health 35 (1997) 301–324

Liste der krebserzeugenden, erbgutverändernden oder fortpflanzungsgefährdenden Stoffe (KMR-Liste); www. dguv.de, Webcode d4754

Richtlinie der Bundesärztekammer zur Qualitätssicherung quantitativer labormedizinischer Untersuchungen; www.bundesaerztekammer.de

Verwendung von Trichlorethylen bei der Prüfung von Asphalt (DGUV Information 213-710, DGUV Information 213-711). DGUV-Publikationsdatenbank, www.dguv.de/publikationen

6 Vorschriften, Regeln

Arbeitsmedizinische Regeln (AMR), GMB, Bundesanstalt für Arbeitsschutz und Arbeitsmedizin. www.baua.de
AMR 2.1: „Fristen für die Veranlassung/das Angebot von arbeitsmedizinischen Vorsorgeuntersuchungen"
AMR 6.2: „Biomonitoring"
Biomonitoring Auskunftsystem der Bundesanstalt für Arbeitsschutz und Arbeitsmedizin. http://www.baua.de/de/Themen-von-A-Z/Gefahrstoffe/Biomonitoring/Auskunftsystem.html
CLP-Verordnung (EG) Nr. 1272/2008 und ihre Anpassungen. www.reach-clp-helpdesk.de/de/CLP/CLP.html
Gefahrstoffverordnung (GefStoffV)
Technische Regeln für Gefahrstoffe (TRGS).www.baua.de:
TRGS 400: Gefährdungsbeurteilung für Tätigkeiten mit Gefahrstoffen
TRGS 401: Gefährdung durch Hautkontakt – Ermittlung, Beurteilung, Maßnahmen
TRGS 402: Ermitteln und Beurteilen der Gefährdungen bei Tätigkeiten mit Gefahrstoffen: Inhalative Exposition
TRGS 420: Verfahrens- und stoffspezifische Kriterien (VSK) für die Ermittlung und Beurteilung der inhalativen Exposition
TRGS 500: Schutzmaßnahmen: Mindeststandards
TRGS 555: Betriebsanweisung und Information der Beschäftigten
TRGS 612: Ersatzverfahren und Verwendungsbeschränkungen für dichlormethanhaltige Abbeizmittel
TRGS 900: Arbeitsplatzgrenzwerte
TRGS 903: Biologische Grenzwerte
TRGS 905: Verzeichnis krebserzeugender, erbgutverändernder oder fortpflanzungsgefährdender Stoffe
TRGS 910: Risikobezogenes Maßnahmenkonzept für Tätigkeiten mit krebserzeugenden Gefahrstoffen
Verordnung zur arbeitsmedizinischen Vorsorge (ArbMedVV)

G 15 Chrom-VI-Verbindungen

Bearbeitung: Ausschuss „Arbeitsmedizin" der Gesetzlichen Unfallversicherung, Arbeitskreis 2.1 „Gefahrstoffe"
Fassung Oktober 2014

Vorbemerkungen

Dieser Grundsatz gibt Anhaltspunkte für gezielte arbeitsmedizinische Untersuchungen, um Erkrankungen, die durch Chrom-VI-Verbindungen entstehen können, zu verhindern oder frühzeitig zu erkennen.
Allergisierungen durch Spuren von Chrom-VI-Verbindungen, die bei der Bearbeitung metallischer Werkstoffe entstehen können oder die z. B. in Chrom(III)-Verbindungen, in Zementen, in gebrauchten wassergemischten Kühlschmierstoffen usw. enthalten sind, fallen nicht in den Anwendungsbereich dieses Grundsatzes.
Hinweise für die Gefährdungsbeurteilung und die Auswahl des zu untersuchenden Personenkreises gibt die DGUV Information „Handlungsanleitung für arbeitsmedizinische Untersuchungen nach dem DGUV Grundsatz G 15" (DGUV Information 240-150, i. Vb.).

Ablaufplan

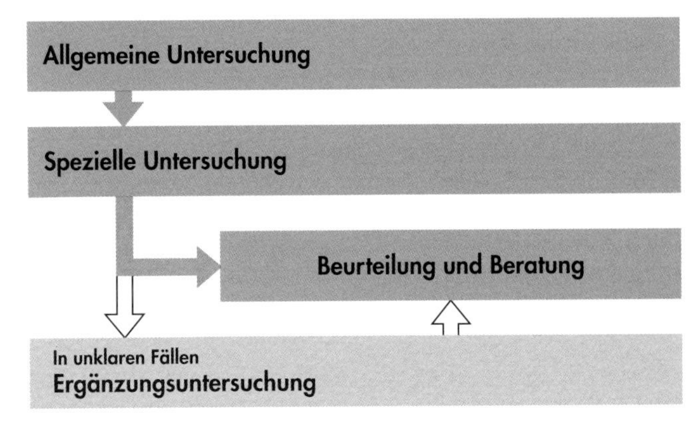

1 Untersuchungen

1.1 Untersuchungsarten, Fristen

Bei der Festlegung der Fristen zu den Untersuchungsintervallen sind je nach Rechtsgrundlage des Untersuchungsanlasses die für diesen Anlass gültigen staatlichen Vorschriften und Regeln zu beachten.
Wenn es für den konkreten Untersuchungsanlass keine staatlichen Vorgaben zu Fristen gibt, können ersatzweise die Empfehlungen in der nachfolgenden Tabelle zu Anwendung kommen.

Erstuntersuchung	Vor Aufnahme der Tätigkeit
Nachuntersuchungen	Erste: Nach 6–12 Monaten
	Weitere: Nach 12–24 Monaten
	• Nach schwerer oder längerer Erkrankung, die Anlass zu Bedenken gegen eine Fortsetzung der Tätigkeit geben könnte • Nach ärztlichem Ermessen in Einzelfällen • Bei Beschäftigten, die einen ursächlichen Zusammenhang zwischen ihrer Erkrankung und ihrer Tätigkeit am Arbeitsplatz vermuten
Nachgehende Untersuchungen[1]	• Nach Ausscheiden aus dieser Tätigkeit bei bestehendem Beschäftigungsverhältnis • Nach Beendigung der Beschäftigung

[1] Hinweis: Die vom Organisationsdienst für nachgehende Untersuchungen (ODIN, www.odin-info.de) nach Ausscheiden aus dem Unternehmen zu veranlassende nachgehende Vorsorge wird nach einer Vereinbarung mit den angeschlossenen Unfallversicherungsträgern durchgeführt.

1.2 Untersuchungsprogramm

1.2.1 Allgemeine Untersuchung

Erstuntersuchung

- Feststellung der Vorgeschichte (allgemeine Anamnese, Arbeitsanamnese, Beschwerden); siehe auch Basisuntersuchungsprogramm (BAPRO)
- Urinstatus (Mehrfachteststreifen, Sediment)

Nachuntersuchung/Nachgehende Untersuchung

Zwischenanamnese (einschließlich Arbeitsanamnese); siehe auch BAPRO
Besonders achten auf
- Sekretabsonderung,
- Borkenbildung und Bluten der Nase,
- Husten,
- Auswurf,
- Atembeschwerden,
- Kurzatmigkeit,
- Hauterkrankungen,
- Urinstatus (Mehrfachteststreifen, Sediment).

1.2.2 Spezielle Untersuchung

Erstuntersuchung

- Spirometrie (siehe Anhang 1, Leitfaden „Lungenfunktionsprüfung")
- großes Blutbild
- BSG oder CRP
- Untersuchung der Haut, zu achten auf
  Ekzeme, Rhagaden, allergische Manifestationen und venöse Durchblutungsstörungen durch oberflächliche Varizen
- Biomonitoring (siehe 3.1.4): Chrombestimmung in Urin und Erythrozyten (Basiswert).

Erwünscht:
- Immunglobulin E
- Spekulumuntersuchung der Nase bei entsprechender Indikationsstellung (z. B. Aerosolbelastung).

Nachuntersuchung

- Wie Erstuntersuchung
- Biomonitoring (siehe 3.1.4): Alle 6–12 Monate Chrombestimmung im biologischen Material.

Nachgehende Untersuchung

Gegebenenfalls radiologische Diagnostik des Thorax.

1.2.3 Ergänzungsuntersuchung

Nachuntersuchung/Nachgehende Untersuchung

In unklaren Fällen:
- HNO-ärztliche Untersuchung
- ggf. radiologische Diagnostik des Thorax

1.3 Voraussetzungen zur Durchführung

- Gebietsbezeichnung „Arbeitsmedizin" oder Zusatzbezeichnung „Betriebsmedizin"
- Laboruntersuchungen unter Beachtung der „Richtlinie der Bundesärztekammer zur Qualitätssicherung quantitativer labormedizinischer Untersuchungen"
- Röntgenuntersuchungen unter Beachtung der „Leitlinien der Bundesärztekammer zur Qualitätssicherung in der Röntgendiagnostik", siehe auch „Anhang zur radiologischen Diagnostik" im DGUV Grundsatz G 1.1
- Technische Ausstattung:
  - Spirometer
  - Nasenspekulum.

2 Arbeitsmedizinische Beurteilung und Beratung

Eine arbeitsmedizinische Beurteilung und Beratung im Rahmen gezielter arbeitsmedizinischer Untersuchungen ist erst nach Kenntnis der Arbeitsplatzverhältnisse und der individuellen Belastung möglich. Grundlage dafür ist eine Gefährdungsbeurteilung, die auch dazu Stellung nimmt, welche technischen, organisatorischen und personenbezogenen Schutzmaßnahmen getroffen wurden bzw. zu treffen sind. Für Beschäftigte, die Tätigkeiten mit Gefahrstoffen ausüben, ist eine individuelle Aufklärung und Beratung angezeigt.

2.1 Kriterien

Eine Beurteilung sollte unter Berücksichtigung der individuellen Exposition erfolgen.

2.1.1 Dauernde gesundheitliche Bedenken

Erstuntersuchung	**Nachuntersuchung**

Personen mit schweren Gesundheitsstörungen wie
- chronischen Erkrankungen, Entzündungen und Geschwülsten im Bereich der Nasennebenhöhlen und des Rachens,
- Pleuraschwarten oder anderen Schäden, die die Funktion der Luftwege oder Lunge wesentlich beeinträchtigen oder die Entstehung von Erkrankungen des bronchopulmonalen Systems begünstigen,
- venösen Durchblutungsstörungen bei oberflächlichen Varizen,
- starker Rhagadenbildung der Haut,
- rezidivierenden allergischen Manifestationen,
- chronischem Ekzem.

2.1.2 Befristete gesundheitliche Bedenken

Erstuntersuchung	**Nachuntersuchung**

Personen mit den unter 2.1.1 genannten Erkrankungen, soweit eine Wiederherstellung zu erwarten ist.

2.1.3 Keine gesundheitlichen Bedenken unter bestimmten Voraussetzungen

Erstuntersuchung	**Nachuntersuchung**

Sind die unter 2.1.1 genannten Erkrankungen oder Funktionsstörungen weniger ausgeprägt, so sollte der untersuchende Arzt prüfen, ob unter bestimmten Voraussetzungen die Aufnahme bzw. Fortsetzung der Tätigkeit möglich ist. Hierbei wird gedacht an
- technische Schutzmaßnahmen,
- organisatorische Schutzmaßnahmen, z. B. Begrenzung der Expositionszeit,
- Einsatz an Arbeitsplätzen mit nachgewiesener geringerer Exposition,
- persönliche Schutzausrüstung unter Beachtung des individuellen Gesundheitszustandes,
- verkürzte Nachuntersuchungsfristen,
- Personen ohne klinische Symptome, bei denen die Laborwerte bzw. die Beeinträchtigung der Lungenfunktion im Grenzbereich liegen.

2.1.4 Keine gesundheitlichen Bedenken

Erstuntersuchung	**Nachuntersuchung**

Alle anderen Personen, soweit keine Beschäftigungsbeschränkungen bestehen.

2.2 Beratung

Die Beratung sollte entsprechend der Arbeitsplatzsituation und den Untersuchungsergebnissen im Einzelfall erfolgen. Die Beschäftigten sind über die Ergebnisse der arbeitsmedizinischen Untersuchungen und des Biomonitoring zu informieren.
Auf die Möglichkeit der Sensibilisierung der Haut sollte hingewiesen werden.
Der Beschäftigte soll bei Arbeiten mit möglichem Hautkontakt über die erforderlichen Hautschutzmaßnahmen (Hautschutz, Hautreinigung, Hautpflege) sowie den richtigen Einsatz geeigneter Schutzhandschuhe informiert werden. Stoffspezifische Hinweise zu Schutzmaßnahmen gibt das Gefahrstoffinformationssystem GESTIS unter der Rubrik „Umgang und Verwendung" (siehe 5). Auf die Schädlichkeit des Zigarettenrauchens, insbesondere in Verbindung mit der Atemwegsexposition gegenüber Chrom-VI-Verbindungen, sollte hingewiesen werden.
Die Einhaltung allgemeiner Hygienemaßnahmen ist zu empfehlen.
Wenn sich aus der arbeitsmedizinischen Untersuchung Hinweise ergeben, die eine Aktualisierung der Gefährdungsbeurteilung zur Verbesserung des Arbeitsschutzes notwendig machen, hat der untersuchende Arzt dies dem Arbeitgeber mitzuteilen. Dabei ist die Wahrung der schutzwürdigen Belange des Untersuchten zu beachten.

3 Ergänzende Hinweise

3.1 Exposition, Beanspruchung

3.1.1 Vorkommen, Gefahrenquellen

Stoffbezogene Hinweise zu Vorkommen und Gefahrenquellen enthält das Gefahrstoffinformationssystem GESTIS (siehe 5).
Insbesondere bei folgenden Betriebsarten, Arbeitsplätzen oder Tätigkeiten ist mit einer Exposition gegenüber Chrom-VI-Verbindungen zu rechnen:

- Herstellen und Verarbeiten von Chrom-VI-Verbindungen und Zubereitungen, die krebserzeugende Chrom-VI-Verbindungen enthalten (insbesondere für Instandhalter, Wartungs- und Reinigungspersonal),
- Anstricharbeiten im Spritzverfahren, soweit Anstrichstoffe mehr als 0,1 % Chrom-VI-Verbindungen enthalten,
- thermisches Schneiden, Schweißen sowie Trockenschleifen von Werkstoffen, die mit krebserzeugenden Chrom-VI-haltigen Anstrichstoffen beschichtet sind,

- Lichtbogenhandschweißen von Chrom-Nickel-Stahl mit hochlegierten (≥ 5 % Chrom) umhüllten Stabelektroden[2],
- Entfernen Chrom-VI-haltiger Anstriche (z. B. durch Abbrennen),
- MAG-Schweißen von Chrom-Nickel-Stahl mit hochlegiertem (≥ 5 % Chrom) Fülldraht[2],
- Schutzgasschweißen (MIG/MAG) von Chrom-Nickel-Stahl in engen Räumen (z. B. kleinen Kellerräumen, Stollen, Rohrleitungen, Schächten, Tanks, Kesseln und Behältern, Kofferdämmen und Doppelbodenzellen in Schiffen) ohne örtliche Absaugung in ungenügend belüfteten Bereichen,
- Plasmaschmelz- oder Laserstrahlschneiden von Chrom-Nickel-Stahl (mit einem Massengehalt von 5 % oder mehr Chrom)[2],
- thermisches Spritzen (Flamm-, Lichtbogen-, Plasmaspritzen) mit hochlegierten Spritzzusatzwerkstoffen (Massengehalt von 5 % oder mehr Chrom)[2],
- Abbrucharbeiten an Produktionsanlagen für Chrom-VI-Verbindungen,
- Galvanik, Hartverchromen, insbesondere bei manuell bedienten offenen, luftbewegten Bädern[3].

Weitere Hinweise gibt die DGUV Information „Handlungsanleitung für arbeitsmedizinische Untersuchungen nach dem DGUV Grundsatz G 15" (DGUV Information 240-150, i. Vb.).

3.1.2 Physikalisch-chemische Eigenschaften

Chromverbindungen können in den Wertigkeitsstufen + 1 bis + 6 auftreten; sowohl technisch als auch toxikologisch kommt den Chrom-VI-Verbindungen die größte Bedeutung zu.

Kalium-, Natrium- und Magnesiumchromate sind in Wasser gut löslich, Calciumchromat ist mäßig löslich (bei 20 °C zwischen 2 % und 10 % in Abhängigkeit vom Kristallwassergehalt).

Barium-, Blei-, Strontium- und Zink-Chromate sind in Wasser praktisch unlöslich, allerdings sind Barium-, Strontium- und Zink-Chromate in Säuren gut löslich.

Über das Gefahrstoffinformationssystem GESTIS sind die Einstufungen und Bewertungen sowie weitere stoffspezifische Informationen verfügbar (siehe 5).

3.1.3 Aufnahme

Die Aufnahme erfolgt vor allem über die Atemwege sowie durch den Magen-Darm-Trakt.

---

[2] DGUV Information 209-016, Schadstoffe beim Schweißen und verwandten Verfahren, Bild 8-2.

[3] DGUV Information 213-716, Empfehlungen für die Gefährdungsbeurteilung nach der Gefahrstoffverordnung: Galvanotechnik und Eloxieren, November 2012; siehe auch TRGS 402: „Ermitteln und Beurteilen der Gefährdungen bei Tätigkeiten mit Gefahrstoffen: Inhalative Exposition".

3.1.4 Biomonitoring

Hinweise zum Biomonitoring sind in Anhang 3, Leitfaden „Biomonitoring", enthalten.

Biologische Werte (BW) zur Beurteilung

Arbeitsstoff (CAS-Nr.)	**Parameter**	**Biologischer Wert (BW)**	**Untersuchungs-material**	**Probennahme-zeitpunkt**
Alkalichromate (CR(VI))	Chrom	EKA[4]	Erythrozyten-fraktion des Vollblutes[5]	bei Langzeit-exposition: nach mehreren vorangegange-nen Schichten
CrO_3 in der Luft (mg/m^3)		Chrom (µg/l Vollblut)		
0,03 0,05 0,08 0,10		9 17 25 35		
Alkalichromate (CR(VI))	Chrom	EKA[4]	Urin[6]	Expositionsende bzw. Schicht-ende
CrO_3 in der Luft (mg/m^3)		Chrom (µg/l)		
0,03 0,05 0,08 0,10		12 20 30 40		
Chrom (7440-47-3) und seine Verbindungen	Gesamt-Chrom	BAR[7] (µg/l)	Urin	Expositionsende bzw. Schicht-ende
		0,6		

Die jeweils aktuelle Fassung der MAK- und BAT-Werte-Liste st zu beachten.

[4] EKA: Expositionsäquivalente für krebserzeugende Arbeitsstoffe (EKA-Werte siehe aktuelle MAK- und BAT-Werte-Liste) stellen die Beziehungen zwischen der Stoffkonzentration in der Luft am Arbeitsplatz und der Stoff- bzw. Metabolitenkonzentration im biologischen Material dar. Aus ihnen kann entnommen werden, welche innere Belastung sich bei ausschließlicher inhalativer Stoffaufnahme ergeben würde.

[5] gilt nicht für Schweißrauch-Exposition.

[6] gilt auch für Schweißrauchexposition.

[7] BAR: Biologische Arbeitsstoff-Referenzwerte.

Das Biomonitoring ist mit zuverlässigen Methoden durchzuführen, um den Anforderungen der Qualitätssicherung zu genügen (Anhang 3, Leitfaden „Biomonitoring"). Weitere Hinweise können den arbeitsmedizinisch-toxikologischen Begründungen für Biologische Arbeitsstofftoleranz-Werte (BAT-Werte), Expositionsäquivalente für krebserzeugende Arbeitsstoffe (EKA) und Biologische Leitwerte (BLW) der Senatskommission zur Prüfung gesundheitsschädlicher Arbeitsstoffe der Deutschen Forschungsgemeinschaft (DFG), den entsprechenden Bekanntmachungen des Ausschusses für Gefahrstoffe (AGS) sowie den Leitlinien der Deutschen Gesellschaft für Arbeitsmedizin und Umweltmedizin e. V. (DGAUM) entnommen werden.

3.2 Funktionsstörungen, Krankheitsbild

3.2.1 Wirkungsweise

Die Chromsäure (H_2CrO_4), deren Anhydrit (CrO_3) – oft fälschlicherweise als Chromsäure bezeichnet – und ihre Salze, die Chromate (Chrom-VI-Verbindungen) haben eine stark oxidierende und damit zellschädigende Wirkung.
Chrom-VI-Verbindungen können Sensibilisierungen der Haut und Bronchialkarzinome verursachen.
Für die Karzinogenität der Chrom-VI-Verbindungen zieht man Redoxprozesse in Betracht, bei denen die Löslichkeit der verschiedenen Verbindungen eine Rolle spielt. Bei Rauchern ist Synkarzinogenität möglich.
Von Chrom-III-Verbindungen sind weder akute noch chronische gewerbliche Vergiftungen bekannt geworden.

3.2.2 Akute/subakute Gesundheitsschädigung

Auge
Akute lokale Exposition gegen Stäube und Dämpfe von Chromtrioxid, Chromaten oder Dichromaten verursacht Konjunktivitiden mit Tränenfluss sowie Hornhautschäden der Augen.

Haut
Eindringen von Chromtrioxid, Chromaten oder Dichromaten in Hautverletzungen, vor allem Schürfstellen oder Rhagaden, löst die charakteristischen, schlecht heilenden „Chromatgeschwüre" aus. Chrom-VI-Verbindungen können Sensibilisierungen insbesondere an der Haut auslösen.

Magen-Darm-Trakt
Die orale Aufnahme größerer Mengen führt zu einer sofortigen gelben Verfärbung der Schleimhäute und der Mundhöhle, Schluckschwierigkeiten, Glottisverätzung, brennenden Schmerzen in der Magengegend, Erbrechen von gelben und grünen Massen (eventuell aspiratorische Pneumonie), blutigen Durchfällen, Kreislaufversagen, Krämpfen, Bewusstlosigkeit, Nierenversagen, Tod im Koma.

Atemwege
Die Einatmung von Stäuben oder Dämpfen von Chromtrioxid, Chromaten oder Dichromaten in höheren Konzentrationen verursacht Schädigungen der Nasenschleimhaut (Hyperämie, Katarrh, Epithelnekrose), außerdem Reizzustände der oberen Luftwege und der Lungen.

3.2.3 Chronische Gesundheitsschädigung

Haut
Auftreten von zum Teil tiefgreifenden Ulcera (schmerzlos, rote wallartige Ränder, nekrotischer Grund, evtl. verschorfend); diese tiefgreifenden Ulcera entstehen nur an Stellen mit Rhagaden, Fissuren oder kleinen traumatischen Hautdefekten, nicht an der intakten Haut. Durch epicutane Allergisierung können Dermatitiden bzw. Ekzeme besonders an den Händen auftreten. Zu beachten ist die besondere Rezidivneigung.

Nase
Typische Veränderungen am Septum in folgenden Stadien:
A: Rötung, Schwellung, vermehrte Sekretion
B: Ulcerationen, Blutungen, Krusten und Borken
C: Perforation des Septums
C I: Stecknadelkopfgröße
C II: Linsengröße
C III: größerer bis subtotaler Septumdefekt
Septumveränderungen können bei entsprechender Exposition schon nach Wochen oder Monaten auftreten; sie sind meist schmerzlos. Gelegentlich Rhinitis atrophicans, selten Herabsetzung des Geruchs- und Geschmackssinnes.

Rachen und Kehlkopf
Chronischer Katarrh.

Bronchien
Chronische Bronchitis, u. U. mit spastischer Komponente, begleitendem Emphysem, in seltenen Fällen Bronchialasthma. Bronchialkarzinom möglich, jedoch keine abweichende Symptomatik gegenüber Bronchialkarzinomen anderer Genese.

Magen-Darm-Trakt
Die so genannte Chromenteropathie – Magen-Darm-Erkrankungen infolge geringer mit dem Speichel verschluckter Chrommengen – ist umstritten. Beschrieben werden Übelkeit, Magenschmerzen, Durchfälle (eventuell mit blutigen Beimengungen) sowie eine Mitbeteiligung der Leber.

4 Berufskrankheit

Nr. 1103 der Anlage 1 zur Berufskrankheitenverordnung (BKV) „Erkrankungen durch Chrom oder seine Verbindungen".

5 Literatur

Angerer, J., Schaller, K.-H. (Bearb.): Analysen in biologischem Material. In: Greim, H. (Hrsg.): Analytische Methoden zur Prüfung gesundheitsschädlicher Arbeitsstoffe. Losebl.-Ausg. Wiley-VCH, Weinheim

Deutsche Forschungsgemeinschaft. Senatskommission zur Prüfung gesundheitsschädlicher Arbeitsstoffe: MAK- und BAT-Werte-Liste. Maximale Arbeitsplatzkonzentration und Biologische Arbeitsstofftoleranzwerte, aktuelle Fassung. Wiley-VCH, Weinheim. http://onlinelibrary.wiley.com/book/10.1002/9783527666027

Drexler, H., Greim, H. (Hrsg.): Biologische Arbeitsstoff-Toleranz-Werte (BAT-Werte), Expositionsäquivalente für krebserzeugende Arbeitsstoffe (EKA) und Biologische Leitwerte (BLW): Arbeitsmedizinisch-toxikologische Begründungen. Losebl.-Ausg. Wiley-VCH, Weinheim

Empfehlungen für die Gefährdungsbeurteilung nach der Gefahrstoffverordnung: Galvanotechnik und Eloxieren (DGUV Information 213-716). DGUV-Publikationsdatenbank, www.dguv.de/publikationen

Gefahrstoffinformationssystem der Deutschen Gesetzlichen Unfallversicherung (GESTIS-Stoffdatenbank). www.dguv.de, Webcode d11892

Giesen, Th., Zerlett, G.: Berufskrankheiten und medizinischer Arbeitsschutz. Losebl.-Ausg. Kohlhammer, Köln

Greim, H. (Hrsg.): Gesundheitsschädliche Arbeitsstoffe: Toxikologisch-arbeitsmedizinische Begründungen von MAK-Werten. Losebl.-Ausg. Wiley-VCH, Weinheim

Handlungsanleitung für arbeitsmedizinische Untersuchungen nach dem DGUV Grundsatz G 15 „Chrom-VI-Verbindungen" (DGUV Information 240-150, i. Vb.). DGUV-Publikationsdatenbank, www.dguv.de/publikationen

Leitlinien der Bundesärztekammer zur Qualitätssicherung in der Röntgendiagnostik. www.bundesaerztekammer.de

Richtlinie der Bundesärztekammer zur Qualitätssicherung quantitativer labormedizinischer Untersuchungen. www.bundesaerztekammer.de

Schadstoffe beim Schweißen und verwandten Verfahren (DGUV Information 209-016). DGUV-Publikationsdatenbank, www.dguv.de/publikationen

Triebig, Drexel, Letzel, Nowak (Hrsg.): Biomonitoring in Arbeitsmedizin und Umweltmedizin, 2012 ecomed Medizin

Triebig, G. et al. (Hrsg.): Arbeitsmedizin: Handbuch für Theorie und Praxis. 4. Aufl., Gentner, Stuttgart, 2014

6 Vorschriften,Regeln

Arbeitsmedizinische Regeln (AMR), GMB, Bundesanstalt für Arbeitsschutz und Arbeitsmedizin. www.baua.de
AMR 2.1: „Fristen für die Veranlassung/das Angebot von arbeitsmedizinischen Vorsorgeuntersuchungen"
AMR 6.2: „Biomonitoring"

Biomonitoring Auskunftsystem der Bundesanstalt für Arbeitsschutz und Arbeitsmedizin. http://www.baua.de/de/Themen-von-A-Z/Gefahrstoffe/Biomonitoring/Auskunftsystem.html

CLP-Verordnung (EG) Nr. 1272/2008 und ihre Anpassungen. www.reach-clp-helpdesk.de/de/CLP/CLP.html

Gefahrstoffverordnung (GefStoffV)

Technische Regeln für Gefahrstoffe (TRGS). Bundesarbeitsblatt. www.baua.de:
TRGS 401: Gefährdung durch Hautkontakt – Ermittlung, Beurteilung, Maßnahmen
TRGS 420: Verfahrens- und stoffspezifische Kriterien (VSK) für die Ermittlung und Beurteilung der inhalativen Exposition
TRGS 500: Schutzmaßnahmen: Mindeststandards
TRGS 905: Verzeichnis krebserzeugender, erbgutverändernder oder fortpflanzungsgefährdender Stoffe

Verordnung zur arbeitsmedizinischen Vorsorge (ArbMedVV)

G 16 Arsen oder seine Verbindungen (mit Ausnahme des Arsenwasserstoffs)

Bearbeitung: Ausschuss Arbeitsmedizin der Gesetzlichen Unfallversicherung, Arbeitskreis 2.1 „Gefahrstoffe"
Fassung Oktober 2014

Vorbemerkungen

Dieser Grundsatz gibt Anhaltspunkte für gezielte arbeitsmedizinische Untersuchungen, um Erkrankungen, die durch Arsen oder seine Verbindungen (mit Ausnahme des Arsenwasserstoffs) entstehen können, zu verhindern oder frühzeitig zu erkennen. Hinweise für die Gefährdungsbeurteilung und die Auswahl des zu untersuchenden Personenkreises gibt die DGUV Information „Handlungsanleitung für arbeitsmedizinische Untersuchungen nach dem DGUV Grundsatz G 16" (DGUV Information 240-160, i. Vb.).

Ablaufplan

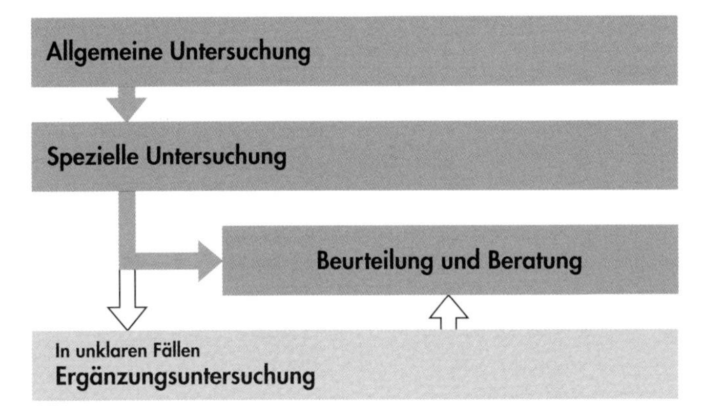

1 Untersuchungen

1.1 Untersuchungsarten, Fristen

Bei der Festlegung der Fristen zu den Untersuchungsintervallen sind je nach Rechtsgrundlage des Untersuchungsanlasses die für diesen Anlass gültigen staatlichen Vorschriften und Regeln zu beachten.
Wenn es für den konkreten Untersuchungsanlass keine staatlichen Vorgaben zu Fristen gibt, können ersatzweise die Empfehlungen in der nachfolgenden Tabelle zu Anwendung kommen.

Erstuntersuchung	Vor Aufnahme der Tätigkeit
Nachuntersuchungen	Nach 6–12 Monaten
	Vorzeitig: • Nach schwerer oder längerer Erkrankung, die Anlass zu Bedenken gegen eine Fortsetzung der Tätigkeit geben könnte • Nach ärztlichem Ermessen in Einzelfällen • Bei Beschäftigten, die einen ursächlichen Zusammenhang zwischen ihrer Erkrankung und ihrer Tätigkeit am Arbeitsplatz vermuten
Nachgehende Untersuchungen[1]	• Nach Ausscheiden aus dieser Tätigkeit bei bestehendem Beschäftigungsverhältnis • Nach Beendigung der Beschäftigung

[1] Hinweis: Die vom Organisationsdienst für nachgehende Untersuchungen (ODIN, www.odin-info.de) nach Ausscheiden aus dem Unternehmen zu veranlassende nachgehende Vorsorge wird nach einer Vereinbarung mit den angeschlossenen Unfallversicherungsträgern durchgeführt.

1.2 Untersuchungsprogramm

1.2.1 Allgemeine Untersuchung

Erstuntersuchung

- Feststellung der Vorgeschichte (allgemeine Anamnese, Raucheranamnese, Arbeitsanamnese – auch im Hinblick auf frühere Exposition gegen krebserzeugende Gefahrstoffe – Beschwerden); siehe auch Basisuntersuchungsprogramm (BAPRO)
- Urinstatus (Mehrfachteststreifen, Sediment).

Nachuntersuchung/Nachgehende Untersuchung

- Zwischenanamnese (einschließlich Arbeitsanamnese), siehe auch BAPRO
- Urinstatus (Mehrfachteststreifen, Sediment).

1.2.2 Spezielle Untersuchung

Erstuntersuchung

- großes Blutbild
- BSG oder CRP
- SGPT (ALAT)
- SGOT (ASAT)
- γ-GT
- Kreatinin im Serum
- Untersuchung der Haut
  Besonders achten auf
  - Hyperkeratosen,
  - Pigmentverschiebungen,
  - Ekzeme.

Nachuntersuchung

- Wie Erstuntersuchung
- Biomonitoring (siehe 3.1.4): Arsenbestimmung im Urin nach einer Exposition von mindestens 3 aufeinanderfolgenden Tagen, sofort nach Ende der letzten Schicht

Nachgehende Untersuchung

Gegebenenfalls radiologische Diagnostik des Thorax.

1.2.3 Ergänzungsuntersuchung

Nachuntersuchung

In unklaren Fällen: Biomonitoring (siehe 3.1.4), Arsenbestimmung in biologischem Material.

1.3 Voraussetzungen zur Durchführung

- Gebietsbezeichnung „Arbeitsmedizin" oder Zusatzbezeichnung „Betriebsmedizin"
- Laboruntersuchungen unter Beachtung der „Richtlinie der Bundesärztekammer zur Qualitätssicherung quantitativer labormedizinischer Untersuchungen"
- Röntgenuntersuchungen unter Beachtung der „Leitlinien der Bundesärztekammer zur Qualitätssicherung in der Röntgendiagnostik", siehe auch „Anhang zur radiologischen Diagnostik" im DGUV Grundsatz G 1.1.

2 Arbeitsmedizinische Beurteilung und Beratung

Eine arbeitsmedizinische Beurteilung und Beratung im Rahmen gezielter arbeitsmedizinischer Untersuchungen ist erst nach Kenntnis der Arbeitsplatzverhältnisse und der individuellen Belastung möglich. Grundlage dafür ist eine Gefährdungsbeurteilung, die auch dazu Stellung nimmt, welche technischen, organisatorischen und personenbezogenen Schutzmaßnahmen getroffen wurden bzw. zu treffen sind. Für Beschäftigte, die Tätigkeiten mit Gefahrstoffen ausüben, ist eine individuelle Aufklärung und Beratung angezeigt.

2.1 Kriterien

Eine Beurteilung sollte unter Berücksichtigung der individuellen Exposition erfolgen.

2.1.1 Dauernde gesundheitliche Bedenken

Erstuntersuchung	Nachuntersuchung

Personen mit schweren Erkrankungen
- der Leber,
- der Niere,
- des Magen-Darm-Traktes,
- der Haut (z. B. chronisches Ekzem, chronische Dermatosen wie Schuppenflechte, Fischschuppenkrankheit, Lichtüberempfindlichkeit, Landmannshaut, multiple Hyperkeratosen sowie bekannte Arsenüberempfindlichkeit),
- der Gefäße,
- des Blutes,
- des peripheren und zentralen Nervensystems,
- der Bronchien.

Ferner Personen mit
- Alkoholabhängigkeit.

2.1.2 Befristete gesundheitliche Bedenken

Erstuntersuchung	Nachuntersuchung

Personen mit den unter 2.1.1 genannten Erkrankungen, soweit eine Wiederherstellung zu erwarten ist.

2.1.3 Keine gesundheitlichen Bedenken unter bestimmten Voraussetzungen

Erstuntersuchung	Nachuntersuchung

Sind die unter 2.1.1 genannten Erkrankungen oder Funktionsstörungen weniger ausgeprägt, so sollte der untersuchende Arzt prüfen, ob unter bestimmten Voraussetzungen die Aufnahme bzw. Fortsetzung der Tätigkeit möglich ist. Hierbei wird gedacht an
- technische Schutzmaßnahmen,
- organisatorische Schutzmaßnahmen, z. B. Begrenzung der Expositionszeit,
- Einsatz an Arbeitsplätzen mit nachgewiesener geringerer Exposition,
- persönliche Schutzausrüstung unter Beachtung des individuellen Gesundheitszustandes,
- verkürzte Nachuntersuchungsfristen.

2.1.4 Keine gesundheitlichen Bedenken

Erstuntersuchung	Nachuntersuchung

Alle anderen Personen, soweit keine Beschäftigungsbeschränkungen bestehen.

2.2 Beratung

Die Beratung sollte entsprechend der Arbeitsplatzsituation und den Untersuchungsergebnissen im Einzelfall erfolgen. Die Beschäftigten sind über die Ergebnisse der arbeitsmedizinischen Untersuchungen und des Biomonitoring zu informieren.
Auf allgemeine Hygienemaßnahmen und persönliche Schutzausrüstung ist hinzuweisen. Die Möglichkeit einer keimzellmutagenen Wirkung ist zu erwähnen. Stoffspezifische Hinweise zu Schutzmaßnahmen gibt das Gefahrstoffinformationssystem GESTIS unter der Rubrik „Umgang und Verwendung" (siehe 5).
Auf die Schädlichkeit des Zigarettenrauchens insbesondere in Verbindung mit der Atemwegsexposition gegenüber Arsen oder seinen Verbindungen sollte hingewiesen werden.
Wenn sich aus der arbeitsmedizinischen Untersuchung Hinweise ergeben, die eine Aktualisierung der Gefährdungsbeurteilung zur Verbesserung des Arbeitsschutzes notwendig machen, hat der untersuchende Arzt dies dem Arbeitgeber mitzuteilen. Dabei ist die Wahrung der schutzwürdigen Belange des Untersuchten zu beachten.

3 Ergänzende Hinweise

3.1 Exposition, Beanspruchung

3.1.1 Vorkommen, Gefahrenquellen

Stoffbezogene Hinweise zu Vorkommen und Gefahrenquellen enthält das Gefahrstoffinformationssystem GESTIS (siehe 5).
Insbesondere bei folgenden Betriebsarten, Arbeitsplätzen oder Tätigkeiten ist mit einer Exposition gegenüber Arsen oder seinen Verbindungen (mit Ausnahme des Arsenwasserstoffs) zu rechnen:

- Aufbereiten und Verarbeiten von Arsenverbindungen unter Staubentwicklung,
- Gewinnung von Nichteisenmetallen aus arsenhaltigen Erzen und sonstigen Vormaterialien,
- Rösten von Schwefelkies,
- Reparaturen oder Reinigungsarbeiten an Flugstaubanlagen, Filtern usw.,
- Verarbeiten von Bleikammerrückständen bei der Schwefelsäureherstellung,
- Abbrucharbeiten an Produktionsanlagen für Arsen oder seine Verbindungen,
- Gemengemacher in Glashütten bei Verwenden von Arsen als Läuterungsmittel in nicht geschlossenen Systemen.

Weitere Hinweise gibt die DGUV Information „Handlungsanleitung für arbeitsmedizinische Untersuchungen nach dem DGUV Grundsatz G 16" (DGUV Information 240-160, i. Vb.).

3.1.2 Physikalisch-chemische Eigenschaften

Arsen kommt in verschiedenen Modifikationen vor, wobei die stabilste die metallische Grauform des Arsens ist. In seinen Verbindungen liegt das Arsen in den Wertigkeitsstufen + 3, + 5 und – 3 vor. Die Arsen(III)halogenide sind giftige Flüssigkeiten, die leicht hydrolysieren, die Alkaliarsenite sind leicht wasserlöslich, die Erdalkaliarsenite schwer wasserlöslich und die Schwermetallarsenite in Wasser unlöslich. Das bekannte Arsenik (Arsenoxid) ist sehr gut löslich in Salzsäure und auch in Alkalien. Die dreiwertigen Arsenverbindungen sind giftiger als die fünfwertigen.
Über das Gefahrstoffinformationssystem GESTIS sind die Einstufungen und Bewertungen sowie weitere stoffspezifische Informationen verfügbar (siehe 5).

Arsen oder seine Verbindungen:

Arsenmetall

Formel	As
CAS-Nr.	7440-38-2

Arsentrioxid

Formel	As_2O_3
CAS-Nr.	1327-53-3

3.1.3 Aufnahme

Die Aufnahme erfolgt über die Atemwege in Form von Staub oder Rauch und durch den Magen-Darm-Trakt.

3.1.4 Biomonitoring

Hinweise zum Biomonitoring sind im Anhang 3, Leitfaden „Biomonitoring", enthalten.

Biologische Werte (BW) zur Beurteilung

Arbeitsstoff (CAS-Nr.)	**Parameter**	**Biologicher Wert (BW)**	**Untersuchungs-material**	**Probennahme-zeitpunkt**
Arsentrioxid (1327-53-3)	Anorganisches Arsen und methylierte Metaboliten	EKA[2]	Urin[3]	bei Langzeit-exposition: nach mehreren vorangegange-nen Schichten
Arsen in der Luft (mg/m^3)		Anorganisches Arsen und methylierte Metaboliten im Urin[3] (µg/l)		
0,01 0,05 0,10		50 90 100		
Arsen (7440-38-2) und anorgani-sche Arsen-verbindungen[4]	Anorganisches Arsen und methylierte Metaboliten[3]	BLW[5] (µg/l)	Urin	bei Langzeit-exposition: nach mehreren vorangegange-nen Schichten, Expositionsende bzw. Schichtende
		50		
Arsen (7440-38-2) und anorgani-sche Arsen-verbindungen[4]	Anorganisches Arsen und methylierte Metaboliten[3]	BAR[6] (µg/l)	Urin	bei Langzeit-exposition: nach mehreren vorangegange-nen Schichten
		15		

Siehe auch den Hinweis auf Biologische Leitwerte und Biologische Arbeitsstoffreferenzwerte in der MAK- und BAT-Werte-Liste. Die jeweils aktuelle Fassung der MAK- und BAT-Werte-Liste ist zu beachten.

[2] EKA: Expositionsäquivalente für krebserzeugende Arbeitsstoffe (EKA-Werte siehe aktuelle MAK- und BAT-Werte-Liste) stellen die Beziehungen zwischen der Stoffkonzentration in der Luft am Arbeitsplatz und der Stoff- bzw. Metabolitenkonzentration im biologischen Material dar. Aus ihnen kann entnommen werden, welche innere Belastung sich bei ausschließlicher inhalativer Stoffaufnahme ergeben würde.

Das Biomonitoring ist mit zuverlässigen Methoden durchzuführen, um den Anforderungen der Qualitätssicherung zu genügen (Anhang 3, Leitfaden „Biomonitoring").
Weitere Hinweise können den arbeitsmedizinisch-toxikologischen Begründungen für Biologische Arbeitsstofftoleranz-Werte (BAT-Werte), Expositionsäquivalente für krebserzeugende Arbeitsstoffe (EKA) und Biologische Leitwerte (BLW) der Senatskommission zur Prüfung gesundheitsschädlicher Arbeitsstoffe der Deutschen Forschungsgemeinschaft (DFG), den entsprechenden Bekanntmachungen des Ausschusses für Gefahrstoffe (AGS) sowie den Leitlinien der Deutschen Gesellschaft für Arbeitsmedizin und Umweltmedizin e. V. (DGAUM) entnommen werden.

3.2 Funktionsstörungen, Krankheitsbild

3.2.1 Wirkungsweise (Aufnahme, Metabolisierung, Ausscheidung)

Arsen und anorganische Arsenverbindungen können inhalativ und oral aufgenommen werden. Sie verteilen sich schnell in allen Organen und werden besonders in Leber, Niere und Lunge angereichert.
Anorganische Arsenverbindungen werden im Körper zunächst zu Arsenit reduziert. Dieses wird anschließend über Monomethylarsonsäure zu Dimethylarsinsäure methyliert. Dimethylarsinsäure wird als Hauptmetabolit der anorganischen Arsenverbindungen mit dem Urin ausgeschieden.
Arsen und seine Verbindungen kumulieren nur zu einem kleinen Teil, sie werden in Leber, Niere, Knochen, Haut und Nägeln gespeichert. Der Hauptteil hat nur eine Halbwertzeit von 2 Tagen. Dies ist für das Biomonitoring bedeutend.
Geringfügige Mengen an resorbiertem Arsen werden über die Haut, das Haar, die Nägel sowie die Muttermilch ausgeschieden. Auch bei niedrigen inneren Expositionen erfolgt ein Übergang in die Plazenta.

3.2.2 Akute/subakute Gesundheitsschädigung

Es gibt nur wenige Informationen über Gesundheitsgefahren durch graues, metallisches Arsen. Man geht davon aus, dass beim Umgang mit reinem metallischem Arsen keine Vergiftungen auftreten.
Die dennoch häufig beobachtete toxische Wirkung wird von verschiedenen Autoren den Verunreinigungen durch Arsentrioxid zugeschrieben.

[3] Durch direkte Hydrierung bestimmte flüchtige Arsenverbindungen.
[4] mit Ausnahme von Arsenwasserstoff.
[5] BLW: Biologischer Leitwert.
[6] BAR: Biologischer Arbeitsstoffreferenzwert.

Gelbes, nichtmetallisches Arsen ist dagegen hochtoxisch. Es ähnelt in seinen Eigenschaften dem gelben (weißen) Phosphor. Gelbes Arsen ist jedoch wenig beständig (metastabil) und geht schnell in die metallische Arsen-Modifikation über.
Eine Exposition gegenüber Arsenverbindungen führt zu lokalen Reizungen der Augen, der oberen Atemwege und der Haut. Am Auge treten häufig Bindehautentzündungen mit Juckreiz, Brennen, Tränenfluss und Lichtscheu auf, selten auch schwerere Schädigungen. Es wird vor allem über schwere Schädigungen der Atemwege mit Atemnot, Husten und Schmerzen in der Brust berichtet. Auch akute Hautentzündungen können auftreten.
In einigen Fällen wurde nach inhalativer Aufnahme auch über Störungen im Verdauungstrakt und über systemische Wirkungen am peripheren und zentralen Nervensystem berichtet.
Bei der oralen Vergiftung durch Arsentrioxid unterscheidet man zwei Verlaufsformen:

Paralytische Verlaufsform
Schwere Störungen im Herz-Kreislauf- und Zentralnervensystem mit Kreislaufkollaps/Schock, Atemlähmung und Tod.

Gastrointestinale Verlaufsform
Metallischer, knoblauchähnlicher Geschmack, Brennen von Mund und Lippen, Schluckbeschwerden, reflektorisches Erbrechen und Durchfall mit Blutdruckabfall, Herzrhythmusstörungen, Muskelkrämpfe, Funktionsstörungen der Nieren usw.

Nach Aufnahme sehr hoher Dosen (> 2 mg As je kg Körpergewicht) wurden häufig Folgeschäden an den peripheren Nerven (periphere Neuropathien) sowie manchmal auch ZNS-Störungen (Verwirrtheit, Halluzinationen usw.) beobachtet. Auch Blutschädigungen (Anämie, Leukopenie), Leberfunktionsstörungen (Hepatomegalie) und Veränderungen der Haut wurden beschrieben.

3.2.3 Chronische Gesundheitsschädigung

Über die Langzeitwirkung von reinem metallischem Arsen ist wenig bekannt. Meist ist eine Mischexposition mit Arsentrioxid gegeben.
Arsenhaltige Stäube (auch gering lösliche) verursachen Reizungen und Gewebeveränderungen an den Augenbindehäuten, im oberen Atemtrakt und an der Haut. Es wurde über systemisch bedingte Hautschädigungen (Hyperpigmentierung, Hyperkeratose) sowie Schädigungen peripherer Gefäße (v. a. die Fingerarterien betreffend) berichtet.
Des Weiteren wurden kardiovaskuläre Erkrankungen, Diabetes, Schädigungen peripherer Nerven, Hirngefäß-Erkrankungen und Enzephalopathien beobachtet.
Karzinome der Haut, der Atemwege, der Harnblase und der Niere wurden beschrieben.

4 Berufskrankheit

Nr. 1108 der Anlage 1 zur Berufskrankheitenverordnung (BKV) „Erkrankungen durch Arsen oder seine Verbindungen".

5 Literatur

Angerer, J., Schaller, K.-H. (Bearb.): Analysen in biologischem Material. In: Greim, H. (Hrsg.): Analytische Methoden zur Prüfung gesundheitsschädlicher Arbeitsstoffe. Losebl.-Ausg. Wiley-VCH, Weinheim

Deutsche Forschungsgemeinschaft. Senatskommission zur Prüfung gesundheitsschädlicher Arbeitsstoffe. MAK- und BAT-Werte-Liste. Maximale Arbeitsplatzkonzentrationen und Biologische Arbeitsstofftoleranzwerte, aktuelle Fassung. Wiley-VCH, Weinheim, http://onlinelibrary.wiley.com/book/10.1002/9783527666027

Drexler, H., Greim, H. (Hrsg.): Biologische Arbeitsstoff-Toleranz-Werte (BAT-Werte), Expositionsäquivalente für krebserzeugende Arbeitsstoffe (EKA) und Biologische Leitwerte (BLW): Arbeitsmedizinisch-toxikologische Begründungen. Losebl.-Ausg. Wiley-VCH, Weinheim

Gefahrstoffinformationssystem der Deutschen Gesetzlichen Unfallversicherung (GESTIS-Stoffdatenbank). www.dguv.de, Webcode d11892

Giesen, Th., Zerlett, G.: Berufskrankheiten und medizinischer Arbeitsschutz. Losebl.-Ausg. Kohlhammer, Köln

Greim, H. (Hrsg.): Gesundheitsschädliche Arbeitsstoffe: Toxikologisch-arbeitsmedizinische Begründungen von MAK-Werten. Losebl.-Ausg. Wiley-VCH, Weinheim

Handlungsanleitung für arbeitsmedizinische Untersuchungen nach dem DGUV Grundsatz G 16 „Arsen oder seine Verbindungen" (DGUV Information 240-160, i. Vb.). DGUV-Publikationsdatenbank, www.dguv.de/publikationen

Leitlinien der Bundesärztekammer zur Qualitätssicherung in der Röntgendiagnostik. www.bundesaerztekammer.de

Richtlinie der Bundesärztekammer zur Qualitätssicherung quantitativer labormedizinischer Untersuchungen. www.bundesaerztekammer.de

Stoffmonographie Arsen-Referenzwert für Urin. Bundesgesundheitsbl – Gesundheitsforsch – Gesundheitsschutz 46 (2003) 1098–1106

Triebig, Drexel, Letzel, Nowak (Hrsg.): Biomonitoring in Arbeitsmedizin und Umweltmedizin, 2012 ecomed MEDIZIN

Triebig, G. et al. (Hrsg.): Arbeitsmedizin: Handbuch für Theorie und Praxis. 4. Aufl. Gentner, Stuttgart, 2014

6 Vorschriften, Regeln

Arbeitsmedizinische Regeln (AMR), GMB, Bundesanstalt für Arbeitsschutz und Arbeitsmedizin. www.baua.de

AMR 2.1: „Fristen für die Veranlassung/das Angebot von arbeitsmedizinischen Vorsorgeuntersuchungen"

AMR 6.2: „Biomonitoring"

Biomonitoring Auskunftsystem der Bundesanstalt für Arbeitsschutz und Arbeitsmedizin. http://www.baua.de/de/Themen-von-A-Z/Gefahrstoffe/Biomonitoring/Auskunftsystem.html

CLP-Verordnung (EG) Nr. 1272/2008 und ihre Anpassungen. www.reach-clp-helpdesk.de/de/CLP/CLP.html

Gefahrstoffverordnung (GefStoffV)

Technische Regeln für Gefahrstoffe (TRGS). www.baua.de:

TRGS 420: Verfahrens- und stoffspezifische Kriterien (VSK) für die Ermittlung und Beurteilung der inhalativen Exposition

TRGS 500: Schutzmaßnahmen: Mindeststandards

TRGS 900: Arbeitsplatzgrenzwerte

TRGS 905: Verzeichnis krebserzeugender, erbgutverändernder oder fortpflanzungsgefährdender Stoffe

Verordnung zur arbeitsmedizinischen Vorsorge (ArbMedVV)

G 17 Künstliche optische Strahlung

Bearbeitung: Ausschuss Arbeitsmedizin der Gesetzlichen Unfallversicherung, Arbeitskreis 1.9 „Künstliche optische Strahlung"
Fassung Oktober 2014

Vorbemerkungen

Dieser Grundsatz gibt Anhaltspunkte für gezielte arbeitsmedizinische Untersuchungen, um Erkrankungen, die durch künstliche optische Strahlung entstehen können, zu verhindern oder frühzeitig zu erkennen. Er findet keine Anwendung bei Expositionen durch natürliche optische Strahlung.
Bei Hitzearbeiten sollte zusätzlich der G 30 beachtet werden.
Hinweise für die Gefährdungsbeurteilung und die Auswahl des zu untersuchenden Personenkreises gibt die DGUV Information „Handlungsanleitung für arbeitsmedizinische Untersuchungen nach dem DGUV Grundsatz G17" (DGUV Information 240-170, i. Vb.).

Ablaufplan

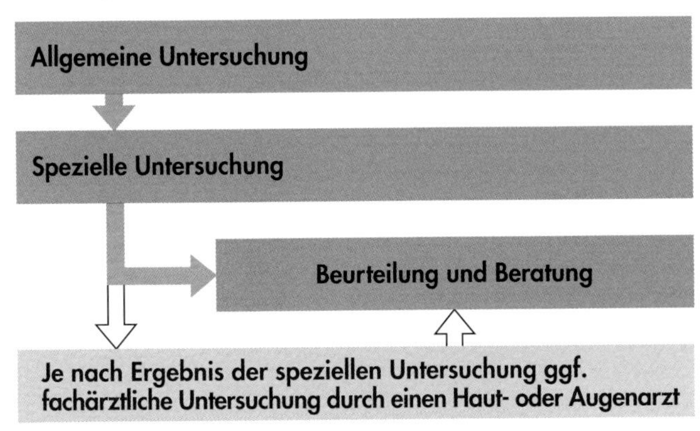

1 Untersuchungen

1.1 Untersuchungsarten, Fristen

Bei der Festlegung der Fristen zu den Untersuchungsintervallen sind je nach Rechtsgrundlage des Untersuchungsanlasses die für diesen Anlass gültigen staatlichen Vorschriften und Regeln zu beachten.
Wenn es für den konkreten Untersuchungsanlass keine staatlichen Vorgaben zu Fristen gibt, können ersatzweise die Empfehlungen in der nachfolgenden Tabelle zur Anwendung kommen.

Erstuntersuchung	Vor Aufnahme der Tätigkeit
Nachuntersuchungen	Nach 12–36 Monaten
	Vorzeitig: • Nach Veränderungen bzw. Erkrankungen der Haut und/oder Augen, die Anlass zu Bedenken gegen eine Fortsetzung der Tätigkeit geben könnten • Nach ärztlichem Ermessen in Einzelfällen • Bei Beschäftigten, die einen ursächlichen Zusammenhang zwischen ihrer Erkrankung und ihrer Tätigkeit am Arbeitsplatz vermuten

1.2 Untersuchungsprogramm

1.2.1 Allgemeine Untersuchung

Erstuntersuchung	Nachuntersuchung

- Feststellung der Vorgeschichte
- Allgemeine Anamnese
  - Teilnahme an Screening-Untersuchungen (Haut, Augen)
  - Hautkrebs, Hautkrebsvorstufen, genetische/familiäre Disposition
  - Erkrankungen der Haut und der Augen, die durch Einwirkung optischer Strahlung verursacht oder verschlimmert werden (siehe 3.3)
  - Medikamente, systemische oder kutane Anwendung von phototoxischen, photoallergischen, immunsuppressiven Medikamenten (siehe 3.3.1)
  - außerberufliche Exposition (u. a. Hobbys, Aufenthalt im Freien, Urlaubsorte, Sonnenbäder, Solarien)
  - Kontakt mit phototoxischen Stoffen (siehe 3.3.1)
  - Umgang mit Pflanzen, die phototoxische Substanzen enthalten (z. B. Herkulesstaude)
  - Verwendung von Kosmetika, Parfums, Rasierwasser, Desinfektionsmitteln
- Arbeitsanamnese
  - Arbeitsplatz-, Tätigkeitsbeschreibung
  - verwendete Arbeitsverfahren und -materialien, phototoxische oder photoallergische Arbeitsstoffe
  - Belastung durch inkohärente Strahlung, Laserstrahlung
  - technische, organisatorische, persönliche Schutzmaßnahmen (Kleidung, Brillen, Hautschutz)
  - Zwischenfälle, Unfälle mit künstlicher optischer Strahlung
  - zeitliche Abfolge von beruflicher Exposition und möglichen Symptomen
- Beschwerden
  - beobachtete oder vermutete Symptome an Haut, Auge oder systemisch (z. B. bei photoallergischer Reaktion)
  - auffällige Augen-, Hautveränderungen, Pigmentierungen, Juckreiz.

Nur Nachuntersuchung

- Haut: Frage nach tätigkeitsspezifischen Symptomen
  - Auftreten von Erythemen an exponierten Hautarealen und in zeitlichem Zusammenhang mit der Tätigkeit
  - Schuppung
  - Brennen oder Jucken
  - Rötungen
  - rötliche Papeln
  - Bläschen
  - Pigmentveränderungen
  - durch optische Strahlung hervorgerufene Narben (Verbrennungsnarben)

- Augen:
  - vordere Augenabschnitte: Rötung, Brennen, Tränenfluss und Juckreiz im Zusammenhang mit der Tätigkeit
  - Sehverschlechterung.

1.2.2 Spezielle Untersuchung

Erstuntersuchung	Nachuntersuchung

- Bestimmung des Hauttyps nach Fitzpatrick
- Beschreibender Hautstatus, insbesondere im Bereich potenzieller Expositionsstellen (Hände, Unterarme, Gesicht, Ohren, Nacken, Dekolleté)
  - Rötungen, Bräunung, Schuppung
  - Narben, insbesondere Verbrennungsnarben
  - Zeichen einer chronischen Lichtschädigung (z. B. Aktinische Lippenveränderung, „altes Gesicht", tiefe Falten [Ausnahme mimische Falten], Teleangiektasien, Hypo- und Hyperpigmentierungen, Atrophien, Faltenbildungen am Nacken)
- Augenuntersuchung:
  - Inspektion der vorderen Augenabschnitte (Hornhaut, Iris, Bindehaut, Lider): Pterygium conjunktivae, Photokonjunktivitis, Photokeratitis
  - Visusbestimmung
  - Amslerfeld-Tafel (frühe Erfassung von Netzhaut/Makulaschäden).

1.2.3 Ergänzungsuntersuchung

Erstuntersuchung	Nachuntersuchung

In Abhängigkeit von Auffälligkeiten in der vorangegangenen Untersuchung ggf. Durchführung oder Veranlassung einer konsiliarischen fachärztlichen Untersuchung des Auges (Spaltlampenuntersuchung, Funduskopie) und/oder der Haut.

1.3 Voraussetzungen zur Durchführung

Gebietsbezeichnung „Arbeitsmedizin" oder der Zusatzbezeichnung „Betriebsmedizin".

2 Arbeitsmedizinische Beurteilung und Beratung

Eine arbeitsmedizinische Beurteilung und Beratung im Rahmen gezielter arbeitsmedizinischer Untersuchungen ist erst nach Kenntnis der Arbeitsplatzverhältnisse und der individuellen Belastung möglich. Grundlage dafür ist eine Gefährdungsbeurteilung, die auch dazu Stellung nimmt, welche technischen, organisatorischen und personenbezogenen Schutzmaßnahmen getroffen wurden bzw. zu treffen sind. Insbesondere ist eine Kenntnis der Eigenschaften der speziellen künstlichen Quellen optischer Strahlung am Arbeitsplatz erforderlich. Grundlagen sind die jeweiligen arbeitsplatzspezifischen Expositionen künstlicher optischer Strahlung und die Beurteilung der daraus abgeleiteten Gefährdungen für den Beschäftigten. Daher ist die Zusammenarbeit der betrieblichen Arbeitsschutzexperten (Fachkundiger) und Betriebsarzt erforderlich.

2.1 Kriterien

2.1.1 Dauernde gesundheitliche Bedenken

Erstuntersuchung

Bei Personen mit angeborenen Erkrankungen und/oder funktionellen Beeinträchtigungen, bei denen durch Exposition gegenüber künstlicher optischer Strahlung (nur UV-Strahlung) eine klinisch relevante Verschlechterung des Gesundheitszustands zu erwarten ist, wie z. B.

- Albinismus,
- erythropoetische Protoporphyrie (EPP), congenitale erythropoetische Porphyrie (CEP, Morbus Günther).

Erstuntersuchung | **Nachuntersuchung**

Personen mit schweren Gesundheitsstörungen ohne Aussicht auf Wiederherstellung, bei denen durch Exposition gegenüber künstlicher optischer Strahlung eine klinisch relevante Verschlechterung des Gesundheitszustands zu erwarten ist, wie z. B.

- Lupus erythematodes – insbesondere chronisch-diskoider Lupus erythematodes (CDLE),
- andere Kollagenosen wie z. B. Dermatomyositis, wenn die Erkrankung chronisch ist und durch UV-Strahlung provoziert wird,
- lokale und/oder systemische photoallergische Reaktion gegen einen am Arbeitsplatz nicht zu ersetzenden Arbeitsstoff.

2.1.2 Befristete gesundheitliche Bedenken

Erstuntersuchung	Nachuntersuchung

Personen mit den unter 2.1.1 bei der Nachuntersuchung genannten Merkmalen, soweit die Beeinträchtigung nur vorübergehend bzw. eine Wiederherstellung zu erwarten ist. Das gilt auch für Personen mit

- phototoxischer Reaktion gegen einen am Arbeitsplatz nicht zu ersetzenden Arbeitsstoff,
- systemischer Photoallergie,
- Personen, die phototoxisch wirkende Medikamente einnehmen (bei hoher UVA-Exposition am Arbeitsplatz).

Während der Abklärung eines Befundes, der zu dauernden gesundheitlichen Bedenken führen würde, können ebenfalls befristete gesundheitliche Bedenken bestehen.

2.1.3 Keine gesundheitlichen Bedenken unter bestimmten Voraussetzungen

Erstuntersuchung	Nachuntersuchung

Sind die in 2.1.2 genannten Erkrankungen oder Funktionsstörungen weniger ausgeprägt, so sollte der untersuchende Arzt prüfen, ob unter bestimmten Voraussetzungen die Aufnahme bzw. Fortsetzung der Tätigkeit möglich ist. Hierbei wird gedacht an

- zusätzliche technische Schutzmaßnahmen,
- Einsatz an Arbeitsplätzen mit nachgewiesener geringerer Exposition,
- organisatorische Schutzmaßnahmen, z. B. Begrenzung der Expositionszeit,
- persönliche Schutzausrüstung unter Beachtung des individuellen Gesundheitszustandes.

  Im Falle von UV-Bestrahlung gilt dies auch für Personen mit
  - UV-sensitiven Kollagenosen,
  - autoimmunbullösen Dermatosen (Pemphigus, Pemphigoid),
  - Lichturtikaria,
  - erworbenen Porphyrien,
  - Vitiligo (Weißfleckenkrankheit),
  - Zustand nach systemischer photoallergischer Reaktion mit vorübergehender Lichtempfindlichkeit,
  - Zustand nach Therapie maligner Hauttumoren (aktinische Keratosen, Plattenepithelkarzinome, Basalzellkarzinome, Lentigo maligna, Lentigo maligna-Melanom),
  - Keratokonus,
  - chronischer Konjunktivitis.
- verkürzte Nachuntersuchungsfristen.

2.1.4 Keine gesundheitlichen Bedenken

Erstuntersuchung	Nachuntersuchung

Alle anderen Personen, soweit keine Beschäftigungsbeschränkungen bestehen

2.2 Beratung

Die Beratung sollte entsprechend der Arbeitsplatzsituation und den Untersuchungsergebnissen im Einzelfall erfolgen. Die Beschäftigten sind über die Ergebnisse der arbeitsmedizinischen Untersuchungen zu informieren.
Von besonderer Bedeutung sind

- Gefährdung und Verhalten unter Berücksichtigung des individuellen Hauttyps:
  Je heller der Hauttyp nach Fritzpatrick (je geringer die individuelle Eigenschutzzeit), desto empfindlicher ist die Haut insbesondere gegenüber UV-Strahlung. Je nach Strahlungsquelle und Tätigkeit sind entsprechende Schutzmaßnahmen zu treffen.
- Anwendung geeigneter Schutzmaßnahmen:
  Hautschäden durch UV-Strahlung können schon bei suberythematöser Strahlungsdosis auftreten. Bei der Beratung sollte geprüft werden, ob die zur Verfügung gestellten Schutzhandschuhe oder Hautschutzmittel geeignet sind. In der Regel werden aus technischen Gründen Schutzhandschuhe verwendet (Transmissionsgrad für optische Strahlung beachten). Textiler UV-Schutz: ggf. USPF (Ultraviolet Sun Protection Factor) beachten. Augenschutz: Tragen geeigneter Schutzbrillen (z. B. DIN EN ISO 1836) mit Seitenschutz. Werden Hautschutzmittel verwendet, sollte der Beschäftigte hinsichtlich der richtigen Anwendung beraten und angeleitet werden.
- Verhalten bei arbeitsbedingten Beschwerden der Augen und der Haut:
  Bei unzureichenden Schutzmaßnahmen oder infolge eines Unfalls kann es in Abhängigkeit von der Strahlungsintensität und Einwirkzeit zu Haut-, Augensymptomen und Beschwerden kommen. In diesem Fall sollte der Beschäftigte darauf hingewiesen werden, unverzüglich den Betriebsarzt aufzusuchen.
- Verhalten bei akuter Augenexposition mit Laserlicht:
  Beschäftigte im Umgang mit Lasern sollten darauf hingewiesen werden, dass unmittelbar nach einer solchen Exposition sofort der Betriebsarzt aufzusuchen ist, der unverzüglich die Weiterleitung des Verunfallten an einen mit Laserschäden vertrauten und apparativ entsprechend ausgestatteten (indirekte Ophthalmoskopie, Fundusfotografie, Fluoreszenzangiographie) Augenfacharzt veranlasst. Der Betriebsarzt sollte, um im akuten Fall schnell handeln zu können, den Kontakt zu dem o. g. Augenarzt/Augenklinik schon im Vorfeld knüpfen.

Wenn sich aus der arbeitsmedizinischen Untersuchung Hinweise ergeben, die eine Aktualisierung der Gefährdungsbeurteilung zur Verbesserung des Arbeitsschutzes notwendig machen, hat der untersuchende Arzt dies dem Arbeitgeber mitzuteilen. Dabei ist die Wahrung der schutzwürdigen Belange des Untersuchten zu beachten.

3 Ergänzende Hinweise

3.1 Exposition, Beanspruchung

Das Ausmaß einer Schädigung von Haut und Augen durch künstliche optische Strahlung (siehe Abb. 1) ist abhängig von Wellenlänge, Intensität und Expositionsdauer.

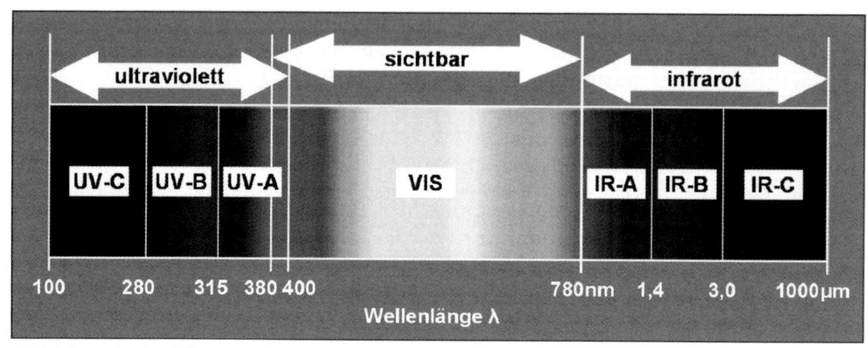

Abbildung 1: Strahlungsspektrum im Bereich 100 nm bis 1000 µm

Quellen inkohärenter optischer Strahlung strahlen zumeist flächig, während Laser durch Bündelung (kohärente Strahlung) eine hohe Leistung auf extrem kleiner Fläche erzeugen. Daraus leitet sich gegenüber natürlichem Licht insbesondere für das Auge ein höheres Gefährdungspotenzial ab. Durch direkte Lasereinwirkung auf den Augenhintergrund kann das Sehvermögen irreversibel beeinträchtigt werden.
Die bekanntgewordenen Laserunfälle sind im Allgemeinen nicht vom direkten Laserstrahl versursacht worden, sondern durch unbeabsichtigt entstandene Reflexe. Bei Laseranwendungen ohne abgeschirmten Strahlengang sind unbeabsichtigte Reflexionen nicht auszuschließen. Folglich müssen die Schutzmaßnahmen diesem Umstand Rechnung tragen.
Einen beispielhaften Überblick über häufig vorkommende Laserarten und ihre Anwendung geben Abbildung 2 und Tabelle 1.

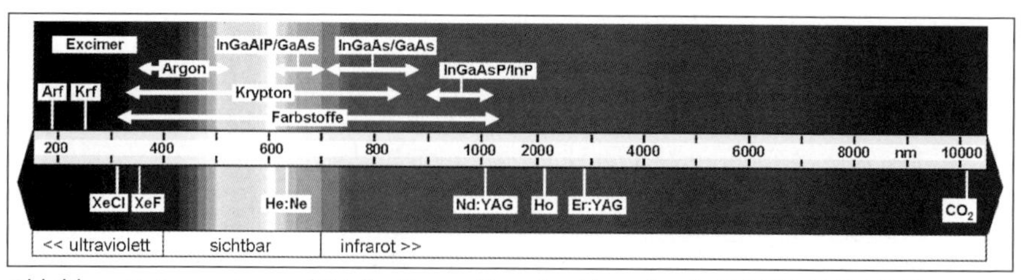

Abbildung 2: Laserarten und Wellenlängen ihrer Strahlung (nach FS-2011-159-AKNIR, siehe 5); Erläuterung in Tabelle 1

Tabelle1: Laserarten, Wellenlängen (λ) ihrer Strahlung und Anwendungen (nach FS-2011-159-AKNIR, siehe 5)

Name	**Medium**	**λ [nm]**	**Anwendung**
Excimer[1] • ArF • KrF • XeCl • XeF	Edelgas-Halogen • Argonfluorid • Kryptonfluorid • Xenonchlorid • Xenonfluorid	 193 246 308 351	Materialbearbeitung, Spektroskopie, Medizin
Ar	Argon	351–529	Holografie, Messtechnik, Spektrospopie, Medizin
Kr	Krypton	324–858	Spektroskopie, Fotolithografie, Medizin
Farbstofflaser	Stilbene, Coumarine, Rhodamine	310–1280	Materialberarbeitung, Medizin, Spektroskopie
He-Ne	Helium und Neon	632	Messtechnik, Justieren, Holografie
InGaAlP/ GaAs	Indium-Gallium-Aluminiumphosphid/Galliumarsenid	600–700	Optische Informationsübertragung, optische Plattenspeicher (Audio, Video), Laserdrucker, Messtechnik, Medizin, Materialbearbeitung
InGaAs/ GaAs	Indium-Galliumarsenid/ Galliumarsenid	700–880	
InGaAsP/ InP	Indium-Gallium-Arsenphosphid/ Indiumphosphid	900–1100	
Nd:YAG	Neodymionen in Yttrium-Aluminium-Granat	1064	
Ho	Holmiumionen in Yttrium-Aluminium-Granat	2123	
Er:YAG	Erbiumionen in Yttrium-Aluminium-Granat	2940	
CO_2	Kohlendioxid	10600	Materialbearbeitung, Lidar[2], Medizin, Specktroskopie

[1] „excited di*mer*" (= angeregtes Dimer).
[2] light detection and ranging.

3.1.1 Vorkommen, Gefahrenquellen

Insbesondere bei folgenden Betriebsarten, Arbeitsplätzen oder Tätigkeiten ist mit einer Exposition durch künstliche optische Strahlung zu rechnen:

- Metallverarbeitung (Schweißen, Plasmaschneiden),
- Hochofen,
- Glasindustrie (UV-, sichtbar und IR-Strahlung),
- UV-Aushärtung von Lacken und Druckfarben,
- UV-Sterilisation (Pharmazeutische Industrie),
- medizinische und kosmetische Anwendungen (Laserchirurgie, Lichttherapie, Haarentfernung),
- Werkstoffbearbeitung mit Lasern bei offenem Strahlengang,
- Laseranwendungen für Vermessungszwecke und Leitstrahlverfahren,
- Herstellung, Reparatur, Wartung und Einbau von Lasereinrichtungen,
- Herstellung und Test spezieller Lampen und Leuchten.

Weitere Hinweise gibt die DGUV Information „Handlungsanleitung für arbeitsmedizinische Untersuchungen nach dem DGUV Grundsatz G 17" (DGUV Information 240-170, i. Vb.).

3.2 Funktionsstörungen, Krankheitsbild

Gesundheitliche Schädigungen durch künstliche optische Strahlung reichen von reversiblen Haut- oder Augenreizungen bis hin zu schweren Netzhautverbrennungen mit unwiederbringlicher Zerstörung von Augenstrukturen und Sinneszellen (siehe Zusammenfassung in Tabelle 2). Viele der im Folgenden beschriebenen Gesundheitsschäden werden allerdings ebenfalls von natürlicher optischer Strahlung hervorgerufen.

Bei Laserstrahlung (siehe Abb. 2) ergibt sich je nach Leistungsdichte (Bestrahlungsstärke) bzw. Energiedichte (Bestrahlung) und Bestrahlungsdauer (Emissions- bzw. Einwirkungsdauer) ein breites Spektrum von Wirkungen im biologischen Gewebe, das von fotochemischen über fotothermische bis zu fotoionisierenden (fotophysikalischen) Prozessen reicht.

Bereits Laserstrahlung kleiner Bestrahlungsstärke im Bereich 1 W/cm^2 (1 W/cm^2 = 10 kW/m^2) kann bei bestimmten Wellenlängen auf der Haut reversible Prozesse wie Fotostimulation oder fotochemische Reaktionen hervorrufen. Hierfür sind Bestrahlungszeiten von größer als ca. 1 s erforderlich. Werden größere Leistungsdichten im Bereich von 10 – 100 W/cm^2 appliziert, erwärmt sich das Gewebe bereits bei Bestrahlungsdauern von Millisekunden bis zu einigen Sekunden. Es kommt zur Denaturierung (d. h. Koagulation von Eiweiß und Nekrose von Zellen), bzw. bei über 100 °C zur Verdampfung (Vaporisation).

Tabelle 2: Auswirkungen optischer Strahlung auf Haut und Auge (nach FS-2011-159-AKNIR, siehe 5)

Strahlungsspektrum	**Haut**	**Auge**
Ultraviolett C 100 nm bis 280 nm	Erythem (Sonnenbrand) Verbrennungen Präkanzerosen Karzinome	Fotokonjunktivitis Fotokeratitis Verbrennungen der Hornhaut
Ultraviolett B 280 nm bis 315 nm	Erythem (Sonnenbrand) Verbrennungen verstärkte Pigmentierung (Spätpigmentierung) beschleunigte Prozesse der Hautalterung Präkanzerosen Karzinome	Fotokonjunktivitis Fotokeratitis Verbrennungen der Hornhaut Katarakt
Ultraviolett A 315 nm bis 400 nm	Erythem (Sonnenbrand) Verbrennungen Bräunen (Sofortpigmentierung) Beschleunigte Prozesse der Hautalterung Karzinome	Verbrennungen der Hornhaut Katarakt
Sichtbare Strahlung (VIS) 400 nm bis 700 nm	Verbrennungen Fotosensitive Reaktionen	fotochemische und fotothermische Schädigung der Netzhaut (Retina)
Infrarot A 700 nm bis 1400 nm	Verbrennungen	fotothermische Schädigung der Netzhaut (Retina) Verbrennungen der Hornhaut Katarakt
Infrarot B 1400 nm bis 3000 nm	Blasenbildung der Haut Verbrennungen	Verbrennungen der Hornhaut Katarakt
Infrarot C 3000 nm bis 1 mm	Verbrennungen	Verbrennungen der Hornhaut

3.2.1 Wirkungen auf die Haut

Künstliche optische Strahlung dringt je nach Wellenlänge unterschiedlich tief in die Haut ein. Während die Wirkungen im UV- und fernen Infrarotbereich auf die obersten beiden Hautschichten (Oberhaut und Lederhaut) begrenzt bleiben, können sie im sichtbaren und nahen Infrarotbereich bis in die Unterhaut reichen (Abb. 3).

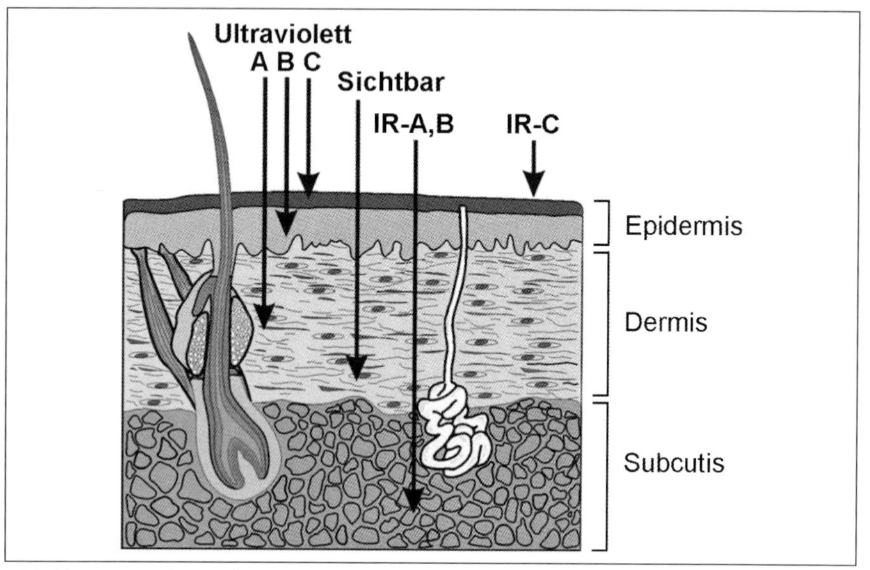

Abbildung 3: Eindringtiefe optischer Strahlung in die Haut (nach HPA, siehe EU-Leitfaden unter 5)

Thermische Hautschäden

In Folge des Eindringens von Licht bzw. Infrarotstrahlung kommt es zum Anstieg der lokalen Temperatur in den bestrahlten Bereichen. Längere Expositionszeiten führen zu einer Erhöhung der Körpertemperatur, auf die der Körper mit einer Zunahme der peripheren Durchblutung und vermehrter Schweißbildung reagiert. Bei hohen Strahlungsintensitäten drohen akute Verbrennungen. Bei chronischer Einwirkung kann es zu irreversiblen Veränderungen in Form von Elastizitätsverlust, Pigmentanomalien (meist bräunlich-rote Pigmentierung), Teleangiektasien, Dys- und Hyperkeratosen und Atrophien kommen. Dies wird als Erythema ab igne (EIA) oder Buschke-Hitze-Melanose bezeichnet und kann den Boden für Präkanzerosen (Plattenepithelkarzinome in situ) bereiten.

Akute Lichtschädigung: Erythembildung (sog. Sonnenbrand) und dessen Folgen
Exzessive Exposition gegenüber UV-Strahlung führt zu Rötungen und Schwellungen oder gar zur Blasenbildung der Haut, die 8–24 Stunden nach Exposition ihr Maximum erreichen, sich über mehrere Tage erstrecken und dann wieder abklingen. Die Haut wird trocken und schält sich. Später kann es dann zur Verstärkung der Hautpigmentierung (Bräunung) kommen. Im UVA-Bereich können auch unmittelbar nach der Bestrahlung kurzzeitig aschgraue bis bräunliche Pigmentierungen auftreten (IPD = Immediate Pigment Darkening).

Chronische Lichtschädigung (Photoaging) der Haut
Infolge chronischer Expositionen gegenüber UV-Strahlung (auch unterhalb der Erythemdosis) kann es zu epidermalen und dermalen Veränderungen der Haut kommen. Symptome sind Hauttrockenheit, Veränderungen der Pigmentierung (Hypo- und Hyperpigmentierungen) sowie das Auftreten von Altersflecken (Lentigo senilis). Veränderungen des Bindegewebes (durch UVA-Strahlung ausgelöst) manifestieren sich als Falten und Elastosis. Ebenfalls können Teleangiektasien sowie Talgdrüsenhyperplasien auftreten (siehe Tabelle 3).

Tabelle 3: Benigne klinische Symptome der chronischen Lichtschädigung (modifiziert nach Yaar et al. 2006, Auswahl)

Benigne klinische Symptome	**Veränderungen in Epidermis und Dermis insbesondere im Bereich der Lichtterrassen**[3]
Hauttrockenheit	Verdickung der Hautbarriere und Veränderungen in der epidermalen Proliferation
Pigmentveränderungen: ungleichmäßige Pigmentierungen, Senile Lentigo, Hypomelanosis guttata	Zu- und Abnahme der Melanozyten in der Epidermis, Zunahme der dermalen Melanophagen
Veränderungen des Bindegewebes: Falten und Elastosis	Veränderungen des Bindegewebes, speziell Kollagen und elastisches Material
Teleangiektasien, Purpura (leicht verletzlich)	Neubildung von kleineren Gefäßen häufig mit atrophischen Wänden, Erythrozytenextravasation und perivasculäre Entzündungen
Komedonen (Morbus Favre Racouchot) und Talgdrüsenhyperplasie	Erweiterung und Verhornung der oberflächlichen Anteile des Talgdrüsenfollikels, Hyperplasie der Talgdrüse

[3] Lichtterassen: Scheitel und Kopfbereich (auch äußere Ohrhelices, Unterlippe), Dekolleté, Schulterbereich, Handrücken und distale Unterarme.

Aktinische Schäden der Lippen
Im Bereich der Unterlippe manifestieren sich die Lichtschädigungen durch die atrophische Verdünnung des Lippenrots, das auch weißlich und verwaschen wirken kann. Die Lippe weist oft eine Konsistenzvermehrung auf. Zusätzlich kann es zum Auftreten von hyperkeratischen, z. T. entzündlichen Arealen kommen, bei denen ein beginnendes Plattenepithelkarzinom (Cheilosis actinica) ausgeschlossen werden sollte.

Gesteigerte Photosensitivität
Neben genetisch oder metabolisch bedingter Überempfindlichkeit (z. B. bei Stoffwechselerkrankungen wie den Porphyrien) kann die Einnahme von Medikamenten oder der Kontakt mit bestimmten Chemikalien (siehe Tab. 4) bei gleichzeitiger Exposition gegenüber UV-Strahlung zu starken Entzündungsreaktionen der Haut führen. Sie verlaufen ohne immunologische Grundlage (phototoxisch) oder setzen eine Sensibilisierung voraus (photoallergisch).

Tabelle 4: Chemische Verbindungen als Auslöser lichtvermittelter Hautreaktionen (nach AWMF-Leitlinie der DDG, siehe 5)

phototoxisch	**photoallergisch**
Teer- und Pechbestandteile • polyzyklische Kohlenwasserstoffe • Anthrazen • Fluoranthren	*Antimikrobielle Substanzen* in Kühlschmierstoffen, Seifen, Kosmetika • halogenierte Salizylanilide • Hexachlorophen • Bithionol
Furokumarine • in Pflanzen (z. B. Riesen-Bärenklau, Wiesengräser) • in ätherischen Ölen (z. B. Bergamotteöl)	*Duftstoffe* in Seifen und Kosmetika • 6-Methylcoumarin • Moschus Ambrette • Parfüm-Mix
Farbstoffe • Antrachinonfarbstoffe • Thiazine • Methylenblau • Toluidinblau • Eosin • Bengalrot • Akridin	*UV-Filtersubstanzen* in Lichtschutzmitteln • Paraminbenzoesäure und -ester • Benzophenone • Benzoylmethane • Zimtsäureester

Phototoxische und photoallergische Medikamente finden sich in folgenden pharmakologischen Stoffgruppen: Antibiotika/Chemotherapeutika, Antidiabetika, Antihistaminika, Antirheumatika, Bluthochdruckmittel, Diuretika, Krebsmittel, Malariamittel und Psychopharmaka. Darüber hinaus gibt es eine Reihe einzelner Wirkstoffe – siehe Auflistungen der Strahlenschutzkommission (2001) und Schauder (2005).
Zusätzlich gibt es eine Reihe von Erkrankungen mit Photosensitivität (Photodermatosen), die durch UV-Strahlung verursacht, ausgelöst und verschlimmert werden können (siehe Tabelle 5).

Tabelle 5: Lichtdermatosen (Photodermatosen) (nach Lehmann und Schwarz 2011, siehe 5)

Idiopathisch	**Sekundär**
Lichturtikaria polymorphe Lichtdermatose Hydroa vacciniformia aktinische Prurigo chronisch aktinische Dermatitis	Xeroderma Pigmentosum Cockayne-Syndrom Trichothiodystrophie Lupus erythematosus (hier insbesondere chronisch-diskoider) Dermatomyositis Porphyrien Pellagra Morbus Darier autoimmunbullöse Dermatosen (Pemphigus, Pemphigoid)

Hautkrebs
Epidemiologische Studien weisen darauf hin, dass das Risiko für die Entstehung eines Hautkrebses in Form eines Plattenepithel- oder Basalzellkarzinoms mit der kumulativen Dosis der UV-Strahlung assoziiert ist. Diese Beweislage ist am stärksten für Plattenepithelkarzinome. Für den überwiegenden Teil der malignen Melanome hingegen, scheint die Datenlage bezüglich der Entstehung durch eine kumulative Dosis weniger belastbar, ein entsprechender Zusammenhang kann aber nicht ausgeschlossen werden.
Darüber hinaus gibt es Anzeichen, dass die Exposition gegenüber UV-Strahlung das Immunsystem beeinflussen könnte.
Da natürliche und künstliche optische Strahlung physikalisch identisch sind, geht hiervon gleichermaßen ein Hautkrebsrisiko aus.

3.2.2 Wirkungen auf die Augen

Durch seine optischen Eigenschaften ist das Auge für künstliche optische Strahlung besonders empfindlich. Während UV- und längerwellige Infrarot-Strahlung (IR-B, IR-C) von Hornhaut und Linse größtenteils absorbiert werden, gelangen Strahlung im sichtbaren Bereich sowie kurzwelliges Infrarot (IR-A) durch Hornhaut, Linse und Glaskörper bis zur Retina (siehe Abb. 4). Nach Katarakt-Operationen ist zu berücksichtigen, dass die implantierte Linse gegenüber der natürlichen ein anderes Absorptionsverhalten aufweisen kann.

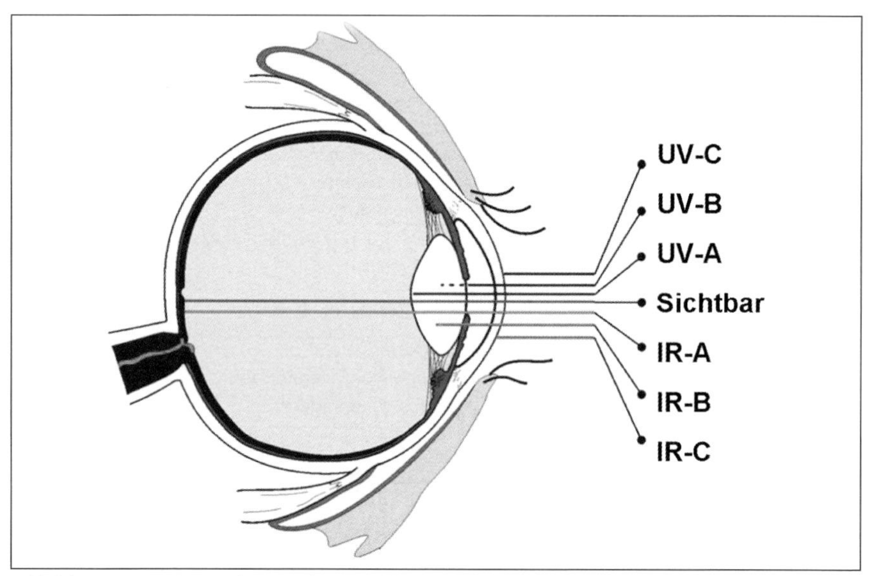

Abbildung 4: Eindringtiefe optischer Strahlung in das Auge (nach HPA, siehe EU-Leitfaden unter 5)

Thermische Netzhautschäden

Starkes Licht und kurzwellige Infrarot-Strahlung induzieren auf der Netzhaut Temperaturerhöhungen, die zur Denaturation von Proteinen und irreversiblen Schäden in Form von Gesichtsfeldausfällen führen können. Die natürlichen Schutzmechanismen (Lichtaversion, Pupillenreflex) arbeiten nur im sichtbaren Bereich des Lichtes und werden durch Infrarot-Strahlung nicht aktiviert.

Photokonjunktivitis, Photokeratitis

Akute hohe Expositionen gegenüber UV-Strahlung können durch Schädigung der jeweiligen Epithelzellen zu Entzündungen der Bindehaut und Hornhaut führen. Die Symptome reichen von milden Irritationen, erhöhter Lichtempfindlichkeit und vermehrtem Tränenfluss bis zu starken Schmerzen. Sie treten in Abhängigkeit von der Strahlungsintensität wenige Minuten bis einen Tag nach Exposition auf und sind reversibel. Die Erkrankungen sind im Volksmund als „Schneeblindheit" (Bergsteiger) bzw. „Verblitzen" (Elektroschweißer) geläufig.

Pterygium conjunctivae
Diese gefäßhaltige Wucherung der Bindehaut greift auf die Hornhaut über und führt zu Sehverlusten, die eine chirurgische Exzision erfordern. Die Rezidivrate ist allerdings hoch. Pterygien treten gehäuft bei Personen auf, die viel im Freien arbeiten, sodass ein ursächlicher Zusammenhang mit UV-Strahlung wahrscheinlich ist.

Trübungen von Hornhaut und Linse
Bei chronischer Einwirkung von UV- und Infrarot-Strahlung kann es aufgrund von Proteinveränderungen zu Pigmentierung und Eintrübung der Linse (Katarakt) kommen. Dieser Prozess ist fortschreitend und irreversibel. Die getrübte Linse kann operativ durch ein künstliches Implantat ersetzt werden.

Photoretinitis
Diese Erkrankung ist das Ergebnis photochemisch hervorgerufener freier Radikale, die die Zellen der Retina angreifen. Der Effekt ist irreversibel und abhängig von der Wellenlänge des Lichts. Er hat sein Maximum im Bereich von 435–440 nm (daher auch „Blaulicht-Schädigung).

3.2.3 Lidschlussreflex und Abwendungsreaktionen

Bei starker Lichtreizung des Auges lässt sich der Lidschlussreflex auslösen, ebenso kann es zu Vermeideverhalten durch Augenbewegungen und Abwendung von Kopf und Körper kommen. Diese Schutzreaktionen wurden jahrelang bei der Klassifizierung und Sicherheitsbetrachtung von Lasern der Klasse 2 und der früheren Laserklasse 3A (für sichtbare Laserstrahlung, d. h. im Wellenlängenbereich von 400 nm bis 700 nm) mit berücksichtigt. Auch nach Einführung der Laserklasse 2M und für diejenigen Laser der Klasse 3R, die im sichtbaren Spektralbereich emittieren, wurde davon ausgegangen, dass durch physiologische Abwendungsreaktionen einschließlich des Lidschlussreflexes eine Exposition auf maximal 0,25 s Dauer begrenzt würde. Wie in mehreren Untersuchungen gezeigt wurde (Reidenbach und Wagner 1999), ist diese Auffassung jedoch kritisch zu betrachten. Zusammenfassend lässt sich feststellen, dass von insgesamt 2650 Personen lediglich 18,5 % einen Lidschlussreflex und nur 6,2 % eine andere Abwendungsreaktion zeigten.
Beim bewussten Blick in den Strahl eines Lasers der Klassen 2 oder 3A steigt aber mit zunehmender Expositionsdauer das Risiko eines Augenschadens. Selbst eine mit einer Exposition verbundene starke Blendung führt nicht unbedingt zu Abwendungsreaktionen und somit nicht zur Verkürzung der Expositionsdauer. Andererseits ist aber zu berücksichtigen, dass trotz fehlender oder nicht ausreichender Abwendungsreaktionen einschließlich des Lidschlussreflexes bei unbewusster kurzzeitiger Exposition keine eindeutigen Beweise für Augenschäden vorliegen. In Feldversuchen an mehr als 200 Personen wurde gezeigt, dass durch eine Handlungsanweisung zur Ausführung aktiver Schutzreaktionen, nämlich durch sofortiges Schließen der Augen

und durch eine bewusste Bewegung des Kopfes, immerhin bis zu 80 % der exponierten Personen einen Schutz gegenüber Laserstrahlung innerhalb von etwa 2 Sekunden erzielen konnten. Die Aufforderung zu aktiven Schutzreaktionen ist daher ein wichtiger Aspekt der individuellen Beratung (siehe 2.2).

4 Berufskrankheit

Nr. 2401 der Anlage zur Berufskrankheitenverordnung (BKV) „Grauer Star durch Wärmestrahlung".

5 Literatur

Auswahl und Benutzung von Laser-Schutz- und Justierbrillen (DGUV Information 203-041). DGUV-Publikationsdatenbank, www.dguv.de/publikationen

Europäische Kommission – Ein unverbindlicher Leitfaden zur Richtlinie 2006/25/EG über künstliche optische Strahlung, ec.europa.eu/social/main.jsp?catId=738&langId=en&pubId=5926&type=2&furtherPubs=no

Expositionsgrenzwerte für künstliche optische Strahlung (DGUV Information 203-035). DGUV-Publikationsdatenbank, www.dguv.de/publikationen

Fartasch, M., Diepgen, T. L., Schmitt, J., Drexler, H.: Berufliche solare ultraviolette Strahlung und heller Hautkrebs – Aktuelle Aspekte. Dtsch Ärztebl, in press (2012)

Gefährdung der Augen durch optische Strahlung, IFA 2002, www.eurosec-gmbh.de/uploads/media/Gefährdung_der_Augen.pdf

Handlungsanleitung für arbeitsmedizinische Untersuchungen nach dem DGUV Grundsatz G 17 „Künstliche optische Strahlung" (DGUV Information 240-170, i. Vb.). DGUV-Publikationsdatenbank, www.dguv.de/publikationen

Laser-Einrichtungen für Show- oder Projektionszwecke (DGUV Information 203-036), DGUV-Publikationsdatenbank, www.dguv.de/publikationen

Lehmann, P., Schwarz, T.: Lichtdermatosen: Diagnostik und Therapie. Dtsch Ärztebl 2011; 108(9): 135–41, www.aerzteblatt.de/v4/archiv/pdf.asp?id=81074

Leitfäden des Fachverbands für Strahlenschutz:
Nichtionisierende Strahlung – Ultraviolettstrahlung künstlicher Quellen. FS-05-131-AKNIR
Sichtbare und infrarote Strahlung. FS-2011-158-AKNIR
Laserstrahlung. FS-2011-159-AKNIR
(alle unter: http://osiris22.pi-consult.de/view.php3?show=512902055)

Leitlinien der Deutschen Dermatologischen Gesellschaft (DDG)
AWMF-Leitlinien-Register Nr. 013/035, „Phototoxische und photoallergische Reaktionen", http://archive.li/lpDqV

Reidenbach, H. D., Wagner, A.: Ein Beitrag zum Lidschlussreflex bei inkohärenter optischer Strahlung. 31. Jahrestagung des Fachverbandes für Strahlenschutz, NIR Band II, 1999, 935–938

Schauder, S.: Phototoxische Reaktionen der Haut durch Medikamente. Dtsch Ärztebl 2005; 102 (34–35), A 2314–2319, www.aerzteblatt.de/v4/archiv/pdf.asp?id=48117

Strahlenschutzkommission SSK (2001): Schutz des Menschen vor den Gefahren der UV-Strahlung in Solarien, Liste phototoxischer Stoffe, http://www.ssk.de/SharedDocs/Veroeffentlichungen_PDF/InformationenderSSK/Info06.pdf?__blob=publicationFile

6 Vorschriften, Regeln

Arbeitsmedizinische Regeln (AMR), GMB, Bundesanstalt für Arbeitsschutz und Arbeitsmedizin. www.baua.de

AMR 2.1 „Fristen für die Veranlassung/das Angebot von arbeitsmedizinischen Vorsorgeuntersuchungen"

Technische Regeln für optische Strahlung (TROS). www.baua.de:

TROS IOS: Inkohärente optische Strahlung

Verordnung zur arbeitsmedizinischen Vorsorge (ArbMedVV)

G 19 Dimethylformamid

Bearbeitung: Ausschuss Arbeitsmedizin der Gesetzlichen Unfallversicherung, Arbeitskreis 2.1 „Gefahrstoffe"
Fassung Oktober 2014

Vorbemerkungen

Dieser Grundsatz gibt Anhaltspunkte für gezielte arbeitsmedizinische Untersuchungen, um Erkrankungen, die durch Dimethylformamid (DMF) entstehen können, zu verhindern oder frühzeitig zu erkennen.
Hinweise für die Gefährdungsbeurteilung und die Auswahl des zu untersuchenden Personenkreises gibt die DGUV Information „Handlungsanleitung für arbeitsmedizinische Untersuchungen nach dem DGUV Grundsatz G 19" (DGUV Information 240-190, i. Vb.).

Ablaufplan

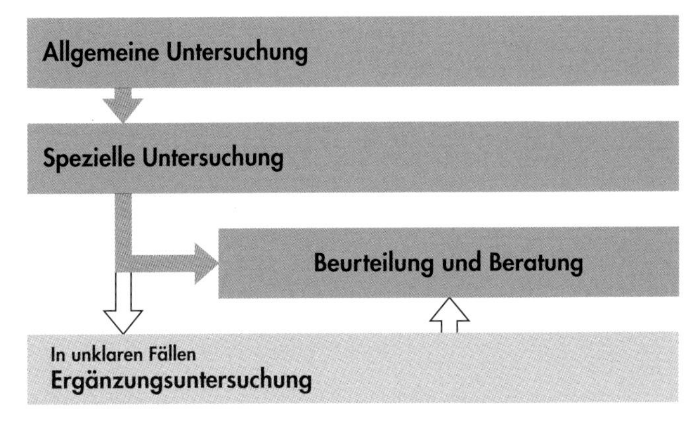

1 Untersuchungen

1.1 Untersuchungsarten, Fristen

Bei der Festlegung der Fristen zu den Untersuchungsintervallen sind je nach Rechtsgrundlage des Untersuchungsanlasses die für diesen Anlass gültigen staatlichen Vorschriften und Regeln zu beachten.
Wenn es für den konkreten Untersuchungsanlass keine staatlichen Vorgaben zu Fristen gibt, können ersatzweise die Empfehlungen in der nachfolgenden Tabelle zu Anwendung kommen.

Erstuntersuchung	Vor Aufnahme der Tätigkeit
Nachuntersuchungen	Erste: Nach 6–12 Monaten
	Weitere: Nach 12–24 Monaten
	Vorzeitig: • Nach schwerer oder längerer Erkrankung, die Anlass zu Bedenken gegen eine Fortsetzung der Tätigkeit geben könnte • Nach ärztlichem Ermessen in Einzelfällen • Bei Beschäftigten, die einen ursächlichen Zusammenhang zwischen ihrer Erkrankung und ihrer Tätigkeit am Arbeitsplatz vermuten.

1.2 Untersuchungsprogramm

1.2.1 Allgemeine Untersuchung

Erstuntersuchung

Feststellung der Vorgeschichte (allgemeine Anamnese, Arbeitsanamnese); siehe auch Basisuntersuchungsprogramm BAPRO.

Nachuntersuchung

Zwischenanamnese (einschließlich Arbeitsanamnese), siehe auch BAPRO
Besonders achten auf

- Kopfschmerz,
- Appetitlosigkeit, Übelkeit,
- Druckgefühl im Oberbauch, evtl. kolikartige Leibschmerzen,
- Verdauungsstörungen (Durchfall, Verstopfung),
- Übelkeit und Erbrechen,
- Gewichtsverlust,
- Alkoholunverträglichkeiten.

1.2.2 Spezielle Untersuchung

Erstuntersuchung **Nachuntersuchung**

- γ-GT, SGPT (ALAT), SGOT (ASAT)
- Biomonitoring (siehe 3.1.4) – entfällt bei Erstuntersuchungen.

1.2.3 Ergänzungsuntersuchung

Erstuntersuchung **Nachuntersuchung**

In unklaren Fällen weitere Leberdiagnostik, z. B. Oberbauch-Sonographie.

1.3 Voraussetzungen zur Durchführung

- Gebietsbezeichnung „Arbeitsmedizin" oder Zusatzbezeichnung „Betriebsmedizin"
- Laboruntersuchungen unter Beachtung der „Richtlinie der Bundesärztekammer zur Qualitätssicherung quantitativer labormedizinischer Untersuchungen".

2 Arbeitsmedizinische Beurteilung und Beratung

Eine arbeitsmedizinische Beurteilung und Beratung im Rahmen gezielter arbeitsmedizinischer Untersuchungen ist erst nach Kenntnis der Arbeitsplatzverhältnisse und der individuellen Belastung möglich. Grundlage dafür ist eine Gefährdungsbeurteilung, die auch dazu Stellung nimmt, welche technischen, organisatorischen und personenbezogenen Schutzmaßnahmen getroffen wurden bzw. zu treffen sind. Für Beschäftigte, die Tätigkeiten mit Gefahrstoffen ausüben, ist eine individuelle Aufklärung und Beratung angezeigt.

2.1 Kriterien

Eine Beurteilung sollte unter Berücksichtigung der individuellen Exposition erfolgen.

2.1.1 Dauernde gesundheitliche Bedenken

Erstuntersuchung	Nachuntersuchung

Personen mit
- chronischen Lebererkrankungen,
- Alkohol-, Rauschmittel-, Medikamentenabhängigkeit.

2.1.2 Befristete gesundheitliche Bedenken

Erstuntersuchung

Personen mit den unter 2.1.1 genannten Erkrankungen, soweit eine Wiederherstellung zu erwarten ist.

Nachuntersuchung

Siehe Erstuntersuchung.
Bei Beschäftigten, die nach einer Lebererkrankung wieder arbeitsfähig sind, kommt in Abhängigkeit von der Schwere der vorausgegangenen Leberfunktionsstörung eine mehrmonatige DMF-Karenz in Betracht. Nach Ablauf dieser Frist und vorangegangener ärztlicher Untersuchung ist eine Weiterbeschäftigung möglich. Gegebenenfalls sind Maßnahmen nach § 3 BKV in Erwägung zu ziehen.

2.1.3 Keine gesundheitlichen Bedenken unter bestimmten Voraussetzungen

Erstuntersuchung	Nachuntersuchung

Sind die in 2.1.1 genannten Erkrankungen oder Funktionsstörungen weniger ausgeprägt, so sollte der untersuchende Arzt prüfen, ob unter bestimmten Voraussetzungen die Aufnahme bzw. Fortsetzung der Tätigkeit möglich ist. Hierbei wird gedacht an

- technische Schutzmaßnahmen,
- organisatorische Schutzmaßnahmen, z. B. Begrenzung der Expositionszeit,
- Einsatz an Arbeitsplätzen mit nachgewiesener geringerer Exposition,
- persönliche Schutzausrüstung unter Beachtung des individuellen Gesundheitszustandes,
- verkürzte Nachuntersuchungsfristen.

2.1.4 Keine gesundheitlichen Bedenken

Erstuntersuchung	Nachuntersuchung

Alle anderen Personen, soweit keine Beschäftigungsbeschränkungen bestehen.

2.2 Beratung

Die Beratung sollte entsprechend der Arbeitsplatzsituation und den Untersuchungsergebnissen im Einzelfall erfolgen. Die Beschäftigten sind über die Ergebnisse der arbeitsmedizinischen Untersuchungen und des Biomonitoring zu informieren.
Auf allgemeine Hygienemaßnahmen und persönliche Schutzausrüstung ist hinzuweisen. Aufgrund der hautresorptiven Eigenschaften von Dimethylformamid kommt dabei dem Tragen von persönlicher Schutzausrüstung inklusive Handschuhen (geeignetes Material bei reinem DMF: Butylkautschuk), die im Hinblick auf die Tätigkeit und deren Dauer ausreichenden Schutz bietet, besondere Bedeutung zu. Stoffspezifische Hinweise zu Schutzmaßnahmen gibt das Gefahrstoffinformationssystem GESTIS unter der Rubrik „Umgang und Verwendung" (siehe 5).
Die Beschäftigten sollten auf Grund des synergistischen Effekts zwischen Dimethylformamid und konsumiertem Alkohol auf Alkoholunverträglichkeiten hingewiesen werden. Medikamente, die eine Aldehyddehydrogenase-Hemmung bewirken, können das Risiko einer Leberschädigung durch DMF erhöhen.
Bei der Beratung sollte das mögliche fortpflanzungsgefährdende Potenzial von Dimethylformamid berücksichtigt werden (Vermeidung der Exposition Schwangerer).
Wenn sich aus der arbeitsmedizinischen Untersuchung Hinweise ergeben, die eine Aktualisierung der Gefährdungsbeurteilung zur Verbesserung des Arbeitsschutzes notwendig machen, hat der untersuchende Arzt dies dem Arbeitgeber mitzuteilen. Dabei ist die Wahrung der schutzwürdigen Belange des Untersuchten zu beachten.

3 Ergänzende Hinweise

3.1 Exposition, Beanspruchung

3.1.1 Vorkommen, Gefahrenquellen

Stoffbezogene Hinweise zu Vorkommen und Gefahrenquellen enthält das Gefahrstoffinformationssystem GESTIS (siehe 5).
Insbesondere bei folgenden Betriebsarten, Arbeitsplätzen oder Tätigkeiten ist mit einer Exposition gegenüber Dimethylformamid zu rechnen:

- Kunstlederproduktion,
- Polyacrylnitrilfaser-Industrie,
- Feinchemie/Pharmazeutika/Kosmetik,
- Kunststoffbeschichtung (Polyurethan),
- Extraktion von Schwefel aus Gestein,
- Reinigen von Rohparaffin,
- Reinigungs- und Reparaturarbeiten,
- Abbruch-, Sanierungs- und Instandsetzungsarbeiten in Produktions- und Abfüllanlagen,
- Arbeiten in kontaminierten Bereichen.

Weitere Hinweise gibt die DGUV Information „Handlungsanleitung für arbeitsmedizinische Untersuchungen nach dem DGUV Grundsatz G 19" (DGUV Information 240-190, i. Vb.).
Es ist mit relevanter Hautresorption zu rechnen. Bei der Beurteilung der Exposition ist das Biomonitoring von maßgeblicher Bedeutung.

3.1.2 Physikalisch-chemische Eigenschaften

Dimethylformamid ist bei Raumtemperatur eine klare, entzündbare Flüssigkeit, die mit Wasser mischbar ist und einen schwachen Amingeruch aufweist. Die Dämpfe sind schwerer als Luft. Bei erhöhter Temperatur können sie mit Luft ein explosionsfähiges Gemisch bilden.

N,N-Dimethylformamid

Formel	C_3H_7NO
CAS-Nr.	68-12-2

Über das Gefahrstoffinformationssystem GESTIS sind die Einstufungen und Bewertungen sowie weitere stoffspezifische Informationen verfügbar (siehe 5).

3.1.3 Aufnahme

Die Aufnahme am Arbeitsplatz erfolgt leicht und schnell durch Resorption der Dämpfe über die Atemwege und die Haut. Bei direktem Kontakt mit flüssigem DMF wird die Haut schnell penetriert. 10-minütiges Eintauchen einer Hand in reines DMF entspricht der inhalativen Aufnahme von 30 mg/m^3 DMF als Dampf über 8 Stunden bei leichter Arbeit.

3.1.4 Biomonitoring

Hinweise zum Biomonitoring sind in Anhang 3, Leitfaden „Biomonitoring" enthalten. Aufgrund der sehr guten Hautresorbierbarkeit von DMF ist das Biomonitoring bei der Analyse und Kontrolle der Exposition von besonderer Bedeutung (siehe TRGS 401). Das aufgenommene DMF wird in der Leber rasch abgebaut und über den Urin ausgeschieden. Eine Reihe von Metaboliten findet sich im Urin, darunter N-Methylformamid (NMF) und die Merkaptursäure, N-acetyl-S-(N-methylcarbamoyl)cystein (AMCC), die als Biomarker verwendet werden können. Darüber hinaus ist die Abschätzung der DMF-Exposition durch die Bestimmung von Hämoglobin-Addukten im Blut möglich.
Bei der Verwendung von NMF als Biomarker ist zu beachten, dass dieser Metabolit schnell abgebaut wird (Halbwertszeit ca. 4 Stunden). Eine Kumulation im Organismus findet somit nicht statt.

Biologischer Wert (BW) zur Beurteilung

Arbeitsstoff (CAS-Nr.)	**Parameter**	**BGW[1]**	**Untersuchungs-material**	**Probennahme-zeitpunkt**
Dimethyl-formamid (68-12-2)	N-Methyl-formamid plus N-Hydroxy-methyl-N-methyl-formamid	35 mg/l	Urin	Expositions-ende bzw. Schichtende

Die jeweils aktuelle Fassung der TRGS 903 ist zu beachten.

[1] Biologischer Grenzwert (BGW) aus der TRGS 903.

Das Biomonitoring ist mit zuverlässigen Methoden durchzuführen, um den Anforderungen der Qualitätssicherung zu genügen (Anhang 3, Leitfaden „Biomonitoring"). Weitere Hinweise können den arbeitsmedizinisch-toxikologischen Begründungen für Biologische Arbeitsstofftoleranz-Werte (BAT-Werte), Expositionsäquivalente für krebserzeugende Arbeitsstoffe (EKA) und Biologische Leitwerte (BLW) der Senatskommission zur Prüfung gesundheitsschädlicher Arbeitsstoffe der Deutschen Forschungsgemeinschaft (DFG), den entsprechenden Bekanntmachungen des Ausschusses für Gefahrstoffe (AGS) sowie den Leitlinien der Deutschen Gesellschaft für Arbeitsmedizin und Umweltmedizin e. V. (DGAUM) entnommen werden.

3.2 Funktionsstörungen, Krankheitsbild

3.2.1 Wirkungsweise

Das kritische Zielorgan einer Exposition gegenüber Dimethylformamid ist die Leber. DMF wird nach der Aufnahme im Organismus rasch verteilt. In der Leber wird es durch mikrosomale Enzymsysteme oxidiert. Dort kann es zu Leberzellschäden kommen, die sich histologisch in meist kleintropfigen Fetteinlagerungen und Parenchymveränderungen manifestieren. Klinische Symptome sind oft ein leichtes, uncharakteristisches, rechtsseitiges Druck- oder Völlegefühl, Übelkeit und Erbrechen. Für die lebertoxische Wirkung werden Metaboliten des DMF, u. a. Methylisocyanat verantwortlich gemacht.
Der DMF-Metabolismus zeigt Wechselwirkungen mit dem Abbau von Ethanol im Körper und eine hemmende Wirkung auf die Aldehyddehydrogenase. Bei gleichzeitigem Alkoholkonsum kann es bei Einhaltung des AGW zu Unverträglichkeitsreaktionen in Form von Gesichtsrötung, Schwindelgefühl, Übelkeit und Engegefühl in der Brust kommen (Flush-Syndrom). Derartige Alkoholintoleranzen sind ein deutliches Indiz für eine DMF-Exposition und können bis zu 4 Tagen nach Exposition beobachtet werden.

3.2.2 Gesundheitsschädigung

Das Einatmen von DMF-Dämpfen kann die Schleimhäute der oberen Atemwege reizen. Bei direktem Kontakt der Haut mit der Flüssigkeit können lokale Reizungen mit Juckreiz und Schuppung auftreten. Die Einwirkung von DMF auf die Augen kann Rötung, Brennen, Tränenfluss oder krampfhaften Lidschluss hervorrufen.
DMF ist vor allem in hohen Dosisbereichen lebertoxisch und führt zu Funktionsveränderungen (erhöhte Leberenzymwerte) und Schädigungen der Leber. Weitere gastrointestinale Beschwerden (Abdominalschmerz, Appetitlosigkeit, Übelkeit, Erbrechen, Verstopfung oder Durchfall), Pankreatitis sowie ZNS- und Kreislaufstörungen können auftreten.

Bestehende Vorschäden der Leber, Alkohol sowie die Einnahme von Medikamenten, die die Aldehyddehydrogenase hemmen, erhöhen das Risiko einer Leberschädigung durch DMF. Die Prognose der Leberzellschädigung ist nach Expositionskarenz in der Regel günstig.
DMF ist als fruchtschädigend für den Menschen eingestuft.

4 Berufskrankheit

Nr. 1316 der Anlage zur Berufskrankheitenverordnung (BKV) „Erkrankungen der Leber durch Dimethylformamid".

5 Literatur

Deutsche Forschungsgemeinschaft. Senatskommission zur Prüfung gesundheitsschädlicher Arbeitsstoffe:
MAK- und BAT-Werte-Liste. Maximale Arbeitsplatzkonzentration und Biologische Arbeitsstofftoleranzwerte;
http://onlinelibrary.wiley.com/book/10.1002/9783527666027
Gesundheitsschädliche Arbeitsstoffe – Toxikologisch-arbeitsmedizinische Begründung von MAK-Werten und Einstufungen;
http://onlinelibrary.wiley.com/book/10.1002/3527600418/topics
Biologische Arbeitsstoff-Toleranz-Werte (BAT-Werte), Expositionsäquivalente für krebserzeugende Arbeitsstoffe (EKA), Biologische Leitwerte (BLW) und Biologische Arbeitsstoff-Referenzwerte (BAR): Arbeitsmedizinisch-toxikologische Begründungen.
alle Wiley-VCH, Weinheim

Gefahrstoffinformationssystem der Deutschen Gesetzlichen Unfallversicherung (GESTIS-Stoffdatenbank). www.dguv.de, Webcode d11892

Handlungsanleitung für arbeitsmedizinische Untersuchungen nach dem DGUV Grundsatz G 19 „Dimethylformamid" (DGUV Information 240-190, i. Vb.). DGUV-Publikationsdatenbank, www.dguv.de/publikationen

Liste der krebserzeugenden, erbgutverändernden oder fortpflanzungsgefährdenden Stoffe (KMR-Liste). www.dguv.de, Webcode d4754

Richtlinie der Bundesärztekammer zur Qualitätssicherung quantitativer labormedizinischer Untersuchungen. www.bundesaerztekammer.de

6 Vorschriften, Regeln

Arbeitsmedizinische Regeln (AMR), GMB, Bundesanstalt für Arbeitsschutz und Arbeitsmedizin. www.baua.de
AMR 2.1: „Fristen für die Veranlassung/das Angebot von arbeitsmedizinischen Vorsorgeuntersuchungen"
AMR 6.2: „Biomonitoring"
Biomonitoring Auskunftsystem der Bundesanstalt für Arbeitsschutz und Arbeitsmedizin. http://www.baua.de/de/Themen-von-A-Z/Gefahrstoffe/Biomonitoring/Auskunftsystem.html
CLP-Verordnung (EG) Nr. 1272/2008 und ihre Anpassungen. www.reach-clp-helpdesk.de/de/CLP/CLP.html
Gefahrstoffverordnung (GefStoffV)
Technische Regeln für Gefahrstoffe (TRGS). www.baua.de:
TRGS 400: Gefährdungsbeurteilung für Tätigkeiten mit Gefahrstoffen
TRGS 401: Gefährdung durch Hautkontakt – Ermittlung, Beurteilung, Maßnahmen
TRGS 402: Ermitteln und Beurteilen der Gefährdungen bei Tätigkeiten mit Gefahrstoffen: Inhalative Exposition
TRGS 420: Verfahrens- und stoffspezifische Kriterien (VSK) für die Ermittlung und Beurteilung der inhalativen Exposition
TRGS 500: Schutzmaßnahmen: Mindeststandards
TRGS 555: Betriebsanweisung und Information der Beschäftigten
TRGS 903: Biologische Grenzwerte
GESTIS Wissenschaftliche Begründungen zu Arbeitsplatzgrenzwerten
Verordnung zur arbeitsmedizinischen Vorsorge (ArbMedVV)

G 20 Lärm

Bearbeitung: Ausschuss Arbeitsmedizin der Gesetzlichen Unfallversicherung, Arbeitskreis 1.6 „Lärm"
Fassung Oktober 2014

Vorbemerkungen

Dieser Grundsatz gibt Anhaltspunkte für gezielte arbeitsmedizinische Untersuchungen, um eine Schädigung des Gehörs durch Lärm frühzeitig zu erkennen und eine ausreichende Funktionsfähigkeit des Sinnesorgans Ohr zu erhalten. Er findet keine Anwendung bei Beschäftigten ohne nutzbare Hörreste.
Eine Beschäftigung in Lärmbereichen ist nach Auffassung des Arbeitskreises „Lärm" für Personen mit HNO-ärztlich festgestellter beidseitiger Taubheit ohne nutzbare Hörreste möglich, sofern durch die fehlende Hörfähigkeit kein erhöhtes Unfallrisiko gegeben ist; siehe „Leitfaden für Betriebsärzte zur Beschäftigung von Schwerhörigen und Gehörlosen in Lärmbereichen" (DGUV). Hinweise für die Gefährdungsbeurteilung und die Auswahl des zu untersuchenden Personenkreises gibt die DGUV Information „Handlungsanleitung für arbeitsmedizinische Untersuchungen nach dem DGUV Grundsatz 20" (DGUV Information 240-200, i. Vb.).

Ablaufplan

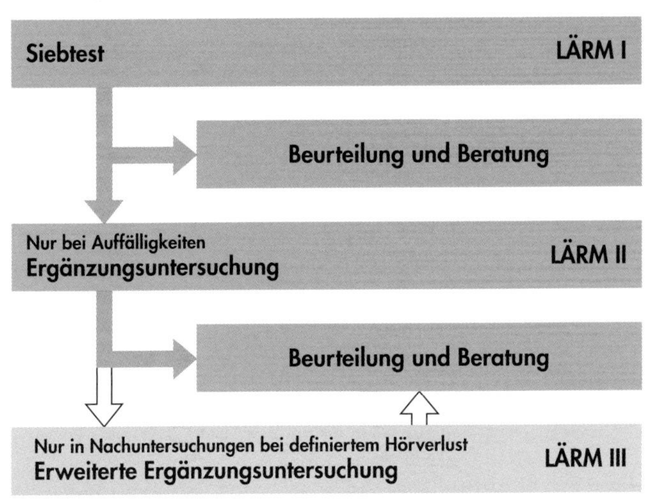

1 Untersuchungen

1.1 Untersuchungsarten, Fristen

Bei der Festlegung der Fristen zu den Untersuchungsintervallen sind je nach Rechtslage des Untersuchungsanlasses die für diesen Anlass gültigen staatlichen Vorschriften und Regeln zu beachten.
Wenn es für den konkreten Untersuchungsanlass keine staatlichen Vorgaben zu Fristen gibt, können ersatzweise die Empfehlungen der nachfolgenden Tabelle zur Anwendung kommen.

Erstuntersuchung	Vor Aufnahme der Tätigkeit
Nachuntersuchungen	Erste: nach 12 Monaten
	Weitere: • nach 36 Monaten • nach 60 Monaten bei Tages-Lärmexpositionspegeln $L_{EX, 8h}$ < 90 dB(A) oder Spitzenschalldruckpegeln $L_{pC, peak}$ < 137 dB(C) • bei Beendigung der Tätigkeit[1]
	Vorzeitig: • nach ärztlichem Ermessen in Einzelfällen • Bei Beschäftigten, die einen ursächlichen Zusammenhang zwischen ihrer Erkrankung und ihrer Tätigkeit am Arbeitsplatz vermuten • wenn in Folge einer Erkrankung oder eines Unfalls Hörstörungen auftreten (wie z. B. nach Schädel-Hirn-Trauma) und/oder bei Ohrgeräuschen

[1] Eine Nachuntersuchung bei Beendigung der Tätigkeit ist zu veranlassen, wenn während der Tätigkeit Pflichtuntersuchungen erforderlich waren bzw. Untersuchungen angeboten werden mussten.

1.2 Untersuchungsprogramm

1.2.1 Siebtest

Erstuntersuchung	Nachuntersuchung

Siehe Untersuchungsbogen „Lärm I" und Ablauf- und Beurteilungsschema im Anhang:
- Kurzanamnese
- Besichtigung des Außenohres
- Tonaudiometrie in Luftleitung (Testfrequenzen 1–6 kHz)
- Beratung zum Gehörschutz (siehe 2.2).

1.2.2 Ergänzungsuntersuchung

Erstuntersuchung	Nachuntersuchung

Siehe Untersuchungsbogen „Lärm II" und Ablauf- und Beurteilungsschema im Anhang:
- ärztliche Anamnese
- otoskopische Untersuchung
- WEBER-Test
- Hörtest in Luftleitung (Testfrequenzen 0,5–8 kHz) und Knochenleitung (Testfrequenzen 0,5–4 kHz oder 6 kHz, je nach Gerätetyp)
- individuelle Beratung zum Gehörschutz (siehe 2.2).

Die Ergänzungsuntersuchung ist erforderlich, wenn
- im Siebtest der Erstuntersuchung
    - auf mindestens einem Ohr bei mehr als einer der Testfrequenzen (1–6 kHz) ein Luftleitungshörverlust vorliegt, der größer als der entsprechende Hörverlustgrenzwert nach Tabelle 1 ist

Tabelle 1: Hörverlustgrenzwerte für Erstuntersuchungen. Die Werte gelten für Luftleitung: bei Schallleitungsstörung (gemäß 3.4.5) gilt die Tabelle für Knochenleitung.

Lebensalter L in Jahren	**Frequenz in kHz**				
	1	2	3	4	6
	Hörverluste in dB				
$L \leq 30$	15	15	20	25	25
$30 < L \leq 35$	15	20	25	25	30
$35 < L \leq 40$	15	20	25	30	35
$40 < L \leq 45$	20	25	30	40	40
$L > 45$	20	25	35	45	50

- im Siebtest der Nachuntersuchung
  - gegenüber der letzten Hörprüfung auf mindestens einem Ohr eine Luftleitungsverschlechterung innerhalb eines Zeitraums von höchstens 3 Jahren um mehr als 30 dB als Summe der Hörverluste bei 2, 3 und 4 kHz festgestellt wurde
  - oder der Luftleitungshörverlust bei 2 kHz auf mindestens einem Ohr 40 dB erreicht oder überschreitet
  - oder die Summe der Luftleitungshörverluste bei 2, 3 und 4 kHz auf mindestens einem Ohr den entsprechenden Grenzwert nach Tabelle 2 überschreitet

Tabelle 2: Hörverlustgrenzwerte für Nachuntersuchungen. Die Werte gelten für Luftleitung: bei Schallleitungsstörung (gemäß 3.4.5) gilt die Tabelle für die Knochenleitung.

Lebensalter L in Jahren	**Summe der Hörverluste bei 2, 3 und 4 kHz in dB**
$L \leq 20$	65
$20 < L \leq 25$	75
$25 < L \leq 30$	85
$30 < L \leq 35$	95
$35 < L \leq 40$	105
$40 < L \leq 45$	115
$45 < L \leq 50$	130
$L > 50$	140

- in der Erstuntersuchung oder erstmals in der Nachuntersuchung Anhaltspunkte vorliegen für
  - Operationen am Mittel- und/oder Innenohr,
  - Hörsturz in der Vorgeschichte,
  - Hörstörungen oder Ohrgeräusche in Verbindung mit Schwindelanfällen,
  - Entzündungen im Gehörgang oder an der Ohrmuschel.

1.2.3 Erweiterte Ergänzungsuntersuchung

Nachuntersuchung

Siehe Untersuchungsbogen „Lärm III" und Ablauf- und Beurteilungsschema im Anhang:

- otoskopische Untersuchung
- Tonaudiometrie in Luft- und Knochenleitung
- Sprachaudiogramm für beide Ohren (Hörverlust für Zahlen, Einsilbenverständlichkeit mind. bei den Sprachschallpegeln 50, 65, 80 und 95 dB, Testmaterial nach DIN 45 621 und DIN 45 626)

Nur bei begründeter Indikation:
- Tympanometrie (Druck im Gehörgang –300 bis +300 daPa)
- Bestimmung der Stapediusreflexschwelle (vorzugsweise kontralateral, mindestens 4 Frequenzen im Bereich 0,5–4 kHz)

Die erweiterte Ergänzungsuntersuchung ist erforderlich, wenn der im Rahmen der Nachuntersuchung nach Lärm II festgestellte Hörverlust auf beiden Ohren bei 2 kHz 40 dB erreicht oder überschreitet (siehe Abschnitt 3.4.5).

Hinweis: Der beauftragte Arzt kann die erweiterte Ergänzungsuntersuchung ganz oder teilweise als Fremdleistung bei einem HNO-Arzt in Auftrag geben.
Von der erneuten Durchführung einer erweiterten Ergänzungsuntersuchung Lärm III kann abgesehen werden, wenn die Hörverluste gegenüber der letzten Nachuntersuchung nicht weiter zugenommen haben.

1.2.3.1 Impedanzmessungen am Trommelfell

Bei folgenden begründeten Indikationen wie
- allgemein unklarer audiometrischer Befund,
- objektiver Ausschluss einer Schallleitungsstörung,
- Differenzierung zwischen Hörsinneszellen- und Hörnervenschaden

kann der beauftragte Arzt zusätzlich Impedanzmessungen am Trommelfell veranlassen, sofern HNO-ärztlich dagegen keine Bedenken bestehen.

1.3 Voraussetzungen zur Durchführung

- Gebietsbezeichnung „Arbeitsmedizin" oder Zusatzbezeichnung „Betriebsmedizin"
- Besondere Fachkenntnisse in der Durchführung und Beurteilung von audiometrischen Untersuchungen
- Fortbildungsanforderungen: Teilnahme des Arztes und Assistenzpersonals an einem Seminar G 20 empfohlen
- Spezielle Ausrüstung (siehe 3.4.1 und 3.4.2).

2 Arbeitsmedizinische Beurteilung und Beratung

Eine arbeitsmedizinische Beurteilung und Beratung im Rahmen gezielter arbeitsmedizinischer Untersuchungen ist erst nach Kenntnis der Arbeitsplatzverhältnisse und der individuellen Belastung möglich. Grundlage dafür ist eine Gefährdungsbeurteilung, die auch dazu Stellung nimmt, welche technischen, organisatorischen und personenbezogenen Schutzmaßnahmen getroffen wurden bzw. zu treffen sind.

2.1 Kriterien

2.1.1 Dauernde gesundheitliche Bedenken

Erstuntersuchung **Nachuntersuchung**

Beschäftigte, bei denen das Ergebnis der Untersuchung nach allgemeinen arbeitsmedizinischen und otologischen Erfahrungen den begründeten Verdacht auf ein individuell erhöhtes Risiko einer Gehörschädigung durch Lärm ergibt.
Dazu geben folgende Befunde und anamnestische Daten Anlass:

Erstuntersuchung

Hörverlust auf mindestens einem Ohr bei mehr als einer der Testfrequenzen (1–6 kHz) größer als der entsprechende Hörverlustgrenzwert nach Tabelle 1.

Erstuntersuchung **Nachuntersuchung**

- vestibuläre Schwindelerkrankung – Morbus Menière – auch ohne Überschreitung der Hörverlustgrenzwerte nach Tabelle 1 bzw. Tabelle 2
- Vorerkrankung des Innenohres, wie z. B. Hörsturz, auch ohne Überschreitung der Hörverlustgrenzwerte nach Tabelle 1 bzw. Tabelle 2
- Innenohr-/Hörnervenschwerhörigkeit als Folge von Schädeltraumen (Hörverlustgrenzwerte nach Tabelle 1 überschritten und/oder sekundäre Zunahme der Schwerhörigkeit nach dem Unfallereignis)
- Zustand nach Otosklerose-Operation auch ohne Überschreitung der Hörverlustgrenzwerte nach Tabelle 1 bzw. Tabelle 2
- therapieresistentes Ekzem des äußeren Gehörganges, therapeutisch nicht beeinflussbare Sekretion aus dem Mittelohr, entzündliche Hautreaktionen an der Ohrmuschel oder ihrer Umgebung, die die Benutzung von Gehörschützern nicht möglich machen.

Nachuntersuchung

Dauernde gesundheitliche Bedenken sind auszusprechen, wenn trotz Ausschlusses einer Mittelohrkomponente

- auf beiden Ohren bei 2 kHz der Hörverlust 40 dB gemäß Abschnitt 3.4.5 erreicht oder überschreitet und
- zusätzlich die Verständlichkeitskurve für Einsilber vollständig im schraffierten Bereich liegt (siehe Untersuchungsbogen „Lärm III" in Anhang 5).

2.1.2 Befristete gesundheitliche Bedenken

Erstuntersuchung | **Nachuntersuchung**

Beschäftigte mit vorübergehender Behinderung, die das Benutzen von Gehörschützern nicht möglich macht, z. B. bei akuter Entzündung des Gehörganges oder der Ohrmuschel.

2.1.3 Keine gesundheitlichen Bedenken unter bestimmten Voraussetzungen

Erstuntersuchung | **Nachuntersuchung**

Beschäftigte gemäß 2.1.1, für die bei Einhaltung besonderer Auflagen eine Zunahme des Hörverlusts ab 1 kHz nicht zu erwarten ist. Dies gilt insbesondere für Beschäftigte über 55 Jahre.

Nachuntersuchung

Beschäftigte, für die nach einer Ergänzungsuntersuchung Lärm II oder Lärm III gilt:

- die Hörverlustsumme gem. Abschnitt 3.4.5 in den Frequenzen 2, 3 und 4 kHz überschreitet auf mindestens einem Ohr die Grenzwerte der Tabelle 2 oder
- hat sich auf mindestens einem Ohr innerhalb eines Zeitraumes von höchstens drei Jahren um mehr als 30 dB erhöht.

Auflagen:

- verkürzte Untersuchungsfrist für die folgende Nachuntersuchung (vorzugsweise 12 oder 24 Monate),
- Bereitstellung und Verwendung speziell ausgewählter Gehörschützer (siehe 2.2),
- besondere Kontrolle der Benutzung am Arbeitsplatz,
- ggf. Maßnahmen zur Verringerung des Tages-Lärmexpositionspegels in Abstimmung mit dem Betrieb.

2.1.4 Keine gesundheitlichen Bedenken

Erstuntersuchung | **Nachuntersuchung**

Alle anderen Beschäftigten, soweit keine Beschäftigungsbeschränkungen bestehen.

2.2 Beratung

Die Beratung des Beschäftigten sollte entsprechend der Arbeitsplatzsituation und den Untersuchungsergebnissen im Einzelfall erfolgen. Die Beschäftigten sind über die Ergebnisse der arbeitsmedizinischen Untersuchungen zu informieren.
Informationen zur Beratung über den Gehörschutz enthalten die Schriften: DGUV Regel 112-194, „Benutzung von Gehörschutz", DGUV Information 212-823 „Ärztliche Beratung zum Gehörschutz", DGUV Information 212-673 „Empfehlungen zur Benut-

zung von Gehörschützern durch Fahrzeugführer bei der Teilnahme am öffentlichen Straßenverkehr", DGUV Information 212-686 „Gehörschützer-Kurzinformation für Personen mit Hörverlust", DGUV Information 212-024 „Gehörschutz"und die VBG-Fachinformation „Lärmschutzmaßnahmen für Triebfahrzeugführer und Lokrangierführer".
Der Beschäftigte sollte seinen Gehörschützer zur Untersuchung mitzubringen.
Ergeben sich anhand der Untersuchungen Schlussfolgerungen auf Schwerpunkte von Gesundheitsgefährdungen, ist der Arbeitgeber darauf hinzuweisen und zu beraten.
Die Beratung kann z. B. auch folgende Aspekte beinhalten:

- Beeinträchtigung der Kommunikation durch Hörverluste,
- erhöhte lärmbedingte Unfallgefahren,
- Beitrag des Beschäftigten zur Lärmminderung,
- Gehörerholung außerhalb der Arbeitszeit,
- Ursachen, Auswirkungen und Behandlung von Tinnitus,
- Benutzung von Hörgeräten am Lärmarbeitsplatz und im Freizeitbereich,
- verschiedene Typen von Gehörschutz (einschließlich Gehörschutz mit elektronischer Zusatzfunktion),
- verringerte Schalldämmung in der Praxis,
- individuelle Schalldämmung des verwendeten Gehörschutzes,
- Beurteilung der Eignung des verwendeten Gehörschutzes,
- qualifizierte Benutzung und Unterweisung,
- passende Schalldämmung (Über- bzw. Unterprotektion),
- Hörbarkeit von Warnsignalen,
- Einfluss der Tragedauer auf die effektive Schalldämmung,
- Berücksichtigung der Arbeitsumgebung,
- Kombination mit Brillen oder anderen persönlichen Schutzausrüstungen.

Die Beratung des Arbeitgebers erfolgt unter Einhaltung der ärztlichen Schweigepflicht. Wichtige Inhalte können z. B. sein:

- Verringerung der Lärmexposition der Beschäftigten durch technische, organisatorische und personenbezogene Maßnahmen,
- Inhalte der allgemeinen arbeitsmedizinischen Beratung der Beschäftigten zu Gesundheitsstörungen durch Lärm,
- Auswahl lärmarmer Arbeitsmittel und -verfahren,
- Auswahl geeigneter persönlicher Gehörschutzmittel,
- Motivation der Beschäftigten zur Lärmminderung und zur Benutzung von persönlichem Gehörschutz bei ihrer Tätigkeit durch Unterweisung und Unterrichtung.

Wenn sich aus der arbeitsmedizinischen Untersuchung Hinweise ergeben, die eine Aktualisierung der Gefährdungsbeurteilung zur Verbesserung des Arbeitsschutzes notwendig machen, hat der untersuchende Arzt dies dem Arbeitgeber mitzuteilen. Dabei ist die Wahrung der schutzwürdigen Belange des Untersuchten zu beachten.

3 Ergänzende Hinweise

3.1 Exposition, Belastung

3.1.1 Vorkommen, Gefahrenquellen

Werden Beschäftigte in Lärmbereichen tätig, ist grundsätzlich die Gefahr einer Gehörschädigung gegeben. Lärmbereiche sind Arbeitsbereiche, in denen der Tages-Lärmexpositionspegel $L_{EX,8h}$ = 85 dB(A) oder der Höchstwert des momentanen Schalldruckpegels den Spitzenschalldruckpegel von $L_{pC,peak}$ = 137 dB(C) erreicht oder überschreitet.
Lärmarbeiten kommen in den meisten Gewerbezweigen vor, besonders häufig im Bergbau, der Eisen- und Metallindustrie, der Steine-Erden-Industrie, Holzbearbeitung, Textil- und Lederindustrie, Bauwirtschaft sowie Druck- und Papierindustrie.
Arbeitsbereiche müssen nach der Lärm- und Vibrations-Arbeitsschutzverordnung gekennzeichnet sein, wenn der obere Auslösewert des Tages-Lärmexpositionspegels von $L_{EX,8h}$ = 85 dB(A) oder des Spitzenschalldruckpegels von $L_{pC,peak}$ = 137 dB(C) erreicht oder überschritten wird.
Weitere Informationen gibt die DGUV Information „Handlungsanleitung für arbeitsmedizinische Untersuchungen nach dem DGUV Grundsatz G 20" (DGUV Information 240-200. i. Vb.).

3.1.2 Gehörgefährdung durch Lärmbelastung – Tages-Lärmexpositionspegel und Expositionsjahre

Der Lärmexpositionspegel und die Dauer der Lärmbelastung sind die entscheidenden äußeren Einflussgrößen für die Gehörgefährdung.
Die Gefahr des Entstehens von Gehörschäden besteht bei Lärmbelastungen mit Lärmexpositionspegeln ab 85 dB(A). Während bei Lärmexpositionspegeln von 85 bis 89 dB(A) Gehörschäden nur bei lang dauernder Lärmbelastung auftreten können, nimmt bei Lärmexpositionspegeln von 90 dB(A) und mehr die Schädigungsgefahr deutlich zu. Bei Lärmbelastung mit Lärmexpositionspegeln von weniger als 85 dB(A) sind lärmbedingte Gehörschäden nicht wahrscheinlich.
Für die Prävention wird angenommen, die Lärmexposition würde mit dem ermittelten $L_{EX,8h}$ konstant über ein ganzes Berufsleben andauern. Die Lärmexposition heutzutage aber variiert meist zeitlich und in der Pegelhöhe im Laufe eines Berufslebens. Daher kann für die Beurteilung der Lärmexposition eines ganzen Arbeitslebens die „Effektive Lärmdosis (ELD)" nach Liedtke berechnet werden. Die ELD gibt für ein konstantes $L_{EX,8h}$ = 90 dB die Expositionsdauer in Jahren an (sogenannte „Lärmjahre"), die hinsichtlich der lärmbedingten, permanenten Hörschwellenverschiebung (NIPTS: Noise induced permanent threshold shift) äquivalent ist zu einer vorliegenden, über die gesamte berufliche Tätigkeit variierenden Lärmexposition.
Davon ausgehend, dass Gehörschäden bei Lärmexpositionspegeln von weniger 85 dB nicht entstehen können, ist bei ohrgesunden Personen nicht anzunehmen, dass

sich ein lärmbedingter Gehörschaden entwickelt, wenn die Dauer der Lärmbelastung bei einem Lärmexpositionspegel von 90 dB(A) 3 Jahre, von 87 dB(A) 7 Jahre und von 85 dB(A) 40 Jahre nicht überschreitet. Tritt jedoch ein Gehörschaden auf, obwohl die Lärmbelastung kurzer und/oder geringer war als vorstehend beschrieben, sollte der beauftragte Arzt die Anamnese mit dem Ziel erheben, die Gründe für die Gehörschädigung aufzudecken.

3.2 Funktionsstörungen, Krankheitsbild

3.2.1 Lärmbedingte Hörminderung

Lärmbedingte Hörminderungen sind tonaudiometrisch nachweisbare Hörverluste, die sich vorzugsweise bei Frequenzen oberhalb von 1 kHz ausbilden. Charakteristisch ist eine tonaudiometrische Senke zwischen 3 und 6 kHz. Später greift der Hörverlust auch auf höhere Frequenzen und schließlich auch auf den mittleren Frequenzbereich über. Lärmbedingte Hörminderungen sind Funktionsstörungen des Innenohres.
Gleichzeitige Belastungen durch Lärm, arbeitsbedingte ototoxische Substanzen oder Vibrationen können sich auf lärmbedingte Hörstörungen negativ auswirken (vgl. Positionspapier der DGUV zu ototoxischen Arbeitsstoffen, Februar 2011).

3.2.2 Vorübergehende Hörminderung

Vorübergehende Hörminderung („temporary threshold shift", TTS) ist eine Verschiebung der Hörschwelle, die sich nach Ende der täglichen Lärmbelastung wieder zurückbildet.

3.2.3 Bleibende Hörminderung

Eine bleibende Hörminderung („permanent threshold shift", PTS) ist eine Verschiebung der Hörschwelle, die sich nicht wieder zurückbildet.

3.2.4 Gehörerholung

Gehörerholung ist eine Rückbildung der Hörminderung. Das Ausmaß der Gehörerholung ist umso größer, je niedriger der Geräuschpegel innerhalb der Erholungszeit ist und je länger die Erholungszeit andauert. Im Allgemeinen setzt eine hinreichende Gehörerholung voraus, dass der Schalldruckpegel als Mittelungspegel während der Erholungszeit 70 dB nicht überschreitet und die Erholungszeit mindestens 10 Stunden beträgt. Wesentlich höhere Schalldruckpegel behindern die Gehörerholung und können insofern zum Entstehen einer bleibenden Hörminderung oder eines Gehörschadens beitragen.

3.3 Lärmbedingte Gehörschäden

Lärmbedingte Gehörschäden sind durch Lärmeinwirkung entstandene ton-audiometrisch nachweisbare Hörverluste, die sich im Hochtonbereich, typisch ist die C5-Senke, ausbilden.

3.3.1 Akute Gehörschäden

Akute Gehörschäden werden durch hohe AI-bewertete Schalldruckpegel oberhalb von L_{AI} = 120 dB nach Geräuscheinwirkungen über Minuten oder durch Einzelschallereignisse mit extrem hohen Schalldruckpegeln von mehr als $L_{AI,max}$ =135 dB (z. B. Knalle, Explosionen) hervorgerufen.

Anmerkung: Für Einzelschallereignisse mit einem $L_{AI,max}$ = 135 dB ergeben sich Werte im Bereich von L_{Cpeak} =150 bis 165 dB.

3.3.2 Chronische Gehörschäden

Chronische Gehörschäden können bei langfristiger Lärmeinwirkung eintreten.

3.4 Methodik (Messung, Untersuchung)

3.4.1 Audiometer

- Tonaudiometer nach DIN EN 60645-1
- Sprachaudiometer nach DIN EN 60645-2 mit Testmaterial nach DIN 45621 auf Tonträgern nach DIN 45626

3.4.2 Untersuchungsraum

Der Störschallpegel im Untersuchungsraum muss so niedrig liegen, dass alle Prüftöne noch an der Normal-Hörschwelle (Hörverlust = 0 dB) gehört werden können. Um die Eignung eines Raumes prüfen zu können, nimmt man zweckmäßig das Audiogramm einer jungen Versuchsperson auf, die keinen Hörverlust besitzt. Dieses Audiogramm darf sich von dem ohne Störgeräusch aufgenommenen (z. B. bei Betriebsruhe) nicht wesentlich unterscheiden.
Die Anforderungen können ggf. durch schalldämmende Kabinen oder bei der Luftleitungsaudiometrie durch schalldämmende Audiometerhörer (nach Art der Kapselgehörschützer) erfüllt werden.

3.4.3 Zeitpunkt der Untersuchung

Vor der Untersuchung sollte das Gehör des Beschäftigten mindestens 14 Stunden lang nicht unter Schalleinwirkung mit einem Mittelungspegel $L_{Aeq} \geq 80$ dB gestanden haben. Dies kann in der Regel durch Benutzung ausreichenden Gehörschutzes während der vorherigen Arbeitszeit mit Lärmexposition gewährleistet werden.
Eine audiometrische Untersuchung sollte nicht durchgeführt werden, wenn der Beschäftigte vor der Untersuchung unter Lärmeinwirkung $L_{Aeq} \geq 85$ dB(A) gestanden hat und die nachfolgende Gehörerholungszeit (Lärmpause $L_{Aeq} < 75$ dB(A)) 30 min unterschreitet.

3.4.4 Fehlerhafte Audiometriebefunde

Erhöhte Zahlen falsch positiver Befunde bei Untersuchungen nach diesem Grundsatz werden insbesondere dann auftreten, wenn zu schnell audiometriert wird. Die Normen DIN ISO 6189 (für den Siebtest) und DIN ISO 8253 (für die Ergänzungsuntersuchung) sollen beachtet werden (siehe 5). Darüber hinaus führt auch die Nichtbeachtung der Abschnitte 3.4.1 bis 3.4.3 zu Fehlmessungen.

3.4.5 Schallleitungsstörungen

Eine Schallleitungsstörung stellt sich im Tonaudiogramm durch eine Differenz des Luft-/Knochenleitungshörverlustes von mindestens 15 dB bei mindestens zwei Frequenzen dar. Liegt keine Schallleitungsstörung vor, sollte der Knochenleitungshörverlust anhand der Luftleitungshörschwelle beurteilt werden.

4. Berufskrankheit

Nr. 2301 der Anlage 1 zur Berufskrankheitenverordnung (BKV) „Lärmschwerhörigkeit".

Ergänzungsuntersuchung LÄRM II:
Ablauf und Beurteilungsschema für die Erstuntersuchung

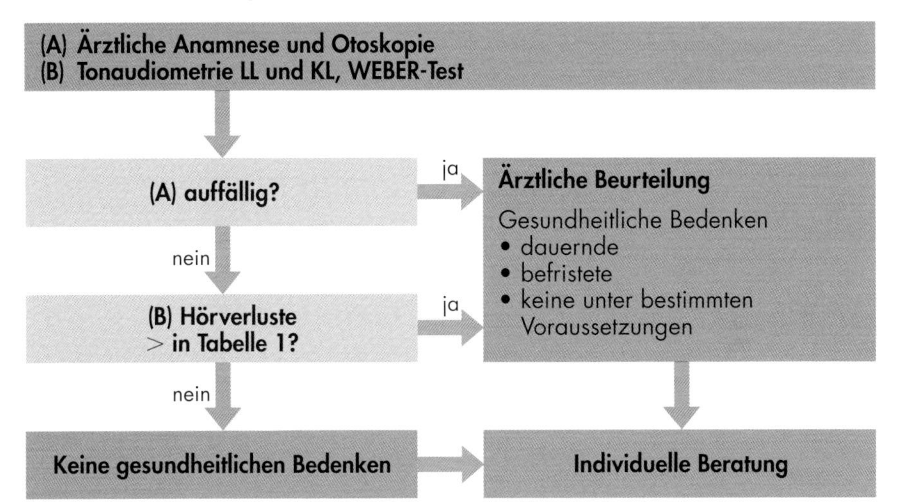

Ergänzungsuntersuchung LÄRM II:
Ablauf und Beurteilungsschema für die Nachuntersuchung

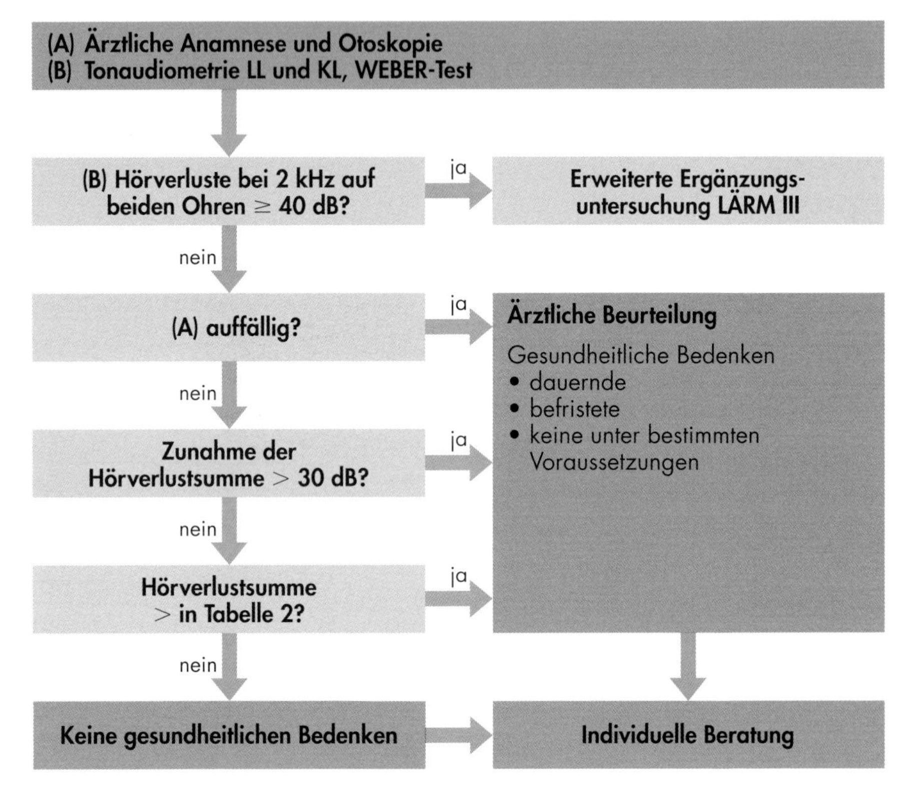

Erweiterte Ergänzungsuntersuchung LÄRM III:
Ablauf und Beurteilungsschema

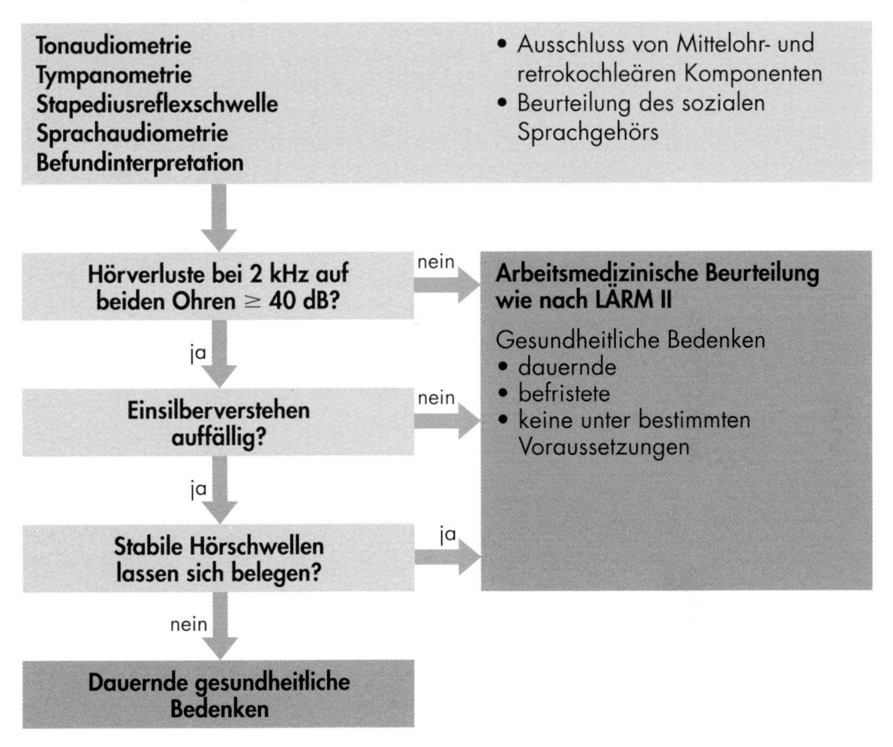

G 21 Kältearbeiten

Bearbeitung: Ausschuss Arbeitsmedizin der Gesetzlichen Unfallversicherung, Arbeitskreis 1.10 „Kälte"
Fassung Oktober 2014

Vorbemerkungen

Dieser Grundsatz gibt Anhaltspunkte für gezielte arbeitsmedizinische Untersuchungen, um Erkrankungen, die bei Tätigkeiten mit extremer Kältebelastung (–25 °C oder kälter) entstehen können, zu verhindern oder frühzeitig zu erkennen.

Ablaufplan

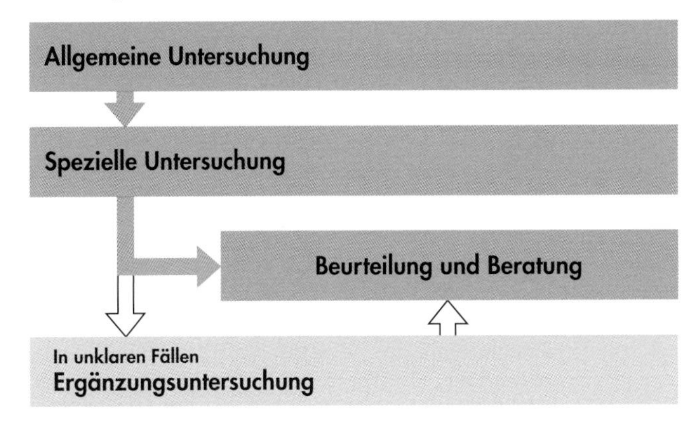

1 Untersuchungen

1.1 Untersuchungsarten, Fristen

Bei der Festlegung der Fristen zu den Untersuchungsintervallen sind je nach Rechtsgrundlage des Untersuchungsanlasses die für diesen Anlass gültigen staatlichen Vorschriften und Regeln zu beachten.
Wenn es für den konkreten Untersuchungsanlass keine staatlichen Vorgaben zu Fristen gibt, können ersatzweise die Empfehlungen in der nachfolgenden Tabelle zu Anwendung kommen.

Erstuntersuchung	Vor Aufnahme der Tätigkeit
Nachuntersuchungen	Erste: • Bei Tätigkeiten im Bereich von –25 °C bis –45 °C vor Ablauf von 6 Monaten • Bei Tätigkeiten im Bereich kälter als –45 °C vor Ablauf von 3 Monaten
	Weitere: • Bei Tätigkeiten im Bereich von –25 °C bis –45 °C vor Ablauf von 12 Monaten • Bei Tätigkeiten im Bereich kälter als –45 °C vor Ablauf von 6 Monaten
	Vorzeitig: • Bei Tätigkeiten im Bereich kälter als –25 °C nach zwischenzeitlichen Erkrankungen von mehr als sechs Wochen oder bei mehrmaligen kurzzeitigen Erkrankungen innerhalb von sechs Monaten, die Anlass zu Bedenken gegen die Fortsetzung der Tätigkeit geben könnten, Beratung und ggf. Nachuntersuchung • Bei Beschäftigten, die einen ursächlichen Zusammenhang zwischen ihrer Erkrankung und ihrer Tätigkeit am Arbeitsplatz vermuten

1.2 Untersuchungsprogramm

1.2.1 Allgemeine Untersuchung

Erstuntersuchung	Nachuntersuchung

Feststellung der Vorgeschichte (allgemeine Anamnese, Arbeitsanamnese, Beschwerden).

1.2.2 Spezielle Untersuchung

Erstuntersuchung	Nachuntersuchung

Urinstatus (Mehrfachteststreifen)
- Nüchtern-Blutzucker (ggf. zunächst Gelegenheits-Blutzucker), Blutbild, Kreatinin
- Ruhe-EKG.

1.2.3 Ergänzungsuntersuchung

In unklaren Fällen:
- Ergometrie (Anhang 2, Leitfaden „Ergometrie")
- Lungenfunktionsprüfung (Anhang 1, Leitfaden „Lungenfunktionsprüfung")
- ggf. weitere Laboruntersuchungen.

1.3 Voraussetzungen zur Durchführung

- Gebietsbezeichnung „Arbeitsmedizin" oder Zusatzbezeichnung „Betriebsmedizin"
- Apparative Ausstattung:

Eigene:
- EKG mit 12 Ableitungen
- Ergometrieeinheit
- Lungenfunktionsmessgerät

Eigene oder fremde:
- Laboreinrichtung.

2 Arbeitsmedizinische Beurteilung und Beratung

Eine arbeitsmedizinische Beurteilung und Beratung im Rahmen gezielter arbeitsmedizinischer Untersuchungen ist erst nach Kenntnis der Arbeitsplatzverhältnisse und der individuellen Belastung möglich. Grundlage dafür ist eine Gefährdungsbeurteilung, die auch dazu Stellung nimmt, welche technischen, organisatorischen und personenbezogenen Schutzmaßnahmen getroffen wurden bzw. zu treffen sind.

2.1 Kriterien

2.1.1 Dauernde gesundheitliche Bedenken

Erstuntersuchung	Nachuntersuchung

Personen mit chronischen und für die Tätigkeit relevanten Erkrankungen
- des Herzens und des Kreislaufsystems,
- der Atmungsorgane,
- des Blutes,
- der Haut, falls sie die Durchblutung beeinflussen,
- der Nieren und der ableitenden Harnwege,
- des rheumatischen Formenkreises (z. B.: Morbus Raynaud).

Personen mit
- Erkrankungen des äußeren Auges (z. B. Sicca-Syndrom, Pterygium, häufigere Entzündungen der vorderen Augenabschnitte, voroperierte Augen – augenärztliches Konsil erforderlich),
- Neigung zu Überempfindlichkeitsreaktionen bei Kälteeinwirkung (z. B. Kälteurticaria und Kältehämoglobinurie),
- Anfallsleiden in Abhängigkeit von Art, Häufigkeit, Prognose und Behandlungsstand der Anfälle (siehe auch DGUV Information 250-001 „Empfehlungen zur Beurteilung beruflicher Möglichkeiten von Personen mit Epilepsie"),
- Erkrankungen des zentralen oder peripheren Nervensystems mit wesentlichen Funktionsstörungen,
- mit Alkohol-, Suchtmittel- oder Medikamentenabhängigkeit.

2.1.2 Befristete gesundheitliche Bedenken

Erstuntersuchung	Nachuntersuchung

Personen mit den unter 2.1.1 genannten Erkrankungen, soweit eine Wiederherstellung zu erwarten ist.

2.1.3 Keine gesundheitlichen Bedenken unter bestimmten Voraussetzungen

Erstuntersuchung	Nachuntersuchung

Bei Personen mit leichteren Erkrankungen wie im ersten Absatz von 2.1.1 sollte der untersuchende Arzt prüfen, ob unter bestimmten Voraussetzungen, wie z. B. Einhaltung verkürzter Nachuntersuchungsfristen, die Aufnahme bzw. Fortsetzung der Tätigkeit möglich ist.

2.1.4 Keine gesundheitlichen Bedenken

Erstuntersuchung	Nachuntersuchung

Alle anderen Personen, soweit keine Beschäftigungsbeschränkungen bestehen.

2.2 Beratung

Die Beratung des Arbeitnehmers sollte entsprechend der Arbeitsplatzsituation und den Untersuchungsergebnissen im Einzelfall erfolgen. Die Beschäftigten sind über das Ergebnis der arbeitsmedizinischen Untersuchungen zu informieren.
Auf technische und organisatorische Schutzmaßnahmen sowie persönliche Schutzausrüstung ist unter Beachtung des individuellen Gesundheitszustandes hinzuweisen.
Wenn sich aus der arbeitsmedizinischen Untersuchung Hinweise ergeben, die eine Aktualisierung der Gefährdungsbeurteilung zur Verbesserung des Arbeitsschutzes notwendig machen, hat der untersuchende Arzt dies dem Arbeitgeber mitzuteilen. Dabei ist die Wahrung der schutzwürdigen Belange des Untersuchten zu beachten.

3 Ergänzende Hinweise

3.1 Exposition, Belastung

3.1.1 Vorkommen, Gefahrenquellen

Eine Einwirkung von Kälte ist im Allgemeinen dann anzunehmen, wenn Tätigkeiten in Räumen verrichtet werden, in denen durch technisch erzeugte Kälte Temperaturen unterhalb von –25 °C herrschen, soweit es sich nicht um eine kurzzeitige Tätigkeit handelt. Mit einer Einwirkung von Kälte ist insbesondere bei Tätigkeiten (einschließlich Reparaturarbeiten) in Kühlräumen, Gefrierräumen, Gefriertrockenräumen und Tieftemperaturversuchskammern zu rechnen.
Eine kurzzeitige Tätigkeit liegt vor, wenn die Räume zu Kontrollzwecken oder zum Geben von Anweisungen weniger als 15 Minuten lang aufgesucht werden. Dabei wird vorausgesetzt, dass Kälteschutzkleidung getragen wird.
An Arbeitsplätzen, an denen durch Luftbewegung dem Körper Wärme in erhöhtem Maße entzogen wird, sind die Beschäftigten besonders gefährdet.
Lokale Unterkühlung durch direkte Berührung mit dem verdampfenden Kühlmittel oder kurzzeitige Berührung kalter Oberflächen können zu Erfrierungen führen.

3.2 Funktionsstörungen, Krankheitsbild

3.2.1 Wirkungsweise

allgemein:
reflektorische und bei Absinken der Kerntemperatur auch direkte Rückwirkung auf die Regulation von Herztätigkeit und Blutkreislauf, von Atmung und Stoffwechsel.

lokal:
Durchblutungsstörungen mit Stoffwechselbeeinflussung der Haut und der Schleimhäute durch lokale Abkühlung; Kältereiz der Thermorezeptoren.

3.2.2 Krankheitsbild

allgemein:
- reflektorisch ausgelöste Angina pectoris oder Bronchospasmus
- bei allgemeiner Unterkühlung, Frösteln, Kältezittern oder Muskelversteifung
- Absinken der Körperkerntemperatur
- Müdigkeit
- Verlangsamung von Atmung und Herztätigkeit
- Herzrhythmusstörungen, Herzkammerflimmern, Kollaps, Exitus.

lokal:
- Erfrierungen an den Akren
- katarrhalische bzw. entzündliche Reaktionen an den Schleimhäuten.

4 Berufskrankheit

Entfällt.

5 Literatur

Empfehlungen zur Beurteilung beruflicher Möglichkeiten von Personen mit Epilepsie, DGUV Information 250-001. DGUV-Publikationsdatenbank, www.dguv.de/publikationen

Forsthoff, A.: Arbeit in –28 °C. Schmid Verlag, Köln, 1983

Giesbrecht, G. G.: The respiratory system on a cold environment. Aviat Space Environ Med 66 (1995) 890–902

Griefhahn, B.: Arbeit in mäßiger Kälte. Bundesanstalt für Arbeitsschutz, Fb 716, Wirtschaftsverlag NW, Bremerhaven, 1995

Hassi, J.: Cold related diseases and cryopathics. In: Holmer, J.: Work in cold environments. Arbetsmiljöinstitutet/NIVA/Solna, 1994, 33–40
Hollmann, E.: Arbeitsplatzgestaltung beim Verladen von Frisch- und Tiefkühlfisch. Bundesanstalt für Arbeitsschutz, Tb 43, Wirtschaftsverlag NW, Bremerhaven, 1986
Holmér, I.: Evaluation of cold workplaces: an overview of standards for assessment of cold stress. Industrial Health 47, 228–34 (2009)
Kleinöder, R.: Ergonomische Gestaltung von Kältearbeit bei –30 °C in Kühl- und Gefrierhäusern. Bundesanstalt für Arbeitsschutz, Fb 562, Wirtschaftsverlag NW, Bremerhaven, 1988
Kleinöder, R.: Belastung und Beanspruchung bei Kälte mit superponierter energetischer und informatorischer Arbeit. Fortschr.-Berichte VDI Reihe 17, Nr. 48; VDI-Verlag, Düsseldorf, 1988
Müller, R.: Arbeit in Kälte. Insbesondere beim Löschen von Frost- und Frischfisch; Bundesanstalt für Arbeitsschutz, Fb 298; Wirtschaftsverlag NW, Bremerhaven, 1982
Wenzel, H. G.: Erkrankungen durch Einwirkungen von Hitze und Kälte. In: Arbeitsmedizin Aktuell, Fischer Verlag, Stuttgart, 1980

6 Vorschriften, Regeln

Arbeitsmedizinische Regeln (AMR), Bundesarbeitsblatt, bei der Bundesanstalt für Arbeitsschutz und Arbeitsmedizin. www.baua.de
AMR 2.1: „Fristen für die Veranlassung/das Angebot von arbeitsmedizinischen Vorsorgeuntersuchungen"
DIN EN 342: Schutzkleidung – Kleidungssysteme und Kleidungsstücke zum Schutz gegen Kälte. Beuth-Verlag, Berlin/Köln/Frankfurt a. M., 2004
DIN EN ISO 11079: Ergonomie der thermischen Umgebung – Bestimmung und Interpretation der Kältebelastung bei Verwendung der erforderlichen Isolation der Bekleidung (IREQ) und lokalen Kühlwirkungen. Beuth-Verlag, Berlin/Köln/Frankfurt a. M., 2008
DIN EN ISO 15743: Ergonomie der thermischen Umgebung – Arbeitsplätze in der Kälte – Risikobewertung und Management. Beuth-Verlag, Berlin/Köln/Frankfurt a. M., 2008
DIN 33403: Klima am Arbeitsplatz und in der Arbeitsumgebung, Teil 1: Grundlagen zur Klimaermittlung, 1984, Teil 5: Ergonomische Gestaltung von Kältearbeitsplätzen, 1997
Verordnung zur arbeitsmedizinischen Vorsorge (ArbMedVV)

G 22 Säureschäden der Zähne

Bearbeitung: Ausschuss Arbeitsmedizin der Gesetzlichen Unfallversicherung,
Arbeitskreis 2.3 „Berufsbedingte Gefährdungen der Haut"
Fassung Oktober 2014

Vorbemerkungen

Dieser Grundsatz gibt Anhaltspunkte für gezielte arbeitsmedizinische Untersuchungen, um Erkrankungen der Zähne zu verhindern oder frühzeitig zu erkennen, die durch organische Säuren entstehen können, die sich in der Mundhöhle bilden.

Ablaufplan

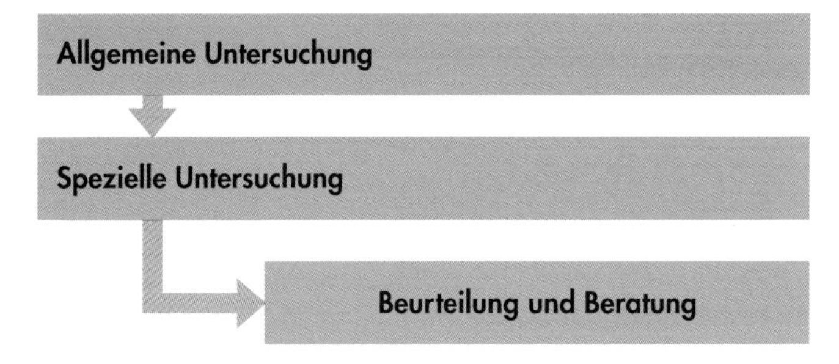

1 Untersuchungen

1.1 Untersuchungsarten, Fristen

Bei der Festlegung der Fristen zu den Untersuchungsintervallen sind je nach Rechtsgrundlage des Untersuchungsanlasses die für diesen Anlass gültigen staatlichen Vorschriften und Regeln zu beachten.
Wenn es für den konkreten Untersuchungsanlass keine staatlichen Vorgaben zu Fristen gibt, können ersatzweise die Empfehlungen in der nachfolgenden Tabelle zur Anwendung kommen.

Erstuntersuchung	Vor Aufnahme der Tätigkeit
Nachuntersuchungen	Erste: Vor Ablauf von 6 Monaten
	Weitere: Vor Ablauf von 12 Monaten
	Vorzeitig: • Bei Erkrankungen oder Veränderungen an den Zähnen im Sinne der Bäcker- bzw. Konditorenkaries • Nach ärztlichem Ermessen in Einzelfällen • Bei Beschäftigten, die einen ursächlichen Zusammenhang zwischen ihrer Erkrankung und ihrer Tätigkeit am Arbeitsplatz vermuten

1.2 Untersuchungsprogramm

1.2.1 Allgemeine Untersuchung

Erstuntersuchung

Feststellung der Vorgeschichte (allgemeine Anamnese, Arbeitsanamnese, Beschwerden)
Besonders achten auf

- frühere Krankheiten,
- früher eingenommene Medikamente (z. B. Tetracyclin),
- aktuell bestehende Krankheiten (z. B. Diabetes),
- ggf. aktuelles Vorliegen einer ärztlichen Behandlung und deren Grund,
- aktuelle Einnahme von Medikamenten (ggf. auch von Antikoagulantien),
- frühere Mithilfe oder Aufenthalt im Backbetrieb,
- Häufigkeit von Zahnarztbesuchen und deren Grund,
- Status der Mundpflege.

Nachuntersuchung

Zwischenanamnese (einschließlich Arbeitsanamnese)

1.2.2 Spezielle Untersuchung

Erstuntersuchung	**Nachuntersuchung**

- kariöse Zähne, Bäckerkaries (ist auch schon bei früherem Aufenthalt als Kind oder Jugendlicher im Backbetrieb möglich; bei positivem Befund sofortige Überweisung an den Hauszahnarzt zur Gebisssanierung [Röntgenuntersuchung: Bissflügelstatus, apikaler Status])
- Vitalitätsprüfung: Kältetest, z. B. CO_2
- Wärmetest
- Parodontium, übrige Mundhöhle (Gingiva, Zunge usw.)
- Mundatmung durch Kieferanomalie, Septumdeviation oder Polypen
- Zahnfleischbluten
- erfolgte Parodontosebehandlung
- erbliche Zahnleiden oder chronische Zahnerkrankungen
- ggf. Schmerzen.

1.3 Voraussetzungen zur Durchführung

Gebietsbezeichnung „Arbeitsmedizin" oder Zusatzbezeichnung „Betriebsmedizin".

2 Arbeitsmedizinische Beurteilung und Beratung

Eine arbeitsmedizinische Beurteilung und Beratung im Rahmen gezielter arbeitsmedizinischer Untersuchungen ist erst nach Kenntnis der Arbeitsplatzverhältnisse und der individuellen Belastung möglich. Grundlage dafür ist eine Gefährdungsbeurteilung, die auch dazu Stellung nimmt, welche technischen und organisatorischen Schutzmaßnahmen getroffen wurden bzw. zu treffen sind.

2.1 Kriterien

Entfällt.

2.2 Beratung

Die Beratung sollte entsprechend der Arbeitsplatzsituation und den Untersuchungsergebnissen im Einzelfall erfolgen. Die Beschäftigten sind über die Ergebnisse der arbeitsmedizinischen Untersuchungen zu informieren und sollten speziell über den Zustand ihres Gebisses bzw. eventuell vorliegende Erkrankungen in der Mundhöhle oder am Kiefer aufgeklärt werden. Gegebenenfalls Anhalten zu besonders intensiver Mundpflege.
Vorschläge: Massagetechnik z. B. nach Charters, Stillmann, Wahl der Zahnbürste, eventuell Gabe von Fluor in Form von organischen Verbindungen bei lokaler Anwendung. Aufklärung des Beschäftigten über die Gefahren, die durch Ausübung des Bäcker- bzw. Konditorenhandwerks für sein Gebiss entstehen können.
Anhalten des Beschäftigten, die Termine zu den Nachuntersuchungen unbedingt einzuhalten. Falls notwendig, sofortige Überweisung an den Hauszahnarzt.
Wenn sich aus der arbeitsmedizinischen Untersuchung Hinweise ergeben, die eine Aktualisierung der Gefährdungsbeurteilung zur Verbesserung des Arbeitsschutzes notwendig machen, hat der untersuchende Arzt dies dem Arbeitgeber mitzuteilen. Dabei ist die Wahrung der schutzwürdigen Belange des Untersuchten zu beachten.

3 Ergänzende Hinweise

3.1 Exposition, Beanspruchung

3.1.1 Vorkommen, Gefahrenquellen

Schäden werden überwiegend bei Konditoren, Lebkuchenbäckern und bei Arbeitern in der Süßwarenindustrie beobachtet, selten dagegen in Brotbäckereien und Mühlenbetrieben; daher kommt die Bezeichnung „Zuckerbäckerkaries".

3.1.2 Aufnahme

Die Aufnahme erfolgt durch Mehl- und Zuckerstaub in der Luft, vor allem aber dadurch, dass die Mehl- und Zuckererzeugnisse abgeschmeckt werden müssen. Zucker und Mehl setzen sich bevorzugt an den Zahnhälsen ab.

3.1.3 Wirkungsweise

Es handelt sich hier um Schädigungen der Zähne durch organische Säuren, die auf Grund von Gärungsprozessen in der Mundhöhle entstehen (Milchsäure, Buttersäure, Brenztraubensäure).
Diese Gärungsprozesse werden durch gleichzeitige Einwirkung von Mehl, Zucker und Hefe hervorgerufen.

3.2 Funktionsstörungen, Krankheitsbild

Die „Zuckerbäckerkaries" entwickelt sich rasch und befällt gleichzeitig mehrere Zähne. Sie beginnt charakteristisch im gingivalen Abschnitt der Zähne und breitet sich sehr bald auf die Labialflächen, besonders der Frontzähne aus. Die Seitenflächen der Zähne werden erst später befallen.
Wichtig für die Diagnose „Zuckerbäckerkaries" sind neben der Arbeitsanamnese eine Vielzahl oberflächlicher, ausgedehnter Zahnhalsdefekte, die auf die Labialflächen übergreifen.
Die nicht berufsbedingte Karies beginnt vorwiegend an den Fissuren oder zwischen den Zähnen.
Bei übermäßigem Konsum saurer Getränke kann das klinische Bild der Erkrankung durch organische Säuren hervorgerufen werden.

4. Berufskrankheit

Nr. 1312 der Anlage 1 zur Berufskrankheitenverordnung (BKV) „Erkrankungen der Zähne durch Säuren".

5 Literatur

Merkblatt zur BK Nr. 1312 „Erkrankungen der Zähne durch Säuren", unter http://www.baua.de/de/Themen-von-A-Z/Berufskrankheiten/Dokumente/Merkblaetter.html abrufbar.

6 Vorschriften, Regeln

Entfällt.

G 23 Obstruktive Atemwegserkrankungen

Bearbeitung: Ausschuss Arbeitsmedizin der Gesetzlichen Unfallversicherung,
Arbeitskreis 2.4 „Obstruktive Atemwegserkrankungen"
Fassung Oktober 2014

Vorbemerkungen

Dieser Grundsatz gibt Anhaltspunkte für gezielte arbeitsmedizinische Untersuchungen, um obstruktive Erkrankungen der Atemwege möglichst zu verhindern, frühzeitig zu erkennen oder bei Vorschäden der Atemwege Verschlimmerungen zu verhüten, die durch allergisierende oder chemisch-irritative bzw. toxische Stoffe am Arbeitsplatz hervorgerufen oder verschlimmert werden können.
Soweit eine allgemeine Staubbelastung, erbgutverändernde, krebserzeugende, fibrogene oder sonstige toxische Bestandteile vorkommen, sind die entsprechenden DGUV-Grundsätze für arbeitsmedizinische Untersuchungen einzubeziehen.
Hinweise für die Gefährdungsbeurteilung und die Auswahl des zu untersuchenden Personenkreises geben die „Handlungsanleitung für arbeitsmedizinische Untersuchungen nach dem DGUV Grundsatz 23" (DGUV Information 240-231 bis 237, i. Vb.).

Ablaufplan

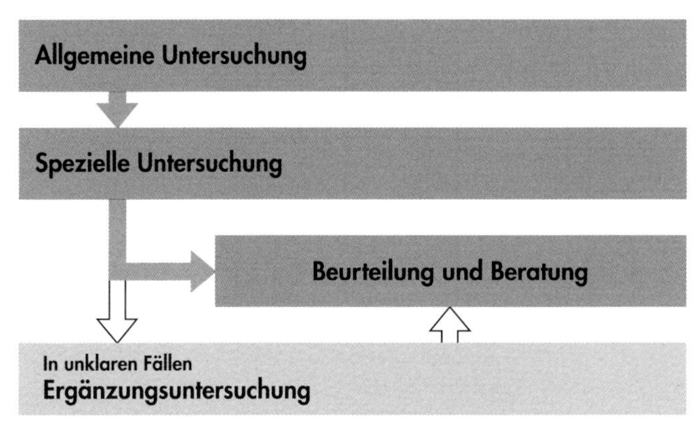

1 Untersuchungen

1.1 Untersuchungsarten, Fristen

Bei der Festlegung der Fristen zu den Untersuchungsintervallen sind je nach Rechtsgrundlage des Untersuchungsanlasses die für diesen Anlass gültigen staatlichen Vorschriften und Regeln zu beachten.
Wenn es für den konkreten Untersuchungsanlass keine staatlichen Vorgaben zu Fristen gibt, können ersatzweise die Empfehlungen in der nachfolgenden Tabelle zur Anwendung kommen.

Erstuntersuchung	Vor Aufnahme der Tätigkeit
Nachuntersuchungen	Erste: Nach 6–12 Monaten
	Weitere: Nach 12–36 Monaten
	Vorzeitig: • Beim Auftreten von Beschwerden, die auf eine Atemwegsobstruktion durch Allergene oder chemisch-irritative bzw. toxische Substanzen hinweisen, und nach mehrwöchiger Atemwegserkrankung, die Anlass zu Bedenken gegen die Fortsetzung der Tätigkeit geben könnte • Nach ärztlichem Ermessen in Einzelfällen • Bei Beschäftigten, die einen ursächlichen Zusammenhang zwischen ihrer Erkrankung und ihrer Tätigkeit am Arbeitsplatz vermuten

1.2 Untersuchungsprogramm

1.2.1 Allgemeine Untersuchung

Erstuntersuchung

- Feststellung der Vorgeschichte (allgemeine Anamnese, inkl. Raucheranamnese)
- Arbeitsanamnese
  - frühere Tätigkeiten (Zeiträume/Expositionen)
  - jetzige Tätigkeiten/am Arbeitsplatz vorkommende Stoffe
- spezielle allergologische Anamnese
  - saisonale(s) oder in der Genese als allergisch gesicherte(s) Rhinitis, Konjunktivitis und/oder Asthma bronchiale
  - arbeitsplatzbezogene Beschwerden (z. B. Fließschnupfen, Niesen, Augenbrennen, Atembeschwerden, Hautbeschwerden wie Urtikaria)
  - ärztlich diagnostiziertes atopisches Ekzem (Neurodermitis)

Besonders achten auf: Erkrankungen, die zu gesundheitlichen Bedenken führen (siehe 2.1).

G 23

Nachuntersuchung

Zwischenanamnese (einschließlich Arbeitsanamnese), insbesondere zu Fragen nach jetzigen Tätigkeiten, am Arbeitsplatz vorkommenden Stoffen und arbeitsplatzbezogenen Beschwerden (Fließschnupfen, Niesen, Augenbrennen, Atembeschwerden, Urtikaria).

1.2.2 Spezielle Untersuchung

Erstuntersuchung | **Nachuntersuchung**

Eingehende Untersuchung der Atemorgane, Spirometrie einschließlich der Fluss-Volumen-Kurve als Basisuntersuchung gemäß Anhang 1, „Lungenfunktionsprüfung".

1.2.3 Ergänzungsuntersuchung

Ergänzungsuntersuchungen ergeben sich aus Arbeitsanamnese, Atembeschwerden und medizinischer Indikation.
Generell müssen nicht alle der unten aufgeführten Untersuchungen durchgeführt werden.

- Erweiterte Lungenfunktionsdiagnostik
  - In begründeten Fällen Bestimmung der Atemwegswiderstände nach Möglichkeit ganzkörperplethysmographisch
  - Untersuchungen im Hinblick auf bronchiale Hyperreagibilität gemäß Anhang 1, Leitfaden „Lungenfunktionsprüfung", Punkt 3
- Röntgenaufnahme des Thorax im p. a.-Strahlengang nur indikationsbezogen bei spezieller diagnostischer Fragestellung.

Nachuntersuchung

Bei einer oder mehreren der unter 1.2.1 aufgeführten arbeitsplatzbezogenen Beschwerden weiterführende Diagnostik durch einen arbeitsmedizinisch, allergologisch und pneumologisch erfahrenen Arzt erwünscht:
Arbeitsplatz- bzw. tätigkeitsspezifische Diagnostik mit

- Arbeitsplatz- bzw. tätigkeitsspezifischer Allergiediagnostik,
- Bestimmung des Peak-Flow (PEF) oder der Einsekundenkapazität über einen Zeitrahmen von 3–6 Wochen mindestens viermal täglich vor, während und nach der Arbeit (analoges Vorgehen an expositionsfreien Tagen). Dabei erforderlich ist die Dokumentation der Messwerte, der Exposition, der Beschwerden und der Therapie.

In Abhängigkeit vom Beschwerdebild und Exposition ist an das Vorliegen einer exogen-allergischen Alveolitis oder Byssinose zu denken.

1.3 Voraussetzung zur Durchführung

- Gebietsbezeichnung „Arbeitsmedizin" oder Zusatzbezeichnung „Betriebsmedizin"
- Lungenfunktionsprüfung gemäß Anhang 1, Leitfaden „Lungenfunktionsprüfung".

2 Arbeitsmedizinische Beurteilung und Beratung

Eine arbeitsmedizinische Beurteilung und Beratung im Rahmen gezielter arbeitsmedizinischer Untersuchungen ist erst nach Kenntnis der Arbeitsplatzverhältnisse und der individuellen Belastung möglich. Grundlage dafür ist eine Gefährdungsbeurteilung, die auch dazu Stellung nimmt, welche technischen, organisatorischen und personenbezogenen Schutzmaßnahmen getroffen wurden bzw. zu treffen sind. Für Beschäftigte, die Tätigkeiten mit Gefahrstoffen ausüben, ist eine individuelle Aufklärung und Beratung angezeigt.

2.1 Kriterien

2.1.1 Dauernde gesundheitliche Bedenken

Erstuntersuchung

Personen mit
- manifester obstruktiver Atemwegserkrankung, insbesondere Asthma bronchiale mit persistierender Symptomatik und/oder chronischer obstruktiver Lungenerkrankung,
- erheblicher Erkrankung der Lungen, wie z. B. Lungengerüsterkrankungen und Lungenemphysem,
- symptomatischer Typ-I-Sensibilisierung der oberen und/oder unteren Atemwege auf die jeweiligen berufsspezifischen Allergene.

Nachuntersuchung

Personen mit
- manifester obstruktiver Atemwegserkrankung, insbesondere Asthma bronchiale mit persistierender Symptomatik und/oder chronischer obstruktiver Lungenerkrankung, bei denen die unter 2.1.3 aufgeführten Maßnahmen nicht zu Beschwerdefreiheit oder guter Symptomkontrolle führen,
- bestehender klinisch relevanter Typ-I-Sensibilisierung der oberen und/oder unteren Atemwege auf die jeweiligen berufsspezifischen Allergene[1], bei denen die unter 2.1.3 aufgeführten Maßnahmen nicht zu Beschwerdefreiheit oder Symptomkontrolle führen,
- erheblicher Erkrankung der Lungen, wie z. B. Lungengerüsterkrankungen und Lungenemphysem.

2.1.2 Befristete gesundheitliche Bedenken

Erstuntersuchung | **Nachuntersuchung**

Personen mit vorübergehender Überempfindlichkeit der oberen und/oder unteren Atemwege, bei denen auch bei relativ niedrigen Konzentrationen inhalativer Agentien mit einer Verschlimmerung zu rechnen ist (z. B. bei bronchopulmonalem Infekt).

---

[1] BK-Verdachtsanzeige erwägen.

2.1.3 Keine gesundheitlichen Bedenken unter bestimmten Voraussetzungen

Erstuntersuchung	Nachuntersuchung

Sind die unter 2.1.1 genannten Erkrankungen oder Funktionsstörungen weniger ausgeprägt, so sollte der untersuchende Arzt prüfen, ob unter bestimmten Voraussetzungen die Aufnahme oder Fortsetzung der Tätigkeit möglich ist. Hierbei ist gedacht an

- besondere technische und organisatorische Schutzmaßnahmen, z. B. Einsatz an Arbeitsplätzen mit nachgewiesener geringerer Konzentration an allergisierenden, chemisch-irritativen oder toxischen Stoffen,
- optimierte persönliche Schutzausrüstung,
- verkürzte Nachuntersuchungsfristen,
- Teilnahme an speziellen berufsgenossenschaftlich anerkannten Präventionsprogrammen.

Diese Maßnahmen kommen insbesondere in Betracht bei Personen mit

- Erkrankungen aus dem atopischen Formenkreis,
- Typ-I-Sensibilisierung(en) auf berufsspezifische Allergene oder damit kreuzreagierende Umweltallergene (z. B. Getreidepollen oder Tierhaare),
- unspezifischer bronchialer Hyperreagibilität,
- chronischer Konjunktivitis oder Rhinitis.

2.1.4 Keine gesundheitlichen Bedenken

Alle anderen Personen.

2.2 Beratung

Die Beratung (z. B. zur Benutzung von persönlicher Schutzausrüstung) sollte entsprechend der Arbeitsplatzsituation und den Untersuchungsergebnissen im Einzelfall erfolgen. Die Beschäftigten sind über die Ergebnisse der arbeitsmedizinischen Untersuchungen zu informieren.

Liegen Hinweise für eine Atemwegs- oder Lungenerkrankung vor, sollte der Beschäftigte dahingehend beraten werden, dass eine gezielte Behandlung medizinisch geboten und möglich sein kann. Zigarettenrauchen ist die häufigste Ursache für die Entstehung einer chronischen obstruktiven Lungenerkrankung (COPD).

Die Aufgabe des inhalativen Tabakkonsums führt nachweislich zu einer Verbesserung der Lungenfunktion und damit zu einem günstigeren Verlauf der Erkrankung. Auf diesen Sachverhalt und die Möglichkeit einer erfolgreichen Entwöhnungsbehandlung sollte der Arzt den Raucher hinweisen.

Wenn sich aus der arbeitsmedizinischen Untersuchung Hinweise ergeben, die eine Aktualisierung der Gefährdungsbeurteilung zur Verbesserung des Arbeitsschutzes notwendig machen, hat der untersuchende Arzt dies dem Arbeitgeber mitzuteilen. Dabei ist die Wahrung der schutzwürdigen Belange des Untersuchten zu beachten.

3 Ergänzende Hinweise

3.1 Exposition, Belastung

3.1.1 Vorkommen, Gefahrenquellen[2]

Es handelt sich um Substanzen, die schon in kleinen Mengen eine biologische Reaktion bewirken können. Trotz des Einhaltens von Arbeitsplatzgrenzwerten kann es durch sensibilisierende Stoffe im Einzelfall bei individueller Disposition zu Sensibilisierungen bzw. klinisch-manifesten allergischen Reaktionen kommen.

Hochmolekulare Allergene
Die überwiegende Mehrzahl der Allergenquellen sind natürlich vorkommende, höhermolekulare Proteine, z. B. Mehlstaub, Getreide- und Futtermittelstäube, Enzyme, Speichel, Urin, Haut- und Haarbestandteile von Labor- und Nutztieren sowie Naturlatex.

Niedermolekulare Allergene
Niedermolekulare Arbeitsstoffe können sowohl allergisierend als auch chemisch-irritativ wirksam sein. Beide Wirkungen können auch bei ein und derselben Substanz beobachtet werden. Dies ist zum Beispiel bei Isocyanaten gut bekannt (siehe G 27). Von besonderer Bedeutung sind zum Teil komplexe Mischexpositionen verschiedener niedermolekularer Stoffe mit chemisch-irritativer Wirkung (z. B. im Friseurhandwerk). Gelegentlich treten auch Mischexpositionen von chemisch-irritativ wirkenden Substanzen mit hoch- oder niedermolekularen Allergenen auf (Beispiele: Rinderproteine in der Landwirtschaft, Persulfate im Friseurhandwerk).

Chemisch-irritative und toxische Stoffe
In Abhängigkeit von den jeweiligen arbeitshygienischen Bedingungen können chemisch-irritative oder toxische Stoffe in Form von Dämpfen, Gasen, Stäuben oder Rauchen an zahlreichen Arbeitsplätzen vorkommen. Von besonderer Bedeutung sind Aerosole von Säuren und Basen (z. B. Kalilauge, Natronlauge, Salpetersäure, Salzsäure, Schwefelsäure), Dicarbonsäureanhydride, unausgehärtete Epoxidharze, Formaldehyd, Isocyanate (siehe G 27), Metallstäube oder -rauche, Reizgase (z. B. Acrolein, Ammoniak, Chlorwasserstoff, Halogene, Nitrosegase, Phosgen, Schwefeldioxid).

---

[2] Die aufgeführten Stofflisten sind als exemplarisch zu sehen und erheben keinen Anspruch auf Vollständigkeit. Das gesundheitliche Gefährdungspotenzial eines Stoffes oder einer Zubereitung wird durch die Faktoren Wirkungspotenzial (siehe R- bzw. P-Sätze), Arbeitsplatzkonzentration und die jeweils angewendeten Arbeitsverfahren bestimmt.

Darüber hinaus kann eine Vielzahl von Stoffen mit schwächerer irritativer Wirkung (z. B. verschiedene Lösungsmittel) bei bestehender bronchialer Hyperreagibilität durch Symptomauslösung verschlimmernd wirken.
Weitere Hinweise gibt die DGUV Information „Handlungsanleitung für arbeitsmedizinische Untersuchungen nach dem DGUV Grundsatz G 23“ (DGUV Information 240-231 bis 237).

3.1.2 Aufnahme

Die Aufnahme erfolgt über die Atemwege, bei Allergenen selten auch peroral und perkutan.

3.1.3 Dosis-Wirkungs-Beziehungen

Dosis-Wirkungs-Beziehungen[3] sind von dem Wirkungspotenzial des jeweiligen Stoffes abhängig und in ihren Einzelheiten vielfach noch nicht bekannt.
Für die allergisierenden Stoffe einerseits und chemisch-irritativ oder toxisch wirkenden Stoffe andererseits sind grundsätzlich verschiedene Dosis-Wirkungs-Beziehungen aufgrund der unterschiedlichen Pathomechanismen anzunehmen.
Bei allergischen Erkrankungen ist zwischen der Induktion und Symptomauslösung zu differenzieren.
Primärpräventive Maßnahmen im Sinne einer Konzentrationsminderung können das Risiko der Sensibilisierung (Induktion) mindern. Die Frage, ob entsprechende Maßnahmen im Rahmen der Tertiärprävention bei bereits eingetretener Allergie ausreichend sind, ist bislang nicht eindeutig zu beantworten. Mit einer Progression der Erkrankung muss trotz arbeitshygienischer Verbesserungen gerechnet werden.

3.2 Funktionsstörungen, Krankheitsbild

Pathomechanismus
Allergische Atemwegserkrankungen werden innerhalb einer Berufsgruppe nur bei einem Teil der Exponierten beobachtet. Neben dem allergeneigenen Sensibilisierungspotenzial sind Menge und Einwirkungsdauer des Allergens sowie die genetisch bedingte oder erworbene Disposition hierfür von maßgeblicher Bedeutung. Bei Exposition gegenüber hochmolekularen Allergenen (z. B. pflanzliche, mikrobielle und tierische Allergene) haben Atopiker ein erhöhtes Erkrankungsrisiko, aber auch Nicht-Atopiker können erkranken. Es gibt Hinweise darauf, dass bei allergischen obstruktiven Atemwegserkrankungen die Beschwerden und die Sensibilisierung sensitiver sind bzw. früher auftreten als Lungenfunktionseinschränkungen. Insofern sollten Personen mit arbeitsbedingten Beschwerden (sofern eine anhaltende Exposition besteht) kurzfristig nachuntersucht werden. Bei frühzeitiger Expositionskarenz ist die Prognose günstig.

---
[3] Spitzenkonzentrationen können von besonderer Bedeutung sein.

Auch durch die wiederholte bzw. chronische inhalative Einwirkung chemisch-irritativer oder toxischer Stoffe (d. h. ohne hohe akzidentelle inhalative Einwirkung im Sinne eines Reactive Airways Dysfunction Syndrome [RADS]) kann eine obstruktive Atemwegserkrankung verursacht werden. Eine Abhängigkeit von der Qualität (z. B. wirken wasserlösliche Schadstoffe mehr an den oberen Atemwegen) und Quantität der Einwirkung ist bekannt. Personen mit Atopie mit oder ohne vorbestehende Beschwerden im Sinne einer bronchialen Hyperreaktivität sind besonders gefährdet. Wie bei den allergischen obstruktiven Atemwegserkrankungen gilt es auch hier, die Zeitdauer einer symptomatischen Exposition möglichst kurz zu halten.

Beschwerden
Symptome einer obstruktiven Atemwegserkrankung durch allergisierend wirkende Stoffe sind meist eine Kombination aus Fließschnupfen, Niessalven, konjunktivalen Reaktionen und/oder Atemnot nach Allergeneinwirkung. Für eine berufsbedingte Inhalationsallergie spricht die Expositionsabhängigkeit der Beschwerden mit Besserung nach Allergenkarenz (z. B. arbeitsfreies Wochenende, Urlaub). Bei bestehender Überempfindlichkeit genügen niedrige Konzentrationen des Inhalationsallergens zur Auslösung der Symptome. Bei obstruktiven Atemwegserkrankungen durch chemisch-irritative oder toxische Stoffe treten rhinokonjunktivale Beschwerden in der Regel seltener auf, ein direkter Bezug der Beschwerden zur Arbeit kann in Abhängigkeit von der Qualität der Noxe ggf. auch fehlen.

Diagnostik
Generell ist die Erstmanifestation einer Asthmaerkrankung beim Erwachsenen eher selten, allerdings treten obstruktive Atemwegserkrankungen mit geringer Reversibilität im Sinne einer COPD bei Rauchern etwa ab dem 40. Lebensjahr häufig auf. Insofern sollte die Erstmanifestation einer obstruktiven Atemwegserkrankung bei Nichtrauchern oder mit vermehrtem Auftreten bei der Arbeit Anlass zu einer weiterführenden Diagnostik sein. Hier sind zu nennen Sensibilisierungsnachweis mittels Hauttest oder in-vitro-Tests (soweit verfügbar) sowie Lungenfunktionsmessungen bei der Arbeit und an arbeitsfreien Tagen (meist PEF oder FEV_1, aber auch serielle Methacholintests). Arbeitsplatzbezogene Inhalationstests sollten von erfahrenen Untersuchern durchgeführt werden, da sie komplex in der Durchführung und Interpretation sind.

3.3 Eigenschaften

Eigenschaften der gesundheitsgefährdenden Substanzen, siehe Merkblätter zu den Nummern 4301, 4302 (ggf. auch 4201 und 4202) der Anlage 1 zur Berufskrankheitenverordnung (BKV).

4 Berufskrankheit

Nr. 4301 der Anlage 1 zur Berufskrankheiten-Verordnung (BKV) „Durch allergisierende Stoffe verursachte obstruktive Atemwegserkrankungen, die zur Unterlassung aller Tätigkeiten gezwungen haben, die für die Entstehung, die Verschlimmerung oder das Wiederaufleben der Krankheit ursächlich waren oder sein können"

Nr. 4302 der Anlage 1 zur Berufskrankheiten-Verordnung (BKV) „Durch chemisch-irritativ oder toxisch wirkende Stoffe verursachte obstruktive Atemwegserkrankungen, die zur Unterlassung aller Tätigkeiten gezwungen haben, die für die Entstehung, die Verschlimmerung oder das Wiederaufleben der Krankheit ursächlich waren oder sein können"

Nr. 1315 der Anlage 1 zur Berufskrankheiten-Verordnung (BKV) „Erkrankungen durch Isocyanate, die zur Unterlassung aller Tätigkeiten gezwungen haben, die für die Entstehung, die Verschlimmerung oder das Wiederaufleben der Krankheit ursächlich waren oder sein können"

Nr. 4201 der Anlage 1 zur Berufskrankheiten-Verordnung (BKV) „Exogen-allergische Alveolitis". Anmerkung: Exogen-allergische Alveolitiden können in seltenen Fällen auch als obstruktive Ventilationsstörung imponieren.

Nr. 4202 der Anlage 1 zur Berufskrankheiten-Verordnung (BKV) „Erkrankungen der tieferen Atemwege und der Lungen durch Rohbaumwoll-, Rohflachs- oder Rohhanfstaub (Byssinose)".

5 Literatur

Deutsche Gesetzliche Unfallversicherung. DGUV-Publikationsdatenbank, www.dguv.de/publikationen

DGAUM: Leitlinie Prävention arbeitsbedingter obstruktiver Atemwegserkrankungen. http://www.awmf.org/leitlinien/detail/ll/002-025.html

Gefahrstoffinformationssystem der Berufsgenossenschaften der Bauwirtschaft (GISBAU). www.gisbau.de

Gefahrstoffinformationssystem der Deutschen Gesetzlichen Unfallversicherung (GESTIS-Stoffdatenbank). www.dguv.de, Webcode d11892

Handlungsanleitung für arbeitsmedizinische Untersuchungen nach dem DGUV Grundsatz 23 „Obstruktive Atemwegserkrankungen" (DGUV Information 240-231 bis 237, i. Vb.). DGUV-Publikationsdatenbank, www.dguv.de/publikationen

Hölzel, C., Kühn, R., Stark, U., Grieshaber, R.: Risikoorientiertes Präventionsprogramm Bäckerasthma – Ergebnisse arbeitsmedizinischer Nachuntersuchungen. Arbeitsmed Sozialmed Umweltmed 44, 10, 533-538. Gentner Verlag, Stuttgart, 2009

Mapp, C. E., Boschetto, P., Maestrelli, P., Fabbri, L. M.: Occupational Asthma-State of the Art. Am J Respir Crit Care Med 172 (2005) 280–305

Vandenplas, O., Dressel, H., Wilken, D., Jamart, J., Heederik, D., Maestrelli, P., Sigsgaard, T., Henneberger, P., Baur, X.: Management of occupational asthma: cessation or reduction of exposure? A systematic review of available evidence. Eur Respir J 38 (2011) 804–811

Weltgesundheitsorganisation (WHO). http://www.who.int/respiratory/asthma/en/

Weltgesundheitsorganisation (WHO). http://www.who.int/respiratory/copd/en

6 Vorschriften, Regeln

Arbeitsmedizinische Regel (AMR) 2.1-Fristen für die Veranlassung/das Angebot von arbeitsmedizinischen Vorsorgeuntersuchungen

Gefahrstoffverordnung (GefStoffV)

MAK- und BAT-Werte-Liste der Deutschen Forschungsgemeinschaft

Technische Regeln für Gefahrstoffe, insbesondere

- TRGS 402: Ermitteln und Beurteilen der Gefährdungen bei Tätigkeiten mit Gefahrstoffen: Inhalative Exposition,
- TRBA/TRGS 406: Sensibilisierende Stoffe für die Atemwege,
- TRGS 420: Verfahrens- und stoffspezifische Kriterien (VSK) für die Ermittlung und Beurteilung der inhalativen Exposition
- TRGS 900: Arbeitsplatzgrenzwerte,
- TRGS 907: Verzeichnis sensibilisierender Stoffe und von Tätigkeiten mit sensibilisierenden Stoffen.

Das Fehlen der genannten Einstufungen in diesen Listen bedeutet keinen Ausschluss einer sensibilisierenden Wirkung.

Verordnung zur arbeitsmedizinischen Vorsorge (ArbMedVV)

G 24 Hauterkrankungen (mit Ausnahme von Hautkrebs)

Bearbeitung: Ausschuss Arbeitsmedizin der Gesetzlichen Unfallversicherung, Arbeitskreis 2.3 „Berufsbedingte Gefährdung der Haut"
Fassung Oktober 2014

Vorbemerkungen

Dieser Grundsatz gibt Anhaltspunkte für gezielte arbeitsmedizinische Untersuchungen, um Hauterkrankungen zu verhindern oder frühzeitig zu erkennen.

Ablaufplan

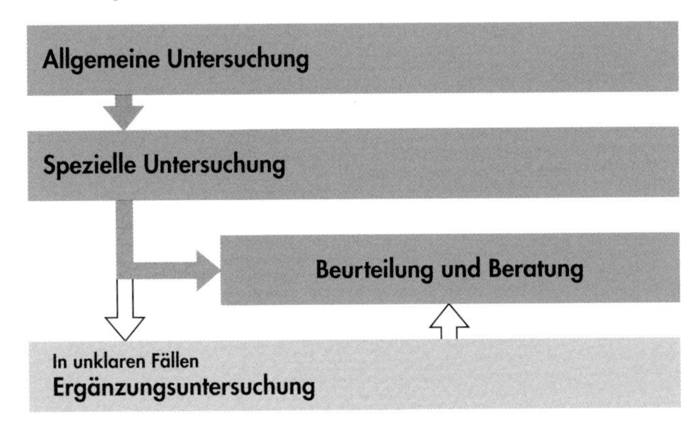

1. Untersuchungen

1.1. Untersuchungsarten, Fristen

Bei der Festlegung der Fristen zu den Untersuchungsintervallen sind je nach Rechtsgrundlage des Untersuchungsanlasses die für diesen Anlass gültigen staatlichen Vorschriften und Regeln zu beachten.
Wenn es für den konkreten Untersuchungsanlass keine staatlichen Vorgaben zu Fristen gibt, können ersatzweise die Empfehlungen in der nachfolgenden Tabelle zur Anwendung kommen.

Erstuntersuchung	Vor Aufnahme der Tätigkeit
Nachuntersuchungen	Erste: Innerhalb von 24 Monaten
	Weitere: Innerhalb von 60 Monaten
	Vorzeitig: • Bei Auftreten von arbeitsplatzbezogenen Veränderungen und/oder Beschwerden am Hautorgan • Nach ärztlichem Ermessen in Einzelfällen • Bei Beschäftigten, die einen ursächlichen Zusammenhang zwischen ihrer Erkrankung und ihrer Tätigkeit am Arbeitsplatz vermuten

1.2 Untersuchungsprogramm

1.2.1 Allgemeine Untersuchung

Erstuntersuchung

Feststellung der Vorgeschichte (allgemeine Anamnese, Familienanamnese, Arbeitsanamnese, Beschwerden)
Besonders achten auf
- Handekzeme,
- symmetrische Beugeekzeme,
- Dyshidrose (Bläschen im Palmoplantarbereich),
- vorbestehende Allergien,
- Dispositionen, z. B.: atopische Hautdiathese gemäß Atopie-Score, Xerosis cutis, erhöhte Lichtempfindlichkeit,
- sonstige Krankheiten wie Psoriasis, Ichthyosen.

In der Arbeitsanamnese besonders achten auf bisherige Verträglichkeit von hautbelastenden Tätigkeiten und berufsbedingte Hauterkrankungen.
Nach wie vor ist es nicht möglich, vor der ersten Exposition gegenüber einer bestimmten Substanz diejenigen Personen ausfindig zu machen, die für eine Sensibilisierung durch diesen Stoff prädisponiert sind. So genannte prophetische Allergie-Testungen sind daher nicht indiziert.

Nachuntersuchung

Zwischenanamnese (Arbeitsanamnese, Krankheitsanamnese):
Erfragen und Dokumentieren der tatsächlich durchgeführten Präventionsmaßnahmen hinsichtlich Schutzhandschuhen, Hautschutzmitteln, Hautreinigungsmitteln, Desinfektionsmitteln und Hautpflegemitteln. Dabei sollten auch die Akzeptanz, Verträglichkeit, Handhabbarkeit in der praktischen Durchführung erfragt werden.

1.2.2 Spezielle Untersuchung

Erstuntersuchung | **Nachuntersuchung**

- Untersuchung der exponierten Hautareale, im Regelfall Hände, Unterarme und Gesicht, insbesondere im Hinblick auf trockene Haut, Hyperhidrose und Ekzemherde
- In unklaren Fällen: Erweiterung der körperlichen Untersuchung, Heranziehung vorhandener medizinischer Befunde und aktueller Expositionsdaten, erforderlichenfalls Veranlassung gezielter dermatologischer Diagnostik.

1.3 Voraussetzung zur Durchführung

- Gebietsbezeichnung „Arbeitsmedizin" oder Zusatzbezeichnung „Betriebsmedizin"
- Erfahrung in der Beurteilung von Berufsdermatosen und in der Beratung zu präventiven Maßnahmen, Kenntnis der Präventionsmaßnahmen gemäß des Verfahrens „Haut" der DGUV.

2 Arbeitsmedizinische Beurteilung und Beratung

Eine arbeitsmedizinische Beurteilung und Beratung im Rahmen gezielter arbeitsmedizinischer Untersuchungen ist erst nach Kenntnis der Arbeitsplatzverhältnisse und der individuellen Belastung möglich. Grundlage dafür ist eine Gefährdungsbeurteilung, die auch dazu Stellung nimmt, welche technischen, organisatorischen und personenbezogenen Schutzmaßnahmen getroffen wurden bzw. zu treffen sind. Für Beschäftigte ist eine individuelle Aufklärung und Beratung angezeigt. Bei bereits bestehenden Hautveränderungen und der Möglichkeit einer beruflichen Verursachung ist das Hautarztverfahren einzuleiten (F 6050) bzw. der „Betriebsärztliche Gefährdungsbericht Haut (F6060/5101)" zu veranlassen. Bei begründetem Verdacht auf das Vorliegen einer Berufskrankheit (und damit des Zwangs zur Tätigkeitsaufgabe bei bereits erfolgter Ausschöpfung aller Präventions- und Therapiemaßnahmen) ist eine BK-Anzeige (F6000) zu erstatten.

2.1 Kriterien

2.1.1 Dauernde gesundheitliche Bedenken

Erstuntersuchung

Personen mit

- allergischer Erkrankung der Haut, bei der die relevante berufliche Exposition gegenüber dem auslösenden Allergen nicht zu vermeiden ist,
- schweren oder wiederholt rückfälligen Ekzemen der exponierten Hautareale, vor allem der Hände und der Unterarme (auch anamnestisch),
- erheblicher Minderbelastbarkeit der Haut (z. B. atopisches Ekzem der exponierten Hautareale, Psoriasis mit Köbner-Effekt vor allem im Bereich beruflich, mechanisch belasteter Hautareale, UV-induzierte Dermatosen für Beschäftigung mit unvermeidlicher Exposition gegenüber ultravioletter Strahlung). Siehe im Besonderen 2.1.3.

Nachuntersuchung

Personen mit
- allergischer Erkrankung der Haut, bei denen die berufliche Exposition gegenüber dem auslösenden Allergen nicht hinreichend zu vermeiden ist,
- schweren oder wiederholt rückfälligen Ekzemen der exponierten Hautareale, vor allem der Hände und der Unterarme, bei denen die Präventionsmaßnahmen nicht zum Erfolg geführt haben.

2.1.2 Befristete gesundheitliche Bedenken

Erstuntersuchung | **Nachuntersuchung**

Personen mit
- Hauterkrankungen, deren Heilung durch die Belastung am Arbeitsplatz behindert wird (z. B. floride Psoriasis an mechanisch und irritativ belasteten Hautarealen) oder
- Hauterkrankungen, die zu einer höheren Gefährdung am Arbeitsplatz führen (z. B. höhere Resorption von Noxen),
- Minderbelastung der Haut (z. B. rezidivierende, floride Psoriasis mit Köbner-Effekt, vor allem im Bereich beruflich, mechanisch belasteter Hautareale),

sofern diese Hauterkrankungen erfahrungsgemäß nicht zu dauernden gesundheitlichen Bedenken führen. Erneute arbeitsmedizinische Beurteilung nach Abheilung.

2.1.3 Keine gesundheitlichen Bedenken unter bestimmten Voraussetzungen

Erstuntersuchung | **Nachuntersuchung**

Sind die unter 2.1.1 genannten Erkrankungen oder die Minderbelastbarkeit der Haut weniger ausgeprägt, so sollte der untersuchende Arzt prüfen, ob unter bestimmten Voraussetzungen die Aufnahme oder Fortsetzung der Tätigkeit möglich ist. Hierbei wird gedacht an
- besondere technische und organisatorische Schutzmaßnahmen,
- individuelle personenbezogene Schutzmaßnahmen,
- verkürzte Nachuntersuchungsfristen.

2.1.4 Keine gesundheitlichen Bedenken

Erstuntersuchung | **Nachuntersuchung**

Alle anderen Personen.

2.2 Beratung

Die Beratung sollte entsprechend der Arbeitsplatzsituation und den Untersuchungsergebnissen im Einzelfall erfolgen. Die Beschäftigten sind über die Ergebnisse der arbeitsmedizinischen Untersuchungen zu informieren.
Die Beratung erfolgt allgemein zu den Präventionsmaßnahmen der Haut (Anwendung des Hautschutzplans) und ggf. zu individuell notwendigen Besonderheiten. Die Beratung zu den Hautmitteln sollte entsprechend der Arbeitsplatzsituation, der persönlichen Arbeitsweise unter Berücksichtigung der individuellen Hautkonstitution erfolgen. Auf der Basis der unter 1.2.1 erhobenen Befunde werden ggf. die Schutzhandschuhe, Hautschutz-, Hautreinigungs- und Hautpflegemittel angepasst. Weiterhin wird individuell zur Arbeitsweise/Verhalten beraten:

Beispiele:

- Vermeidung von direktem Hautkontakt, Benutzen von Hilfsmitteln wie z. B. Zangen oder Sieben
- Applikationsschulung von Hautschutz- und Hautpflegemitteln
- eine dem Verschmutzungsgrad und Hautzustand angepasste, möglichst wenig irritierende Hautreinigung
- Vermeidung der Kombination Hautreinigung/Hautdesinfektion soweit möglich
- Austausch von Schutzhandschuhen (z. B. bei Unverträglichkeit, Beachtung der Tragezeiten)
- Verwendung von saugfähigen Unterziehhandschuhen bei längeren Tragezeiten bzw. Handschuhen mit Baumwollinnenfutter

Entsprechende Hinweise enthalten insbesondere die beiden DGUV Informationen „Allgemeine Präventionsleitlinie Hautschutz" (DGUV Information 212-017) und „Chemikalienschutzhandschuhe" (DGUV Information 212-007) sowie die DGUV Regel „Benutzung von Schutzhandschuhen" (DGUV Regel 112-195), die verschiedenen Online-Gefahrstoffinformationssysteme sowie die DGUV-Präventionsleitlinie „Verwendung von Hautreinigungsmitteln am Arbeitsplatz".
Wenn sich aus der arbeitsmedizinischen Untersuchung Hinweise ergeben, die eine Aktualisierung der Gefährdungsbeurteilung zur Verbesserung des Arbeitsschutzes notwendig machen, hat der untersuchende Arzt dies dem Arbeitgeber mitzuteilen. Dabei ist die Wahrung der schutzwürdigen Belange des Untersuchten zu beachten.

3 Ergänzende Hinweise

3.1 Exposition, Belastung

3.1.1 Vorkommen, Gefahrenquellen

Die Haut kann geschädigt werden durch Feuchtarbeit, Stoffe mit irritativer sensibilisierender oder aknegener Potenz, durch physikalische Einwirkungen und Mikroorganismen.
Bei Stoffen und Gemischen ist auf die Gefahrenhinweise im Sicherheitsdatenblatt und auf dem Gebindeetikett zu achten: H-Sätze. (H314: ätzend; H315: hautreizend; H317: allergisierend; EUH066: wiederholter Kontakt kann zu spröder und rissiger Haut führen)

Irritativ wirkende Einwirkungen, z. B. durch
- Lösemittel,
- Benzine,
- Petroleum,
- alkalische Substanzen,
- Kühlschmierstoffbestandteile,
- technische Öle und Fette,
- Detergenzien.

Sensibilisierende Einwirkungen, z. B. durch
- Kunstharze, Kunststoffkomponenten: z. B. unausgehärtete Acrylat- und Epoxidharze, Aminhärter, Isocyanate,
- Latex/Gummiinhaltsstoffe: z. B. Dithiocarbamate und Thiurame,
- Biozide (Konservierungsstoffe/Desinfektionsmittel),
- Aroma- und Duftstoffe,
- Metallionen (Metallverbindungen): z. B. von Chrom, Kobalt, Nickel,
- Friseurchemikalien: z. B. Haarfarbeninhaltsstoffe,
- weitere relevante Stoffe/Stoffgruppen: z. B. Kühlschmierstoffbestandteile, Pflanzenbestandteile, einige tropische Hölzer, Proteine.

Physikalische Einwirkungen, z. B. durch
- Mineral- und Keramikfasern,
- Metallspäne,
- Abrasivpartikel,
- raue Oberflächen,
- Haare,
- Strahlen,
- Hitze und Kälte.

Sonstige Einwirkungen:

- hautpathogene Mikroorganismen spielen zahlenmäßig eine untergeordnete Rolle (vgl. BK Nr. 3101 und 3102 der Anlage 1 zur BKV),
- Stoffe mit aknegener Potenz, z. B. chlorierte polycyklische Kohlenwasserstoffe.

3.1.2 Aufnahme

Berufsbedingte Hauterkrankungen werden in der Regel verursacht durch exogene Einwirkungen. Stoffe, die über die Haut resorbiert werden, jedoch an anderen Organen systemisch wirken, werden hier nicht berücksichtigt.

3.1.3 Wirkungsweise

Exogene Einwirkungen können regelmäßig oder gelegentlich allergen, toxisch irritativ, mikrotraumatisch oder infektiös zur Verursachung oder Verschlimmerung von Hauterkrankungen führen. Vorwiegend sind die den schädigenden Faktoren unmittelbar ausgesetzten Körperstellen betroffen; Ausbreitung auf andere Körperteile und Generalisation sind möglich. Oft treten Hauterkrankungen nur in Kombination mehrerer Faktoren auf: z. B. durch die Verbindung von mechanischen, chemischen und physikalischen Einwirkungen (zu Letzteren sind auch das Raumklima, die Luftfeuchtigkeit, das Tragen von Arbeitsschutzkleidungen, Gummihandschuhen, -stiefeln usw. zu rechnen) sowie bei gleichzeitiger verminderter epidermaler Barriere.

3.2 Funktionsstörungen, Krankheitsbild

Die überwiegende Anzahl der berufsbedingten Dermatosen wird von der Gruppe der Ekzeme gebildet. Sie können vereinfachend unterteilt werden in

- atopisches Ekzem, anlagebedingt, jedoch Verschlimmerung unter beruflichen Bedingungen,
- subtoxisch-kumulatives Ekzem/toxische Kontaktdermatitis,
- allergisches Kontaktekzem bzw. Kontakturtikaria.

Sie können isoliert oder als Zwei- oder Dreiphasenekzeme nacheinander auftreten. Mischformen sind sehr häufig.

4 Berufskrankheit

Nr. 5101 der Anlage zur Berufskrankheitenverordnung (BKV) „Schwere oder wiederholt rückfällige Hauterkrankungen, die zur Unterlassung aller Tätigkeiten gezwungen haben, die für die Entstehung, die Verschlimmerung oder das Wiederaufleben der Krankheit ursächlich waren oder sein können".

5 Literatur

Agner, T., Held, E.: Skin protection programmes, Contact Dermatitis, 47 (2002) 253–256

Allgemeine Präventionsleitlinie Hautschutz (DGUV Information 212-017). DGUV-Publikationsdatenbank, http://publikationen.dguv.de

Bauer, A., Schmitt, J., Bennett, C., Coenraads, P. J., Elsner, P., English, J., Williams, H. C. Interventions for preventing occupational irritant hand dermatitis. Cochrane Database Syst Rev. 2010 16;(6): CD004414

Branchen- und Arbeitsschutz-Informationssystem (BASIS) der BG Energie Textil Elektro. Medienerzeugnisse – Modul Hand- und Hautschutz. www.basis-bgetem.de

Cvetkovski, R. S., Rothman, K. J., Olsen, J., Mathiesen, B., Iversen, L., Johansen, J. D., Agner, T.: Relation between diagnoses on severity, sick leave and loss of job among patients with occupational hand eczema. Br Dermatol 152 (2005) 93–98

Diepgen, T. L, Elsner, P., Schliemann, S., Fartasch, M., Köllner, A., Skudlik, C., John, S. M., Worm, M.: DDG-Leitlinie „Management von Handekzemen". J Dtsch Dermatol Ges. 2009;7 Suppl 3, S1–16

Diepgen, T. L.: Occupational skin-disease data in Europe. International archives of occupational and environment health; VOL: 76 (5); p. 331–338/200306/PM: Print-Electronic EPD: 20030411 SU

Gefahrstoffinformationssystem der Deutschen Gesetzlichen Unfallversicherung (GESTIS-Stoffdatenbank). www.dguv.de, Webcode d11892

Gefahrstoffinformationssystem der Berufsgenossenschaften der Bauwirtschaft (GISBAU). www.gisbau.de

Gefahrstoffinformationssystem Chemie (GisChem) geführt von der BG RCI. www.gischem.de

Gefahrstoffinformationssystem für die Metallbranche. www.gismet-online.de

Harries, M. J., Lear, J. T.: Occupational skin infections, Occup Med (England), 54 (2004) 441–449

Hautkrankheiten und Hautschutz (DGUV Information 212-015). DGUV-Publikationsdatenbank. http://publikationen.dguv.de

John, S. M.: (2011) Gemeinsam gegen die Dunkelziffer bei Berufsdermatosen: Zusammenarbeit zwischen Dermatologen und Arbeitsmedizinern im Rahmen der Aktionswoche „Haut & Job". Dermatologie Beruf und Umwelt 59, 43–44

Jungbauer, F.: Wet work in relation to occupational dermatitis. Dissertation Universität Groningen, 2004

Morris-Jones, R., Robertson, S. J., Ross, J. et al.: Dermatitis caused by physical irritant. Br J Dermatol 147 (2002) 270–275

Präventionsleitlinie: „Verwendung von Hautreinigungsmitteln am Arbeitsplatz" (DGUV Sachgebiet Hautschutz). www.dguv.de

Rustemeyer, T., Elsner, P., John, S. M., Maibach, H. I. (Hrsg): Kanerva's Handbook of Occupational Dermatology. 2. Auflage. Springer, Berlin, Heidelberg, New York, 2012

Skudlik, C., John, S. M.: Berufsbedingte allergische Kontaktekzeme – was Betriebsärzte wissen sollten. ASU 49 (2014) 247–252

Skudlik, C., Schwanitz, H. J.: Berufsbedingte Handekzeme – Ätiologie und Prävention. Allergo J 12 (2003) 513–520

Skudlik, C., Weisshaar, E., Scheidt, R., Elsner, P., Wulfhorst, B., Schönfeld, M., John, S. M., Diepgen, T. L.: First Results from the Multicentre Study „Rehabilitation of Occupational Skin Diseases – Optimisation and Quality Assurance of Inpatient Management (ROQ)" (2012). Contact Dermatitis 66,140–147

Verfahrensablauf beim Auftreten von Hauterkrankungen (DGUV Information 250-005), DGUV-Publikationsdatenbank. http://publikationen.dguv.de

Voß, H., Mentzel, F., Wilke, A., Maier, B., Gediga, G., Skudlik, C., John, S. M.: Optimiertes Hautarztverfahren und Stufenverfahren Haut: Randomisierte Evaluation der Eckpfeiler der berufsdermatologischen Prävention. (2009) Hautarzt 60, 695–701

Wigger-Alberti, W., Maraffio, B., Wernli, M., Elsner, P.: Training workers at risk for occupational contact dermatitis in the application of protective creams: efficacy of a fluorescence technique. Dermatology. 1997, 195:129–33

Wulfhorst, B., Bock, M., Skudlik, C., Wigger-Alberti, W., John, S. M. (2011) Prevention of hand eczema – gloves, barrier creams and workers' education. In: Duus Johansen J, Frosch PJ, Lepoittevin JP (eds.) Contact Dermatitis. Springer Berlin, Heidelberg, 5th edition, 985–1028

6 Vorschriften, Regeln

Arbeitsmedizinische Regel (AMR) 2.1 – Fristen für die Veranlassung/das Angebot von arbeitsmedizinischen Vorsorgeuntersuchungen

Benutzung von Schutzhandschuhen (DGUV Regel 112-195), DGUV-Publikationsdatenbank, http://publikationen.dguv.de

Technische Regeln für Gefahrstoffe (TRGS). www.baua.de, insbesondere:

- TRGS 401: Gefährdung durch Hautkontakt – Ermittlung, Beurteilung, Maßnahmen
- TRGS 900: Arbeitsplatzgrenzwerte
- TRGS 907: Verzeichnis sensibilisierender Stoffe und von Tätigkeiten mit sensibilisierenden Stoffen.

Das Fehlen der genannten Einstufungen in diesen Listen bedeutet keinen Ausschluss einer sensibilisierenden Wirkung.

Gefahrstoffverordnung (GefStoffV)

Liste der gefährlichen Stoffe und Gemische nach EG-Verordnung 1272/2008 sowie § 4 Gefahrstoffverordnung (Einstufung, Verpackung, Kennzeichnung)

Verordnung zur arbeitsmedizinischen Vorsorge (ArbMedVV)

G 25 Fahr-, Steuer- und Überwachungstätigkeiten

Bearbeitung: Ausschuss Arbeitsmedizin der Gesetzlichen Unfallversicherung, Arbeitskreis 1.1 „Fahr-, Steuer- und Überwachungstätigkeiten"
Fassung Oktober 2014

Vorbemerkungen

Dieser Grundsatz gibt Anhaltspunkte für gezielte arbeitsmedizinische Untersuchungen, um Unfall- und Gesundheitsgefahren bei Fahr-, Steuer- und Überwachungstätigkeiten für Beschäftigte oder Dritte zu verhindern oder frühzeitig zu erkennen.
Soweit Rechtsvorschriften Vorgaben hinsichtlich der Untersuchung auf Eignung enthalten (z. B. Verkehrsrecht), sind sie vorrangig zu beachten.
Hinweise für die Gefährdungsbeurteilung und die Auswahl des zu untersuchenden Personenkreises gibt die DGUV Information „Handlungsanleitung für arbeitsmedizinische Untersuchungen nach dem DGUV Grundsatz G 25" (DGUV Information 240-250, i. Vb.).

Ablaufplan

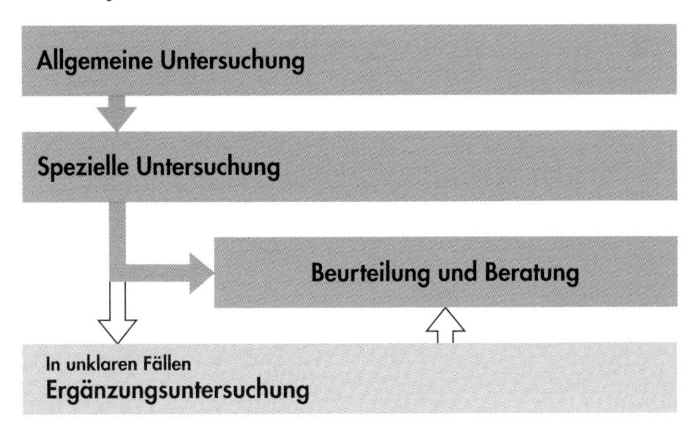

1 Untersuchungen

1.1 Untersuchungsarten, Fristen

Bei der Festlegung der Fristen zu den Untersuchungsintervallen sind je nach Rechtsgrundlage des Untersuchungsanlasses die für diesen Anlass gültigen staatlichen Vorgaben und Regeln zu beachten.
Wenn es für den konkreten Untersuchungsanlass keine staatlichen Vorgaben zu Fristen gibt, können ersatzweise die Empfehlungen in der nachfolgenden Tabelle zur Anwendung kommen.

Erstuntersuchung	Vor Aufnahme der Tätigkeit
Nachuntersuchungen	• bis zum vollendeten 40. Lebensjahr nach 36 bis 60 Monaten • ab dem vollendeten 40. bis zum vollendeten 60. Lebensjahr nach 24 bis 36 Monaten • ab dem vollendeten 60. Lebensjahr nach 12 bis 24 Monaten
	Vorzeitig: • Nach längerer Arbeitsunfähigkeit (mehrwöchige Erkrankung) oder körperlicher Beeinträchtigung, die Anlass zu Bedenken gegen die weitere Ausübung der Tätigkeit geben könnte • Bei Aufnahme einer neuen Tätigkeit • Nach ärztlichem Ermessen in Einzelfällen • Bei Beschäftigten, die eine Gefährdung ihres Gesundheitszustandes bei weiterer Ausübung der Tätigkeit vermuten • Wenn Hinweise auftreten, die aus anderen Gründen Anlass zu gesundheitlichen Bedenken gegen die weitere Ausführung dieser Tätigkeit geben

1.2 Untersuchungsprogramm

1.2.1 Allgemeine Untersuchung

Erstuntersuchung	Nachuntersuchung

Feststellung der Vorgeschichte (allgemeine Anamnese, Arbeitsanamnese, Beschwerden); siehe auch Basisuntersuchungsprogramm (BAPRO).
Besonders achten auf
- Herz- und Kreislaufstörungen,
- neurologische und psychische Auffälligkeiten,
- schlafbezogene Atmungsstörungen (siehe Abschnitt 3).

1.2.2 Spezielle Untersuchung

Erstuntersuchung	Nachuntersuchung

- Seh- und Hörvermögen: siehe Tabellen 1 und 2
- Urinstatus (Mehrfachteststreifen, Sediment).

1.2.3 Ergänzungsuntersuchung

Erstuntersuchung	Nachuntersuchung

Bei unklaren Fällen:
- insbesondere, wenn arbeitsphysiologische und arbeitspsychologische Anforderungsmerkmale zu beachten sind,
- bei Bedarf auch Blutuntersuchungen, weitere Urinuntersuchungen.

1.3 Voraussetzungen zur Durchführung

Gebietsbezeichnung „Arbeitsmedizin" oder Zusatzbezeichnung „Betriebsmedizin".

1.3.1 Apparative Ausstattung

Die anzuwendenden Prüfverfahren und Geräte zur Untersuchung des Sehorgans müssen den jeweils aktuellen „Empfehlungen der Deutschen Ophthalmologischen Gesellschaft e. V. zur Qualitätssicherung bei sinnesphysiologischen Untersuchungen und Geräten" entsprechen.

1.3.2 Erforderliche Untersuchungstechnik

- Sehschärfe Ferne
- Sehschärfe Nähe
- Räumliches Sehen
- Farbsinn
- Gesichtsfeld
- Hörvermögen (Flüster-/Umgangssprache)
- Dämmerungssehen/Blendungsempfindlichkeit/Kontrastsehen

Laboruntersuchungen unter Beachtung der „Richtlinie der Bundesärztekammer zur Qualitätssicherung quantitativer laboratoriumsmedizinischer Untersuchungen.

2 Arbeitsmedizinische Beurteilung und Beratung

Eine arbeitsmedizinische Beurteilung und Beratung im Rahmen arbeitsmedizinischer Untersuchungen ist erst nach Kenntnis der Arbeitsplatzverhältnisse und der individuellen Belastung möglich. Grundlage dafür ist eine Gefährdungsbeurteilung, die auch dazu Stellung nimmt, welche technischen, organisatorischen und personenbezogenen Schutzmaßnahmen getroffen wurden bzw. zu treffen sind.

2.1 Kriterien

2.1.1 Dauernde gesundheitliche Bedenken

Erstuntersuchung	**Nachuntersuchung**

Personen, bei denen die in den Tabellen 1 und 2 angegebenen Mindestanforderungen nicht erfüllt sind, sowie Personen mit für die jeweilige Tätigkeit relevanten Gesundheitsstörungen wie

- Bewusstseins- oder Gleichgewichtsstörungen sowie Anfallsleiden jeglicher Ursache, in Abhängigkeit von Art, Häufigkeit, Prognose und Behandlungsstand der Anfälle[1],
- unbehandelten schlafbezogenen Atmungsstörungen (Schlafapnoe) und dadurch verursachten ausgeprägten Vigilanzbeeinträchtigungen,
- Diabetes mellitus mit erheblichen Schwankungen der Blutzuckerwerte, insbesondere mit Neigung zur Hypoglykämie,

[1] siehe auch DGUV Information „Empfehlungen zur Beurteilung beruflicher Möglichkeiten von Personen mit Epilepsie" (DGUV Information 250-001).

- chronischem Alkoholmissbrauch oder Drogenabhängigkeit oder anderen Suchtformen,
- erheblichen Auswirkungen einer Dauerbehandlung mit Medikamenten,
- Erkrankungen oder Veränderungen des Herzens oder des Kreislaufs mit erheblicher Einschränkung der Leistungs- oder Regulationsfähigkeit, Blutdruckveränderungen stärkeren Grades,
- erheblicher Einschränkung der Beweglichkeit, Verlust oder Herabsetzung der groben Kraft eines für die Durchführung der Tätigkeit wichtigen Gliedes,
- Erkrankungen oder Schäden des zentralen oder peripheren Nervensystems mit wesentlichen Funktionsstörungen, insbesondere organischen Krankheiten des Gehirns oder des Rückenmarks und deren Folgezuständen, funktionellen Störungen nach Schädel- oder Hirnverletzungen, Hirndurchblutungsstörungen,
- Gemüts- oder Geisteskrankheiten, auch wenn diese abgeklungen sind, jedoch ein Rückfall nicht hinreichend sicher ausgeschlossen werden kann, abnormer Wesensart oder abnormen Verhaltensweisen erheblichen Grades.

2.1.2 Befristete gesundheitliche Bedenken

Erstuntersuchung	Nachuntersuchung

Personen, mit den unter 2.1.1 genannten Erkrankungen oder Störungen, soweit eine Wiederherstellung oder ausreichende Besserung zu erwarten ist.

2.1.3 Keine gesundheitlichen Bedenken unter bestimmten Voraussetzungen

Erstuntersuchung

Personen, bei denen zwar Schäden oder Schwächen der unter 2.1.1 bezeichneten Art vorliegen, wenn unter Berücksichtigung besonderer Voraussetzungen (z. B. Beschaffenheit des Arbeitsplatzes, verkürzte Nachuntersuchungsfristen, spezifische Auflagen) und auf Grund der Gefährdungsbeurteilung nicht zu befürchten ist, dass sie sich selbst oder Dritte gefährden.

Nachuntersuchung

Wie Erstuntersuchung, wenn sie sich langjährig in der Ausübung ihrer Tätigkeit bewährt haben.

2.1.4 Keine gesundheitlichen Bedenken

Erstuntersuchung	Nachuntersuchung

Alle anderen Personen, soweit keine Beschäftigungsbeschränkungen bestehen.

2.2 Beratung

Die Beratung sollte entsprechend der Arbeitsplatzsituation und den Untersuchungsergebnissen im Einzelfall erfolgen. Die Beschäftigten sind über die Ergebnisse der arbeitsmedizinischen Untersuchungen zu informieren.
Wenn sich aus der arbeitsmedizinischen Untersuchung Hinweise ergeben, die eine Aktualisierung der Gefährdungsbeurteilung zur Verbesserung des Arbeitsschutzes notwendig machen, hat der untersuchende Arzt dies dem Arbeitgeber mitzuteilen. Dabei ist die Wahrung der schutzwürdigen Belange des Untersuchten zu beachten.

3 Ergänzende Hinweise

Zur Beurteilung, ob ggf. eine Schlafapnoe vorliegt, siehe Anhänge 1 und 2.

3.1 Anamnese

Die Anamnese im Rahmen der Untersuchung nach G 25 sollte mit folgenden Bestandteilen zur Beurteilung von schlafbezogenen Atmungsstörungen und Tagesschläfrigkeit erweitert werden:

a) Epworth-Sleepiness-Scale (ESS, siehe Anhang 1). Dieser Fragebogen kann im Vorfeld der Untersuchung vom Probanden ausgefüllt werden und ist Gegenstand des Arzt-Probandengesprächs
b) Darüber hinaus werden folgende Fragen gestellt:

		Ja	**Nein**	**Nicht bekannt**
1.	Schnarchen Sie häufig (fast jede Nacht bzw. mehr als 3 x pro Woche) oder berichtet Ihr Partner darüber?			
2.	Haben Sie Atemaussetzer oder berichtet Ihr Partner darüber?			
3.	Leiden Sie am Tage unter Schläfrigkeit? (Fallen Ihnen die Augen zu, schlafen Sie ungewollt ein?)			
4.	Hatten Sie schon einmal während der Arbeit Sekundenschlaf? Sind Sie am Steuer schon einmal eingeschlafen?			

Beurteilung:

Zu a) Wird der ESS-Fragebogen mit einem Score ≥ 11 beantwortet, besteht der Verdacht auf eine pathologische Tagesschläfrigkeit.

Zu b) Wird mindestens eine der Fragen 3 *oder* 4 mit ja beantwortet, besteht Verdacht auf Tagesschläfrigkeit. Werden die Fragen 1 *und* 2 mit ja beantwortet, besteht der Verdacht auf eine schlafbezogene Atmungsstörung.

3.2 Anthropometrische Daten

Im Rahmen der Untersuchung wird aus Größe und Gewicht der BMI[2] bestimmt.

Beurteilung:

Liegt der BMI bei ≥ 30 kg/m² und kommen weitere Kriterien, wie kardiovaskuläre Erkrankungen (z. B. Hypertonie, KHK, Schlaganfall) oder COPD hinzu, ist die Wahrscheinlichkeit für das Vorliegen einer schlafbezogenen Atmungsstörung erhöht.

3.3 Weiteres Vorgehen[3]

3.3.1 Bei Verdacht auf schlafbezogene Atmungsstörung ohne Tagesschläfrigkeit

- Beratung des Probanden hinsichtlich der Notwendigkeit einer weiteren schlafmedizinischen Abklärung: Keine gesundheitlichen Bedenken unter bestimmten Voraussetzungen
- Vorgezogene Nachuntersuchung spätestens nach 12 Monaten.

3.3.2 Bei Verdacht auf schlafbezogene Atmungsstörung mit Tagesschläfrigkeit

- Umgehende weitere schlafmedizinische Diagnostik
- Nur bei klinisch relevanter Tagesschläfrigkeit unter Berücksichtigung der individuellen Arbeitsaufgabe: befristete gesundheitliche Bedenken bis zur Abklärung.

3.3.3 Bei Verdacht auf Tagesschläfrigkeit aufgrund anderer Ursachen

- Umgehende weitere fachärztliche Diagnostik
- Nur bei klinisch relevanter Tagesschläfrigkeit unter Berücksichtigung der individuellen Arbeitsaufgabe: befristete gesundheitliche Bedenken bis zur Abklärung.

---

[2] Der Body-Mass-Index (BMI) wird nach der Formel $BMI = Masse\ [kg] / (Größe[m])^2$ berechnet.

[3] siehe auch Anhang 2.

3.4 Therapiekontrolle

- Nach erfolgreicher schlafmedizinischer Therapie Nachuntersuchungen im Abstand von max. 12 Monaten
- Die Nachuntersuchung beinhaltet die Anamnese und Untersuchung gemäß der Abschnitte 3.1 und 3.2. Eventuell vorliegende schlafmedizinische Protokolle können bei der Beurteilung berücksichtigt werden
- Danach erneute Bewertung gemäß Abschnitt 3.3. Zum Ablauf siehe Anhang 2.

4 Berufskrankheit

Entfällt.

5 Literatur

Deutsche Ophthalmologische Gesellschaft: Empfehlungen der Deutschen Ophthalmologischen Gesellschaft e. V. zur Qualitätssicherung bei sinnesphysiologischen Untersuchungen und Geräten. Januar 2001, letzte Aktualisierung Oktober 2013

Empfehlungen zur Beurteilung beruflicher Möglichkeiten von Personen mit Epilepsie" (DGUV Information 250-001). Publikationsdatenbank, www.dguv.de/publikationen

Eichendorf, W., Hedtmann, J. (Hrsg.): Praxishandbuch Verkehrsmedizin. Universum Verlag, Wiesbaden 2012

Gramberg-Danielsen, B.: Rechtliche Grundlagen der augenärztlichen Tätigkeit. Thieme, Stuttgart

Handlungsanleitung für arbeitsmedizinische Untersuchungen nach dem DGUV Grundsatz G 25 „Fahr-, Steuer- und Überwachungstätigkeiten" (DGUV Information 240-250, i. Vb.). DGUV-Publikationsdatenbank, www.dguv.de/publikationen

Hettinger, Th. Knieb, H., Niemann, H., Schneider, H., Voltz, H.: Grundlagen zur Beurteilung der körperlichen Tauglichkeit für die Fahr-, Steuer- und Überwachungstätigkeiten in den Unternehmen der Eisen- und Stahlindustrie. Verlag Stahl und Eisen GmbH, Düsseldorf, 1966

Lachenmayr, B.: Anforderungen an das Sehvermögen des Kraftfahrers. Dtsch Ärztebl 100 (2003) A 624–634 (Heft 10)

Nachreiner, F., Rutenfranz, J., Singer, R.: Zur Beanspruchung des Menschen bei Überwachungs-, Kontroll- und Steuerungstätigkeiten in der Industrie. Arbeitsmed Sozialmed Arbeitshyg 5 (1990) 314–319

Schiefer, U., Hofer, R., Vischer, P. M. et al.: Perimetriebefund und Fahrtauglichkeit: „Wie viel Gesichtsfeld braucht ein Autofahrer?". Der Ophthalmologe 97 (2000) 491–497

Tabelle 1: Mindestanforderungen an das Seh- und Hörvermögen

Merkmale	**Anforderungsstufe 1**	**Anforderungsstufe 2**
Sehschärfe Ferne* bei Erstuntersuchung bei Nachuntersuchung	 0,7/0,5 oder beidäugig 0,8 0,7/0,5 (0,2**) oder beidäugig 0,8	 0,5/0,5 (0,2**) oder beidäugig 0,6 0,4/0,4 (0,2**) oder beidäugig 0,6
Einäugigkeit	zulässig nur nach tätigkeitsbezogener Beurteilung 0,7	 0,6
Sehschärfe Nähe*	0,8/0,8	0,5/0,5
Räumliches Sehen	tätigkeitsbezogen ausreichendes räumliches Sehen	
Farbsinn	tätigkeitsbezogen ausreichender Farbsinn. Bei Auffälligkeiten ggf. Präzisierung mittels Anomaloskop: keine Störung im Rotbereich mit einem Anomalquotienten kleiner als 0,5***	
Gesichtsfeld	normales Gesichtsfeld Perimetrie bei Erstuntersuchung; ab dem vollendeten 40. Lebensjahr mindestens bei jeder zweiten Untersuchung	tätigkeitsbezogen ausreichendes Gesichtsfeld Perimetrie bei Hinweisen auf Gesichtsfeldausfälle
Dämmerungssehen/ Blendungsempfindlichkeit	nur bei erhöhten Anforderungen ohne Blendung: Kontrast 1 : 2,7 Umfeldleuchtdichte 0,032 cd/m² mit Blendung: Kontrast 1 : 2,7 Umfeldleuchtdichte 0,1 cd/m²	 Kontrast 1 : 5 Kontrast 1 : 5
Hören	Flüstersprache 5 m	Umgangssprache 5 m

* Sofern die angegebenen Grenzwerte mit oder ohne Sehhilfe erreicht werden, sollte eine entsprechende arbeitsmedizinische Bescheinigung ausgestellt werden. Ergibt die Untersuchung jedoch keine normale Sehschärfe, sollte dem Untersuchten angeraten werden, außerhalb der arbeitsmedizinischen Untersuchung einen Augenarzt aufzusuchen, um ggf. durch Korrektion eine optimale Sehschärfe zu erreichen. Wird die geforderte Sehschärfe nur mit Sehhilfe erreicht, so ist eine Gefährdungsaufklärung gegenüber dem Untersuchten erforderlich und ggfs. eine Auflage zu prüfen.

** Sehschärfe von 0,2 auf dem schlechteren Auge nur im Einzelfall zulässig nach arbeitsplatzbezogener Beurteilung.

*** Dieser Grenzwert gilt, sofern auf Grund innerbetrieblicher Besonderheiten entsprechende Anforderungen erfüllt werden müssen.

Tabelle 2: Mindestanforderungen an das Seh- und Hörvermögen bei Erstuntersuchung (E) und Nachuntersuchung (N)

Fahr-, Steuer- und Überwachungstätigkeiten*	**Sehschärfe Ferne**		**Sehschärfe Nähe**	
	E	N	E	N
Führen von Kraftfahrzeugen, soweit keine verkehrsrechtlichen Vorschriften zu beachten sind				
– Pkw, Motorräder, Schlepper	2	2	–	–
– Lkw (ab 3,5 t zulässigem Gesamtgewicht)	1	1	–	–
– Omnibusse, sonstige Kraftfahrzeuge für den Personentransport	1	1	–	–
Führen von Schienenfahrzeugen, soweit keine verkehrsrechtlichen Vorschriften zu beachten sind – Triebfahrzeuge von Eisenbahnen, U-Bahnen, Straßenbahnen, Materialbahnen	1	1	–	–
Führen von Flurförderzeugen mit Fahrersitz/-stand mit Hubeinrichtung, z. B. Gabelstapler	1	1	–	–
Führen von Flurförderzeugen mit Fahrersitz/-stand ohne Hubeinrichtung	2	2	–	–
Führen von Mitgänger-Flurförderzeugen mit Hubeinrichtung	1	1	–	–
Führen von Regalbediengeräten	1	1	–	–
Führen von Hebezeugen, z. B. Kranen, Hebebühnen	1	1	2	2
Führen von Erdbaumaschinen, fahrbaren Arbeitsmaschinen	1	2	–	–
Führen von kraftbetriebenen Luftfahrtbodengeräten	1	1	2	2
Führen von Pistenpflegegeräten	1	1	–	–
Steuern von Förder- und Seilbahnmaschinen	1	1	1	2
Steuern von Chargiermaschinen und Pfannenwagen	1	1	1	2
Steuern von Manipulatoren	1	1	1	2
Steuertätigkeiten mit hohen Anforderungen, z. B. Hubarbeitsbühnen, Winden	1	1	1	2
Steuertätigkeiten mit niedrigen Anforderungen, z. B. Stetigförderanlagen, Montagewinden	1	1	1	2
Überwachungstätigkeiten mit hohen Anforderungen, z. B. in größeren Leitständen, Messwarten, Kontrollräumen, Überwachungszentralen, Stellwerken, Arbeiten im Bereich von Gleisen	1	1	1	1
Überwachungstätigkeiten mit niedrigen Anforderungen, z. B. bei Seilschwebebahnen und Schleppliften, an Prüfgeräten der zerstörungsfreien Prüfung	1	1	1	2

* Die Anforderungsstufen sind in Tabelle 1 genannt. Die Arbeitsbedingungen sind einem technologischen Wandel unterworfen. Daher können die Tätigkeiten nach Anforderungsstufe 1 in Abhängigkeit von einer Gefährdungsbeurteilung im Einzelfall in die Anforderungsstufe 2 eingeordnet werden.

Räumliches Sehen		Farbsinn		Gesichtsfeld		Dämmerungs-sehen/Blendungs-empfindlichkeit		Hören	
E	N	E	N	E	N	E	N	E	N
–	–	ja	ja	2	2	2	2	2	2
ja	–	ja	ja	1	1	1	1	2	2
ja	ja	ja	ja	1	1	1	1	2	2
–	–	ja**	ja**	1	1	–	–	2	2
ja	ja	–	–	1	1	–	–	2	2
–	–	–	–	2	2	–	–	2	2
ja	ja	–	–	2	2	–	–	2	2
ja	ja	–	–	2	2	–	–	2	2
ja	ja	–	–	1	1	2	2	2	2
–	–	ja**	ja**	2	2	2	2	–	–
ja	ja	ja**	ja**	1	1	1	2	2	2
–	–	–	–	1	1	1	2	2	2
–	–	–	–	2	2	–	–	2	2
–	–	–	–	2	2	2	2	2	2
ja	ja	–	–	2	2	–	–	2	2
ja	ja	ja	ja	1	1	–	–	2	2
–	–	–	–	2	2	–	–	2	2
–	–	ja	ja	1	1	–	–	1	1
–	–	ja	ja	1	2	–	–	2	2

** Soweit farbige Signale erkannt werden müssen.

6 Vorschriften, Regeln

Begutachtungsleitlinien zur Kraftfahreignung, Bundesanstalt für Straßenwesen, Heft M 115
Betriebssicherheitsverordnung (BetrSichV), Anhang 2
Fahrerlaubnis-Verordnung (FeV)
Unfallverhütungsvorschriften
- „Krane"
- „Flurförderzeuge"
- „Fahrzeuge"
- „Schienenbahnen"
- „Seilschwebebahnen und Schlepplifte"
- „Arbeiten im Bereich von Gleisen"

VDV-Schrift 714, „Leitlinien für die Beurteilung der Betriebsdiensttauglichkeit in Verkehrsunternehmen", Juni 2013
Verordnung zur Arbeitsmedizinischen Vorsorge (ArbMedVV)

Anhang 1

Fragebogen zur Tagesschläfrigkeit

Epworth Sleepiness Scale, Murray W. Johns, 1991

Datum: ....

Die folgende Frage bezieht sich auf Ihr normales Alltagsleben in der letzten Zeit:
Für wie wahrscheinlich halten Sie es, dass Sie in einer der folgenden Situationen einnicken oder einschlafen würden – sich also nicht nur müde fühlen?
Auch wenn Sie in der letzten Zeit einige dieser Situationen nicht erlebt haben, versuchen Sie sich trotzdem vorzustellen, wie sich diese Situationen auf Sie ausgewirkt hätten.
Benutzen Sie bitte die folgende Skala, um für jede Situation eine möglichst genaue Einschätzung vorzunehmen und kreuzen Sie die entsprechende Zahl an:

0 = würde *niemals* einnicken
1 = *geringe* Wahrscheinlichkeit einzunicken
2 = *mittlere* Wahrscheinlichkeit einzunicken
3 = *hohe* Wahrscheinlichkeit einzunicken

Situation	**Wahrscheinlichkeit einzunicken**
Im Sitzen lesend	⓪ ① ② ③
Beim Fernsehen	⓪ ① ② ③
Wenn Sie passiv (als Zuhörer) in der Öffentlichkeit sitzen (z. B. im Theater oder bei einem Vortrag)	⓪ ① ② ③
Als Beifahrer im Auto während einer einstündigen Fahrt ohne Pause	⓪ ① ② ③
Wenn Sie sich am Nachmittag hingelegt haben, um auszuruhen	⓪ ① ② ③
Wenn Sie sitzen und sich mit jemandem unterhalten	⓪ ① ② ③
Wenn Sie nach dem Mittagessen (ohne Alkohol) ruhig dasitzen	⓪ ① ② ③
Wenn Sie als Fahrer eines Autos verkehrsbedingt einige Minuten halten müssen	⓪ ① ② ③
Bitte nicht ausfüllen Summe	

Anhang 2

Ablaufschema: Abklärung Schlafapnoe

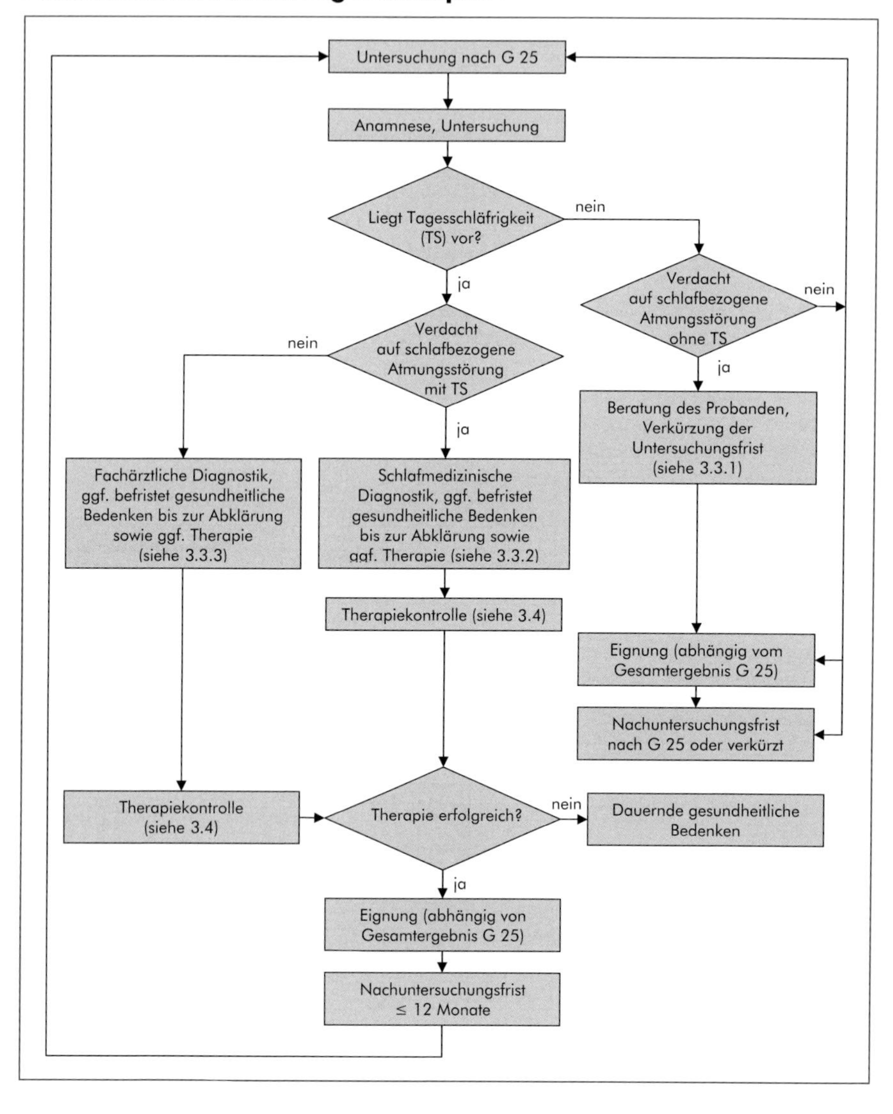

G 26 Atemschutzgeräte

Bearbeitung: Ausschuss Arbeitsmedizin der Gesetzlichen Unfallversicherung,
Arbeitskreis 1.2 „Atemschutz",
Fassung Oktober 2014

Vorbemerkungen

Dieser Grundsatz gibt Anhaltspunkte für gezielte arbeitsmedizinische Untersuchungen zur Feststellung, ob bei Personen gesundheitliche Bedenken gegen das Tragen von Atemschutzgeräten bestehen.
Hinweise für die Gefährdungsbeurteilung und die Auswahl des zu untersuchenden Personenkreises gibt die DGUV Information „Handlungsanleitung für arbeitsmedizinische Untersuchungen nach dem DGUV Grundsatz G 26" (DGUV Information 240-260, i. Vb.).

Ablaufplan

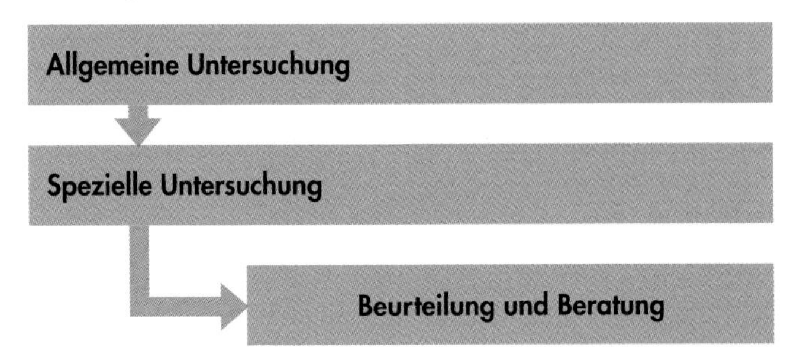

1 Untersuchungen

1.1 Untersuchungsarten, Fristen

Bei der Festlegung der Fristen zu den Untersuchungsintervallen sind je nach Rechtsgrundlage des Untersuchungsanlasses die für diesen Anlass gültigen staatlichen Vorschriften und Regeln zu beachten.
Wenn es für den konkreten Untersuchungsanlass keine staatlichen Vorgaben zu Fristen gibt, können ersatzweise die Empfehlungen in der nachfolgenden Tabelle zur Anwendung kommen.

Erstuntersuchung	Vor Aufnahme der Tätigkeit mit Verwendung von Atemschutzgeräten der Gruppen 1–3
Nachuntersuchungen	• Personen bis 50 Jahre: vor Ablauf von 36 Monaten • Personen über 50 Jahre: Gerätegewicht bis 5 kg vor Ablauf von 24 Monaten Gerätegewicht über 5 kg vor Ablauf von 12 Monaten
	Vorzeitig: • Nach mehrwöchiger Erkrankung oder körperlicher Beeinträchtigung, die Anlass zu Bedenken gegen eine Weiterbeschäftigung geben könnte • Nach ärztlichem Ermessen in Einzelfällen • Bei Beschäftigten, die einen ursächlichen Zusammenhang zwischen ihrer Erkrankung und ihrer Tätigkeit am Arbeitsplatz vermuten

1.2 Untersuchungsprogramm

1.2.1 Allgemeine Untersuchung

Erstuntersuchung

Erstuntersuchung im Hinblick auf die Tätigkeit unter Berücksichtigung der unter 2.1 aufgeführten arbeitsmedizinischen Kriterien für alle belastenden Atemschutzgeräte.
Feststellung der Vorgeschichte insbesondere unter Berücksichtigung von

- Arbeitsplatz,
- Arbeitsaufgabe,
- Arbeitseinweisung,
- Arbeitszeit.

Die Arbeitsplatzbedingungen, z. B. Klima, die Schwere der Arbeit und die Benutzungsdauer des Atemschutzgerätes, müssen berücksichtigt werden (siehe DGUV Information 250-428). Ergänzende Informationen zu Atemschutzgeräten enthält die DGUV Regel 112-190 „Benutzung von Atemschutzgeräten".

Nachuntersuchung

Besondere Berücksichtigung der Zwischenanamnese, insbesondere hinsichtlich kardialer oder pulmonaler Veränderungen, hierzu gehören auch aufgetretene gesundheitliche Probleme beim Tragen von Atemschutzgeräten.

1.2.2 Spezielle Untersuchung

Erstuntersuchung | **Nachuntersuchung**

Untersuchung	Gruppe[1] 1	2	3
• Röntgenaufnahme des Thorax im p. a.-Strahlengang bei gegebener medizinischer Indikation	–	(+)	(+)
• Spirometrie gemäß Anhang 1: „Leitfaden Lungenfunktionsprüfung"	(+)	+	+
• Blutbild	(+)	+	+
• Urinstatus	(+)	+	+
• SGPT (ALAT)	(+)	+	+
• γ-GT	(+)	+	+
• Kreatinin i. S.	(+)	+	+
• Nüchtern-Blutzucker (bei auffälligem Gelegenheits-Blutzucker)	–	+	+
• Ruhe-EKG	–	+	+
• Ergometrie unter leistungsphysiologischer Indikation gemäß Anhang 2: „Leitfaden Ergometrie", bei Gruppe 2 in Abhängigkeit von klinischem Befund, Belastung und Alter	–	(+)	+
Hinweise zur Ergometrie bei hochbelastenden Tätigkeiten (z. B. Feuerwehr): Methodik und Beurteilung: siehe Anhang Ergometrie Bis einschließlich 39. Lebensjahr: Sollwert: (W 170) Männer 3,0 Watt/kg Körpergewicht Frauen 2,5 Watt/kg Körpergewicht Ab 40. Lebensjahr: Sollwert: (W 150) Männer 2,1 Watt/kg Körpergewicht Frauen 1,8 Watt/kg Körpergewicht			
• Korrigierte Sehschärfe Nähe und Ferne	–	+	+
• Hörtest Luftleitung, Testfrequenz 1–6 kHz, für das Tragen von Geräten der Gruppe 2 und 3 mit akustischer Warneinrichtung (Pfeifton)	– –	+ +	+ +
• Otoskopie, sofern eine Möglichkeit der Aufnahme von Gasen oder Dämpfen über den Gehörgang besteht	+	+	+

---

[1] + bedeutet, dass die jeweilige Untersuchung erforderlich ist
(+) bedeutet, dass die jeweilige Untersuchung unter Berücksichtigung der Anamnese oder der Expositionsbedingung erforderlich sein kann
– bedeutet, dass die jeweilige Untersuchung entfallen kann

1.2.3 Weitere Untersuchungen

In unklaren Fällen nach Maßgabe des Einzelfalles.

1.3 Voraussetzungen zur Durchführung

- Gebietsbezeichnung „Arbeitsmedizin" oder Zusatzbezeichnung „Betriebsmedizin"
- Teilnahme an Fortbildungsmaßnahmen zur regelmäßigen Aktualisierung der Kenntnisse
- Apparative Ausstattung

  Eigene:
  - Lungenfunktionsmessgerät, nach Möglichkeit mit Dokumentation der Fluss-Volumenkurve
  - EKG (mindestens 3 Kanäle)
  - Ergometrie-Einrichtung mit 12 Kanal-EKG mit physikalisch definierter und reproduzierbarer Belastungsmöglichkeit (Fahrrad-Ergometer)
  - Sehtestgerät oder Sehprobentafeln
  - Audiometer
  - Otoskop

  Eigene oder fremde:
  - Laboreinrichtung
  - Röntgengerät.

2 Arbeitsmedizinische Beurteilung und Beratung

Eine arbeitsmedizinische Beurteilung und Beratung im Rahmen gezielter arbeitsmedizinischer Untersuchungen ist erst nach Kenntnis der Arbeitsplatzverhältnisse und der individuellen Belastung möglich. Grundlage dafür ist z. B. eine Gefährdungsbeurteilung, die auch dazu Stellung nimmt, welche technischen, organisatorischen und personenbezogenen Schutzmaßnahmen getroffen wurden bzw. zu treffen sind.

2.1 Kriterien

2.1.1 Dauernde gesundheitliche Bedenken

Erstuntersuchung	**Nachuntersuchung**

Bei Jugendlichen unter 18 Jahren für das Tragen von Atemschutzgeräten im Rettungswesen und für das Tragen von Geräten der Gruppe 3. In der Regel bei Personen über 50 Jahren für das Tragen von Atemschutzgeräten im Rettungswesen und für das Tragen von Geräten der Gruppe 3 (siehe jedoch 2.1.3).

Personen mit	Gruppe[2] 1	2	3
• allgemeiner Körperschwäche	+	+	+
• Bewusstseins- oder Gleichgewichtsstörungen	+	+	+
• Anfallsleiden in Abhängigkeit von Art, Häufigkeit, Prognose und Behandlungsstand der Anfälle (siehe auch DGUV Infor mation 250-011 „Empfehlungen zur Beurteilung beruflicher Möglichkeiten von Personen mit Epilepsie")	(+)	+	+
• Erkrankungen oder Schäden des zentralen oder peripheren Nervensystems mit wesentlichen Funktionsstörungen und deren Folgezuständen, funktionellen Störungen nach Schädel- oder Hirnverletzungen, Hirndurchblutungsstörungen	+	+	+
• Gemüts- oder Geisteskrankheiten, auch wenn diese abgeklungen sind, jedoch ein Rückfall nicht hinreichend sicher ausgeschlossen werden kann	+	+	+
• abnormen Verhaltensweisen (z. B. Klaustrophobie) erheblichen Grades	+	+	+
• Alkohol-, Suchtmittel-, Medikamentenabhängigkeit	+	+	+
• Zahnvollprothesen, für das Tragen von Atemschutzgeräten mit Mundstückatemanschluss	+	+	+
• Erkrankungen oder Veränderungen der Atmungsorgane, die deren Funktion stärker beeinträchtigen wie Lungenemphysem, chronisch-obstruktive Lungenerkrankung, Bronchialasthma	+	+	+
• krankhaft verminderter Vitalkapazität und/oder verminderter Einsekundenkapazität oder bei Abweichung vom Normbereich anderer Messgrößen (siehe Anhang 1, „Leitfaden für die Lungenfunktionsprüfung")	+	+	+
• Erkrankungen oder Veränderungen des Herzens oder des Kreislaufs mit Einschränkung der Leistungs- oder Regulationsfähigkeit, z. B. Zustand nach Herzinfarkt, Blutdruckveränderungen stärkeren Grades	(+)	+	+
• Erkrankungen oder Veränderungen des Brustkorbes mit stärkeren Funktionsstörungen	+	+	+
• Erkrankungen oder Veränderungen des Stütz- oder Bewegungsapparates mit stärkeren Funktionsstörungen	–	+	+
• zur Verschlimmerung neigenden Hautkrankheiten	(+)	+	+

Personen mit	Gruppe[2] 1	2	3
• Veränderungen, die den Dichtsitz des Atemanschlusses beeinträchtigen, z. B. Narben	+	+	+
• Erkrankungen oder Veränderungen der Augen, die eine akute Beeinträchtigung der Sehfunktion bewirken können, z. B. gestörte Lidfunktion	+	+	+
• korrigierter Sehschärfe Ferne unter 0,7/0,7 (unter 0,8 bei langjähriger Einäugigkeit) korrigierter Sehschärfe Nähe unter 0,5/0,5 (unter 0,6 bei langjähriger Einäugigkeit)	–	+	+
• Hörverlust von mehr als 40 dB bei 2 kHz auf dem besseren Ohr für den Einsatz im Rettungswesen	–	+	+
• festgestellter Schwerhörigkeit, für das Tragen von Geräten der Gruppe 2 und 3 mit akustischer Warneinrichtung (Pfeifton), sofern die Schwerhörigkeit die Wahrnehmung des Warnsignals verhindern kann	–	+	+
• Übergewicht von mehr als 30 % nach Broca (Körpergröße in cm weniger 100 = kg Sollgewicht) oder vergleichbaren Grenzwerten anderer Indizes (z. B. BMI > 30)	–	+	+
• Stoffwechselkrankheiten, insbesondere Zuckerkrankheit oder sonstige Störungen der Drüsen mit innerer Sekretion, insbesondere der Schilddrüse, der Epithelkörperchen oder der Nebennieren, soweit sie die Belastbarkeit stärker einschränken	–	+	+
• Eingeweidebrüchen.	–	+	+

G 26

[2] + bedeutet, das jeweils aufgeführte Kriterium ist ein Ausschlussgrund
(+) bedeutet, das jeweils aufgeführte Kriterium kann unter Berücksichtigung der Expositionsbedingungen ein Ausschlussgrund sein
– bedeutet, das jeweils aufgeführte Kriterium ist kein Ausschlussgrund

2.1.2 Befristete gesundheitliche Bedenken

Erstuntersuchung	Nachuntersuchung

Personen mit den unter 2.1.1 genannten Erkrankungen, soweit eine Wiederherstellung der Einsatzfähigkeit zu erwarten ist.

2.1.3 Keine gesundheitlichen Bedenken unter bestimmten Voraussetzungen

Erstuntersuchung	Nachuntersuchung

Personen, bei denen zwar Beeinträchtigungen der unter 2.1.1 bezeichneten Art vorliegen, die Bedenken jedoch durch verkürzte Nachuntersuchungsfristen zurückgestellt werden können, wenn

- die Personen über eine langjährige Berufserfahrung verfügen und/oder
- bei Ausübung der vorgesehenen Tätigkeit nicht mit einer Gefährdung für sie selbst oder Dritte zu rechnen ist oder
- ihnen eine Tätigkeit mit Atemschutzgerät einer weniger belastenden Gruppe oder eine Überwachungstätigkeit zugewiesen werden kann.

2.1.4 Keine gesundheitlichen Bedenken

Erstuntersuchung	Nachuntersuchung

Alle anderen Personen, soweit keine Beschäftigungsbeschränkungen bestehen.

2.2 Beratung

Eine Beratung hinsichtlich der besonderen Bedingungen des Einsatzes unter Atemschutz einschließlich Berücksichtigung der arbeitsplatzbezogenen Gefährdungsbeurteilung ist erforderlich.
Insbesondere für Tätigkeiten als Feuerwehrangehörige ist eine hohe körperliche Belastbarkeit unumgänglich, da Menschen in akuter Notsituation auf fremde Hilfe angewiesen sind und sich auf die Einsatzfähigkeit verlassen können müssen. Die Hilfeleistung findet zeitkritisch unter schwierigsten Bedingungen statt. Dem sich hieraus ergebenden Anspruch soll die regelmäßige Untersuchung gerecht werden. Wenn sich aus der arbeitsmedizinischen Untersuchung Hinweise ergeben, die eine Aktualisierung der Gefährdungsbeurteilung zur Verbesserung des Arbeitsschutzes notwendig machen, hat der untersuchende Arzt dies dem Arbeitgeber mitzuteilen. Dabei ist die Wahrung der schutzwürdigen Belange des Untersuchten zu beachten.

3 Ergänzende Hinweise

3.1 Exposition, Belastung

Bei Verwendung von Atemschutzgeräten können Belastungen auftreten, zum Beispiel durch
- Gerätegewicht,
- Atemwiderstand/Atemarbeit,
- Totraumvergrößerung,
- Gerätetechnik,
- Tragedauer.

Zusätzliche Belastungen können durch Kombination mit anderen persönlichen Schutzausrüstungen, z. B. isolierender Schutzkleidung, entstehen.
Nähere Informationen sind aus der DGUV Regel 112-190 „Benutzung von Atemschutzgeräten" sowie den einschlägigen Normen zu entnehmen. Sie sind auch bei dem jeweiligen Gerätehersteller erhältlich.
Weitere Hinweise gibt die DGUV Information „Handlungsanleitung für arbeitsmedizinische Untersuchungen nach dem DGUV Grundsatz G 26 (DGUV Information 240-260).

3.2 Funktionsstörungen, Krankheitsbild

3.2.1 Akute/subakute Gesundheitsschädigung

Akute pulmonale und/oder kardiale Überbeanspruchung.

3.2.2 Chronische Gesundheitsschädigung

Entfällt.

4 Berufskrankheit

Entfällt.

5 Literatur

Arbeitsmedizinische Untersuchungen nach dem DGUV Grundsatz G 26 „Atemschutzgeräte" (DGUV Information 504-26). DGUV-Publikationsdatenbank, www.dguv.de/publikationen

Benutzung von Atemschutzgeräten (DGUV Regel 112-190). DGUV-Publikationsdatenbank, www.dguv.de/publikationen

Benutzung von Schutzkleidungen (DGUV Regel 112-189). DGUV-Publikationsdatenbank, www.dguv.de/publikationen

Empfehlungen zur Beurteilung beruflicher Möglichkeiten von Personen mit Epilepsie (DGUV Information 250-001). DGUV-Publikationsdatenbank, www.dguv.de/publikationen

Fit for Fire Fighting – So punkten Feuerwehrleute bei Bewegung und Ernährung, Hermann Schröder (Hrsg.), Hampp Verlag, Mehring, 2004, ISBN 3-936682-00-3

Forschungsbericht Atemschutz, Teil 1: Belastbarkeitsvoraussetzungen für Träger von Atemschutzgeräten – Zur arbeitsmedizinischen Risikobeurteilung bei Trägern von Pressluftatmern. Hauptverband der gewerblichen Berufsgenossenschaften, Sankt Augustin, 1980

Forschungsbericht Atemschutz, Teil 2: Belastbarkeitsvoraussetzungen für Träger von Atemschutzgeräten – Kardio-zirkulatorische und pulmonale Beanspruchungen durch Filtergeräte. Hauptverband der gewerblichen Berufsgenossenschaften, Sankt Augustin, 1983

Handlungsanleitung für arbeitsmedizinische Untersuchungen nach dem DGUV Grundsatz 26 „Atemschutzgeräte" (DGUV Information 240-260 i. Vb.). DGUV-Publikationsdatenbank, www.dguv.de/publikationen

Schmeisser, G., Adams, H. A.: G 26 (Stand September 2007) – aus dem AK 1.2 „Atemschutzgeräte" der DGUV – Deutsche Feuerwehr-Zeitung Brandschutz Nr. 09/2009 S. 755

Stressbelastung von Atemschutzgerätträgern bei der Einsatzsimulation im Feuerwehr-Übungshaus Bruchsal, Landesfeuerwehrschule Baden-Württemberg (Statt-Studie). Finteis, Oehler, Genzwürker, Hinkelbein, Dempfle, Becker, Ellinger, 2002

6 Vorschriften, Regeln

Arbeitsmedizinische Regeln (AMR), Bundesarbeitsblatt, bei der Bundesanstalt für Arbeitsschutz und Arbeitsmedizin. www.baua.de

AMR 2.1 „Fristen für die Veranlassung/das Angebot von arbeitsmedizinischen Vorsorgeuntersuchungen"

AMR 14.2 „Einteilung von Atemschutzgeräten in Gruppen"

Feuerwehrdienstvorschrift 7 „Atemschutz", erhältlich z. B. unter www.idf.nrw.de

Verordnung zur Arbeitsmedizinischen Vorsorge, bei der Bundesanstalt für Arbeitsschutz und Arbeitsmedizin. www.baua.de

G 27 Isocyanate

Bearbeitung: Ausschuss Arbeitsmedizin der Gesetzlichen Unfallversicherung, Arbeitskreis 2.1 „Gefahrstoffe"
Fassung Oktober 2014

Vorbemerkungen

Dieser Grundsatz gibt Anhaltspunkte für gezielte arbeitsmedizinische Untersuchungen, um Erkrankungen, die durch Isocyanate entstehen können, zu verhindern oder frühzeitig zu erkennen.
Hinweise für die Gefährdungsbeurteilung und die Auswahl des zu untersuchenden Personenkreises gibt die DGUV Information „Handlungsanleitung für arbeitsmedizinische Untersuchungen nach dem DGUV Grundsatz G 27" (DGUV Information 240-270, i. Vb.).

Ablaufplan

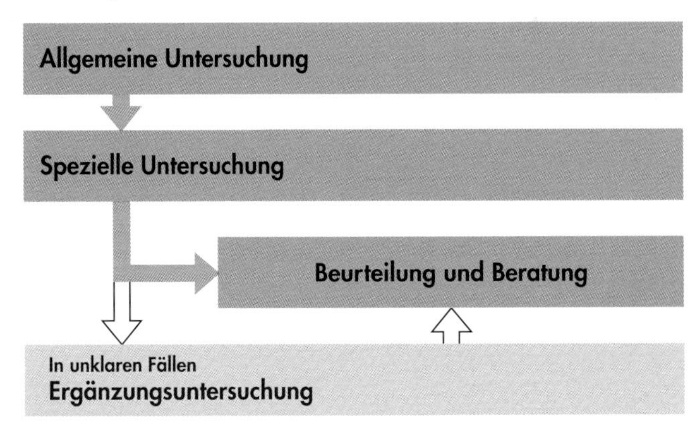

1 Untersuchungen

1.1 Untersuchungsarten, Fristen

Bei der Festlegung der Fristen zu den Untersuchungsintervallen sind je nach Rechtsgrundlage des Untersuchungsanlasses die für diesen Anlass gültigen staatlichen Vorschriften und Regeln zu beachten.
Wenn es für den konkreten Untersuchungsanlass keine staatlichen Vorgaben zu Fristen gibt, können ersatzweise die Empfehlungen in der nachfolgenden Tabelle zu Anwendung kommen.

Erstuntersuchung	Vor Aufnahme der Tätigkeit
Nachuntersuchungen	Erste: Nach 3–12 Monaten
	Weitere: Nach 12–24 Monaten
	Vorzeitig: • Nach schwerer oder längerer Erkrankung, die Anlass zu Bedenken gegen eine Fortsetzung der Tätigkeit geben könnte • Nach ärztlichem Ermessen in Einzelfällen • Bei Beschäftigten, die einen ursächlichen Zusammenhang zwischen ihrer Erkrankung und ihrer Tätigkeit am Arbeitsplatz vermuten

1.2 Untersuchungsprogramm

1.2.1 Allgemeine Untersuchung

Erstuntersuchung

Feststellung der Vorgeschichte (allgemeine Anamnese, Arbeitsanamnese, Beschwerden), siehe auch Basisuntersuchungsprogramm (BAPRO)
Besonders achten auf
- Kombinationswirkung verschiedener Gefahrstoffe berücksichtigen, evtl. noch andere Grundsätze heranziehen,
- gehäuft aufgetretene oder ernstere Erkrankungen der oberen und tieferen Atemwege sowie der Lunge, insbesondere Tuberkulose, chronische Bronchitis, Emphysem, Pneumokoniose,
- kardiopulmonale Erkrankungen oder andere Erkrankungen mit bleibender Einschränkung der Lungenfunktion,
- allergische Erkrankungen, z. B. Heuschnupfen, Asthma, Ekzemneigung.

Nachuntersuchung

Zwischenanamnese (einschließlich Arbeitsanamnese), siehe auch BAPRO.
Besonders achten auf
- Klagen über Kurzatmigkeit, Husten, vermehrten Auswurf, verstärkte Atemgeräusche, insbesondere akute asthmatische Zustände, nächtliche Atemnot, nächtlichen Husten,
- Hautreaktionen.

1.2.2 Spezielle Untersuchung

Erstuntersuchung | **Nachuntersuchung**

- Spirometrie (Anhang 1, Leitfaden „Lungenfunktionsprüfung")
- ggf. radiologische Diagnostik des Thorax (z. B. bei anamnestischem oder klinischem Verdacht auf strukturelle Lungenveränderungen)
- Biomonitoring (siehe 3.1.4) nach Exposition gegenüber Isocyanaten

Erwünscht:
- großes Blutbild
- BSG oder CRP
- soweit anamnestisch der Verdacht auf eine Erkrankung nach 2.1.1 vorliegt, erweiterte Lungenfunktionsdiagnostik (Ganzkörperplethysmographie, Untersuchungen vor und nach einer Arbeitsschicht mit entsprechender Exposition, Peak-flow-Messungen, bei Allergieanamnese unspezifische inhalative Provokation)
- bei gegebener Indikation Ergometrie (Anhang 2, Leitfaden „Ergometrie")

1.2.3 Ergänzungsuntersuchung

Nachuntersuchung

In unklaren Fällen:
- Bestimmung spezifischer Antikörper gegen Isocyanate (IgE, gegebenenfalls IgG), zwingend nach Exposition gegenüber Isocyanaten
- Ergometrie (Anhang 2, Leitfaden „Ergometrie")
- Spirometrie (Anhang 1, Leitfaden „Lungenfunktionsprüfung")
- unspezifische inhalative Provokation.

1.3 Voraussetzungen zur Durchführung

- Gebietsbezeichnung „Arbeitsmedizin" oder Zusatzbezeichnung „Betriebsmedizin"
- Laboruntersuchungen unter Beachtung der „Richtlinie der Bundesärztekammer zur Qualitätssicherung quantitativer labormedizinischer Untersuchungen"
- Röntgenuntersuchungen unter Beachtung der „Leitlinien der Bundesärztekammer zur Qualitätssicherung in der Röntgendiagnostik", siehe auch „Anhang zur radiologischen Diagnostik" im DGUV Grundsatz G 1.1
- Technische Ausstattung:
  - EKG/Ergometer
  - Möglichkeiten zur Lungenfunktionsdiagnostik.

2 Arbeitsmedizinische Beurteilung und Beratung

Eine arbeitsmedizinische Beurteilung und Beratung im Rahmen gezielter arbeitsmedizinischer Untersuchungen ist erst nach Kenntnis der Arbeitsplatzverhältnisse und der individuellen Belastung möglich. Grundlage dafür ist eine Gefährdungsbeurteilung, die auch dazu Stellung nimmt, welche technischen, organisatorischen und personenbezogenen Schutzmaßnahmen getroffen wurden bzw. zu treffen sind. Für Beschäftigte, die Tätigkeiten mit Gefahrstoffen ausüben, ist eine individuelle Aufklärung und Beratung angezeigt.

2.1 Kriterien

Eine Beurteilung sollte unter Berücksichtigung der individuellen Exposition erfolgen.

2.1.1 Dauernde gesundheitliche Bedenken

Erstuntersuchung	Nachuntersuchung

Personen mit schweren Gesundheitsstörungen wie
- Lungenerkrankung mit oder ohne Einschränkung der Lungenfunktion,
- chronisch obstruktiven Atemwegserkrankungen,
- Asthma bronchiale,
- wiederholt nachgewiesener symptomatischer oder behandlungsbedürftiger bronchialer Hyperreagibilität,
- Herzkrankheiten,
- endogenem Ekzem.

2.1.2 Befristete gesundheitliche Bedenken

Erstuntersuchung

Personen mit den unter 2.1.1 genannten Erkrankungen, soweit eine Wiederherstellung zu erwarten ist. Rekonvaleszenten nach folgenlos abgeklungener Erkrankung der Lunge oder des Rippenfells für die Dauer von 1 bis 2 Monaten.

Nachuntersuchung

Siehe Erstuntersuchung und Personen mit oder kurzfristig nach akuten Erkrankungen der Atemwege.

2.1.3 Keine gesundheitlichen Bedenken unter bestimmten Voraussetzungen

Erstuntersuchung	Nachuntersuchung

Sind die unter 2.1.1 genannten Erkrankungen oder Funktionsstörungen weniger ausgeprägt, so sollte der untersuchende Arzt prüfen, ob unter bestimmten Voraussetzungen die Aufnahme bzw. Fortsetzung der Tätigkeit möglich ist. Der bisherige Verlauf sowie die Kooperation des Mitarbeiters sind zu berücksichtigen. Hierbei wird gedacht an
- technische Schutzmaßnahmen,
- organisatorische Schutzmaßnahmen, z. B. Begrenzung der Expositionszeit,
- Einsatz an Arbeitsplätzen mit nachgewiesener geringerer Exposition,
- persönliche Schutzausrüstung unter Beachtung des individuellen Gesundheitszustandes,
- verkürzte Nachuntersuchungsfristen.

Ein analoges Vorgehen empfiehlt sich für die atopische Disposition (anamnestisch ermittelte Neigung zu allergischen Erkrankungen bzw. Nachweis von erhöhtem Gesamt-IgE) und für das sebostatische Ekzem (Empfehlung von optimalem Hautschutz).

2.1.4 Keine gesundheitlichen Bedenken

Erstuntersuchung	Nachuntersuchung

Alle anderen Personen, soweit keine Beschäftigungsbeschränkungen bestehen.

2.2 Beratung

Die Beratung sollte entsprechend der Arbeitsplatzsituation und den Untersuchungsergebnissen im Einzelfall erfolgen. Die Beschäftigten sind über die Ergebnisse der arbeitsmedizinischen Untersuchung, des Biomonitoring und die speziellen IgE-Antikörper zu informieren.
Auf allgemeine Hygienemaßnahmen und persönliche Schutzausrüstungen sollte hingewiesen werden. Raucher sollten darauf hingewiesen werden, dass durch inhalatives Rauchen u. a. die Lungenfunktion verschlechtert wird.
Wenn sich aus der arbeitsmedizinischen Untersuchung Hinweise ergeben, die eine Aktualisierung der Gefährdungsbeurteilung zur Verbesserung des Arbeitsschutzes notwendig machen, hat der untersuchende Arzt dies dem Arbeitgeber mitzuteilen. Dabei ist die Wahrung der schutzwürdigen Belange des Untersuchten zu beachten.

3 Ergänzende Hinweise

3.1 Exposition, Beanspruchung

3.1.1 Vorkommen, Gefahrenquellen

Stoffbezogene Hinweise zu Vorkommen und Gefahrenquellen enthalten das Gefahrstoffinformationssystem GESTIS (siehe 5) und TRGS 430 „Isocyanate – Exposition und Überwachung".
Insbesondere bei folgenden Betriebsarten, Arbeitsplätzen oder Tätigkeiten ist mit einer Exposition gegenüber Isocyanaten zu rechnen:

- Herstellung von Isocyanaten, ihren Prepolymeren, insbesondere von Polyurethanen (PUR, PU) und deren Verarbeitung,
- Herstellung von PUR-Schäumen (Integralschäume, Hartblockschäume, Dämmplattensysteme, Weichschaumsysteme),
- Herstellung und Verarbeitung von isocyanathaltigen Beschichtungsstoffen, Klebstoffen, Fugendichtmassen, Haftvermittlern, Bindern und ähnlichen Produkten,
- Herstellung von thermischen Isolierungen mit PUR-Systemen z. B. in der Bau-, Elektro- und Automobilindustrie,
- Herstellen von technischen Kunststoffen (Formenbau),
- Arbeitsverfahren bzw. Tätigkeiten mit Staub- und oder Dampfentwicklung (z. B. beim Abwiegen oder manuellem Umfüllen von Isocyanaten),

- Ausschäumen mit Montageschäumen, wenn dies wesentlicher Bestandteil der Tätigkeit ist,
- in Gießereien bei der Verwendung von isocyanathaltigen Bindersystemen (Cold-Box-Kerne),
- Arbeitsabläufe, bei denen es zur Thermolyse von polyurethanhaltigem Material (z. B. Isolierungen, Beschichtungen) kommen kann (z. B. Schweißen, Löten),
- Auftragen von Beschichtungen durch Spritzen, Beschichten von Sportplätzen, Beschichten in Behältern.

Weitere Hinweise gibt die DGUV Information „Handlungsanleitung für arbeitsmedizinische Untersuchungen nach dem DGUV Grundsatz G 27" (DGUV Information 240-270, i. Vb.).

3.1.2 Physikalisch-chemische Eigenschaften

Bei den Isocyanaten ist darauf zu achten, dass sie unter den verschiedensten Handelsnamen geführt werden und in den Produkten durchaus Kombinationen von Isocyanaten verwendet werden.
Es handelt sich überwiegend um Flüssigkeiten (außer MDI) der allgemeinen Formel R – N = C = O (R = organischer Rest).
Da Isocyanate vor allem inhalativ aufgenommen werden, ist die Konzentration der Isocyanate in der Atemluft wesentlich (insbesondere auch Kurzzeitexpositionsspitzen als Dampf, Aerosol oder Staub). Darüber hinaus kann auch intensiver Hautkontakt zur pulmonalen Sensibilisierung führen. Die Isocyanatgruppe (– N = C = O) ist sehr reaktionsfreudig; primär reagiert sie mit den „aktiven Wasserstoffatomen" verschiedenster Verbindungen (z. B. Wasser, Alkohol, Amine).
In der Anlage sind einige der toxikologisch besonders wichtigen Verbindungen aufgeführt.
Über das Gefahrstoffinformationssystem GESTIS sind die Einstufungen und Bewertungen sowie weitere stoffspezifische Informationen verfügbar (siehe 5).

3.1.3 Aufnahme

Die Aufnahme erfolgt überwiegend über die Atemwege, bei intensivem Hautkontakt ist auch eine dermale Aufnahme möglich.

3.1.4 Biomonitoring

Hinweise zum Biomonitoring sind im Anhang 3, Leitfaden „Biomonitoring", enthalten.

Biologische Werte (BW) zur Beurteilung

Arbeitsstoff (CAS-Nr.)	**Parameter**	**Biologischer Wert (BW)**	**Untersuchungs-material**	**Probennahme-zeitpunkt**
Diphenylmethan-4,4'-diisocyanat (MDI)[1] (einatembare Farktion) (101-68-8)	4,4'-Diamino-diphenylmethan	BLW[2]	Urin	Expositions-ende bzw. Schichtende
		10 µg/g Kreatinin		
Hexamethylen-diisocyanat (822-06-0)	Hexamethylen-diamin (nach Hydrolyse)	BGW[3]	Urin	Expositions-ende bzw. Schichtende
		15 µg/g Kreatinin		
1,5-Naphthylen-diisocyanat (3173-72-6)	1,5-Diamino-naphthalin	BLW[2]	Urin	Expositions-ende bzw. Schichtende
		nicht festgelegt		
Toluylen-diisocyanat (584-84-9)	2,4-Toluylen-diamin (nach Hydrolyse)	BAR[4]	Urin	Expositions-ende bzw. Schichtende
		nicht festgelegt		

Die jeweils aktuellen Fassungen der TRGS 903 und der MAK- und BAT-Werte-Liste sind zu beachten.

[1] Biologische Grenzwerte reflektieren die Gesamtkörperbelastung eines inhalativ, dermal usw. aufgenommenen Arbeitsstoffes. Bei beruflicher Exposition gegen MDI erfasst der Parameter 4,4'-Diaminodiphenylmethan (MDA) im Harn alle Komponenten eines komplexen MDI-Gemisches, da sowohl Monomere als auch Oligomere des MDI unabhängig vom Aufnahmeweg zu monomerem MDA abgebaut werden. Demgegenüber berücksichtigt der Arbeitsplatzgrenzwert für MDI nur den monomeren MDI-Anteil. Der von der Senatskommission der DFG zur Prüfung gesundheitsschädlicher Arbeitsstoffe erarbeitete Wert ist auf der Basis

Das Biomonitoring ist mit zuverlässigen Methoden durchzuführen, um den Anforderungen der Qualitätssicherung zu genügen (Anhang 3, Leitfaden „Biomonitoring"). Weitere Hinweise können den arbeitsmedizinisch-toxikologischen Begründungen für Biologische Arbeitsstofftoleranz-Werte (BAT-Werte), Expositionsäquivalente für krebserzeugende Arbeitsstoffe (EKA) und Biologische Leitwerte (BLW) der Senatskommission zur Prüfung gesundheitsschädlicher Arbeitsstoffe der Deutschen Forschungsgemeinschaft (DFG), den entsprechenden Bekanntmachungen des Ausschusses für Gefahrstoffe (AGS) sowie den Leitlinien der Deutschen Gesellschaft für Arbeitsmedizin und Umweltmedizin e. V. (DGAUM) entnommen werden.

3.2 Funktionsstörungen, Krankheitsbild

3.2.1 Wirkungsweise

Isocyanate reagieren im Körper mit organischen Substanzen, die aktive Wasserstoffatome enthalten, insbesondere mit den Hydroxyl- und Aminogruppen von Proteinen und Lipoproteinen. Das Ausmaß der Wirkung hängt von der Konzentration und der Expositionszeit ab. Bei inhalativer Exposition kommt es zu graduell abgestuften Erscheinungen an den verschiedenen Abschnitten des Respirationstraktes.
Bei einer leichten Exposition stellt sich eine reversible Irritation an den oberen Atemwegen ein. Diese greift bei stärkerer Exposition auf die tieferen Luftwege über.
Direkter Kontakt mit Isocyanaten führt zu oberflächlichen, bräunlichen Hautveränderungen.
Bei Hautkontakt mit flüssigen Isocyanaten kann es sowohl zu Reizungen als auch zu Sensibilisierungen mit Urtikaria und Kontaktekzemen kommen. Untersuchungen haben gezeigt, dass auch schon ein großflächiger einmaliger Hautkontakt mit einem isocyanathaltigen Produkt ausreichen kann, um eine Sensibilisierung hervorzurufen. Resorptive Schädigungen der inneren Organe sind bisher nicht bekannt geworden.

G 27

einer Korrelation vom AGW für MDI abgeleitet. Diese Korrelation ergibt sich aus mehreren arbeitsmedizinischen Studien am Menschen. In solchen Expositionszeiten, bei denen eine überwiegend inhalative Aufnahme von MDI erfolgt und das Verhältnis zwischen Monomeren und Oligo- bzw. Polymeren etwa demjenigen entspricht, das der Ableitung des Arbeitsplatzgrenzwertes zu Grunde lag, entspricht der Biologische Grenzwert dem Arbeitsplatzgrenzwert. Falls eine ungewöhnliche Verteilung zwischen monomeren und polymeren Anteilen im Sinne einer übermäßigen Vermehrung der Polymere oder falls eine verstärkte dermale Aufnahme vorliegt, führt dies zu einer Erhöhung des Parameters im biologischen Material. Insofern befindet man sich bei Einhaltung des Biologischen Grenzwertes in diesen Fällen „auf der sicheren Seite". Eine Einhaltung des Biologischen Grenzwertes bietet somit im Vergleich zum Arbeitsplatzgrenzwert einen zusätzlichen Schutz bei ungewöhnlich hoher Exposition gegen Oligo- bzw. Polymere des MDI und bei verstärkter dermaler Exposition.

[2] BLW: Biologischer Leitwert.

[3] BGW: Biologischer Grenzwert.

[4] BAR: Biologische Arbeitsstoff-Referenzwerte.

3.2.2 Akute/subakute Gesundheitsschädigung

Die nur leichte Exposition gegen Isocyanate ruft Reizerscheinungen an den Augen (Konjunktivitis), der Nase (Rhinitis) und im Rachenraum (Pharyngitis) hervor, manchmal ist auch die Stimme belegt (Laryngitis). Diese Veränderungen bilden sich bald wieder zurück. Ist die Exposition intensiver, kommt es je nach Stärke der Schädigung zu einer sich steigernden Symptomatik. Es zeigen sich starker Hustenreiz (Tracheitis) und Brustschmerzen verbunden mit Kurzatmigkeit (Bronchitis, evtl. Pneumonie). Auch anfallsweise auftretende Atemnot wird beobachtet. Bei massiver Exposition steht eine hochgradige Dyspnoe im Vordergrund mit feinblasigem Rasselgeräusch und schaumigem Sputum (Lungenödem).
Immunologisch vermitteltes Asthma und exogen-allergische Alveolitis können auch bei geringer Belastung auftreten (Bildung spezieller IgE-Antikörper). Dies ist jedoch nur in 20–30 % bei den entsprechenden Testungen nachweisbar.
Personen mit einer unspezifischen bronchialen Hyperreagibilität oder mit einer erworbenen spezifischen Isocyanat-Überempfindlichkeit können schon auf Exposition unterhalb des Arbeitsplatzgrenzwertes mit einem Bronchospasmus reagieren (Hustenreiz, Brustbeklemmung, Kurzatmigkeit, Asthmaanfall).
Bei intensivem Hautkontakt können Reizzustände (Dermatitis artificialis) und Sensibilisierung (Urtikaria, Kontaktekzem) auftreten.

3.2.3 Chronische Gesundheitsschädigung

Es kann sich eine spezifische oder unspezifische Überempfindlichkeit der Atemwege entwickeln, die dann bei Reexposition mit sehr niedrigen Isocyanat-Konzentrationen zu Reizhusten, Brustbeklemmung, anfallsweiser Kurzatmigkeit, Asthma (vom Soforttyp, vom verzögerten Typ oder vom dualen Typ) oder zu Alveolitis (unter dem Bild eines fieberhaften grippalen Infekts) führt. Eine isolierte chronisch-obstruktive Bronchitis ist selten. Bei einem Teil der Fälle mit spezifischer respiratorischer Überempfindlichkeit werden spezifische Antikörper gegen Isocyanate im Blut beobachtet (Sensibilisierung, nachweisbar mit RAST usw.). Atopiker neigen etwas stärker zur Sensibilisierung als Normalpersonen.
Lungenfunktionsstörungen (ohne Reizzustände) durch Exposition gegen niedrige Isocyanat-Konzentrationen unterhalb des Arbeitsplatzgrenzwertes werden von der Mehrzahl der Autoren nicht beobachtet. In sehr seltenen Fällen kann sich ein allergisches Kontaktekzem der Haut auf dem Boden einer Überempfindlichkeit ausbilden.

4 Berufskrankheit

Nr. 1315 der Anlage 1 zur Berufskrankheitenverordnung (BKV) „Erkrankungen durch Isocyanate, die zur Unterlassung aller Tätigkeiten gezwungen haben, die für die Entstehung, die Verschlimmerung oder das Wiederaufleben der Krankheit ursächlich waren oder sein können".

5 Literatur

Angerer, J., Schaller, K.-H. (Bearb.): Analysen in biologischem Material. In: Greim, H. (Hrsg.): Analytische Methoden zur Prüfung gesundheitsschädlicher Arbeitsstoffe. Losebl.-Ausg. Wiley-VCH, Weinheim

Au, M. et al.: Sicherer Umgang mit isocyanathaltigen Produkten. Vorschläge zur Erfassung der Exposition und Verbesserung der Prävention. Zbl Arbeitsmed 50 (2000) 335–341

Diller, W. F., Hoffarth; H.-P.: Zur Häufigkeit des Isocyanat-Asthmas in Deutschland. Arbeitsmed Sozialmed Umweltmed 33 (1998) 485–488

Deutsche Forschungsgemeinschaft. Senatskommission zur Prüfung gesundheitsschädlicher Arbeitsstoffe. MAK- und BAT-Werte-Liste. Maximale Arbeitsplatzkonzentrationen und Biologische Arbeitsstofftoleranzwerte, aktuelle Fassung, Wiley-VCH, Weinheim, http://onlinelibrary.wiley.com/book/10.1002/9783527666027

Drexler, H., Greim, H. (Hrsg.): Biologische Arbeitsstoff-Toleranz-Werte (BAT-Werte), Expositionsäquivalente für krebserzeugende Arbeitsstoffe (EKA) und Biologische Leitwerte (BLW): Arbeitsmedizinisch-toxikologische Begründungen. Losebl.-Ausg. Wiley-VCH, Weinheim

Gefahrstoffinformationssystem der Deutschen Gesetzlichen Unfallversicherung (GESTIS-Stoffdatenbank), www.dguv.de, Webcode d11892

Giesen, Th., Zerlett, G.: Berufskrankheiten und medizinischer Arbeitsschutz. Losebl.-Ausg. Kohlhammer, Köln

Greim, H. (Hrsg.): Gesundheitsschädliche Arbeitsstoffe: Toxikologisch-arbeitsmedizinische Begründungen von MAK-Werten. Losebl.-Ausg. Wiley-VCH, Weinheim

Handlungsanleitung für arbeitsmedizinische Untersuchungen nach dem DGUV Grundsatz G 27 „Isocyanate" (DGUV Information 240-270, i. Vb.). DGUV-Publikationsdatenbank, www.dguv.de/publikationen

Lenaerts-Langanke, H.: Isocyanat-bedingte Atemwegserkrankungen bei Bergleuten. Zbl Arbeitsmed 42 (1992) 2–25

Leitlinien der Bundesärztekammer zur Qualitätssicherung in der Röntgendiagnostik. www.bundesaerztekammer.de

Richtlinie der Bundesärztekammer zur Qualitätssicherung quantitativer labormedizinischer Untersuchungen. www.bundesaerztekammer.de

Triebig, Drexel, Letzel, Nowak (Hrsg.): Biomonitoring in Arbeitsmedizin und Umweltmedizin, 2012, ecomed MEDIZIN

Triebig, G. et al. (Hrsg.): Arbeitsmedizin: Handbuch für Theorie und Praxis. 4. Aufl., Gentner, Stuttgart, 2014

Zschiesche, W.: Exogen-allergische Alveolitis und Asthma nach sporadischer mechanischer Bearbeitung ausgehärteter Polyurethan-Schäume. Arbeitsmedizin für eine gesunde Umwelt, Arbeitsmedizin in der Land- und Forstwirtschaft, 31. Jahrestagung der Deutschen Gesellschaft für Arbeitsmedizin, Berlin, 11.-14.3.1991, 673–675

6 Regeln, Vorschriften

Arbeitsmedizinische Regeln (AMR), GMB, Bundesanstalt für Arbeitsschutz und Arbeitsmedizin, www.baua.de

Biomonitoring Auskunftsystem der Bundesanstalt für Arbeitsschutz und Arbeitsmedizin: http://www.baua.de/de/Themen-von-A-Z/Gefahrstoffe/Biomonitoring/Auskunftsystem.html

AMR 2.1: „Fristen für die Veranlassung/das Angebot von arbeitsmedizinischen Vorsorgeuntersuchungen"

AMR 6.2: „Biomonitoring"

CLP-Verordnung (EG) Nr. 1272/2008 und ihre Anpassungen. www.reach-clp-helpdesk.de/de/CLP/CLP.html

Gefahrstoffverordnung (GefStoffV)

Technische Regeln für Gefahrstoffe (TRGS). www.baua.de:

TRGS 401: Gefährdung durch Hautkontakt – Ermittlung, Beurteilung, Maßnahmen

TRGS 420: Verfahrens- und stoffspezifische Kriterien (VSK) für die Ermittlung und Beurteilung der inhalativen Exposition

TRGS 430: Isocyanate – Exposition und Überwachung

TRGS 500: Schutzmaßnahmen: Mindeststandards

TRGS 900: Arbeitsplatzgrenzwerte

TRGS 903: Biologische Grenzwerte

TRGS 905: Verzeichnis krebserzeugender, erbgutverändernder oder fortpflanzungsgefährdender Stoffe

Verordnung zur arbeitsmedizinischen Vorsorge (ArbMedVV)

7 Anlage

Für die wichtigsten in der Praxis verwendeten Diisocyanate sind im Folgenden die Kenndaten zusammengestellt. Es können aber auch in den Produkten Mischungen verschiedener Diisocyanate bzw. polymerer Isocyanate vorliegen.

Aliphatische Diisocyanate

Hexamethylen-1,6-diisocyanat (HDI)

Farblose bis gelbliche niedrigviskose Flüssigkeit mit relativ hohem Dampfdruck.

Formel	$OCN\text{-}(CH_2)_6\text{-}NCO$
CAS-Nr.	822-06-0

Grenzwerte und Einstufung

TRGS 900:

Arbeitsplatzgrenzwert	0,035 mg/m³ bzw. 0,005 ml/m³
Spitzenbegrenzung	Überschreitungsfaktor 1, Momentanwert =2=
Gefahr der Sensibilisierung	S

2,2,4-Trimethylhexamethylen-1,6-diisocyanat (TMDI)
2,4,4-Trimethylhexamethylen-1,6-diisocyanat (TMDI)

Farblose bis gelbliche Flüssigkeit, sehr schwer entzündlich, zersetzt sich in Wasser.

Formel 2,2,4-Trimethylhexamethylen-1,6-diisocyanat

$$O{=}C{=}N\text{–}CH_2\text{–}C(CH_3)_2\text{–}CH_2\text{–}CH(CH_3)\text{–}CH_2\text{–}CH_2\text{–}N{=}C{=}O$$

CAS-Nr. 16938-22-0

Formel 2,4,4-Trimethylhexamethylen-1,6-diisocyanat

$$O{=}C{=}N\text{–}CH_2\text{–}CH(CH_3)\text{–}CH_2\text{–}C(CH_3)_2\text{–}CH_2\text{–}CH\text{–}N{=}C{=}O$$

CAS-Nr. 15646-96-5

Grenzwerte und Einstufung

Gefahr der Sensibilisierung	S

G 27

Cycloaliphatische Diisocyanate
Isophorondiisocyanat (IPDI)
3-Isocyanatmethyl-3,5,5-trimethylcyclohexylisocyanat
Bei Normaltemperatur flüssig, reaktionsträger als die genannten Isocyanate.

Formel

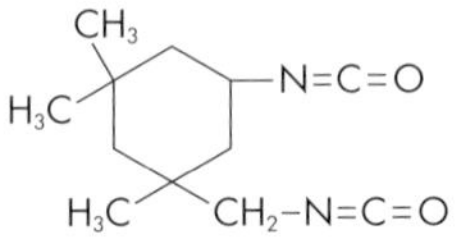

CH_3
H_3C —N=C=O
H_3C CH_2–N=C=O

CAS-Nr. 4098-71-9

Grenzwerte und Einstufung
TRGS 900:

Arbeitsplatzgrenzwert	0,046 mg/m^3 bzw. 0,005 ml/m^3
Spitzenbegrenzung	Überschreitungsfaktor 1, Momentanwert =2=
Gefahr der Sensibilisierung	S

Aromatische Diisocyanate
TDI = 2,4-Diisocyanattoluol
= 2,6-Diisocyanattoluol
= m-Diisocyanattoluol (1,3-),
1,3-Diisocyanatmethylbenzol (alle Isomeren)
Werden auch als Toluylendiisocyanat bezeichnet und können als Isomerengemische vorliegen.
NDI = 1,5-Naphthylendiisocyanat
MDI-monomer = Diphenylmethan-4,4'-diisocyanat
MDI-polymer = Isomerengemisch aus Diphenylmethandiisocyanaten (Diphenylmethan-2,2'-diisocyanat, Diphenylmethan-2,4-diisocyanat, Diphenylmethan-4,4'-diisocyanat) und höher funktionellen Isocyanaten (Prepolymere), 4-Methyl-m-phenylendiisocyanat, technisches MDI

2,4-Diisocyanattoluol, 2,6-Diisocyanattoluol, m-Diisocyanattoluol (1,3-)

2,4-Diisocyanattoluol
Formel

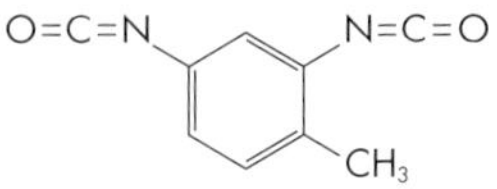

O=C=N N=C=O
CH_3

CAS-Nr. 584-84-9

2,6-Diisocyanattoluol

Formel

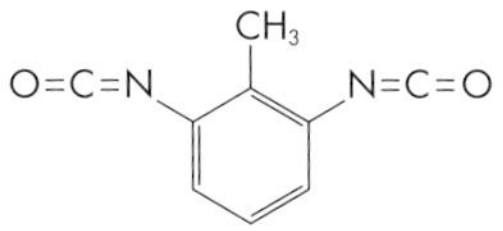

CAS-Nr. 91-08-7

m-Diisocyanattoluol (1,3-)
(Mischung aus 2,4- und 2,6-Diisocyanattoluol)

CAS-Nr. 26471-62-5

Grenzwerte und Einstufung

TRGS 900:

Arbeitsplatzgrenzwert	0,035 mg/m^3 bzw. 0,005 ml/m^3
Spitzenbegrenzung	Überschreitungsfaktor 1, Momentanwert =4=
Gefahr der Sensibilisierung	S
Stoffrichtlinie 67/548/EWG	
krebserzeugend	K 3*

1,5-Naphthylendiisocyanat (NDI)
weiße oder gelbliche bis grauweiße Schuppen

Formel

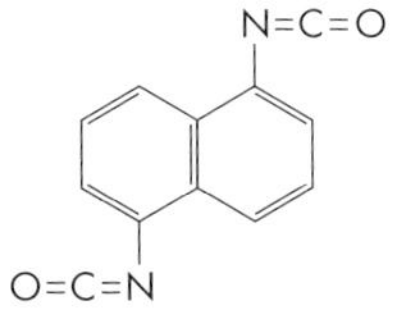

CAS-Nr. 3173-72-6

Grenzwerte und Einstufung

TRGS 900:

Arbeitsplatzgrenzwert	0,05 mg/m^3
Spitzenbegrenzung	Überschreitungsfaktor 1, Momentanwert =2=
Gefahr der Sensibilisierung	S

G 27

* Stoffe, die wegen möglicher krebserregender Wirkung beim Menschen Anlass zur Besorgnis geben, über die jedoch ungenügend Informationen für eine befriedigende Beurteilung vorliegen.

Diphenylmethan-4,4'-diisocyanat (MDI)
MDI-monomer (rein):
Bei Raumtemperatur: feste, weiß-gelbliche Substanz
Oberhalb 40 °C: gelbliche Flüssigkeit von geringer Viskosität
MDI-polymer:
braun-schwarze Flüssigkeit von mittlerer Viskosität

MDI-monomer (einatembare Fraktion)

Formel	O=C=N–C$_6$H$_4$–CH$_2$–C$_6$H$_4$–N=C=O
CAS-Nr.	101-68-8

Grenzwerte und Einstufung

TRGS 900:	
Arbeitsplatzgrenzwert	0,05 mg/m^3
Spitzenbegrenzung	Überschreitungsfaktor 1, Momentanwert =2=
Gefahr der Sensibilisierung	S
TRGS 905:	
krebserzeugend	K 3* (in Form atembarer Aerosole, A-Fraktion)

MDI-polymer (einatembare Fraktion)

Formel	N=C=O, N=C=O, N=C=O; CH$_2$, CH$_2$; n = 1, 2, 3
CAS-Nr.	9016-87-9

Grenzwerte und Einstufung

TRGS 905:	
krebserzeugend	K 3* (in Form atembarer Aerosole, A-Fraktion)

Neben den genannten MDI-Qualitäten existieren modifizierte Einstellungen, die sich entweder vom monomeren MDI oder vom polymeren MDI ableiten. Sie enthalten als Hauptbestandteil MDI.

---

* Stoffe, die wegen möglicher krebserregender Wirkung beim Menschen Anlass zur Besorgnis geben, über die jedoch ungenügend Informationen für eine befriedigende Beurteilung vorliegen.

Polymere Isocyanate
Arbeitsplatzgrenzwerte für polymere Isocyanate existieren bisher nicht. Um eine Gesamtbeurteilung der Expositionssituation für die Tätigkeit vornehmen zu können, ist das in der TRGS 430 beschriebene Additionsverfahren heranzuziehen.
Für die Bestimmung von monomeren Diisocyanaten und polymeren Isocyanaten gibt es verschiedene Messverfahren, die alle sehr aufwendig sind und hohe Anforderungen an die Messplanung, die Probenahme und die Analytik stellen.

G 28 Arbeiten in sauerstoffreduzierter Atmosphäre

Bearbeitung: Ausschuss Arbeitsmedizin der Gesetzlichen Unfallversicherung, Arbeitskreis 1.2 „Atemschutz"
Fassung Oktober 2014

Vorbemerkungen

Dieser Grundsatz gibt Anhaltspunkte für gezielte arbeitsmedizinische Untersuchungen, um Gesundheitsstörungen frühzeitig zu erkennen, die zu einer Gefährdung bei Exposition gegenüber sauerstoffreduzierter Atmosphäre führen können (siehe 2.1.1). Er gilt für Expositionen gegenüber Atemluft mit reduziertem Sauerstoffanteil bei normalem Umgebungsdruck (normobare Hypoxie).
Bei Tätigkeiten in sauerstoffreduzierter Atmosphäre sind folgende Risikoklassen zu unterscheiden:

- Risikoklasse 1: O_2 Konzentration $15,0 \leq c < 17,0$ Vol.-%
- Risikoklasse 2: O_2 Konzentration $13,0 \leq c < 15,0$ Vol.-%

Tätigkeiten bei weiterer Absenkung des Sauerstoffanteils in der Atemluft (< 13,0 Vol-%) sind nur zulässig, wenn umluftunabhängiger Atemschutz (siehe auch DGUV Grundsatz G 26) getragen wird.
Hinweise für die Gefährdungsbeurteilung und die Auswahl des zu untersuchenden Personenkreises gibt die DGUV Information „Handlungsanleitung für arbeitsmedizinische Untersuchungen nach dem DGUV Grundsatz G 28" (DGUV Information 240-280, i. Vb.).

G 28

Ablaufplan

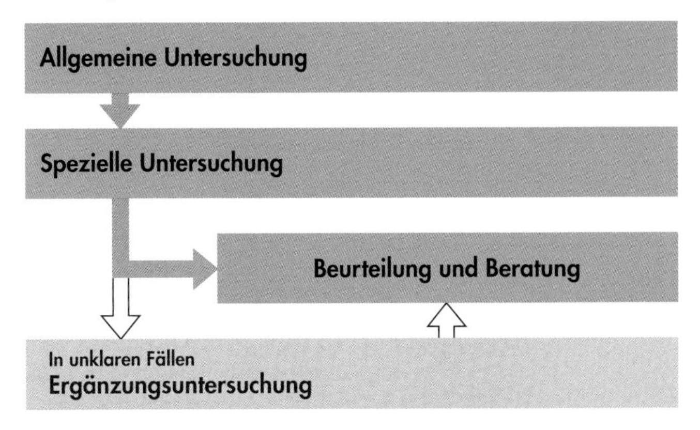

1 Untersuchungen

1.1 Untersuchungsarten, Fristen

Bei der Festlegung der Fristen zu den Untersuchungsintervallen sind je nach Rechtsgrundlage des Untersuchungsanlasses die für diesen Anlass gültigen staatlichen Vorschriften und Regeln zu beachten.
Wenn es für den konkreten Untersuchungsanlass keine staatlichen Vorgaben zu Fristen gibt, können ersatzweise die Empfehlungen in der nachfolgenden Tabelle zur Anwendung kommen.

Erstuntersuchung	Vor Aufnahme der Tätigkeit
Nachuntersuchungen	Bis zur Vollendung des 50. Lebensjahres • Risikoklasse 1: vor Ablauf von 60 Monaten • Risikoklasse 2: vor Ablauf von 36 Monaten
	Nach Vollendung des 50. Lebensjahres • Risikoklasse 1: vor Ablauf von 36 Monaten • Risikoklasse 2: vor Ablauf von 24 Monaten
	Vorzeitig: • Bei Auftreten von gesundheitlichen Beschwerden in sauerstoffreduzierter Atmosphäre • Nach mehrwöchiger Erkrankung oder körperlicher Beeinträchtigung, die Anlass zu Bedenken gegen eine Weiterbeschäftigung geben könnte • Nach ärztlichem Ermessen in Einzelfällen • Bei Beschäftigten, die einen ursächlichen Zusammenhang zwischen ihrer Erkrankung und ihrer Tätigkeit am Arbeitsplatz vermuten

1.2 Untersuchungsprogramm

1.2.1 Allgemeine Untersuchung

Erstuntersuchung

Erstuntersuchung im Hinblick auf die Tätigkeit unter Berücksichtigung der unter 2.1 aufgeführten arbeitsmedizinischen Kriterien für die Risikoklassen 1 und 2.
Feststellung der Vorgeschichte insbesondere unter Berücksichtigung von

- Arbeitsplatz,
- Arbeitsaufgabe,
- Arbeitseinweisung,
- Arbeitszeit.

Neben den üblichen Angaben zur allgemeinen Anamnese ist besonders zu achten auf

- körperliche Belastbarkeit,
- Belastungsdyspnoe und Angina pectoris,
- Schwindel, Synkopen usw.,
- gesundheitliche Beschwerden bei Aufenthalten in der Höhe oder bei Flügen,
- Erkrankungen des Blutes, auch bei Blutsverwandten.

Die Arbeitsplatzbedingungen, z. B. Klima, die Schwere der Arbeit und die Aufenthaltsdauer, müssen berücksichtigt werden (siehe DGUV Information 250-457, i. Vb.).
Bei der körperlichen Untersuchung ist insbesondere auf pathologische Befunde der Lunge, des Herzens und des Kreislaufs (z. B. Carotisstenose) zu achten.

Erste Nachuntersuchung/weitere Nachuntersuchungen

Zwischenanamnese (insbesondere hinsichtlich pulmonaler oder kardiozirkulatorischer Veränderungen sowie gesundheitlicher Beschwerden bei Tätigkeiten in sauerstoffreduzierter Atmosphäre) einschließlich körperlicher Untersuchung wie bei der Erstuntersuchung.

1.2.2 Spezielle Untersuchung

Erstuntersuchung	Nachuntersuchung

	Risikoklasse[1] 1	Risikoklasse[1] 2
• Spirometrie gemäß Anhang 1, Leitfaden „Lungenfunktionsprüfung"	–	+
• Blutbild	–	+
• Ruhe-EKG	–	(+)
• Ergometrie gemäß Anhang 2, Leitfaden „Ergometrie", in Abhängigkeit von klinischem Befund, Belastung und Alter.	–	(+)

1.2.3 Weitere Untersuchungen

In unklaren Fällen nach Maßgabe des Einzelfalles.

1.3 Voraussetzungen zur Durchführung

- Gebietsbezeichnung „Arbeitsmedizin" oder Zusatzbezeichnung „Betriebsmedizin"
- Apparative Ausstattung

Eigene:
- Lungenfunktionsmessgerät, mit Dokumentation der Fluss-Volumenkurve
- EKG (mindestens 3 Kanäle)
- Ergometrie-Einrichtung mit 12-Kanal-EKG mit physikalisch definierter und reproduzierbarer Belastungsmöglichkeit (Fahrrad-Ergometer)
- Sehtestgerät oder Sehprobentafeln Ferne
- Audiometer

Eigene oder fremde:
- Laboreinrichtung.

[1] + bedeutet, dass die jeweilige Untersuchung erforderlich ist
(+) bedeutet, dass die jeweilige Untersuchung unter Berücksichtigung der Anamnese oder der Expositionsbedingung erforderlich sein kann
– bedeutet, dass die jeweilige Untersuchung entfallen kann

2 Arbeitsmedizinische Beurteilung und Beratung

Eine arbeitsmedizinische Beurteilung und Beratung im Rahmen gezielter arbeitsmedizinischer Untersuchungen ist erst nach Kenntnis der Arbeitsplatzverhältnisse und der individuellen Belastung möglich. Grundlage dafür ist eine Gefährdungsbeurteilung, die auch dazu Stellung nimmt, welche technischen, organisatorischen und personenbezogenen Schutzmaßnahmen getroffen wurden bzw. zu treffen sind.

2.1 Kriterien

2.1.1 Dauernde gesundheitliche Bedenken

Erstuntersuchung	Nachuntersuchung	
	Risikoklasse[2]	
Personen mit	1	2
• Bewusstseins- oder Gleichgewichtsstörungen	(+)	+
• Anfallsleiden in Abhängigkeit von Art, Häufigkeit, Prognose und Behandlungsstand der Anfälle (siehe auch DGUV Information 250-001 „Empfehlungen zur Beurteilung beruflicher Möglichkeiten von Personen mit Epilepsie")	(+)	+
• Erkrankungen oder Schäden des zentralen Nervensystems mit wesentlichen Funktionsstörungen, Hirndurchblutungsstörungen, Schlaganfall	(+)	+
• Alkohol-, Suchtmittel-, Medikamentenabhängigkeit	(+)	+
• Erkrankungen oder Veränderungen der Atmungsorgane, die deren Funktion stärker beeinträchtigen, z. B. chronisch obstruktive Lungenerkrankung (COPD), Bronchialasthma (Anhang 1, Leitfaden „Lungenfunktionsprüfung")	(+)	+
• Erkrankungen oder Veränderungen des Herzens oder des Kreislaufs mit stärkerer Einschränkung der Leistungs- oder Regulationsfähigkeit z. B. Angina pectoris	(+)	+
• schweren oder symptomatischen Anämien	(+)	+

[2] + bedeutet, das jeweils aufgeführte Kriterium ist ein Ausschlussgrund
(+) bedeutet, das jeweils aufgeführte Kriterium kann unter Berücksichtigung der Expositionsbedingungen ein Ausschlussgrund sein
– bedeutet, das jeweils aufgeführte Kriterium ist kein Ausschlussgrund

Personen mit	Risikoklasse[3] 1	2
• schweren regionalen Durchblutungsstörungen, z. B. pAVK	(+)	+
• korrigierter Sehschärfe Ferne unter 0,7/0,7 (unter 0,8 bei langjähriger Einäugigkeit) in Abhängigkeit von Arbeitsaufgabe und Gefährdungsbeurteilung	(+)	(+)
• festgestellter Schwerhörigkeit, die die Wahrnehmung eines akustischen Warnsignals behindern kann (450–1320 Hz), in Abhängigkeit von der Gefährdungsbeurteilung.	(+)	(+)

2.1.2 Befristete gesundheitliche Bedenken

Erstuntersuchung | **Nachuntersuchung**

Personen mit den unter 2.1.1 genannten Erkrankungen, soweit eine Wiederherstellung der Einsatzfähigkeit zu erwarten ist.

2.1.3 Keine gesundheitlichen Bedenken unter bestimmten Voraussetzungen

Erstuntersuchung | **Nachuntersuchung**

Personen, bei denen zwar Beeinträchtigungen der unter 2.1.1 bezeichneten Art vorliegen, die Bedenken jedoch durch verkürzte Nachuntersuchungsfristen zurückgestellt werden können, wenn ihnen eine weniger belastende Tätigkeit hinsichtlich Sauerstoffkonzentration und/oder körperlicher Belastung zugewiesen werden kann.

2.1.4 Keine gesundheitlichen Bedenken

Erstuntersuchung | **Nachuntersuchung**

Alle anderen Personen, soweit keine Beschäftigungsbeschränkungen bestehen.

---

[3] + bedeutet, das jeweils aufgeführte Kriterium ist ein Ausschlussgrund
(+) bedeutet, das jeweils aufgeführte Kriterium kann unter Berücksichtigung der Expositionsbedingungen ein Ausschlussgrund sein
– bedeutet, das jeweils aufgeführte Kriterium ist kein Ausschlussgrund

2.2 Beratung

Die Beratung sollte entsprechend der Arbeitsplatzsituation und den Untersuchungsergebnissen im Einzelfall erfolgen. Die Beschäftigten sind über die Ergebnisse der arbeitsmedizinischen Untersuchungen zu informieren.
Bei Auftreten von gesundheitlichen Beschwerden während des Aufenthaltes in Räumen mit sauerstoffreduzierter Atmosphäre ist der Bereich unverzüglich zu verlassen und ein fachkundiger Arzt vor erneutem Betreten von Räumen mit sauerstoffreduzierter Atmosphäre zu kontaktieren.
Wenn sich aus der arbeitsmedizinischen Untersuchung Hinweise ergeben, die eine Aktualisierung der Gefährdungsbeurteilung zur Verbesserung des Arbeitsschutzes notwendig machen, hat der untersuchende Arzt dies dem Arbeitgeber mitzuteilen. Dabei ist die Wahrung der schutzwürdigen Belange des Untersuchten zu beachten.

3 Ergänzende Hinweise

3.1 Exposition, Belastung

Sauerstoffreduzierte Atmosphäre wird u. a. zur Brandvermeidung vornehmlich in Lager- und EDV-Bereichen eingesetzt. Dazu wird der Sauerstoffgehalt auf 13–17 Vol.-% reduziert.
Beim Menschen erfolgt die Aufnahme von Sauerstoff durch Diffusion in der Lunge. Treibende Kraft für die Diffusion ist die Sauerstoffpartialdruckdifferenz zwischen den Lungenbläschen (Alveolen) und dem venösen Blut im Lungenkreislauf. Ist der Sauerstoffpartialdruck in der Atemluft vermindert, kann weniger Sauerstoff ins Blut aufgenommen werden. Die Menge an Sauerstoff pro Zeiteinheit, die dem Körper zur Verfügung steht, nimmt ab.
Die verminderte Sauerstoffversorgung der Gewebe bewirkt auch beim Gesunden eine Verminderung der Leistungsfähigkeit.

3.2 Funktionsstörungen, Krankheitsbild

3.2.1 Akute/subakute Gesundheitsschädigung

Bei Beschäftigten mit Vorerkrankungen sind akute, schwerwiegende Verschlimmerungen möglich; von Bedeutung sind insbesondere Herz- und Lungenerkrankungen. Auch kurzfristige Aufenthalte in Räumen mit sauerstoffreduzierter Atmosphäre bedürfen daher einer arbeitsmedizinischen Untersuchung.

3.2.2 Chronische Gesundheitsschädigung

Bei wiederholtem, regelmäßigem Aufenthalt in sauerstoffreduzierter Atmosphäre werden langfristige Folgen aus dem Formenkreis der chronischen höhenbedingten Erkrankungen diskutiert (Pulmonale Hypertonie, Polyglobulie).

4 Berufskrankheit

Entfällt.

5 Literatur

Angerer, P., Engelmann, I., Raluca, P., Marten-Mittag, B.: Gesundheitliche Auswirkungen von Arbeit in sauerstoffreduzierter Atmosphäre (Hypoxie). Abschlussbericht FP224, DGUV Forschungsförderung, 2010

Angerer, P., Nowak, D.: Working in permanent hypoxia for fire protection-impact on health. Int Arch Occup Environ Health 2003, 76, 87–102

Arbeiten in sauerstoffreduzierter Atmosphäre (DGUV Information 5162). DGUV-Publikationsdatenbank, www.dguv.de/publikationen.

Handlungsanleitung für arbeitsmedizinische Untersuchungen nach dem DGUV Grundsatz G 28 „Arbeiten in sauerstoffreduzierter Atmosphäre" (DGUV Information 240-280, i. Vb). DGUV-Publikationsdatenbank, www.dguv.de/publikationen.

Empfehlungen zur Beurteilung beruflicher Möglichkeiten von Personen mit Epilepsie (DGUV Information 250-001). DGUV-Publikationsdatenbank, www.dguv.de/publikationen

Fachtagung: Gesundheitliche Auswirkungen bei Arbeiten in sauerstoffreduzierter Atmosphäre. IAG Dresden 2010. http://www.dguv.de/de/praevention/fachbereiche_dguv/fhb/veranstaltungen/fachtagung/index.jsp

Küpper, T., Milledge, J. S., Hillebrandt, D., Kubalova, J., Hefti, U., Basnayt, B., Gieseler, U., Schöffl, V.: Empfehlungen der medizinischen Kommission der UIAA Nr. 15 Arbeit in Hypoxie, 2009

6 Vorschriften und Regeln

Arbeitsstättenverordnung (ArbStättV)
Unfallverhütungsvorschrift „Grundsätze der Prävention" (DGUV Vorschrift 1)
Grundsätze der Prävention (DGUV Regel 100-001)

G 29 Toluol und Xylol

Bearbeitung: Ausschuss Arbeitsmedizin der Gesetzlichen Unfallversicherung, Arbeitskreis 2.1 „Gefahrstoffe"
Fassung Oktober 2014

Vorbemerkungen

Dieser Grundsatz gibt Anhaltspunkte für gezielte arbeitsmedizinische Untersuchungen, um Erkrankungen, die durch Toluol bzw. Xylol entstehen können, zu verhindern oder frühzeitig zu erkennen. Enthalten Toluol bzw. Xylol oder Lösungsmittelgemische, die Toluol bzw. Xylol enthalten, mehr als 0,1 Gew.-% Benzol, so sollte der Grundsatz G 8 „Benzol" einbezogen werden.
Hinweise für die Gefährdungsbeurteilung und die Auswahl des zu untersuchenden Personenkreises gibt die DGUV Information „Handlungsanleitung für arbeitsmedizinische Untersuchungen nach dem DGUV Grundsatz G 29" (DGUV Information 240-290, i. Vb.).

Ablaufplan

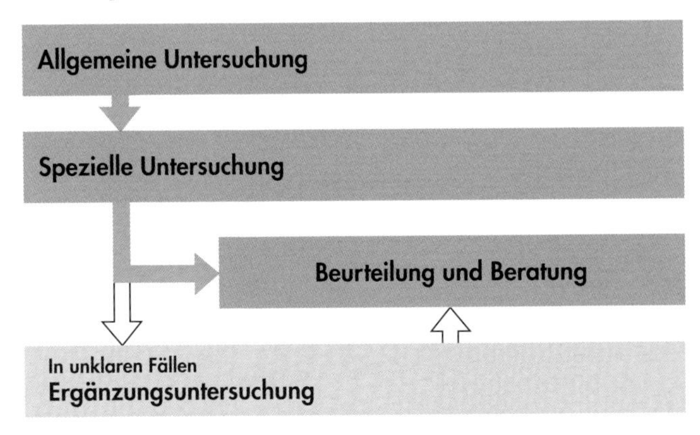

1 Untersuchungen

1.1 Untersuchungsarten, Fristen

Bei der Festlegung der Fristen zu den Untersuchungsintervallen sind je nach Rechtsgrundlage des Untersuchungsanlasses die für diesen Anlass gültigen staatlichen Vorschriften und Regeln zu beachten.
Wenn es für den konkreten Untersuchungsanlass keine staatlichen Vorgaben zu Fristen gibt, können ersatzweise die Empfehlungen in der nachfolgenden Tabelle zu Anwendung kommen.

Erstuntersuchung	Vor Aufnahme der Tätigkeit
Nachuntersuchungen	Nach 12–24 Monaten
	• Nach schwerer oder längerer Erkrankung, die Anlass zu Bedenken gegen die Fortsetzung der Tätigkeit geben könnte • Nach ärztlichem Ermessen in Einzelfällen • Bei Beschäftigten, die einen ursächlichen Zusammenhang zwischen ihrer Erkrankung und ihrer Tätigkeit am Arbeitsplatz vermuten

1.2 Untersuchungsprogramm

1.2.1 Allgemeine Untersuchung

Erstuntersuchung

- Feststellung der Vorgeschichte (allgemeine Anamnese, Arbeitsanamnese); siehe auch Basisuntersuchungsprogramm (BAPRO)
- Urinstatus (Mehrfachteststreifen, bei Auffälligkeiten zusätzlich Sediment).

Nachuntersuchung

- Zwischenanamnese (einschließlich Arbeitsanamnese); siehe auch BAPRO
  Besonders achten auf
  - Kopfschmerzen,
  - Schwindelgefühl,
  - leichte Ermüdbarkeit,
  - Übelkeit,
  - Appetitlosigkeit,
  - Gewichtsabnahme,
  - Alkoholintoleranz.
- Urinstatus (Mehrfachteststreifen, bei Auffälligkeiten zusätzlich Sediment).

1.2.2 Spezielle Untersuchung

Erstuntersuchung | **Nachuntersuchung**

- großes Blutbild (bei Nachuntersuchungen alle zwei Jahre)
- Biomonitoring (siehe 3.1.4) – entfällt bei Erstuntersuchungen

Erwünscht:
- γ-GT, SGPT(ALAT), SGOT (ASAT)
- orientierende, neurologische Untersuchung.

1.2.3 Ergänzungsuntersuchung

Nachuntersuchung

In unklaren Fällen eventuell weiterführende fachärztliche Untersuchungen.

1.3 Voraussetzungen zur Durchführung

- Gebietsbezeichnung „Arbeitsmedizin" oder Zusatzbezeichnung „Betriebsmedizin"
- Laboruntersuchungen unter Beachtung der „Richtlinie der Bundesärztekammer zur Qualitätssicherung quantitativer labormedizinischer Untersuchungen".

2 Arbeitsmedizinische Beurteilung und Beratung

Eine arbeitsmedizinische Beurteilung und Beratung im Rahmen gezielter arbeitsmedizinischer Untersuchungen ist erst nach Kenntnis der Arbeitsplatzverhältnisse und der individuellen Belastung möglich. Grundlage dafür ist eine Gefährdungsbeurteilung, die auch dazu Stellung nimmt, welche technischen, organisatorischen und personenbezogenen Schutzmaßnahmen getroffen wurden bzw. zu treffen sind. Für Beschäftigte, die Tätigkeiten mit Gefahrstoffen ausüben, ist eine individuelle Aufklärung und Beratung angezeigt.

2.1 Kriterien

Eine Beurteilung sollte unter Berücksichtigung der individuellen Exposition erfolgen.

2.1.1 Dauernde gesundheitliche Bedenken

Erstuntersuchung	Nachuntersuchung

Personen mit
- erheblichen neurologischen Störungen,
- Alkoholabhängigkeit,
- obstruktiven Atemwegserkrankungen.

2.1.2 Befristete gesundheitliche Bedenken

Erstuntersuchung	Nachuntersuchung

Personen mit den unter 2.1.1 genannten Erkrankungen, soweit eine Wiederherstellung zu erwarten ist.

2.1.3 Keine gesundheitlichen Bedenken unter bestimmten Voraussetzungen

Erstuntersuchung	Nachuntersuchung

Personen mit
- chronisch-entzündlichen Hauterkrankungen,
- ausgeprägten chronischen konjunktivalen Reizerscheinungen.

Sind die in 2.1.1 genannten Erkrankungen oder Funktionsstörungen weniger ausgeprägt, so sollte der untersuchende Arzt prüfen, ob unter bestimmten Voraussetzungen die Aufnahme bzw. Fortsetzung der Tätigkeit möglich ist. Hierbei wird gedacht an

- technische Schutzmaßnahmen,
- organisatorische Schutzmaßnahmen, z. B. Begrenzung der Expositionszeit,
- Einsatz an Arbeitsplätzen mit nachgewiesener geringerer Exposition,
- persönliche Schutzausrüstung unter Beachtung des individuellen Gesundheitszustandes,
- verkürzte Nachuntersuchungsfristen.

2.1.4 Keine gesundheitlichen Bedenken

Erstuntersuchung	Nachuntersuchung

Alle anderen Personen, soweit keine Beschäftigungsbeschränkungen bestehen.

2.2 Beratung

Die Beratung sollte entsprechend der Arbeitsplatzsituation und den Untersuchungsergebnissen im Einzelfall erfolgen. Die Beschäftigten sind über die Ergebnisse der arbeitsmedizinischen Untersuchungen und des Biomonitorings zu informieren.
Auf allgemeine Hygienemaßnahmen und persönliche Schutzausrüstung ist hinzuweisen. Aufgrund der hautresorptiven Eigenschaften von Toluol und Xylol kommt dabei dem Tragen von Schutzkleidung besondere Bedeutung zu. Stoffspezifische Hinweise zu Schutzmaßnahmen gibt das Gefahrstoffinformationssystem GESTIS unter der Rubrik „Umgang und Verwendung" (siehe 5).
Die Beschäftigten sollten hinsichtlich des die Stoffwirkung potenzierenden Einflusses von konsumiertem Alkohol beraten werden.
Wenn sich aus der arbeitsmedizinischen Untersuchung Hinweise ergeben, die eine Aktualisierung der Gefährdungsbeurteilung zur Verbesserung des Arbeitsschutzes notwendig machen, hat der untersuchende Arzt dies dem Arbeitgeber mitzuteilen. Dabei ist die Wahrung der schutzwürdigen Belange des Untersuchten zu beachten.

3 Ergänzende Hinweise

3.1 Exposition, Beanspruchung

3.1.1 Vorkommen, Gefahrenquellen

Stoffbezogene Hinweise zu Vorkommen und Gefahrenquellen gibt das Gefahrstoffinformationssystem GESTIS (siehe 5).
Insbesondere bei folgenden Betriebsarten, Arbeitsplätzen oder Tätigkeiten ist mit einer Exposition gegenüber Benzolhomologen (Toluol, Xylol) zu rechnen:

- offener Umgang mit Toluol und/oder Xylol bzw. zusammen mit anderen Lösungsmitteln in der Metallentfettung und Oberflächenreinigung,
- Abbruch-, Sanierungs- oder Instandsetzungsarbeiten in Produktions- und Abfüllanlagen,
- Arbeiten in kontaminierten Bereichen,
- Verarbeitung von Zubereitungen in räumlich beengten Verhältnissen oder bei ungünstiger Belüftung.

Toluol
Oberflächenbeschichtung in der Kunststoff- und Gummiindustrie.

Xylol

- Reinigen von Lagertanks für Xylol
- Auftragen von Beschichtungen im Spritzverfahren, Beschichten in Behältern
- Korrosionsschutzarbeiten (Spritzauftrag in umschlossenen Räumen)
- Verwenden von Xylol in histologischen Laboratorien, sofern ohne wirksame Lüftung gearbeitet wird.

Weitere Hinweise gibt die DGUV Information „Handlungsanleitung für arbeitsmedizinische Untersuchungen nach dem DGUV Grundsatz G 29" (DGUV Information 240-290, i. Vb.).

Werden Tätigkeiten mit höherer Exposition in Lärmbereichen ausgeübt, sollten aufgrund der ototoxischen Eigenschaft (siehe 5) von Toluol und Xylol mögliche Kombinationswirkungen mit Lärm bei der Gehörvorsorge nach dem Berufsgenossenschaftlichen Grundsatz G 20 berücksichtigt werden.

3.1.2 Physikalisch-chemische Eigenschaften

Toluol und Xylol sind die wichtigsten Benzolhomologe. Xylol fällt stets als eine Mischung von o-, m- und p-Xylolen zusammen mit einem vierten Isomer, dem Ethylbenzol und/oder 1, 3, 5-Trimethylbenzol (Mesitylen) an. Die Mischungen dieser Benzolhomologe werden häufig fälschlicherweise als „Lösungsbenzol" bezeichnet. Sie sind leichtbewegliche, farblose, stark lichtbrechende, sehr schwer wasserlösliche Flüssigkeiten mit typischem, benzolähnlichem Geruch. Toluol ist leicht flüchtig und leicht entzündbar. Die Xylole sind entzündbar; ihre Flüchtigkeit ist deutlich geringer. Die Dämpfe dieser Stoffe sind schwerer als Luft und können sich am Boden ansammeln.

	Toluol	*Xylol*
Formel	$C_6H_5CH_3$	$C_6H_4(CH_3)_2$
CAS-Nr.	108-88-3	1330-20-7

Über das Gefahrstoffinformationssystem GESTIS sind die Einstufungen und Bewertungen sowie weitere stoffspezifische Informationen verfügbar (siehe 5).

3.1.3 Aufnahme

Die Aufnahme erfolgt durch die Atemwege und durch die Haut.

3.1.4 Biomonitoring

Hinweise zum Biomonitoring sind in Anhang 3, Leitfaden „Biomonitoring", enthalten.

Biologischer Wert (BW) zur Beurteilung

Arbeitsstoff (CAS-Nr.)	Parameter	BGW[1]	Untersuchungs-material	Probennahme-zeitpunkt
Toluol (108-88-3)	Toluol	600 µg/l	Vollblut	Expositionsende bzw. Schichtende
	o-Kresol	1,5 mg/l	Urin	Expositionsende bzw. Schichtende; bei Langzeitexposition: nach mehreren vorangegangenen Schichten
Xylol (alle Isomere) (1330-20-7)	Xylol	1,5 mg/l	Vollblut	Expositionsende bzw. Schichtende
	Methylhippur-(Tolur-)säure (alle Isomere)	2000 mg/l	Urin	Expositionsende bzw. Schichtende

Die jeweils aktuelle Fassung der TRGS 903 ist zu beachten.

[1] Biologischer Grenzwert (BGW) aus der TRGS 903.

G 29

Störfaktoren (Confounder):
Bei der Bewertung der Ergebnisse des Biomonitoring ist zu beachten, dass bei einer Mischexposition gegenüber Lösungsmitteln eine gegenseitige Beeinflussung des Stoffwechsels möglich ist. So wurde beschrieben, dass eine kombinierte Exposition gegenüber m-Xylol und Ethylbenzol zu einer verzögerten und herabgesetzten Ausscheidung der Metabolite führt. Eine Koexposition gegenüber m-Xylol und 2-Butanon führte zu einem Anstieg der Xylol-Konzentration im Blut und einer Abnahme der Methylhippursäureausscheidung.

Weitere Hinweise können den arbeitsmedizinisch-toxikologischen Begründungen für Biologische Arbeitsstofftoleranz-Werte (BAT-Werte), Expositionsäquivalente für krebserzeugende Arbeitsstoffe (EKA) und Biologische Leitwerte (BLW) der Senatskommission zur Prüfung gesundheitsschädlicher Arbeitsstoffe der Deutschen Forschungsgemeinschaft (DFG), den entsprechenden Bekanntmachungen des Ausschusses für Gefahrstoffe (AGS) sowie den Leitlinien der Deutschen Gesellschaft für Arbeitsmedizin und Umweltmedizin e. V. (DGAUM) entnommen werden.

3.2 Funktionsstörungen, Krankheitsbild

3.2.1 Wirkungsweise

Bei akuter Intoxikation steht die narkotische Wirkung im Vordergrund. Während der akuten Intoxikation können Erregungs- oder Rauschzustände, Gleichgewichts-, Sensibilitäts- und Koordinationsstörungen, Kopfschmerzen, Müdigkeit und Schwächegefühl, Benommenheit und Bewusstseinsverlust festgestellt werden.
Bei chronischer Einwirkung kann es zu Reizerscheinungen an den Schleimhäuten und den Augen kommen. Aufgrund der entfettenden Wirkung auf die äußere Haut sind Dermatitiden möglich. Toluol und Xylol werden zu ca. 20 % ausgeatmet, 80 % werden metabolisiert. Dabei findet vor allem eine Seitenkettenoxidation statt. Über Benzoesäure und Kopplung mit Aminoessigsäure (Glycin) entsteht Hippursäure (Toluol) bzw. Methylhippursäure (Xylol), die im Urin ausgeschieden wird.

3.2.2 Akute/subakute Gesundheitsschädigung

- Pränarkoseerscheinungen
- Exzitationsstadium meist mit Krämpfen
- Narkose mit Gefahr der zentralen Atemlähmung.

3.2.3 Chronische Gesundheitsschädigung

- neurasthenische Beschwerden
- Parästhesien
- u. U. psychische Verhaltensstörungen
- Alkoholintoleranz.

4 Berufskrankheit

Nr. 1303 der Anlage 1 zur Berufskrankheitenverordnung (BKV) „Erkrankungen durch Benzol oder seine Homologe",
Nr. 1317 „Polyneuropathie oder Enzephalopathie durch organische Lösungsmittel oder deren Gemische".

5 Literatur

Deutsche Forschungsgemeinschaft. Senatskommission zur Prüfung gesundheitsschädlicher Arbeitsstoffe:
MAK- und BAT-Werte-Liste. Maximale Arbeitsplatzkonzentration und Biologische Arbeitsstofftoleranzwerte;
http://onlinelibrary.wiley.com/book/10.1002/9783527666027
Gesundheitsschädliche Arbeitsstoffe – Toxikologisch-arbeitsmedizinische Begründung von MAK-Werten und Einstufungen;
http://onlinelibrary.wiley.com/book/10.1002/3527600418/topics
Biologische Arbeitsstoff-Toleranz-Werte (BAT-Werte), Expositionsäquivalente für krebserzeugende Arbeitsstoffe (EKA), Biologische Leitwerte (BLW) und Biologische Arbeitsstoff-Referenzwerte (BAR): Arbeitsmedizinisch-toxikologische Begründungen
alle Wiley-VCH, Weinheim
Deutsche Gesellschaft für Mineralölwissenschaft und Kohlechemie e. V.: „Wirkung von Toluol auf Mensch und Tier" (DGMK-Projekt 174-7), 1985. „Wirkung von Xylol auf Mensch und Tier" (DGMK-Projekt 174-8), 1984
Gefahrstoffinformationssystem der Deutschen Gesetzlichen Unfallversicherung (GESTIS-Stoffdatenbank); www.dguv.de, Webcode d11892
Handlungsanleitung für arbeitsmedizinische Untersuchungen nach dem DGUV Grundsatz G 29 „Toluol und Xylol" (DGUV Information 240-290, i. Vb.); DGUV-Publikationsdatenbank, www.dguv.de/publikationen
Liste der krebserzeugenden, erbgutverändernden oder fortpflanzungsgefährdenden Stoffe (KMR-Liste). www.dguv.de, Webcode d4754
Ototoxische Arbeitsstoffe. www.dguv.de, Webcode d113326
Richtlinie der Bundesärztekammer zur Qualitätssicherung quantitativer labormedizinischer Untersuchungen. www.bundesaerztekammer.de

6 Vorschriften, Regeln

Arbeitsmedizinische Regeln (AMR), GMB, Bundesanstalt für Arbeitsschutz und Arbeitsmedizin, www.baua.de
- AMR 2.1: „Fristen für die Veranlassung/das Angebot von arbeitsmedizinischen Vorsorgeuntersuchungen"
- AMR 6.2: „Biomonitoring"

Biomonitoring Auskunftsystem der Bundesanstalt für Arbeitsschutz und Arbeitsmedizin. http://www.baua.de/de/Themen-von-A-Z/Gefahrstoffe/Biomonitoring/Auskunftsystem.html

CLP-Verordnung (EG) Nr. 1272/2008 und ihre Anpassungen. www.reach-clp-helpdesk.de/de/CLP/CLP.html

Gefahrstoffverordnung (GefStoffV), Technische Regeln für Gefahrstoffe (TRGS). www.baua.de:
- TRGS 400: Gefährdungsbeurteilung für Tätigkeiten mit Gefahrstoffen
- TRGS 401: Gefährdung durch Hautkontakt – Ermittlung, Beurteilung, Maßnahmen
- TRGS 402: Ermitteln und Beurteilen der Gefährdungen bei Tätigkeiten mit Gefahrstoffen: Inhalative Exposition
- TRGS 420: Verfahrens- und stoffspezifische Kriterien (VSK) für die Ermittlung und Beurteilung der inhalativen Exposition
- TRGS 500: Schutzmaßnahmen: Mindeststandards
- TRGS 555: Betriebsanweisung und Information der Beschäftigten
- TRGS 900: Arbeitsplatzgrenzwerte
- TRGS 903: Biologische Grenzwerte

GESTIS Wissenschaftliche Begründungen zu Arbeitsplatzgrenzwerten

Verordnung zur arbeitsmedizinischen Vorsorge (ArbMedVV)

G 30 Hitzearbeiten

Bearbeitung: Ausschuss Arbeitsmedizin der Gesetzlichen Unfallversicherung, Arbeitskreis 1.8 „Hitze"
Fassung Oktober 2014

Vorbemerkungen

Dieser Grundsatz gibt Anhaltspunkte für gezielte arbeitsmedizinische Untersuchungen, um Erkrankungen, die bei Tätigkeiten mit extremer Hitzebelastung entstehen können, zu verhindern oder frühzeitig zu erkennen.
Hinweise für die Gefährdungsbeurteilung und die Auswahl des zu untersuchenden Personenkreises gibt die DGUV Information „Handlungsanleitung für arbeitsmedizinische Untersuchungen nach dem DGUV Grundsatz G 30" (DGUV Information 240-300, i. Vb.)

Ablaufplan

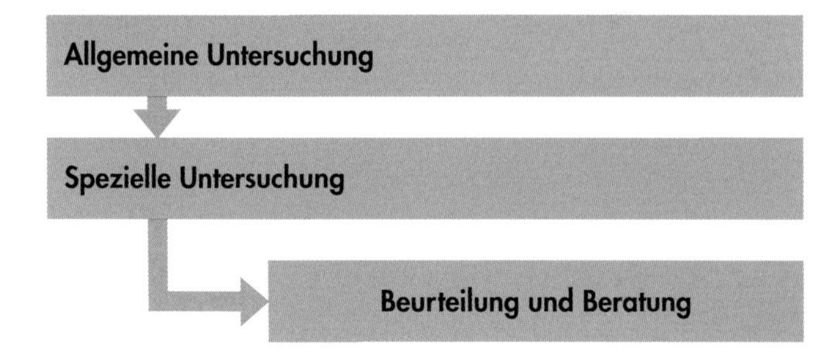

1 Untersuchungen

1.1 Untersuchungsarten, Fristen

Bei der Festlegung der Fristen zu den Untersuchungsintervallen sind je nach Rechtsgrundlage des Untersuchungsanlasses die für diesen Anlass gültigen staatlichen Vorschriften und Regeln zu beachten.
Wenn es für den konkreten Untersuchungsanlass keine staatlichen Vorgaben zu Fristen gibt, können ersatzweise die Empfehlungen in der nachfolgenden Tabelle zur Anwendung kommen.

Erstuntersuchung	Vor Aufnahme der Tätigkeit
Nachuntersuchungen	• Personen bis 50 Jahre vor Ablauf von 60 Monaten • Personen über 50 Jahre vor Ablauf von 24 Monaten
	Vorzeitig: • Nach mehrwöchiger Erkrankung oder körperlicher Beeinträchtigung, die Anlass zu Bedenken gegen die Fortsetzung der Tätigkeit geben könnte • Nach ärztlichem Ermessen in Einzelfällen • Bei Beschäftigten, die einen ursächlichen Zusammenhang zwischen ihrer Erkrankung und ihrer Tätigkeit am Arbeitsplatz vermuten

1.2 Untersuchungsprogramm

1.2.1 Allgemeine Untersuchung

Erstuntersuchung	Nachuntersuchung

- Feststellung der Vorgeschichte (allgemeine Anamnese, Arbeitsanamnese, Beschwerden). Besonders zu achten auf: Funktionstüchtigkeit des kardiopulmonalen Systems, der Leber und der harnbildenden und harnabführenden Organe
- Urinstatus (Mehrfachteststreifen).

1.2.2 Spezielle Untersuchung

Erstuntersuchung	Nachuntersuchung

- EKG mit Brustwandableitung in der Ruhe und bei Belastung (Anhang 2, Leitfaden „Ergometrie")
- Röntgenaufnahme des Thorax im p.a.-Strahlengang nur bei spezieller diagnostischer Fragestellung. Beim Vorliegen eines Röntgenbildes, nicht älter als ein Jahr, ist dieses vor der Indikationsstellung zu berücksichtigen.

1.3 Voraussetzungen zur Durchführung

Gebietsbezeichnung „Arbeitsmedizin" oder Zusatzbezeichnung „Betriebsmedizin".

2 Arbeitsmedizinische Beurteilung und Beratung

Eine arbeitsmedizinische Beurteilung und Beratung im Rahmen gezielter arbeitsmedizinischer Untersuchungen ist erst nach Kenntnis der Arbeitsplatzverhältnisse und der individuellen Belastung möglich. Grundlage dafür ist eine Gefährdungsbeurteilung, die auch dazu Stellung nimmt, welche technischen, organisatorischen und personenbezogenen Schutzmaßnahmen getroffen wurden bzw. zu treffen sind.

2.1 Kriterien

2.1.1 Dauernde gesundheitliche Bedenken

Erstuntersuchung	Nachuntersuchung

Personen mit
- Erkrankungen oder Veränderungen des Herzens oder des Kreislaufs mit Einschränkung der Leistungs- oder Regulationsfähigkeit, z. B. Zustand nach Herzinfarkt, Blutdruckveränderungen stärkeren Grades, ausgeprägte Arteriosklerose,
- Pneumokoniosen von Krankheitswert,
- aktiver oder ausgedehnter inaktiver Lungentuberkulose,
- Erkrankungen oder Veränderungen der Atmungsorgane, die deren Funktion stärker beeinträchtigen wie chronisch-obstruktive Lungenerkrankung, Bronchialasthma, Lungenemphysem,
- Anfallsleiden in Abhängigkeit von Art, Häufigkeit, Prognose und Behandlungsstand der Anfälle (siehe auch DGUV Information „Empfehlungen zur Beurteilung beruflicher Möglichkeiten von Personen mit Epilepsie", DGUV Information 250-001),
- Erkrankungen oder Schäden des zentralen oder peripheren Nervensystems mit wesentlichen Funktionsstörungen und deren Folgezuständen, funktionellen Störungen nach Schädel- oder Hirnverletzungen,
- Stoffwechselkrankheiten, insbesondere Diabetes mellitus, soweit sie die Belastbarkeit stärker einschränken,
- Katarakt (bei überwiegender Wärmestrahlungsexposition),
- Erkrankungen der Nieren und/oder harnableitenden Organe,
- chronischen Magen-Darm-Erkrankungen,
- chronischen Lebererkrankungen,
- ausgeprägter Adipositas,
- chronisch rezidivierenden und generalisierten Hauterkrankungen,
- Alkohol-, Suchtmittel-, Medikamentenabhängigkeit.

2.1.2 Befristete gesundheitliche Bedenken

Erstuntersuchung	Nachuntersuchung

Personen mit den unter 2.1.1 genannten Erkrankungen, soweit eine Wiederherstellung zu erwarten ist.

2.1.3 Keine gesundheitlichen Bedenken unter bestimmten Voraussetzungen

Erstuntersuchung	Nachuntersuchung

Sind die in 2.1.1 genannten Erkrankungen oder Funktionsstörungen weniger ausgeprägt, so sollte der untersuchende Arzt prüfen, ob unter bestimmten Voraussetzungen die Aufnahme bzw. Fortsetzung der Tätigkeit möglich ist. Hierbei wird gedacht an

- verbesserte Arbeitsplatzverhältnisse,
- organisatorische Schutzmaßnahmen, z. B. Verkürzung der Expositionszeit,
- Optimierung der persönlichen Schutzausrüstung,
- verkürzte Nachuntersuchungsfristen usw.

2.1.4 Keine gesundheitlichen Bedenken

Erstuntersuchung	Nachuntersuchung

Alle anderen Personen, soweit keine Beschäftigungsbeschränkungen bestehen.

2.2 Beratung

Die Beratung des Arbeitnehmers sollte entsprechend der Arbeitsplatzsituation und den Untersuchungsergebnissen im Einzelfall (z. B. das Verhalten im akuten Erkrankungsfall oder bei der Einnahme bestimmter Medikamente) erfolgen. Die Beschäftigten sind über die Ergebnisse der arbeitsmedizinischen Untersuchungen zu informieren.
Auf technische und organisatorische Schutzmaßnahmen ist unter Beachtung des individuellen Gesundheitszustandes hinzuweisen.
Wenn sich aus der arbeitsmedizinischen Untersuchung Hinweise ergeben, die eine Aktualisierung der Gefährdungsbeurteilung zur Verbesserung des Arbeitsschutzes notwendig machen, hat der untersuchende Arzt dies dem Arbeitgeber mitzuteilen. Dabei ist die Wahrung der schutzwürdigen Belange des Untersuchten zu beachten.

3 Ergänzende Hinweise

3.1 Hitzeexposition

Das Klima ist durch die messbaren Elemente
- Lufttemperatur (Trockentemperatur in °C),
- Luftfeuchtigkeit (als Wasserdampfdruck pD in hPa oder relative Feuchte Ø in %),
- Luftgeschwindigkeit [m/s],
- Wärmestromdichte (aus Wärmestrahlung) [W/m^2],

definiert.
Die Beurteilung thermischer Belastung erfolgt zusätzlich durch die personenbezogenen Größen
- Arbeitsschwere (Energieumsatz) [W bzw. kJ],
- Wärmedurchgang der Bekleidung [clo],
- Expositionsdauer [min].

Anleitungen zur Klimaermittlung enthält der DIN-Fachbericht 128 „Klima am Arbeitsplatz und in der Arbeitsumgebung – Grundlagen zur Klimaermittlung".
Die Hitzebelastung am Arbeitsplatz wird beurteilt mit Hilfe der Effektivtemperatur für den bekleideten Menschen NET (°C) nach Yaglou – einem Klimasummenmaß für das menschliche Klimaempfinden (siehe Nomogramm) – und der Wärmestromdichte.
Als Arbeitsschwere (energetische Belastung) soll der aufgrund einer Arbeitsablaufstudie zu ermittelnde mittlere Stundenwert gelten.
Die Bestimmung der Effektivtemperatur (NET) sollte bei Außentemperaturen erfolgen, die dem Durchschnittswert der mittleren Trockentemperatur der Sommermonate Juni bis August entsprechen und in Deutschland zwischen 15 °C und 20 °C liegen.

Beispiel: Gemessen wurden eine Trockentemperatur von 40 °C (Schritt 1), eine relative Luftfeuchte von 50 % (Schritt 2), was einer Feuchttemperatur von 30,5 °C (Schritt 3) entspricht, und eine Luftgeschwindigkeit von 0,5 m/s (Schritt 4). Nach dem Nomogramm von Yaglou für den bekleideten Menschen (siehe Abb. gegenüber) beträgt dann die Effektivtemperatur NET 32,5 °C (Schritt 5).

Die Hitzebelastung am Arbeitsplatz kann auch durch die Wärmestromdichte allein hervorgerufen oder zusätzlich durch diese erheblich beeinflusst werden. Falls sie nicht direkt gemessen werden kann, kann eine Abschätzung – allerdings nur bei konstanter Klimabedingung – mit Hilfe eines Globe-Thermometers durchgeführt werden. Wenn die Wirkung der Wärmestrahlung deutlich größer als die der Außentemperatur ist, kann der Einfluss der Außentemperatur auf die Hitzebelastung vernachlässigt werden.

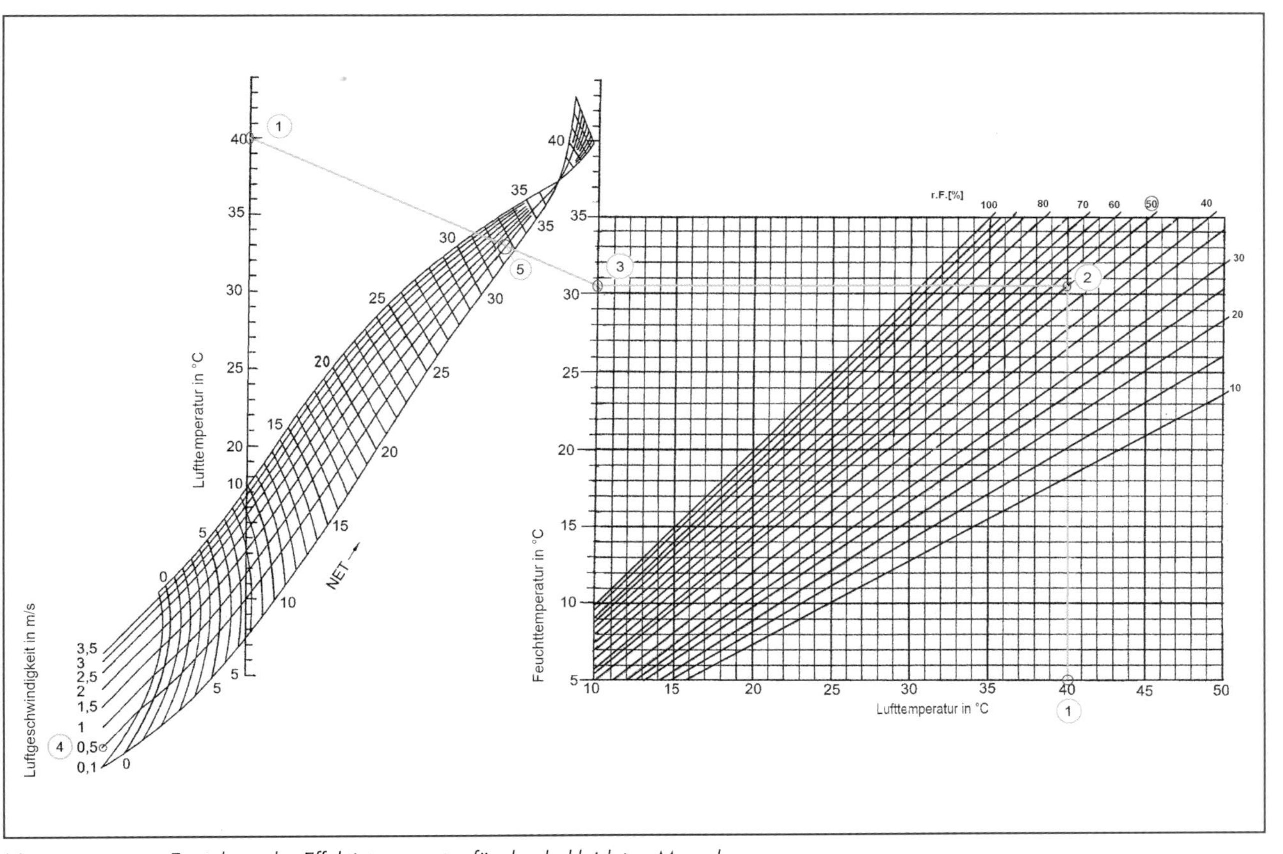

Nomogramm zur Ermittlung der Effektivtemperatur für den bekleideten Menschen

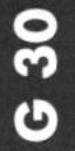

3.1.1 Vorkommen, Gefahrenquellen

Das thermische Wohlbefinden des Menschen wird wesentlich durch ein Gleichgewicht zwischen Wärmebildung und Wärmeabgabe bestimmt. Das Gleiche gilt für die gesundheitliche Unversehrtheit unter Hitzebelastung.
Die Wärmeabgabe erfolgt durch Konvektion, Leitung, Strahlung und Verdunstung von Schweiß. Die Wärmeabgabe lässt sich wesentlich auf zwei Wegen steigern:

- durch Zunahme der peripheren Durchblutung,
- durch vermehrte Schweißverdunstung.

Störungen des Wohlbefindens und der Gesundheit treten wesentlich durch ein Missverhältnis aus Wärmebildung und Entwärmungsmöglichkeit auf. Dieses Missverhältnis kann in der Regel durch eine akute Überforderung der Entwärmungsmechanismen aufgrund einer zu hohen kombinierten Belastung aus Umgebungswärme am Arbeitsplatz und Wärmebildung durch die Arbeitsschwere entstehen. Eine unausgeglichene Wärmebilanz führt zum Ansteigen der Körpertemperatur, wobei gesundheitsgefährliche Grenzen erreicht und überschritten werden können. In Abhängigkeit von Ausmaß und Geschwindigkeit des Temperaturanstiegs kommt es zu unterschiedlichen Erkrankungen durch Hitzeeinwirkung.
Die Hitzeanpassung (Hitzeadaption als physiologischer Anpassungsprozess) erfolgt in Abhängigkeit von der jeweils vorgegebenen thermischen Belastung innerhalb einer Zeitspanne von etwa vier Wochen. In der Regel wird bereits nach einer Eingewöhnungszeit von etwa zwei Wochen das Risiko akuter Hitzeerkrankungen an Hitzearbeitsplätzen wesentlich verringert, wobei jedoch zu erwarten ist, dass die vollständige Hitzeadaption während der Ausführung von Hitzearbeit erst in der Folgezeit eintritt. Es ist zu berücksichtigen, dass die Hitzeadaption verloren geht, wenn für die Dauer von drei bis vier Wochen keine Hitzearbeit geleistet wird.
Eine Hitzeadaption ist bei einer kurzzeitigen oder gelegentlichen Hitzebelastung nicht zu erwarten. Es kommen auch in diesem Fall arbeitsmedizinische Untersuchungen in Betracht.
Bei akuten Erkrankungen kann die Hitzetoleranz vermindert sein. Daher sollte in solchen Fällen die persönliche Befindlichkeit des Arbeitnehmers beachtet werden, auch wenn im Rahmen der arbeitsmedizinischen Untersuchungen keine gesundheitlichen Bedenken
geäußert werden.
Weitere Informationen gibt die DGUV Information „Handlungsanleitung für arbeitsmedizinische Untersuchungen nach dem DGUV Grundsatz G 30" (DGUV Information 240-300, i. Vb.).

3.2 Funktionsstörungen, Krankheitsbild

- Kreislaufkollaps (Hitzekollaps)
- Hitzekrämpfe
- Hitzschlag.

4 Berufskrankheit

Entfällt.

5 Literatur

Berufsgenossenschaftliche Information „Hitzearbeit; Erkennen – beurteilen – schützen" (DGUV Information 213-002). DGUV-Publikationsdatenbank, www.dguv.de/publikationen

Berufsgenossenschaftliche Information „Beurteilung von Hitzearbeit – Tipps für Wirtschaft, Verwaltung, Dienstleistung" (DGUV Information 213-022). DGUV-Publikationsdatenbank, www.dguv.de/publikationen

DIN EN ISO 8996 „Ergonomie der thermischen Umgebung – Bestimmung des körpereigenen Energieumsatzes"

DIN 33403 Teil 2 und Teil 3 „Klima am Arbeitsplatz und in der Arbeitsumgebung" DIN-Fachbericht 128 „Klima am Arbeitsplatz und in der Arbeitsumgebung – Grundlagen zur Klimaermittlung"

Empfehlungen zur Beurteilung beruflicher Möglichkeiten von Personen mit Epilepsie (DGUV Information 250-001). DGUV-Publikationsdatenbank, www.dguv.de/publikationen

Handlungsanleitung für arbeitsmedizinische Untersuchungen nach dem DGUV Grundsatz G 30 „Hitzearbeiten" (DGUV Information 240-300, i. Vb.). DGUV-Publikationsdatenbank, www.dguv.de/publikationen

6 Vorschriften, Regeln

Arbeitsmedizinische Regeln (AMR), Bundesblatt, bei der Bundesanstalt für Arbeitsschutz und Arbeitsmedizin. www.baua.de

AMR 2.1: „Fristen für die Veranlassung/das Angebot von arbeitsmedizinischen Vorsorgeuntersuchungen"

AMR 13.1: „Tätigkeiten mit extremer Hitzebelastung, die zu einer besonderen Gefährdung führen können"

Verordnung zur arbeitsmedizinischen Vorsorge (ArbMedVV)

G 31 Überdruck

Bearbeitung: Ausschuss Arbeitsmedizin der Gesetzlichen Unfallversicherung, Arbeitskreis 1.3 „Überdruck"
Fassung Oktober 2014

Vorbemerkungen

Dieser Grundsatz gibt Anhaltspunkte für arbeitsmedizinische Untersuchungen, um Erkrankungen, die durch Arbeiten in Überdruck entstehen können, zu verhindern oder frühzeitig zu erkennen.
Soweit Rechtsvorschriften Vorgaben hinsichtlich der Untersuchung auf Eignung enthalten (z. B. Verordnung über Arbeiten in Druckluft), sind sie vorrangig zu beachten. Hinweise für die Gefährdungsbeurteilung und die Auswahl des zu untersuchenden Personenkreises gibt die DGUV Information „Handlungsanleitung für arbeitsmedizinische Untersuchungen nach dem DGUV Grundsatz G 31" (DGUV Information 240-310, i. Vb.).

Als Einsätze im Überdruck gelten:

- Arbeiten in Druckluft mit einem Überdruck von mehr als 10 kPa (0,1 bar),
- Arbeiten unter Wasser, bei denen der Beschäftigte über ein Tauchgerät mit der erforderlichen Atemluft versorgt wird.

Ablaufplan

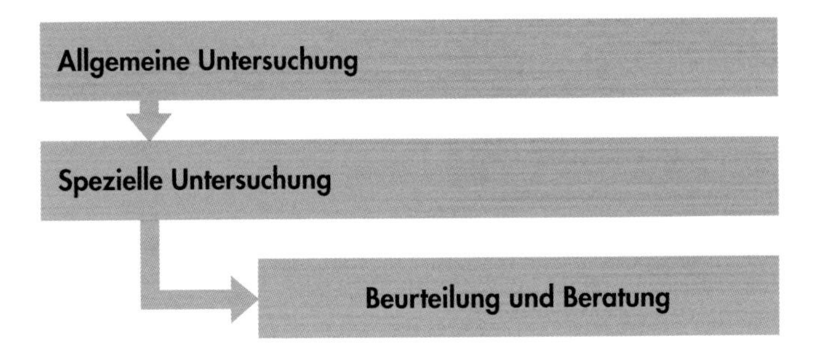

1 Untersuchungen

1.1 Untersuchungsarten, Fristen

Bei der Festlegung der Fristen zu den Untersuchungsintervallen sind je nach Rechtsgrundlage des Untersuchungsanlasses die für diesen Anlass gültigen staatlichen Vorschriften und Regeln zu beachten.
Wenn es für den konkreten Untersuchungsanlass keine staatlichen Vorgaben zu Fristen gibt, können ersatzweise die Empfehlungen in der nachfolgenden Tabelle zur Anwendung kommen.

Erstuntersuchung	Vor Aufnahme der Tätigkeit in Überdruck
Nachuntersuchungen	Vor Ablauf von 12 Monaten
	Vorzeitig: • Nach Erkrankungen, die Anlass zu gesundheitlichen Bedenken geben[1] • Bei Beschäftigten, die einen ursächlichen Zusammenhang zwischen ihrer Erkrankung und ihrer Tätigkeit am Arbeitsplatz vermuten

[1] siehe auch DruckLV.

1.2 Untersuchungsprogramm

1.2.1 Allgemeine Untersuchung

Erstuntersuchung

- Feststellung der Vorgeschichte (allgemeine Anamnese, Arbeitsanamnese, Beschwerden), siehe auch BAPRO
- Besonders achten auf: Angaben zu früheren Röntgenuntersuchungen (Thorax, Gelenke [Zeitpunkt, Diagnose, Name des Arztes]).

Nachuntersuchung

- Zwischenanamnese einschließlich Arbeitsanamnese und bei Tauchern Einsichtnahme in das Taucherdienstbuch.
  Besonders achten auf
  - frühere Tätigkeiten in Überdruck (Dauer, Druckhöhe, Beschwerden bei/nach Tätigkeiten in Überdruck, frühere Druckkammmerbehandlungen),
  - Angaben zur Erst- oder letzten Nachuntersuchung (Zeitpunkt, Ergebnis, Name des Arztes),
  - Angaben zu zwischenzeitlich durchgeführten Röntgenuntersuchungen (Thorax, Gelenke [Zeitpunkt, Diagnose, Name des Arztes]).

1.2.2 Spezielle Untersuchung

Erstuntersuchung | **Nachuntersuchung**

- Untersuchung im Hinblick auf die Tätigkeit unter Berücksichtigung der in 2.1. genannten Kriterien (z. B. Inspektion der äußeren Gehörgänge und der Trommelfelle mit Valsalva-Manöver, Schellong-Test, Zahnbefund)
- Urinstatus (Mehrfachteststreifen: Eiweiß, Zucker, Gallenfarbstoffe, Blut, Leukozyten)
- Blutbild
- Blutsenkung
- Nüchtern-Blutzucker (bei auffälligem Gelegenheits-Blutzucker)
- Kreatinin i. Serum
- GGT
- SGPT (ALAT)
- Blutdruckmessung und Pulsfrequenz in Ruhe
- Ergometrie (Anhang 2, Leitfaden „Ergometrie")
- Spirometrie (Anhang 1, Leitfaden „Lungenfunktionsprüfung")
- Sehtest Ferne
- Hörtest Luftleitung, Testfrequenz 1–6 kHz
- Röntgenaufnahme des Thorax p. a. bei gegebener medizinischer Indikation

Erwünscht:
- Harnsäure i. Serum

Nur Erstuntersuchung:
- Erwünscht ist eine Probeschleusung auf mindestens 100 kPa (1,0 bar) Überdruck.

1.3 Voraussetzungen zur Durchführung

- Gebietsbezeichnung „Arbeitsmedizin" oder Zusatzbezeichnung „Betriebsmedizin"
- bei Tätigkeiten gemäß Druckluftverordnung (DruckLV) entsprechende Fachkenntnisse sowie Ermächtigung durch die zuständige staatliche Behörde (§ 13 DruckLV)
- Teilnahme an einer anerkannten speziellen Fortbildung sowie regelmäßiger Aktualisierung der Kenntnisse
- Apparative Ausstattung
  Eigene:
  - EKG mit mindestens 12 Ableitungen
  - Ergometrie-Einrichtung mit physikalisch definierter und reproduzierbarer Belastung (Fahrrad-Ergometer)
  - Lungenfunktionsmessgerät einschl. Möglichkeit der Dokumentation der Fluss-Volumenkurve
  - Sehtestgerät oder Sehtesttafeln
  - Audiometer
  - Otoskop

  Eigene oder fremde:
  - Laboreinrichtung
  - Röntgengerät.

2 Arbeitsmedizinische Beurteilung und Beratung

Eine arbeitsmedizinische Beurteilung und Beratung im Rahmen gezielter arbeitsmedizinischer Untersuchungen ist erst nach Kenntnis der Arbeitsplatzverhältnisse und der individuellen Belastung möglich. Grundlage dafür ist eine Gefährdungsbeurteilung, die auch dazu Stellung nimmt, welche technischen, organisatorischen und personenbezogenen Schutzmaßnahmen getroffen wurden bzw. zu treffen sind.

2.1 Kriterien

2.1.1 Dauernde gesundheitliche Bedenken

Erstuntersuchung **Nachuntersuchung**

Personen mit für die Tätigkeit relevanten Gesundheitsstörungen wie

- allgemeiner Körperschwäche, reduziertem Ernährungs- und Kräftezustand,
- Übergewicht von mehr als 30 % nach Broca (Körpergröße in cm minus 100 = kg Sollgewicht) oder vergleichbare andere Indizes (z. B. BMI > 30),
- Bewusstseins- oder Gleichgewichtsstörungen sowie Anfallsleiden jeglicher Ursache,
- Erkrankungen oder Schäden des zentralen oder peripheren Nervensystems mit wesentlichen Funktionsstörungen und deren Folgezuständen, funktionellen Störungen nach Schädel- oder Hirnverletzungen, Hirndurchblutungsstörungen,
- Gemüts- oder Geisteskrankheiten, auch wenn diese bereits abgeklungen sind, jedoch ein Rückfall nicht hinreichend sicher ausgeschlossen werden kann,
- abnormer Wesensart oder abnormen Verhaltensweisen erheblichen Grades,
- chronischem Alkoholmissbrauch, Betäubungsmittelsucht oder anderen Suchtformen,
- allergischen Erkrankungen, soweit diese ein besonderes gesundheitliches Risiko in Bezug auf die Tätigkeit darstellen können,
- Stoffwechselkrankheiten, insbesondere Zuckerkrankheit oder sonstige Störungen der Drüsen mit innerer Sekretion, insbesondere der Schilddrüse, der Epithelkörperchen oder der Nebennieren, welche die Belastbarkeit stärker einschränken,
- krankhaften Störungen des Blutes und der blutbildenden Organe,
- anderen chronischen Erkrankungen, die unter den spezifischen Belastungen durch die Tätigkeit zu einer stärkeren Beeinträchtigung führen,
- übertragbaren Krankheiten (Ausscheider von gefährlichen Krankheitserregern),
- Erkrankungen oder Veränderungen des Herzens oder des Kreislaufs mit Einschränkung der Leistungs- oder Regulationsfähigkeit, Blutdruckveränderungen stärkeren Grades, Zustand nach Herzinfarkt,
- Erkrankungen oder Veränderungen der Atemorgane (insbesondere Lungenblähung, chronische Bronchitis, Bronchialasthma, Pleuraschwarten), die deren Funktion stärker beeinträchtigen,
- aktiver, auch geschlossener Tuberkulose, ausgedehnter inaktiver Tuberkulose, sowie Zustand nach nicht sicher ausgeheilter Pleuritis,
- einer Vitalkapazität, die weniger als 80 % des individuellen Sollwertes beträgt und/oder eine Unterschreitung der Mindestsollwerte für die 1-Sekunden-Kapazität (Anhang Leitfaden „Lungenfunktionsprüfung"),
- Erkrankungen des Gastro-Intestinal- oder Urogenital-Systems, sofern sie zu plötzlichen Beschwerden führen und deshalb (insbesondere Taucher) zu übereilter Dekompression veranlassen können,
- Eingeweidebrüchen (auch Nabelbrüchen und Narbenbrüchen),

- Erkrankungen des Stütz- oder Bewegungsapparates oder des Brustkorbes, auch solchen aus dem rheumatischen Formenkreis mit stärkeren Funktionsstörungen unter besonderer Beachtung der Prädilektionsstellen für druckfallbedingte aseptische Knochennekrosen,
- Missbildungen oder Geschwülsten, die zu funktionellen Einschränkungen geführt haben oder für die Tätigkeit ein besonderes gesundheitliches Risiko darstellen können,
- Endoprothesen, größeren Knochen- oder Gelenkfremdkörpern wie Schrauben, Nägel u. ä.,
- Hautkrankheiten oder ausgedehnten Narben, die die Tätigkeit erheblich beeinträchtigen oder durch die Tätigkeit verschlimmert werden,
- korrigierter beidäugiger Sehleistung $< 0{,}7$ [$< 0{,}63$] in der Ferne sowie $< 0{,}5$ in der Nähe (funktionelle Einäugigkeit $> 0{,}8$ schließt die Tätigkeit nicht grundsätzlich aus),
- Erkrankungen oder Veränderungen der Augen, die die Tätigkeit stärker beeinträchtigen, z. B. hochgradige Myopie mit Veränderungen des Augenhintergrundes, Glaukom, erheblichem Nystagmus,
- festgestellter Hörminderung, soweit die sichere Kommunikation über die Sprechverbindung des Tauchgeräts gefährdet ist oder bei Druckluftarbeit die sichere Wahrnehmung von Warnsignalen und/oder die sichere Kommunikation über technische Kommunikationseinrichtungen eingeschränkt ist,
- Trommelfellperforation und atrophischen Trommelfellnarben (bei Tauchern),
- chronischer Funktionsstörung der Eustachischen Röhren und chronischen Erkrankungen der Nasennebenhöhlen,
- Neigung zu wiederholten oder schweren Erkrankungen durch Überdruck,
- mehrfach negativem Ergebnis einer Probeschleusung.

2.1.2 Befristete gesundheitliche Bedenken

Erstuntersuchung	Nachuntersuchung

Personen mit den unter 2.1.1 genannten Erkrankungen, soweit eine Wiederherstellung oder ausreichende Besserung der Gesundheit zu erwarten ist.

2.1.3 Keine gesundheitlichen Bedenken unter bestimmten Voraussetzungen

Erstuntersuchung

- Entfällt für Taucherarbeiten
- Für Druckluftarbeiten:
  Personen, bei denen zwar Schäden oder Schwächen der unter 2.1.1 bezeichneten Art vorliegen, aber unter Berücksichtigung der vorgesehenen Tätigkeit des Untersuchten nicht zu befürchten ist, dass sie sich oder Dritte gefährden.

Nachuntersuchung

Personen, bei denen zwar Schäden oder Schwächen der unter 2.1.1 bezeichneten Art vorliegen, aber unter Berücksichtigung des Lebensalters, der Berufserfahrung und der vorgesehenen Tätigkeit des Untersuchten nicht zu befürchten ist, dass sie sich oder Dritte gefährden.

2.1.4 Keine gesundheitlichen Bedenken

Erstuntersuchung **Nachuntersuchung**

Alle anderen Personen, soweit kein Beschäftigungsverbot besteht.

2.2 Beratung

Eine Beratung hinsichtlich der besonderen Bedingungen des Einsatzes als Taucher bzw. bei Tätigkeiten in Druckluft (= Überdruck) einschließlich einer Berücksichtigung der arbeitsplatzbezogenen Gefährdungsbeurteilung und der Untersuchungsergebnisse ist erforderlich. Gegenstand der Beratung können Hinweise zum Verhalten bei akut auftretenden Gesundheitsstörungen sowie zum Verhalten nach Einsatz in Überdruck sein.
Wenn sich aus der arbeitsmedizinischen Untersuchung Hinweise ergeben, die eine Aktualisierung der Gefährdungsbeurteilung zur Verbesserung des Arbeitsschutzes notwendig machen, hat der untersuchende Arzt dies dem Arbeitgeber mitzuteilen. Dabei ist die Wahrung der schutzwürdigen Belange des Untersuchten zu beachten.

3 Ergänzende Hinweise

3.1 Exposition, Belastung

3.1.1 Vorkommen, Gefahrenquellen

Der zu untersuchende Personenkreis ist festgelegt durch die in Abschnitt 6 genannten Vorschriften:

- Taucher (Unterwasserarbeiten), die über ein Druckluft-Tauchgerät mit Atemluft versorgt werden
- Druckluftarbeiter, die in einem Überdruck von mehr als 10 kPa (0,1 bar) beschäftigt sind.

Auch bei einmaligem, kurzfristigem oder gelegentlichem Aufenthalt in Überdruck ist eine Untersuchung erforderlich.

Nicht als Überdruckarbeiter sind anzusehen:

- Beschäftigte in Räumen, in denen aus lüftungstechnischen Gründen ein Druck herrscht, der geringfügig höher ist als der atmosphärische Druck – bis zu 10 kPa (0,1 bar) Überdruck
- Träger von Atemschutzgeräten, die entsprechend DIN 3179 mit einem gerätetechnisch bedingten Überdruck von bis zu 20 kPa (0,2 bar) eingesetzt werden (Untersuchung nach Grundsatz G 26 „Atemschutzgeräte").

Weitere Hinweise gibt die DGUV Information „Handlungsanleitung für arbeitsmedizinische Untersuchungen nach dem DGUV Grundsatz G 31 (DGUV Information 240-310, i. Vb.).

3.2 Funktionsstörungen, Krankheitsbild

3.2.1 Wirkungsweise

Personen, die in Druckluft arbeiten, und Taucher sind einem Überdruck ausgesetzt. Die hierbei auftretende Gefährdung steigt mit der Höhe des Überdrucks und der Aufenthaltsdauer. Mit steigendem Druck lösen sich die in der Umgebungsluft enthaltenen Gase vermehrt in den Körperflüssigkeiten. Der Lösungsvorgang der Gase verlangsamt sich mit zunehmender Menge bereits gelöster Gase. Je nach Expositionsdauer kommt es zunächst zur Sättigung der Körperflüssigkeiten, bei längerer Exposition aller Gewebe.
Verläuft eine Druckminderung langsam, können die dadurch freigesetzten Gase über das Kreislaufsystem und die Lunge folgenlos ausgeschieden werden. Wird der Druck zu schnell herabgesetzt, bilden sich vermehrt Gasblasen in den Körperflüssigkeiten und im Gewebe. Die dadurch auftretenden Gasembolien sind die häufigste Ursache der durch Arbeit in Überdruck entstehenden Schädigungen. Schmerzen, Störungen oder Einschränkungen von Funktionen im Bewegungsapparat, im Nervensystem oder im Herz-Kreislauf-System sind dabei u. a. mögliche Folgen. Durch fehlerhafte Dekompression kann die Freisetzung von Gasen innerhalb der Zellen vorübergehende oder dauernde Gewebsschäden verursachen.

3.2.2 Akute/subakute Gesundheitsschädigung

Akute Erkrankungen durch Drucksteigerungen (Tauchen, Einschleusen)
Der zu schnelle Übergang vom Normaldruck zum Überdruck kann zu Ohrenschmerzen, Kopfschmerzen, Gleichgewichtsstörungen und Zahnschmerzen führen.
Eine Behinderung des Druckausgleichs zu luftgefüllten Hohlräumen (z. B. Nasennebenhöhlen, Paukenhöhle) führt zu Beschwerden. Bei Verschluss der Eustachischen Röhre kann es zu Trommelfellperforationen kommen.

Akute Erkrankungen durch Druckminderung (Austauchen, Ausschleusen)
Der Übergang vom Überdruck zum Normaldruck kann mehr oder weniger ausgeprägte Druckfallerkrankungen hervorrufen. Diese können schon während der Druckminderung, aber auch Stunden danach auftreten. Am häufigsten stellen sich Gelenk- und Muskelschmerzen ein. Bisweilen wird über Hautjucken geklagt: Eine Marmorierung der Haut, besonders an Brust, Bauch und Oberschenkeln kann auftreten. Es kann zu zentralnervösen Symptomen kommen: z. B. Schwindel, Nystagmus, Ohrensausen, Schwerhörigkeit, Seh- und Sprachstörungen, Atemstörungen, Lähmungen, Krampfanfällen. Seltener kommt es zu Herz-Kreislauf- oder Atembeschwerden, deren Ursache ein Infarkt, eine gasblasenbedingte Lungenembolie oder ein Pneumothorax sein kann. Luftembolien durch Lungenrisse infolge zu schneller Druckminderung führen zu ähnlichen Symptomen wie vorstehend beschrieben.

Therapie bei Druckfallerkrankungen
Unabdingbare Maßnahme zur Therapie ist eine sofortige und ausreichende Rekompression. Verzögerte und unzureichende Rekompression kann eine mögliche Heilung gefährden (siehe auch DGUV Information 250-006).

3.2.3 Chronische Gesundheitsschädigung

Spätschäden sind relativ selten. Sie können aber, vorwiegend als Knochen- oder Gelenkveränderungen, vor allem im Bereich von Hüfte und Schulter auftreten. Sie sind zumeist symptomlos, können sich aber auch durch Gelenkschmerzen bemerkbar machen. Diese Beschwerden können auch Monate nach einer Überdruckexposition auftreten.

4 Berufskrankheit

Nr. 2201 der Anlage 1 zur Berufskrankheitenverordnung (BKV) „Erkrankungen durch Arbeit in Druckluft".

5 Literatur

Bennett, P. B., Elliot, D. H.: The physiology and medicine of diving, 5th ed. W. B. Saunders, London, 2003

Bove, A. A., Davis, J. C.: Diving medicine, 2nd ed. Best Publishing, Flagstaff AZ, 1991

Bühlmann, A. A.: Tauchmedizin: Barotrauma, Gasembolie, Dekompression, Dekompressionskrankheit. 3. Aufl. Springer, Berlin, Heidelberg, New York, 1993

DIN Deutsches Institut für Normung e. V., Normenausschuss Rettungsdienst und Krankenhaus (NARK): DIN 13256, Teil 2: Druckkammern für Personen. Begehbare Druckkammern für hyperbare Therapie, Sicherheitstechnische Anforderungen und Prüfung. Beuth, Berlin, 1984

Edmonds, C., Lowry, C., Pennefather, J., Walker, R.: Diving and subaquatic medicine, 4th ed. Arnold, London, 2002

Ehm, O. F.: Tauglichkeitsuntersuchungen bei Sporttauchern. Springer, Berlin, Heidelberg, 1989

Ehm, O. F.: Tauchen – Noch sicherer. 1. Aufl. Pietsch, Stuttgart, 2012

Förster, W., Angerer, P.: Drucklufterkrankungen bei niedrigen Arbeitsdrücken. Verhandlungen der DGAUM, 44. Jahrestagung, Innsbruck 2004, S. 783–786

Handlungsanleitung für arbeitsmedizinische Untersuchungen nach dem DGUV Grundsatz G 31 „Überdruck" (DGUV Information 240-310, i. Vb.), DGUV-Publikationsdatenbank, www.dguv.de/publikationen

Hauptverband der gewerblichen Berufsgenossenschaften (Hrsg.): Merkblatt für die Behandlung von Erkrankungen durch Arbeiten in Überdruck (Arbeiten in Druckluft, Taucherarbeiten). Heymanns, Köln, 1996

Holzapfel, R. B.: Praxis der Tauchmedizin: Physiologie, Pathophysiologie, Therapie. 2. überarb. Aufl. Thieme, Stuttgart, New York, 1993

Kessel, R.: Arbeitsmedizinische Aspekte zu Tätigkeiten in Überdruck (unter bes. Berücksichtigung der Spritzbeton-Bauweise). In: Tiefbau-BG (Hrsg.): Die sichere Anwendung der Spritzbetonbauweise unter Druckluft. Sonderdruck der Tiefbau-BG, München, 1986 (Abruf-Nr. 793.1)

Kindwall, E. P. (ed.): Hyperbaric Medicine Practice. Best Publishing, Flagstaff AZ, 1994

Merkblatt für die Behandlung von Erkrankungen durch Arbeiten in Überdruck (Arbeiten in Druckluft, Taucherarbeiten)" (DGUV Information 250-006). DGUV-Publikationsdatenbank, www.dguv.de/publikationen

Tetzlaff K., Klingmann, C. (Hrsg.): Moderne Tauchmedizin. Gentner, Stuttgart, 2007

6 Vorschriften, Regeln

Unfallverhütungsvorschrift „Taucherarbeiten" (DGUV Vorschrift 40)
Verordnung über Arbeiten in Druckluft (Druckluftverordnung, DruckLV)
Verordnung zur Arbeitsmedizinischen Vorsorge (ArbMedVV)

G 32 Cadmium oder seine Verbindungen

Bearbeitung: Ausschuss Arbeitsmedizin der Gesetzlichen Unfallversicherung, Arbeitskreis 2.1 „Gefahrstoffe"
Fassung Oktober 2014

Vorbemerkungen

Dieser Grundsatz gibt Anhaltspunkte für gezielte arbeitsmedizinische Untersuchungen, um Erkrankungen, die durch Cadmium oder seine Verbindungen entstehen können, zu verhindern oder frühzeitig zu erkennen.
Hinweise für die Gefährdungsbeurteilung und die Auswahl des zu untersuchenden Personenkreises gibt die DGUV Information „Handlungsanleitung für arbeitsmedizinische Untersuchungen nach dem DGUV Grundsatz G 32" (DGUV Information 240-320, i. Vb.).

Ablaufplan

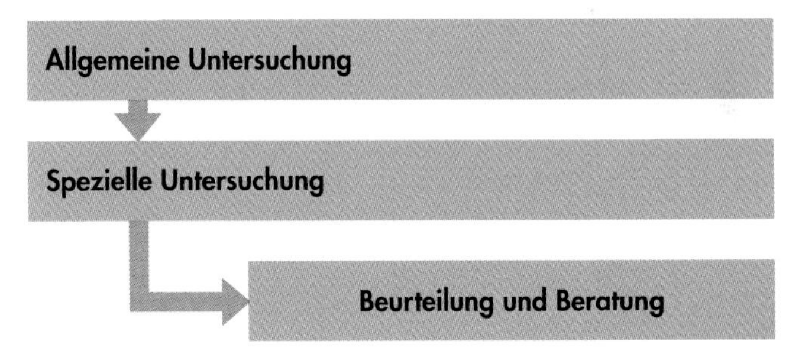

1 Untersuchungen

1.1 Untersuchungsarten, Fristen

Bei der Festlegung der Fristen zu den Untersuchungsintervallen sind je nach Rechtsgrundlage des Untersuchungsanlasses die für diesen Anlass gültigen staatlichen Vorschriften und Regeln zu beachten.
Wenn es für den konkreten Untersuchungsanlass keine staatlichen Vorgaben zu Fristen gibt, können ersatzweise die Empfehlungen in der nachfolgenden Tabelle zur Anwendung kommen.

Erstuntersuchung	Vor Aufnahme der Tätigkeit
Nachuntersuchungen	Nach 12–24 Monaten
	Vorzeitig: • Nach schwerer oder längerer Erkrankung, die Anlass zu Bedenken gegen eine Fortsetzung der Tätigkeit geben könnte • Nach ärztlichem Ermessen in Einzelfällen • Bei Beschäftigten, die einen ursächlichen Zusammenhang zwischen ihrer Erkrankung und ihrer Tätigkeit am Arbeitsplatz vermuten
Nachgehende Untersuchungen[1]	• Nach Ausscheiden aus dieser Tätigkeit bei bestehendem Beschäftigungsverhältnis • Nach Beendigung der Beschäftigung

[1] Hinweis: Die vom Organisationsdienst für nachgehende Untersuchungen (ODIN, www.odin-info.de) nach Ausscheiden aus dem Unternehmen zu veranlassende nachgehende Vorsorge wird nach einer Vereinbarung mit den angeschlossenen Unfallversicherungsträgern durchgeführt.

1.2 Untersuchungsprogramm

1.2.1 Allgemeine Untersuchung

Erstuntersuchung

- Feststellung der Vorgeschichte (allgemeine Anamnese, Beschwerden; besonders zu achten auf Störungen des Geruchsinns), siehe auch Basisuntersuchungsprogramm (BAPRO)
  Besonders achten auf
  - Erkrankungen der oberen und tieferen Luftwege,
  - Lebererkrankungen,
  - Nierenschäden,
  - Diabetes mellitus,
  - Gewichtsabnahme.
- Urinstatus (Mehrfachteststreifen, Sediment).

Nachuntersuchung/Nachgehende Untersuchung

- Zwischenanamnese (einschließlich Arbeitsanamnese), siehe auch BAPRO
  Besonders achten auf
  - Erkrankungen der oberen und tieferen Luftwege, Lebererkrankungen,
  - Nierenfunktionsstörungen,
  - Störung des Geruchssinns.
- Urinstatus (Mehrfachteststreifen, Sediment, spezifisches Gewicht).

1.2.2 Spezielle Untersuchung

Erstuntersuchung

- Prüfung der Nasenatmung
- Spirometrie (Anhang 1, Leitfaden „Lungenfunktionsprüfung")
- Kreatinin im Serum
- α_1-Mikroglobulin im Urin
- Diabetes-Diagnostik
- N-Acetyl-β-D-Glucosaminidase im Urin
- BSG oder CRP

Erwünscht:

- SGPT (ALAT)
- SGOT (ASAT)
- γ-GT.

Nachuntersuchung

- Spirometrie (Anhang 1, Leitfaden „Lungenfunktionsprüfung")
- Biomonitoring (siehe 3.1.4)
- α_1-Mikroglobulin im Urin
- N-Acetyl-β-D-Glucosaminidase im Urin

Erwünscht:
Siehe Erstuntersuchung.

Nachgehende Untersuchung

ggf. radiologische Diagnostik des Thorax.

1.3 Voraussetzungen zur Durchführung

- Gebietsbezeichnung „Arbeitsmedizin" oder Zusatzbezeichnung „Betriebsmedizin"
- Laboruntersuchungen unter Beachtung der „Richtlinie der Bundesärztekammer zur Qualitätssicherung quantitativer labormedizinischer Untersuchungen"
- Röntgenuntersuchungen unter Beachtung der „Leitlinien der Bundesärztekammer zur Qualitätssicherung in der Röntgendiagnostik", siehe auch „Anhang zur radiologischen Diagnostik" im DGUV Grundsatz G 1.1
- Ausstattung (technisch): Spirometer.

2 Arbeitsmedizinische Beurteilung und Beratung

Eine arbeitsmedizinische Beurteilung und Beratung im Rahmen gezielter arbeitsmedizinischer Untersuchungen ist erst nach Kenntnis der Arbeitsplatzverhältnisse und der individuellen Belastung möglich. Grundlage dafür ist eine Gefährdungsbeurteilung, die auch dazu Stellung nimmt, welche technischen, organisatorischen und personenbezogenen Schutzmaßnahmen getroffen wurden bzw. zu treffen sind. Für Beschäftigte, die Tätigkeiten mit Gefahrstoffen ausüben, ist eine individuelle Aufklärung und Beratung angezeigt.

2.1 Kriterien

Eine Beurteilung sollte unter Berücksichtigung der individuellen Exposition erfolgen.

2.1.1 Dauernde gesundheitliche Bedenken

Erstuntersuchung	Nachuntersuchung

Personen mit schweren Erkrankungen
- der oberen und tieferen Luftwege,
- der Nieren (Tubulopathien mit Einschränkung der Nierenfunktion bzw. einer diabetischen Nephropathie; signifikante Einschränkungen der Retentionswerte),
- der Leber.

Ferner Personen mit
- Alkoholabhängigkeit sowie erheblichem Nikotinabusus (Gefahr mangelhafter Hygienemaßnahmen!).

2.1.2 Befristete gesundheitliche Bedenken

Erstuntersuchung	Nachuntersuchung

Personen mit den unter 2.1.1 genannten Erkrankungen, soweit eine Wiederherstellung zu erwarten ist.

2.1.3 Keine gesundheitlichen Bedenken unter bestimmten Voraussetzungen

Erstuntersuchung	Nachuntersuchung

Sind die unter 2.1.1 genannten Erkrankungen oder Funktionsstörungen weniger ausgeprägt, so sollte der untersuchende Arzt prüfen, ob unter bestimmten Voraussetzungen die Aufnahme bzw. Fortsetzung der Tätigkeit möglich ist. Hierbei wird gedacht an
- technische Schutzmaßnahmen,
- organisatorische Schutzmaßnahmen, z. B. Begrenzung der Expositionszeit,
- Einsatz an Arbeitsplätzen mit nachgewiesener geringerer Exposition,
- persönliche Schutzausrüstung unter Beachtung des individuellen Gesundheitszustandes,
- verkürzte Nachuntersuchungsfristen.

2.1.4 Keine gesundheitlichen Bedenken

Erstuntersuchung	Nachuntersuchung

Alle anderen Personen, soweit keine Beschäftigungsbeschränkungen bestehen.

2.2 Beratung

Die Beratung sollte entsprechend der Arbeitsplatzsituation und den Untersuchungsergebnissen im Einzelfall erfolgen. Die Beschäftigten sind über die Ergebnisse der arbeitsmedizinischen Untersuchungen und des Biomonitoring zu informieren. Die Einhaltung allgemeiner Hygienemaßnahmen sollte empfohlen werden.
Die Beschäftigten sollten hinsichtlich der möglichen krebserzeugenden, erbgutverändernden, fruchtschädigenden und fortpflanzungsgefährdenden Wirkung von Cadmium sowie einiger Cadmiumverbindungen beraten werden.
Wenn sich aus der arbeitsmedizinischen Untersuchung Hinweise ergeben, die eine Aktualisierung der Gefährdungsbeurteilung zur Verbesserung des Arbeitsschutzes notwendig machen, hat der untersuchende Arzt dies dem Arbeitgeber mitzuteilen. Dabei ist die Wahrung der schutzwürdigen Belange des Untersuchten zu beachten.

3 Ergänzende Hinweise

3.1 Exposition, Beanspruchung

3.1.1 Vorkommen, Gefahrenquellen

Stoffbezogene Hinweise zu Vorkommen und Gefahrenquellen enthält das Gefahrstoffinformationssystem GESTIS (siehe 5).
Insbesondere bei folgenden Betriebsarten, Arbeitsplätzen oder Tätigkeiten ist mit einer Exposition gegenüber Cadmium oder seinen Verbindungen zu rechnen:

- Verhütten von Blei- und Zinkerzen und Herstellen von Cadmium oder seinen Legierungen auf thermischem Weg (Rösten, Schmelzen, Gießen, Glühen, Abschrecken, Arbeiten an nachgeschalteten Staubfiltern),
- Verarbeiten von Cadmium oder seinen Legierungen (Hartlöten, Schweißen, Glühen, Bedampfen),
- Schweißen und Schneiden von cadmiumbeschichteten Werkstoffen,
- Herstellen von Nickel-Cadmium-Akkumulatoren, löslichen Cadmiumverbindungen (z. B. Cadmiumsulfat, Cadmiumnitrat), Cadmiumpigmenten und cadmiumhaltigen Stabilisatoren,
- besonders zu beachten sind das Verarbeiten (einschließlich Recycling) und Verbrennen von cadmiumhaltigen Abfall- und Altmaterialien, das Entfernen cadmiumhaltiger Anstriche (z. B. durch Abbrennen) sowie das Zerschneiden cadmiumhaltiger Metallteile mit dem Schweißbrenner,
- Verhütten von Blei- und Zinkerzen und Herstellen von Cadmium auf elektrolytischem Weg,
- Abbrucharbeiten an Produktionsanlagen für Cadmium oder seine Verbindungen
- Verwenden cadmiumhaltiger Pigmente zum Färben von Kunststoffen und Lacken,

- Herstellen und Verarbeiten cadmiumhaltiger Emaillen, keramischer Farben und Glasuren,
- Verwenden löslicher Cadmiumverbindungen in der Foto-, Glas-, Gummi- und Schmuckindustrie,
- mechanisches Bearbeiten cadmiumhaltiger Materialien.

Bei den folgenden Tätigkeiten ist im Rahmen einer Heißbehandlung wie Hartlöten, Schweißen oder Schneiden mit der Bildung von Cadmiumoxidrauch zu rechnen (Pulverbeschichtung auf Cadmiumgehalt überprüfen!):

- Verarbeiten cadmiumhaltiger Kunststoffe, von Lacken, Emaillen und keramischen Farben in Form von Pasten,
- Herstellen und Verarbeiten cadmiumhaltiger Fotozellen,
- Einsatz von cadmiumhaltigen Elementen und Bauteilen in der Fernseh-, Mess-, Regel- und Reaktortechnik sowie in der Kraftfahrzeug- und Luftfahrtindustrie,
- Lötarbeiten, insbesondere mit den stark cadmiumhaltigen „Hartloten" (z. B. Schmuckherstellung und Reparaturen),
- Verarbeiten von Cadmium oder seinen Legierungen (Hartlöten, Schweißen, Glühen, Bedampfen),
- Verwenden cadmiumhaltiger Pigmente zum Färben von Kunststoffen und Lacken,
- trockenes mechanisches Bearbeiten cadmiumhaltiger Materialien.

Weitere Hinweise gibt die DGUV Information „Handlungsanleitung für arbeitsmedizinische Untersuchungen nach dem DGUV Grundsatz G 32" (DGUV Information 240-320, i. Vb.).

3.1.2 Physikalisch-chemische Eigenschaften

Cadmium (Cd) ist ein silberweiß glänzendes, weiches Metall. Sein Schmelzpunkt liegt bei 320,9°C, sein Siedepunkt bei 767,3°C. In chemischen Verbindungen liegt es meist zweiwertig vor und bildet Komplexverbindungen mit der Koordinationszahl 4. Cadmium ist an der Luft beständig, in der Wärme bildet es eine Oxidhaut, in der Hitze verbrennt es zu Cadmiumoxid (CdO). Mit Halogenen reagiert Cadmium in der Hitze zu den entsprechenden Halogeniden (z. B. Cadmiumchlorid, $CdCl_2$).

Cadmium oder seine Verbindungen
(bioverfügbar, in Form atembarer Stäube/Aerosole):

Formel	Cd
CAS-Nr.	7440-43-9

Über das Gefahrstoffinformationssystem GESTIS sind die Einstufungen und Bewertungen sowie weitere stoffspezifische Informationen verfügbar (siehe 5).

3.1.3 Aufnahme

Die Aufnahme erfolgt über die Atemwege in Staub- oder Rauchform und durch den Magen-Darm-Trakt. Cadmium sowie einige seiner anorganischen Verbindungen können auch über die Haut in den Körper aufgenommen werden.

3.1.4 Biomonitoring

Hinweise zum Biomonitoring sind im Anhang 3, Leitfaden „Biomonitoring", enthalten.

Biologische Werte zur Beurteilung

Arbeitsstoff (CAS-Nr.)	**Parameter**	**Biologischer Wert (BW)**	**Untersuchungsmaterial**	**Probennahmezeitpunkt**
Cadmium- (7440-43-9) und seine anorganischen Verbindungen	Cadmium	BLW[2]	Urin	keine Beschränkung
		nicht festgelegt		
Cadmium- (7440-43-9) und seine anorganischen Verbindungen	Cadmium	BAR[3]	Vollblut	keine Beschränkung
		1 µg/l[4]		
Cadmium- (7440-43-9) und seine anorganischen Verbindungen	Cadmium	BAR	Urin	keine Beschränkung
		0,8 µg/l[4]		

Die jeweils aktuelle Fassung der MAK- und BAT-Werte-Liste ist zu beachten.

[2] BLW: Biologischer Leitwert.
[3] BAR: Biologischer Arbeitsstoffreferenzwert.
[4] Für Raucher gelten andere Werte.

Das Biomonitoring ist mit zuverlässigen Methoden durchzuführen, um den Anforderungen der Qualitätssicherung zu genügen (Anhang 3, Leitfaden „Biomonitoring"). Weitere Hinweise können den arbeitsmedizinisch-toxikologischen Begründungen für Biologische Arbeitsstofftoleranz-Werte (BAT-Werte), Expositionsäquivalente für krebserzeugende Arbeitsstoffe (EKA) und Biologische Leitwerte (BLW) der Senatskommission zur Prüfung gesundheitsschädlicher Arbeitsstoffe der Deutschen Forschungsgemeinschaft (DFG), den entsprechenden Bekanntmachungen des Ausschusses für Gefahrstoffe (AGS), sowie den Leitlinien der Deutschen Gesellschaft für Arbeitsmedizin und Umweltmedizin e. V. (DGAUM) entnommen werden.

3.2 Funktionsstörungen, Krankheitsbild

3.2.1 Wirkungsweise

Ein Großteil der in den Körper aufgenommenen Cadmiummenge wird über die Leber, in der Cadmium an Metallothionein bindet, in andere Gewebe verteilt. Nach chronischer Exposition wurden ca. 50–75 % der aufgenommenen Cadmiummenge in Leber und Niere wiedergefunden. Der größte Teil des aufgenommenen Cadmiums wird mit den Fäzes ausgeschieden. Resorbiertes Cadmium wird sehr langsam über Urin und Fäzes ausgeschieden. Das Cadmiumion bindet u. a. an Sulfhydrylgruppen in Proteinen und in anderen Molekülen. Metallothionein scheint eine wichtige Rolle bei der Detoxifikation des Cadmiums zu spielen.

3.2.2 Akute/subakute Gesundheitsschädigung

Durch Einatmen von Cadmiumdampf oder -rauch Reizung der Schleimhäute der Nase, des Rachens, des Kehlkopfes und der Bronchien nach mehrstündiger (bis dreitägiger) Latenzzeit:

- Husten, Atemnot, Schluckbeschwerden, Brustschmerzen, Metalldampffieber (Schweißausbruch, Frösteln, Pulsbeschleunigung), u. U. Lungenödem und Nierenschäden.

Nach Aufnahme durch den Mund (als gewerbliche Vergiftung selten):

- Übelkeit, Erbrechen, Magenschmerzen, Verdauungsstörungen, Durchfall, Kopfschmerzen, Schwindel, Kollapszustände.

3.2.3 Chronische Gesundheitsschädigung

Eine chronische Intoxikation zeigt sich vor allem durch eine Aufblähung der Lunge (Lungenemphysem) und einen tubulären Nierenschaden mit Proteinurie, jeweils abhängig von der Intensität der Exposition und der individuellen Empfindlichkeit. Zusätzlich sind Anämie, Leberschäden und Störungen im Mineralhaushalt der Knochen möglich. Epidemiologische Untersuchungen geben hinreichende Anhaltspunkte für einen Zusammenhang zwischen einer Exposition beim Menschen und dem Auftreten von Lungen- und Nierenkrebs.

Nach einer mehrjährigen Exposition können folgende Symptome auftreten:

- auffallende Müdigkeit,
- chronischer Schnupfen, Atrophie der Nasenschleimhäute, Einschränkung oder Verlust des Geruchsinns,
- Kurzatmigkeit durch obstruktive Ventilationsstörungen,
- Nierenschäden,
- Gewichtsabnahme,
- Leberschäden,
- Bronchial- bzw. Nierenkarzinom nach massiver Exposition in bestimmten Produktionszweigen.

4 Berufskrankheit

Nr. 1104 der Anlage 1 zur Berufskrankheitenverordnung (BKV) „Erkrankungen durch Cadmium und seine Verbindungen".

5 Literatur

Angerer, J., Schaller, K.-H. (Bearb.): Analysen in biologischem Material. In: Greim, H. (Hrsg.): Analytische Methoden zur Prüfung gesundheitsschädlicher Arbeitsstoffe. Losebl.-Ausg. Wiley-VCH, Weinheim

Deutsche Forschungsgemeinschaft. Senatskommission zur Prüfung gesundheitsschädlicher Arbeitsstoffe. MAK- und BAT-Werte-Liste. Maximale Arbeitsplatzkonzentration und Biologische Arbeitsstofftoleranzwerte, aktuelle Fassung, Wiley-VCH, Weinheim, http://onlinelibrary.wiley.com/book/10.1002/9783527666027

Drexler, H., Greim, H. (Hrsg.): Biologische Arbeitsstoff-Toleranz-Werte (BAT-Werte), Expositionsäquivalente für krebserzeugende Arbeitsstoffe (EKA) und Biologische Leitwerte (BLW): Arbeitsmedizinisch-toxikologische Begründungen. Losebl.-Ausg. Wiley-VCH, Weinheim

Gefahrstoffinformationssystem der Deutschen Gesetzlichen Unfallversicherung (GESTIS-Stoffdatenbank). www.dguv.de, Webcode d11892

Giesen, Th., Zerlett, G.: Berufskrankheiten und medizinischer Arbeitsschutz. Losebl.-Ausg. Kohlhammer, Köln

Greim, H. (Hrsg.): Gesundheitsschädliche Arbeitsstoffe: Toxikologisch-arbeitsmedizinische Begründungen von MAK-Werten. Losebl.-Ausg. Wiley-VCH, Weinheim

Handlungsanleitung für arbeitsmedizinische Untersuchungen nach dem DGUV Grundsatz G 32 „Cadmium oder seine Verbindungen" (DGUV Information 240-320, i. Vb.). DGUV-Publikationsdatenbank, www.dguv.de/publikationen

Leitlinien der Bundesärztekammer zur Qualitätssicherung in der Röntgendiagnostik. www.bundesaerztekammer.de

Richtlinie der der Bundesärztekammer zur Qualitätssicherung quantitativer labormedizinischer Untersuchungen. www.bundesaerztekammer.de

Triebig, Drexel, Letzel, Nowak (Hrsg.): Biomonitoring in Arbeitsmedizin und Umweltmedizin. 2012, ecomed MEDIZIN

Triebig, G. et al. (Hrsg.): Arbeitsmedizin: Handbuch für Theorie und Praxis.,4. Aufl., Gentner, Stuttgart, 2014

6 Vorschriften, Regeln

Arbeitsmedizinische Regeln (AMR), GMB, Bundesanstalt für Arbeitsschutz und Arbeitsmedizin. www.baua.de

- AMR 2.1: „Fristen für die Veranlassung/das Angebot von arbeitsmedizinischen Vorsorgeuntersuchungen"
- AMR 6.2: „Biomonitoring"

Biomonitoring Auskunftsystem der Bundesanstalt für Arbeitsschutz und Arbeitsmedizin. http://www.baua.de/de/Themen-von-A-Z/Gefahrstoffe/Biomonitoring/Auskunftsystem.html

CLP-Verordnung (EG) Nr. 1272/2008 und ihre Anpassungen. www.reach-clp-helpdesk.de/de/CLP/CLP.html

Gefahrstoffverordnung (GefStoffV)

Technische Regeln für Gefahrstoffe (TRGS). www.baua.de:

- TRGS 401: Gefährdung durch Hautkontakt – Ermittlung, Beurteilung, Maßnahmen
- TRGS 420: Verfahrens- und stoffspezifische Kriterien (VSK) für die Ermittlung und Beurteilung der inhalativen Exposition
- TRGS 500: Schutzmaßnahmen: Mindeststandards
- TRGS 905: Verzeichnis krebserzeugender, erbgutverändernder oder fortpflanzungsgefährdender Stoffe

Verordnung zur arbeitsmedizinischen Vorsorge (ArbMedVV)

G 33 Aromatische Nitro- oder Aminoverbindungen

Bearbeitung: Ausschuss Arbeitsmedizin der Gesetzlichen Unfallversicherung, Arbeitskreis 2.1 „Gefahrstoffe"
Fassung Oktober 2014

Vorbemerkungen

Dieser Grundsatz gibt Anhaltspunkte für gezielte arbeitsmedizinische Untersuchungen, um Erkrankungen, die durch aromatische Nitro- oder Aminoverbindungen entstehen können, zu verhindern oder frühzeitig zu erkennen.
Hinweise für die Gefährdungsbeurteilung und die Auswahl des zu untersuchenden Personenkreises gibt die DGUV Information „Handlungsanleitung für arbeitsmedizinische Untersuchungen nach dem DGUV Grundsatz G 33" (DGUV Information 240-330, i. Vb.).

Ablaufplan

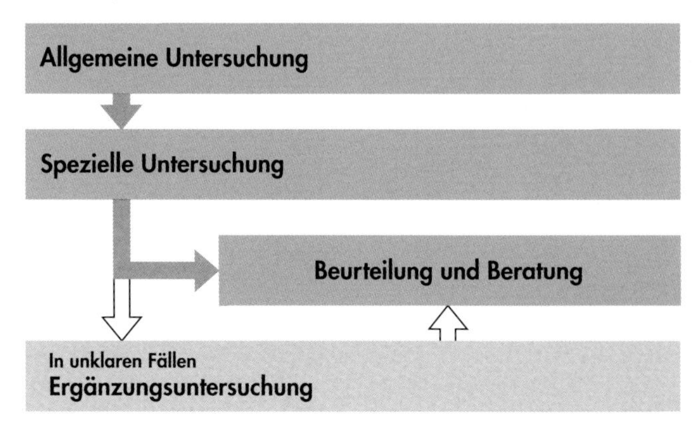

1 Untersuchungen

1.1 Untersuchungsarten, Fristen

Bei der Festlegung der Fristen zu den Untersuchungsintervallen sind je nach Rechtsgrundlage des Untersuchungsanlasses die für diesen Anlass gültigen staatlichen Vorschriften und Regeln zu beachten.
Wenn es für den konkreten Untersuchungsanlass keine staatlichen Vorgaben zu Fristen gibt, können ersatzweise die Empfehlungen in der nachfolgenden Tabelle zu Anwendung kommen.

Erstuntersuchung	Vor Aufnahme der Tätigkeit
Nachuntersuchungen	Nach 6–12 Monaten
	Vorzeitig: • Nach schwerer oder längerer Erkrankung, die Anlass zu Bedenken gegen eine Fortsetzung der Tätigkeit geben könnte • Nach ärztlichem Ermessen in Einzelfällen • Bei Beschäftigten, die einen ursächlichen Zusammenhang zwischen ihrer Erkrankung und ihrer Tätigkeit am Arbeitsplatz vermuten
Nachgehende Untersuchungen[1]	• Nach Ausscheiden aus dieser Tätigkeit bei bestehendem Beschäftigungsverhältnis • Nach Beendigung der Beschäftigung

[1] Hinweis: Die vom Organisationsdienst für nachgehende Untersuchungen (ODIN, www.odin-info.de) nach Ausscheiden aus dem Unternehmen zu veranlassende nachgehende Vorsorge wird nach einer Vereinbarung mit den angeschlossenen Unfallversicherungsträgern durchgeführt.

1.2 Untersuchungsprogramm

1.2.1 Allgemeine Untersuchung

Erstuntersuchung

- Feststellung der Vorgeschichte (allgemeine Anamnese, Arbeitsanamnese, Beschwerden); siehe auch Basisuntersuchungsprogramm (BAPRO)
- Urinstatus (Mehrfachteststreifen, Sediment).

Nachuntersuchung/Nachgehende Untersuchung

- Zwischenanamnese (einschließlich Arbeitsanamnese); siehe auch BAPRO
- Urinstatus (Mehrfachteststreifen, Sediment).

1.2.2 Spezielle Untersuchung

Erstuntersuchung

- großes Blutbild
- Kreatinin im Serum
- SGPT (ALAT)
- SGOT (ASAT)
- γ-GT

Fakultativ:

- Bestimmung der Glukose-6-Phosphatdehydrogenase (G6PD), um genetisch determinierte Enzymdefekte, die eine besondere Empfindlichkeit gegenüber aromatischen Nitro- oder Aminoverbindungen aufweisen, zu erkennen (siehe auch 2.2).

Nachuntersuchung/Nachgehende Untersuchung

- Hämoglobin
- SGPT (ALAT)
- SGOT (ASAT)
- γ-GT
- Methämoglobin als Indikator für eine (akute) Exposition (z. B. nach erhöhter Belastung durch Unfälle), entfällt bei nachgehenden Untersuchungen
- Biomonitoring (siehe 3.1.4) nach Exposition gegenüber aromatischen Nitro- oder Aminoverbindungen

Erwünscht:

- Differentialblutbild.

1.2.3 Ergänzungsuntersuchung

Nachuntersuchung/Nachgehende Untersuchung

- Weitere Blasen-, Nieren- und Leberdiagnostik

Zusätzlich bei krebserzeugenden aromatischen Aminen erforderlich:

- Urinstatus (Mehrfachteststreifen, Sediment).

Je nach Vorbefund alle 6–12 Monate:
Zytologische Untersuchung des Urinsediments nach Papanicolaou (Papanicolaou, G. N.: Atlas of Exfoliative Cytology, Commonwealth Fund by Harvard University Press. Cambridge, Mass., 1954).
Für die zytologische Untersuchung des Urinsediments ist am besten der so genannte Mittelstrahlurin geeignet, der morgens gelassen wird. Die Menge von mindestens 20 ml wird bei 2000 Umdrehungen abzentrifugiert, der Überstand wird bis auf 0,5 ml abgekippt. Je nach Konsistenz des Sediments werden 500 (dünnes Sediment) oder 250 µl (dickes Sediment) in der Cytospin-2-Zentrifuge der Firma Shandon zentrifugiert. Das sich dabei auf dem Objektträger absetzende Sediment wird mit einem Fixationsspray fixiert, das Präparat ist dann maximal 6 Tage haltbar. Es wird anschließend an einen in der Zellbeurteilung erfahrenen Pathologen oder Urologen weitergeleitet, dort erfolgt erneut eine Fixierung und Färbung des Präparates. Bei wiederholter Mikrohämaturie oder Nachweis von pathologischen Zellen im Urinsediment urologische Untersuchung (Zystoskopie, Ultraschalldiagnostik).

Erwünscht:
Prüfung auf Exposition gegen aromatische Amine, durch deren Nachweis im Urin oder durch den Nachweis im Hämoglobin-Konjugat (siehe 3.1.4).

Das Biomonitoring entfällt bei nachgehenden Untersuchungen.

1.3 Voraussetzungen zur Durchführung

- Gebietsbezeichnung „Arbeitsmedizin“ oder Zusatzbezeichnung „Betriebsmedizin“
- Laboruntersuchungen unter Beachtung der „Richtlinie der Bundesärztekammer zur Qualitätssicherung quantitativer labormedizinischer Untersuchungen“.

2 Arbeitsmedizinische Beurteilung und Beratung

Eine arbeitsmedizinische Beurteilung und Beratung im Rahmen gezielter arbeitsmedizinischer Untersuchungen ist erst nach Kenntnis der Arbeitsplatzverhältnisse und der individuellen Belastung möglich. Grundlage dafür ist eine Gefährdungsbeurteilung, die auch dazu Stellung nimmt, welche technischen, organisatorischen und personenbezogenen Schutzmaßnahmen getroffen wurden bzw. zu treffen sind. Für Beschäftigte, die Tätigkeiten mit Gefahrstoffen ausüben, ist eine individuelle Aufklärung und Beratung angezeigt.

2.1 Kriterien

Eine Beurteilung sollte unter Berücksichtigung der individuellen Exposition erfolgen.

2.1.1 Dauernde gesundheitliche Bedenken

Erstuntersuchung	Nachuntersuchung

Personen mit schweren Gesundheitsstörungen wie
- Erkrankungen des Blutes (z. B. Sichelzellenanämie) und der Blutbildungsstätten,
- Leberschäden,
- Nierenschäden,
- chronischen Erkrankungen der Blase und der ableitenden Harnwege, insbesondere Neubildungen,
- substanzbezogenen Allergien,
- chronische Erkrankungen der Haut mit gestörter Hautbarriere,
- Erkrankungen des peripheren und zentralen Nervensystems,
- Erkrankungen der Psyche,
- Alkohol, Rauschmittel, Medikamentenabhängigkeit.

2.1.2 Befristete gesundheitliche Bedenken

Erstuntersuchung

Personen mit den unter 2.1.1 genannten Erkrankungen, soweit eine Wiederherstellung zu erwarten ist.

Nachuntersuchung

Personen mit den unter 2.1.1 genannten Erkrankungen, soweit eine Wiederherstellung zu erwarten ist. Personen mit wiederholter Mikrohämaturie bis zur endgültigen urologischen Klärung der Blutungsquelle sowie akuter oder chronischer Zystitis bis zur Ausheilung. Nach akuter Intoxikation bis zur Normalisierung des klinischen Befundes und der Laborwerte.

2.1.3 Keine gesundheitlichen Bedenken unter bestimmten Voraussetzungen

Erstuntersuchung	Nachuntersuchung

Sind die unter 2.1.1 genannten Erkrankungen oder Funktionsstörungen weniger ausgeprägt, so sollte der untersuchende Arzt prüfen, ob unter bestimmten Voraussetzungen die Aufnahme bzw. Fortsetzung der Tätigkeit möglich ist. Hierbei wird gedacht an

- technische Schutzmaßnahmen,
- organisatorische Schutzmaßnahmen, z. B. Begrenzung der Expositionszeit,
- Einsatz an Arbeitsplätzen mit nachgewiesener geringerer Exposition,
- persönliche Schutzausrüstung unter Beachtung des individuellen Gesundheitszustandes,
- verkürzte Nachuntersuchungsfristen.

Personen ohne klinische Symptome, bei denen die Laborwerte im Grenzbereich der Norm liegen oder geringfügig über- oder unterschritten werden. Personen mit G6PD-Mangel (siehe 1.2.2).

2.1.4 Keine gesundheitlichen Bedenken

Erstuntersuchung	Nachuntersuchung

Alle anderen Personen, soweit keine Beschäftigungsbeschränkungen bestehen.

2.2 Beratung

Die Beratung sollte entsprechend der Arbeitsplatzsituation und den Untersuchungsergebnissen im Einzelfall erfolgen. Die Beschäftigten sind über die Ergebnisse der arbeitsmedizinischen Untersuchungen und des Biomonitoring zu informieren.
Die Einhaltung allgemeiner Hygienemaßnahmen sollte empfohlen werden.
Die Beschäftigten sollten hinsichtlich der möglichen krebserzeugenden Wirkung von aromatischen Nitro- oder Aminoverbindungen beraten werden.
Es sollte darauf hingewiesen werden, dass Alkohol die Giftwirkung aromatischer Nitro- oder Aminoverbindungen erheblich steigern kann.
Unter Beachtung der Vorgaben des Gendiagnostikgesetzes sollte auf die Möglichkeit folgender Untersuchungen hingewiesen werden:

- Bestimmung der Glukose-6-Phosphatdehydrogenase (G6PD), um genetisch determinierte Enzymdefekte, die eine besondere Empfindlichkeit gegenüber aromatischen Nitro- oder Aminoverbindungen aufweisen, zu erkennen.
- Die Bestimmung der G6PD darf nur auf freiwilliger Basis erfolgen, wobei der Betreffende über die Bedeutung dieser Untersuchung aufzuklären ist. Bei positivem Befund (G6PD-Mangel) sollte von einer Tätigkeit mit aromatischen Nitro- oder Aminoverbindungen abgeraten werden. Wird die Beschäftigung dennoch gewünscht, sollten verkürzte Nachuntersuchungsfristen zur Anwendung kommen.

Wenn sich aus der arbeitsmedizinischen Untersuchung Hinweise ergeben, die eine Aktualisierung der Gefährdungsbeurteilung zur Verbesserung des Arbeitsschutzes notwendig machen, hat der untersuchende Arzt dies dem Arbeitgeber mitzuteilen. Dabei ist die Wahrung der schutzwürdigen Belange des Untersuchten zu beachten.

3 Ergänzende Hinweise

Wegen der Vielzahl aromatischer Nitro- oder Aminoverbindungen wird darauf hingewiesen, dass alles in diesem Abschnitt Gesagte jeweils nur für bestimmte Verbindungen dieser Substanzgruppen gilt. Wirkungsweise und Krankheitsbild sind von Stoff zu Stoff verschieden bzw. unterschiedlich stark ausgeprägt.

3.1 Exposition, Beanspruchung

3.1.1 Vorkommen, Gefahrenquellen

Stoffbezogene Hinweise zu Vorkommen und Gefahrenquellen enthält das Gefahrstoffinformationssystem GESTIS (siehe 5).
Insbesondere bei folgenden Betriebsarten, Arbeitsplätzen oder Tätigkeiten ist mit einer Exposition gegenüber aromatischen Nitro- oder Aminoverbindungen zu rechnen:

- Herstellen und Verarbeiten von Farbstoffen, Explosivstoffen, Schädlingsbekämpfungs- und Unkrautvernichtungsmitteln aus aromatischen Nitroverbindungen sowie Verwenden der Fertigprodukte, wenn diese noch freie aromatische Nitroverbindungen enthalten,
- Herstellen und Verarbeiten von synthetischen Farbstoffen (Leder-, Papier- und Pelzindustrie, Haarfärbemittel), Insektiziden, Arzneimitteln, Entwicklern in der Fotoindustrie aus aromatischen Aminen sowie Verwenden der Fertigprodukte, wenn diese noch freie aromatische Amine enthalten,
- Herstellen und Verwenden von Reaktionsbeschleunigern und Oxidationshemmern aus aromatischen Aminen, z. B. in der Gummiindustrie,
- Abbrucharbeiten an Produktionsanlagen für aromatische Nitro- oder Aminoverbindungen, sofern keine Vorreinigung und Kontaminierungskontrolle erfolgt.

Weitere Hinweise gibt die DGUV Information „Handlungsanleitung für arbeitsmedizinische Untersuchungen nach dem DGUV Grundsatz G 33" (DGUV Information 240-330, i. Vb.).
Bei der Entscheidung über nachgehende Untersuchungen ist auch zu berücksichtigen, ob krebserzeugende aromatische Amino- oder Nitroverbindungen als Verunreinigung enthalten sein konnten (z. B. 2-Naphthylamin als Verunreinigung in 1-Naphthylamin).

3.1.2 Physikalisch-chemische Eigenschaften

Wegen der Vielzahl der aromatischen Nitro- oder Aminoverbindungen kann die hier sonst übliche Einzelaufzählung unter Angabe der Stoffeigenschaften nicht erfolgen. Auf die diesbezügliche arbeitsmedizinische und chemische Literatur wird verwiesen. Über das Gefahrstoffinformationssystem GESTIS sind die Einstufungen und Bewertungen sowie weitere stoffspezifische Informationen verfügbar (siehe 5).

3.1.3 Aufnahme

Die Aufnahme erfolgt durch die Atemwege und durch die Haut (häufige Ursache von Vergiftungen sind Kontaminationen der Haut und der Kleidung).

3.1.4 Biomonitoring

Hinweise zum Biomonitoring sind im Anhang 3, Leitfaden „Biomonitoring", enthalten. Auf die MAK- und BAT-Werte-Liste sowie die aktuelle Fassung der TRGS 903 wird verwiesen. Für die meisten, insbesondere die krebserzeugenden aromatischen Amine, gibt es keine Grenzwerte. Trotzdem kommt der unter 1.2.2 empfohlenen Bestimmung im biologischen Material große Bedeutung zu. Ihre Ergebnisse sind geeignet, den Erfolg oder Misserfolg von Präventivmaßnahmen zu überprüfen.
Das Biomonitoring ist mit zuverlässigen Methoden durchzuführen, um den Anforderungen der Qualitätssicherung zu genügen (Anhang 3, Leitfaden „Biomonitoring").
Weitere Hinweise können den arbeitsmedizinisch-toxikologischen Begründungen für Biologische Arbeitsstofftoleranz-Werte (BAT-Werte), Expositionsäquivalente für krebserzeugende Arbeitsstoffe (EKA) und Biologische Leitwerte (BLW) der Senatskommission zur Prüfung gesundheitsschädlicher Arbeitsstoffe der Deutschen Forschungsgemeinschaft (DFG), den entsprechenden Bekanntmachungen des Ausschusses für Gefahrstoffe (AGS) sowie den Leitlinien der Deutschen Gesellschaft für Arbeitsmedizin und Umweltmedizin e. V. (DGAUM) entnommen werden.

3.2 Funktionsstörungen, Krankheitsbild

3.2.1 Wirkungsweise

Die Schwere und das Ausmaß einer Vergiftung hängen von bestimmten Eigenschaften des jeweiligen Stoffes und von individuellen Faktoren ab. Bei angeborenen Enzymdefekten (z. B. Glukose-6-Phosphatdehydrogenase-Mangel) und Hämoglobinanomalien ist eine erhöhte Empfindlichkeit zu erwarten. Bei Aufnahme durch Inhalation ist der physikalische Zustand (Teilchengröße der Stäube, Dampfdruck, Konzentration) des Stoffes von Bedeutung.
Die Aufnahme durch die Haut richtet sich nach der Lipoidlöslichkeit des Stoffes. Erhöhte Temperatur und Feuchtigkeit der Haut erhöhen die Resorptionsgeschwindigkeit.

Die Ausscheidung erfolgt bei manchen Stoffen zu einem gewissen Anteil unverändert durch die Lunge, vorwiegend jedoch durch die Nieren, teils unverändert, teils in Form oxidativer und reduktiver Umwandlungsprodukte, überwiegend an Schwefel- oder Glukuronsäure gebunden. Die aromatischen Nitro- oder Aminoverbindungen zeigen zum Teil die gleichen pathologischen Wirkungen an bestimmten Organsystemen, in mancher Hinsicht unterscheiden sie sich aber deutlich in ihrer Wirkungsweise.
Diese Stoffe sind unterschiedlich starke Methämoglobinbildner. Im intermediären Stoffwechsel werden die aromatischen Nitro- oder Aminoverbindungen zu den entsprechenden Nitroso- und Hydroxylaminverbindungen umgesetzt, die die eigentliche Giftwirkung auf die Erythrozyten (Methämoglobin-, Verdoglobin- und Heinz-Innenkörper-Bildung) bedingen. Bei Exposition gegen diese Verbindungen entsteht unter Eingriff in das Fermentsystem der Erythrozyten Methämoglobin (Hämoglobin) unter Oxidation des 2-wertigen zu 3-wertigem Eisen, d. h. in einer gekoppelten Reaktion werden zugleich die Hydroxylaminverbindungen mit Sauerstoff zu den entsprechenden Nitrosoverbindungen und Hämoglobin zu Methämoglobin oxidiert. Da durch das Ferment Methämoglobinreduktase die Nitrosoverbindungen wieder zu Hydroxylaminverbindungen reduziert werden, kann sich der Vorgang der Methämoglobinbildung ohne weitere Exposition gegen die Noxe wiederholen. Methämoglobin bindet Sauerstoff sehr fest und bewirkt Sauerstoffmangel im Organismus. Die Methämoglobinbildung ist reversibel. Bei Exposition gegen größere Mengen aromatischer Nitro- oder Aminoverbindungen oder bei chronischer Exposition kann das Häm des Hämoglobins durch oxidative Spaltung des Porphyrinringes geschädigt werden, wobei sich Verdoglobin bildet. Zugleich führen denaturierende Prozesse zu umschriebenen Schädigungen des Globins, die als so genannte Heinz-Innenkörper färberisch dargestellt werden können. Diese Veränderungen sind nicht reversibel und führen zum endgültigen Zerfall des Blutfarbstoffes und der Erythrozyten. Als Folge einer Vergiftung durch aromatische Nitro- oder Aminoverbindungen können daher neben der Methämoglobin- und Verdoglobinbildung Heinz-Innenkörper und hypochrome Anämie auftreten. Hochgradiger Zerfall von Erythrozyten kann Nierenschädigungen bedingen. Vereinzelt wurden Veränderungen im weißen Blutbild und Knochenmarkschädigungen beschrieben.
Die aromatischen Nitro- oder Aminoverbindungen können je nach Schwere der Intoxikation eine Depression des Zentralnervensystems mit Krankheitsbildern wie Rausch („Anilinpips"), Erregungszuständen, Narkose bis zum toxischen Koma verursachen. Nach Einwirken von Dinitro-o-kresol wird Hyperthermie beobachtet. Als Folge akuter und chronischer Exposition wurden seltene Fälle von neurologischen und psychischen Störungen beschrieben.
Aufnahme schon kleiner Alkoholmengen steigert die Giftwirkung aromatischer Nitro- oder Aminoverbindungen bzw. ihrer Metabolite um das Vielfache.
Die Exposition gegen aromatische Nitro- oder Aminoverbindungen kann zu Verfärbungen der Haut sowie deren Anhangsgebilde führen. Direktwirkung auf die Haut kann durch Abbau des Fett- und Säureschutzmantels Hautreizungen hervorrufen. Bei bestimmten Verbindungen wurden toxische Dermatosen bis zur Blasenbildung beobachtet. Bestimmte aromatische Aminoverbindungen (z. B. p-Phenylendiamin) können

durch individuelle Sensibilisierung eine kontaktallergische Dermatose verursachen, die bei späterer Exposition zu Rückfällen führt. Gewisse Verbindungen (z. B. p-Phenylendiamin) rufen Reizungen der Augen und der Luftwege hervor. Bei entsprechender Disposition kann ein allergisches Bronchialasthma ausgelöst werden.
Vergiftungen durch aromatische Nitro- oder Aminoverbindungen gehen im Allgemeinen nicht mit gravierenden Leberschäden einher; doch können bestimmte Verbindungen (z. B. 4,4'-Diaminodiphenylmethan, Trinitrobenzol und Trinitrotoluol) Leberstörungen bis zur toxischen Hepatitis bedingen.
Einige aromatische Aminoverbindungen vermögen akute hämorrhagische Zystitiden zu verursachen, die im Allgemeinen folgenlos abheilen. Neubildungen wurden hierbei nicht beobachtet.
Eine Sonderstellung nehmen bestimmte Diphenylamine und deren Homologe sowie das 2-Naphthylamin ein. Einige wirken karzinogen bei Mensch und Tier (z. B. 4-Aminodiphenyl, Benzidin und seine Salze, 4-Chlor-o-toluidin, 2-Naphthylamin), andere bislang nur im Tierversuch. Die Neubildungen beim Menschen treten in den ableitenden Harnwegen, insbesondere in der Blase, als breitbasig aufsitzende oder gestielte Papillome auf. Diese können karzinomatös entarten. Auch primäre Transitionalzellkarzinome werden beobachtet. Diese Neubildungen unterscheiden sich nicht von Neubildungen anderer Genese. Sie können noch lange Zeit (u. U. Jahrzehnte) nach Beendigung der Exposition auftreten.

3.2.2 Akute/subakute Gesundheitsschädigung

- Methämoglobinämie mit blassgrauer bis blaugrauer Zyanose zunächst der Lippen, Wangen, Ohren und Nägel, später der Schleimhäute
- Herz- und Kreislaufstörungen mit Beklemmung, Herzklopfen, Schweißausbrüchen und Kurzatmigkeit
- bei einigen Verbindungen treten Reizungen der Schleimhäute der Augen und der Luftwege auf
- zentralnervöse Störungen wie Kopfschmerzen, Schwäche, Schwindel, Übelkeit, Erbrechen, Benommenheit, motorische Unruhe
- in schweren Fällen Krämpfe, Bewusstlosigkeit, Koma und Tod durch Atemlähmung
- ein euphorischer rauschartiger Zustand („Anilinpips") kann mit mangelnder Krankheitseinsicht einhergehen
- hämorrhagische Zystitis
- Nierenschäden bis zur Anurie
- passagere Blutbildveränderungen (u. a. Auftreten von Heinz-Innenkörpern)
- selten Leberschäden.

G 33

3.2.3 Chronische Gesundheitsschädigung

- Auftreten von Heinz-Innenkörpern, Anämie
- Zystitis
- Papillome und Karzinome der ableitenden Harnwege, insbesondere der Blase
- Leberparenchymschäden
- Toxische und kontaktallergische Dermatose
- Reizung der Augen und der Luftwege.

4 Berufskrankheit

Nr. 1301 der Anlage 1 zur Berufskrankheitenverordnung (BKV) „Schleimhautveränderungen, Krebs oder andere Neubildungen der Harnwege durch aromatische Amine"

Nr. 1304 der Anlage 1 zur Berufskrankheitenverordnung (BKV) „Erkrankungen durch Nitro- oder Aminoverbindungen des Benzols oder seiner Homologe oder ihrer Abkömmlinge".

5 Literatur

Angerer, J., Schaller, K.-H. (Bearb.): Analysen in biologischem Material. In: Greim, H. (Hrsg.): Analytische Methoden zur Prüfung gesundheitsschädlicher Arbeitsstoffe. Losebl.-Ausg. Wiley-VCH, Weinheim

Deutsche Forschungsgemeinschaft. Senatskommission zur Prüfung gesundheitsschädlicher Arbeitsstoffe. MAK- und BAT-Werte-Liste. Maximale Arbeitsplatzkonzentration und Biologische Arbeitsstofftoleranzwerte, aktuelle Fassung, Wiley-VCH, Weinheim. http://onlinelibrary.wiley.com/book/10.1002/9783527666027

Drexler, H., Greim, H. (Hrsg.): Biologische Arbeitsstoff-Toleranz-Werte (BAT-Werte), Expositionsäquivalente für krebserzeugende Arbeitsstoffe (EKA) und Biologische Leitwerte (BLW): Arbeitsmedizinisch-toxikologische Begründungen. Losebl.-Ausg. Wiley-VCH, Weinheim

Gefahrstoffinformationssystem der Deutschen Gesetzlichen Unfallversicherung (GESTIS-Stoffdatenbank). www.dguv.de, Webcode d11892

Giesen, Th., Zerlett, G.: Berufskrankheiten und medizinischer Arbeitsschutz. Losebl.-Ausg. Kohlhammer, Köln

Handlungsanleitung für arbeitsmedizinische Untersuchungen nach dem DGUV Grundsatz G 33 „Aromatische Nitro- oder Aminoverbindungen" (DGUV Information 240-330, i. Vb.). DGUV-Publikationsdatenbank, www.dguv.de/publikationen

Richtlinie der Bundesärztekammer zur Qualitätssicherung quantitativer labormedizinischer Untersuchungen. www.bundesaerztekammer.de

Triebig, Drexel, Letzel, Nowak (Hrsg.): Biomonitoring in Arbeitsmedizin und Umweltmedizin. 2012 ecomed MEDIZIN

Triebig, G. et al. (Hrsg.): Arbeitsmedizin: Handbuch für Theorie und Praxis. 4. Aufl., Gentner, Stuttgart, 2014

Von den Berufsgenossenschaften anerkannte Analysenverfahren zur Feststellung der Konzentrationen krebserzeugender Arbeitsstoffe in der Luft in Arbeitsbereichen (DGUV Information 213-500). DGUV-Publikationsdatenbank, www.dguv.de/publikationen

6 Vorschriften, Regeln

Arbeitsmedizinische Regeln (AMR), GMB, Bundesanstalt für Arbeitsschutz und Arbeitsmedizin. www.baua.de

AMR 2.1: „Fristen für die Veranlassung/das Angebot von arbeitsmedizinischen Vorsorgeuntersuchungen"

Biomonitoring Auskunftsystem der Bundesanstalt für Arbeitsschutz und Arbeitsmedizin. http://www.baua.de/de/Themen-von-A-Z/Gefahrstoffe/Biomonitoring/Auskunftsystem.html

CLP-Verordnung (EG) Nr. 1272/2008 und ihre Anpassungen. www.reach-clp-helpdesk.de/de/CLP/CLP.html

Gefahrstoffverordnung (GefStoffV)

Technische Regeln für Gefahrstoffe (TRGS). www.baua.de:

TRGS 401: Gefährdung durch Hautkontakt – Ermittlung, Beurteilung, Maßnahmen

TRGS 420: Verfahrens- und stoffspezifische Kriterien (VSK) für die Ermittlung und Beurteilung der inhalativen Exposition

TRGS 500: Schutzmaßnahmen: Mindeststandards

TRGS 903: Biologische Grenzwerte

TRGS 905: Verzeichnis krebserzeugender, erbgutverändernder oder fortpflanzungsgefährdender Stoffe

Verordnung zur arbeitsmedizinischen Vorsorge (ArbMedVV)

G 34 Fluor oder seine anorganischen Verbindungen

Bearbeitung: Ausschuss Arbeitsmedizin der Gesetzlichen Unfallversicherung, Arbeitskreis 2.1 „Gefahrstoffe"
Fassung Oktober 2014

Vorbemerkungen

Dieser Grundsatz gibt Anhaltspunkte für gezielte arbeitsmedizinische Untersuchungen, um Erkrankungen, die durch Fluor oder seine Verbindungen entstehen können, zu verhindern oder frühzeitig zu erkennen.
Hinweise für die Gefährdungsbeurteilung und die Auswahl des zu untersuchenden Personenkreises gibt die DGUV Information „Handlungsanleitung für arbeitsmedizinische Untersuchungen nach dem DGUV Grundsatz G 34" (DGUV Information 240-340, i. Vb.).

Ablaufplan

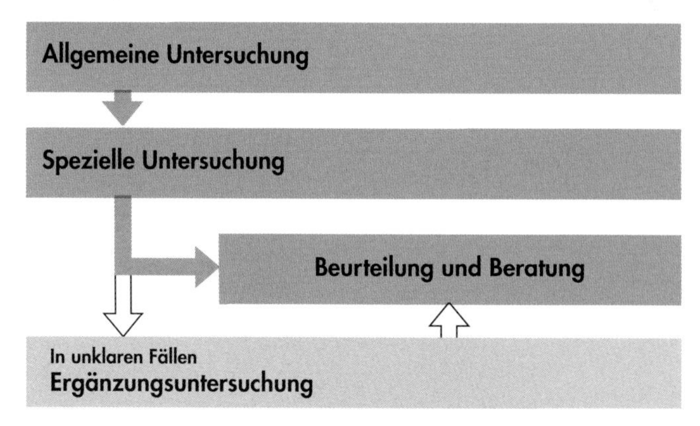

1 Untersuchungen

1.1 Untersuchungsarten, Fristen

Bei der Festlegung der Fristen zu den Untersuchungsintervallen sind je nach Rechtsgrundlage des Untersuchungsanlasses die für diesen Anlass gültigen staatlichen Vorschriften und Regeln zu beachten.
Wenn es für den konkreten Untersuchungsanlass keine staatlichen Vorgaben zu Fristen gibt, können ersatzweise die Empfehlungen in der nachfolgenden Tabelle zu Anwendung kommen.

Erstuntersuchung	Vor Aufnahme der Tätigkeit
Nachuntersuchungen	Nach 12–24 Monaten
	Vorzeitig: • Nach schwerer oder längerer Erkrankung, die Anlass zu Bedenken gegen eine Fortsetzung der Tätigkeit geben könnte • Nach ärztlichem Ermessen in Einzelfällen • Bei Beschäftigten, die einen ursächlichen Zusammenhang zwischen ihrer Erkrankung und ihrer Tätigkeit am Arbeitsplatz vermuten

1.2 Untersuchungsprogramm

1.2.1 Allgemeine Untersuchung

G 34

Erstuntersuchung

- Feststellung der Vorgeschichte (allgemeine Anamnese, Arbeitsanamnese, Beschwerden); siehe auch Basisuntersuchungsprogramm (BAPRO)
- Urinstatus (Mehrfachteststreifen).

Nachuntersuchung

Zwischenanamnese (einschließlich Arbeitsanamnese); siehe auch BAPRO
Besonders achten auf
- Klagen über Husten, vermehrten Auswurf, verschärfte Atemgeräusche, Atemnot bei Bewegungen,
- Obstipation,
- rheumatische Beschwerden,
- „bleierne Schwere" in den Gliedern, Schmerzen und Steifheit im Nacken, Rückenschmerzen besonders bei Erschütterung.
- Urinstatus (Mehrfachteststreifen).

1.2.2 Spezielle Untersuchung

Erstuntersuchung

- ggf. radiologische Diagnostik des Thorax
- Spirometrie (Anhang 1, Leitfaden „Lungenfunktionsprüfung")
- Biomonitoring (siehe 3.4): Fluoridbestimmung im Urin (Basiswert).

Nachuntersuchung

- Spirometrie (Anhang 1, Leitfaden „Lungenfunktionsprüfung")
- Biomonitoring (siehe 3.4): alle 12 Monate Fluoridbestimmung im Urin.

1.2.3 Ergänzungsuntersuchung

Nachuntersuchung

In unklaren Fällen:
- ggf. radiologische Untersuchung des Thorax[1]
- Röntgendiagnostik des Skelettsystems bei anamnestischem oder klinischem Verdacht auf Veränderungen durch Fluor-Osteosklerose[2]
- ggf. Beckenkammpunktion mit histologischer und mikroanalytischer Untersuchung des Knochenmaterials.

1.3 Voraussetzungen zur Durchführung
- Gebietsbezeichnung „Arbeitsmedizin" oder Zusatzbezeichnung „Betriebsmedizin"
- Laboruntersuchungen unter Beachtung der „Richtlinie der Bundesärztekammer zur Qualitätssicherung quantitativer labormedizinischer Untersuchungen".
- Röntgenuntersuchungen unter Beachtung der „Leitlinien der Bundesärztekammer zur Qualitätssicherung in der Röntgendiagnostik", siehe auch „Anhang zur radiologischen Diagnostik" im DGUV Grundsatz G 1.1.

2 Arbeitsmedizinische Beurteilung und Beratung
Eine arbeitsmedizinische Beurteilung und Beratung im Rahmen gezielter arbeitsmedizinischer Untersuchungen ist erst nach Kenntnis der Arbeitsplatzverhältnisse und der individuellen Belastung möglich. Grundlage dafür ist eine Gefährdungsbeurteilung, die auch dazu Stellung nimmt, welche technischen, organisatorischen und personenbezogenen Schutzmaßnahmen getroffen wurden bzw. zu treffen sind. Für Beschäftigte, die Tätigkeiten mit Gefahrstoffen ausüben, ist eine individuelle Aufklärung und Beratung angezeigt.

---

[1] Röntgendiagnostik des Thorax sollte erfolgen, wenn das klinische Bild dies erfordert, insbesondere aber nach einer Exposition gegen Fluor, Fluorwasserstoff, Flusssäure bzw. den sauer reagierenden Fluoriden (Anlage in 3.1.2).

[2] Röntgendiagnostik des Skelettsystems sollte erfolgen als:
– Übersichtsaufnahme von Becken und LWS, dorsolumbaler Übergang der Wirbelsäule seitlich
– Aufnahme beider Unterarme
(Sporn- und Leistenbildung sind insbesondere am Becken, an den Unterarmen und Unterschenkeln zu erwarten).
Anamnestische und klinische Hinweise auf eine ggf. erforderliche Röntgendiagnostik können auch Befunde wie Polyarthralgie, verknöcherte Bandansätze und eine erhöhte Fluoridausscheidung im Urin sein.
Röntgendifferenzialdiagnostisch ist auf andere Erkrankungen mit Sklerosierungserscheinungen an den Knochen zu achten (z. B. osteoplastische Metastasierung, Marmorknochenkrankheit [Albers-Schönberg]).

2.1 Kriterien

Eine Beurteilung sollte unter Berücksichtigung der individuellen Exposition erfolgen.

2.1.1 Dauernde gesundheitliche Bedenken

Erstuntersuchung	Nachuntersuchung

Personen mit schweren Gesundheitsstörungen wie

- Lungenerkrankungen mit wesentlicher obstruktiver und/oder restriktiver Funktionseinschränkung,
- Asthma,
- hämodynamisch wirksamen Herz-/Kreislauferkrankungen,
- Ekzemen,
- Veränderungen des Skelettsystems als Folge von Knochentuberkulose,
- chronisch rheumatischer Arthritis,
- Morbus Bechterew,
- Versteifungen der Wirbelsäule und der großen Gelenke.

2.1.2 Befristete gesundheitliche Bedenken

Erstuntersuchung	Nachuntersuchung

- Personen mit den unter 2.1.1 genannten Erkrankungen, soweit eine Wiederherstellung zu erwarten ist
- Rekonvaleszenten nach folgenlos abgeklungenen Erkrankungen der Lunge oder des Rippenfells für die Dauer von 1–2 Monaten.

2.1.3 Keine gesundheitlichen Bedenken unter bestimmten Voraussetzungen

Erstuntersuchung	Nachuntersuchung

Sind die unter 2.1.1 genannten Erkrankungen oder Funktionsstörungen weniger ausgeprägt, so sollte der untersuchende Arzt prüfen, ob unter bestimmten Voraussetzungen die Aufnahme bzw. Fortsetzung der Tätigkeit möglich ist. Hierbei wird gedacht an

- technische Schutzmaßnahmen,
- organisatorische Schutzmaßnahmen, z. B. Begrenzung der Expositionszeit,
- Einsatz an Arbeitsplätzen mit nachgewiesener geringerer Exposition,
- persönliche Schutzausrüstung unter Beachtung des individuellen Gesundheitszustandes,
- verkürzte Nachuntersuchungsfristen.

2.1.4 Keine gesundheitlichen Bedenken

Erstuntersuchung	Nachuntersuchung

Alle anderen Personen, soweit keine Beschäftigungsbeschränkungen bestehen.

2.2 Beratung

Die Beratung sollte entsprechend der Arbeitsplatzsituation und den Untersuchungsergebnissen im Einzelfall erfolgen. Die Beschäftigten sind über die Ergebnisse der arbeitsmedizinischen Untersuchungen und des Biomonitoring zu informieren.
Auf allgemeine Hygienemaßnahmen und persönliche Schutzausrüstungen sollte hingewiesen werden.
Wenn sich aus der arbeitsmedizinischen Untersuchung Hinweise ergeben, die eine Aktualisierung der Gefährdungsbeurteilung zur Verbesserung des Arbeitsschutzes notwendig machen, hat der untersuchende Arzt dies dem Arbeitgeber mitzuteilen. Dabei ist die Wahrung der schutzwürdigen Belange des Untersuchten zu beachten.

3 Ergänzende Hinweise

3.1 Exposition, Beanspruchung

3.1.1 Vorkommen, Gefahrenquellen

Stoffbezogene Hinweise zu Vorkommen und Gefahrenquellen enthält das Gefahrstoffinformationssystem GESTIS (siehe 5).
Insbesondere bei folgenden Betriebsarten, Arbeitsplätzen oder Tätigkeiten ist mit einer Exposition gegenüber Fluor oder seinen anorganischen Verbindungen zu rechnen:

- Herstellen, Um- und Abfüllen von Fluorwasserstoff, Flusssäure, anderen anorganischen fluorhaltigen Säuren, wie z. B. Hexafluorkieselsäure, Tetrafluoroborsäure, Hydrogenfluoriden (z. B. Ammoniumhydrogenfluorid) und anderen löslichen Fluoriden (z. B. Natriumfluorid),
- Säure-Politurverfahren der keramischen und Glasindustrie, bei denen Flusssäure benutzt wird und Siliciumtetrafluorid entstehen kann, ohne geeignete Lüftungstechnik,
- Trübglasherstellung,
- Schmelzflusselektrolyse (Aluminiumherstellung) fluorhaltiger Stoffe und Zubereitungen,
- Herstellen und Verwenden von Holzschutzmitteln, die Salze anorganischer fluorhaltiger Säuren in wässrigen Lösungen enthalten,

- Oberflächenbehandlung von Metallen (z. B. Entfernen von Verfärbungen nach Edelstahlschweißen),
- Lichtbogenhandschweißen mit basisch-umhüllten Stabelektroden und mit Sonderelektroden, die mehr als 6 % Fluoride enthalten, ohne lufttechnische Maßnahmen[3],
- Schutzgasschweißen und Schweißen ohne Schutzgas mit Fülldrähten, die mehr als 6 % Fluoride enthalten, ohne lufttechnische Maßnahmen[3],
- Arbeiten mit flusssäurehaltigen Keramikreinigern,
- Arbeiten mit fluoridhaltigen Felgenreinigern.

Weitere Hinweise gibt die DGUV Information „Handlungsanleitung für arbeitsmedizinische Untersuchungen nach dem DGUV Grundsatz G 34" (DGUV Information 240-340, i. Vb.).

3.1.2 Physikalisch-chemische Eigenschaften

Fluor ist ein sehr reaktionsfähiges, blassgelbes Gas. Wegen seiner hohen Elektronenaffinität reagiert Fluor mit fast allen anderen Elementen, wobei es den elektronegativ einwertigen Bestandteil darstellt.

Fluor
Formel: F
CAS-Nr.: 7782-41-4

Fluorwasserstoff ist ein farbloses Gas, das sich durch Abkühlen zu einer farblosen Flüssigkeit verdichten lässt; diese ist mit Wasser in jedem Verhältnis mischbar, wässrige Lösungen werden als Flusssäure bezeichnet. Fluoride sind die Salze der Flusssäure (siehe Anlage).

Fluorwasserstoff
Formel: HF
CAS-Nr.: 7664-39-3

Über das Gefahrstoffinformationssystem GESTIS sind die Einstufungen und Bewertungen sowie weitere stoffspezifische Informationen verfügbar (siehe 5).

[3] siehe hierzu auch TRGS 528 „Schweißtechnische Arbeiten".

Anlage: Fluorwasserstoff, Flusssäure und sauer reagierende Fluoride (siehe auch 3.2.1)

Name des Stoffes	**Formel**	**saure Reaktion der wässrigen Lösung**	**Gefahr einer Schädigung der Haut**
Fluorwasserstoff (Flusssäure)	HF	+	+
Natriumfluorid	NaF	–	(+)
Natriumhydrogenfluorid	$NaHF_2$	+	+
Kaliumfluorid	KF	–	(+)
Kaliumhydrogenfluorid	KHF_2	+	+
Ammoniumfluorid	NH_4F	–	(+)
Ammoniumhydrogenfluorid	NH_4HF_2	+	+
Calciumfluorid	CaF_2	–	–
Magnesiumfluorid	MgF_2	–	–
Bortrifluorid	BF_3	(+)	+
Fluoroborsäure	HBF_4	+	(–)
Natriumfluoroborat	$NaBF_4$	–	–
Kaliumfluoroborat	KBF_4	–	–
Aluminiumfluorid	AlF_3	–	(–)
Natriumhexafluoroaluminat (Kryolith)	Na_3AlF_6	–	–
Siliciumtetrafluorid	SiF_4	(+)	+
Hexafluorkieselsäure (Silikofluorwasserstoffsäure)	H_2SiF_6	+	(+)
Natriumhexafluorosilikat	Na_2SiF_6	–	–
Kaliumhexafluorosilikat	K_2SiF_6	–	–
Magnesiumhexafluorosilikat	$MgSiF_6$	–	–
Kaliumhexafluorotitanat	K_2TiF_6	–	(+)

3.1.3 Aufnahme

Vorwiegend durch die Atemwege; die Resorption durch die Haut ist bei direktem Kontakt, insbesondere mit Flusssäure, erheblich!

3.1.4 Biomonitoring

Hinweise zum Biomonitoring sind im Anhang 3, Leitfaden „Biomonitoring", enthalten.

Biologische Werte (BW) zur Beurteilung

Arbeitsstoff (CAS-Nr.)	Parameter	Biologischer Wert (BW)	Untersuchungs-material	Probennahme-zeitpunkt
Fluorwasserstoff (Hydrogen-fluorid) (7664-39-3) und anorganische Fluor-verbindungen (Fluoride)	Fluorid	BGW[4] 7,0 mg/g Kreatinin	Urin	Expositions- bzw. Schichtende
		BGW[4] 4,0 mg/g Kreatinin	Urin	vor nachfolgender Schicht

Die jeweils gültige Fassung der TRGS 903 ist zu beachten.

Das Biomonitoring ist mit zuverlässigen Methoden durchzuführen, um den Anforderungen der Qualitätssicherung zu genügen (Anhang 3, Leitfaden „Biomonitoring"). Weitere Hinweise können den arbeitsmedizinisch-toxikologischen Begründungen für Biologische Arbeitsstofftoleranz-Werte (BAT-Werte), Expositionsäquivalente für krebserzeugende Arbeitsstoffe (EKA) und Biologische Leitwerte (BLW) der Senatskommission zur Prüfung gesundheitsschädlicher Arbeitsstoffe der Deutschen Forschungsgemeinschaft (DFG), den entsprechenden Bekanntmachungen des Ausschusses für Gefahrstoffe (AGS) sowie den Leitlinien der Deutschen Gesellschaft für Arbeitsmedizin und Umweltmedizin e. V. (DGAUM) entnommen werden.

3.2 Funktionsstörungen, Krankheitsbild

3.2.1 Wirkungsweise

Fluorwasserstoff, Flusssäure und Fluoride (besonders die Hydrogenfluoride) wirken örtlich ätzend auf die Schleimhäute der Augen und der Luftwege und auf die Haut (siehe Anlage); in leichteren Fällen kommt es zu Tränenfluss, Nasenlaufen und Reizung der Bronchialschleimhaut mit Husten. Flusssäure durchdringt die Haut, zerstört tiefere Gewebsschichten und kann auch resorptiv durch chemische Bindung an Kal-

[4] BGW: Biologischer Grenzwert (TRGS 903).

zium- und Magnesiumionen die Hemmung lebenswichtiger Enzyme und akute bedrohliche Stoffwechselstörungen, z. B. im Kalzium- und Kohlehydrathaushalt, bewirken. Die massive Einatmung hoher Konzentrationen kann den sofortigen Tod herbeiführen.
Die lokale Exposition verursacht insbesondere in geringen Konzentrationen örtlich Rötung und Brennschutz der Haut. Nicht selten stellen sich jedoch Schmerzen erst Stunden nach der Exposition ein, ohne dass zunächst auffällige Veränderungen der Hautoberfläche wahrnehmbar sind. Höhere Konzentrationen führen zu typischen Ätzwunden mit starken Gewebszerstörungen und haben unter Umständen resorptive Giftwirkungen zur Folge.
Eine langjährige hohe Fluoraufnahme kann Störungen des Mineralstoffwechsels verursachen, die zu schweren Knochenschäden im Wesentlichen im Sinne einer Osteosklerose (Knochenfluorose) führen.

3.2.2 Akute/subakute Gesundheitsschädigung

Lokale Exposition gegen hohe Konzentration gas-, nebel- oder staubförmiger Fluorverbindungen verursacht örtlich Reizungen, Tränenfluss, Niesen, Husten, Dyspnoe. Massive Einatmung kann zum Lungenödem, in seltenen Fällen auch zum sofortigen Tod führen.
Bei örtlicher Exposition gegen Flusssäure durchdringt diese die Epidermis schnell, schädigt das darunter liegende Gewebe und verursacht Nekrosen. Resorptiv können systemische Vergiftungen hervorgerufen werden.
Die orale Aufnahme von Fluorverbindungen führt – dosis- und konzentrationsabhängig – zu Reizungen und Verätzungen der Mundhöhle, Speiseröhre und des Magens und kann Krämpfe sowie akute Herz-, Leber- und Nierenschäden verursachen.

3.2.3 Chronische Gesundheitsschädigung

Die chronische Exposition gegen hohe Fluor- oder Fluoridkonzentrationen führt zu rheumatischen Beschwerden, deren Ursache in einer Osteosklerose, vornehmlich der spongiösen Knochen wie Beckenknochen, Wirbelsäule und Rippen zu sehen ist.
Röntgenologisch können unterschieden werden:

- Stadium I: vermehrte Knochensklerosierung; grobe, unscharfe Bälkchenstrukturen an Wirbelkörpern, Rippen und Becken,
- Stadium II: zunehmend homogene Knochenschattendichte; Spangenbildung an der Wirbelsäule; Einengung der Markhöhle langer Röhrenknochen,
- Stadium III: eburnisiertes Bambusstabbild der Wirbelsäule; ausgedehnte Verkalkungen von Sehnen, Gelenkkapseln, Membranen; multiple Periost-Reaktionen, Exostosen; Ankylosierung der Kreuzdarmbeinfugen.

Schädel, Zwischenwirbelgelenke, Hände und Füße bleiben lange Zeit frei von pathologischen Veränderungen.
Eine Zahnfluorose ist nur dann möglich, wenn Fluoride aufgenommen werden, solange die Ameloblasten aktiv sind. Haben diese ihre Funktion eingestellt (nach dem 14. Lebensjahr), gefährdet aufgenommenes Fluorid die Dentition nicht mehr ernstlich.

4 Berufskrankheit

Nr. 1308 der Anlage 1 zur Berufskrankheitenverordnung (BKV) „Erkrankungen durch Fluor oder seine Verbindungen".

5 Literatur

Angerer, J., Schaller, K.-H. (Bearb.): Analysen in biologischem Material. In: Greim, H. (Hrsg.): Analytische Methoden zur Prüfung gesundheitsschädlicher Arbeitsstoffe. Losebl.-Ausg. Wiley-VCH, Weinheim

Berufsgenossenschaft Rohstoffe und chemische Industrie: „Fluorwasserstoff, Flusssäure und anorganische Fluoride" (Merkblatt M 005). Jedermann-Verlag, Heidelberg

Deutsche Forschungsgemeinschaft. Senatskommission zur Prüfung gesundheitsschädlicher Arbeitsstoffe. MAK- und BAT-Werte-Liste. Maximale Arbeitsplatzkonzentrationen und Biologische Arbeitsstofftoleranzwerte, aktuelle Fassung. Wiley-VCH, Weinheim, http://onlinelibrary.wiley.com/book/10.1002/9783527666027

Drexler, H., Greim, H. (Hrsg.): Biologische Arbeitsstoff-Toleranz-Werte (BAT-Werte), Expositionsäquivalente für krebserzeugende Arbeitsstoffe (EKA) und Biologische Leitwerte (BLW): Arbeitsmedizinisch-toxikologische Begründungen. Losebl.-Ausg. Wiley-VCH, Weinheim

Gefahrstoffinformationssystem der Deutschen Gesetzlichen Unfallversicherung (GESTIS-Stoffdatenbank). www.dguv.de, Webcode d11892

Giesen, Th., Zerlett, G.: Berufskrankheiten und medizinischer Arbeitsschutz. Losebl.-Ausg. Kohlhammer, Köln

Greim, H. (Hrsg.): Gesundheitsschädliche Arbeitsstoffe: Toxikologisch-arbeitsmedizinische Begründungen von MAK-Werten. Losebl.-Ausg. Wiley-VCH, Weinheim

Handlungsanleitung für arbeitsmedizinische Untersuchungen nach dem DGUV Grundsatz G 34 „Fluor oder seine anorganischen Verbindungen" (DGUV Information 240-340, i. Vb.). DGUV-Publikationsdatenbank, www.dguv.de/publikationen

Leitlinien der Bundesärztekammer zur Qualitätssicherung in der Röntgendiagnostik. www.bundesaerztekammer.de

Pralat, U.: Therapie der Flusssäureverätzung – eine Kasuistik. Rettungsdienst 15 (1992) 341–344

Richtlinie der Bundesärztekammer zur Qualitätssicherung quantitativer labormedizinischer Untersuchungen. www.bundesaerztekammer.de

Triebig, Drexel, Letzel, Nowak (Hrsg.): Biomonitoring in Arbeitsmedizin und Umweltmedizin. 2012, ecomed MEDIZIN

Triebig, G. et al. (Hrsg.): Arbeitsmedizin: Handbuch für Theorie und Praxis. 4. Aufl, Gentner, Stuttgart, 2014

6 Vorschriften, Regeln

Arbeitsmedizinische Regeln (AMR), GMB, Bundesanstalt für Arbeitsschutz und Arbeitsmedizin. www.baua.de
AMR 2.1: „Fristen für die Veranlassung/das Angebot von arbeitsmedizinischen Vorsorgeuntersuchungen"
AMR 6.2: „Biomonitoring"
Biomonitoring Auskunftsystem der Bundesanstalt für Arbeitsschutz und Arbeitsmedizin. http://www.baua.de/de/Themen-von-A-Z/Gefahrstoffe/Biomonitoring/Auskunftsystem.html
CLP-Verordnung (EG) Nr. 1272/2008 und ihre Anpassungen. www.reach-clp-helpdesk.de/de/CLP/CLP.html
Gefahrstoffverordnung (GefStoffV)
Technische Regeln für Gefahrstoffe (TRGS). www.baua.de:
TRGS 401: Gefährdung durch Hautkontakt – Ermittlung, Beurteilung, Maßnahme
TRGS 420: Verfahrens- und stoffspezifische Kriterien (VSK) für die Ermittlung und Beurteilung der inhalativen Exposition
TRGS 500: Schutzmaßnahmen: Mindeststandards
TRGS 900: Arbeitsplatzgrenzwerte
TRGS 903: Biologische Grenzwerte
Verordnung zur arbeitsmedizinischen Vorsorge (ArbMedVV)

G 35 Arbeitsaufenthalt im Ausland unter besonderen klimatischen oder gesundheitlichen Belastungen

Bearbeitung: Ausschuss Arbeitsmedizin der gesetzlichen Unfallversicherung, Arbeitskreis 3.2 „Arbeitsaufenthalt im Ausland"
Fassung Oktober 2014

Vorbemerkungen

Dieser Grundsatz gibt Anhaltspunkte für gezielte arbeitsmedizinische Untersuchungen bei beruflichen Tätigkeiten im Ausland unter besonderen klimatischen oder anderen besonderen gesundheitlichen Belastungen. Beratungen vor dem Arbeitsaufenthalt im Ausland durch einen Arzt mit den erforderlichen Fachkenntnissen sollen über die besonderen klimatischen und gesundheitlichen Belastungen und über die medizinische Versorgung am vorgesehenen Tätigkeitsort informieren. Dabei sollten auch Risiken und Belastungen der Reise zum und vom Tätigkeitsort berücksichtigt werden. Untersuchungen sollen dazu beitragen festzustellen, ob gesundheitliche Bedenken gegen einen Arbeitsaufenthalt in diesen Gebieten bestehen, oder unter welchen Voraussetzungen diese Bedenken zurückgestellt werden können. Die Nachuntersuchung hat das Ziel, Gesundheitsstörungen, die in diesen Gebieten entstehen können,

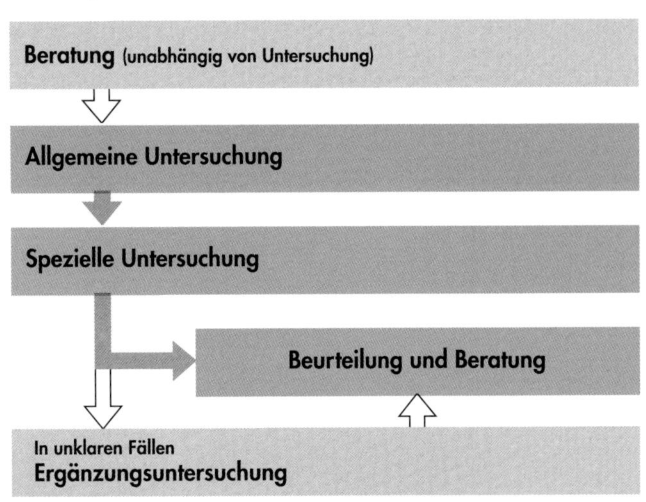

frühzeitig zu erkennen. Hinweise für die Gefährdungsbeurteilung und die Auswahl des zu untersuchenden Personenkreises gibt die DGUV Information „Handlungsanleitung für arbeitsmedizinische Untersuchungen nach dem DGUV Grundsatz G 35" (DGUV Information 240-350).

1 Untersuchungen/Beratungen

1.1 Beratung/Untersuchungsarten, Fristen

Bei der Festlegung der Fristen zu den Untersuchungsintervallen sind je nach Rechtsgrundlage des Untersuchungsanlasses die für diesen Anlass gültigen staatlichen Vorschriften und Regeln zu beachten.
Wenn es für den konkreten Untersuchungsanlass keine staatlichen Vorgaben zu Fristen gibt, können ersatzweise die Empfehlungen in der nachfolgenden Tabelle zu Anwendung kommen.

Beratung	Vor jedem Arbeitsaufenthalt im Ausland im Sinne der DGUV Information 240-350 ist eine Beratung durch einen Arzt mit den erforderlichen Fachkenntnissen erforderlich.
Erstuntersuchung	• Bei Arbeitsaufenthalten von insgesamt mehr als 3 Monaten pro Jahr vor der ersten Ausreise • Ungeachtet der Dauer des Arbeitsaufenthaltes bei besonderen Bedingungen je nach Einsatzort und Einsatzart (z. B. bei besonders schlechter medizinischer Versorgung, ständig wechselndem Einsatzort, besonders hoher Infektionsgefahr, besonderer beruflicher Belastung) • Vor einem erneuten Arbeitsaufenthalt im Ausland ist eine Erstuntersuchung nicht erforderlich, wenn die Rückkehruntersuchung nicht länger als 1 Jahr zurückliegt. Eine ärztliche Beratung ist weiterhin erforderlich.

Nachuntersuchung	Nach 24–36 Monaten und nach Beendigung der Tätigkeit
	Vorzeitig: • Nach mehrwöchiger Erkrankung oder körperlicher Beeinträchtigung, die Anlass zu gesundheitlichen Bedenken geben könnte • Nach ärztlichem Ermessen in Einzelfällen (z. B. neu eingetretener Schwangerschaft) • Wenn in ein Land mit erheblich verschiedener klimatischer oder gesundheitlicher Belastung gewechselt wird • Bei Beschäftigten, die einen ursächlichen Zusammenhang zwischen ihrer Erkrankung und ihrer Tätigkeit am Arbeitsplatz vermuten

1.2 Untersuchungsprogramm

1.2.1 Allgemeine Untersuchung

Erstuntersuchung

- Feststellung der Vorgeschichte (allgemeine Anamnese, Arbeitsanamnese unter besonderer Berücksichtigung früherer Aufenthalte im Ausland); siehe auch Basisuntersuchungsprogramm (BAPRO)
- eingehende körperliche Untersuchung.

Nachuntersuchung

- Zwischenanamnese (einschließlich Arbeitsanamnese), siehe auch BAPRO
- ansonsten siehe Erstuntersuchung.

1.2.2 Spezielle Untersuchung

Erstuntersuchung

- Urinstatus (Mehrfachteststreifen, Sediment)
- Blutsenkungsgeschwindigkeit oder CRP
- großes Blutbild
- γ-GT, SGOT, SGPT
- Kreatinin
- Nüchternblutzucker oder HbA1c
- Gesamtcholesterin
- Ruhe-EKG.

Nachuntersuchung

- Zwischenanamnese (einschließlich Arbeitsanamnese), siehe auch BAPRO
- auf die Möglichkeit von Spätsymptomen soll beratend hingewiesen werden (lange Inkubationszeiten möglich)
- Untersuchungsumfang: siehe Erstuntersuchung
- gezielte Serologie, Stuhl- und Urinuntersuchungen bei relevantem Expositionsrisiko.

1.2.3 Ergänzungsuntersuchung

Erstuntersuchung

Weitere Untersuchungen können indiziert sein, z. B.

- HIV-Test
- Anti-HBc, Anti-HBs bei Geimpften, Anti-HAV, Anti-HCV
- Gamma-Interferontest
- Ergometrie.

Nachuntersuchung

- Untersuchungsumfang: siehe Erstuntersuchung
- Weitere Untersuchungen können indiziert sein, beispielsweise bei anamnestischen Hinweisen oder entsprechender Exposition, oder bei Verdacht auf eine Tropenkrankheit oder andere Erkrankungen mit
  - unklarem Fieber,
  - anhaltenden Durchfällen,
  - anhaltendem Husten (> 4 Wochen),
  - starkem Gewichtsverlust,
  - generalisierten Lymphknotenschwellungen,
  - erhöhten Eosinophilenzahlen,
  - urtikariellen, pruriginösen, ulzerativen Hautveränderungen,
  - psychischen Auffälligkeiten
- falls die Klärung der Frage, ob gegen die Fortsetzung des Arbeitsaufenthaltes gesundheitliche Bedenken bestehen, nicht möglich ist, sollten ergänzende Befunde bei einer Institution oder einem Arzt mit besonderer Erfahrung in der Beurteilung von Tropenkrankheiten oder bei anderen Fachärzten eingeholt werden (siehe 5.1).

1.3 Voraussetzungen zur Durchführung

Der untersuchende Arzt soll berechtigt sein, die Gebietsbezeichnung „Arbeitsmedizin" oder die Zusatzbezeichnung „Betriebsmedizin" oder „Tropenmedizin" zu führen. Verfügt der Arzt nicht über die für die Untersuchung erforderlichen Fachkenntnisse, so hat er Ärzte hinzuzuziehen, die diese Anforderungen erfüllen.

Aus Sicht des Arbeitskreises „Arbeitsaufenthalt im Ausland“ (AK 3.2) ist davon auszugehen, dass Ärzte über die erforderlichen Fachkenntnisse verfügen, wenn sie berechtigt sind, die Zusatzbezeichnung „Tropenmedizin“ zu führen oder wenn sie neben der Berechtigung, die Gebietsbezeichnung „Arbeitsmedizin“ oder die Zusatzbezeichnung „Betriebsmedizin“ zu führen, folgende Fortbildungsinhalte absolviert haben:

- Fortbildungskurs mit arbeits-, reise- und tropenmedizinischen Inhalten
  und
- 50 tropenmedizinische Untersuchungen, davon mindestens 10 Nachuntersuchungen nach G 35 zur Erlangung ausreichender Erfahrungen mit Untersuchungen von Auslandsreisenden
  sowie
- Kennenlernen von tropischen Arbeitsplätzen (der Nachweis des Kennenlernens tropischer Arbeitplätze gilt als erbracht, wenn der Arzt mindestens einen 14-tägigen Einsatz als Arzt an tropischen Arbeitsplätzen nachweisen kann).

2 Arbeitsmedizinische Beurteilung und Beratung

Eine arbeitsmedizinische Beurteilung und anschließende Beratung im Rahmen gezielter arbeitsmedizinischer Untersuchungen ist erst nach Kenntnis der Arbeitsplatzverhältnisse und der individuellen Belastung im Ausland möglich. Grundlage dafür ist eine Gefährdungsbeurteilung, die auch dazu Stellung nimmt, welche technischen, organisatorischen und personenbezogenen Schutzmaßnahmen getroffen wurden bzw. zu treffen sind. Zu berücksichtigen ist, ob am Tätigkeitsort eine dem jeweiligen Versicherten angemessene medizinische Versorgung besteht.

2.1 Kriterien

2.1.1 Dauernde gesundheitliche Bedenken

Erstuntersuchung	Nachuntersuchung

Personen, die der ständigen ärztlichen Betreuung bedürfen und bei denen unter den Belastungen des Auslandsaufenthaltes mit einer Verschlimmerung ihrer Erkrankung zu rechnen ist bzw. typische Komplikationen der Grunderkrankung nicht behandelt werden können. Kriterien der Beurteilung sind insbesondere die Schwere der Erkrankung, Funktionsbeeinträchtigungen und Behandlungsmöglichkeiten am Tätigkeitsort im Ausland.

2.1.2 Befristete gesundheitliche Bedenken

Erstuntersuchung	Nachuntersuchung

Personen mit vorübergehenden Gesundheitsstörungen, soweit
- eine Wiederherstellung zu erwarten ist oder
- eine erforderliche ergänzende Untersuchung noch nicht abgeschlossen ist.

2.1.3 Keine gesundheitlichen Bedenken unter bestimmten Voraussetzungen

Erstuntersuchung	Nachuntersuchung

Personen mit Erkrankungen, die am Ort des Arbeitseinsatzes ärztlich betreut oder medikamentös versorgt werden können und bei denen die Gefahr einer Verschlimmerung unter den Belastungen des Aufenthaltsortes nicht wahrscheinlich ist.

2.1.4 Keine gesundheitlichen Bedenken

Erstuntersuchung	Nachuntersuchung

Alle anderen Personen.

2.2 Beratung

Die Beratung sollte auf der Grundlage der Arbeitsplatzsituation und ggf. der Untersuchungsergebnisse erfolgen. Bei den Untersuchungen sollte auf die Möglichkeit von Spätsymptomen auch noch Jahre nach Beendigung des Arbeitsaufenthaltes hingewiesen werden.
Im Rahmen der Beratung sind z. B. folgende Themenfelder zu berücksichtigen:
- Orte, Dauer und Art der geplanten Auslandstätigkeit,
- Art der An- und Abreise (Reisedauer, Reisemittel, Zeitzonenwechsel),
- Unterbringungs- und Arbeitsbedingungen,
- Auswirkungen von klimatischen und geographischen Besonderheiten,
- die jeweiligen besonderen gesundheitlichen Belastungen, v. a. die lokal häufig vorkommenden Erkrankungen,
- Maßnahmen zur Krankheitsverhütung wie z. B. Verhaltensanpassung, Impfungen und medikamentöse Prophylaxe (vor allem gegen Malaria),
- individuelle gesundheitliche Risiken durch Vorerkrankungen,
- besondere soziale und kulturelle Aspekte,
- Informationen über die medizinische Versorgung/Infrastruktur an den Einsatzorten,
- alterstypische Vorsorgeuntersuchungen, die von der gesetzlichen Krankenversicherung angeboten werden,
- der Abschluss einer erforderlichen zahnärztlichen Behandlung.

Zu weiteren Aspekten der Beratung siehe auch Kapitel 3.3 und 3.4.

3 Ergänzende Hinweise

3.1 Geographisch-klimatische Besonderheiten

Besondere gesundheitliche oder hygienische Bedingungen sind nicht auf die Tropen oder Subtropen beschränkt. Auch außerhalb dieses Bereichs sollte je nach den Tätigkeitsbedingungen des Einzelfalls und nach Beurteilung des gesundheitlichen Risikos eine ärztliche Beratung bis hin zu Untersuchungen nach diesem Grundsatz erfolgen; siehe DGUV Information „Handlungsanleitung für arbeitsmedizinische Untersuchungen nach dem DGUV Grundsatz G 35" (DGUV Information 240-350).
Mit ungünstigen klimatischen und vor allem hygienischen Bedingungen sowie mit unzureichender medizinischer Versorgung ist beispielsweise auch in einigen südosteuropäischen und asiatischen Ländern, die nicht den Tropen oder Subtropen angehören, sowie in Polarregionen zu rechnen.
Zwischen 30° nördlicher und 30° südlicher Breite liegen die „warmen Länder". Hitze, Feuchtigkeit und Sonneneinstrahlung schaffen ein Klima, das sich stark von den Umweltbedingungen in Mitteleuropa unterscheidet. Das gilt insbesondere für die Tropen (23°27 nördlicher und südlicher Breite). Ein Aufenthalt in größeren Höhen bedeutet eine zusätzliche Herausforderung für den menschlichen Organismus.
Der physisch und psychisch gesunde Mensch ist im Regelfall diesen Belastungen gewachsen und kann sich darauf einstellen (Akklimatisation). Auch Menschen mit Vorerkrankungen können in diese Gegenden reisen und dort arbeiten, sofern sie hierzu ärztlich beraten wurden und eine adäquate medizinische Betreuung im Zielland gewährleistet ist. Akute Erkrankungen und bestimmte chronische Leiden beinhalten aber sowohl bei kurzen Besuchen als auch bei längeren Aufenthalten ein Gesundheitsrisiko.

3.2 Hygienische Besonderheiten

Insbesondere in warmen Ländern können Probleme bei der Einhaltung hygienischer Standards bestehen. Das Klima begünstigt das Vorkommen und die Vermehrung von Arthropoden als Krankheitsüberträger und von Zwischenwirten verschiedener Infektionserreger. Viele Tiere – auch Haustiere – dienen als Erregerreservoir. Schlechtere sanitäre Zustände begünstigen bakterielle, Protozoen- (z. B. Lamblien, Amöben) und Wurminfektionen. Wasser aus der öffentlichen Wasserversorgung kann meist nicht als hygienisch einwandfreies Trinkwasser angesehen werden.

3.3 Typische Krankheiten

Zu den klassischen Tropenkrankheiten zählen heute vor allem Malaria, Bilharziose (Schistosomiasis), Schlafkrankheit (afrikanische Trypanosomiasis), Chagaskrankheit (südamerikanische Trypanosomiasis), Gelbfieber, Denguefieber und andere (Arbo-) Virusinfektionen sowie Filariosen und Frambösie.
Die Ausbreitungsgebiete der einzelnen Erkrankungen sind sehr unterschiedlich und können sich z. B. im Rahmen von Klimaveränderungen über Jahre oder durch techni-

sche Eingriffe des Menschen (Bewässerungsprojekte, Stauseeanlage mit beispielsweise Zunahme der Neuerkrankungen an Bilharziose) durchaus verändern. Nähere Angaben dazu sowie über die Krankheitslast in ausgewählten Regionen finden sich in der einschlägigen tropenmedizinischen und epidemiologischen Fachliteratur.
Die meisten Krankheiten, die heute in den warmen Ländern ihre Opfer fordern, sind jedoch bedingt durch Armut, enge Wohnverhältnisse, schlechte hygienische Bedingungen, mangelnden Zugang zu Gesundheitseinrichtungen und Unkenntnis über die Möglichkeiten der Vorbeugung und Behandlung. Dadurch sind in vielen Ländern bei uns eher seltene Infektionskrankheiten wie Tuberkulose, sexuell übertragbare Erkrankungen, insbesondere HIV, Peitschenwurm-, Hakenwurm- und Spulwurmbefall, Lambliasis, Amöbiasis, Shigellosen und andere infektiöse Darmerkrankungen häufiger. Die verschiedenen Formen der Virushepatitis, Hauterkrankungen wie Mykosen oder Skabies sind sehr weit verbreitet. Die Gefahr von Choleraausbrüchen nimmt mit häufigeren Überschwemmungen, bei mangelhafter sanitärer Infrastruktur und immer enger werdenden Wohnverhältnissen zu. Es bestehen immer noch vereinzelt Pestfoki in der Nagerpopulation einiger Länder, die zu lokalen Ausbrüchen führen können. Die Lepra konnte zwar durch entsprechende Programme stark zurückgedrängt werden, ist aber keineswegs völlig ausgerottet.
Einige Krankheiten können auch nach kurzen Aufenthalten auftreten und unbehandelt oder zu spät behandelt zu schweren gesundheitlichen Schäden oder zum Tode führen (z. B. Malaria, Amöbiasis, Leishmaniose). Manche Infektionen bedürfen einer typischen Exposition (z. B. Bilharziose, zeckenübertragene Arboviren) oder werden auch bei langjährigem Aufenthalt nur selten erworben (z. B. Filariosen, Lepra).
Gegen viele der genannten Infektionen kann man sich durch die Beachtung von einfachen Hygieneregeln, Impfungen oder prophylaktische Medikation schützen. Die dafür erforderlichen Informationen sollte jeder Ausreisende für seinen Arbeitseinsatz erhalten. Hinweise auf entsprechende Broschüren, Bücher oder auf zuverlässige Internetseiten sind hilfreich.
In einer Reihe von tropischen Ländern ist das HI-Virus in der Bevölkerung weit verbreitet. Damit ist dort mit einem erhöhten Übertragungsrisiko, vor allem bei ungeschützten sexuellen Kontakten, jedoch auch bei medizinischen Maßnahmen wie z. B. Injektionen, Infusionen und Blutübertragung zu rechnen.
Eine gesundheitsbewusste Lebensführung mit ausreichend Bewegung und Entspannung ist überall empfehlenswert und sollten während der Beratung thematisiert werden. Viele gesundheitliche Risiken und Unfallgefahren sind auch außerhalb der eigentlichen Dienst- und Arbeitszeiten im Ausland höher als in Deutschland. Häufig lässt sich beobachten, dass im Zielland Alkohol in größeren Mengen konsumiert wird als in Deutschland üblich. Die Ursachen sind in anderen sozialen Normen und Trinkgepflogenheiten, Langeweile und hoher psychischer Belastung durch Arbeitsstress oder Sicherheitsrisiken vor Ort und mangelnder familiärer oder persönlicher Anbindung und sozialer Kontrolle zu suchen. Auch der Zugang zu und der Konsum von anderen Drogen kann dadurch erleichtert sein.
Gesundheitliche Beeinträchtigungen und akute oder chronische Erkrankungen im Gefolge eines Auslandsaufenthalts lassen sich heute in den meisten Fällen diagnostizieren und erfolgreich behandeln. Zur Dokumentation von ärztlichen Behand-

lungen im Ausland dient ein mehrsprachiges Formblatt „Medical Report" (siehe Anhang 5).
Entsendende Unternehmen werden über den Versicherungsschutz bei Auslandstätigkeiten, über Verhaltensmaßregeln in organisatorischer Hinsicht vor Antritt von Auslandsreisen, über das Verhalten bei Unfällen und Berufskrankheiten im Ausland und über die Frage des Rücktransportes informiert durch das Merkblatt der Deutschen Gesetzlichen Unfallversicherung „Gesetzliche Unfallversicherung bei Entsendung ins Ausland" – Stand: August 2011 (Hrsg.: Deutsche Verbindungsstelle für die gesetzliche Unfallversicherung – Ausland. Deutsche Gesetzliche Unfallversicherung (DGUV), St. Augustin, http://www.dguv.de/de/internationales/deutsche_verbindungsstelle/merkblatt_guv/index.jsp
Die Notwendigkeit für eine Beratung bzw. Untersuchung nach den Kriterien des G 35 besteht aus medizinischer Sicht auch für mitreisende Ehepartner und Kinder. Ob das entsendende Unternehmen die Kosten zu tragen hat, richtet sich nach den arbeitsvertraglichen Gegebenheiten.

3.4 Psychische Aspekte

Psychische Krankheiten werden in vielen Kulturkreisen anders wahrgenommen und behandelt als in Europa. In einigen Ländern sind die Methoden einer modernen Psychiatrie noch unbekannt. Durch Akulturationsstress können prädisponierte Reisende psychisch erkranken. Die besondere Beanspruchung durch Stress (bedingt durch andere Lebensweise, Lärm, Klima etc.) sollte im Beratungsgespräch thematisiert werden.

4 Berufskrankheit

Nr. 3101 der Anlage 1 zur Berufskrankheitenverordnung (BKV) „Infektionskrankheiten, wenn der Versicherte im Gesundheitsdienst, in der Wohlfahrtspflege oder in einem Laboratorium tätig oder durch eine andere Tätigkeit der Infektionsgefahr in ähnlichem Maße besonders ausgesetzt war"

Nr. 3102 der Anlage 1 zur Berufskrankheitenverordnung (BKV) „Von Tieren auf Menschen übertragbare Krankheiten"

Nr. 3104 der Anlage 1 zur Berufskrankheitenverordnung (BKV) „Tropenkrankheiten, Fleckfieber" (siehe auch: Merkblatt zur BKV-Nr. 3104 der Anlage zur Berufskrankheitenverordnung (BKV): „Tropenkrankheiten, Fleckfieber", Bundesarbeitsblatt 7/2005, Seite 48 bis 58)

5 Literatur/Tropenmedizinische Institutionen

5.1 Tropenmedizinische Institutionen in Deutschland

5.1.1 Institute und Kliniken

In geographisch-alphabetischer Reihenfolge:

Institut für Tropenmedizin und Internationale Gesundheit
Spandauer Damm 130, 14050 Berlin
Telefon: +49 (0) 30/30 11 66, AB mit automatischer Weiterleitung

Medizinische Klinik mit Schwerpunkt Infektiologie und Pneumologie
Campus Virchow-Klinikum, Universitätsklinikum Charité
Augustenburger Platz 1, 13353 Berlin
Telefon: +49 (0) 30/4 50-55 30 52 und 030/45 0-50 (Zentrale)

Institut für Medizinische Mikrobiologie, Immunologie und Parasitologie
Universitätsklinikum Bonn (AöR)
Siegmund-Freud-Straße 25, 53127 Bonn
Telefon: +49 (0) 2 28/2 87-1 56 75
Med. Klinik: +49 (0) 2 28/2 87-0
oder
Tropenambulanz: Institut für Medizinische Parasitologie der Universität Bonn
Telefon.: +49 (0) 2 28/2 87 56 73
Telefax: +49 (0) 2 28/ 287 95 73
E-Mail: sekretariat@parasit.meb.uni-bonn.de

Institut für Tropenmedizin, Krankenhaus Dresden-Friedrichstadt
Friedrichstraße 39, 01067 Dresden
Telefon: +49 (0) 3 51/4 80-0 nur Ambulanz
Anmeldung Zentrum für Reisemedizin:
Telefon: +49 (0) 3 51/4 80-38 05
E-Mail: tropen@kdhf.de

Klinik für Gastroenterologie, Hepatologie und Infektiologie
Universitätsklinikum Düsseldorf
Gebäude 13.54.00.41, Moorenstraße 5, 40225 Düsseldorf
Telefon: +49 (0) 2 11/81-1 63 30 oder +49 (0) 2 11/81-1 75 69
Telefax: +49 (0) 2 11/81-1 87 52
E-Mail: werth@med.uni-duesseldorf.de
Zentrale: Telefon +49 (0) 2 11/81 00

Bernhard-Nocht-Institut für Tropenmedizin
Bernhard-Nocht-Straße 74, 20359 Hamburg
Telefon: +49 (0) 40/4 28 18-0
Telefax: +49 (0) 40/4 28 18-4 00
24 Std. Diagnostik

Bundeswehrkrankenhaus Hamburg
Fachbereich Tropenmedizin
Lesserstraße 180, 22049 Hamburg
Telefon: +49 (0) 40/69 47-11 21 oder -11 01
Telefax: +49 (0) 40/69 47-29 43

Universitätsklinikum Heidelberg, Department für Infektiologie, Sektion Klinische Tropenmedizin
Im Neuenheimer Feld 324, 69120 Heidelberg
Telefon: +49 (0) 62 21/56-2 29 05 oder 56-2 29 99
Telefax: +49 (0) 62 21/56-52 04

Tropenmedizinische Ambulanz
Telefon: +49 (0) 62 21/56-2 29 05 oder 56-2 29 99
Nach 17:00 Uhr und am Wochenende:

Notfallambulanz der Medizinischen Klinik
Telefon: +49 (0) 62 21/56-87 82

Universitätsklinikum Leipzig, Zentrum für Innere Medizin, Med. Klinik II, Fachbereich Infektions- und Tropenmedizin
Liebigstraße 20, 04103 Leipzig
Telefon: +49 (0) 3 41/9 72 49 71
Telefax: +49 (0) 3 41/9 72 49 79
Notfallmäßig Telefon: +49 (0) 3 41/9 71 78 00

Klinikum St. Georg gGmbH, Klinik für Infektiologie, Tropenmedizin und Nephrologie
Delitzscher Straße 141, 04129 Leipzig
Telefon: +49 (0) 3 41/9 09 26 19

Zentrale Interdisziplinäre Notaufnahme (ZNA)
Telefon: +49 (0) 3 41/9 09-34 04

Klinikum der Universität München, Abteilung für Infektions- und Tropenmedizin
Leopoldstraße 5, 80802 München
Telefon: +49 (0) 89/21 80-35 17
Telefax: +49 (0) 89/33 61 12
Email: tropinst@lrz.uni-muenchen.de
24 Std. Diagnostik

Städtisches Klinikum München Schwabing, Klinik für Hämatologie, Onkologie, Immunologie, Palliativmedizin, Infektiologie und Tropenmedizin
Kölner Platz 1, 80804 München
Telefon: +49 (0) 89/30 68-26 01
Telefax: +49 (0) 89/30 68-39 10
24 Std Diagnostik

Universitätklinikum Rostock
Klinik und Poliklinik für Innere Medizin
Abteilung für Tropenmedizin und Infektionskrankheiten
Ernst-Heydemann-Straße 6, 18057 Rostock
Telefon.: +49 (0) 3 81/4 94 75 11
Telefax: +49 (0) 3 81/49 4 75 09
E-Mail: tropen@med.uni-rostock.de

Universitätsklinikum Tübingen
Innere Medizin VII – Institut für Tropenmedizin, Reisemedizin, Humanparasitologie
Wilhelmstraße 27, 72074 Tübingen
Telefon: +49 (0) 70 71/29-8 23 65
Notaufnahme der Medizinischen Klinik: +49 (0) 70 71/29-8 20 90

Tropenklinik Paul-Lechler-Krankenhaus
Paul-Lechler-Straße 24, 72076 Tübingen
Anmeldung für Tropenmedizinische Ambulanz
Telefon: +49 (0) 70 71/2 06-4 14
24-Std.-Dienst für Notfälle außerhalb der Ambulanzzeiten
Telefon: +49 (0) 70 71/2 06-0
Telefax: +49 (0) 70 71/2 06-4 99
E-Mail: Ambulanz@Tropenklinik.de

Zentrum für Innere Medizin, Klinik für Innere Medizin III, Universitätsklinikum Ulm
Albert-Einstein-Allee 23, 89081 Ulm
Telefon: +49 (0) 7 31/5 00-4 55 51
Telefax: +49 (0) 7 31/5 00-4 55 05
Notfälle über die Uniklinik Telefon: +49 (0) 7 31/5 00-0

Tropenmedizinische Abteilung, Missionsärztliche Klinik
Salvatorstraße 7, 97074 Würzburg
Telefon: +49 (0) 9 31/7 91-28 21
Telefax: +49 (0) 9 31/7 91-28 26
E-Mail: tropenteam@missioklinik.de
in Notfällen 24-h-Bereitschaft (diensthabender Arzt)
Telefon: +49 (0) 9 31/7 91-0 (Pforte)

5.1.2 Sonstige Einrichtungen

Augenklinik der Universität München
Abteilung für Präventiv- und Tropenophthalmologie
Mathildenstraße 8, 80336 München
Telefon: +49 (0) 89/51 60-38 24

Gesundheitsdienst des Auswärtigen Amtes
Werderscher Markt 1, 10117 Berlin
Telefon: +49 (0) 30/18 17-32 76
Telefax: +49 (0) 30/18 17-47 53
E-Mail: 106-r@auswaertiges-amt.de

5.2 Literatur

5.2.1 Tropenmedizinische Literatur und Hinweise für den Arzt

CDC Health Information for International Travel: The Yellow Book. Oxford University Press, New York, 2012

Cook, G. C., Zumla A. (Hrsg): Manson's tropical diseases. W. B. Saunders, London, 2008

Chiodini, P. L.: Atlas of travel medicine and health. McGraw-Hill, 2011

Chiodini, P. L. et al.: Atlas of medical helminthology and protozoology. Churchill Livingstone, Edinburgh, 2001

Guerrat, R. L., Walker, D. H., Weller, P. F.: Tropical Infectious Diseases: Principles, Pathogens and Practice. 3rd edition. Elsevier, 2011

Jelinek, T.: Kursbuch Reisemedizin: Beratung, Prophylaxe, Reisen mit Erkrankungen. Thieme, 2012

Löscher, T., Burchard, G. D.: (Hrsg): Tropenmedizin in Klinik und Praxis. Thieme, Stuttgart, 2010

Meyer, C. G.: Tropenmedizin. Infektionskrankheiten. Ecomed, Landsberg, 2007

Peters, W., Pasvol, G: Atlas of tropical medicine and parasitology. Mosby, London, 2007

Plotkin, S. A. et al.: Vaccines. W. B. Saunders, Philadelphia, 2012

Sanford Guide to antimicrobial Therapy, 42. Edition, 2012

Spiess, H., Heininger, U.: Impfkompendium. Thieme, Stuttgart, 2011

Strickland, G. T.: Hunter's tropical medicine and emerging infectious diseases. W. B. Saunders, Philadelphia, 2012

WHO: International Travel and Health, WHO, Genf, 2012

5.2.2 Ratschläge und Hinweise für Tropenreisende und Auslandstätige

Deutsche Gesetzliche Unfallversicherung: Gesetzliche Unfallversicherung bei Entsendung ins Ausland.
http://publikationen.dguv.de/dguv/udt_dguv_main.aspx?FDOCUID=24569, DGUV-Publikationsdatenbank, www.dguv.de/publikationen

Döller, P. C. et al.: Ratschläge zur Erhaltung der Gesundheit in tropischen und subtropischen Ländern. Informationen für Auswanderer und Auslandstätige. Informationsschrift Nr. 23, 25. Auflage, 2011. Erhältlich über Bundesverwaltungsamt, Postfach 680169, 50728 Köln

Weiß, W. und Rieke, B.: Der medizinische Ratgeber für beruflich Reisende, MedPrä, 2012

Werner, D.: Wo es keinen Arzt gibt. Reise Know-How Verlag Peter Rump, 2008

5.2.3 Internetadressen

- Robert Koch-Institut: www.rki.de
- World Health Organization: www.who.int
- Centers for Disease Control and Prevention: www.cdc.gov
- European Centre for Disease Prevention and Control: www.ecdc.europa.eu
- Paul-Ehrlich-Institut (Bundesamt für Sera und Impfstoffe): www.pei.de
- Deutsche Gesellschaft für Tropenmedizin und Internationale Gesundheit e. V. – DTG: www.dtg.org
- Deutsche Gesetzliche Unfallversicherung: www.dguv.de
- www.auswandern.bund.de

6 Vorschriften, Regeln

Arbeitsmedizinische Regeln (AMR), Bundesarbeitsblatt, bei der Bundesanstalt für Arbeitsschutz und Arbeitsmedizin. www.baua.de

AMR 2.1 „Fristen für die Veranlassung/das Angebot von arbeitsmedizinischen Vorsorgeuntersuchungen"

Verordnung zur arbeitsmedizinischen Vorsorge (ArbMedVV)

G 36 Vinylchlorid

Bearbeitung: Ausschuss Arbeitsmedizin der Gesetzlichen Unfallversicherung, Arbeitskreis 2.1 „Gefahrstoffe"
Fassung Oktober 2014

Vorbemerkungen

Dieser Grundsatz gibt Anhaltspunkte für gezielte arbeitsmedizinische Untersuchungen, um Erkrankungen, die durch Vinylchlorid entstehen können, zu verhindern oder frühzeitig zu erkennen.
Hinweise für die Gefährdungsbeurteilung und die Auswahl des zu untersuchenden Personenkreises gibt die DGUV Information „Handlungsanleitung für arbeitsmedizinische Untersuchungen nach dem DGUV Grundsatz G 36" (DGUV Information 240-360, i. Vb.).

Ablaufplan

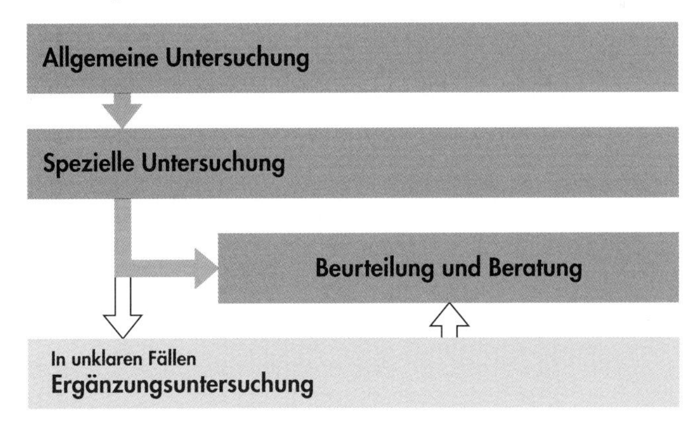

1 Untersuchungen

1.1 Untersuchungsarten, Fristen

Bei der Festlegung der Fristen zu den Untersuchungsintervallen sind je nach Rechtsgrundlage des Untersuchungsanlasses die für diesen Anlass gültigen staatlichen Vorschriften und Regeln zu beachten.
Wenn es für den konkreten Untersuchungsanlass keine staatlichen Vorgaben zu Fristen gibt, können ersatzweise die Empfehlungen in der nachfolgenden Tabelle zu Anwendung kommen.

Erstuntersuchung	Vor Aufnahme der Tätigkeit
Nachuntersuchungen	Nach 12–24 Monaten
	Vorzeitig: • Nach schwerer oder längerer Erkrankung, die Anlass zu Bedenken gegen eine Fortsetzung der Tätigkeit geben könnte • Nach ärztlichem Ermessen in Einzelfällen • Bei Beschäftigten, die einen ursächlichen Zusammenhang zwischen ihrer Erkrankung und ihrer Tätigkeit am Arbeitsplatz vermuten
Nachgehende Untersuchungen[1]	• Nach Ausscheiden aus dieser Tätigkeit bei bestehendem Beschäftigungsverhältnis • Nach Beendigung der Beschäftigung

[1] Hinweis: Die vom Organisationsdienst für nachgehende Untersuchungen (ODIN, www.odin-info.de) nach Ausscheiden aus dem Unternehmen zu veranlassende nachgehende Vorsorge wird nach einer Vereinbarung mit den angeschlossenen Unfallversicherungsträgern durchgeführt.

1.2 Untersuchungsprogramm

1.2.1 Allgemeine Untersuchung

Erstuntersuchung

- Feststellung der Vorgeschichte (allgemeine Anamnese, Arbeitsanamnese, Beschwerden); siehe auch Basisuntersuchungsprogramm (BAPRO)
- Urinstatus (Mehrfachteststreifen, Sediment).

Nachuntersuchung/Nachgehende Untersuchung

- Zwischenanamnese (einschließlich Arbeitsanamnese); siehe auch BAPRO
- Urinstatus (Mehrfachteststreifen, Sediment)

Besonders achten auf

- Oberbauchbeschwerden,
- Appetitlosigkeit (Abneigung gegen Fett),
- Missempfindungen in den Fingern,
- Schwindelgefühl.

1.2.2 Spezielle Untersuchung

Erstuntersuchung	Nachuntersuchung/ Nachgehende Untersuchung

- großes Blutbild mit Thrombozyten
- SGPT (ALAT)
- SGOT (ASAT)
- γ-GT
- alkalische Phosphatase.
- Biomonitoring (siehe 3.1.4, nur bei der Nachuntersuchung)

Erwünscht:

- weitere Leberdiagnostik
- Oberbauchsonographie mit besonderer Darstellung der Leber.

1.3 Voraussetzungen zur Durchführung

- Gebietsbezeichnung „Arbeitsmedizin" oder Zusatzbezeichnung „Betriebsmedizin"
- Laboruntersuchungen unter Beachtung der „Richtlinie der Bundesärztekammer zur Qualitätssicherung quantitativer labormedizinischer Untersuchungen".

2 Arbeitsmedizinische Beurteilung und Beratung

Eine arbeitsmedizinische Beurteilung und Beratung im Rahmen gezielter arbeitsmedizinischer Untersuchungen ist erst nach Kenntnis der Arbeitsplatzverhältnisse und der individuellen Belastung möglich. Grundlage dafür ist eine Gefährdungsbeurteilung, die auch dazu Stellung nimmt, welche technischen, organisatorischen und personenbezogenen Schutzmaßnahmen getroffen wurden bzw. zu treffen sind. Für Beschäftigte, die Tätigkeiten mit Gefahrstoffen ausüben, ist eine individuelle Aufklärung und Beratung angezeigt.

2.1 Kriterien

Eine Beurteilung sollte unter Berücksichtigung der individuellen Exposition erfolgen.

2.1.1 Dauernde gesundheitliche Bedenken

Erstuntersuchung	Nachuntersuchung

Personen mit schweren Gesundheitsstörungen wie

- in den letzten 2 Jahren durchgemachter oder bestehender Lebererkrankung,
- systemischen Blutkrankheiten,
- sklerodermieartigen Hauterkrankungen,
- Akroosteolyse,
- Störungen des zentralen und peripheren Nervensystems,
- Gefäßveränderungen (insbesondere Raynaud-Syndrom),
- erheblich eingeschränkter Atemfunktion,
- Diabetes mellitus (insulinpflichtig),
- Alkohol-, Medikamenten-, Drogenmissbrauch und -abhängigkeit.

2.1.2 Befristete gesundheitliche Bedenken

Erstuntersuchung	Nachuntersuchung

Personen mit den unter 2.1.1 genannten Erkrankungen, soweit eine Wiederherstellung zu erwarten ist.

2.1.3 Keine gesundheitlichen Bedenken unter bestimmten Voraussetzungen

Erstuntersuchung	Nachuntersuchung

Sind die unter 2.1.1 genannten Erkrankungen oder Funktionsstörungen weniger ausgeprägt, so sollte der untersuchende Arzt prüfen, ob unter bestimmten Voraussetzungen die Aufnahme bzw. Fortsetzung der Tätigkeit möglich ist. Hierbei wird gedacht an
- technische Schutzmaßnahmen,
- organisatorische Schutzmaßnahmen, z. B. Begrenzung der Expositionszeit,
- Einsatz an Arbeitsplätzen mit nachgewiesener geringerer Exposition,
- persönliche Schutzausrüstung unter Beachtung des individuellen Gesundheitszustandes,
- verkürzte Nachuntersuchungsfristen.

2.1.4 Keine gesundheitlichen Bedenken

Erstuntersuchung	Nachuntersuchung

Alle anderen Personen, soweit keine Beschäftigungsbeschränkungen bestehen.

2.2 Beratung

Die Beratung sollte entsprechend der Arbeitsplatzsituation und den Untersuchungsergebnissen im Einzelfall erfolgen. Die Beschäftigten sind über die Ergebnisse der arbeitsmedizinischen Untersuchung und des Biomonitoring zu informieren.
Auf die allgemeinen Hygienemaßnahmen und persönlichen Schutzausrüstungen ist hinzuweisen.
Die Beschäftigten sollten hinsichtlich der krebserzeugenden Wirkung von Vinylchlorid beraten werden.
Wenn sich aus der arbeitsmedizinischen Untersuchung Hinweise ergeben, die eine Aktualisierung der Gefährdungsbeurteilung zur Verbesserung des Arbeitsschutzes notwendig machen, hat der untersuchende Arzt dies dem Arbeitgeber mitzuteilen. Dabei ist die Wahrung der schutzwürdigen Belange des Untersuchten zu beachten.

3 Ergänzende Hinweise

3.1 Exposition, Beanspruchung

3.1.1 Vorkommen, Gefahrenquellen

Stoffbezogene Hinweise zu Vorkommen und Gefahrenquellen enthält das Gefahrstoffinformationssystem GESTIS (siehe 5).
Insbesondere bei folgenden Betriebsarten, Arbeitsplätzen oder Tätigkeiten ist mit einer Exposition gegenüber Vinylchlorid zu rechnen:

- Vinylchloridherstellung,
- Vinylchloridumfüllanlagen,
- Polyvinylchloridherstellungsanlagen,
- Vinylchloridrückgewinnungsanlagen.

Dabei speziell:

- Arbeiten im Bereich von Reaktionsbehältern
- Reinigen von Behältern (manuell).

Weitere Hinweise enthält die DGUV Information „Handlungsanleitung für arbeitsmedizinische Untersuchungen nach dem DGUV Grundsatz G 36" (DGUV Information 240-360, i. Vb.)

3.1.2 Physikalisch-chemische Eigenschaften

Vinylchlorid (Monochlorethylen) ist bei normalen Bedingungen ein farbloses, leicht entzündliches Gas mit schwach süßlichem Geruch. Bei 101,3 kPa (760 Torr) wird es bei −14 °C zu einer farblosen, leicht beweglichen Flüssigkeit kondensiert. Vinylchlorid ist in fast allen organischen Flüssigkeiten sehr gut löslich. In Wasser ist Vinylchlorid nur wenig löslich; bei Verwendung von Suspensionsmitteln, Stabilisatoren oder Emulgatoren kann es unter Rühren in Wasser fein verteilt werden. In Abwesenheit von Luft und Licht ist reines, trockenes Vinylchlorid in flüssigem und gasförmigem Zustand stabil und nicht korrosiv. Die chemischen Umsetzungen des Vinylchlorids beschränken sich fast ausschließlich auf die Reaktionen der Doppelbindung. Das Chloratom, als zweite funktionelle Gruppe, ist nur schwer austauschbar. Die wichtigste Eigenschaft des Vinylchlorids ist seine Fähigkeit zu polymerisieren.

Vinylchlorid

Formel :	C_2H_3Cl
CAS-Nr. :	75-01-4

Über das Gefahrstoffinformationssystem GESTIS sind die Einstufungen und Bewertungen sowie weitere stoffspezifische Informationen verfügbar (siehe 5).

3.1.3 Aufnahme

Die Aufnahme erfolgt vorwiegend über die Atemwege sowie über die Haut.

3.1.4 Biomonitoring

Hinweise zum Biomonitoring sind im Anhang 3, Leitfaden „Biomonitoring", enthalten.

Biologische Werte zur Beurteilung

Arbeitsstoff (CAS-Nr.)	**Parameter**	**Biologischer Wert (BW)**	**Untersuchungs-material**	**Probennahme-zeitpunkt**
Vinylchlorid (75-01-4)	Thiodiglykol-säure	EKA[2]	Urin	bei Langzeit-exposition: nach mehreren vorangegange-nen Schichten
Vinylchlorid in der Luft (ml/m³) (mg/m³)		Thiodiglykolsäure im Urin (mg/24 h)		
1 2,6 2 5,2 4 10 8 21 16 41		1,8 2,4 4,5 8,2 10,6		
Vinylchlorid	Thiodiglykol-säure	BAR[3]	Urin	vor nachfolgen-der Schicht
		1,5 mg/l		

Die jeweils aktuelle Fassung der MAK- und BAT-Werte-Liste ist zu beachten.

[2] EKA: Expositionsäquivalente für krebserzeugende Arbeitsstoffe (EKA-Werte, siehe aktuelle MAK- und BAT-Werte-Liste) stellen die Beziehungen zwischen der Stoffkonzentration in der Luft am Arbeitsplatz und der Stoff- bzw. Metabolitenkonzentration im biologischen Material dar. Aus ihnen kann entnommen werden, welche innere Beziehung sich bei ausschließlicher inhalativer Stoffaufnahme ergeben würde.

[3] BAR: Biologischer Arbeitsstoff-Referenzwert

Das Biomonitoring ist mit zuverlässigen Methoden durchzuführen, umden Anforderungen der Qualitätssicherung zu genügen (Anhang 3, Leitfaden „Biomonitoring").
Weitere Hinweise können den arbeitsmedizinisch-toxikologischen Begründungen für Biologische Arbeitsstofftoleranz-Werte (BAT-Werte), Expositionsäquivalente für krebserzeugende Arbeitsstoffe (EKA) und Biologische Leitwerte (BLW) der Senatskommission zur Prüfung gesundheitsschädlicher Arbeitsstoffe der Deutschen Forschungsgemeinschaft (DFG), den entsprechenden Bekanntmachungen des Ausschusses für Gefahrstoffe (AGS) sowie den Leitlinien der Deutschen Gesellschaft für Arbeitsmedizin und Umweltmedizin e. V. (DGAUM) entnommen werden.

3.2 Funktionsstörungen, Krankheitsbild

3.2.1 Wirkungsweise

Vinylchlorid wird über die Zwischenstufen überwiegend zu Thiodiglykolsäure abgebaut. Die kanzerogene Wirkung des Vinylchlorids wird auf eine DNA-Alkylierung reaktiver Metaboliten zurückgeführt.
Vinylchlorid oder seine Metaboliten wirken vor allem auf die Leber (karzinogene Effekte), das Blut, die Haut, das Gefäßsystem und das Knochensystem.

3.2.2 Akute/subakute Gesundheitsschädigung

Exposition gegen Vinylchlorid in sehr hohen Dosen verursacht Müdigkeit, Schwindel, pränarkotisches Syndrom, Narkose eventuell mit Todesfolge.

3.2.3 Chronische Gesundheitsschädigung

Leberschäden einschließlich bösartiger Erkrankungen, Oesophagus- und Magenfundusvarizen, Milzvergrößerung, Thrombozytopenie, Durchblutungsstörungen (insbesondere Raynaud-Syndrom), Akroosteolyse, morphologische Veränderungen der Fingerglieder, sklerodermieartige Hautveränderungen.

4 Berufskrankheit

Nr. 1302 der Anlage 1 zur Berufskrankheitenverordnung (BKV) „Erkrankungen durch Halogenkohlenwasserstoffe".

5 Literatur

Angerer, J., Schaller, K.-H. (Bearb.): Analysen in biologischem Material. In: Greim, H. (Hrsg.): Analytische Methoden zur Prüfung gesundheitsschädlicher Arbeitsstoffe. Losebl.-Ausg. Wiley-VCH, Weinheim

Deutsche Forschungsgemeinschaft. Senatskommission zur Prüfung gesundheitsschädlicher Arbeitsstoffe. MAK- und BAT-Werte-Liste. Maximale Arbeitsplatzkonzentration und Biologische Arbeitsstofftoleranzwerte, aktuelle Fassung, Wiley-VCH, Weinheim: http://onlinelibrary.wiley.com/book/10.1002/9783527666027

Drexler, H., Greim, H. (Hrsg.): Biologische Arbeitsstoff-Toleranz-Werte (BAT-Werte), Expositionsäquivalente für krebserzeugende Arbeitsstoffe (EKA) und Biologische Leitwerte (BLW): Arbeitsmedizinisch-toxikologische Begründungen. Losebl.-Ausg. Wiley-VCH, Weinheim

Gesellschaft Deutscher Chemiker (GDCh). Beratergremium für umweltrelevante Altstoffe (BUA) „Vinylchlorid (Chlorethen)". BUA-Bericht 35, 1989

Gefahrstoffinformationssystem der Deutschen Gesetzlichen Unfallversicherung (GESTIS-Stoffdatenbank). www.dguv.de, Webcode d11892

Giesen, Th., Zerlett, G.: Berufskrankheiten und medizinischer Arbeitsschutz. Losebl.-Ausg. Kohlhammer, Köln

Greim, H. (Hrsg.): Gesundheitsschädliche Arbeitsstoffe: Toxikologisch-arbeitsmedizinische Begründungen von MAK-Werten. Losebl.-Ausg. Wiley-VCH, Weinheim

Handlungsanleitung für arbeitsmedizinische Untersuchungen nach dem DGUV Grundsatz G 36 „Vinylchlorid" (DGUV Information 240-360, i. Vb.). DGUV-Publikationsdatenbank, www.dguv.de/publikationen

Richtlinie der Bundesärztekammer zur Qualitätssicherung quantitativer labormedizinischer Untersuchungen. www.bundesaerztekammer.de

Triebig, Drexel, Letzel, Nowak (Hrsg.): Biomonitoring in Arbeitsmedizin und Umweltmedizin. 2012 ecomed Medizin

Triebig, G. et al. (Hrsg.): Arbeitsmedizin: Handbuch für Theorie und Praxis. 4. Aufl., Gentner, Stuttgart, 2014

Weihrauch, M. et al.: DNA-Mutationsanalyse bei Verdacht auf vinylchlorinduziertem hepatozellulärem Karzinom. Arbeitsmed Sozialmed Umweltmed 32 (1997) 269–271

6 Vorschriften, Regeln

Arbeitsmedizinische Regeln (AMR), GMB, Bundesanstalt für Arbeitsschutz und Arbeitsmedizin. www.baua.de
AMR 2.1: „Fristen für die Veranlassung/das Angebot von arbeitsmedizinischen Vorsorgeuntersuchungen"
AMR 6.2: „Biomonitoring"
Biomonitoring Auskunftsystem der Bundesanstalt für Arbeitsschutz und Arbeitsmedizin. http://www.baua.de/de/Themen-von-A-Z/Gefahrstoffe/Biomonitoring/Auskunftsystem.html
CLP-Verordnung (EG) Nr. 1272/2008 und ihre Anpassungen. www.reach-clp-helpdesk.de/de/CLP/CLP.html
Gefahrstoffverordnung (GefStoffV).
Technische Regeln für Gefahrstoffe (TRGS). www.baua.de:
TRGS 401: Gefährdung durch Hautkontakt – Ermittlung, Beurteilung, Maßnahmen
TRGS 420: Verfahrens- und stoffspezifische Kriterien (VSK) für die Ermittlung und Beurteilung der inhalativen Exposition
TRGS 500: Schutzmaßnahmen: Mindeststandard
TRGS 905: Verzeichnis krebserzeugender, erbgutverändernder oder fortpflanzungsgefährdender Stoffe
Verordnung zur arbeitsmedizinischen Vorsorge (ArbMedVV)

G 37 Bildschirmarbeitsplätze

Bearbeitung: Ausschuss „Arbeitsmedizin" der Gesetzlichen Unfallversicherung, Arbeitskreis 1.5 „Bildschirmarbeitsplätze"
Fassung Oktober 2014

Vorbemerkungen

Dieser Grundsatz gibt Anhaltspunkte für gezielte arbeitsmedizinische Untersuchungen, um Gesundheitsbeschwerden, die durch die Tätigkeit an Bildschirmarbeitsplätzen entstehen können, zu verhindern oder frühzeitig zu erkennen.
Hinweise für die Gefährdungsbeurteilung und die Auswahl des zu untersuchenden Personenkreises gibt die DGUV Information „Handlungsanleitung für arbeitsmedizinische Untersuchungen nach dem DGUV Grundsatz G 37 (DGUV Information 240-370, i. Vb.).

Ablaufplan

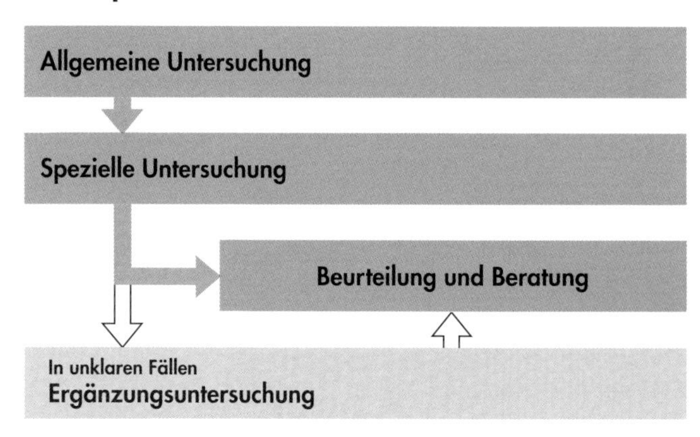

1 Untersuchungen

1.1 Untersuchungsarten, Fristen

Bei der Festlegung der Fristen zu den Untersuchungsintervallen sind je nach Rechtsgrundlage des Untersuchungsanlasses die für diesen Anlass gültigen staatlichen Vorschriften und Regeln zu beachten.
Wenn es für den konkreten Untersuchungsanlass keine staatlichen Vorgaben zu Fristen gibt, können ersatzweise die Empfehlungen in der nachfolgenden Tabelle zur Anwendung kommen.

Erstuntersuchung	Vor Aufnahme der Tätigkeit
Nachuntersuchungen	• Personen bis 40 Jahre: 60 Monate • Personen über 40 Jahre: 36 Monate • In begründeten Einzelfällen individuelle Verkürzung
	Vorzeitig: • Bei Auftreten von arbeitsplatzbezogenen Beschwerden • Nach ärztlichem Ermessen in Einzelfällen • Bei Beschäftigten, die einen ursächlichen Zusammenhang zwischen ihrer Erkrankung und ihrer Tätigkeit am Arbeitsplatz vermuten

1.2 Untersuchungsprogramm

1.2.1 Allgemeine Untersuchung

Erstuntersuchung	Nachuntersuchung

- Allgemeine Anamnese, Beschwerden, unter anderem
  - Augenbeschwerden und Augenerkrankungen,
  - Beschwerden und Erkrankungen des Bewegungsapparates,
  - neurologische Störungen,
  - Stoffwechselerkrankungen,
  - Bluthochdruck,
  - Dauerbehandlung mit Medikamenten.
- Arbeitsanamnese, unter anderem
  - Arbeitsplatzergonomie einschl. verwendeter Geräte,
  - Arbeitsaufgabe einschl. Qualifikation,
  - Arbeitseinweisung,
  - Arbeitszeit, Arbeitsumfang.

Bei entsprechenden Auffälligkeiten und Beschwerden können zusätzliche Untersuchungen im Hinblick auf die Tätigkeit durchgeführt werden.

1.2.2 Spezielle Untersuchung

Erstuntersuchung	Nachuntersuchung

- Sehschärfe Ferne (wenn vorhanden mit Sehhilfe)
- Sehschärfe Nähe, arbeitsplatzbezogen (wenn vorhanden mit Sehhilfe)
- Phorie (mögliche Fehlstellung der Augen)
- Zentrales Gesichtsfeld
- Farbsinn
- Bei Arbeitsaufgaben mit besonderen Anforderungen an das Sehvermögen können zusätzliche Untersuchungen erforderlich werden.

Die Mindestanforderungen an zu prüfende Merkmale bei der speziellen Untersuchung sind in der Tabelle 1, die Übersicht über Verfahren in der Tabelle 2 aufgeführt.

Tab. 1: Mindestanforderungen an in der speziellen Untersuchung zu prüfende Merkmale

Merkmal	Mindestanforderungen
Sehschärfe Ferne	0,8/0,8
Sehschärfe Nähe, arbeitsplatzbezogen	0,8/0,8
Sehschärfe beidäugig	0,8
zentrales Gesichtsfeld	regelrecht
Farbsinn	regelrecht

Tab. 2: Übersicht über die in der speziellen Untersuchung anzuwendenden Verfahren

Merkmal	Geräte bzw. Verfahren
Sehschärfe Ferne	Testverfahren nach DIN 58220 Teil 5
Sehschärfe Nähe	Testverfahren nach DIN 58220 Teil 5
Phorie	Testgeräte
zentrales Gesichtsfeld	Standardtafel
Farbsinn	Farbentafeln (z. B. Ishihara) oder Testgeräte

Test- oder Prüfgeräte nach Empfehlungen der Kommission für sinnesphysiologische Untersuchungen und Geräte der Deutschen Ophthalmologischen Gesellschaft DOG (siehe 5).

Beurteilungsschema: „Spezielle Untersuchung"

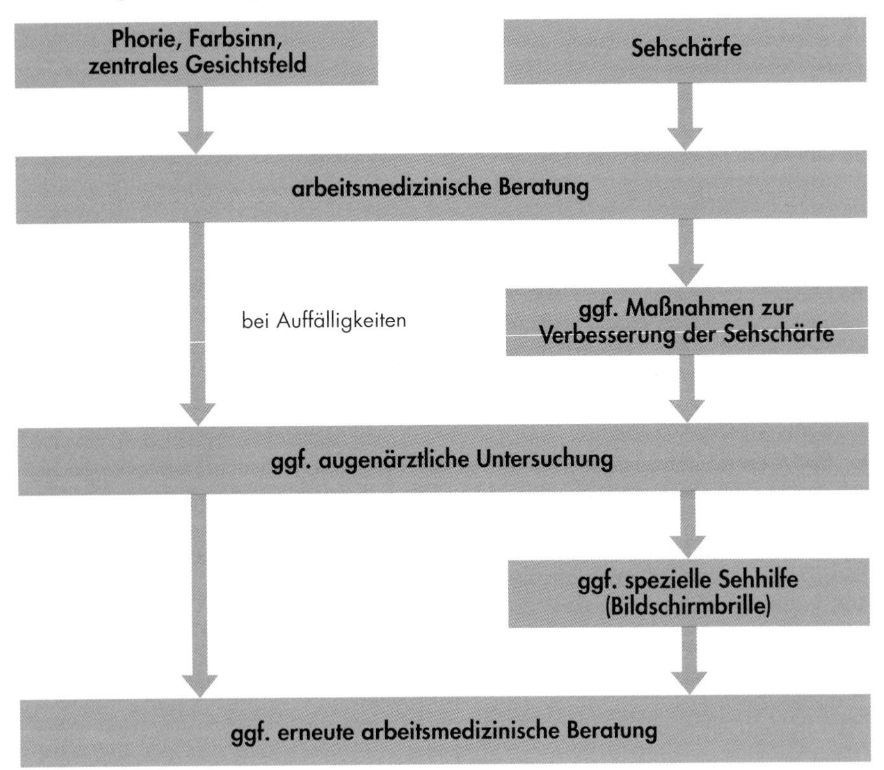

1.2.3 Gegebenenfalls Untersuchung des Sehvermögens durch einen Augenarzt

Der Untersuchte hat das Recht auf eine augenärztliche Untersuchung, wenn sie auf Grund der arbeitsmedizinischen Untersuchungsergebnisse erforderlich ist, insbesondere wenn z. B.

- weiterhin Auffälligkeiten oder Beschwerden bestehen und Klärungsbedarf besteht,
- die Mindestanforderungen weiterhin nicht erfüllt werden und Klärungsbedarf besteht,
- Auswirkungen auf die weitere Tätigkeit am Bildschirmarbeitsplatz bestehen könnten.

1.3 Voraussetzungen zur Durchführung

- Untersuchungen nach 1.2.1 und 1.2.2 sind durch Ärzte mit der Gebietsbezeichnung „Arbeitsmedizin" oder der Zusatzbezeichnung „Betriebsmedizin" durchzuführen. Die Durchführung eines Sehtestes kann auch durch andere fachkundige Personen erfolgen.
- Sehtestgerät nach den Empfehlungen der Kommission für sinnesphysiologische Untersuchungen und Geräte der Deutschen Ophthalmologischen Gesellschaft (DOG) zur Durchführung der speziellen Untersuchung
  - Möglichkeit der Untersuchung der Sehschärfe Ferne, Sehschärfe Nähe, Phorie (mögliche Fehlstellung der Augen), Farbsinn
  - Möglichkeit, bei der Prüfung der Sehschärfe Nähe auch den arbeitsplatzbezogenen Abstand zu berücksichtigen
- Prüfung des Gesichtsfeldes mit der Standardtafel.

2 Arbeitsmedizinische Beurteilung und Beratung

Eine arbeitsmedizinische Beurteilung und Beratung im Rahmen der arbeitsmedizinischen Untersuchungen ist erst nach Kenntnis der Arbeitsplatzverhältnisse und der individuellen Belastung möglich. Grundlage dafür ist eine Gefährdungsbeurteilung, die auch dazu Stellung nimmt, welche technischen, organisatorischen und personenbezogenen Schutzmaßnahmen getroffen wurden bzw. zu treffen sind.

2.1 Kriterien

Einäugigkeit oder Blindheit schließt Arbeit an Bildschirmgeräten grundsätzlich nicht aus.

2.1.1 Dauernde gesundheitliche Bedenken

Erstuntersuchung	Nachuntersuchung

Entfällt.

2.1.2 Befristete gesundheitliche Bedenken

Erstuntersuchung	Nachuntersuchung

Entfällt.

2.1.3 Keine gesundheitlichen Bedenken unter bestimmten Voraussetzungen

Erstuntersuchung	Nachuntersuchung

Bei Personen mit gesundheitlichen Einschränkungen kann ein Ausgleich geschaffen werden durch

- technische oder organisatorische Maßnahmen bzw.
- ärztliche Therapie.

Vorschläge für die Änderung der Arbeitsplatzverhältnisse können dem Arbeitgeber mitgeteilt werden. In Einzelfällen können ärztliche Empfehlungen für verkürzte Untersuchungsintervalle ausgesprochen werden. Bei deutlicher Sehbehinderung oder Blindheit erfolgt die Beurteilung in Zusammenarbeit mit einem Rehabilitationszentrum für Blinde und Sehbehinderte oder einer entsprechenden Einrichtung.

2.1.4 Keine gesundheitlichen Bedenken

Erstuntersuchung	Nachuntersuchung

Entfällt.

2.2 Beratung

Die Beratung der Beschäftigten erfolgt mit persönlicher Kenntnis der speziellen Arbeitsplatzverhältnisse. Sie sollte entsprechend der Arbeitsplatzsituation und der Untersuchungsergebnisse im Einzelfall erfolgen. Die stetige Entwicklung neuer Informations- und Kommunikationstechnologien (IKT) führt nicht nur zu einem generellen Anstieg an IKT-gestützter Arbeit, sondern auch zu neuen Endgeräten sowie Ein- und Ausgabeformen (z. B. Smartphones, Tablets, 3D-Darstellungen). Bei der Arbeitsanamnese sollte konkret erfragt werden, welche Geräte bzw. Medien zur Erfüllung der Arbeitsaufgaben in welcher Form und in welchem Umfang genutzt werden, um diesbezügliche Anforderungen und mögliche Belastungen zu erfassen.
Zukünftig ist von einer weiteren Zunahme an mobiler IKT-gestützter Arbeit auszugehen, die unterwegs oder auch an einem Heimarbeitsplatz ausgeführt wird. Dabei

sollten die auftretenden Belastungen und Beanspruchungen erfasst und bewertet werden. Von besonderer Bedeutung sind

- die Berücksichtigung ergonomischer Erkenntnisse,
- organisatorische Maßnahmen im Rahmen der Arbeitsgestaltung,
- spezielle Sehhilfen am Bildschirmarbeitsplatz.

3 Ergänzende Hinweise

3.1 Bildschirmarbeit

Ein Bildschirmgerät ist ein Bildschirm zur Darstellung alphanumerischer Zeichen oder zur Grafikdarstellung, ungeachtet des Darstellungsverfahrens.
Ein Bildschirmarbeitsplatz ist ein Arbeitsplatz mit einem Bildschirmgerät, der ausgestattet sein kann mit Einrichtungen zur Erfassung von Daten, Software, die den Beschäftigten bei der Ausführung ihrer Arbeitsaufgaben zur Verfügung steht, Zusatzgeräten oder Elementen, die zum Betreiben oder Benutzen des Bildschirmgerätes gehören, oder sonstigen Arbeitsmitteln. Einbezogen wird auch die unmittelbare Arbeitsumgebung.
Ein Beschäftigter an einem Bildschirmarbeitsplatz ist jeder, der gewöhnlich bei einem nicht unwesentlichen Teil seiner normalen Arbeit einen Bildschirm benutzt. Unter „gewöhnlich bei einem nicht unwesentlichen Teil der normalen Arbeit" sind Arbeiten zu verstehen, die z. B. ohne Bildschirm nicht zu erledigen sind.

3.2 Sehvermögen

Bildschirmarbeit setzt das Wahrnehmen visueller Informationen voraus. Die Anforderungen an die Wahrnehmungsqualität werden von Arbeitsplatz und Arbeitsaufgabe bestimmt.
Die Untersuchung kann durch Feststellung und Beurteilung der individuellen Fähigkeit, visuelle Informationen aufzunehmen und zu verarbeiten, und dem Abgleich mit dem individuellen Arbeitsplatz und der Arbeitsaufgabe zur Erhaltung der Gesundheit beitragen. Das erstellte Eignungs- und Leistungsbild ist die Grundlage, um die Beschäftigten hinsichtlich Verhalten und Verhältnissen bei der Bildschirmarbeit sowie ggf. notwendiger Hilfsmittel zu beraten. Da die Wahrnehmungsfähigkeit individuell unterschiedlich ist, wird in jedem Falle eine auf den Arbeitsplatz angepasste individuelle Beurteilung erforderlich.
Im Vordergrund steht die Untersuchung des Auges und des Sehvermögens. Durch Anpassung der visuellen Darstellung und Einsatz von Hilfsmitteln lässt sich das individuelle Wahrnehmungsvermögen den Anforderungen der Arbeitsaufgabe anpassen. Zusätzliche Ausgabemöglichkeiten wie eine Lupenfunktion oder das Umsetzen optischer Signale in akustische oder taktile Darstellung (u. a. Vorlesefunktion, Brailledisplay) ermöglichen es auch Menschen mit starker Einschränkung des visuellen Wahrnehmungsvermögens, Bildschirmarbeit durchzuführen.

Das Sehvermögen wird durch folgende 6 Funktionen beider Augen bestimmt:
- Sehschärfe
- Akkommodation
- Gesichtsfeld
- Farbsinn
- Kontrastsehen
- binokulares Sehen.

Die Untersuchung wird unter standardisierten Bedingungen durchgeführt. Die bei einer Untersuchung erhobenen Werte können sich aber in Abhängigkeit von den ergonomischen Bedingungen am Arbeitsplatz verändern. Einflussgrößen sind hier:
- Körperhaltung
- Blickwinkelstellung
- Abstände
- Gesichtsfeldgröße
- Ausleuchtung und
- Kontrast.

Das Sehvermögen ist belastungsabhängig von Konzentrationsdauer und -höhe. Durch Ermüdung sinkt die Wahrnehmungsqualität. Die erhöhte Belastung und Anspannung können kurz- wie langfristig häufig zu gesundheitlichen Beschwerden im Bereich der Augen (Augenbrennen, Kopfschmerzen) sowie im Muskel-Skelett-System, insbesondere im Nacken- und Schulterbereich führen. Hinzu kommen bei fehlerhafter Ausgestaltung des Arbeitsplatzes bzw. nicht passenden Hilfsmitteln (z. B. mangelhafte Sehhilfen) Fehlhaltungen, die weitere Beschwerden verursachen können.
Mit steigendem Alter sollten zusätzlich die reduzierte Akkommodationsbreite bzw. Schwächen im Kontrastsehen (u. a. durch Eintrübungen in der Linse) bei der Beurteilung, in der Beratung sowie bei der Ausstattung bzw. Ausgestaltung des Arbeitsplatzes und der Bereitstellung von Hilfsmitteln (u. a. Bildschirmbrille) berücksichtigt werden. Die Qualität des beidäugigen Sehens ist bei der Bildschirmarbeit entscheidend und hat bereits jetzt eine hohe Bedeutung bei Anwendungen in dreidimensionaler Darstellung.

3.3 Gesundheitliche Beschwerden

Ursachen für Beschwerden am Bewegungssystem sind unzureichende Ergonomie, bestehende Vorerkrankungen oder Bewegungsmangel. Ein unzureichendes Sehvermögen wird auch durch Ausgleichsbewegungen und veränderte Haltungsmuster kompensiert, die wiederum Beschwerden verursachen können. Weitere Einflussfaktoren sind Arbeitsorganisation und psychosoziales Umfeld. In absteigender Reihenfolge sind die Regionen Halswirbelsäule, Schultergürtel, Unterarm, Lendenwirbelsäule und Hände betroffen. Es besteht ein direkter Zusammenhang mit der Dauer der Tätigkeit.

Je nach Intensität und Dauer der Tätigkeit am Bildschirmgerät können bei nicht ausreichendem Sehvermögen oder bei ergonomisch ungenügend gestalteten Bildschirmarbeitsplätzen asthenopische Beschwerden wie z. B. Kopfschmerzen, brennende und tränende Augen, Flimmern vor den Augen oder Beschwerden durch körperliche Fehlhaltungen auftreten.
Unzureichend gestaltete allgemeine Arbeitsbedingungen (Belastungen) im Hinblick auf Arbeitsorganisation (Zeitvorgaben, Unterbrechungen), Arbeitsumgebung (Beleuchtung, Lärm) inkl. Arbeitsmittel (Soft- u. Hardware) und soziale Beziehungen (Alleinarbeit) können u. a. zu psychischen Fehl-Beanspruchungen (Monotonie, psychische Sättigung oder Ermüdung) führen.
Weiterhin kann durch die Rahmenbedingungen bei Bildschirmarbeit eine Beeinträchtigung der psychischen Gesundheit entstehen durch Arbeitsverdichtung, starke Beschleunigung von Arbeitsabläufen durch elektronische Kommunikation, Multitasking und damit einhergehendem Arbeitsdruck, permanente Erreichbarkeit. Dies gilt auch für fehlende soziale Einbindung und Unterstützung bei Telearbeit.

3.4 Arbeitsplatzbezogene Korrektur der Augen

Ist eine spezielle arbeitsplatzbezogene Korrektur der Augen erforderlich, so sollte diese entsprechend den durch den Arbeitsplatz vorgegebenen Sehabständen und Blickrichtungen erfolgen.

4 Berufskrankheit

Entfällt.

5 Literatur

Bildschirm- und Büroarbeitsplätze – Leitfaden für die Gestaltung (DGUV Information 215-410), Abschnitt 6. DGUV-Publikationsdatenbank. www.dguv.de/publikationen

Deutsche Ophthalmologische Gesellschaft DOG: Empfehlungen der Deutschen Ophthalmologischen Gesellschaft e. V. zur Qualitätssicherung bei sinnesphysiologischen Untersuchungen und Geräten. www.dog.org

Handlungsanleitung für arbeitsmedizinische Untersuchungen nach dem DGUV Grundsatz 37 „Bildschirmarbeitsplätze" (DGUV Information 240-370, i. Vb.). DGUV-Publikationsdatenbank, www.dguv.de/publikationen

6 Vorschriften und Regeln

Arbeitsmedizinische Regeln (AMR), Bundesarbeitsblatt, bei der Bundesanstalt für Arbeitsschutz und Arbeitsmedizin. www.baua.de

AMR 2.1 „Fristen für die Veranlassung/das Angebot von arbeitsmedizinischen Vorsorgeuntersuchungen"

AMR 14.1 „Angemessene Untersuchung der Augen und des Sehvermögens"

Bildschirmarbeitsverordnung (BildscharbV)

Verordnung zur arbeitsmedizinischen Vorsorge (ArbMedVV)

G 38 Nickel oder seine Verbindungen

Bearbeitung: Ausschuss Arbeitsmedizin der Gesetzlichen Unfallversicherung, Arbeitskreis 2.1 „Gefahrstoffe"
Fassung Oktober 2014

Vorbemerkungen

Dieser Grundsatz gibt Anhaltspunkte für gezielte arbeitsmedizinische Untersuchungen, um Erkrankungen, die durch Nickel oder seine Verbindungen entstehen können, zu verhindern oder frühzeitig zu erkennen.
Hinweise für die Gefährdungsbeurteilung und die Auswahl des zu untersuchenden Personenkreises gibt die DGUV Information „Handlungsanleitung für arbeitsmedizinische Untersuchungen nach dem DGUV Grundsatz G 38" (DGUV Information 240-380, i. Vb.).

Ablaufplan

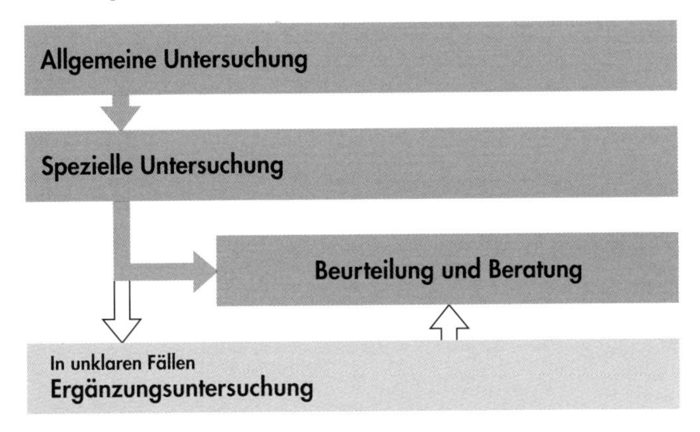

1 Untersuchungen

1.1 Untersuchungsarten, Fristen

Bei der Festlegung der Fristen zu den Untersuchungsintervallen sind je nach Rechtsgrundlage des Untersuchungsanlasses die für diesen Anlass gültigen staatlichen Vorschriften und Regeln zu beachten.
Wenn es für den konkreten Untersuchungsanlass keine staatlichen Vorgaben zu Fristen gibt, können ersatzweise die Empfehlungen in der nachfolgenden Tabelle zu Anwendung kommen.

Erstuntersuchung	Vor Aufnahme der Tätigkeit
Nachuntersuchungen	Nach 24–60 Monaten
	Vorzeitig: • Nach schwerer oder längerer Erkrankung, die Anlass zu Bedenken gegen eine Fortsetzung der Tätigkeit geben könnte • Nach ärztlichem Ermessen in Einzelfällen • Bei Beschäftigten, die einen ursächlichen Zusammenhang zwischen ihrer Erkrankung und ihrer Tätigkeit am Arbeitsplatz vermuten
Nachgehende Untersuchungen[1]	• Nach Ausscheiden aus dieser Tätigkeit bei bestehendem Beschäftigungsverhältnis • Nach Beendigung der Beschäftigung

[1] Hinweis: Die vom Organisationsdienst für nachgehende Untersuchungen (ODIN, www.odin-info.de) nach Ausscheiden aus dem Unternehmen zu veranlassende nachgehende Vorsorge wird nach einer Vereinbarung mit den angeschlossenen Unfallversicherungsträgern durchgeführt.

1.2 Untersuchungsprogramm

1.2.1 Allgemeine Untersuchung

Erstuntersuchung

- Feststellung der Vorgeschichte (allgemeine Anamnese, Raucheranamnese, Arbeitsanamnese – auch im Hinblick auf frühere Exposition gegen krebserzeugende Gefahrstoffe – Beschwerden, allergische Disposition, Erkrankungen der Atemwege); siehe auch Basisuntersuchungsprogramm (BAPRO)
- Urinstatus (Mehrfachteststreifen)
- besonders achten auf Ekzeme und Hautallergien.

Nachuntersuchung/Nachgehende Untersuchung

- Zwischenanamnese (einschließlich Arbeitsanamnese und Raucheranamnese), siehe auch BAPRO
- Urinstatus (Mehrfachteststreifen)
- besonders achten auf Ekzeme und Hautallergien.

1.2.2 Spezielle Untersuchung

Erstuntersuchung

- Spekulumuntersuchung der Nase
- Spirometrie (Anhang 1, Leitfaden „Lungenfunktionsprüfung")
- Bei Exposition gegen Nickeltetracarbonyl und bei der elektrolytischen Nickelgewinnung zusätzlich: BSG oder CRP

Nachuntersuchung/Nachgehende Untersuchung

- Spekulumuntersuchung der Nase
- Spirometrie (Anhang 1, Leitfaden „Lungenfunktionsprüfung")
- Biomonitoring (siehe 3.1.4, entfällt bei der nachgehenden Untersuchung)
- Bei Exposition gegen Nickeltetracarbonyl und bei der elektrolytischen Nickelgewinnung zusätzlich: BSG oder CRP

Nachgehende Untersuchung

Gegebenenfalls radiologische Diagnostik des Thorax.

1.2.3 Ergänzungsuntersuchung

Nachuntersuchung/Nachgehende Untersuchung

In unklaren Fällen:
- Röntgenuntersuchung der Nasennebenhöhlen
- bei unklaren allergischen Hauterkrankungen – hautärztliche Ergänzungsuntersuchung.

1.3 Voraussetzungen zur Durchführung

- Gebietsbezeichnung „Arbeitsmedizin" oder Zusatzbezeichnung „Betriebsmedizin"
- Laboruntersuchungen unter Beachtung der „Richtlinie der Bundesärztekammer zur Qualitätssicherung quantitativer labormedizinischer Untersuchungen"
- Röntgenuntersuchungen unter Beachtung der „Leitlinien der Bundesärztekammer zur Qualitätssicherung in der Röntgendiagnostik", siehe auch „Anhang zur radiologischen Diagnostik" im DGUV Grundsatz G 1.1
- Ausstattung (technisch): Spirometer; ein Nasenspekulum sollte vorhanden sein

2 Arbeitsmedizinische Beurteilung und Beratung

Eine arbeitsmedizinische Beurteilung und Beratung im Rahmen gezielter arbeitsmedizinischer Untersuchungen ist erst nach Kenntnis der Arbeitsplatzverhältnisse und der individuellen Belastung möglich. Grundlage dafür ist eine Gefährdungsbeurteilung, die auch dazu Stellung nimmt, welche technischen, organisatorischen und personenbezogenen Schutzmaßnahmen getroffen wurden bzw. zu treffen sind. Für Beschäftigte, die Tätigkeiten mit Gefahrstoffen ausüben, ist eine individuelle Aufklärung und Beratung angezeigt.

2.1 Kriterien

Eine Beurteilung sollte unter Berücksichtigung der individuellen Exposition erfolgen.

2.1.1 Dauernde gesundheitliche Bedenken

Erstuntersuchung	Nachuntersuchung

Personen mit schweren Gesundheitsstörungen wie
- Erkrankungen der Atemwege (z. B. schwere Atemwegsobstruktion) oder chronischer Bronchitis, Bronchiektasen, Pleuraschwarten,
- Erkrankungen der Haut (Ekzeme und Hautallergien).

2.1.2 Befristete gesundheitliche Bedenken

Erstuntersuchung	Nachuntersuchung

Personen mit den unter 2.1.1 genannten Erkrankungen, soweit eine Wiederherstellung zu erwarten ist.

2.1.3 Keine gesundheitlichen Bedenken unter bestimmten Voraussetzungen

Erstuntersuchung	Nachuntersuchung

Sind die unter 2.1.1 genannten Erkrankungen oder Funktionsstörungen weniger ausgeprägt, so sollte der untersuchende Arzt prüfen, ob unter bestimmten Voraussetzungen die Aufnahme bzw. Fortsetzung der Tätigkeit möglich ist. Hierbei wird gedacht an

- technische Schutzmaßnahmen,
- organisatorische Schutzmaßnahmen, z. B. Begrenzung der Expositionszeit,
- Einsatz an Arbeitsplätzen mit nachgewiesener geringerer Exposition,
- persönliche Schutzausrüstung unter Beachtung des individuellen Gesundheitszustandes,
- verkürzte Nachuntersuchungsfristen.

2.1.4 Keine gesundheitlichen Bedenken

Erstuntersuchung	Nachuntersuchung

Alle anderen Personen, soweit keine Beschäftigungsbeschränkungen bestehen.

2.2 Beratung

Die Beratung sollte entsprechend der Arbeitsplatzsituation und den Untersuchungsergebnissen im Einzelfall erfolgen. Die Beschäftigten sind über die Ergebnisse der arbeitsmedizinischen Untersuchung und des Biomonitoring zu informieren.
Auf die allgemeinen Hygienemaßnahmen und persönlichen Schutzausrüstungen ist hinzuweisen. Die Beschäftigten sollten auf die sensibilisierende und krebserzeugende Wirkung von Nickelmetall und einigen Nickelverbindungen hingewiesen werden. Die krankheitsverursachende Wirkung des Zigarettenrauchens sollte angesprochen werden.
Wenn sich aus der arbeitsmedizinischen Untersuchung Hinweise ergeben, die eine Aktualisierung der Gefährdungsbeurteilung zur Verbesserung des Arbeitsschutzes notwendig machen, hat der untersuchende Arzt dies dem Arbeitgeber mitzuteilen. Dabei ist die Wahrung der schutzwürdigen Belange des Untersuchten zu beachten.

3 Ergänzende Hinweise

3.1 Exposition, Beanspruchung

3.1.1 Vorkommen, Gefahrenquellen

Stoffbezogene Hinweise zu Vorkommen und Gefahrenquellen enthält das Gefahrstoffinformationssystem GESTIS (siehe 5).

Insbesondere bei folgenden Betriebsarten, Arbeitsplätzen oder Tätigkeiten ist mit einer Exposition gegenüber Nickel oder seinen Verbindungen zu rechnen:

- Aufbereiten und Verarbeiten von Nickelerzen zu Nickel oder Nickelverbindungen (auch Arbeiten an nachgeschalteten Staubfiltern),
- Elektrolytische Abscheidung von Nickel unter Verwendung unlöslicher Anoden,
- Herstellen und Verarbeiten von Nickel oder seinen Verbindungen in Pulverform[2],
- Verwendung von feinverteiltem Nickel als großtechnischem Katalysator in der organischen Chemie (z. B. bei der Fetthärtung),
- Herstellen nickelhaltiger Akkumulatoren und Magnete und Schleifen,
- MAG-Schweißen mit Massivdraht von Nickel und Nickellegierungen[3],
- MIG-Schweißen von Nickel und Nickellegierungen[3],
- Thermisches Spritzen (Flamm-, Lichtbogen-, Plasmaspritzen) von Chrom-Nickel-Stählen, Nickel und Nickellegierungen[3],
- Lichtbogenhandschweißen von Nickel und Nickellegierungen[3],
- Schutzgasschweißen (MIG/MAG) von Chrom-Nickel-Stahl, Nickel und Nickellegierungen in engen Räumen, z. B. kleinen Kellerräumen, Stollen, Rohrleitungen, Schächten, Tanks, Kesseln und Behältern, Kofferdämmen und Doppelbodenzellen in Schiffen ohne örtliche Absaugung in ungenügend belüfteten Bereichen,
- Plasmaschmelz- und Laserstrahlschneiden von Werkstoffen mit einem Massengehalt von 5 % oder mehr Nickel[3],
- Schleifen und Polieren von Nickel und von Legierungen mit einem Massengehalt von mehr als 5 % Nickel (z. B. Magnete),
- Abbrucharbeiten an Produktionsanlagen für Nickel oder seine Verbindungen,
- Galvanik, manuell bediente offene, luftbewegte Nickelbäder über 65 °C,
- Gießerei und Stahlfertigung beim Zulegieren von Nickel in Eisenschmelzen,
- Tätigkeiten bei der Zubereitung von nickelhaltigen Spezialstählen,
- Hautkontakt mit Nickeltetracarbonyl.

Weitere Hinweise gibt die DGUV Information „Handlungsanleitung für Arbeitsmedizinische Untersuchungen nach dem DGUV Grundsatz G 38" (DGUV Information 240-380, i. Vb.).

---

[2] DGUV Information 213-724, Information: „Hartmetallarbeitsplätze"

[3] DGUV Information 209-216, Schadstoffe beim Schweißen und verwandten Verfahren, Bild 8-2 und DGUV Information 209-058, Schweißtechnische Arbeiten mit chrom- und nickellegierten Zusatz- und Grundwerkstoffen, TRGS 402: „Ermitteln und Beurteilen der Gefährdungen bei Tätigkeiten mit Gefahrstoffen: Inhalative Exposition"

Nickeltetracarbonyl entsteht beim Herstellen von Nickel nach dem Mondprozess durch Behandeln eines Sulfidgemisches mit Kohlenmonoxid. Mit seinem Auftreten muss aber auch dann gerechnet werden, wenn Kohlenmonoxid unbeabsichtigt mit einer reaktiven Form von Nickel in Verbindung kommt.

3.1.2 Physikalisch-chemische Eigenschaften

Nickel ist ein silberglänzendes Metall, das bei 1453 °C schmilzt. Fein verteiltes Nickel reagiert mit Luft und kann sich selbst entzünden.
Bei den anorganischen Nickelverbindungen handelt es sich um Feststoffe, die teilweise sehr gut wasserlöslich sind (z. B. Nickelsulfat, Nickelacetat, Nickelnitrat), teilweise in Wasser praktisch unlöslich sind (z. B. Nickelcarbonat, Nickelhydroxid, Nickeloxide, Nickelsulfid).
Nickeltetracarbonyl ist eine leichtentzündliche, farb- und geruchlose Flüssigkeit. Der Siedepunkt dieser Flüssigkeit liegt bei 43 °C, die Dämpfe bilden mit Luft ein explosionsfähiges Gemisch.

Nickel und Nickelverbindungen
(Nickelsulfid und sulfidische Erze, Nickelmonoxid, Nickelcarbonat, Dinickeltrioxid und Trinickeldisulfid)

Formel (Nickel)	Ni
CAS-Nr. (Nickel)	7440-02-0

Nickeltetracarbonyl

Formel:	$Ni(CO)_4$
CAS-Nr.	13463-39-3

Über das Gefahrstoffinformationssystem GESTIS sind Einstufungen und Bewertungen sowie weitere stoffspezifische Informationen verfügbar (siehe 5).

3.1.3 Aufnahme

Die Aufnahme erfolgt über die Atemwege in Form von Staub, Rauch oder Aerosolen (Sprühtröpfchen), durch die Haut (gilt nur für Nickeltetracarbonyl) und den Magen-Darm-Trakt.

3.1.4 Biomonitoring

Hinweise zum Biomonitoring sind in Anhang 3, Leitfaden „Biomonitoring", enthalten.

Biologische Werte (BW) zur Beurteilung

Arbeitsstoff (CAS-Nr.)	**Parameter**	**Biologischer Wert (BW)**	**Untersuchungs-material**	**Probennahme-zeitpunkt**
Nickel (7440-02-0) (Nickelmetall, - oxid, -carbonat, sulfid, sulfidische Erze)	Nickel	EKA[4]	Urin	bei Langzeit-exposition: nach mehreren vorangegangenen Schichten
Nickel in der Luft (mg/m³)		Nickel im Urin (µg/l)		
0,10 0,30 0,50		15 30 45		
Nickel (7440-02-0) (leicht lösliche Nickelverbindungen wie Nickel-acetat und vergleichbare lösliche Salze, Nickelchlorid, Nickelhydroxid, Nickelsulfat	Nickel	EKA[4]	Urin	bei Langzeit-exposition: nach mehreren vorangegangenen Schichten
Nickel in der Luft (mg/m³)		Nickel im Urin (µg/l)		
0,025 0,050 0,100		25 40 70		
Nickel und seine Verbindungen	Nickel	BAR[5]	Urin	bei Langzeit-exposition nach mehreren vorangegangenen Schichten
		3 µg/l		

Die jeweils aktuelle Fassung der MAK- und BAT-Werte-Liste (siehe 5) ist zu beachten.

[4] EKA: Expositionsäquivalente für krebserzeugende Arbeitsstoffe (EKA-Werte siehe aktuelle MAK- und BAT-Werte-Liste) stellen die Beziehungen zwischen der Stoffkonzentration in der Luft am Arbeitsplatz und der Stoff- bzw. Metabolitenkonzentration im biologischen Material dar. Aus ihnen kann entnommen werden, welche innere Belastung sich bei ausschließlicher inhalativer Stoffaufnahme ergeben würde.

[5] BAR: Biologischer Arbeitsstoff-Referenzwert

Das Biomonitoring ist mit zuverlässigen Methoden zu überwachen, um den Anforderungen der Qualitätssicherung zu genügen (Anhang 3, Leitfaden „Biomonitoring").
Weitere Hinweise können den arbeitsmedizinisch-toxikologischen Begründungen für Biologische Arbeitsstofftoleranz-Werte (BAT-Werte), Expositionsäquivalente für krebserzeugende Arbeitsstoffe (EKA) und Biologische Leitwerte (BLW) der Senatskommission zur Prüfung gesundheitsschädlicher Arbeitsstoffe der Deutschen Forschungsgemeinschaft (DFG), den entsprechenden Bekanntmachungen des Ausschusses für Gefahrstoffe (AGS) sowie den Leitlinien der Deutschen Gesellschaft für Arbeitsmedizin und Umweltmedizin e. V. (DGAUM) entnommen werden.

3.2 Funktionsstörungen, Krankheitsbild

3.2.1 Wirkungsweise

- beim Einatmen lokal karzinogen im Bereich der Atemwege und der Nasenschleimhaut
- Sensibilisierung bei Hautkontakt.

3.2.2 Akute/subakute Gesundheitsschädigung

Toxische Konzentrationen von Nickeltetracarbonyl führen vor allem zu einer Schädigung von Atemwegen und Lunge (interstitielle Pneumonie), evtl. zum Lungenödem. Demgegenüber reicht die orale und inhalative Toxizität von Nickel oder seinen anderen Verbindungen nicht aus, gewerbliche Vergiftungen zu verursachen.

3.2.3 Chronische Gesundheitsschädigung

Bei Inhalation von insbesondere anorganischen Nickelverbindungen wie Trinickeldisulfid (Nickelsubsulfid Ni_3S_2) und Nickeloxid (NiO), in seltenen Fällen Krebs der Nasenhöhlen, Nasennebenhöhlen und Lunge.
Bei den verschiedenen Nickelverbindungen besteht zwischen karzinogenem Potenzial und Resorbierbarkeit – und damit der Ausscheidung von Nickel im Urin – wahrscheinlich kein Zusammenhang.
Bei Hautkontakt sind allergische Ekzeme möglich, vereinzelt begleitet von allergischem Bronchialasthma.

4 Berufskrankheit

Nr. 4109 der Anlage 1 zur Berufskrankheitenverordnung (BKV) „Bösartige Neubildungen der Atemwege und der Lungen durch Nickel oder seine Verbindungen"
Nr. 5101 der Anlage 1 zur Berufskrankheitenverordnung (BKV) „Schwere oder wiederholt rückfällige Hauterkrankungen, die zur Unterlassung aller Tätigkeiten gezwungen haben, die für die Entstehung, Verschlimmerung oder das Wiederaufleben der Krankheit ursächlich waren oder sein können".

5 Literatur

Angerer, J., Schaller, K.-H. (Bearb.): Analysen in biologischem Material. In: Greim, H. (Hrsg.): Analytische Methoden zur Prüfung gesundheitsschädlicher Arbeitsstoffe. Losebl.-Ausg. Wiley-VCH, Weinheim

Deutsche Forschungsgemeinschaft. Senatskommission zur Prüfung gesundheitsschädlicher Arbeitsstoffe. MAK- und BAT-Werte-Liste. Maximale Arbeitsplatzkonzentration und Biologische Arbeitsstofftoleranzwerte, aktuelle Fassung. Wiley-VCH, Weinheim, http://onlinelibrary.wiley.com/book/10.1002/9783527666027

Drexler, H., Greim, H. (Hrsg.): Biologische Arbeitsstoff-Toleranz-Werte (BAT-Werte), Expositionsäquivalente für krebserzeugende Arbeitsstoffe (EKA) und Biologische Leitwerte (BLW): Arbeitsmedizinisch-toxikologische Begründungen. Losebl.-Ausg. Wiley-VCH, Weinheim

Empfehlungen Gefährdungsermittlung der Unfallversicherungsträger (EGU) nach der Gefahrstoffverordnung – Hartmetallarbeitsplätze (DGUV Information 213-724). DGUV-Publikationsdatenbank, www.dguv.de/publikationen

Gefahrstoffinformationssystem der Deutschen Gesetzlichen Unfallversicherung (GESTIS-Stoffdatenbank). www.dguv.de, Webcode d11892

Giesen, Th., Zerlett, G.: Berufskrankheiten und medizinischer Arbeitsschutz. Losebl.-Ausg. Kohlhammer, Köln

Greim, H. (Hrsg.): Gesundheitsschädliche Arbeitsstoffe: Toxikologisch-arbeitsmedizinische Begründungen von MAK-Werten. Losebl.-Ausg. Wiley-VCH, Weinheim

Handlungsanleitung für arbeitsmedizinische Untersuchungen nach dem DGUV Grundsatz G 38 „Nickel oder seine Verbindungen" (DGUV Information 240-380, i. Vb.). DGUV-Publikationsdatenbank, www.dguv.de/publikationen

International Agency for Research on Cancer (IARC): Chromium, Nickel and Welding. IARC-Monographs to Humans, Volume 49, 1990

Leitlinien der Bundesärztekammer zur Qualitätssicherung in der Röntgendiagnostik. www.bundesaerztekammer.de

Richtlinie der Bundesärztekammer zur Qualitätssicherung quantitativer labormedizinischer Untersuchungen. www.bundesaerztekammer.de

Schadstoffe beim Schweißen und bei verwandten Verfahren (DGUV Information 209-016). DGUV-Publikationsdatenbank, www.dguv.de/publikationen

Schweißtechnische Arbeiten mit chrom- und nickellegierten Zusatz- und Grundwerkstoffen (DGUV Information 209-058). DGUV-Publikationsdatenbank, www.dguv.de/publikationen

Triebig, Drexel, Letzel, Nowak (Hrsg.): Biomonitoring in Arbeitsmedizin und Umweltmedizin. 2012, ecomed Medizin

Triebig, G. et al. (Hrsg.): Arbeitsmedizin: Handbuch für Theorie und Praxis. 4. Aufl. Gentner, Stuttgart, 2014

6 Vorschriften, Regeln

Arbeitsmedizinische Regeln (AMR), GMB, Bundesanstalt für Arbeitsschutz und Arbeitsmedizin. www.baua.de
- AMR 2.1: „Fristen für die Veranlassung/das Angebot von arbeitsmedizinischen Vorsorgeuntersuchungen"
- AMR 6.2: „Biomonitoring"

Biomonitoring Auskunftsystem der Bundesanstalt für Arbeitsschutz und Arbeitsmedizin. http://www.baua.de/de/Themen-von-A-Z/Gefahrstoffe/Biomonitoring/Auskunftsystem.html

CLP-Verordnung (EG) Nr. 1272/2008 und ihre Anpassungen. www.reach-clp-helpdesk.de/de/CLP/CLP.html

Gefahrstoffverordnung (GefStoffV)

Technische Regeln für Gefahrstoffe (TRGS). www.baua.de:
- TRGS 401: Gefährdung durch Hautkontakt – Ermittlung, Beurteilung, Maßnahmen
- TRGS 420: Verfahrens- und stoffspezifische Kriterien (VSK) für die Ermittlung und Beurteilung der inhalativen Exposition
- TRGS 500: Schutzmaßnahmen: Mindeststandards
- TRGS 905: Verzeichnis krebserzeugender, erbgutverändernder oder fortpflanzungsgefährdender Stoffe
- TRGS 906: Verzeichnis krebserzeugender Tätigkeiten oder Verfahren nach § 3 Abs. 2 Nr. 3 GefStoffV

Verordnung zur arbeitsmedizinischen Vorsorge (ArbMedVV)

G 39 Schweißrauche

Bearbeitung: Ausschuss Arbeitsmedizin der Gesetzlichen Unfallversicherung, Arbeitsgruppe, 2.2.1 „Schweißrauche"
Fassung Oktober 2014

Vorbemerkungen

Dieser Grundsatz gibt Anhaltspunkte für gezielte arbeitsmedizinische Untersuchungen, um Erkrankungen, die durch Schweißrauchexposition entstehen können, zu verhindern oder frühzeitig zu erkennen.
Soweit eine allgemeine Staubbelastung, erbgutverändernde, krebserzeugende, fibrogene oder sonstige toxische Bestandteile vorkommen, sollten die entsprechenden DGUV Grundsätze für arbeitsmedizinische Untersuchungen einbezogen werden.
Darüber hinaus enthält der Grundsatz ergänzende Untersuchungshinweise, wenn eine Exposition gegenüber aluminiumhaltigen Schweißrauchen vorliegt, um Gesundheitsbeeinträchtigungen, die durch diese Schweißrauchkomponenten entstehen können, frühzeitig zu erkennen.
Hinweise für die Gefährdungsbeurteilung und die Auswahl des zu untersuchenden Personenkreises gibt die DGUV Information „Handlungsanleitung für arbeitsmedizinische Untersuchungen nach dem DGUV Grundsatz G 39" (DGUV Information 240-390, i. Vb.).

Ablaufplan

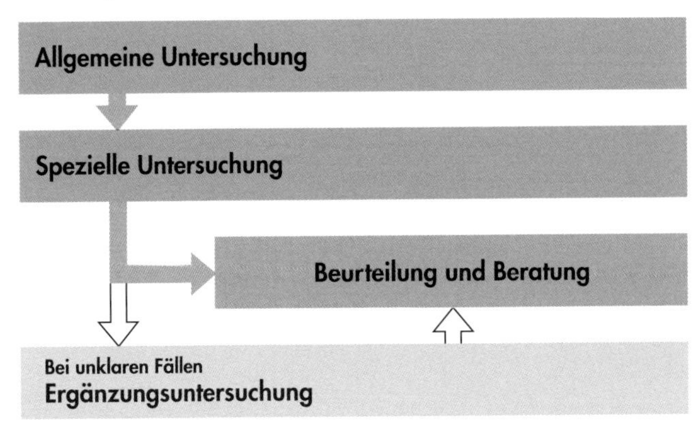

1 Untersuchungen

1.1 Untersuchungsarten, Fristen

Bei der Festlegung der Fristen zu den Untersuchungsintervallen sind je nach Rechtsgrundlage des Untersuchungsanlasses die für diesen Anlass gültigen staatlichen Vorschriften und Regeln zu beachten.
Wenn es für den konkreten Untersuchungsanlass keine staatlichen Vorgaben zu Fristen gibt, können ersatzweise die Empfehlungen in der nachfolgenden Tabelle zur Anwendung kommen.

Erstuntersuchung	Vor Aufnahme der Tätigkeit
Nachuntersuchungen	Nach 36 Monaten
	Vorzeitig: • Nach mehrwöchiger Erkrankung oder körperlicher Beeinträchtigung, die Anlass zu Bedenken gegen die Fortsetzung der Tätigkeit geben könnten (insbesondere Beschwerden, die auf eine Bronchial- oder Lungenerkrankung hindeuten) • Nach ärztlichem Ermessen in Einzelfällen • Bei Aluminiumschweißrauchexposition zusätzlich spätestens binnen 3 Monaten, wenn der BGW von 200 µg Aluminium/l Urin überschritten war oder auf Grund ungünstiger Expositionsbedingungen (z. B. Schweißen in engen Räumen) ein rascher Anstieg der Aluminiumbelastung möglich ist • Bei Beschäftigten, die einen ursächlichen Zusammenhang zwischen ihrer Erkrankung und ihrer Tätigkeit am Arbeitsplatz vermuten

1.2 Untersuchungsprogramm

1.2.1 Allgemeine Untersuchung

Erstuntersuchung

Allgemeine Anamnese, differenzierte Arbeitsanamnese, detaillierte Erfassung des Tabakkonsums[1]

- Nie-Raucher, Raucher, Ex-Raucher
- Zigaretten, Zigarren, Pfeife (Anzahl pro Tag)
- Jahr des Beginns und ggf. Ende des Tabakkonsums (Anzahl der Zigaretten-Packungsjahre).

1.2.2 Spezielle Untersuchung

Erstuntersuchung

- Körperliche Untersuchung
- Spirometrie (siehe Anhang 1, „Lungenfunktionsprüfung")
- Röntgenaufnahme des Thorax im p. a.-Strahlengang
  - Röntgenbilder nicht älter als 1 Jahr können in Abhängigkeit von den Ergebnissen der Anamnese berücksichtigt werden
  - siehe auch „Anhang zur radiologischen Diagnostik" im DGUV Grundsatz G 1.1
- Nachweis der Konzentration des Aluminiums im Urin, wenn anamnestische Hinweise für eine vorausgegangene Aluminiumbelastung sprechen.

Nachuntersuchung

Wie Erstuntersuchung.

- p. a.-Röntgenaufnahme des Thorax nach 6 Jahren; vorgezogene Röntgenuntersuchung bei spezieller Indikation
- Die rechtfertigende Indikation für die Durchführung von Röntgenaufnahmen ist bei Nachuntersuchungen im Einzelfall zu prüfen. Eine generelle Indikation besteht nicht.

Erwünscht: Biomonitoring von Chrom und Nickel (siehe 3.1.4 sowie G 15 und G 38).

[1] Näheres zur detaillierten Erfassung des Tabakkonsums siehe Untersuchungsbogen „Mineralischer Staub" (G 1.1, G 1.2, G 1.3, G 1.4) in Anhang 5.

1.2.3 Ergänzungsuntersuchung

Erstuntersuchung

In Abhängigkeit von der p. a.-Aufnahme und ggf. vorhandenen Voraufnahmen kann eine Indikation bestehen, die eine zusätzliche Aufnahme mit seitlichem Strahlengang erfordert.
In begründeten Fällen erweiterte Lungenfunktionsdiagnostik (z. B. Bodyplethysmographie, unspezifischer Inhalationstest zur Abklärung einer bronchialen Überempfindlichkeit).

Nachuntersuchung

Wie Erstuntersuchung.
Bei Aluminiumschweißrauchexposition ist zu beachten, dass die Frühdiagnose der Aluminose heute nur mit Hilfe der hochauflösenden Computertomographie (HRCT) möglich ist. Sie kann im Einzelfall, insbesondere bei Überschreitung des Biologischen Grenzwerts (BGW) für Aluminium, über einen längeren Zeitraum indiziert sein.

1.3 Voraussetzungen zur Durchführung

Gebietsbezeichnung „Arbeitsmedizin" oder Zusatzbezeichnung „Betriebsmedizin".

2 Arbeitsmedizinische Beurteilung und Beratung

Eine arbeitsmedizinische Beurteilung und Beratung im Rahmen gezielter arbeitsmedizinischer Untersuchungen ist erst nach Kenntnis der Arbeitsplatzverhältnisse und der individuellen Schweißrauchbelastung möglich. Grundlage dafür ist eine Gefährdungsbeurteilung, die auch dazu Stellung nimmt, welche technischen, organisatorischen und personenbezogenen Schutzmaßnahmen getroffen wurden bzw. zu treffen sind.

2.1 Bewertung

2.1.1 Dauernde gesundheitliche Bedenken

Erstuntersuchung **Nachuntersuchung**

Personen mit

- manifester obstruktiver oder restriktiver Atemwegserkrankung, insbesondere Asthma bronchiale, chronischer Bronchitis, insbesondere mit obstruktiver Komponente und/oder Emphysem,
- klinisch manifester irreversibler bronchialer Hyperreagibilität (länger als 6 Monate),

- röntgenologisch (konventionell oder HRCT) objektivierbarer Staublunge, Silikose (1/1 und mehr), Asbestose (1/0–1/1 und mehr) sowie anderen fibrotischen oder granulomatösen Veränderungen der Lunge einschließlich funktionell wirksamer Thoraxdeformitäten,
- bestehender Herzinsuffizienz oder Krankheiten, die häufig zu Herzinsuffizienz führen,
- Aluminose (bei Aluminiumschweißrauchexposition),
- fortgesetztem Verlust der 1-Sekunden-Kapazität oder der Vitalkapazität um mehr als 30 ml oberhalb des zu erwartenden Altersgangs im Mittel pro Jahr (vgl. Anhang 1, „Lungenfunktionsprüfung").

2.1.2 Befristete gesundheitliche Bedenken

Erstuntersuchung | **Nachuntersuchung**

Personen mit
- den unter 2.1.1 genannten Befunden, soweit eine Wiederherstellung zu erwarten ist,
- akuten Erkrankungen der Atemwege (z. B. akute Bronchitis, TBC, Lungenentzündung),
- Aluminiumschweißrauchexposition zusätzlich bei Überschreitung des Biologischen Grenzwertes (BGW) von 200 µg Aluminium/l Urin (60 µg Aluminium/g Kreatinin). In diesen Fällen ist eine engmaschige Kontrolle der Aluminiumkonzentration im Urin erforderlich.

2.1.3 Keine gesundheitlichen Bedenken unter bestimmten Voraussetzungen

Erstuntersuchung | **Nachuntersuchung**

Sind die in 2.1.1 genannten Erkrankungen oder Funktionsstörungen weniger ausgeprägt, so sollte der untersuchende Arzt prüfen, ob unter bestimmten Voraussetzungen die Aufnahme bzw. Fortsetzung der Tätigkeit möglich ist.
In diesen Fällen sollten die Höhe und die Dauer der Exposition am Arbeitsplatz ermittelt und bei der Beurteilung berücksichtigt werden.
Zusätzlich sollte bei Aluminiumschweißrauchexposition bei Überschreitung des BGW eine engmaschige Kontrolle der Aluminiumkonzentration im Urin erfolgen.

2.1.4 Keine gesundheitlichen Bedenken

Erstuntersuchung | **Nachuntersuchung**

Alle anderen Personen, soweit keine Beschäftigungsbeschränkungen bestehen.

2.2 Beratung

Die Beratung sollte entsprechend der Arbeitsplatzsituation und den Untersuchungsergebnissen im Einzelfall erfolgen. Die Beschäftigten sind über Ergebnisse der arbeitsmedizinischen Untersuchungen und des Biomonitorings zu informieren.
Zigarettenrauchen ist die Hauptursache für Lungenkrebs bzw. die Entstehung einer chronischen obstruktiven Atemwegserkrankung. Die Aufgabe des inhalativen Tabakkonsums führt nachweislich zu einer Verbesserung der Lungenfunktion und Senkung des allgemeinen Krebsrisikos, insbesondere des Lungenkrebsrisikos. Auf diesen Sachverhalt und die Möglichkeit einer erfolgreichen Entwöhnungsbehandlung hat der untersuchende Arzt den Raucher hinzuweisen.

3 Ergänzende Hinweise

3.1 Exposition, Belastung

3.1.1 Entstehung der Schweißrauche

Schweißrauche sind disperse Verteilungen feinster fester Stoffe in der Luft; sie entstehen durch die thermischen Prozesse. Die Emission der Schweißrauche ist von einer Vielzahl von Parametern abhängig. Diese sind u. a.

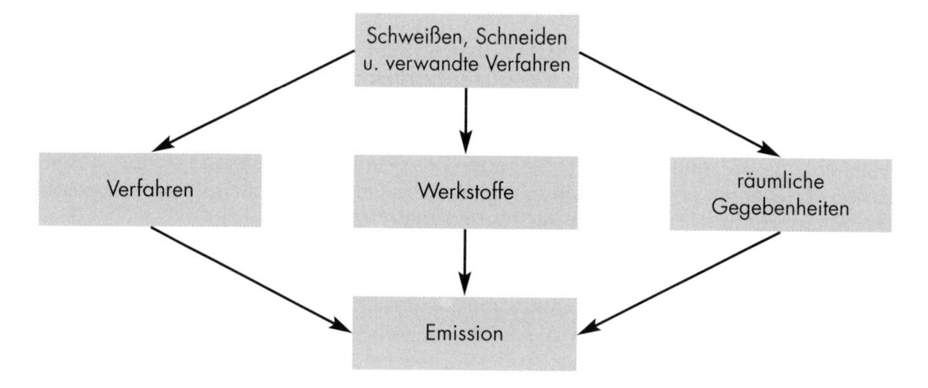

Schweißverfahren als Einflussfaktor auf die Emission:

Bei den *Schmelz-Schweißverfahren* sind die
- Lichtbogenschmelzverfahren wie
    - Lichtbogenhand-Schweißen (LBH-Verfahren),
    - Schutzgasschweißen,
    - Metall-Aktiv-Gas-Verfahren (MAG),
    - Metall-Inert-Gas-Verfahren (MIG),
    - Wolfram-Inert-Gas-Verfahren (WIG),
    - Unter Pulver-Schweißverfahren (UP),
    - Plasma-Schweißverfahren,
- Strahl-Schweißverfahren wie
    - Laserstrahl-Schweißverfahren,
    - Elektronenstrahlschweißen,

von größerer technischer Bedeutung.

Bei den *Press-Schweißverfahren* sind insbesondere die Widerstands-Schweißverfahren
- Punktschweißen und
- Buckelschweißen

von größerer technischer Bedeutung.

Schneidverfahren als Einflussfaktor auf die Emission:

Bei den *thermischen Schneidverfahren* sind insbesondere
- Brennschneiden,
- Plasmaschneiden und
- Laserschneiden

von größerer technischer Bedeutung.

Thermische Spritzverfahren als Einflussfaktor auf die Emission:
Hier sind
- Flammspritzen,
- Lichtbogenspritzen und
- Plasmaspritzen

von größerer technischer Bedeutung.

Weitere Bedeutung für die Schweißrauchemissionen haben die **Prozessparameter** wie
- Höhe des Schweißstromes, Spannung (hohe Werte),
- Wechsel- oder Gleichstrom,
- Elektrodendurchmesser.

Werkstoffe als Einflussfaktor auf die Emission:
Grundwerkstoffe mit großer technischer Bedeutung sind
- Stahl-Werkstoffe,
    - unlegierter Baustahl,
    - niedriglegierte Stähle (Anteil Cr, Ni, Mo, Mn usw. $\leq$ 5 %),
    - hochlegierte Stähle (Anteil Cr, Ni, Mo, Mn usw. $>$ 5 %),
- Aluminium und Aluminiumlegierungen.

Zusatzwerkstoffe, die den vgl. Grundwerkstoffen entsprechen oder höher legiert sind, in Form von
- Draht (Stäbe oder Rollen mit oder ohne Umhüllung/Füllung),
- Pulver,
- Lot.

Der Schweißrauch besteht beim Verbindungs- und beim Auftragsschweißen zu ca. 90 % aus den Bestandteilen des Zusatzwerkstoffs (Elektroden). Der Rest von 10 % wird durch den Grundwerkstoff (einschließlich der Oberflächenbeschaffenheit) beeinflusst.
Beim thermischen Schneiden stammt der Schweißrauch nur aus dem Grundwerkstoff.

Weitere Einflussfaktoren auf die Schweißrauchemissionen sind
- Oberflächenzustand (Verunreinigungen, Beschichtungen),
- Hilfsstoffe (Schutzgas, Schlackebildner, Flussmittel).

Räumliche Gegebenheiten als Einflussfaktor auf die Emission
Aufgrund der räumlichen Verhältnisse und durch die Werkstückkonstruktion:
- Kopf- und Körperposition bedingt durch die zu erstellenden Schweißnähte,
- schweißtechnische Arbeiten in engen Räumen (Behälter, Silos, Doppelböden u. a. m.),
- lüftungstechnische Maßnahmen (z. B. Absaugung im Entstehungsbereich).

Neben den beim Schweißen entstehenden partikelförmigen Schweißrauchbestandteilen können auch gasförmige Stoffe entstehen, die ggf. in der Gefährdungsbeurteilung zu berücksichtigen sind. Dies können insbesondere Stickstoffoxide (nitrose Gase), Ozon und Kohlenmonoxid sein.

3.1.2 Schweißertätigkeit

Die Schweißertätigkeit lässt sich in die folgenden drei Gruppen aufteilen:

- Vollzeitschweißer
  Beschäftigte, deren vorrangige Aufgabe darin besteht, Schweißarbeiten auszuführen. Die Schweißarbeiten machen mehr als 85 % der täglichen Arbeitszeit aus. In der verbleibenden Arbeitszeit werden geringfügige Nebentätigkeiten ausgeführt.

Lichtbogenbrenndauer/Schweißarbeitszeit

Vollzeitschweißer	**Schweißverfahren** **LBH**	**MIG/MAG**	**WIG**
Lichtbogenbrenndauer	max. 50 %	max. 70 %	max. 60 %

- Schweißer mit erhöhtem Anteil an Nebenarbeiten
  Beschäftigte, die Schweißarbeiten und Nebenarbeiten (mit Schweißen verbundene Arbeiten) ausführen. Der Anteil der Schweißarbeiten an der täglichen Arbeitszeit beträgt ca. 20–85 %. Üblicherweise werden in der verbleibenden Arbeitszeit zusätzlich mehr oder weniger umfangreiche Nebentätigkeiten wie z. B.
  - Einrichtung des Arbeitsplatzes,
  - Reinigung der Werkstücke,
  - Schweißnahtvorbereitung, Anpassen und Ausfugen der Schweißnaht,
  - Schleifen der Schweißnaht,
  - Heftschweißen der Werkstücke,
  - Montage der Werkstücke in Vorrichtung,
  - Transport der Werkstücke

  durchgeführt.

Lichtbogenbrenndauer/Schweißarbeitszeit

Schweißer mit erhöhtem Anteil an Nebentätigkeiten	**Schweißverfahren** **LBH**	**MIG/MAG**	**WIG**
Lichtbogenbrenndauer	12–50 %	20–70 %	12–60 %

- Gelegenheitsschweißer
  - Beschäftigte, die im Rahmen ihrer Tätigkeit gelegentlich Schweißen, aber in der Regel Arbeiten ausführen, die unmittelbar mit den Schweißarbeiten verbunden sind.
  - Der Anteil der Schweißarbeiten an der täglichen Arbeitszeit beträgt im Mittel nicht mehr als 20 % (ca. 1,5 h pro Schicht).
  - Typische Berufsgruppen sind: Schlosser, Bauschlosser, Monteure, Reparaturschweißer, Karosseriebauer, Schmiede usw.

Lichtbogenbrenndauer/Schweißarbeitszeit

Gelegenheitsschweißer	**Schweißverfahren**		
	LBH	**MIG/MAG**	**WIG**
Lichtbogenbrenndauer	max. 12 %	max. 20 %	max. 12 %

3.1.3 Aufnahme

Die Aufnahme erfolgt über die Atemwege.

3.1.4 Biomonitoring

Hinweise zum Biomonitoring sind in Anhang 3, Leitfaden „Biomonitoring", enthalten. Expositionsäquivalente für krebserzeugende Arbeitsstoffe (EKA-Werte siehe aktuelle MAK- und BAT-Werte-Liste) stellen die Beziehungen zwischen der Stoffkonzentration in der Luft am Arbeitsplatz und der Stoff- bzw. Metabolitenkonzentration im biologischen Material dar. Aus ihnen kann entnommen werden, welche innere Belastung sich bei ausschließlicher inhalativer Stoffaufnahme ergeben würde.

3.2 Funktionsstörungen, Krankheitsbild

3.2.1 Wirkungsweise

Schweißrauche wirken in der Regel unter günstigen arbeitshygienischen Arbeitsplatz- und Lüftungsbedingungen und bei Einhaltung von Arbeitsplatzgrenzwerten nicht chemisch-irritativ oder toxisch auf die Schleimhäute, das Bronchialsystem und die Lungen und weisen dann auch keine systemisch-toxischen Wirkungen auf.
Bei bestimmten Grund- und Zusatzwerkstoffen können im Schweißrauch jedoch Stoffe mit chemisch-irritativer Wirkung auf das Bronchialsystem auftreten wie Chromate (insbesondere beim Lichtbogenhandschweißen mit hochlegierten umhüllten Stabelektroden mit einem Chromanteil > 5 %), oxidische Verbindungen einiger weiterer Legierungsmetalle und Fluoride (beim Lichtbogenhandschweißen mit basisch umhüllten Stabelektroden).

Auch einige, bei bestimmten Verfahren entstehende Gase wie Stickstoffoxide (insbesondere bei Autogenverfahren) und Ozon (insbesondere beim MIG- und WIG-Schweißen von Aluminium-Werkstoffen) sowie Pyrolyseprodukte (z. B. aus Kunststoff-, Farb- oder Mineralölbeschichtungen) wirken potenziell irritativ oder toxisch auf die Atemwege.
Bei Lichtbogenverfahren mit manganhaltigen Zusätzen, insbesondere bei Mangananteilen > 5 % in der Legierung, Füllung/Umhüllung oder in der Summe dieser, können neben einer irritativen Wirkung auf die Atemwege auch neurotoxische Effekte auftreten.

3.2.2 Akute/subakute Gesundheitsschädigung

Die Exposition gegenüber Schweißrauchen führt im Allgemeinen nicht zu akuten oder subakuten Erkrankungen. Eine Typ I vermittelte allergische Reaktion (Sofortreaktion) wird in der Regel an den Atemwegen nicht ausgelöst.
Bei Personen mit entsprechender Disposition kann durch einige Metalle und deren Oxide Metalldampffieber auftreten. Hierbei handelt es sich um ein, schon nach wenigen bis zu 10 Stunden Latenzzeit, eintretendes Krankheitsbild mit Atemnot sowie Allgemeinsymptomen in Form von Fieber, Schüttelfrost und Abgeschlagenheit. Die Symptome sind im Allgemeinen innerhalb von Stunden bis Tagen voll reversibel. Persistierende Befunde sind bisher nicht beobachtet worden. Gewöhnungseffekte sind bekannt; nach längerer Arbeitskarenz ist in diesen Fällen mit dem Wiederaufleben der Atemwegsbeschwerden bei erneuter Exposition zu rechnen.
Bei arbeitsmedizinisch toxikologisch relevanter Exposition gegenüber chemisch-irritativ wirkenden Schweißrauchbestandteilen oder Gasen können akute Reizzustände an Augen oder oberen Atemwegen, Husten, Auswurf und/oder eine Atemwegsobstruktion auftreten. Sie manifestieren sich im Allgemeinen in langsam progredienter Form über die Arbeitsschicht oder danach. Sie sind nach Expositionskarenz in der Regel reversibel. Nach längerer Exposition ist jedoch die Entwicklung einer anhaltenden Atemwegsobstruktion möglich.
Bei Personen mit unspezifischer Überempfindlichkeit des Bronchialsystems, chronischer Bronchitis oder manifester obstruktiver Atemwegserkrankung können Schweißrauche zu akuter Atemwegsobstruktion oder einer persistierenden Verschlimmerung einer vorbestehenden Bronchialerkrankung führen.
Ozon und Stickstoffoxide besitzen darüber hinaus in höheren Konzentrationen eine toxische Potenz für die Schleimhäute. Toxische Lungenödeme sind nach Exposition gegen Stickstoffoxide (z. B. als Folge von Arbeiten mit der großen Flamme in unzureichend belüfteten engen Räumen) beobachtet worden. Hierbei ist zu berücksichtigen, dass toxische Effekte im Bereich der Bronchiolen und der Alveolen bis hin zum im Einzelfall lebensbedrohlich toxischen Lungenödem mit längerer Latenzzeit von 1 bis 2 Tagen nach Expositionsende gegenüber entsprechenden Gefahrstoffen eintreten. Das Krankheitsbild ist im Allgemeinen reversibel; im Einzelfall sind jedoch länger andauernde Lungenfunktionseinbußen möglich.
Die Exposition gegenüber aluminiumhaltigen Schweißrauchen führt im Allgemeinen nicht zu akuten oder subakuten Erkrankungen.

3.2.2.1 Sensibilisierung und Metallrauchfieber (bzw. Metalldampffieber)

Bestimmte Metalle und ihre Oxide in Schweißrauchen können (z. B. Kupfer, Zink) bei Personen mit hierfür bestehender Disposition zu Metallrauchfieber führen (Krankheitsbild siehe 3.2). Der pathogenetische Mechanismus dieses Krankheitsbildes ist bislang nicht völlig geklärt.
In wenigen Einzelfällen sind allergische Sensibilisierungen des Bronchialsystems vom Soforttyp gegen bestimmte Metalle beschrieben worden (Cobalt, Chrom, Nickel).
Es liegen keine Hinweise dafür vor, dass aluminiumhaltige Schweißrauche ein Metalldampffieber verursachen und/oder eine sensibilisierende Wirkung vom Soforttyp im Bereich des Bronchialsystems haben.

3.2.2.2 Beeinflussung der Lungenfunktion

Durch Schweißrauche allgemein werden in der Regel keine manifesten, persistierenden obstruktiven Atemwegserkrankungen hervorgerufen. In einigen Studien wurden jedoch Effekte im Schichtverlauf nachgewiesen, die meist reversibel waren. Einige Studien finden Dysfunktionen der kleinen Atemwege im Sinne einer small airways disease.
Wiederholt wurden in Querschnittstudien, in retrospektiven wie auch prospektiven Kohortenstudien überhäufig die Symptome einer chronischen Bronchitis sowie Verminderungen der 1-Sekunden-Kapazität bzw. der Vitalkapazität bei Lichtbogenschweißern nachgewiesen, die über den zu erwartenden Altersgang hinausgingen, insbesondere, wenn die heute geltenden Grenzwerte für alveolengängigen Staub deutlich überschritten waren.
Neben dem bei Schweißern häufig anzutreffenden Tabakrauchen sind hierbei Wirkungen der Schweißrauche zu ermitteln gewesen. Diese sind bei Bearbeitung unterschiedlicher Werkstoffe nachgewiesen worden und sind daher am ehestens als unspezifische Partikelwirkung zu werten.

3.2.3 Chronische Gesundheitsschädigung

Die übliche Exposition gegen Schweißrauch führt im Allgemeinen nicht zu chronischen Erkrankungen. In epidemiologischen Studien konnte bisher keine signifikante Überhäufigkeit von obstruktiven Atemwegserkrankungen nachgewiesen werden. Unabhängig davon kann im Einzelfall eine Gefährdung vor allem unter den im Text unter 3.1.1 genannten Verfahren resultieren.
Bei längerfristiger Exposition gegen chemisch-irritativ bzw. toxisch wirksame Schweißrauchbestandteile bzw. nach akuten, unfallartigen Intoxikationen sind im Einzelfall persistierende Lungenfunktionsveränderungen auffällig.
Interstitielle Siderofibrosen der Lunge nach langjähriger, intensiver Schweißraucheinwirkung unter ungünstigen arbeitshygienischen Bedingungen können zur Siderofibrose führen (siehe Abschnitt 4). Röntgenologisch zeigen sich meist kleine unregelmäßige Schatten der Formen s und t. In frühen Stadien finden sich belastungsabhängige Gasaustausch- und Diffusionsstörungen. Erst in fortgeschrittenen Krankheitsstadien kommt

die Erniedrigung der Vitalkapazität als Zeichen einer restriktiven Ventilationsstörung hinzu. Unter Einsatz der Elektronenmikroskopie einschließlich der energiedispersiven Röntgenmikroanalyse entsprechen die in fibrosierenden Lungenarealen abgelagerten Staubpartikeln in ihrer elementaren Zusammensetzung den Schweißrauchen am Arbeitsplatz.
Morphologisch zeigen sich im Lungengewebe interstitielle Fibrosierungen in lichtmikroskopisch meist enger topographischer Beziehung zu den Staubdepots.
Das Krankheitsbild der Aluminose beginnt wie bei allen Pneumokoniosen uncharakteristisch mit chronischem Husten sowie Auswurf und/oder Dyspnoe bei körperlicher Belastung. Im fortgeschrittenen Stadium wird schon in Ruhe über Dyspnoe geklagt. Im weiteren Verlauf der Erkrankung kann es zum chronischen Cor pulmonale kommen. Als Folge des Lungenemphysems wird bei der Aluminose gehäuft ein Pneumothorax, auch beidseits, auftreten. Ein Fortschreiten der Erkrankung wird auch noch nach Expositionsende beobachtet. Lungenfunktionsanalytisch stehen bei der fortgeschrittenen Aluminose restriktive Ventilationsstörungen und ggf. Gasaustauschstörungen im Vordergrund.

3.2.3.1 Pneumokoniosen

Schweißrauche und Schweißgase stellen ein komplexes Gefahrstoffgemisch dar. Das in den Schweißrauchen insbesondere enthaltene Eisenoxid kann im Lungeninterstitium in Form röntgenologisch fassbarer Staubdepots abgelagert werden. Die röntgenologisch nachweisbaren Veränderungen können als sog. Siderose nach Beendigung der Schweißrauch-Exposition reversibel sein. Diese Veränderungen besitzen im Allgemeinen keinen Krankheitswert und führen zu keiner klinisch relevanten Einschränkung der Lungenfunktion.
In seltenen Einzelfällen kann es nach hoher Einwirkung zu einer reaktiven Fibrosierung in enger räumlicher Beziehung zu den Schweißrauchpartikelablagerungen im Sinne einer klinisch manifesten Lungenfibrose (Siderofibrose) kommen (siehe auch 3.2.2).
Nach hinreichender Aluminiumexposition kann es zu einer Aluminose kommen. Das Krankheitsbild der Aluminose, auch als Aluminiumstaublunge bezeichnet, ist durch eine diffuse interstitielle Lungenfibrose gekennzeichnet, die sich bevorzugt in den Ober- und Mittelfeldern manifestiert. In fortgeschrittenen Stadien ist sie durch subpleurale Emphysemblasen charakterisiert, sodass ein erhöhtes Risiko für Spontanpneumothoraces besteht.
Das Erkrankungsrisiko für eine Aluminose hängt primär von der Höhe, Art und Dauer der Exposition ab. Darüber hinaus spielt nach derzeitigem Erkenntnisstand auch die individuelle Disposition eine Rolle. Ein besonders hohes Risiko scheint für Personen zu bestehen, die in der aluminiumpulverherstellenden Industrie an Stampfmaschinen gegenüber ungefettetem bzw. schwach gefettetem, gestampftem Aluminiumpulver exponiert sind. Auch aus dem Bereich von Aluminiumschweißern liegen neuere Ergebnisse vor, die darauf hinweisen, dass bei diesen Beschäftigten ebenfalls Erkrankungen der Lunge auftreten können.

Die Diagnose des Frühstadiums einer Aluminose war bis vor kurzem radiologisch nur schwer möglich. In Untersuchungen, z. B. von Kraus et al. (1997) zeigte sich, dass die hochauflösende Computertomografie (HRCT) im Vergleich zur konventionellen Röntgenaufnahme bei der Aluminose eine höhere Sensitivität und Spezifität aufweist. Mittels HRCT ist es möglich, auch Frühstadien einer Aluminose zu erfassen. Röntgenmorphologisch handelt es sich dabei um kleine, flaue rundliche und irreguläre Fleckschatten, die sich bevorzugt in den Oberfeldern manifestieren. Es zeigt sich das röntgenologische Erscheinungsbild wie bei einer Alveolitis mit milchglasartigen Trübungen (so genanntes „ground-glass pattern"). In fortgeschritteneren Stadien kommt es neben einer Ausdehnung im Bereich der gesamten Lunge zunehmend zur Ausbildung linearer Schatten als Zeichen der progredienten Fibrose.

3.2.3.2 Mutagenität und Kanzerogenität

Weit überwiegend enthalten Schweißrauche keine partikel- und/oder gasförmigen Stoffe mit bekannter mutagener oder kanzerogener Potenz. Demgegenüber haben die Rauche von chrom- und/oder nickelhaltigen Schweißzusatzwerkstoffen mutagene und unter bestimmten Bedingungen kanzerogene Wirkungen gezeigt. Dies gilt insbesondere für Rauche aus hochlegierten, umhüllten Stabelektroden und für Fülldrähte mit Schlackebildnern. Bei Schweißern, die meist langjährig unter ungünstigen arbeitshygienischen Bedingungen in derartiger Form hochlegierte Zusatzwerkstoffe geschweißt bzw. hochlegierte Werkstoffe mit thermischen Verfahren geschnitten haben, sind Bronchialkarzinome beobachtet und als Berufskrankheit anerkannt worden.
Die International Agency for Research on Cancer (IARC) hat Schweißrauche im Jahr 1990 als „möglicherweise kanzerogen für den Menschen" (possibly carcinogenic to humans – Gruppe 2 B) eingestuft. Dies ist nicht zuletzt Folge der Exposition gegenüber den verschiedensten Stoffen die beim Schweißen in Abhängigkeit von den Verfahren auftreten können und in epidemiologischen Studien nur schwer zu kontrollieren sind. Neben den eigentlichen Schweißrauchkomponenten ist hierbei u. a. an Asbest, aromatische Amine (aus Azo- und Teerfarbstoffen), Pyrolyse-Produkte aus organischem Material (Verbrennen, Abschleifen, Entfernen von teerhaltigen Anstrichen und von Ölen/Fetten) sowie an Chromate in Farbstoffen zu denken.
Insbesondere in Kohortenstudien finden sich erhöhte, jedoch selten signifikante Risiken für Tumoren im Bereich des Respirationstraktes. Fall-Kontroll-Studien zeigen oft deutlichere Hinweise auf eine lungenkanzerogene Potenz. Stern (1987) kam in einer umfassenden Metaanalyse zu dem Ergebnis, dass Schweißen allgemein zu einem erhöhten Lungenkrebsrisiko führt. Neuere Metaanalysen wurden von Danielsen (2000) und Ambroise et al. (2006) vorgelegt.
Eine gepoolte Analyse von Fall-Kontroll-Studien bestätigt einen leichten, aber relevanten Anstieg des Lungenkrebsrisikos bei Schweißern (Kendzia et al. 2013).
Grundsätzlich sind eine differenzierende Betrachtung der Schweißverfahren und insbesondere die Höhe der Exposition gegenüber den kanzerogenen Chrom-VI-Verbindungen und Nickeloxiden einer kausalanalytischen Beurteilung zugrunde zu legen. Von einer arbeitsmedizinisch-toxikologisch relevanten Exposition im Sinne einer

krebserzeugenden Wirkung im Bereich des Atemtraktes sollte insbesondere dann ausgegangen werden, wenn eine mehrjährige höhere Exposition (siehe DGUV Information 250-415) gegenüber Chromaten und/oder oxidischen Nickelverbindungen vorgelegen hat. Die durchschnittliche Latenzzeit Schweißrauch-induzierter Tumorerkrankungen liegt bei ca. 20 Jahren. Bei exzessiver Einwirkung von Chromaten und/oder oxidischen Nickelverbindungen sind auch kürzere Latenzzeiten denkbar. Bezüglich möglicher Chromat- und Nickelexpositionen siehe Abschnitt 3.1.1.

3.2.3.3 Neurotoxische Wirkung/Manganismus

Chronische Einwirkungen von Manganoxiden können zum Krankheitsbild des Manganismus führen. Dieses wird unter heutigen arbeitshygienischen Bedingungen bei Schweißern im Allgemeinen nicht mehr gefunden. Studien haben bisher keine überzeugenden Hinweise gegeben, dass Schweißer, die Mn-haltige Werkstoffe bearbeiten, überhäufig an Erkrankungen der subcorticalen Ganglien (wie z. B. M. Parkinson) oder cerebralen Multisystem-Erkrankungen leiden. Derzeit noch nicht geklärt ist, ob diese Schweißer überhäufig an (subklinischen) Symptomen einer toxischen Encephalopathie erkranken können.

3.3 Bemerkungen

Zur Vermeidung von Mehrfachuntersuchungen sollte die Notwendigkeit zur Anwendung weiterer Grundsätze überprüft werden. In Betracht kommen insbesondere dabei die Grundsätze G 1.1, G 1.4, G 15, G 26 und G 38 sowie weitere Untersuchungen wegen möglicher Symptome durch Aluminium- und Manganbelastungen

4 Berufskrankheit

Nr. 1103 der Anlage 1 zur Berufskrankheitenverordnung (BKV) „Erkrankungen durch Chrom oder seine Verbindungen"

Nr. 4106 der Anlage 1 zur Berufskrankheitenverordnung (BKV) „Erkrankungen der tieferen Atemwege und der Lungen durch Aluminium und seine Verbindungen"

Nr. 4109 der Anlage 1 zur Berufskrankheitenverordnung (BKV) „Bösartige Neubildungen der Atemwege und der Lungen durch Nickel oder seine Verbindungen"

Nr. 4115 der Anlage 1 zur Berufskrankheitenverordnung (BKV) „Lungenfibrose durch extreme und langjährige Einwirkung von Schweißrauchen und Schweißgasen – (Siderofibrose)"

Nr. 4301 der Anlage 1 zur Berufskrankheitenverordnung (BKV) „Durch allergisierende Stoffe verursacht obstruktive Atemwegserkrankungen (einschließlich Rhinopathie), die zur Unterlassung aller Tätigkeiten gezwungen haben, die für die Entstehung, die Verschlimmerung oder das Wiederaufleben der Krankheit ursächlich waren oder sein können"

Nr. 4302 der Anlage 1 zur Berufskrankheitenverordnung (BKV) „Durch chemisch-irritativ oder toxisch wirkende Stoffe verursachte obstruktive Atemwegserkrankungen, die zur Unterlassung aller Tätigkeiten gezwungen haben, die für die Entstehung, die Verschlimmerung oder das Wiederaufleben der Krankheit ursächlich waren oder sein können".

5 Literatur

Ambroise, D., Wild, P. und Moulin, J.-J.: Update of a meta-analysis on lung cancer and welding. Scand J Work Environ Health 32 (2006) 22

Antonini, J. M., Santamaria, A. B., Jenkins, N. T. et al.: Fate of manganese associated with the inhalation of welding fumes: potential neurological effects. Neurotoxicol 27 (2006) 304–310

Antonini, J. M., Leonard, S. S., Roberts, J. R., Solano-Lopez, C., Young, S. H., Shi, X., Taylor, M. D.: Effect of stainless steel manual welding on free radical production, DNA damage, and apoptosis production. Mol Cell Biochem 2005; 279:17–23

Auffahrt, J., Bredendiek-Kämper, S., Fröhlich, N., Lampe, C.: Stoffbelastungen beim thermischen Spritzen. Schriftenreihe der Bundesanstalt für Arbeitsschutz und Arbeitsmedizin. Gefährliche Stoffe GA 51, 1997

Becker, N.: Cancer mortality among arc welders exposed to fumes containing chromium and nickel. Results of a third follow up: 1989–1995 J Occup Envivon Med 41 (1999) 294–303

Christensen, S. W., Bonde, J. P., Omland, O.: A prospective study of decline in lung function in relation to welding emissions. J Occup Med Toxicol 3 (2008) 6

Danielsen, T. E., Langard, S., Andersen, A.: Incidence of cancer among welders and other shipyard workers with information on previous work history. J Occup Environ Med 42 (2000) 101–109

Deutsche Forschungsgemeinschaft Liste der MAK und BAT Werte 2013

DIN-Taschenbuch Nr. 8 Schweißtechnik 1, Normen über Begriffe, Schweißzusätze, Fertigung, Güte und Prüfung. Beuth, Berlin (jeweils nach Fassung)

Emmerling, G., Zschiesche, W.: Gesundheitsgefahren durch Schweißrauche – Technische Grundlagen und arbeitsmedizinische Erkenntnisse – Arbeitsmedizin aktuell 8.4, 18. Lieferung, G. Fischer, Stuttgart, 1986, S. 139–153

Emmerling, G., Zschiesche, W., Schaller, K.-H., Weltle, D., Valentin, H.: Arbeitsmedizinische Belastungs- und Beanspruchungsuntersuchungen von Edelstahlschweißern. Arbeitsmed Sozialmed Präventivmed 1989; 24: 251–254

Flynn, M. R., Susi, P.: Neurological risks associated with manganese exposure from welding operations – a literature review. Int J Hyg Environ Health 212 (2009) 459–469

Fored, C. M., Fryzek, J. P., Brandt, L. et al.: Parkinson's disease and other basal ganglia or movement disorders in a large nationwide cohort of Swedish welders. Occup Environ Med 63 (2006) 135–140

Handlungsanleitung für arbeitsmedizinische Untersuchungen nach dem DGUV Grundsatz G 39 „Schweißrauche" (DGUV Information 240-390, i. Vb.), DGUV-Publikationsdatenbank, www.dguv.de/publikationen

Handlungsanleitung für die arbeitsmedizinische Untersuchungen nach dem DGUV Grundsatz G 15 „Chrom-VI-Verbindungen" (DGUV Information 250-415). DGUV-Publikationsdatenbank, www.dguv.de/publikationen

Hobson, A., Seixas, N., Sterling, D., Racette, B. A: Estimation of Particulate Mass and Manganese Exposure Levels among Welders. Ann Occup Hyg 2011; 55: 113–25

Hoffmeyer, F., Weiß, T., Lehnert, M., Pesch, B., Berresheim, H., Henry, J., Raulf-Heimsoth, M., Broding, H. C., Bünger, J., Harth, V., Brüning, T.: Increased metal concentrations in exhaled breath condensate of industrial welders. Environ Monit 2010; e-pub ahead of print (22. November 2010)

Jöckel, K. H., Ahrens, W., Pohlabeln, H, et al.: Lung cancer risk and welding: results from a casecontrol study in Germany, Am J Ind Med 33 (1998) 313–320

Kendzia, B., Behrens, T., Joeckel, K. H. et al.: Welding and lung cancer in a pooled analysis of case control studies. Am J Epidemiol (2013) 178: 1513–1525.

Kilburn, K. H., Warshaw, R. H.: Pulmonary functional impairment from years of arc welding. Am J Med 87 (1989) 62–69

Kraume, G., Zober, A.: Arbeitssicherheit und Gesundheitsschutz in der Schweißtechnik. DVS-Verlag, Düsseldorf (Fachbuchreihe Schweißtechnik, Bd. 105), 1989

Kraus, T. H., Schaller, K. H., Raithel, H. J., Letzel, S.: Frühdiagnostik der Aluminiumstaublunge. Arbeitsmed Sozialmed Umweltmed 32 (1997) 203–207

Letzel, S.: Arbeitsmedizinische Untersuchungen zur Belastung und Beanspruchung in der Aluminiumpulverherstellenden Industrie. Habilitationsschrift für das Fach Arbeits- und Sozialmedizin, Universität Erlangen-Nürnberg, Schriftenreihe der Bundesanstalt für Arbeitsmedizin, Sonderschrift 8, Berlin, 1994

Lubin, J. H., Colt, J. S., Cameran, D., Davis, S., Cerhan, J. R., Severson, R. K., Bernstein, L., Hartge, P.: Epidemiologic evaluation of measurement data in the presence of detection limits. Environ Health Perspect 2004; 112: 1691–1696

Miller, M. R, Hankinon, J., Brusasco, V., Burgos, F., Casaburi, R., Coates, A., Crapo, R., Enright, P., van der Grinten, C. P. M., Gustafsson, P. et al.: Standardisation of spirometry. Eur Respir J 2005; 26: 319–338

Mur, J. M., Pham, Q. T., Teculescu, D., et al.: Arc welders respiratory health evolution over five years. Int Arch Occup Environ Health 61(1989) 321–327

Pesch, B., Weiss, T., Van Gelder, R., Westphal, G., Pallapies, D., Brüning, T.: Berufliche Chrom (VI)-Exposition und Lungenkrebsrisiko. Wissenschaftlicher Sachstand, neue epidemiologische Befunde, Verdopplungsrisiko und Dosis-Wirkungs-Beziehung. Arbeitsmed Sozialmed Umweltmed 2009; 6: 336–44

Raithel, H. J., Zschiesche, W.: Arbeitsmedizinische Aspekte beim Schweißen unter besonderer Berücksichtigung des Pulverflammspritzens. Arbeitsmed Sozialmed Präventivmed 26 (1991) 261–269

Rösler, J., Woitowitz, H. J.: Pulmonary fibrosis after heavy exposure to welding fumes. Eur. J. Oncol. 3 (1998) 391–394

Rossbach, B., Buchta, M., Csanadz, G., Filser, J., Hilla, W., Windorfer, K., Stork, J., Zschiesche, W. et. al.: Biological monitoring of welders exposed to aluminium. Toxicol Lett 10 (2006) 239–245

Santamaria, A. B., Cushing, C. A., Antonini, B. L. et al.: State-of-the-science review: Does manganese exposure during welding pose a neurological risk? J Toxicol Environ Health B Crit Rev. 10 (2007) 417–465

Schneider, J.: Lungenfunktionseinschränkungen bei Schweißern. Arbmed Sozialmed Umweltmed 45 (2010) 12–18

Schneider, J., Raithel, H. J., Pesch, B., Zschiesche, W.: Lungenkrebsrisiko bei Edelstahlschweißern (Leseranfrage). In: Arbeitsmed Sozialmed Umweltmed 43 (2008) 326–336

Schneider, W. D., Dietz, E., Gierke, E., Liebich, R., Maintz, G.: Siderose, chronische Bronchitis und Lungenfunktion bei Elektroschweißern – eine epidemiologische Längsschnittstudie. In: Norpoth, K. (Hrsg.): Bericht über die 27. Jahrestagung der Deutschen Gesellschaft für Arbeitsmedizin e. V., Essen, 6.–9. Mai 1987, Gentner, Stuttgart (1987) 427–431

Sern, R. M.: Cancer incidence among welders: possible effects of exposure to extremely low frequency electromagnetic radiation (ELF) and to welding fumes. Environ Health Perspect 76 (1987) 221–229

Simonato, L., Fletcher, A. C., Andersen, A. et al.: A historical prospective study of European stainless steel, mild steel, and shipyard welders. Br J Ind Med 48 (1991) 145–54

Smargiassi, A., Baldwin, M., Savard, S., Kennedy, G., Mergler, D., Zayed, J.: Assessment of exposure to manganese in welding operations during the assembly of heavy excavation machinery accessories. Appl Occup Environ Hyg 2000; 15: 746–750

Spiegel-Ciobanu, V. E: Schadstoffe beim Schweißen und bei verwandten Verfahren. Vereinigung der Metall-Berufsgenossenschaften 2008: 38–61, DGUV Information 209-016. DGUV-Publikationsdatenbank, www.dguv.de/publikationen

Stanulla, H., Liebetrau, G.: Die Elektroschweißerlunge. Prax Klin Pneumol 38 (1984) 14–18

Strohbach, Ch., Zschiesche, W., Truckenbrodt, R., Kraus, Th., Lütke: Differentialdiagnostische Erwägungen zur Problematik sog. Schweißerlungen anhand einer Kasuistik. Arbeitsmed. Sozialmed. Umweltmed. 34 (1999) 483–487

Vereinigung der Metall Berufsgenossenschaften: Beurteilung der Gefährdung durch Schweißrauche, 2005, DGUV Information 209-020. DGUV-Publikationsdatenbank, www.dguv.de/publikationen

Vogelmeier, C., König, G., Bencze, K., Fruhmann, G.: Pulmonary involvement in zinc fume fever. Chest 92 (1987) 946–948

Wissenschaftliche Begründung für die Berufskrankheit „Lungenfibrose durch extreme und langjährige Einwirkung von Schweißrauchen und Schweißgasen – (Siderofibrose)", Bekanntmachung des Bundesministeriums für Arbeit und Soziales vom 1. 9. 2006, BArbBl 10/2006, S. 35

Zober, A.: Arbeitsmedizinische Untersuchungen zur inhalativen Belastung von Lichtbogenschmelzschweißern. Arbeitsmed Sozialmed Präventivmed 18 (1983) 17–19

Zober, A., Zschiesche, W.: Der Schweißerarbeitsplatz. In: Konietzko, Dupuis, Letzel: Handbuch der Arbeitsmedizin – 34. Erg.Lfg. Ecomed, Landsberg, 2003, S. 1

Zschiesche, W.: Gesundheitsgefahren durch Schweißrauche und -gase (I–III). Arbeitsmed. Sozialmed. Präventivmed. 24 (1989) Tafeln 88, 89, 91

Zschiesche, W.: Schweißerlunge – Einheitliches Krankheitsbild? In: Konietzko, U., Costabel, P. C., Bauer (Hrsg.): Lunge und Arbeitswelt, Springer, Berlin (1990) 123–147

Zschiesche, W., Schaller, K.-H., Korus, H. C., Letzel, S., Kraus, T. H.: Lungenveränderungen bei langjährigen Aluminium-Schweißern mit hoher Schweißrauch-Exposition. In: Drexler, H., Broding, H. C. (Hrsg): Bericht über die 41. Jahrestagung der Deutschen Gesellschaft für Arbeitsmedizin und Umweltmedizin e. V., Rindt-Druck, Fulda (2001) 386–391

Zschiesche, W.: BK 4113: Lungenfibrose durch extreme und langjährige Einwirkung von Schweißrauchen und Schweißgasen – (Siderofibrose). In: Triebig, G., Kentner, M., Schiele, R. (Hrsg.): Arbeitsmedizin – Handbuch für Theorie und Praxis, 2. Aufl., Gentner, Stuttgart (2008) 319–324

G 39

6 Vorschriften, Regeln

Arbeitsmedizinische Regeln (AMR), GMB, Bundesanstalt für Arbeitsschutz und Arbeitsmedizin. www.baua.de

AMR 2.1: „Fristen für die Veranlassung/das Angebot von arbeitsmedizinischen Vorsorgeuntersuchungen"

AMR 6.2: „Biomonitoring"

Gefahrstoffverordnung (GefStoffV)

Technische Regeln für Gefahrstoffe (TRGS), Bundesarbeitsblatt, bei der Bundesanstalt für Arbeitsschutz und Arbeitsmedizin. www.baua.de

TRGS 420: Verfahrens- und stoffspezifische Kriterien (VSK) für die Ermittlung und Beurteilung der inhalativen Exposition

TRGS 528: Schweißtechnische Arbeiten, Ausgabe Februar 2009 (GMBl Nr. 12-14 S. 236–253 (27.03.2009)

TRGS 900: Arbeitsplatzgrenzwerte, Ausgabe Januar 2006 (BArbBl. 1/2006 S. 41; 12/2006 S. 172; 3/2007 S. 499) zuletzt geändert und ergänzt: GMBl 2013 S. 943–947 v. 19.9.2013

TRGS 903: Biologische Grenzwerte, Ausgabe Februar 2013 GMBl 2013 S. 364–372 v. 4.4.2013 [Nr. 17] Zuletzt geändert und ergänzt: GMBl 2013 S. 948–951 v. 19.9.2013 [Nr. 47]

Verordnung zur arbeitsmedizinischen Vorsorge (ArbMedVV)

G 40 Krebserzeugende und erbgutverändernde Gefahrstoffe – allgemein

Bearbeitung: Ausschuss Arbeitsmedizin der Gesetzlichen Unfallversicherung, Arbeitskreis 2.1 „Gefahrstoffe"
Fassung Oktober 2014

Vorbemerkung

Dieser Grundsatz gibt Anhaltspunkte für gezielte arbeitsmedizinische Untersuchungen, um lokale oder systemische Veränderungen und Erkrankungen, die durch krebserzeugende und erbgutverändernde Gefahrstoffe entstehen können, frühzeitig zu erkennen.
Bei Exposition gegenüber einem krebserzeugenden oder erbgutverändernden Gefahrstoff, für den ein spezieller DGUV Grundsatz für arbeitsmedizinische Untersuchung vorliegt, sollte dieser angewendet werden.
Hinweise für die Gefährdungsbeurteilung und die Auswahl des zu untersuchenden Personenkreises geben die DGUV Informationen „Handlungsanleitung für arbeitsmedizinische Untersuchungen nach dem DGUV Grundsatz G 40" (DGUV Information 240-401 bis 408, i. Vb.).

Ablaufplan

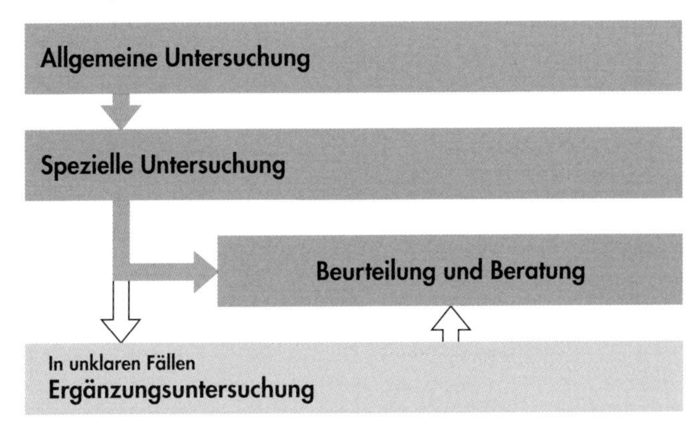

1 Untersuchungen

1.1 Untersuchungsarten, Fristen

Bei der Festlegung der Fristen zu den Untersuchungsintervallen sind je nach Rechtsgrundlage des Untersuchungsanlasses die für diesen Anlass gültigen staatlichen Vorschriften und Regeln zu beachten.
Wenn es für den konkreten Untersuchungsanlass keine staatlichen Vorgaben zu Fristen gibt, können ersatzweise die Empfehlungen in der nachfolgenden Tabelle zu Anwendung kommen.

Erstuntersuchung	Vor Aufnahme der Tätigkeit
Nachuntersuchungen	Nach 24–60 Monaten je nach Art und Ausmaß der Exposition
	Vorzeitig: • Nach schwerer oder längerer Erkrankung, die Anlass zu Bedenken gegen eine Fortsetzung der Tätigkeit geben könnte • Nach ärztlichem Ermessen in Einzelfällen • Bei Beschäftigten, die einen ursächlichen Zusammenhang zwischen ihrer Erkrankung und ihrer Tätigkeit am Arbeitsplatz vermuten
Nachgehende Untersuchungen[1]	• Nach Ausscheiden aus dieser Tätigkeit bei bestehendem Beschäftigungsverhältnis • Nach Beendigung der Beschäftigung

[1] Hinweis: Die vom Organisationsdienst für nachgehende Untersuchungen (ODIN, www.odin-info.de) nach Ausscheiden aus dem Unternehmen zu veranlassende nachgehende Vorsorge wird nach einer Vereinbarung mit den angeschlossenen Unfallversicherungsträgern durchgeführt.

1.2 Untersuchungsprogramm

1.2.1 Allgemeine Untersuchung

Erstuntersuchung

- Feststellung der Vorgeschichte (allgemeine Anamnese, Arbeitsanamnese, Strahlenexposition, Raucher- und Alkoholanamnese, Medikamenteneinnahme, Beschwerden); siehe auch Basisuntersuchungsprogramm (BAPRO)
  Besonders achten auf
  - gehäuftes Vorkommen maligner Erkrankungen oder Immunerkrankungen in der Familie,
  - frühere Präkanzerosen, maligne Tumor- oder Immunerkrankungen (siehe Tabelle 2),
  - wiederholt schwere Infektionskrankheiten,
  - schlecht heilende Wunden,
  - ungewollte starke Gewichtsabnahme,
  - chronischen Reizhusten,
  - länger andauernde Heiserkeit,
  - Auswurf mit Blutbeimengungen,
  - Blut im Urin,
  - Stuhlgang von wechselnder Konsistenz mit Blut- und Schleimbeimengungen,
  - immunsuppressive Therapie,
  - frühere therapeutische oder sonstige erhebliche Exposition gegen ionisierende Strahlen,
  - frühere berufliche Belastung durch krebserzeugende Gefahrstoffe,
  - Exposition gegen krebserzeugende Gefahrstoffe außerhalb der beruflichen Tätigkeit.
- Untersuchung im Hinblick auf die Tätigkeit
  Besonders achten auf
  - Hauterscheinungen (Ekzeme, Hyperkeratosen, Ulzerationen, Pigmentstörungen, Naevi, Strahlenhaut),
  - Schleimhautveränderungen von Mund, Rachen und Nase,
  - Lymphknotenschwellung,
  - sonstige auf Tumorerkrankungen hinweisende Befunde (siehe Tabellen 2, 3 und 4).
- Urinstatus (Mehrfachteststreifen einschließlich Erythrozyten und Leukozyten).

Nachuntersuchung/Nachgehende Untersuchung

- Zwischenanamnese (einschließlich Arbeitsanamnese), siehe auch BAPRO; unter besonderer Berücksichtigung des zwischenzeitlichen Umgangs mit krebserzeugenden Gefahrstoffen. Auch kurzzeitige hohe Expositionen (Unfälle) sollen beachtet werden. Wenn möglich, Heranziehung von Daten aus arbeitsplatz- oder personenbezogenem Luft- bzw. Biomonitoring. Raucher- und Alkoholanamnese, Strahlenbelastung, Medikamenteneinnahme.

Besonders achten auf:
Siehe Erstuntersuchung zuzüglich

- gehäuften Auftretens von ähnlichen bzw. identischen Erkrankungen an vergleichbaren Arbeitsplätzen,
- wiederholten Auftretens von Symptomen, die auf eine Tumorerkrankung hinweisen könnten.
- Untersuchung im Hinblick auf die Tätigkeit:
  Besonders achten auf (siehe Erstuntersuchung) zuzüglich
  - sonstiger akuter oder chronischer Wirkungen des betreffenden oder anderer Gefahrstoffe
  - Urinstatus (Mehrfachteststreifen einschließlich Erythrozyten und Leukozyten).

1.2.2 Spezielle Untersuchung

Erstuntersuchung

- BSG oder CRP
- großes Blutbild
- Suchtest auf okkultes Blut im Stuhl
- γ-GT, SGPT (ALAT), SGOT (ASAT)
- ggf. radiologische Diagnostik des Thorax
  (nur wenn die Wirkungsweise des betreffenden krebserzeugenden oder erbgutverändernden Gefahrstoffes diese erfordert [z. B. Benzo(a)pyren, Dichlordimethylether, Dieselmotor-Emissionen] oder im Einzelfall bei Auffälligkeiten in der Anamnese bzw. bei der Untersuchung)

Nachuntersuchung/Nachgehende Untersuchung

Siehe Erstuntersuchung

- Biomonitoring (siehe Abschnitt 3); kann bei der nachgehenden Untersuchung entfallen.

Erwünscht:

- Ultraschalluntersuchung des Abdomens,
- alkalische Phosphatase.

1.2.3 Ergänzungsuntersuchung

Nachuntersuchung/Nachgehende Untersuchung

In unklaren Fällen und bei entsprechenden Befunden sowie fortbestehenden eindeutig pathologischen Blutwerten können weiterführende fachärztliche Untersuchungen angezeigt sein (z. B. hämatologisch, biochemisch, zytologisch, histologisch, sonographisch, radiologisch, endoskopisch).

Spezifische Diagnostik
Die Bestimmung von Tumormarkern kann im Hinblick auf eine Tumorfrühdiagnostik zurzeit nicht empfohlen werden. Beim gegenwärtigen Erkenntnisstand zur Immuntoxizität von krebserzeugenden oder erbgutverändernden Gefahrstoffen kann eine Bestimmung von immunologischen Parametern (z. B. quantitative Bestimmung von Lymphozyten und ihren Subpopulationen sowie Lymphozyten-Stimulation, Immunglobulinspiegel) nicht empfohlen werden. Auch zytogenetische Untersuchungen (z. B. Chromosomenaberrationen, Schwesterchromatidaustausch, Mikronukleustest) sind derzeit für eine routinemäßige Anwendung in der arbeitsmedizinischen Praxis nicht zu empfehlen. Dies gilt auch für Analysen von Addukten an Makromolekülen (Proteine DNA) und Bestimmung onkogener Proteine.

1.3 Voraussetzung zur Durchführung

- Gebietsbezeichnung „Arbeitsmedizin" oder Zusatzbezeichnung „Betriebsmedizin"
- Laboruntersuchungen unter Beachtung der „Richtlinie der Bundesärztekammer zur Qualitätssicherung quantitativer labormedizinischer Untersuchungen".
- Röntgenuntersuchungen unter Beachtung der „Leitlinien der Bundesärztekammer zur Qualitätssicherung in der Röntgendiagnostik", siehe auch „Anhang zur radiologischen Diagnostik" im DGUV Grundsatz G 1.1

2 Arbeitsmedizinische Beurteilung und Beratung

Eine arbeitsmedizinische Beurteilung und Beratung im Rahmen gezielter arbeitsmedizinischer Untersuchungen ist erst nach Kenntnis der Arbeitsplatzverhältnisse und der individuellen Belastung möglich. Grundlage dafür ist eine Gefährdungsbeurteilung, die auch dazu Stellung nimmt, welche technischen, organisatorischen und personenbezogenen Schutzmaßnahmen getroffen wurden bzw. zu treffen sind. Für Beschäftigte, die Tätigkeiten mit Gefahrstoffen ausüben, ist eine individuelle Aufklärung und Beratung angezeigt.

2.1 Kriterien

Eine Beurteilung sollte unter Berücksichtigung der individuellen Exposition erfolgen.

2.1.1 Dauernde gesundheitliche Bedenken

Erstuntersuchung	Nachuntersuchung

Personen mit
- durchgemachten oder bestehenden Krebserkrankungen,
- Präkanzerosen (siehe Tabelle 2),
- fortbestehenden, eindeutig pathologischen Laborbefunden für klinisch relevante Parameter,
- schweren Immundefekten,
- Therapiemaßnahmen, die das Immunsystem nachhaltig schwächen.

2.1.2 Befristete gesundheitliche Bedenken

Erstuntersuchung	Nachuntersuchung

Nach ärztlichem Ermessen in Einzelfällen.

2.1.3 Keine gesundheitlichen Bedenken unter bestimmten Voraussetzungen

Erstuntersuchung	Nachuntersuchung

Bei den unter 2.1.1 genannten Erkrankungen oder Funktionsstörungen sollte der untersuchende Arzt prüfen, ob unter bestimmten Voraussetzungen die Aufnahme bzw. Fortsetzung der Tätigkeit möglich ist. Hierbei wird gedacht an
- technische Schutzmaßnahmen,
- persönliche Schutzausrüstung unter Beachtung des individuellen Gesundheitszustandes,
- verkürzte Nachuntersuchungsfristen usw.

2.1.4 Keine gesundheitlichen Bedenken

Erstuntersuchung	Nachuntersuchung

Alle anderen Personen, soweit keine Beschäftigungsbeschränkungen bestehen .

2.2 Beratung

Die Beratung sollte entsprechend der Arbeitsplatzsituation und den Untersuchungsergebnissen im Einzelfall erfolgen. Die Beschäftigten sind über die Ergebnisse der arbeitsmedizinischen Untersuchung und des Biomonitoring zu informieren.
Auf die allgemeinen Hygienemaßnahmen und persönlichen Schutzausrüstungen sollte hingewiesen werden. Die Beschäftigten sind hinsichtlich der krebserzeugenden Wirkung des jeweiligen Arbeitsstoffes zu beraten.

Wenn sich aus der arbeitsmedizinischen Untersuchung Hinweise ergeben, die eine Aktualisierung der Gefährdungsbeurteilung zur Verbesserung des Arbeitsschutzes notwendig machen, hat der untersuchende Arzt dies dem Arbeitgeber mitzuteilen. Dabei ist die Wahrung der schutzwürdigen Belange des Untersuchten zu beachten.

3 Ergänzende Hinweise

Unter den krebserzeugenden und erbgutverändernden Gefahrstoffen der Kategorie K1 (M1) und K2 (M2) (bzw. nach CLP-Verordnung 1A oder 1B) befinden sich viele, die industriell von untergeordneter Bedeutung sind. Auch werden zahlreiche Einzelsubstanzen aufgezählt, die bestimmten Gruppen zuzuordnen sind, z. B. aromatische Amine (G 33), Chrom-VI-Verbindungen (G 15) und Nitrosamine (G 40). Der dadurch nur scheinbar sehr großen Zahl krebserzeugender und erbgutverändernder Gefahrstoffe steht nur eine begrenzte Zahl spezieller DGUV Grundsätze für arbeitsmedizinische Untersuchungen gegenüber. Daher wird der im Jahr 1982 erstmals in der Zeitschrift ASP veröffentlichte Grundsatz G 40 „Krebserzeugende und erbgutverändernde Gefahrstoffe – allgemein" in erster Linie bei den Stoffen herangezogen, die ihre krebserzeugende bzw. erbgutverändernde Wirkung bisher nur im Tierversuch erwiesen haben und bei denen Wirksamkeit, Wirkungsweise und Zielorgan beim Menschen bisher nicht bekannt sind, die aber trotzdem – oder gerade deswegen – der besonderen Aufmerksamkeit des untersuchenden Arztes bedürfen.
Die in anderen DGUV Grundsätzen für arbeitsmedizinische Untersuchungen bestehenden Abschnitte „Vorkommen, Gefahrenquellen (3.1.1) sowie „Physikalisch-chemische „ (3.1.2) können wegen der Vielzahl krebserzeugender und erbgutverändernder Gefahrstoffe hier nicht aufgeführt werden. Die Abschnitte „Aufnahme" (3.1.3), „Wirkungsweise" (3.2.1) und „Akute/subakute Gesundheitsschädigung" (3.2.2) sowie „chronische Gesundheitsschädigung" (3.2.3) können wegen der sehr unterschiedlichen, in der Mehrzahl aus Tierversuchen abgeleiteten, krebserzeugenden bzw. erbgutverändernden Wirkungen ebenfalls nicht wie gewohnt formuliert werden.
Klinisches Bild und Verlauf berufsbedingter Krebserkrankungen unterscheiden sich nicht von anderen Krebserkrankungen. Spezielle und sensitive biochemische Indikatoren eines beginnenden Malignoms sind derzeit nicht verfügbar. Daher wird auf Veränderungen der Haut oder anderer Organe, die bei einigen berufsbedingten Krebserkrankungen vorkommen können, sowie auf die Indikatorsymptome für maligne Tumoren, sogenannte paraneoplastische Syndrome, hingewiesen.
In den Tabellen 2 und 3 sind – ohne ausdrücklichen Bezug auf einzelne krebserzeugende und erbgutverändernde Gefahrstoffe – Beispiele von derzeit bekannten Präkanzerosen bzw. Paraneoplasien aufgeführt. Als Präkanzerosen werden aus pathologischer Sicht Gewebeveränderungen bezeichnet, die ein statistisch erhöhtes Entartungsrisiko aufweisen. Kutane Paraneoplasien sind definitionsgemäß Hauterscheinungen, die an die Existenz eines viszeralen Malignoms gebunden sind. Sie sind somit von den eigentlichen Metastasen eines Tumors abzugrenzen.

Der Grundsatz G 40 „Krebserzeugende und erbgutverändernde Gefahrstoffe – allgemein" sollte auch bei der arbeitsmedizinischen Betreuung der Beschäftigten angewendet werden, die Umgang mit krebserzeugenden Zytostatika haben. Erfahrungen, die die Schaffung eines speziellen Grundsatzes gestatten, liegen gegenwärtig noch nicht vor. Auch fehlen noch verbindliche Aussagen, welche Zytostatika als krebserzeugend anzusehen sind. Für die Praxis wird auf die Aussagen zu den krebserzeugenden Arzneistoffen in Abschnitt III „Krebserzeugende Arbeitsstoffe" der MAK-Werte-Liste verwiesen. Ausführliche Informationen enthält das Kapitel „Krebserzeugende Arzneistoffe (zur Tumortherapie eingesetzt)" in: Greim, H. (Hrsg.): Toxikologisch-arbeitsmedizinische Begründungen von MAK-Werten. Wiley-VCH, Weinheim. Auch bei den Nitrosaminen sollen die arbeitsmedizinischen Untersuchungen zurzeit unter Beachtung des Grundsatzes G 40 „Krebserzeugende und erbgutverändernde Gefahrstoffe – allgemein" erfolgen. Für spezielle Untersuchungsmethoden und ein geeignetes Biomonitoring müssen zunächst noch praktische Erfahrungen gewonnen werden, ehe an die Schaffung eines speziellen DGUV Grundsatzes gedacht werden kann.

Für unten genannte krebserzeugende und erbgutverändernde Gefahrstoffe, bei denen die Untersuchungen unter Beachtung des DGUV Grundsatzes G 40 „Krebserzeugende und erbgutverändernde Gefahrstoffe – allgemein" erfolgen, gibt es die DGUV Informationen

- DGUV Information 240-401, i. Vb. Acrylnitril
- DGUV Information 240-402, i. Vb. Polycyclische aromatische Kohlenwasserstoffe
- DGUV Information 240-403, i. Vb. Beryllium
- DGUV Information 240-404, i. Vb. 1,3-Butadien
- DGUV Information 240-405, i. Vb. 1-Chlor-2,3-Epoxypropan (Epichlorhydrin)
- DGUV Information 240-406, i. Vb. Cobalt oder seine Verbindungen (bioverfügbar, in Form atembarer Stäube, Aerosole)
- DGUV Information 240-407, i. Vb. Dimethylsulfat
- DGUV Information 240-408, i. Vb. Hydrazin

3.1 Biomonitoring

Hinweise zum Biomonitoring sind im Anhang 3, Leitfaden „Biomonitoring", enthalten. Das Biomonitoring ist mit zuverlässigen Methoden durchzuführen, um den Anforderungen der Qualitätssicherung zu genügen (Anhang 3, Leitfaden „Biomonitoring").

4 Berufskrankheiten

Die Anlage 1 zur Berufskrankheitenverordnung (BKV) enthält einige Listennummern für krebserzeugende Gefahrstoffe, für die ein spezieller Grundsatz für arbeitsmedizinische Untersuchungen vorliegt; diese werden hier nicht aufgeführt. Folgende Listennummern haben krebserzeugende Gefahrstoffe des Grundsatzes G 40 zum Gegenstand:

- Nr. 4110: Bösartige Neubildungen der Atemwege und der Lungen durch Kokereirohgase
- Nr. 4113: Lungenkrebs durch polycyclische aromatische Kohlenwasserstoffe (PAK)
- Nr. 5102: Hautkrebs oder zur Krebsbildung neigende Hautveränderungen durch Ruß, Rohparaffin, Teer, Anthrazen, Pech oder ähnliche Stoffe.

Berufsbedingte Krebserkrankungen durch Gefahrstoffe des Grundsatzes G 40 können – neben anderen chronischen Erkrankungen – auch nach folgenden beispielhaft aufgezählten Nummern der Anlage 1 zur BKV anerkannt werden:

- Nr. 1110: Erkrankungen durch Beryllium oder seine Verbindungen
- Nr. 1307: Erkrankungen durch organische Phosphorverbindungen (z. B. Hexamethylphosphorsäuretriamid)
- Nr. 1310: Erkrankungen durch halogenierte Alkyl-, Aryl- oder Alkylaryloxide (z. B. Dichlordimethylether)
- Nr. 1311: Erkrankungen durch halogenierte Alkyl-, Aryl- oder Alkylarylsulfide (z. B. 2,2'-Dichlordiethylsulfid = Schwefellost)

Daneben kommen Entschädigungen nach § 9 Abs. 2 SGB VII „wie eine Berufskrankheit" in Betracht.

5 Literatur

Albrod, M.: Häufigkeit und Bedeutung sonographischer Zufallsbefunde in der Arbeitsmedizin. Arbeitsmed Sozialmed Umweltmed 26 (1991) 115–18

Angerer, J., Schaller, K-H. (Bearb.): Analysen in biologischem Material. In: Greim, H. (Hrsg.): Analytische Methoden zur Prüfung gesundheitsschädlicher Arbeitsstoffe. Losebl.-Ausg. Wiley-VCH, Weinheim

Deutsche Forschungsgemeinschaft. Senatskommission zur Prüfung gesundheitsschädlicher Arbeitsstoffe. MAK- und BAT-Werte-Liste. Maximale Arbeitsplatzkonzentration und Biologische Arbeitsstofftoleranzwerte, aktuelle Fassung, Wiley-VCH, Weinheim, http://onlinelibrary.wiley.com/book/10.1002/9783527666027

Drexler, H., Greim, H. (Hrsg.): Biologische Arbeitsstoff-Toleranz-Werte (BAT-Werte), Expositionsäquivalente für krebserzeugende Arbeitsstoffe (EKA) und Biologische Leitwerte (BLW): Arbeitsmedizinisch-toxikologische Begründungen. Losebl.-Ausg. Wiley-VCH, Weinheim

Enderlein, G. et al.: Analyse arbeitsplatzbezogener Krebsrisiken basierend auf dem Abgleich von Registern. Arbeitsmed Sozialmed Umweltmed 33 (1998) 47–55

Gefahrstoffinformationssystem der Gesetzlichen Unfallversicherung (GESTIS-Stoffdatenbank). www.dguv.de, Webcode d11892

Giesen, Th., Zerlett, G.: Berufskrankheiten und medizinischer Arbeitsschutz. Losebl.-Ausg. Kohlhammer, Köln

Greim, H. (Hrsg.): Gesundheitsschädliche Arbeitsstoffe: Toxikologisch-arbeitsmedizinische Begründungen von MAK-Werten. Losebl.-Ausg. Wiley-VCH, Weinheim

Gropp, C.: Tumormarker, Bedeutung für klinische Diagnostik. Pneumologie 45 (1991) 137–139

Handlungsanleitung für arbeitsmedizinische Untersuchungen nach dem DGUV Grundsatz G 40 „Krebserzeugende und erbgutverändernde Gefahrstoffe – allgemein" (DGUV Information 240-401 bis 408, i. Vb.). DGUV-Publikationsdatenbank, www.dguv.de/publikationen

Hemminik, K. et al.: Use of DNA adducts in the assessment of occupational and environmental exposure to carcinogens. Eur J Cancer 27 (1991) 289–291

Hennerici, M., Troyka, K. V.: Paraneoplastische Syndrome am Nervensystem. Internist 31 (1990) 499–504

Leitlinien der Bundesärztekammer zur Qualitätssicherung in der Röntgendiagnostik. www.bundesaerztekammer.de

Lewalter, J., Neumann, H.-G.: Biologische Arbeitsstoff-Toleranzwerte (Biomonitoring) Teil VIII: Bewertung der Hintergrundbelastungen bei beruflich nicht-exponierten Personen. Arbeitsmed Sozialmed Umweltmed 31 (1996) 418–432

Loon, A. J. M. van et. al.: Occupational exposure to carcinogens and risk of lung cancer: results from The Netherlands Cohort Study. Occupational and Environmental Medicine 54 (1997) 817–824

Müller, O. A., Werder, K. v.: Paraneoplastische Endokrinopathien. Internist 31 (1990) 492–498

Neumann, H. G.: Die Risikobewertung von Kanzerogenen und die Wirkungsschwelle, Teil 1, Teil II und Teil III. Bundesgesundheitsbl – Gesundheitsforsch – Gesundheitsschutz 7 (2006) 665–674, Bundesgesundheitsbl – Gesundheitsforsch – Gesundheitsschutz 8 (2006) 818–823 und Bundesgesundheitsbl – Gesundheitsforsch – Gesundheitsschutz 9 (2006) 91–920

Pluto, R. et al.: Die Real-time Sonographie in der arbeitsmedizinischen Routine. Bericht über die 30. Jahrestagung der Deutschen Gesellschaft für Arbeitsmedizin und Umweltmedizin e. V., Gentner, Stuttgart (1990) 367–370

Richtlinie der Bundesärztekammer zur Qualitätssicherung quantitativer labormedizinischer Untersuchungen. www.bundesaerztekammer.de

Ruder, A. M.: Epidemiology of occupational carcinogens and mutagens in occupational medicine. State of the Art Reviews 11 (1996) 487–512

Schaller K.H. et al.: Qualitätssicherung arbeitsmedizinisch-toxikologischer Analysen – Maßnahmen zum Erhalt zuverlässiger Ergebnisse des Biomonitoring. In: Konietzko, Dupuis, Letzel: Handbuch der Arbeitsmedizin. Losebl.-Ausg. Ecomed, Landsberg

Schneider, A. W., Huland, H.: Tumormarker und prognostische Parameter beim Harnblasenkarzinom. Urologe 29 (1990) 71–76

Silling-Engelhardt, G., Hiddemann, W.: Paraneoplasien des hämatopoetischen Zellsystems. Internist 31 (1990) 520–525

Tomatis, I.: Cancer: causes, occurrence and control. IARC Scientific Publcations No.100, Lyon 1990

Triebig, Drexel, Letzel, Nowak (Hrsg.): Biomonitoring in Arbeitsmedizin und Umweltmedizin, 2012, ecomed MEDIZIN

Triebig, G. et al. (Hrsg.): Arbeitsmedizin: Handbuch für Theorie und Praxis. 4. Aufl. Gentner, Stuttgart, 2014

Wörmann, B., Loo, J. van de: Fieber, Gewichtsverlust und seltene Paraneoplasien. Internist 31 (1990) 532–537

6 Vorschriften, Regeln

Arbeitsmedizinische Regeln (AMR), GMB, Bundesanstalt für Arbeitsschutz und Arbeitsmedizin, www.baua.de

AMR 2.1: „Fristen für die Veranlassung/das Angebot von arbeitsmedizinischen Vorsorgeuntersuchungen"

AMR 6.2: „Biomonitoring"

Biomonitoring Auskunftsystem der Bundesanstalt für Arbeitsschutz und Arbeitsmedizin: http://www.baua.de/de/Themen-von-A-Z/Gefahrstoffe/Biomonitoring/Auskunftsystem.html

CLP-Verordnung (EG) Nr. 1272/2008 und ihre Anpassungen: www.reach-clp-helpdesk.de/de/CLP/CLP.html

Gefahrstoffverordnung (GefStoffV)

Technische Regeln für Gefahrstoffe (TRGS). www.baua.de:

TRGS 401: Gefährdung durch Hautkontakt – Ermittlung, Beurteilung, Maßnahmen

TRGS 420: Verfahrens- und stoffspezifische Kriterien (VSK) für die Ermittlung und Beurteilung der inhalativen Exposition

TRGS 500: Schutzmaßnahmen: Mindeststandards

TRGS 905: Verzeichnis krebserzeugender, erbgutverändernder oder fortpflanzungsgefährdender Stoffe

TRGS 906: Verzeichnis krebserzeugender Tätigkeiten oder Verfahren nach § 3 Abs. 2 Nr. 3 GefStoffV

Verordnung zur arbeitsmedizinischen Vorsorge (ArbMedVV)

In Tabelle 1 (S. 536 ff.) werden die Einstufungen in den neuen Kategorien nach CLP-Verordnung 1272/2008 angegeben. Dabei entspricht

Bisher	**Neu**
Kat. 1 (67/548/EWG)	Kat. 1A (CLP)
Kat. 2 (67/548/EWG)	Kat. 1B (CLP)

Krebserzeugende Stoffe werden wie folgt definiert:

Carz. (Karz.)	**Definition**
1	• Bekanntermaßen oder wahrscheinlich beim Menschen karzinogen • Ein Stoff wird anhand epidemiologischer und/oder Tierversuchsdaten als karzinogen der Kat 1 eingestuft • Die Einstufung eines Stoffes kann weiter differenziert werden (1A/1B)
1A	Stoffe, die bekanntermaßen beim Menschen karzinogen sind; die Einstufung erfolgt überwiegend aufgrund von Nachweisen beim Menschen • H350: Kann Krebs erzeugen oder • H350i: Kann beim Einatmen Krebs erzeugen
1B	Stoffe, die wahrscheinlich beim Menschen karzinogen sind; die Einstufung erfolgt überwiegend aufgrund von Nachweisen bei Tieren (H350 oder 350i)

Erbgutverändernde Stoffe werden wie folgt definiert:

Muta (Mutag.)	Definition
1	• Stoffe, die bekanntermaßen vererbbare Mutationen verursachen oder die so angesehen werden sollten, als wenn sie vererbbare Mutationen an menschlichen Keimzellen auslösen • Stoffe, die bekanntermaßen vererbbare Mutationen in Keimzellen von Menschen verursachen
1A	• Die Einstufung in die Kategorie 1A beruht auf positiven Befunden aus epidemiologischen Studien an Menschen • Stoffe, die so angesehen werden sollten, als wenn sie vererbbare Mutationen an menschlichen Keimzellen auslösen. (H340: Kann genetische Defekte verursachen)
1B	Die Einstufung in Kategorie 1B beruht auf: • positiven Befunden von In-vivo-Prüfungen auf vererbbare Keimzellmutagenität bei Säugern oder • positiven Befunden von In-vivo-Mutagenitätsprüfungen an Somazellen von Säugern in Verbindung mit Hinweisen darauf, dass der Stoff das Potenzial hat, an Keimzellen Mutationen zu verursachen oder • positiven Befunden von Prüfungen, die mutagene Wirkungen an Keimzellen von Menschen zeigen, allerdings ohne Nachweis der Weitergabe an die Nachkommen

MAK-und BAT-Werte-Liste 2012:

Krebserzeugende Arbeitsstoffe

K1	Stoffe, die beim Menschen Krebs erzeugen und bei denen davon auszugehen ist, dass sie einen Beitrag zum Krebsrisiko leisten
K2	Stoffe, die als krebserzeugend für den Menschen anzusehen sind, weil durch hinreichende Ergebnisse aus Langzeit-Tierversuchen oder Hinweise aus Tierversuchen und epidemiologischen Untersuchungen davon auszugehen ist, dass sie einen Beitrag zum Krebsrisiko leisten

Keimzellmutagene

1	Keimzellmutagene, deren Wirkung anhand einer erhöhten Mutationsrate unter den Nachkommen exponierter Personen nachgewiesen wurde
2	Keimzellmutagene, deren Wirkung anhand einer erhöhten Mutationsrate unter den Nachkommen exponierter Säugetiere nachgewiesen wurde

Hinweis: Die mit Stern gekennzeichneten Stoffe stammen aus der TRGS 905. Das bedeutet, es handelt sich um nationale Einstufungen durch den Ausschuss für Gefahrstoffe (AGS). Eine EU-Legaleinstufung für diese Stoffe ist vorgesehen.

Tabelle 1:
Alphabetische Aufzählung der in die Kategorie „krebserzeugend" 1A bzw. 1B und in die Kategorie „erbgutverändernd" 1A bzw. 1B eingestuften krebserzeugenden und erbgutverändernden Gefahrstoffe der TRGS 905 und der Tabelle 3 des Anhangs VI der Verordnung (EG) Nr. 1272/2008 (CLP-Verordnung) bis einschließlich des Anhangs VI der Verordnung 618/2012.
Zur zusätzlichen Information (jedoch nicht rechtsverbindlich!) sind die in Kategorie K1 (M1) bzw. K2 (M2) (alte Einstufung!) eingestuften Stoffe der MAK- und BAT-Werte-Liste 2012 aufgeführt (kursiv).
Die jeweils aktuellen Fassungen der TRGS 905, der Verordnung (EG) Nr. 1272/2008, der Verordnung 618/2012 sowie der MAK- und BAT-Werte-Liste sind immer zu beachten.
Die zweite Spalte der Tabelle weist auf den für die arbeitsmedizinische Untersuchung zu verwendenden DGUV Grundsatz hin.
Die letzte Spalte der Tabelle enthält die ODIN-Schlüsselnummern (ODIN: Organisationsdienst für nachgehende Untersuchungen bei der BG RCI). Bei einigen Gefahrstoffen steht der Hinweis GVS. Meldungen zu diesen Stoffen sind bei der Abteilung Gesundheitsvorsorge (GVS, vormals ZAs) bei der BG Energie Textil Elektro in Augsburg abzugeben.
Weitere stoffspezifische Informationen sowie Einstufungen und Bewertungen sind über das Gefahrstoffinformationssystem GESTIS verfügbar (siehe Abschnitt 5, Literaturverzeichnis).

Krebserzeugender Gefahrstoff CAS-Nr.	**DGUV Grundsatz Nr.**	**Krebs-erzeugend, Kategorie**	**Erbgut-verändernd, Kategorie *[Keimzellmutagen (MAK)]***	**ODIN Schlüssel-Nr.**
Acrylamid 79-06-1	40	1B	1B	15320
Acrylnitril 107-13-1	40	1B		15340
Aflatoxine *1402-68-2*		*K1 (MAK)*		
5-Allyl-1,3-benzodioxol 94-59-7	40	1B	2	15093
1-Allyloxy-2,3-epoxypropan 106-92-3	40	1B* 2	2	14854
Aluminiumoxid (Faserstaub) *1344-28-1*	*1.3*	*K2 (MAK)*		GVS
4-Aminoazobenzol 60-09-3	33	1B		15471
4-Aminobiphenyl 92-67-1	33	1A		15410
Salze von 4-Aminobiphenyl	33	1A		154100

G 40

Tabelle 1 Fortsetzung

Krebserzeugender Gefahrstoff CAS-Nr.	**DGUV Grundsatz Nr.**	**Krebs-erzeugend, Kategorie**	**Erbgut-verändernd, Kategorie *[Keimzellmu-tagen (MAK)]***	**ODIN Schlüssel-Nr.**
1-(2-Amino-5-chlorphenyl)-2,2,2-trifluor-1,1-ethandiol, Hydrochlorid; (Gehalt an 4-Chloranilin [EG-Nr. 203-401-0] < 0,1 %) 214353-17-0	33	1B		
6-Amino-2-ethoxynaphthalin 293733-21-8 (TRGS 905 Nr. 4)	33	1B*		154121
3-Amino-9-ethylcarbazol 132-32-1	33	1B		
4-Amino-3-fluorphenol 399-95-1	33	1B		15080
2-Amino-4-nitrotoluol *99-55-8*	*33*	*K2 (MAK)*		
Ammoniumdichromat 7789-09-5	15	1B	1B	132360
Anthanthren		*K2 (MAK)*		
Antimon und seine anorganischen Verbindungen, einatembare Fraktion (mit Ausnahme von Antimonwasserstoff)	*40*	*K2 (MAK)*		
Arsen und anorganische Arsenverbindungen *Arsenmetall* *7440-38-2;* *Arsentrioxid* *1327-53-3;* *Arsenpentoxid* *1303-28-2;* *Bleiarsenat* *3687-31-8;* *Calciumarsenat* *7778-44-1*	*16*	*K1 (MAK)*		

Tabelle 1 Fortsetzung

Krebserzeugender Gefahrstoff CAS-Nr.	**DGUV Grundsatz Nr.**	**Krebs-erzeugend, Kategorie**	**Erbgut-verändernd, Kategorie *[Keimzellmutagen (MAK)]***	**ODIN Schlüssel-Nr.**
Arsenige Säure 36465-76-6	16	1A*		1300
Arsensäure 7778-39-4	16	1A		1300
Arsensäure, Salze, soweit nicht in der Liste namentlich benannt (790/2009)	16	1A		1300
Arzneistoffe, krebs-erzeugende (Zytostatika), siehe TRGS 905, Nr. 2.1	40	1A/1B		04491
Asbest, Chrysotil, Amphibo-Asbeste (Aktinolith, Amosit, Anthophyllit, Krokydolith, Tremolit)	1.2	1A		12651 GVS
Attapulgit (Faserstaub) 12174-11-7	*1.3*	*K2 (MAK)*		GVS
Auramin (Herstellung von) (siehe 4,4`-Carbonimidoyl-bis(N,N-dimethylanilin)				
Auraminhydrochlorid (siehe 4,4`-Carbonimidoyl-bis(N,N-dimethylanilin)-Hydrochlorid				
Azobenzol 103-33-3	33	1B	2	15474
Azofarbstoffe, krebserzeugend	33	1A* oder 1B*		1547
Azofarbstoffe auf Benzidin-basis, mit Ausnahme der namentlich bezeichneten	33	1B		1547
Azofarbstoffe auf 3,3′-Dimethoxybenzidin-basis	33	1B		1547

Tabelle 1 Fortsetzung

Krebserzeugender Gefahrstoff CAS-Nr.	**DGUV Grundsatz Nr.**	**Krebs-erzeugend, Kategorie**	**Erbgut-verändernd, Kategorie** ***[Keimzellmu-tagen (MAK)]***	**ODIN Schlüssel-Nr.**
Azofarbstoffe auf 3,3'-Dimethylbenzidin-basis	33	1B		1547
Benomyl (ISO) 17804-35-2	40		1B	153801
Benzidin (4,4'-Diaminobiphenyl) 92-87-5	33	1A		15411
Benzidin, Salze von	33	1A		154110
Benzo(a)anthracen 56-55-3	40	1B		14291
Benzo(b)fluoranthen 205-99-2	40	1B		14291
Benzo(j)fluoranthen 205-82-3	40	1B		14291
Benzo(k)fluoranthen 207-08-9	40	1B		14291
Benzol 71-43-2	8	1A	1B	1420
Benzo[b]naphtho[2,1-d]-thiophen 239-35-0		*K2 (MAK)*		
Benzo(a)pyren 50-32-8	40/4	1B	1B	14291
Benzo(e)pyren 192-97-2	40/4	1B		14291
Beryllium 7440-41-7	40	1B H350i		1230
Beryllium-Verbindungen, ausgenommen Beryllium-Tonerdesilikate sowie namentlich genannte	40	1B H350i		12300
Berylliumoxid 1304-56-9	40	1B H350i		12302

Tabelle 1 Fortsetzung

Krebserzeugender Gefahrstoff CAS-Nr.	**DGUV Grundsatz Nr.**	**Krebs-erzeugend, Kategorie**	**Erbgut-verändernd, Kategorie *[Keimzellmutagen (MAK)]***	**ODIN Schlüssel-Nr.**
Beryllium und seine anorganischen Verbindungen		*K1 (MAK)*		
(7-(4,6-Bis-(2-ammonio-propyl-amino)-1,3,5-triazin-2-ylamino)-4-hydroxy-3-((2-ethoxyphenyl)-azo)-naphthalin-2-sulfonato) monoformiat 108225-03-2	33	1B		1547
Bis(chlormethyl)ether (Dichlordimethylether) 542-88-1	40	1A		14362
1,3-Bis(2,3-epoxypropoxy)-benzol (siehe Diglycidyl-resorcinether)				
Bitumen (Dampf und Aerosol) 8052-42-4		*K2 (MAK)*		
Bleihydrogenarsenat 7784-40-9	16	1A		1300
Bleisulfochromatgelb 1344-37-2	15	1B		
Blei und seine anorganischen Verbindungen (einatembare Fraktion) außer Bleiarsenat und Bleichromat	*2*	*K2 (MAK)*		
Bromdichlormethan 75-27-4		*K2 (MAK)*		
Bromethan 74-96-4	40	1B*		14514
Bromethen 593-60-2	40	1B		14515
1-Brompropan 106-94-5		*K2 (MAK)*		
Buchenholzstaub	44	1A		07741

Tabelle 1 Fortsetzung

Krebserzeugender Gefahrstoff CAS-Nr.	**DGUV Grundsatz Nr.**	**Krebs-erzeugend, Kategorie**	**Erbgut-verändernd, Kategorie *[Keimzellmutagen (MAK)]***	**ODIN Schlüssel-Nr.**
1,3-Butadien 106-99-0	40	1A	1B	1412
n-Butan, enthält ≥ 0,1 % Butadien 106-97-8	40	1A	1B	14123
iso-Butan, enthält ≥ 0,1 % Butadien 75-28-5	40	1A	1B	14124
Butanonoxim *96-29-7*		*K2 (MAK)*		
2,4-Butansulton 1121-03-5 TRGS 905 Nr. 4	40	1B*		15682
1-n-Butoxy-2,3-epoxypropan 2426-08-6	40	2	1B* 2	148520
Cadmium *7440-43-9* *und seine anorganischen Verbindungen (einatembare Fraktion);*	*32*	*K1 (MAK)*		
Cadmium 7440-43-9	32	1B	2	12360
Cadmiumverbindungen, mit Ausnahme der namentlich bezeichneten (bioverfügbar, in Form atembarer Stäube/Aerosole)	32	1B*		1236
Cadmiumchlorid 10108-64-2	32	1B	1B	12361
Cadmiumcyanid 542-83-6	32	1B*		12365
Cadmiumfluorid 7790-79-6	32	1B	1B	12366
Cadmiumformiat 4464-23-7	32	1B*		12367

Tabelle 1 Fortsetzung

Krebserzeugender Gefahrstoff CAS-Nr.	**DGUV Grundsatz Nr.**	**Krebs-erzeugend, Kategorie**	**Erbgut-verändernd, Kategorie *[Keimzellmu-tagen (MAK)]***	**ODIN Schlüssel-Nr.**
Cadmiumhexafluorosilikat 17010-21-8	32	1B*		12368
Cadmiumiodid 7790-80-9	32	1B*		12369
Cadmiumoxid 1306-19-0	32	1B	2	12362
Cadmiumsulfat 10124-36-4	32	1B	1B	12363
Cadmiumsulfid 1306-23-6	32	1B	2	12364
Calciumchromat 13765-19-0	15	1B		13230
Captafol (ISO) 2425-06-1	40	1B		15632
Carbadox (INN) 6804-07-5	40	1B		15641
Carbendazim (ISO) 10605-21-7	40		1B	153802
4,4'-Carbonimidoylbis-(N,N-dimethylanilin) 492-80-8	33	1B* 2	2*	1541070
4,4'-Carbonimidoylbis-(N,N-dimethylanilin)-Hydrochlorid 2465-27-2	33	1B* 2	2*	1541071
4-Chloranilin 106-47-8	33	1B		15484
4-Chlorbenzotrichlorid 5216-25-1	40	1B		14630
2-Chlor-1,3-butadien 126-99-8	40	1B		14125

G 40

Tabelle 1 Fortsetzung

Krebserzeugender Gefahrstoff CAS-Nr.	**DGUV Grundsatz Nr.**	**Krebs-erzeugend, Kategorie**	**Erbgut-verändernd, Kategorie *[Keimzellmu-tagen (MAK)]***	**ODIN Schlüssel-Nr.**
1-Chlor-2,3-epoxypropan 106-89-8 51594-55-9 67843-74-7	40	1B		14360
(2-Chlorethyl)(3-hydroxy-propyl) ammoniumchlorid 40722-80-3	40	1B	1B	
Chlorfluormethan 593-70-4	40	1B*		14536
2-Chlor-6-fluor-phenol 2040-90-6	40		1B	
N-Chlorformylmorpholin (siehe Morpholin-4-carbonylchlorid)				
Chloriertes Camphen 8001-35-2		K2 (MAK)		
Chlormethylmethylether 107-30-2	40	1A		14361
2-Chloropren *126-99-8*		*K2 (MAK)*		
4-Chlor-o-toluidin 95-69-2	33	1A* 1B	2	15488
4-Chlor-o-toluidin, Hydrochlorid 3165-93-3	33	1* 1B	2	154880
α-Chlortoluol 100-44-7	40	1B	2*	14613
α-Chlortoluole (Gemisch)	40	1A*		14610
Chrom-III-chromat 24613-89-6	15	1B		13231
Chrom-VI-Verbindungen, mit Ausnahme von Barium-chromat und der namentlich bezeichneten	15	1B H350i		1323

Tabelle 1 Fortsetzung

Krebserzeugender Gefahrstoff CAS-Nr.	**DGUV Grundsatz Nr.**	**Krebs-erzeugend, Kategorie**	**Erbgut-verändernd, Kategorie *[Keimzellmu-tagen (MAK)]***	**ODIN Schlüssel-Nr.**
Chrom(VI)-Verbindungen (einatembare Fraktion; außer Bleichromat und Bariumchromat)	*15*	*K1 (MAK)*	*2 (MAK)*	
Chromoxychlorid 14977-61-8	15	1B H350i	1B	13238
Chromtrioxid 1333-82-0	15	1A	1B	13235
Chrysen 218-01-9	40	1B	2	14291
C.I. Basic Red 569-61-9	33	1B		1547
C.I. Basic Violet 3 mit ≥ 0,1 % Michlers Keton 548-62-9	33	1B		154150
Cobalt und Cobaltverbindungen (einatembare Fraktion) Cobaltmetall 7440-48-4; Cobalt(II)oxid 1307-96-6; Cobalt(II,III)oxid 1308-06-1; Cobalt(II)sulfid 1317-42-6		K2 (MAK)		
Cobalt(II)acetat 71-48-7 6147-53-1	40	1B H350i		2 13615
Cobaltcarbonat 513-79-1	40	1B2 H350i	13614	
Cobaltdichlorid 7646-79-9	40	1B H350i	2	13612
Cobalt-Lithium-Nickeloxid	38	1A H350i		13621

Tabelle 1 Fortsetzung

Krebserzeugender Gefahrstoff CAS-Nr.	**DGUV Grundsatz Nr.**	**Krebs-erzeugend, Kategorie**	**Erbgut-verändernd, Kategorie *[Keimzellmu-tagen (MAK)]***	**ODIN Schlüssel-Nr.**
Cobalt-Nickel-Gray-Periklas; 68186-89-0 C.I. Pigment schwarz 25; C.I. 77332; Cobalt-Nickel-Dioxid; 58591-45-0 Cobalt-Nickel-Oxid 12737-30-3	38	1A H350i	13621	
Cobalt(II)nitrat 10141-05-6 10026-22-9	40	1B H350i	2	13616
Cobaltsulfat 10124-43-3	40	1B H350i	2	13613
Cobalt(II)sulfat-Heptahydrat 10026-24-1	40	1B H350i	2	13617
Colchicin 64-86-8	40		1B	
Cyclopenta(c,d)pyren 27208-37-3		*K2 (MAK)*		
Dawsonit (Faserstaub) 12011-76-6	*1.3*	*K2 (MAK)*		*GVS*
N,N'-Diacetylbenzidin 613-35-4	33	1B	2	1547
2,4-Diaminoanisol 615-05-4	33	1B	2	15485
2,4-Diaminoanisolsulfat 39156-41-7	33	1B	2	154850
3,3`-Diaminobenzidin 91-95-2	33	1B	2	
4,4'-Diaminodiphenylmethan 101-77-9	33	1B	2	15415

Tabelle 1 Fortsetzung

Krebserzeugender Gefahrstoff CAS-Nr.	**DGUV Grundsatz Nr.**	**Krebs-erzeugend, Kategorie**	**Erbgut-verändernd, Kategorie *[Keimzellmutagen (MAK)]***	**ODIN Schlüssel-Nr.**
1,5-Diaminonaphthalin 2243-62-1	*33*	*K2 (MAK)*		
4,4'-Diaminodiphenylsulfid (siehe 4,4'-Thiodianilin)				
2,4-Diaminotoluol (siehe 4-Methyl-m-phenylen-diamin)				
Diammoniumnickel-hexacyano ferrat 74195-78-1	38	1A H350i		13621
o-Dianisidin (siehe 3,3'-Dimethoxy-benzidin)				
Diarsenpentaoxid 1303-28-2	16	1A		1300
Diarsentrioxid 1327-53-3	16	1A		1300
Diazomethan 334-88-3	40	1B		15370
Dibenz(a,h)anthracen 53-70-3	40	1B		14291
Dibenzo(a,e)pyren 192-65-4		*K2 (MAK)*		
Dibenzo(a,h)pyren 189-64-0		*K2 (MAK)*		
Dibenzo(a,i)pyren 189-55-9		*K2 (MAK)*		
Dibenzo(a,l)pyren 191-30-0		*K2 (MAK)*		
1,2-Dibrom-3-chlorpropan 96-12-8	40	1B	1B	14530
1,2-Dibromethan 106-93-4	40	1B		14510

Tabelle 1 Fortsetzung

Krebserzeugender Gefahrstoff CAS-Nr.	**DGUV Grundsatz Nr.**	**Krebs-erzeugend, Kategorie**	**Erbgut-verändernd, Kategorie *[Keimzellmutagen (MAK)]***	**ODIN Schlüssel-Nr.**
2,3-Dibrompropan-1-ol 96-13-9	40	1B		14516
Dichloracetylen 7572-29-4	40	1B* 2		1445
3,3'-Dichlorbenzidin 91-94-1	33	1B		15480
Salze von 3,3'-Dichlor-benzidin	33	1B		154800
1,4-Dichlorbenzol *106-46-7*		*K2 (MAK)*		
1,4-Dichlor-2-buten 764-41-0	40	1B		1447
2,2'-Dichlordiethylsulfid (Schwefellost) 505-60-2	40	1A*		14570
1,2-Dichlorethan 107-06-2	40	1B		14344
2,2'-Dichlor-4,4'-methylen-dianilin 101-14-4	33	1B		15481
Salze von 2,2'-Dichlor-4,4'-methylendianilin	33	1B		154810
1,3-Dichlor-2-propanol 96-23-1	40	1B		147910
1,3-Dichlorpropen (cis- und trans-) 542-75-6	40	1B*	2*	1446
1,2,3,4-Diepoxybutan 1464-53-5	40	1B	1B	14855
Dieselmotor-Emissionen (siehe auch TRGS 906)	40	1B*		07801
Diethylsulfat 64-67-5	40	1B	1B	15220

Tabelle 1 Fortsetzung

Krebserzeugender Gefahrstoff CAS-Nr.	**DGUV Grundsatz Nr.**	**Krebs-erzeugend, Kategorie**	**Erbgut-verändernd, Kategorie *[Keimzellmutagen (MAK)]***	**ODIN Schlüssel-Nr.**
Diglycidylresorcinether 101-90-6	40	1 B*		15092
1,4-Dihydroxybenzol 123-31-9		*K2 (MAK)*		
N-[6,9-Dihydro-9-[[2-hydroxy-1-(hydroxy-methyl)-ethoxy]methyl]-6-oxo-1H-purin-2-yl]acetamid 84245-12-5	40	1B	1B	
3,3'-Dimethoxybenzidin 119-90-4	33	1B		15486
Salze von 3,3'-Dimethoxy-benzidin	33	1B		154860
3,3'-Dimethylbenzidin 119-93-7	33	1B		15419
Salze von 3,3'-Dimethylbenzidin	33	1B		154190
Dimethylcarbamoylchlorid 79-44-7	40	1B		15380
1,1-Dimethylhydrazin 57-14-7	40	1B		15302
1,2-Dimethylhydrazin 540-73-8	40	1B		153020
Dimethyl(2-hydroxymethyl carbamoyl)ethyl)-phosphonat; Diethyl(2-(hydroxymethyl carbamoyl)ethyl)phosphonat; Methylethyl(2-(hydroxymethyl carbamoyl)ethyl)phosphonat, Gemisch aus	40	1B	1B	
Dimethylnitrosamin (siehe N-Nitrosodimethylamin)				
Dimethylsulfamoylchlorid 13360-57-1	40	1B		15502

G 40

Tabelle 1 Fortsetzung

Krebserzeugender Gefahrstoff CAS-Nr.	**DGUV Grundsatz Nr.**	**Krebs-erzeugend, Kategorie**	**Erbgut-verändernd, Kategorie *[Keimzellmu-tagen (MAK)]***	**ODIN Schlüssel-Nr.**
Dimethylsulfat 77-78-1	40	1B	2	15221
Dinatrium-4-amino-3-[[4`-[(2,4-diaminophenyl)-azo][1,1`-biphenyl]-4-yl]azo]-5-hydroxy-6-(phenylazo)-naphthalin-2,7-disulfonat 1937-37-7	33	1B		1547
Dinatrium-3,3`-[[1,1`-biphenyl]-4,4`-diylbis(azo)]-bis(4-amino-naphthalin-1-sulfonat) 573-58-0	33	1B		1547
Dinatrium-[5-[(4′-((2,6-dihydroxy-3-((2-hydroxy-5-sulfophenyl)-azo)phenyl)azo)(1,1′-biphenyl)-4-yl)azo] salicylato(4-)]cuprat(2-) 16071-86-6	33	1B		1547
Dinickelhexacyanoferrat 14874-78-3	38	1A H350i	13621	
Dinickeltrioxid 1314-06-3	38	1A H350i	13623	
Dinitrotoluole (technische Isomerengemische) 25321-14-6	33	1B	2	15469
2,3-Dinitrotoluol 602-01-7	33	1B	2	154693
2,4-Dinitrotoluol 121-14-2	33	1B	2	154692
2,5-Dinitrotoluol 619-15-8	33	1B	2	154694
2,6-Dinitrotoluol 606-20-2	33	1B	2	154691

Tabelle 1 Fortsetzung

Krebserzeugender Gefahrstoff CAS-Nr.	**DGUV Grundsatz Nr.**	**Krebs-erzeugend, Kategorie**	**Erbgut-verändernd, Kategorie *[Keimzellmutagen (MAK)]***	**ODIN Schlüssel-Nr.**
3,4-Dinitrotoluol 610-39-9	33	1B	2	154695
3,5-Dinitrotoluol 618-85-9	33	1B	2	154696
Eichenholzstaub	44	1A		07742
Epichlorhydrin (siehe 1-Chlor-2,3-epoxypropan)				
1,2-Epoxybutan 106-88-7	40	1B* 2	14853	
1-Epoxyethyl-3,4 -epoxycyclohexan 106-87-6	40	1B* 2	141810	
1,2-Epoxy-3-phenoxypropan (Phenylglycidylether) 122-60-1	40	1B	2	15090
2,3-Epoxy-1-propanol 556-52-5 R-2,3-Epoxy-1-propanol 57044-25-4	40	1B	2	14736
Erdöl-Extrakte (verschiedene)	40	1B		140002
Erionit 12510-42-8	1.3	A1		12663 (GVS)
Ethylcarbamat *51-79-6*		*K2 (MAK)*		
Ethyl-1-(2,4-dichlorphenyl)-5-(trichlormethyl)-1H-1,2,4-triazol-3carboxylat 103112-35-2	40	1B		
Ethylenimin 151-56-4	40	1B	1B	15300
Ethylenoxid 75-21-8	40	1B	1B	14851

Tabelle 1 Fortsetzung

Krebserzeugender Gefahrstoff CAS-Nr.	**DGUV Grundsatz Nr.**	**Krebs-erzeugend, Kategorie**	**Erbgut-verändernd, Kategorie *[Keimzellmutagen (MAK)]***	**ODIN Schlüssel-Nr.**
Faserstäube, anorganische (eine Einstufung ist abhängig von der Erfüllung bestimmter Kriterien, siehe TRGS 905 Abschn. 2.3)		1B* oder 2*		
Furan 110-00-9	40	1B	2	1560
Glasfasern (Faserstaub)	*1.1*	*K2 (MAK)*		GVS
Glycidol (Glycid) 556-52-5	*40*	*K2 (MAK)*		
Glycidyltrimethylammonium-chloride 3033-77-0	40	1B	2	14870
Hartholzstäube (siehe TRGS 906)	44	1A		07740
Hartmetall, Wolframcarbid- und Cobalthaltig (einatembare Fraktion)		*K1 (MAK)*		
Hexachlorbenzol 118-74-1	40	1B		14607
Hexamethylphosphorsäure-triamid 680-31-9	40	1B	1B	15260
O-Hexyl-N-ethoxycarbonyl thiocarbamat	40	1B	1B	
Hydrazin 302-01-2	40	1B		12810
Salze von Hydrazin	40	1B		128100
Hydrazinbis-(3-carboxy-4-hydroxy-benzolsulfonat)	40	1B		128101
Hydrazintrinitromethan	40	1B		128102
Hydrazobenzol 122-66-7	33	1B		15470

Tabelle 1 Fortsetzung

Krebserzeugender Gefahrstoff CAS-Nr.	**DGUV Grundsatz Nr.**	**Krebs-erzeugend, Kategorie**	**Erbgut-verändernd, Kategorie *[Keimzellmutagen (MAK)]***	**ODIN Schlüssel-Nr.**
6-Hydroxy-1-(3-isopropoxy propyl)-4-methyl-2-oxo-5-[4-(phenylazo)phenylazo]-1,2-dihydro-3-pyridin-carbonitril 85136-74-9	33	1B		1547
N-[3-Hydroxy-2-(2-methyl-acryloylaminomethoxy)-propoxymethyl]-2-methyl-acrylamid; N-[2,3-Bis(2-methyl-acryloyl-amino-methoxy)-propoxy-methyl]-2-methyl-acrylamid; Methacrylamid; 2-Methyl-N-(2-methyl-acryloylamino-methoxy-methyl)-acrylamid; N-(2,3-Dihydroxy-propoxy-methyl)-2-methyl-acrylamid, Gemisch aus	40	1B	2	153202
Indenol[1,2,3-cd]pyren 193-39-5		*K2 (MAK)*		
Indiumphosphid 22398-80-7	40	1B		
Isobutan (enthält ≥ 0,1 % Butadien) 75-28-5	40	1A	1B	14124
o-Isobutyl-N-ethoxy-carbonylthiocarbamat 103122-66-3	*40*	*1B*	*1B*	
Isobutylnitrit 542-56-3	40	1B	2	128510
Isopren, Methyl-1,3-butadien 78-79-5	40	1B	2	14120

G 40

Tabelle 1 Fortsetzung

Krebserzeugender Gefahrstoff CAS-Nr.	**DGUV Grundsatz Nr.**	**Krebs-erzeugend, Kategorie**	**Erbgut-verändernd, Kategorie *[Keimzellmutagen (MAK)]***	**ODIN Schlüssel-Nr.**
Isopropylalkohol, Herstellung von (Starke-Säure-Verfahren) (siehe TRGS 906) 67-63-0	40	1A		14723
Kaliumbromat 7758-01-2	40	1B		12220
Kaliumchromat 7789-00-6	15	1B H350i	1B	132361
Kaliumdichromat 7778-50-9	15	1B	1B	132362
Kaliumtitanat, Faserstaub (verschiedene Formeln)	*1.3*	*K2 (MAK)*		GVS
Keramische Mineralfasern, feuerfest, Fasern für besondere Verwendungszwecke; [Künstlich hergestellte ungerichtete glasige (Silikat)-Fasern mit einem Anteil an Alkali- und Erdalkalimetall-Oxiden von weniger oder gleich 18 Gewichtsprozent]	1.3	1B H350i		01798 (GVS)
Kieselsäure, Blei-Nickel-Salz 68130-19-8		1A H350i		
Kohlenwasserstoffe C_{26-55}, aromatenreich	40	1B		140007
Schleime und Schlämme, elektrolytische Kupferraffination, entkupfert, Nickelsulfat 92129-57-2	40	1A H350i	2	

Tabelle 1 Fortsetzung

Krebserzeugender Gefahrstoff CAS-Nr.	**DGUV Grundsatz Nr.**	**Krebs-erzeugend, Kategorie**	**Erbgut-verändernd, Kategorie *[Keimzellmutagen (MAK)]***	**ODIN Schlüssel-Nr.**
Schleime und Schlämme, elektrolytische Kupferraffination, entkupfert, 94551-87-8	40	1A H350i	2	
2-Methoxyanilin 90-04-0	33	1B	2	154870
6-Methoxy-5-methylanilin (p-Kresidin) 120-71-8	33	1B		15487
Methylacrylamido-methoxyacetat (mit ≥ 0,1 % Acrylamid) 77402-03-0	40	1B	1B	153200
Methylacrylamidoglykolat (mit ≥ 0,1 % Acrylamid) 77402-05-2	40	1B	1B	153201
2-Methylaziridin 75-55-8	40	1B		15301
N-Methyl-bis(2-chlorethyl)amin (Stickstofflost) 51-75-2	40	1A*	1B*	153001
(Methyl-ONN-azoxy)-methylacetat 592-62-1	40	1B		15371
(Methylenbis(4,1-phenylenazo(1-(3-(dimethylamino)-propyl)-1,2-dihydro-6-hydroxy-4-methyl-2-oxopyridin-5,3-diyl)))-1,1′-dipyridinium-dichlorid-dihydro-chlorid	33	1B		1547
4,4'-Methylen-bis-(N,N-dimethylanilin) 101-61-1	33	1B		154108

Tabelle 1 Fortsetzung

Krebserzeugender Gefahrstoff CAS-Nr.	**DGUV Grundsatz Nr.**	**Krebs-erzeugend, Kategorie**	**Erbgut-verändernd, Kategorie *[Keimzellmu-tagen (MAK)]***	**ODIN Schlüssel-Nr.**
4,4'-Methylendi-o-toluidin 838-88-0	33	1B		154101
Methyliodid (Iodmethan) 74-88-4		*K2 (MAK)*		
1-Methyl-3-nitro-1-nitroso-guanidin 70-25-7	40	1B		153607
Methylphenylendiamin, technisches Produkt – Gemisch aus 4-Methyl-m-phenylendiamin und 2-Methyl-m-phenylendiamin	33	1B	2	1541031
4-Methyl-m-phenylendiamin 95-80-7	33	1B		154103
4-Methyl-m-phenylen-diaminsulfat 65321-67-7	33	1B		1541030
1-Methylpyren 2381-21-7		*K2 (MAK)*		
Michlers Keton 90-94-8	33	1B	2	154150
Mineralwolle, künstlich hergestellte ungerichtete glasige (Silikat)- Fasern mit einem Anteil an Alkali- und Erdalkalimetalloxiden von über 18 Gewichtsprozent (siehe TRGS 905)	1.3	1B* 2		(01798)
Morpholin-4-carbonylchlorid 15159-40-7	40	1B* 2		15681
Naphthalin 91-20-3		*K2 (MAK)*		
2-Naphthylamin 91-59-8	33	1A		15412

Tabelle 1 Fortsetzung

Krebserzeugender Gefahrstoff CAS-Nr.	**DGUV Grundsatz Nr.**	**Krebserzeugend, Kategorie**	**Erbgutverändernd, Kategorie *[Keimzellmutagen (MAK)]***	**ODIN Schlüssel-Nr.**
Salze von 2-Naphthylamin	33	1A		154120
Natriumchromat 7775-11-3	15	1B	1B	132363
Natriumdichromat 10588-01-9	15	1B	1B	13236
Natriumdichromatdihydrat 7789-12-0	15	1B	1B	132364
Nickelsalze, löslich, sofern nicht namentlich genannt	38	1A*		136211
Dialuminium-Nickeltetraoxid 12004-35-2; Nickel-Titantrioxid 12035-39-1; Nickel-Titanoxid 12653-76-8; Nickel-divanadiumhexaoxid 52502-12-2; Kobalt-Dimolybdän-Nickeloctaoxid 68016-03-5; Nickel-Zirkontrioxid 70692-93-2; Molybdän-Nickeltetraoxid 14177-55-0; Nickel-Wolframtetraoxid 14177-51-6; Olivin, Nickel grün 68515-84-4; Lithium-Nickeldioxid 12031-65-1; Molybdän-Nickeloxid 12673-58-4	38	1A H350i		13621

Tabelle 1 Fortsetzung

Krebserzeugender Gefahrstoff CAS-Nr.	**DGUV Grundsatz Nr.**	**Krebs-erzeugend, Kategorie**	**Erbgut-verändernd, Kategorie *[Keimzellmu-tagen (MAK)]***	**ODIN Schlüssel-Nr.**
Nickel-Barium-Titan-Primel-Priderit; C.I. Pigment gelb 157; C.I. 77900 68610-24-2	38	1A H350i		13621
Nickel-bis(4-cyclohexyl-butyrat) 3906-55-6	38	1A H350i		13621
Nickel-bis(sulfamidat); Nickelsulfamat 13770-89-3	38	1A H350i	2	13621
Nickel-bis(tetrafluoroborat) 14708-14-6	38	1A H350i	2	13621
Nickelborid (NiB) 12007-00-0; Dinickelborid 12007-01-1; Trinickelborid 12007-02-2; Nickelborid 12619-90-8; Dinickelsilicid 12059-14-2; Nickeldisilicid 12201-89-7; Dinickelphosphid 12035-64-2 Nickelborophosphid 65229-23-4	38	1A H350i		13621
Nickelcarbonat 3333-67-3 Kohlensäure, Nickelsalz 16337-84-1	38	1A H350i	2	13622
Nickelchromat 14721-18-7	38	1A H350i		13621

Tabelle 1 Fortsetzung

Krebserzeugender Gefahrstoff CAS-Nr.	DGUV Grundsatz Nr.	Krebs-erzeugend, Kategorie	Erbgut-verändernd, Kategorie *[Keimzellmutagen (MAK)]*	ODIN Schlüssel-Nr.
Nickeldi(acetat) 373-02-4; Nickelacetat 14998-37-9	38	1A H350i	2	136280
Nickeldiarsenid 12068-61-0; Nickelarsenid 27016-75-7	38	1A H350i		13621
Nickeldibenzoat 553-71-9	38	1A H350i	2	13621
Nickeldichlorat 67952-43-6; Nickeldibromat 14550-87-9; Ethylhydrogensulfat, Nickel(II)-Salz 71720-48-4	38	1A H350i	2	13621
Nickeldichlorid 7718-54-9	38	1A H350i	2	136281
Nickeldichromat 15586-38-6	38	1A H350i	2	13621
Nickeldicyanid 557-19-7	38	1A H350i		13621
Nickeldifluorid 10028-18-9; Nickeldibromid 13462-88-9; Nickeldijodid 13462-90-3; Nickel-Kalium-Fluorid 11132-10-8	38	1A H350i	2	13621

G 40

Tabelle 1 Fortsetzung

Krebserzeugender Gefahrstoff CAS-Nr.	**DGUV Grundsatz Nr.**	**Krebs-erzeugend, Kategorie**	**Erbgut-verändernd, Kategorie *[Keimzellmu-tagen (MAK)]***	**ODIN Schlüssel-Nr.**
Nickeldiformat 3349-06-2; Ameisensäure, Nickelsalz 15843-02-4; Ameisensäure, Kupfer-Nickel-Salz 68134-59-8	38	1A H350i	2	13621
Nickelhydroxid 12054-48-7	38	1A H350i		13621
Nickelkalium-bis(sulfat) 13842-46-1; Nickeldiammonium-bis(sulfat), Diammoniumnickel-bis(sulfat) 15699-18-0	38	1A H350i	2	13621
Nickeldilactat 16039-61-5	38	1A H350i	2	13621
Nickeldinitrat 13138-45-9; Salpetersäure, Nickelsalz 14216-75-2	38	1A H350i	2	13621
Nickeldioxid 12035-36-8	38	1A H350i		13624
Nickeldiperchlorat; Persäure, Nickel(II)-Salz 13637-71-3	38	1A H350i	2	13621
Nickeldithiocyanat 13689-92-4	38	1A H350i	2	13621
Nickelhexafluorosilikat 26043-11-8	38	1A H350i	2	13621

Tabelle 1 Fortsetzung

Krebserzeugender Gefahrstoff CAS-Nr.	**DGUV Grundsatz Nr.**	**Krebs-erzeugend, Kategorie**	**Erbgut-verändernd, Kategorie *[Keimzellmu-tagen (MAK)]***	**ODIN Schlüssel-Nr.**
Nickelhydrogenphosphat 14332-34-4; Nickel-bis(dihydrogen-phosphat) 18718-11-1; Trinickel-bis(orthophosphat) 10381-36-9; Dinickeldiphosphat 14448-18-1; Nickel-bis(phosphinat) 14507-36-9; Nickelphosphinat 36026-88-7; Phosphorsäure, Calcium-Nickel-Salz 17169-61-8; Diphosphorsäure, Nickel(II)-Salz 19372-20-4	38	1A H350i		13621
Nickelmatte sowie Rösten oder elektrolytische Raffination von s.a. TRGS 906	38	1A		136210
Nickelmetall (einatembare Fraktion) 7440-02-0	*38*	*K1 (MAK)*		
Nickelmonoxid 1313-99-1; Nickeloxid 11099-02-8; Bunsenit 34492-97-2	38	1A H350i		13625
Nickel(II)-octanoat 4995-91-9	38	1A H350i		13621

Tabelle 1 Fortsetzung

Krebserzeugender Gefahrstoff CAS-Nr.	**DGUV Grundsatz Nr.**	**Krebs-erzeugend, Kategorie**	**Erbgut-verändernd, Kategorie *[Keimzellmutagen (MAK)]***	**ODIN Schlüssel-Nr.**
Nickeloxalat 547-67-1; Oxalsäure, Nickelsalz 20543-06-0	38	1A H350i		13621
Nickelselenat 15060-62-5	38	1A H350i	2	13621
Nickelselenid 1314-05-2	38	1A H350i		13621
Nickel(II)-Selenit 10101-96-9	38	1A H350i		13621
Nickel(II)-Silikat 21784-78-1; Dinickelorthosilikat 13775-54-7; Nickelsilikat (3:4) 31748-25-1; Kieselsäure, Nickelsalz 37321-15-6; Trihydrogenhydroxy-bis[orthosilikato(4-)]trinickel-Acetat(3-) 12519-85-6	38	1A H350i		13621
Nickel(II)-stearat 2223-95-2; Nickel(II)-octadecanoat	38	1A H350i	2	13621
Nickelsulfat 7786-81-4	38	1A H350i	2	136282
Nickelsulfid 16812-54-7; Nickelsulfid 11113-75-0; Millerit 1314-04-1	38	1A H350i	2	13626

Tabelle 1 Fortsetzung

Krebserzeugender Gefahrstoff CAS-Nr.	**DGUV Grundsatz Nr.**	**Krebs-erzeugend, Kategorie**	**Erbgut-verändernd, Kategorie *[Keimzellmu-tagen (MAK)]***	**ODIN Schlüssel-Nr.**
Nickel(II)-sulfit 7757-95-1; Nickel-Tellurtrioxid 15851-52-2; Nickel-tellurtetraoxid 15852-21-8; Molybdän-Nickelhydroxid-oxidiphosphat 68130-36-9 Nickeltellurid 12142-88-0	38	1A H350i		13621
Nickel(II)-trifluoracetat 16083-14-0; Nickel(II)-propionat 3349-08-4; Nickel-bis(benzolsulfonat) 39819-65-3; Nickel(II)-hydrogencitrat 18721-51-2; Zitronensäure, Ammonium-Nickel-Salz 18283-82-4; Zitronensäure, Nickelsalz 22605-92-1; Nickel-bis(2-ethylhexanoat) 4454-16-4; 2-Ethylhexansäure, Nickelsalz 7580-31-6; Dimethylhexansäure, Nickelsalz 93983-68-7; Nickel(II)-isooctanoat 29317-63-3; Nickelisooctanoat 27637-46-3; Nickel-bis(isononanoat) 84852-37-9;	38	1A H350i	2	13621

Tabelle 1 Fortsetzung

Krebserzeugender Gefahrstoff CAS-Nr.	**DGUV Grundsatz Nr.**	**Krebs-erzeugend, Kategorie**	**Erbgut-verändernd, Kategorie *[Keimzellmu-tagen (MAK)]***	**ODIN Schlüssel-Nr.**
Nickel(II)-neononanoat 93920-10-6; Nickel(II)-isodecanoat 85508-43-6; Nickel(II)-neodecanoat 85508-44-7; Neodecansäure, Nickelsalz 51818-56-5; Nickel(II)-neoundecanoat 93920-09-3; Bis(D-gluconato-O1,O2)nickel 71957-07-8; Nickel-3,5-bis(tert-butyl)-4-hydroxybenzoat(1:2) 52625-25-9; Nickel(II)-palmitat 13654-40-5; (2-Ethylhexanoato-O)-(isononanoato-O)nickel 85508-45-8; (Isononanoato-O)-(isooctanoato-O)nickel 85508-46-9; (Isooctanoato-O)-(neodecanoato-O)nickel 84852-35-7; (2-Ethylhexanoato-O)-(isodecanoato-O)nickel 84852-39-1; (2-Ethylhexanoato-O)-(neodecanoato-O)nickel 85135-77-9; (Isodecanoato-O)-(isooctanoato-O)nickel 85166-19-4; (Isodecanoato-O)-(isononanoato-O)nickel 84852-36-8;	38	1A H350i	2	13621

Tabelle 1 Fortsetzung

Krebserzeugender Gefahrstoff CAS-Nr.	**DGUV Grundsatz Nr.**	**Krebs-erzeugend, Kategorie**	**Erbgut-verändernd, Kategorie *[Keimzellmu-tagen (MAK)]***	**ODIN Schlüssel-Nr.**
(Isononanoato-O)-(neodecanoato-O)nickel 85551-28-6; Fettsäuren, C6-19-verzweigt, Nickelsalze 91697-41-5; Fettsäuren, C8-18 und C18-ungesättigt, Nickelsalze 84776-45-4; 2,7-Naphthalendisulfonsäure, Nickel(II)-Salz 72319-19-8				
Nickeltriurandecaoxid 15780-33-3	38	1A H350i		13621
Nickel-Zinn-Trioxid; Nickelstannat 12035-38-0	38	1A H350i		13621
5-Nitroacenaphthen 602-87-9	33	1B		15460
2-Nitroanisol 91-23-6	33	1B		15467
4-Nitrobiphenyl 92-93-3	33	1B		15465
Nitrofen (ISO) 1836-75-5	33	1B		15489
2-Nitronaphthalin 581-89-5	33	1B		15461
2-Nitropropan 79-46-9	40	1B		15361
N-Nitrosodi-n-butylamin 924-16-3	40	1B*		153604
N-Nitrosodiethanolamin 1116-54-7	40	1B		153606
N-Nitrosodiethylamin 55-18-5	40	1B*		153601

G 40

Tabelle 1 Fortsetzung

Krebserzeugender Gefahrstoff CAS-Nr.	**DGUV Grundsatz Nr.**	**Krebs-erzeugend, Kategorie**	**Erbgut-verändernd, Kategorie *[Keimzellmu-tagen (MAK)]***	**ODIN Schlüssel-Nr.**
N-Nitrosodimethylamin 62-75-9	40	1B		153600
N-Nitrosodi-i-propylamin 601-77-4	40	1B*		153602
N-Nitrosodi-n-propylamin 621-64-7	40	1B		153603
N-Nitrosoethylphenylamin 612-64-6	40	1B*		153631
N-Nitrosomethylethylamin 10595-95-6	40	1B*		153605
N-Nitrosomethylphenylamin 614-00-6	40	1B*		153630
N-Nitrosomorpholin 59-89-2	40	1B*		153660
N-Nitrosopiperidin 100-75-4	40	1B*		153661
N-Nitrosopyrrolidin 930-55-2	40	1B*		153662
2-Nitrotoluol 88-72-2	33	1B	1B	154630
Ochratoxin A 303-47-9		*K2 (MAK)*		
Olaquindox 23696-28-8	40	2*	1B*	15327
Oxiranmethanol, 4-Methylbenzolsulfonat, (S)- 70987-78-9	40	1B	2	148510
4,4'-Oxydianilin und seine Salze 101-80-4	33	1B	1B	154104

Tabelle 1 Fortsetzung

Krebserzeugender Gefahrstoff CAS-Nr.	**DGUV Grundsatz Nr.**	**Krebs-erzeugend, Kategorie**	**Erbgut-verändernd, Kategorie *[Keimzellmu-tagen (MAK)]***	**ODIN Schlüssel-Nr.**
Passivrauchen (Maßnahmen zum Schutz der Arbeitnehmer am Arbeitsplatz werden durch das Arbeitsschutzgesetz und die Arbeitsstätten-verordnung geregelt)		1A*	2*	
Peche (siehe Benzo(a)pyren)				1429120
Pentachlorphenol 87-86-5	40	1B*	2*	14661
Pentachlorphenol, Salze von	40	1B*		146610
Pentachlorphenol, Alkalisalze von – Natriumsalz 131-52-2 – Kaliumsalz 7778-73-6	40	1B* 2		146611
Phenolphthalein 77-09-8	40	1B	2	142101
Phenylglycidylether 122-60-1	40	1B	2	15090
Phenylhydrazin 100-63-0	40	1B	2	128103
Phenylhydrazinhydrochlorid 27140-08-5	40	1B	2	1281031
Phenylhydraziniumchlorid 59-88-1	40	1B	2	1281032
Phenylhydraziniumsulfat, 2:1 52033-74-6	40	1B	2	1281033
polyzyklische aromatische Kohlenwasserstoffe (siehe Benzo(a)pyren)				1429110

Tabelle 1 Fortsetzung

Krebserzeugender Gefahrstoff CAS-Nr.	**DGUV Grundsatz Nr.**	**Krebs-erzeugend, Kategorie**	**Erbgut-verändernd, Kategorie *[Keimzellmutagen (MAK)]***	**ODIN Schlüssel-Nr.**
3-Propanolid 57-57-8	40	1B		15600
1,3-Propansulton 1120-71-4	40	1B		15680
1,2-Propylenoxid (1,2-Epoxypropan) 75-56-9	40	1B	1B	14852
Pyrolyseprodukte aus organischem Material, s. auch namentlich genannte (s. u. TRGS 906)	4/40	1A* oder 1B*		1429111
Propylenoxid 75-56-9	40	1B	1B	14852
Quinolin, Chinolin 91-22-5	40	1B	2	
Siliciumcarbid (Faserstaub) *409-21-2* *Siliciumdioxid, kristallin (alveolengängige Fraktion)*	*1.1*	*K2 (MAK)*		GVS
Quarz *14808-60-7;* *Cristobalit* *14464-46-1;* *Tridymit* *15468-32-3*	*1.1*	*K1 (MAK)*		GVS
Steinwolle (Faserstaub)	*1.3*	*K2 (MAK)*		GVS
Strontiumchromat 7789-06-2	15	1B		13232
Styroloxid 96-09-3	40	1B		14230
Sulfallat (ISO) 95-06-7	40	1B		15503
Teere (siehe Benzo(a)pyren)				1429121

Tabelle 1 Fortsetzung

Krebserzeugender Gefahrstoff CAS-Nr.	**DGUV Grundsatz Nr.**	**Krebs-erzeugend, Kategorie**	**Erbgut-verändernd, Kategorie *[Keimzellmu-tagen (MAK)]***	**ODIN Schlüssel-Nr.**
1,4,5,8-Tetraamino-anthrachinon 2475-45-8	33	1B		154151
2,3,7,8-Tetrachlordi-benzo-p-dioxin (TCDD) 1746-01-6	40	1B*		146620
N,N,N',N'-Tetramethyl-4,4'-methylendianilin; 4,4'-Methylenbis-(N,N-dimethylanilin) 101-61-1	33	1B		154108
Tetrafluorethen *116-14-3*		*K2 (MAK)*		
Tetranatrium-3,3'-[[1,1'-biphenyl]-4,4'-diylbis(azo)]bis-[5-amino-4-hydroxy-naphthalin-2,7-disulfonat] 2602-46-2	33	1B		1547
Tetranitromethan 509-14-8	40	1B*		15365
Thioacetamid 62-55-5	40	1B		15504
4,4'-Thiodianilin und seine Salze 139-65-1	33	1B		154105
o-Toluidin 95-53-4	33	1B		154102
4-o-Tolylazo-o-toluidin 97-56-3	33	1 B		15473
2,3,4-Trichlor-1-buten 2431-50-7	40	1B* 2		14460
Trichlorethen (Trichlorethylen) 79-01-6	14	1B	2	1443

G 40

Tabelle 1 Fortsetzung

Krebserzeugender Gefahrstoff CAS-Nr.	**DGUV Grundsatz Nr.**	**Krebs-erzeugend, Kategorie**	**Erbgut-verändernd, Kategorie *[Keimzellmu-tagen (MAK)]***	**ODIN Schlüssel-Nr.**
Trichlormethan 67-66-3	40	1B*	2*	1431
1,2,3-Trichlorpropan 96-18-4	40	1B	2*	14343
α,α,α-Trichlortoluol (Benzotrichlorid) 98-07-7	40	1B		14611
Triethylarsenat 15606-95-8	16	1A		1300
2,4,5-Trimethylanilin 137-17-7	33	1B		154106
2,4,5-Trimethylanilin-Hydrochlorid 21436-97-5	33	1B		1541060
Trimethylphosphat 512-56-1	40	2*	1B*	129320
Trinatrium-[4 -(8-acetylamino-3,6-disulfonato-2-naphthylazo)-4 -(6-benzoylamino-3-sulfonato-2-naphthylazo)-biphenyl-1,3 ,3 ,1 -tetraolato-O, O ,O ,O]-kupfer(II) 164058-22-4	33	1B		1547
Trinickel-bis(arsenat); Nickel(II)-Arsenat 13477-70-8	38	1A		13621
Trinickel-bis(arsenit) 74646-29-0	38	1A H350i		13621
Trinickeldisulfid 12035-72-2 12035-71-1	38	1A H350i	2	13627
Trinickeltetrasulfid 12137-12-1	38	1A H350i		13621

Tabelle 1 Fortsetzung

Krebserzeugender Gefahrstoff CAS-Nr.	**DGUV Grundsatz Nr.**	**Krebs-erzeugend, Kategorie**	**Erbgut-verändernd, Kategorie *[Keimzellmutagen (MAK)]***	**ODIN Schlüssel-Nr.**
2,4,6-Trinitrotoluol 118-96-7		K2 (MAK)		
1,3,5-Tris(3-aminomethylethylphenyl)-1,3,5-(1H,3H,5H)-triazin-2,4,6-trion und Oligomerengemisch aus 3,5-Bis(3-aminomethylphenyl)-1-poly[3,5-bis-(3-aminomethylphenyl)-2,4,6-triazin-1,3,5-(1H,3H,5H)triazin-1-yl]-1,3,5-(1H,3H,5H)-triazin-2,4,6-trion, Gemisch aus	33	1B		1547
Tris(2-chlorethyl)-phosphat 115-96-8	40	1B* 2		15210
1,3,5-Tris-[(2S und 2R)-2,3-epoxypropyl]-1,3,5-triazin-2,4,6-(1H,3H,5H)-trion 59653-74-6	40		1B	153803
1,3,5-Tris(oxiranylmethyl)-1,3,5-triazin-2,4,6-(1H,3H,5H)-trion 2451-62-9	40		1B	153804
Urethan (INN) 51-79-6	40	1B		15250
Vanadium 7440-62-2 und seine anorganischen Verbindungen (einatembare Fraktion)		*K2 (MAK)*	*2 (MAK)*	
Vinylchlorid 75-01-4	36	1A		1440
Vinylcyclohexen 100-40-3		*K2 (MAK)*		

G 40

Tabelle 1 Fortsetzung

Krebserzeugender Gefahrstoff CAS-Nr.	**DGUV Grundsatz Nr.**	**Krebs-erzeugend, Kategorie**	**Erbgut-verändernd, Kategorie *[Keimzellmutagen (MAK)]***	**ODIN Schlüssel-Nr.**
4-Vinyl-1,2-cyclohexen-diepoxid (siehe 1-Epoxyethyl-3,4-epoxycyclohexan)				
N-Vinyl-2-pyrrolidon 88-12-0		*K2 (MAK)*		
2,4-Xylidin 95-68-1		*K2 (MAK)*		
2,6-Xylidin 87-62-7				
Zinkchromate, einschließlich Zinkkaliumchromat	15	1A		13233
Zytostatika (siehe Arzneistoffe, krebserzeugende)				

Tabelle 2: Vorstufen und frühe Formen von bösartigen Erkrankungen

Organ	**Präkanzerose**	**Späterer Tumor**	**Risikofaktoren**	**Lit.**
Brust	Duktales Carcinoma in situ (DCIS) Carcinoma lobulare in situ (CLIS)	Invasives Mammakarzinom der Frau	Strahlen-exposition Hormone Umweltfaktoren Genetik	12
Dickdarm	Adenom („Dickdarm-polyp") (OP) (familiäre) Polyposis coli (OP) Colitis ulcerosa (FP) Gardner Syndrom (OP)	Kolonkarzinom (meist Adeno-karzinom)	Tabakrauch Alkohol heterozyklische Amine Folsäuremangel Ernährungs- und Umweltfaktoren	09
Genitalregion	In den 70er Jahren wurde der Begriff cervikale intraepitheliale Neoplasie (CIN) eingeführt und analog für Präkanzerosen von Vagina (VAIN), Vulva (VIN), Anus (AIN) und Penis (PIN) verwendet, der Grad wird mit I bis III angegeben. NB: alle IN I entwickeln sich zu IN III!			04 13 17 18
Zervix	Kondylom/ leichte Dysplasie: CIN; mäßige Dysplasie: CIN II; Schwere Dysplasie/ Carcinoma in situ: CIN III	Zervixkarzinom (80 % Platten-epithel-karzinome)	humane Papillomaviren	
Anus	AIN I-III	inhomogene Tumorengruppen		
Penis	PIN I-III			
Vagina	VAIN I-III			
Vulva	VIN I-III			

Tabelle 2 Fortsetzung

Organ	Präkanzerose	Späterer Tumor	Risikofaktoren	Lit.
Harnblase	Hyperplasie Syplasie Carcinoma in situ	Urothelkarzinom (große histologische Variabilität)	Aromatische Amine, Tabakrauch, Phenacetin, Nitrosamine (?)	16
Haut (v. a. Gesicht, Hände, Unterarm, Nase, Stirn, Schläfen, Unterlippe, Handrücken, Ohrspitzen, Nacken und Glatze)	(solare, senile, aktinische) Keratose (Sonnenwarzen, Spinaliome)	Plattenepithelkarzinom Synonyma: Spinaliom, Stachelzellkarzinom	Sonnenlicht, UV-Licht, Röntgenstrahlen, Arsen	14 20 21
	Radiodermatitis	Basalzellkarzinom Plattenepithelkarzinom	Röntgenstrahlen	
	Lentigo maligna	Lentigo maligna Melanom	Sonnenlicht, UV-Licht	
	Morbus Bowen (Bowenoide Präkanzerose = Carcinoma in situ)	Plattenepithelkarzinom (intraepidermales Karzinom)	Teer, Arsen, HPV-16, -18, -31, -33	
	Xeroderma pigmentosum (OP)	Basalzellkarzinom	Sonnenlicht Arsen	
Haut: Lippen	Aktinische Cheilitis	Plattenepithelkarzimom	Sonnenlicht UV-Licht	20
Haut: Schleimhaut (Penis, Eichel, Scheide, auch Mundhöhle)	Erythroplasie Queirat (selten)	Plattenepithelkarzinom (Übergangsschleimhaut)		21

Tabelle 2 Fortsetzung

Organ	Präkanzerose	Späterer Tumor	Risikofaktoren	Lit.
Kehlkopf	Chronische Laryngitis Leukoplakie mit Dysplasie Kehlkopfpapillom	Plattenepithel-karzinom	Tabakrauch Alkohol Asbest Lösungsmittel Chromate Nickel-verbindungen	05
Leber	Hepatitis Leberzirrhose (FP)	Hepatozelluläres Karzinom	Alkohol Aflatoxine Hepatitis-B-Virus	10
Lunge	Squamöse Dysplasie/ Carcinoma in situ (CIS)	Nicht-kleinzelliges Lungenkarzinom	Tabakrauch Asbestose Silikose	02
	Atypische adenomatöse Hyperplasie (AAH)	Nicht-kleinzelliges Lungenkarzinom		
	Diffuse idiopathische pulmonale neuroendokrine Zellhyperplasie	Neuroendokriner Tumor (Karzinoid)		
Magen	Gastrales Adenom Intestinale Metaplasie Dysplasie Gr. III	Magenkarzinom (meist Adenokarzinom)	Umweltfaktoren N-Nitrosamine Tabakrauch	08
Mundhöhle	Erythroplakie (OP) Leukoplakie, Entartungsrate bei Leukoplakia simplex 3 %, Leukoplakia verrucosa 24 %, Leukoplakia erosiva 38 %.	Plattenepithel-karzinom	Tabakrauch Kautabak Alkohol Mangelnde Mundhygiene	03 18 21
	Stomatitis nicotina (Raucher-Keratose)	Plattenepithel-karzinom	Tabakrauch	

Tabelle 2 Fortsetzung

Organ	**Präkanzerose**	**Späterer Tumor**	**Risikofaktoren**	**Lit.**
Schilddrüse	C-Zell Hyperplasie; Schilddrüsenknoten; Struma; M. Basedow	Follikuäres/ Anaplastisches Schilddrüsen-karzinom	Strahlenexposition Jodmangel	11
Speicheldrüse	Pleomorphe Adenome Barrett-Ösophagus Gastroösophageale Reflux-erkrankung (GERD)	Speicheldrüsen-malignom Oesophagus-karzinom	Ionisierende Strahlen Gummiprodukte Asbest Metalle evtl. Hormone	06 07

OP = obligate Präkanzerose (Entartungsrisiko > 30 %);
FP = fakultative Präkanzerose (Entartungsrisiko < 30 %)

Tabelle 3: Paraneoplasien: Kutane paraneoplastische Syndrome
(nach (01) Possinger, K. et al.: Paraneoplasien. In: Schmoll, H.-J., Höffken, K., Possinger, K. (Hrsg.): Kompendium Internistische Onkologie Teil 1. 4. Aufl., Springer Medizin Verlag Heidelberg, 2006, S. 1163–1202 und (22) Altmeyer, P. et al.: Basiswissen Dermatologie. W3I GmbH Witten, 2005)

Syndrom	**Klinik**	**Assoziierte Tumoren**	**Assoz.-grad**
Acanthosis nigricans maligna (mit Lippenbeteiligung)	Hyperpigmentierung an Nacken und Akren, papillomatöse Hautveränderungen an Lippen	Abdominelle Adenokarzinome, in 60 % Magenkarzinom	Obligat
Pachydermatoglyphy, Pachydermodaktylie („Tripe Palms")	gyrierte Hyperkeratose der Palmae und Plantae sowie der Beugeseiten der Finger und Zehen mit einer samtartigen Beschaffenheit der Innenflächen	v. a. Lungenkarzinome	Obligat
Akeratosis Bazex	Hyperkeratosen an den Ohrhelices, psoriasiforme Paronychien, Nageldystrophien	Karzinome der oberen Atem- und Speisewege	Obligat
Erythema gyratum repens	parallele, randbetonte, schuppende Erytheme; äußerst selten!	In 50 % Lungenkarzinome	Obligat
Erythema necrolyticum (o. necroticans) migrans (Glukagonom-Syndrom)	akrale oder periorifizielle erythematosquamöse und erosive Hautläsionen meist an den unteren Extremitäten. Evtl. Stomatitis, Glossitis, Vulvitis.	Glukagonom (Pankreas-, Lungen-, Adeno-, Plattenepithelkarzinome)	Obligat
Hypertrichosis lanuginosa acquisita	plötzliches Wachstum sämtlicher Körperhaare mit fellartiger Ausprägung	metastasierende Karzinome innerer Organe	Obligat
Paraneoplastischer Pemphigus	hämorrhagische Cheilitis und Stomatitis, therapieresistent gegen Immunsuppressiva, u. U. letal	Lymphome (v. a. Castleman's), Leukämien	Obligat

Tabelle 3 Fortsetzung

Syndrom	**Klinik**	**Assoziierte Tumoren**	**Assoz.-grad**
Leser-Trélat-Zeichen (-Syndrom)	eruptives Aufschießen seborrhoischer Warzen; sehr selten	Adenokarzinom, v. a. Magenkarzinom	Fakultativ (umstritten)
Dermatomyositis	Muskelschwäche im Schulter-, Gürtel-Bereich; heliotropes Exanthem Gesicht/Dekolleté	Gynäkologische Tumore, Mamma-, Kolon-, Pankreas-, Lungen-Karzinom	Fakultativ (15–30 % der Fälle)
Pyoderma gangraenosum	oberflächliches bullöses Erscheinungsbild; häufigste Lokalisation: Vorderseite der Unterschenkel	Leukämien, Multiples Myelom, Thymom, Lymphom	Fakultativ
Sweet Syndrom	akute febrile neutrophile Dermatose	Myeloische Leukämien, Myelodysplastisches Syndrom	Fakultativ
Bullöses Pemphigoid	große, oft hämorrhagische, prall gefüllte Blasen auf meist erythematöser Haut; meist generalisierter Befall	Prostatakarzinom, solide Tumore	Fakultativ

Tabelle 4: Paraneoplasien: Endokrine paraneoplastische Syndrome (nach (01) Possinger, K. et al.: Paraneoplasien. In: Schmoll, H.-J., Höffken, K., Possinger, K. (Hrsg.): Kompendium Internistische Onkologie Teil 1. 4. Aufl., Springer Medizin Verlag Heidelberg, 2006, S. 1163–1202)

Syndrom	**Sezernierte Hormone**	**Hauptsymptome**	**Assoziierte Tumoren**
SIADH Syndrom der inadäquaten ADH Sekretion (Syn. Schwartz-Bartter-Syndrom)	Vasopressin, ANP (< 15 %)	Hyponatriämie, renaler Salzverlust, Hypervolämie	kleinzelliges und nicht-kleinzelliges Lungen-karzinom, Kopf- und Hals-Tumore
Cushing Syndrom	ACTH, CRH (selten)	hypokalämische Alkalose, Schwäche, Hypertonie, Hyperglykämie	kleinzelliges Lungen-karzinom, Thymome, Karzinoide
Akromegalie	GHRH, GH	Akromegalie, Diabetes mellitus, Schwäche, Amenorrhoe, Impotenz	Karzinoide, kleinzelliges Lungen-karzinom, endokrine Pankreas-tumoren, Ovarial-karzinom
Gynäkomastie	hCG	Gynäkomastie; Oligomenorrhoe, Hyperthyreose	Keimzell-, neurodendo-krine Tumoren, (Nicht-) kleinzelliges Lungen-karzinom
Tumorhypoglykämie (nicht Insulinom)	IGF1 und 2	Hypoglykämie	Sarkome, Hepatome, Mesotheliome

G 40

Tabelle 4 Fortsetzung

Syndrom	**Sezernierte Hormone**	**Hauptsymptome**	**Assoziierte Tumoren**
Hyperkalziämie	PTHrP, Interleukin-1, Interleukin-6, TGFalpha beta, Tumor Nekrose Faktor, Prostaglandine	Polyurie, Polydypsie, Exsikkose, Erbrechen, Schwäche	multiples Myelom, Solide Tumoren
Hyperthyreose	THR, TSH	Hyperthyreose	Blasenmole, Chorion-karzinom
Androblastom	Testosteron, DHEAS	Virilisierung, Hirsutismus, Akne, Amenorrhoe	Ovarial-, Nebennieren-rinden-Tumoren
Karzinoid	Serotonin, Tachykinine, Bradykinine, Prosta-glandine	Diarrhoe, Flush, Asthma, Endokard-fibrose	neuroendo-krine Tumoren
Insulinom	Insulin	Hypoglykämie	endokrine Pankreas-tumoren
Gastrinom, Zollinger-Ellison-Syndrom	Gastrin	Peptische Ulzera, Diarrhoe	neuroendo-krine Tumoren
Glucagonom	Glucagon	Diabetes mellitus, nekrolytisches migratorisches Erythem	neuroendo-krine Tumoren
VIPom, Verner-Morrison-Syndrom	Vasoaktives intestinales Peptid	wässrige Diarrhoe/ Hypokaliämie/ Achlorhydrie	neuroendo-krine Tumoren
Somatostatinom	Somatostatin	Diarrhoe, Steatorrhoe, Diabetes mellitus, Cholelithiasis	neuroendo-krine Tumoren

Tabelle 5: Paraneoplasien: Hämatologische paraneoplastische Syndrome (nach (01) Possinger, K. et al.: Paraneoplasien. In: Schmoll, H.-J., Höffken, K., Possinger, K. (Hrsg.): Kompendium Internistische Onkologie Teil 1. 4. Aufl., Springer Medizin Verlag Heidelberg, 2006, S. 1163–1202)

Anämien			
Syndrom	**Auslösende Faktoren**	**Hauptsymptome**	**Assoziierte Tumoren**
Aplastische Anämie („Pure red cell aplasia")	Suppression der Erythropoiese, IgG Antikörper gegen Erythropoietin und erythropoietische Vorläuferzellen	Hypoplasie des Knochenmarks mit überwiegender Verminderung aller roten Vorläuferzellen, normochrome Anämie mit Retikulozyopenie	Thymome, Magen-, Mamma-Karzinome, Adenokarzinome, Plattenepithelkarzinome von Lunge und Haut, anaplastisches Lungenkarzinom, T-Zell lymphoproliferative Erkrankungen
Autoimmun-hämolytische Anämien	immunologische Antitumor-Reaktion	Schwere Anämie mit Hämoglobin-Konzentration um 7 g/dL	B-Zell lympho proliferative Erkrankungen (bei 10–20 %), selten bei soliden Tumoren
Evans Syndrom	Bildung von tumorbedingten Autoantikörpern	Gleichzeitiges Auftreten von autoimmuner Hepatitis (AIH) und idiopathischer thrombozytopenischer Purpura (ITP)	Verschiedene solide Tumoren, Lymphome
mikroangiopathische hämolytische Anämie	Endothelläsionen durch Tumorzellen-Invasion	Auftreten von fragmentierten roten Blutzellen, thrombotisch thrombozytopenische Purpura, Hämolytisch-urämisches Syndrom.	v. a. Adenokarzinome des Gastrointestinaltraktes, aber auch andere solide Tumoren

Tabelle 5 Fortsetzung

Veränderungen der Leukozytopoese			
Syndrom	**Auslösende Faktoren**	**Hauptsymptome**	**Assoziierte Tumoren**
Leukozytose, Sweet-Syndrom, Eosinophile, Basophilie, Leukozyopenie	Zytokinvermittelte Mechanismen	erhöhte Konzentration von hämato-poietischen Wachstumsfaktoren (G-CSF, GM-CSF)	unbehandelte/ rezidivierte Hodgkin- und Non-Hodgkin-Lymphome; Lungen-, Magen- und Pankreas-Karzinome, Weichteilsarkome

Tabelle 5 Fortsetzung

Veränderungen der Megakaryopoese			
Syndrom	**Auslösende Faktoren**	**Hauptsymptome**	**Assoziierte Tumoren**
Thrombozytose	vermehrte Inkretion von Thrombopoietin	Plättchenzahlen > 400.000 uL (bei 30–50 % aller Karzinompatienten)	versch. solide Tumore, Hodgkin- und Non-Hodgkin-Lymphome
Thrombozytopenie	Autoimmunvorgänge	Plättchenzahl meist < 30.000/uL; bei > 80 % Auftreten von Petechien/ Purpura mit großflächigen Hautblutungen	„ITP-ähnliches Syndrom" bei Lymphomen/Leukämien bis zu 30 %, aber auch bei Tumoren von Mamma, Lunge, Hoden, Rektum und Gallenblase
hämophagozytotische Syndrome (selten)	ungeregelte Aktivierung von Makrophagen	Panzytopenie +/– Lymphadenopathie, Hepatosplenomegalie	Magenkarzinome, Lymphome, Leukämien, Keimzelltumore und Myelodysplastische Syndrome
Hyperkoagulabilität	Aktivität von Gewebsthromboplastin im Tumor	tiefe Beinvenenthrombosen, Thrombophlebitis migrans, nichtbakterielle thrombotische Endokarditiden	Tumoren in Lunge (28 %), Pankreas (18 %), Magen (17 %), Kolon (16 %), Ovar (7 %), Uterus (7 %) und Prostata (7 %)

Tabelle 6: Paraneoplasien: Neurologische paraneoplastische Syndrome (nach (01) Possinger, K. et al.: Paraneoplasien. In: Schmoll, H.-J., Höffken, K., Possinger, K. (Hrsg.): Kompendium Internistische Onkologie Teil 1. 4. Aufl., Springer Medizin Verlag Heidelberg, 2006, S. 1163–1202)

Syndrom	**Antigen**	**Hauptsymptome**	**Assoziierte Tumoren**
subakute zerebelläre Degeneration	Yo, Tr, Glutamat Rezeptor	Dysarthrie, Ataxie	Ovar, Uterus, kleinzelliges Lungenkarzinom, Hodgkin Lymphom
Hirnstamm-enzephalitis	Hu, Ma1, 2, 3	Schwindel, Ataxie, Nystagmus, Diplopie, Blickparesen	kleinzelliges Lungenkarzinom
Limbische Enzephalitis	Hu, Ma2	subakut Verwirrung, Gedächtnisverlust	kleinzelliges Lungenkarzinom, Keimzelltumore, Tumore in Mamma, Kolon, Blase, Lymphome
Opsoklonus-Myoklonus	Ri (NOVA), Hu, Neurofilament	Unkontrollierte Augenbewegungen, Ataxie, Enzephalo-pathie	(Nicht-) kleinzelliges Lungenkarzinom, Neuroblastom, Mammakarzinom
Tumorassoziierte Retinopathie/ Optische Neuritis	Recoverin, retinale Enolase, Neurofilament	Nachtblindheit, Visusverlust	kleinzelliges Lungenkarzinom, Melanom, gynäkologische Tumore
Stiff-Person Syndrom	Amphiphysin	schmerzhafte Spasmen	kleinzelliges Lungenkarzinom, Thymom, Hodgkin Lymphom, Kolonkarzinom
subakute, nekrotisierende Myelopathie	unbekannt	Para-/Tetraplegie, Sensibilitätsstörungen	kleinzelliges Lungenkarzinom, Lymphome

Tabelle 6 Fortsetzung

Syndrom	Antigen	Hauptsymptome	Assoziierte Tumoren
Neuronopathien			
• subakut sensorisch	Hu	asymmetr. Sens.-Verlust	kleinzelliges Lungenkarzinom, Mammakarzinom, Ovarialkarzinom Lymphom
• motorisch	unbekannt	asymmetr. Schwäche	
Demyelinisierende Polyneuropathien (PN)			
• Anti-MAG	Myelinassoziiertes Glykoprotein (MAG)	symmetrisch, distal, sensorisch > motorisch	MGUS (*), Multiples Myelom
• Chronisch inflammatorische demyelinierende PN	b-Tubulin (20 %)	Chronisch, mit. > sens. distal und proximal	MGUS, Multiples Myelom (IgM 15 %), Lymphom
• Multifokale motorische PN	G_{M1}-Gangliosid	Motorisch, distal > proximal	MGUS, Multiples Myelom (IgM 20 %)
• POEMS Syndrom	unbekannt	Polyneuropathie, Organomegalie, Endokrinopathie, Ödeme, M.-Protein, Hautsymptome	Multiples Myelom (IgA oder IgG 90 %)
• Amyloidose	unbekannt	distal, symmetrisch, sensorisch, motorisch und autonom	Multiples Myelom
Axonale Neuropathie			
• sensomotorische N.	keine	distal symmetrisch	Häufigste Neuropathie! Viele versch. Tumoren Lymphom, Leukämie, Magen-, Nierenkarzinom, kleinzelliges Lungenkarzinom
• Mononeuritis multiplex	unbekannt	Asymmetrisch senso-motorisch	
Lambert-Eaton Syndrom	VGCC (Voltage-Gated Calcium Channel)	Myasthenie, abnehmend mit Repetition	Thymon

(*) MGUS: Monoklonale Gammopathie unklarer Signifikanz

G 41 Arbeiten mit Absturzgefahr

Bearbeitung: Ausschuss Arbeitsmedizin der Gesetzlichen Unfallversicherung, Arbeitskreis 1.4 „Arbeiten mit Absturzgefahr"
Fassung Oktober 2014

Vorbemerkungen

Dieser Grundsatz gibt Anhaltspunkte für gezielte arbeitsmedizinische Untersuchungen, um Gesundheitsstörungen, die zu einer erhöhten Absturzgefahr führen können, frühzeitig zu erkennen.
Hinweise für die Auswahl des zu untersuchenden Personenkreises gibt die DGUV Information „Handlungsanleitung für arbeitsmedizinische Untersuchungen nach dem DGUV Grundsatz G 41 (DGUV Information 240-410, i. Vb.).

Ablaufplan

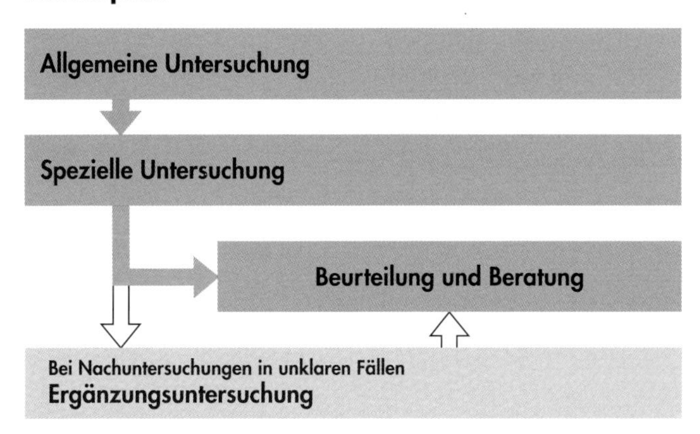

1 Untersuchungen

1.1 Untersuchungsarten, Fristen

Bei der Festlegung der Fristen zu den Untersuchungsintervallen sind je nach Rechtsgrundlage des Untersuchungsanlasses die für diesen Anlass gültigen staatlichen Vorschriften und Regeln zu beachten.
Wenn es für den konkreten Untersuchungsanlass keine staatlichen Vorgaben zu Fristen gibt, können ersatzweise die Empfehlungen in der nachfolgenden Tabelle zu Anwendung kommen.

Erstuntersuchung	Vor Aufnahme der Tätigkeit	
Nachuntersuchungen	• bis zum 25. Lebensjahr • über 25. bis zum 49. Lebensjahr • ab 50. Lebensjahr	nach 36 Monaten nach 24–36 Monaten nach 12–18 Monaten
	Vorzeitig: • Nach mehrwöchiger Erkrankung oder körperlicher Beeinträchtigung, die Anlass zu Bedenken gegen die weitere Ausübung der Tätigkeit geben könnte • Nach ärztlichem Ermessen in Einzelfällen • Bei Beschäftigten, die eine Gefährdung aus gesundheitlichen Gründen bei weiterer Ausübung ihrer Tätigkeit mit Absturzgefahr vermuten • Wenn Hinweise auftreten, die aus anderen Gründen Anlass zu Bedenken gegen die weitere Ausübung der Tätigkeit geben	

1.2 Untersuchungsprogramm

1.2.1 Allgemeine Untersuchung

Erstuntersuchung	Nachuntersuchung

Feststellung der Vorgeschichte:

- allgemeine Anamnese im Hinblick auf die Tätigkeit:
  - Herzrhythmusstörungen, Herzinsuffizienz, Zustand nach Herzinfarkt
  - Durchblutungsstörungen, Zustand nach Schlaganfall
  - Schädel-Hirn- oder HWS-Trauma
  - Nierenerkrankungen
  - Diabetes mellitus oder andere endokrine Störungen
  - neurologische oder neurootologische Erkrankungen
  - psychiatrische und psychische Störungen
  - Pharmaka oder Genussmittel (z. B. mit sedativer (Neben-)Wirkung, Diuretika, aminoglycosidische Antibiotika, Antivertiginosa, Alkohol, Suchtmittel)
  - Sehstörungen: Unschärfe, Doppelbilder, tanzende Bilder, Gesichtsfeldausfälle
  - Schwindelsymptome: Schwankschwindel, Liftgefühl, Drehgefühl, Fallneigung, Schwarzwerden-vor-Augen, Unsicherheit
  - Vegetative Symptome: Schweißausbruch, Übelkeit, Erbrechen, Kollaps
  - Ohrensymptome: Ohrensausen, Hörminderung, Zustand nach Ohroperation
  - Zeichen sonstiger Hirnnerven-Störungen (Störungen des Geschmacks- und Geruchssinns)
  - Trigeminuszeichen
  - Facialisparese: peripher, zentral
- Arbeitsanamnese:
  - Arbeitsplatz
  - Arbeitsaufgabe
  - Arbeitseinweisung
  - Arbeitszeit.

1.2.2 Spezielle Untersuchung

Erstuntersuchung	Nachuntersuchung

Besonders achten auf Gleichgewichts- und Bewusstseinsstörungen sowie Störungen des Bewegungsapparates.

- Prüfung der Kopf-Körper-Gleichgewichtsfunktion unter Einschluss des Stehversuches nach Romberg und des Tretversuches nach Unterberger/Fukuda (jeweils 1 Minute) – nach Möglichkeit mit objektiver, quantitativer Dokumentation (z. B. Cranio-Corpo-Graphie)
- Überprüfung des Sehvermögens einschließlich Farbsehen
- Perimetrie bei jeder Erstuntersuchung und ab dem 40. Lebensjahr bei jeder zweiten Untersuchung
- Überprüfung des Hörvermögens
- EKG
- Ergometrie (Anhang 2, Leitfaden „Ergometrie") ab 40. Lebensjahr bzw. bei erheblich körperlich belastender Tätigkeit und/oder in unklaren Fällen
- Urinstatus (Mehrfachteststreifen)
- Nüchtern-Blutzucker (ggf. zunächst auch Gelegenheits-Blutzucker), γ-GT, SGPT (ALAT), kleines Blutbild, Kreatinin.

1.2.3 Ergänzende Untersuchung

Erstuntersuchung	Nachuntersuchung

- In unklaren Fällen weitere Laboruntersuchungen (Blut/Urin)
- Bei unklaren Befunden können weiterführende Untersuchungen durch Ärzte des jeweils in Frage kommenden Fachgebietes angezeigt sein (z. B. neurootologisch versierter HNO-Arzt, Neurologe, weitere).

1.3 Voraussetzungen zur Durchführung

- Gebietsbezeichnung „Arbeitsmedizin" oder Zusatzbezeichnung „Betriebsmedizin"
- Apparative Ausstattung:
  Eigene:
  - EKG mit 12 Ableitungen (Extremitäten- und Brustwandableitungen) in Ruhe
  - Ergometrieeinheit
  - Sehtestgerät oder Sehprobentafel
  - Farbtafeln oder Sehtestgerät zur Prüfung des Farbsinns
  - Perimeter[1]

[1] gemäß Empfehlung der DOG zur Qualitätssicherung bei sinnesphysiologischen Untersuchungen und Geräten.

Eigene oder fremde:
- Laboreinrichtung
- Cranio-Corpo-Graphiegerät.

2 Arbeitsmedizinische Beurteilung und Beratung

Eine arbeitsmedizinische Beurteilung und Beratung im Rahmen gezielter arbeitsmedizinischer Untersuchungen ist erst nach Kenntnis der Arbeitsplatzverhältnisse und der individuellen Absturzgefährdung möglich. Grundlage dafür ist eine aufgabenspezifische bzw. tätigkeitsbezogene Gefährdungsbeurteilung, die auch dazu Stellung nimmt, welche technischen, organisatorischen und personenbezogenen Schutzmaßnahmen gegen Absturz getroffen wurden bzw. zu treffen sind.

2.1 Kriterien

2.1.1 Dauernde gesundheitliche Bedenken

Erstuntersuchung	Nachuntersuchung

Personen mit
- Tretversuchs-Lateralschwankungen ab 20 cm oder einer Seitenabweichung weiter als 80° nach rechts oder 70° nach links,
- Stehversuchs-Längsschwankungen ab 12 cm und/oder Stehversuchs-Querschwankungen ab 10 cm,
- chronischen Schwindelanfällen mit schweren elektronystagmographisch nachweisbaren vestibulookulären oder retinookulären Augenbewegungsstörungen,
- Sehstörungen (tanzende Bilder, Bilderverschwimmen),
- erheblicher Einschränkung der Beweglichkeit, der groben Kraft oder der Sensibilität einer für die Durchführung der Tätigkeit wichtigen Gliedmaße,
- Erkrankungen oder Veränderungen des Herzens oder des Kreislaufs mit Einschränkung der Leistungs- oder Regulationsfähigkeit, Blutdruckveränderungen stärkeren Grades, Zustand nach Herzinfarkt oder Schlaganfall,
- Übergewicht von BMI größer 30 oder vergleichbare Indizes,
- Anfallsleiden in Abhängigkeit von Art, Häufigkeit, Prognose und Behandlungsstand der Anfälle (siehe auch DGUV Information „Empfehlungen zur Beurteilung beruflicher Möglichkeiten von Personen mit Epilepsie", DGUV Information 250-001),
- Stoffwechselkrankheiten, insbesondere medikamentös behandeltem Diabetes mellitus mit tätigkeitsrelevanten Hypoglykämien oder Folgeerkrankungen, sowie Erkrankungen der Schilddrüse, der Epithelkörperchen oder der Nebennieren,
- korrigierter Sehschärfe unter 0,7/0,7 oder beidäugig unter 0,8 in der Ferne,

- Farbsinnstörungen, sofern erhöhte Anforderungen an das Farbsehen sicherheitsrelevant sind,
- Einschränkungen des normalen Gesichtsfeldes im 30°-zentralen Bereich,
- Hörvermögen unter 3 m Umgangssprache beiderseits,
- Gemüts- oder Geisteskrankheiten, auch wenn diese abgeklungen sind, jedoch ein Rückfall nicht hinreichend sicher ausgeschlossen werden kann, abnormer Wesensart oder abnormen Verhaltensweisen erheblichen Grades
- psychiatrischen oder psychischen Störungen wesentlicher Art, auch wenn diese abgeklungen sind, jedoch ein Rückfall nicht hinreichend sicher ausgeschlossen werden kann,
- Alkohol-, Suchtmittel- oder Medikamentenabhängigkeit,
- Höhenangst (unbehandelt).

2.1.2 Befristete gesundheitliche Bedenken

Erstuntersuchung	Nachuntersuchung

Personen mit den unter 2.1.1 genannten Erkrankungen oder Funktionsstörungen, soweit eine Wiederherstellung oder ausreichende Besserung zu erwarten ist (2. Absatz in 3.1 beachten).

2.1.3 Keine gesundheitlichen Bedenken unter bestimmten Voraussetzungen

Erstuntersuchung	Nachuntersuchung

Personen mit den unter 2.1.1 genannten Erkrankungen oder Funktionsstörungen, wenn unter Berücksichtigung besonderer Voraussetzungen (z. B. verkürzte Nachuntersuchungsfristen, spezifische Auflagen) nicht zu befürchten ist, dass sie sich selbst oder Dritte gefährden.

2.1.4 Keine gesundheitlichen Bedenken

Erstuntersuchung	Nachuntersuchung

Alle anderen Personen, soweit keine Beschäftigungsbeschränkungen bestehen.

2.2 Beratung

Die Beratung sollte entsprechend der Arbeitsplatzsituation und den Untersuchungsergebnissen im Einzelfall erfolgen. Der Versicherte sollte darauf hingewiesen werden, dass vorgezogene Nachuntersuchungen veranlasst werden müssen, wenn er längere Zeit krank war, insbesondere akute Erkrankungen des Gleichgewichtsorgans aufgetreten waren.
Wenn sich aus der arbeitsmedizinischen Untersuchung Hinweise ergeben, die eine Aktualisierung der Gefährdungsbeurteilung zur Verbesserung des Arbeitsschutzes notwendig machen, hat der untersuchende Arzt dies dem Arbeitgeber mitzuteilen. Dabei ist die Wahrung der schutzwürdigen Belange des Untersuchten zu beachten.

3 Ergänzende Hinweise

3.1 Menschliches Gleichgewicht

Das menschliche Gleichgewicht findet seine Orientierung im Raum durch die Schwerkraftinformation über die Vestibularisrezeptoren im Innenohr, über das räumliche Hören, über die visuelle Umweltinformation und schließlich durch die propriozeptiv wahrgenommene Stellungsregelung des Körpers. Das Zusammenspiel dieser vier Sinne nennt man auch die Gleichgewichtstetrade. Die Ebenen des Vestibularsystems sind optimal horizontal und vertikal eingestellt, wenn Kopf und Blick 30 Grad nach vorne geneigt sind. Dann ist ein etwa 3 Meter vor dem normalen Erwachsenen auf der Ebene liegender Punkt der visuelle Stabilisierungspunkt.
Wegen der besonderen Beschaffenheit des menschlichen Gleichgewichtsfunktionssystems besteht die Möglichkeit des Ausgleichs einer Störung. In besonders gelagerten Fällen kann daher eine erneute Überprüfung in einjährigem Abstand angezeigt sein. Nach vier Jahren ist eine Besserung in der Regel nicht mehr zu erwarten.

3.1.1 Vorkommen, Gefahrenquellen

Erhöhte Absturzgefahr ist insbesondere für die unten genannten oder mit ihnen vergleichbaren Betriebsarten, Arbeitsplätze oder Tätigkeiten anzunehmen:

- Arbeiten an Freileitungen und Fahrleitungen,
- Arbeiten an Antennenanlagen,
- Arbeiten an Brücken, Masten, Türme, Schornsteine,
- Arbeiten an Flutlichtanlagen,
- Auf-, Um- und Abbau freitragender Konstruktionen (z. B. Montage im Stahlbau, Stahlbetonfertigteilbau, Holzbau),
- Arbeiten an Schächten und Blindschächten im Bergbau,
- Gerüstbauarbeiten, Dach- und Fassadenarbeiten.

Bei diesen Tätigkeiten kommt es vor, dass Versicherte zeitweise nicht gegen Absturz gesichert sind. Für Versicherte, die die in 2.1.1 genannten Erkrankungen oder Funktionsstörungen aufweisen, besteht dabei eine erhöhte Absturzgefahr.
Eine erhöhte Absturzgefahr ist an den oben genannten Arbeitsplätzen nicht anzunehmen, wenn Versicherte durch technische Maßnahmen (Geländer, Seitenschutz, Wände usw.) oder persönliche Schutzausrüstungen gegen Absturz ständig gesichert sind.
Weitere Hinweise gibt die DGUV Information „Handlungsanleitung für arbeitsmedizinische Untersuchungen nach dem DGUV Grundsatz 41" (DGUV Information 240-410, i. Vb.).

4 Berufskrankheit

Entfällt.

5 Literatur

Breyer, A., Claussen, C.-F., Glück, W., Kempf, H.: Die Untersuchung der optischen Horizontaleinstellung bei Freileitungsmonteuren. Verhdlg Gesellschaft für Neurootologie und Aequilibriometrie e. V. (GNA) 8 (1981)

Claussen, C.-F.: Über die Objektivierung von normalem, simuliertem und gestörtem Gleichgewichtsverhalten mittels der Cranio-Corpo-Graphie. Verhdlg Dt Ges Arbeitsmed 15 (1975) 155

Claussen, C.-F.: Gleichgewichtsprüfungen und Arbeitsmedizin. Verhdlg Gesellschaft für Neurootologie und Aequilibriometrie e. V. (GNA) 8 (1981) 107–150

Claussen, C.-F.: Epidemiologische und arbeitsmedizinische Erkenntnisse zur Entwicklung eines Berufsgenossenschaftlichen Grundsatzes „Absturzgefahr". In: Schriftenreihe des Hauptverbandes der gewerblichen Berufsgenossenschaften, Arbeitsmedizinisches Kolloquium des HVBG am 15. Mai 1981 in Berlin, 41–63

Claussen, C.-F., Claussen, E.: Cranio-corpo-graphy (CCG) – 30 years of equilibriometric measurement of spatial head, neck and trunk movements. Excerpt Medical, International Congress Series, 1201. Elsevier, Amsterdam, Lausanne, New York, Oxford, Shannon, Tokyo, 2000, 245–260

Claussen, C.-F., Gerdes-Götz, T., Haid, G., Henneken, M., Hüdepohl, J.: Die Bedeutung der Prüfung des Gleichgewichtsorgans in der arbeitsmedizinischen Praxis. Arbeitsmed Sozialmed Umweltmed 42 (2007) 22–27

Empfehlungen zur Beurteilung beruflicher Möglichkeiten von Personen mit Epilepsie (DGUV Information 250-001). DGUV-Publikationsdatenbank, www.dguv.de/publikationen

Glück, W., Claussen, C.-F., Kempf, H., Breyer, A.: Cranio-Corpo-Graphische Untersuchungen des Kopf-Körper-Gleichgewichts bei Hochleitungsmonteuren. Verhdlg Gesellschaft für Neurootologie und Aequilibriometrie e. V. (GNA) 8 (1981)

Handlungsanleitung für arbeitsmedizinische Untersuchungen nach dem DGUV Grundsatz G 41 „Arbeiten mit Absturzgefahr" (DGUV Information 240-410, i. Vb.). DGUV-Publikationsdatenbank, www.dguv.de/publikationen

Hüber, B., Schreinicke, G., Fuchs, M., Sievert, J. C.: Aussagefähigkeit des computergestützten Verfahrens zur Bewertung der Gleichgewichtsregulation (VST) bei Patienten mit Vestibularisstörungen im Vergleich mit der Cranio-Corpo-Grafie nach Claussen. Dokumentationsband 44. Jahrestagung DGAUM (2004), 484–486

Lischke, H.: Über die betriebsärztliche Anwendung der Cranio-Corpo-Graphie. Inaugural-Dissertation, Würzburg, 1981

Schneider, D., Marcondes, L. G., Claussen, C.-F.: Die Computeranalyse typischer Grafoelemente der Cranio-Corpo-Graphie bei 1021 Vertigo-Patienten. Verhdlg. D. Deutsch. Ges. f. Arbeitsmedizin, 28. Jahrestagung, Gentner, Stuttgart, 1988, 683–685

Schreinicke, G.: Beurteilung der Gleichgewichtsregulation. In: Hofmann, F., Kralj, N. (Hrsg.): Handbuch betriebsärztlicher Dienst. Kap. X-2.4.3 S.1–12, Ecomed, Landsberg 2006

6 Vorschriften, Regeln

Enfällt.

G 42 Tätigkeiten mit Infektionsgefährdung

Bearbeitung: Ausschuss Arbeitsmedizin der Gesetzlichen Unfallversicherung, Arbeitskreis 3.1 „Infektionsgefährdung"
Fassung Oktober 2014

Vorbemerkungen

Dieser Grundsatz gibt Anhaltspunkte für gezielte arbeitsmedizinische Untersuchungen bei beruflicher Exposition gegenüber Erregern, die zu Infektionskrankheiten führen können.
Hinweise für die Gefährdungsbeurteilung und die Auswahl des zu untersuchenden Personenkreises gibt die DGUV Information „Handlungsanleitung für arbeitsmedizinische Untersuchungen nach dem DGUV Grundsatz G 42" (DGUV Information 240-420, i. Vb.) Die Untersuchungen sollen dazu beitragen, gesundheitliche Beeinträchtigungen, die durch Infektionserreger entstehen können, frühzeitig zu erkennen oder zu verhindern.

Der Grundsatz gliedert sich in 2 Teile:
Der Elementarteil beinhaltet den Umfang der Basisuntersuchungen einschließlich der arbeitsmedizinischen Beurteilungskriterien und der Beratung zum Schutz vor Infektionskrankheiten, die für alle Tätigkeiten mit Infektionsgefährdung angewendet werden können.
Der spezielle Teil beinhaltet darüber hinaus erregerspezifische Hinweise, ggf. auch solche zu sensibilisierenden oder toxischen Wirkungen.

Ablaufplan

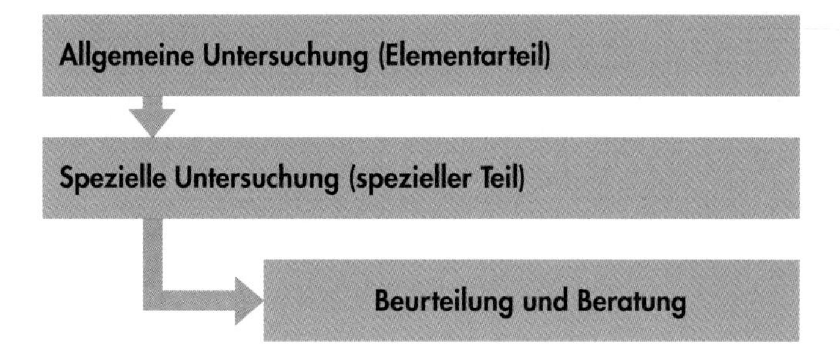

Bei Erregern, die auch eine sensibilisierende/allergisierende Potenz besitzen, sollte ggf. der Grundsatz G 23 „Obstruktive Atemwegserkrankungen" mit einbezogen werden.

Elementarteil

1 Untersuchungen

1.1 Untersuchungsarten, Fristen

Bei der Festlegung der Fristen zu den Untersuchungsintervallen sind je nach Rechtsgrundlage des Untersuchungsanlasses die für diesen Anlass gültigen staatlichen Vorschriften und Regeln zu beachten.
Wenn es für den konkreten Untersuchungsanlass keine staatlichen Vorgaben zu Fristen gibt, können ersatzweise die Empfehlungen in der nachfolgenden Tabelle zur Anwendung kommen.

Erstuntersuchung	Vor Aufnahme einer Tätigkeit
Nachuntersuchungen	Erste: vor Ablauf von 12 Monaten • Nach Schutzimpfung je nach Impfschutzdauer • Bei lebenslanger Immunität kann die Nachuntersuchung entfallen
	Weitere: vor Ablauf von 36 Monaten • Nach Schutzimpfung je nach Impfschutzdauer • Bei lebenslanger Immunität kann die Nachuntersuchung entfallen • Bei Beendigung einer Tätigkeit mit Infektionsgefährdung
	Vorzeitig: • Nach Infektion oder schwerer oder längerer Erkrankung, die Anlass zu Bedenken gegen die Fortsetzung der Tätigkeit geben könnte • Nach Verletzung mit der Möglichkeit des Eindringens von Infektionserregern • Nach ärztlichem Ermessen in Einzelfällen • Bei Beschäftigten, die einen ursächlichen Zusammenhang zwischen ihrer Erkrankung und ihrer Tätigkeit am Arbeitsplatz vermuten

1.2 Untersuchungsprogramm

1.2.1 Allgemeine Untersuchung

Erstuntersuchung

- Feststellung der Vorgeschichte (allgemeine Anamnese, Arbeitsanamnese, Beschwerden); Impfanamnese, früher durchgemachte oder bestehende Infektionen oder Infektionskrankheiten. Besonders achten auf: Erkrankungen des Immunsystems oder das Immunsystem beeinflussende Erkrankungen und therapeutische Maßnahmen.
- Allgemeine körperliche Untersuchung, Urinstatus (Mehrfachstreifentest, bei Indikation: Sediment), Blutsenkungsgeschwindigkeit, Blutstatus (Hämoglobin, Erythrozyten, Leukozyten inkl. Differenzierung), γ-GT, SGPT (ALAT), SGOT (ASAT), Blutzucker.
- Bei Bedarf bzw. Auffälligkeiten in der Anamnese und/oder der Untersuchung:
  - weitere serologische Diagnostik,
  - Spirometrie (Anhang 1, „Leitfaden für die Lungenfiunktionsprüfung"),
  - Röntgenaufnahme des Thorax bzw. Berücksichtigung eines Röntgenbefundes nicht älter als 12 Monate.
- nach entsprechender Beratung ggf. Impfangebot unterbreiten.

G 42

Nachuntersuchung

- Nach Schutzimpfung impfpräventabler biologischer Arbeitsstoffe können Nachuntersuchungen entfallen, solange ausreichender Impfschutz besteht.
- Bei lebenslanger Immunität (natürlich oder durch Impfung erworben) können Nachuntersuchungen entfallen.
- Zwischenanamnese (einschließlich Arbeitsanamnese)
- Untersuchungsumfang: siehe Erstuntersuchung
- Beratung zur möglichen Krankheitsmanifestation nach Beendigung der Inkubationszeit.

1.2.2 Spezielle Untersuchung

Erstuntersuchung	Nachuntersuchung

Erregerspezifisch, siehe „Spezieller Teil".

1.3 Voraussetzung zur Durchführung

- Gebietsbezeichnung „Arbeitsmedizin" oder Zusatzbezeichnung „Betriebsmedizin"
- Laboruntersuchungen unter Beachtung der „Richtlinie der Bundesärztekammer zur Qualitätssicherung quantitativer labormedizinischer Untersuchungen".

2 Arbeitsmedizinische Beurteilung und Beratung

Eine arbeitsmedizinische Beurteilung und Beratung im Rahmen gezielter arbeitsmedizinischer Untersuchungen ist erst nach Kenntnis der Arbeitsplatzverhältnisse und der individuellen Belastung möglich. Grundlage dafür ist eine Gefährdungsbeurteilung, die auch dazu Stellung nimmt, welche technischen, organisatorischen und personenbezogenen Schutzmaßnahmen getroffen wurden bzw. zu treffen sind. Für Beschäftigte, die Tätigkeiten mit biologischen Arbeitsstoffen ausüben, ist eine individuelle Aufklärung und Beratung angezeigt.

2.1 Kriterien

2.1.1 Dauernde gesundheitliche Bedenken

Erstuntersuchung	**Nachuntersuchung**

Personen mit dauernd verminderter Immunabwehr, z. B. bei

- chronischen (angeborenen oder erworbenen) Erkrankungen, die die Abwehrmechanismen des Körpers auf Dauer (nachhaltig) schwächen,
- einer veränderten Abwehrlage infolge Behandlung mit Immunsuppressiva, Zytostatika, ionisierenden Strahlen usw.,
- systemischer Dauerbehandlung mit Kortikosteroiden oder Antibiotika, die die Abwehrmechanismen des Körpers auf Dauer (nachhaltig) schwächen,
- chronischen, therapieresistenten Handekzemen und Hauterkrankungen, die die Schutzfunktionen der Haut gegenüber Infektionserregern auf Dauer beeinträchtigen oder die Dekontamination der Haut erschweren,
- Zustand nach Milzentfernung beim Umgang mit Streptococcus pneumoniae,
- Defekten der zellulären oder humoralen Abwehr.

2.1.2 Befristete gesundheitliche Bedenken

Erstuntersuchung	**Nachuntersuchung**

Personen mit vorübergehend verminderter Immunabwehr, z. B. bei

- Infektionskrankheiten,
- dekompensiertem Diabetes mellitus,
- systemischer Behandlung mit Kortikosteroiden und/oder Chemotherapeutika,
- akuten Handekzemen, die die Schutzfunktion der Haut gegenüber Infektionserregern beeinträchtigen oder die Dekontamination der Haut erschweren.

2.1.3 Keine gesundheitlichen Bedenken unter bestimmten Voraussetzungen

Erstuntersuchung	Nachuntersuchung

Bei weniger ausgeprägten Erkrankungen (im Sinne einer verminderten Immunabwehr) sollte der untersuchende Arzt prüfen, ob unter bestimmten Voraussetzungen (verbesserte Arbeitsplatzbedingungen, Verwendung besonderer persönlicher Schutzausrüstung, verkürzte Nachuntersuchungsfristen usw.) eine Beschäftigung oder Weiterbeschäftigung vetretbar ist.

2.1.4 Keine gesundheitlichen Bedenken

Erstuntersuchung	Nachuntersuchung

Alle anderen Personen.

2.2 Beratung zum Schutz vor Infektionen/Infektionskrankheiten

- Information über direkte und indirekte Übertragungswege (Kontakt-, Tröpfchen-, Schmierinfektion)
- Hygienemaßnahmen
- Persönliche Schutzausrüstung (zusätzlich zur Dienstkleidung):
  - Hautschutz
  - Schutzhandschuhe
  - (flüssigkeitsdichte) Schürzen
  - Schutzkleidung
  - Augenschutz
  - Mundschutz
  - Atemschutz
  - patikelfiltrierende Halbmaske (FFP2, FFP3)
- Immunisierung (aktiv, passiv, Kontraindikationen, Impfkalender, Anspruch auf Versorgung im Impfschadensfall)
- bei beruflicher Indikation sind Impfschäden durch die zuständige Unfallversicherung abgedeckt (§ 1 SGB VII)
- Sofortmaßnahmen bei Unfällen

3 Ergänzende Hinweise

3.1 Exposition, Belastung

3.1.1 Vorkommen, Gefahrenquellen

Siehe spezieller Teil unter „Vorkommen".

3.1.2 Aufnahme

Siehe spezieller Teil unter „Übertragungsweg/Immunität".

3.1.3 Wirkungsweise

Siehe spezieller Teil unter „Krankheitsbild".

3.2 Funktionsstörungen, Krankheitsbild

Siehe spezieller Teil unter „Krankheitsbild".

3.3 Referenzzentren

Nationale Referenzzentren und Konsiliarlaboratorien
www.rki.de

4 Berufskrankheiten

Nr. 3101 der Anlage zur Berufskrankheitenverordnung (BKV)
„Infektionskrankheiten, wenn der Versicherte im Gesundheitsdienst in der Wohlfahrtspflege oder in einem Laboratorium tätig oder durch eine andere Tätigkeit der Infektionsgefahr in ähnlichem Maße besonders ausgesetzt war"

Nr. 3102 der Anlage zur Berufskrankheitenverordnung (BKV)
„Von Tieren auf Menschen übertragbare Krankheiten"

Nr. 3103 der Anlage zur Berufskrankheitenverordnung (BKV)
„Wurmkrankheiten der Bergleute, verursacht durch Ankylostoma duodenale oder Strongyloides stercoralis"

Nr. 3104 der Anlage zur Berufskrankheitenverordnung (BKV)
„Tropenkrankheiten, Fleckfieber"
Sofern die Tatbestandsmerkmale der Berufskrankheit nicht erfüllt sind, ist an die Möglichkeit des Arbeitsunfalls i. S. des § 8 Abs. 1 SGB VII zu denken.

5 Literatur

Robert Koch-Institut
Hinweise zur Wiederzulassung in Schulen und sonstigen Gemeinschaftseinrichtungen, (www.rki.de)

Deutsche Gesetzliche Unfallversicherung
Handlungsanleitung für arbeitsmedizinische Untersuchungen nach dem DGUV Grundsatz G 42 „Tätigkeiten mit Infektionsgefährdung" (DGUV Information 240-420, i. Vb.). DGUV-Publikationsdatenbank, www.dguv.de/publikationen
Merkblatt „Empfehlungen zur Hepatitis A Prophylaxe bei Tätigkeiten mit Kontakt zu Abwasser" (DGUV Information 250-002). DGUV-Publikationsdatenbank, www.dguv.de/publikationen
Merkblatt „Eingruppierung biologischer Agenzien: VIREN (Merkblatt B 004 der Reihe „Sichere Biotechnologie" (DGUV Information 213-088). DGUV-Publikationsdatenbank, www.dguv.de/publikationen
Merkblatt „Einstufung biologischer Arbeitsstoffe-Parasiten Besondere Schutzmaßnahmen für Tätigkeiten mit Parasiten (Merkblatt B 005 der Reihe „Sichere Biotechnologie" (DGUV Information 213-089). DGUV-Publikationsdatenbank, www.dguv.de/publikationen
Merkblatt „Einstufung biologischer Arbeitsstoffe-Prokaryonten (Bacteria und Archaea) (Merkblatt B 006 der Reihe „Sichere Biotechnologie" (DGUV Information 213-090). DGUV-Publikationsdatenbank, www.dguv.de/publikationen
Merkblatt „Einstufung biologischer Arbeitsstoffe: Pilze (Merkblatt B 007 der Reihe „Sichere Biotechnologie" (DGUV Information 213-092). DGUV-Publikationsdatenbank, www.dguv.de/publikationen
Regeln für Sicherheit und Gesundheitsschutz bei Desinfektionsarbeiten im Gesundheitsdienst (DGUV Regel 107-003). DGUV-Publikationsdatenbank, www.dguv.de/publikationen
Reinigungsarbeiten mit Infektionsgefahr in medizinischen Bereichen (DGUV Regel 101-017). DGUV-Publikationsdatenbank, www.dguv.de/publikationen
Sicheres Arbeiten in Laboratorien (DGUV Information 213-850, i. Vb.). DGUV-Publikationsdatenbank, www.dguv.de/publikationen
Verhütung von Infektionskrankheiten – in der Pflege und Betreuung (DGUV Information 207-009). DGUV-Publikationsdatenbank, www.dguv.de/publikationen

Berufsgenossenschaft für Gesundheitsdienst und Wohlfahrtspflege
M 612/613 Risiko Virusinfektion – Übertragungsweg Blut, www.bgw-online.de
M612/613 Li Liste sicherer Produkte – Schutz vor Schnitt- und Stichverletzungen (nur als Download), www.bgw-online.de
U 036 Verbandbuch, www.bgw-online.de

Berufsgenossenschaft Energie Textil Elektro Medienerzeugnisse
Merkblatt TA 2048 „BG-Information Wäsche mit Infektionsgefährdung der Beschäftigten. Gefährdungsbeurteilung und Handlungshilfe zur Biostoffverordnung für Wäschereien", www.bgetem.de

6 Vorschriften, Regeln

Arbeitsmedizinische Regeln (AMR), www.baua.de
AMR 2.1: „Fristen für die Verordnung/das Angebot von arbeitsmedizinischen Vorsorgeuntersuchungen
Biostoffverordnung (BioStoffV)
Gentechnik-Sicherheitsverordnung (GenTSV)
Technische Regeln für biologische Arbeitsstoffe (TRBS), www.baua.de
Biologische Arbeitsstoffe im Gesundheitswesen und in der Wohlfahrtspflege (TRBA 250)
Verordnung zur arbeitsmedizinischen Vorsorge (ArbmedVV)

Spezieller Teil

Inhaltsverzeichnis

[1] Impfpräventabel

[1] Impfpräventabel

Adenovirus (HAd, VI – 47)

1 Erreger

Adenovirus (Humanes Adenovirus, Spezies VI mit 47 Serotypen), unbehülltes Doppelstrang DNA-Virus, 240 Hexon-Kapsomere (gruppen-spezifisches Antigen);12 Penton-Kapsomere (Serotyp-spezifisches Antigen), auch als Modellvirus (Molekularbiologie/Gentherapie), umweltstabil (infektiös über Wochen); Familie Adenoviridae; Einstufung nach Richtlinie 2000/54/EG, Gruppe 2.

2 Vorkommen

Allgemein
Adenoviren weltweit ubiquitär verbreitet (Mensch/Tier), sporadisch, endemisch, epidemisch; 7–17 % aller intestinalen Infektionen, örtlich gehäuftes Auftreten, Ausbrüche, Kleinepidemien, in Deutschland 600 Keratokonjunktivitis-Erkrankungen (Nov. 2011–März 2012), hohe Dunkelziffer anzunehmen.

Beruflich
Gesundheitsdienst, (Kliniken/Ambulanzen/augenärztliche Praxen/Gemeinschaftseinrichtungen), Forschungseinrichtungen, Konsiliarlaboratorien, Wohlfahrtspflege.

3 Übertragungsweg/Immunität

Infektionsquelle: akut Erkrankte (Speichel, Stuhl, Urin, Blut), inapparent Infizierte (fluktuierend im Speichel); Atemwege *(Tröpfcheninfektion)*, fäkal-oral *(Schmierinfektion)*, sexuell *(Kontaktinfektion)* ggf. nosokomial, iatrogen durch kontaminierte Hände/Gegenstände; Augenbindehaut *(Schmierinfektion)*; dauerhafte serotypische *Immunität*, Wiedererkrankung durch andere Serotypen möglich, immunsuppressive Maßnahmen reaktivieren inapparente Infektionen: Viruspersistenz v. a. in lymphoidem Gewebe, ggf. in Nieren.

4 Krankheitsbild

Meist lokalisiert, bei schwerer Immunsuppression lebensbedrohlich mit Multiorganbeteiligung; 2/3 der humanpathogenen Serotypen zur Zeit 51 Typen) zeigen subklinischen Verlauf, ansonsten fieberhaft mit/ohne Organmanifestationen; Primärinfektion in ersten Lebensjahren häufig; *Inkubationszeit:* 2–12 Tage; *Ansteckungsfähigkeit:* von Mensch zu Mensch, solange Virus in Sekreten/Exkreten nachweisbar:
2–5 Tage Rachen, bis 2 Wochen Auge, 3–6 Wochen Atemwege, bis 10 Tage oder länger Gastroenteritis, Monate bis Jahre persistierende Harnwegsinfektion, 2–12 Monate Immundefizienz/Immunsuppression; besonders ausgeprägte Infektiosität bei Keratokonjunktivitis, Gastroenteritis, Pneumonie.

Akute fieberhafte Pharyngitis (Serotypen 1–3, 5–7)
5 % aller akuten respiratorischen Infektionen; Husten, Rhinitis, Pharyngitis, exsudative Tonsillitis, zervikale/präaurikuläre Lymphadenopathie, begleitet von Allgemeinsymptomen; meist sporadisch bei Säuglingen, Kleinkindern, Immundefizienten/Immunsupprimierten.

Akutes respiratorisches Syndrom (Serotypen 1–3, 4, 6, 7, 14, 21)
Fieberhafte, uncharakteristische Infektionen: Rhinitis, Tonsillitis, Laryngitis (Typen 1–3, 5–7), Tracheobronchitis, zervikale/präaurikuläre Lymphadenopathie; als Komplikation Pneumonie (Typen 1–4, 7), akute Otitis media; Ausbrüche bei Säuglingen, Kleinkindern, Adoleszenten, lebensbedrohlich bei Immundefizienz/Immunsuppression.

Pharyngokonjunktivalfieber (Serotypen 3, 7, 14)
Krankheitsdauer 3–5 Tage, schmerzhafte, meist einseitige, mild verlaufende, follikuläre Konjunktivitis (Serotypen 3, 4, 7) mit zervikaler Lymphadenopathie („Schwimmbadkonjunktivitis") Photophobie, Tränenfluss, entzündlicher Plica semilunaris/Caruncula lacrimalis, später rundliche subepitheliale Hornhautinfiltrate; meist folgenlose Ausheilung (oftmals erst nach Monaten), vorübergehend verminderter Visus; in schweren Fällen Pneumonie (Typen 1–4, 7); Ausbrüche bei Vorschul-, Schulkindern, sporadisch bei Erwachsenen.

Keratokonjunktivitis epidemica (Serotypen 8, 19, 37)
Alle Altersgruppen, hoch kontagiös, nosokomiale Infektionen v. a. in der Ophthalmologie (ambulant/stationär); begünstigend wirken traumatisiertes Epithel, Tränengangsondierung, ätzende Dämpfe; Virusausscheidung i. d. R. 1.–2. (3.) Krankheitswoche; meist einseitiger, plötzlicher Beginn, schmerzhafte, follikuläre Konjunktivitis, Juckreiz, Fremdkörpergefühl, Tränenfluss, Photophobie, entzündliche Plica semilunaris/Caruncula lacrimalis, Lidödem mit Ptosis, zervikale Lymphadenopathie; ggf. nach 1 Woche (20–90 %) Korneabeteiligung mit weißlichen, subepithelialen Infiltrationen als rundliche keratitische Herde; nach 2–4 Wochen abklingende Symptome, Hornhauttrübungen, meist vollständig ausheilend, gelegentlich verminderter Visus, hämorrhagische Konjunktivitis.

Follikuläre Konjunktivitis (Serotypen 3, 4, 7)
Milder verlaufende, bilaterale Konjunktivitis („Schwimmbadkonjunktivitis"), Photophobie, Tränenfluss, entzündliche Plica semilunaris/Caruncula lacrimalis; später rundliche subepitheliale Hornhautinfiltrate; begleitet von zervikaler Lymphadenopathie, meist folgenlose Ausheilung (nicht selten erst nach Monaten), Visus vorübergehend vermindert; sporadisches Auftreten bzw. Ausbrüche (Sommer).

Gastroenteritis (Typen 31, 40, 41)
Zweithäufigste Form virusbedingter Enteritiden beim Menschen (nach Rotaviren); Leitsymptom: Diarrhoe (bis 10 Tage); selten Fieber, Erbrechen, Dehydratation; gele-

gentlich respiratorische Symptome; *mit mesenterialer Lymphadenopathie* (Typen 1, 2, 5, 6) täuscht Appendizitis vor, selten Invaginationsileus.

Akute hämorrhagische Zystitis (Typen 11, 21)
Mikrohämaturie, Dysurie, kein Fieber, Bluthochdruck, normale Nierenfunktion, ausschließlich männliche Säuglinge/Kleinkinder, selbstlimitierendes Krankheitsbild.

5 Spezielle Untersuchung

Erregernachweis
Molekularbiologisch: PCR Methode der Wahl, *kulturell:* Virusisolierung auf Zellkultur aus Blut, Liquor, Stuhl, Urin, Abstriche, Sekrete (3–7 Tage), ggf. Langzeitkultivierung (Gewebe/Biopsiematerial) bei Latenzphase bis zu 3 Wochen; Restriktionsanalyse DNA-Hybridisierung mit gruppenspezifischen DNA-Sonden.

Antigennachweis
Immunzytologisch (Abstrichmaterial) mit direktem Immunfluoreszenztest (DIFT), Enzymimmunoassay (EIA)
cave: u. U. falsch positiver Antigennachweis im Stuhl, ggf. Komplementbindungsreaktion (KBR); serotypische Identifizierung mit Neutralisationstest (NT), Hämagglutinationshemmtest (HHT);

6 Spezielle Beratung

Präexpositionell
Expositionsprophylaxe: persönliche Schutzausrüstung, allgemeine Hygiene- und Desinfektionsmaßnahmen gemäß VAH-Liste (Prophylaxe), ggf. RKI-Liste (amtliche Anordnung), möglichst berührungslos arbeitende Geräte (z. B. Tonometer);
Dispositionsprophylaxe (Schutzimpfung): in Deutschland Impfstoff nicht zugelassen; in USA Lebendimpfstoff gegen Serotypen 3, 4, 7, 21 (akutes respiratorisches Syndrom).

Postexpositionell
Medikamentöse Therapie: spezifische Therapie nicht verfügbar (antivirale Substanzen in Erprobung); ansonsten symptomatisches Vorgehen.

7 Ergänzende Hinweise

Namentliche Meldepflicht (§ 6 Abs. 1 Nr. 2 Infektionsschutzgesetz, IfSG) besteht bei Verdacht auf und Erkrankung an einer mikrobiell bedingten Lebensmittelvergiftung oder an einer akuten infektiösen Gastroenteritis, wenn eine Person betroffen ist, die eine Tätigkeit im Sinne des § 42 Abs. 1 IfSG ausübt, wenn zwei oder mehr gleichartige Erkrankungen auftreten, bei denen ein epidemischer Zusammenhang wahrscheinlich ist oder vermutet wird.

Namentliche Meldepflicht (§ 7 Abs. 1 IfSG) besteht für den Krankheitserreger nur für den direkten Nachweis im Konjunktivalabstrich, soweit der Nachweis auf eine akute Infektion hinweist.
(In einigen Bundesländern ist die epidemische Keratokonjunktivitis als klinisches Bild meldepflichtig).
Nichtnamentliche Meldepflicht (§ 6 Abs. 3 IfSG) als Ausbruch besteht unverzüglich bei gehäuftem Auftreten nosokomialer Infektionen, bei denen ein epidemischer Zusammenhang wahrscheinlich ist oder vermutet wird.
Wiederaufnahme der Tätigkeit (§ 34 Abs.1 IfSG) bis nach ärztlichem Urteil eine Weiterverbreitung der Krankheit durch den Betroffenen nicht mehr zu befürchten ist: nach Abklingen des Durchfalls bzw. des Erbrechens; ein schriftliches Attest (enteritische Adenoviren) ist nicht erforderlich.

Ascaris lumbricoides

1 Erreger

Ascaris (A.) lumbricoides, A. suum, human- und tierparasitäre (Schwein) Spulwurmarten; Einstufung nach Richtlinie 2000/54/EG, Gruppe 2 (A: Mögliche allergene Wirkungen).

2 Vorkommen

Allgemein

Weltweit eine der häufigsten Helminthiasen mit ca. 0,8–1,2 Mrd. humanen Askaridenträgern in allen Klimazonen mit 60.000–80.000 Todesfällen/Jahr, vor allem in Ländern mit niedrigem sozioökonomischem Status; gebietsweise in Asien oder in Lateinamerika, Bevölkerung bis zu > 90 % befallen; in ländlichen Gebieten Deutschlands mit Oberflächenverrieselung (vorwiegend Gemüseanbau). Zweithäufigste Wurmerkrankung in den USA. Über Prävalenz und Inzidenz liegen keine Publikationen für Deutschland vor.

Beruflich

Tätigkeit in kontaminierten Bereichen: z. B. Schweinezucht und Schlachtung (Prävalenz bei Schweinezucht bis 40 %), Stuhllaboratorien, Veterinärmedizin, Zoologische Gärten, Landwirtschaft, Abwassertechnische Anlagen, Abfallwirtschaft, Bodenbearbeitung, Arbeitsaufenthalt in Endemiegebieten.

3 Übertragungsweg/Immunität

Keine direkte Übertragung von Mensch zu Mensch; Entwicklungszyklus: mit Fäzes ausgeschiedene Eier überleben jahrelang, entwickeln sich unter günstigen klimatischen Bedingungen (20–30 °C, hohe Feuchte, Sauerstoffzutritt) zu „infektionsfähigen" Larven ; fäkal-oral aufgenommen, entwickeln sie sich im Duodenum weiter, erreichen hämatogen, z. T. unter erheblicher Gewebszerstörung → Leber → Lunge → Mundhöhle → Ösophagus → Dünndarm; dort Entwicklung in 6–8 Wochen post invasionem (p.i.) zu geschlechtsreifen Formen; Weitergabe der Eier indirekt über kontaminierte Hände/Vehikel, z. B. (Garten-)Erde, Arbeitsgeräte und Roste in Stallungen oder alimentär über Rohprodukte tierischer (Schwein) und pflanzlicher Herkunft (Gräser, gedüngtes Gemüse), verunreinigtes Trinkwasser; vektoriell-mechanische Übertragung (Fliegen) auf Lebensmittel möglich; keine Immunität.

4 Krankheitsbild

Schwacher, meist symptomloser Befall (85 % der Fälle); klinische Symptome abhängig von Anzahl heranwachsender Askariden, selten Austritt aus Mund, Nase und After ; *Inkubationszeit* 7–9 Tage p.i.; *Ansteckungsfähigkeit* besteht, solange Wurmeier ausgeschieden werden; während der Lungenpassage toxisch-allergische Reaktion (6–10 Tage p.i.): Fieber, Bronchitis, gelegentlich mit blutigem Sputum; röntgenologisch flüchtiges eosinophiles Lungeninfiltrat, Pneumonie infolge (bakterieller) Sekundärinfektion; Magen-Darm-Symptomatik: als Komplikation Eiterungen/Abszesse der Darmwand; selten: Okklusion der Pankreas- und Gallengänge mit Stauungsikterus, mechanischer Ileus, Kolonperforation, Leberabszess.

5 Spezielle Untersuchung

Erregernachweis
Bei klinischem Verdacht makroskopischer Wurmnachweis (selten) oder ab 6. Woche p.i. mikroskopischer Nachweis der Wurmeier im Stuhl nach Konzentrierung mit Hilfe des FS-Verfahrens bzw. der M.I.F.C-Technik; selten Larvennachweis im Sputum; auf Eosinophilie (10–20 %) achten.

Antikörpernachweis
Immunologische Untersuchungen bei Lungensymptomatik: Nachweis von IgM-Antikörpern ab 5. Tag p.i. und IgG-Antikörpern (höchste Titer 25.–30. Tag p.i.).

6 Spezielle Beratung

Präexpositionell
Expositionsprophylaxe: keine Düngung mit Klärschlamm;
Dispositionsprophylaxe (Schutzimpfung) nicht verfügbar.

Postexpositionell
Bei Befall Therapie mit Anthelminthika (nicht bei Schwangerschaft!): Mebendazol, Albendazol.

7 Ergänzende Hinweise

Es besteht keine Meldepflicht.
Tätigkeits- und Beschäftigungsverbot (§ 42 Abs. 1 Nr. 1 u. 2 IfSG) für Kranke, Krankheitsverdächtige in Küchen von Gaststätten und sonstigen Einrichtungen mit oder zur Gemeinschaftsverpflegung, wenn Übertragung auf Lebensmittel zu befürchten ist; dies gilt entsprechend für Personen, die mit Bedarfsgegenständen, die für die dort genannten Tätigkeiten verwendet werden, so in Berührung kommen, dass eine Übertragung von Krankheitserregern auf die Lebensmittel zu befürchten ist.
Dies gilt analog für Wassergewinnungs- und Wasserversorgungsanlagen gem. §§ 37 u. 38 IfSG sowie § 5 TrinkwV 2000.

Aspergillus fumigatus

1 Erreger

Aspergillus (A.) fumigatus, fakultativ pathogen (Opportunist); Mykotoxinbildner (Aflatoxin); thermotolerant (bis 50 °C); Abteilung Deuteromykota, Klasse Hyphomycetes, häufigster Erreger (90 %) von invasiven Aspergillus-Mykosen; humanmedizinisch weniger relevant: A. flavus, A. nidulans, A. niger, A. ochraceus, A. repens, A. terreus, A. versicolor;
Einstufung nach Richtlinie 2000/54/EG, Gruppe 2; A: mögliche allergene Wirkungen.

2 Vorkommen

Allgemein
Weltweit, sporadisch beim Menschen, seuchenhaft bei Pferd, Rind, Schaf, Nutzgeflügel, Vögeln (Federn, Vogelkot, Nistplätze); feuchte organische Materialien, z. B. Lebensmittel (überreife Früchte); Kraftfuttermittel, Federgras, Heu, Jute, Hanf, Getreide, Holz (Sägemehl), Papier (Archivalien), Abfälle (v. a. Biomüll); Baustaub (Mauerwerk, Dämmmaterial/Isolierschichten (Zellulosebasis); Feuchtstellen raumlufttechnischer (RLT-)Anlagen, v. a. bei unsachgemäßer Wartung; privater Wohnbereich (Wohnraumisolierung); kontaminiertes Erdreich, z. B. von Topfpflanzen; symptomlos besiedelte (allochthone) Körperhabitate von Gesunden, z. B. paranasale Sinus, Haut, Intestinaltrakt, z. B. durch verschimmelte Lebensmittel.

Beruflich
Herstellen, Verwenden von (Schimmel-)Pilzkulturen (Speziallaboratorien), Referenzzentren, Konsiliarlaboratorien, Umgang mit Tieren, Pflanzen oder sonstigen biologischen Produkten, soweit sie kolonisiert, infiziert bzw. kontaminiert sind; bei regelmäßigen Tätigkeiten mit Kontakt zu infizierten Proben oder Verdachtsproben bzw. zu erregerhaltigen oder kontaminierten Gegenständen oder Materialien, die Pilzelemente freisetzen: z. B. Veterinärmedizin, Wäschereien, Stoffproduktion, Schädlingsbekämpfung, Vogel-, Geflügelzucht, Bücherarchive, -depots, -magazine, -restaurierungswerkstätten, Lagerhallen (Getreide), Kreislaufwirtschaft mit Abfall- und Wertstoffbereich, z. B. Biomüllentsorgung (Sammlung, Transport, Lagerung), Grünabfall-Kompostierung, Sortierung von Wertstoffen bzw. deren Weiterverarbeitung, schimmelpilzbelastete Areale in Land-, Forst-, Holz-, Bau-, Gartenbau-, Abwasserwirtschaft; Brauchwasseraufbereitung, Befeuchterwasser von RLT-Anlagen.

3 Übertragungsweg/Immunität

Aerogene Infektion mit Besiedlung der Atemwege einschließlich paranasaler Sinus, v. a. über sog. Bioaerosole, d. h. luftgetragene reproduktive Pilzbestandteile (Sporen) oder vegetative Myzelien; Schmierinfektion bei zentralen Zugängen, Blasenverweilkathetern, Transplantationen, Immunschwäche und bahnende virale Infekte als Schrittmacher (z. B. Epstein-Barr-Virus, Zytomegalievirus); Kontaktinfektion bei Verletzung/Verbrennung der Haut, bei Zier- und Stubenvogel-Kontakt; endogene Infektion (umstritten) bei nachhaltiger Abwehrschwäche und damit einhergehender pathologischer Kolonisierung (selten) allochthoner Pilzelemente; weitere prädisponierende Faktoren: Immuninkompetenz, Diabetes mellitus, langandauernde Breitbandantibiotika-Therapie, Mukoviszidose; keine Immunität.

4 Krankheitsbild

Durch Aspergillus-Spezies verusachte Erkrankungen variieren von lokaler Besiedlung der Haut und Schleimhäute über allergische Reaktionen bis hin zu lebensberohlichen systemischen Infektionen.
Infektiöse Erscheinungsformen (Aspergillusinfektionen als spezielle Pilzpneumonie):

Akute invasive pulmonale Aspergillusinfektion
Akute Pneumonie durch infektionstüchtige Pilzsporen mit fulminantem Verlauf vor allem bei immunsupprimierten Patienten (z. B. Agranulozytose, Neutropenie, AIDS; Kortikosteroid-Therapie); Inkubationszeit nicht bestimmbar; unbehandelt hohe Letalität (90 %); bis 55 % aller Lungenmykosen durch Aspergillus; radiologisch diffuse Verschattung oder wiederkehrende, teils wandernde solitäre Infiltrate mit Lufteinschlüssen um Rundherde, ggf. Pleuraerguss, Wegnersche Trias (Lungeninfarkt, hämorrhagische Diathese, Thrombozytopenie), nekrotische Arrosion von Blutgefäßen, Rupturierung mit Lungenblutung möglich, Hämoptyse als Leitsymptom. Schwerste Erkrankungsform als:

Disseminierte invasive Aspergillusinfektion
Systemische Ausbreitung des Erregers mit Ansiedlung in weiteren Organen mit hoher Mortalität: cerebraler Befall bei fortgeschrittener Dissemination oder fortgeleitet über Nasopharynx, Orbita, Ohren, (Enzephalitis, Meningoenzephalitis, Sinusitis maxillaris, Endophthalmitis, Keratokonjunktivitis, Otomykose); makulopapulöse Hauteffloreszenzen,
Leber-/Nierennekrosen, Osteomyelitis, Endo-Pericarditis; Sepsis bei nicht rechtzeitiger Diagnosestellung und Therapie. Diese invasive Form ist durch die vielseitige Symptomatik oft nicht von bakteriellen oder viralen Infektionen zu unterscheiden. (Bei Fieber, Neutropenie und pulmonalen Infiltraten mögliche invasive Mykose in Betracht ziehen!)

Aspergillom (Myzetom, Pilzball)
Sekundärerkrankung vorgeschädigten Lungen- oder Bronchialgewebes mit saprophytär, nicht invasiv wachsendem Pilz in einer präformierten Höhle: Symptome: Husten, Fieber (selten), rezidivierender Hämoptyse (60 %), z. B. bei Tuberkulose, Sarkoidose, chonischer Bronchitis, aber auch bei Personen ohne ersichtliche Prädisposition; lokalisierte kugelförmige, gegebenenfalls verkalkte Pilzmasse in Abszesshöhlen, Bronchiektasen, Bullae, Fisteln, Kavernen, Zysten; radiologisch „Myzetom" = Rundherd, der sich in einer Kaverne bildet (gel. mit Luftsichel), reaktiv verdickte Pleura.

Immunologisch bedingte, allergische und andere Krankheitsbilder
(früher auch unter dem Begriff „bronchopulmonale Aspergillose" subsumiert)
Bei Immunkompetenten durch Sporeninhalation (Kolonisierung ohne invasives Pilzwachstum) mögliche Sensibilisierung der Atemwege mit vielfältigen, evtl. auch dualen Allergieformen:

Allergische Rhinitis, Konjunktivitis, Asthma bronchiale
IgE-vermittelter Soforttyp (Typ I) mit influenzaähnlicher Symptomatik, allergisches Asthma bronchiale häufig mit anderen atopischen Erkrankungen vergesellschaftet (atopische Dermatitis, allergische Rhinokonjunktivitis). Schimmelpilzallergene ätiologisch relevant für die Entstehung einer Urtikaria oder atopischen Dermatitis (atopisches Ekzem, Neurodermitis).

Exogen allergische Alveolitis (EAA)
IgG-vermittelter Immunkomplextyp (Typ III) allergisch bedingte Entzündung der Alveolen nach Inhalation von (z. B. organischem) Feinstaub, hier mit Antigenen der Aspergillen. Typischer Beginn mehrere Stunden nach meist massiver Staubeinwirkung mit dem klinischen Bild einer Pneumonie oder chronisch zunehmenden Krankheitserscheinungen. Atemnot, Husten ohne wesentlichen Auswurf, Engegefühl im Brustkorb, Abgeschlagenheit und klassischerweise akut Fieber mit Frösteln und Gliederschmerzen. Akute, subakute und chronische Lungenentzündungen, die zur Lungenfibrose neigen.

Allergische bronchopulmonale Aspergillose (ABPA)
Gemischtförmige allergische Erkrankung der Lunge (Typ-I- und Typ-III-Allergie), auch als Komplikation bei Mukoviszidose; häufigste allergische bronchopulmonale Mykose beim Menschen; klinisches Syndrom mit bestimmten typischen Kriterien: Lungeninfiltrate, zentrale Bronchiektasien, Sofortreaktion im Hauttest auf Aspergillus fumigatus, erhöhtes Gesamt-IgE, Antikörper gegen Aspergillus-Antigene, Bluteosinophilie, spezifisches-IgE und spezifisches-IgG gegen Aspergillus fumigatus.

Organic Dust Toxic Syndrome (ODTS),
auch genannt Toxic Organic Dust Syndrome (TODS), grain fever oder pulmonary myco-toxicosis: irritativ-toxische Reaktion der Atemwege und systemische Entzündungsreaktion mit grippeähnlichen Symptomen wie Fieber, Husten, Auswurf, Belastungsdyspnoe, verursacht durch Endotoxine und Mykotoxine (Zellwandbestandteile und Stoffwechselprodukte von Bakterien und Schimmelpilzen).

5 Spezielle Untersuchung

Erregernachweis
Mikroskopisch: in Speziallaboratorien Direktpräparate von Sputum, broncho-alveolärer Lavage, Eiter, Gewebe, Hautmaterial; Makrokultur (rauchgrün bei A. fumigatus), *kulturell:* mikro-morphologisches Kulturpräparat mit identifikatorisch nutzbarem Luftmyzel (Thallus); positiver Kulturbefund für sich allein genommen ohne diagnostische Bedeutung; Blutkulturen und Liquor fast immer keimfrei; histologischer Nachweis aus ventilierten Abschnitten (offene Lungenbiopsie) ohne artspezifische Relevanz.

Antikörpernachweis
Bei klinischem Verdacht mit Hilfe von RAST, Immunelektrophorese, ELISA, Doppelte radiale Immundiffusion (DRI, Ouchterlony); KBR; DNA-Nachweis: PCR (Früherkennung der invasiven pulmonalen Form); Antikörpernachweis im Blut bedeutet nicht automatisch Infektion/allergische Erkrankung.

6 Spezielle Beratung

Präexpositionell
Expositionsprophylaxe: persönliche Schutzausrüstung: in gefährdeten Bereichen Atemschutz mit partikelfiltrierender Halbmaske der Schutzklasse FFP 2/3; arbeitsplatzbezogene staubreduzierende Maßnahmen; allgemeine Hygiene- und Desinfektionsmaßnahmen gemäß VAH-Liste (Prophylaxe), ggf. RKI-Liste (amtliche Anordnung); lüftungstechnische Anlagen regelmäßig warten, nachhaltig Abwehrgeschwächte nicht einsetzen zur Bewegung und Aufbereitung kontaminierten Erdreichs oder Bauschutts, Abrissarbeiten, an Arbeitsplätzen der Kreislaufwirtschaft, in Bereichen mit Papierabrieb (Druckereien, Archive).
Dispositionsprophylaxe (Schutzimpfung) nicht verfügbar.

Postexpositionell
Im Erkrankungsfall lokalisierte Prozesse operativ angehen; bei allergischer bronchopulmonaler Form Glukokortikoide, Antiasthmatika, Mukolytika; bei invasiver bronchopulmonaler Form und Dissemination systemische antimykotische parenterale Standardtherapie.

7 Ergänzende Hinweise

Namentliche Meldepflicht (§ 6 Abs. 1 Nr. 2 IfSG) besteht bei Verdacht auf und Erkrankung an einer mikrobiell bedingten Lebensmittelvergiftung oder an einer akuten infektiösen Gastroenteritis, wenn eine Person betroffen ist, die eine Tätigkeit im Sinne des § 42 Abs. 1 IfSG ausübt, wenn zwei oder mehr gleichartige Erkrankungen auftreten, bei denen ein epidemischer Zusammenhang wahrscheinlich ist oder vermutet wird.
Namentliche Meldepflicht (§ 6 Abs.1 Nr. 5 IfSG) besteht bei Auftreten einer bedrohlichen Krankheit oder von zwei oder mehr gleichartigen Erkrankungen, bei denen ein epidemischer Zusammenhang wahrscheinlich ist oder vermutet wird, wenn dies auf eine schwerwiegende Gefahr für die Allgemeinheit hinweist und Krankheitserreger als Ursache in Betracht kommen, die nicht in § 7 IfSG genannt sind.
Nichtnamentliche Meldepflicht (§ 6 Abs. 3 IfSG) als Ausbruch besteht unverzüglich bei gehäuftem Auftreten nosokomialer Infektionen, bei denen ein epidemischer Zusammenhang wahrscheinlich ist oder vermutet wird.
TRBA 405 (Anwendung von Messverfahren und technischen Kontrollwerten für luftgetragene Biologische Arbeitsstoffe).
TRBA 430 (Verfahren zur Bestimmung der Schimmelpilzkonzentration in der Luft am Arbeitsplatz; medizinisch begründete Grenzwerte für A. fumigatus derzeit nicht festsetzbar).
TRBA 460 (Einstufung von Pilzen in Risikogruppen).

Bacillus anthracis

1 Erreger

Bacillus (B.) anthracis, grampositives sporenbildendes aerobes Stäbchen, hohe Umweltresistenz (Sporen); keimen in geeigneter Umgebung (z. B. Blut) zu Bakterien aus. Familie Bacillaceae;
Hochpathogen, Einstufung nach Richtlinie 2000/54/EG, Gruppe 3.
Vom US Center for Disease Control and Prevention (CDC) in die Liste der potenziellen Biowaffen eingeordnet, Kategorie A.

2 Vorkommen

Allgemein
Weltweit bei Mensch und Tier; in Deutschland und anderen Industrieländern (Mittel-, Nordeuropa, Nordamerika) nahezu ausgerottet, 4 gemeldete Fälle in 2012 (bei Heroinkonsumenten), der letzte Fall von Hautmilzbrand in Deutschland wurde 1994 gemeldet (sporadisches Auftreten; Erdboden als Erregerreservoir, Sporen jahrzehntelang überlebensfähig; primär Erkrankung Pflanzen fressender Tiere, z. B. Weide-Wildtiere; Infektionen durch importierte Futtermittel und tierische Produkte (Haare, Haut, Felle).

Beruflich
Forschungseinrichtungen, Laboratorien, (regelmäßige Tätigkeiten mit Kontakt zu infizierten Tieren/Proben, Verdachtsproben bzw. krankheitsverdächtigen Tieren sowie zu erregerhaltigen oder kontaminierten Gegenständen oder Materialien, wenn dabei der Übertragungsweg gegeben ist), Veterinärmedizin, Land-, Forst-, Jagdwirtschaft, Verarbeitung von nicht zum Verzehr bestimmtem Tiermaterial, einschließlich Gütertransport, Arbeitsaufenthalt in Endemiegebieten. Injektionsmilzbrand bei Drogensüchtigen.

3 Übertragungsweg/Immunität

Kontakt-, Schmierinfektion, Hautläsionen als Eintrittspforte am häufigsten: Inokulation von Erregern oder Sporen infizierter Tiere: Blut, Körperflüssigkeiten, Organe, tierische Rohprodukte; Infektionen über Mund-, Augenschleimhäute möglich, ebenfalls durch Insekten; seltener inhalativ (Tröpfchen-, Staubinfektion) über sporenhaltige Aerosole, z. B. bei Ausbringen von kontaminiertem Dünger; durch Verzehr von nicht durchgegarten Lebensmitteln (Fleisch Milch); Übertragung von Mensch zu Mensch praktisch ausgeschlossen; bei Hautmilzbrand humorale Immunität von unbekannter Dauer.

4 Krankheitsbild

Alle Milzbrandformen können systemisch verlaufen: als Sepsis (letal binnen weniger Stunden) und/oder hämorrhagische Meningitis (Krämpfe/Bewusstseinsverlust); typischer Sektionsbefund: vergrößerte schwarz-rot verfärbte („brandig"-nekrotisierende) Milz; je nach Eintrittspforte werden unterschieden:

Hautmilzbrand (Pustula maligna): häufigste Form (95 %); *Inkubationszeit* 2–10 Tage; juckende papulöse Effloreszenz, Entwicklung von Bläschen (Milzbrandkarbunkel), später meist schmerzloses, sanguinolentes Ulkus (Pustel) mit blauschwarzem, nekrotisch zerfallenem Zentrum; bei gutartigem Verlauf lokal beschränkt ohne Fieber unter Abstoßung des Schorfes (10–15 Tage); ggf. durch Freisetzung von Toxinen Fieber, Benommenheit und Herz- Rhythmusstörungen, Letalität unbehandelt 5–20 %.

Lungenmilzbrand: Inkubationszeit bis zu 5 Tage (abhängig von Infektionsdosis), initiale Symptome einer akuten Atemwegsinfektion; im weiteren Verlauf (innerhalb von 2–4 Tagen) foudroyant verlaufendes Krankheitsbild: Sepsis und/oder Meningitis, atypische Bronchopneumonie mit Lungennekrose; hämorrhagische thorakale Lymphadenitis/Mediastinitis; Schocksymptomatik; unbehandelt innerhalb von 3–5 Tagen tödlich.

Darmmilzbrand: Inkubationszeit wenige Tage, Fieber, dramatische hämorrhagische Gastroenteritis mit Hämatemesis, blutig-serösen Durchfällen, Peritonitis (Aszites); Prognose infaust.
Injektionsmilzbrand massive Ödembildung, Kompartmentsyndrom, nekrotisierende Fasciitis an der Einstichstelle.

5 Spezielle Untersuchung

Erregernachweis
Mikroskopisch färberischer Nachweis, z. B. Gramfärbung, Direkter Immunfluoreszenz-Test (Kapsel) und/oder Erregerisolierung aus Abstrichmaterial, Sputum, Stuhl, Blut.

Antikörpernachweis
Antikörperbestimmung (Kapsel und Toxin) möglich, in der Akutdiagnostik von untergeordneter Bedeutung; Nukleinsäure-Amplifikationstechnik (PCR) in Speziallaboratorien möglich; Testsysteme („Light Cycler Technologie") zur Identifikation binnen weniger Stunden.

6 Spezielle Beratung

Präexpositionell
Expositionsprophylaxe durch Überwachung importierter Tierprodukte; ggf. Dekontamination des Tiermaterials; sicherheitstechnische Anforderungen für Speziallaboratorien (Einhaltung der Maßnahmen Schutzstufe 3) vgl. Beschluss des Ausschusses für Biologische Arbeitsstoffe (ABAS) (BArbBl 4/2002, S. 139); persönliche Schutzausrüstung: in gefährdeten Bereichen Atemschutz mit partikelfiltrierender Halbmaske der Schutzklasse FFP 3;
Dispositionsprophylaxe (Schutzimpfung) in Deutschland kurzfristig nicht verfügbar; Totimpfstoff in USA und England.

Postexpositionell
Absonderung von Exponierten/Erkrankten i. d. R. nicht erforderlich; Antibiotikatherapie bei lokalem Hautmilzbrand Ciprofloxacin und Penicillin V (7 Tage); chirurgisches Vorgehen kontraindiziert; bei systemischer Ausbreitung aller Formen zusätzlich Doxycyclin (60 Tage); in Frühphase eingesetzt: Letalität gegen 0 % (Hautmilzbrand), 50 % (Lungen-, Darmmilzbrand); bei mutwilliger Erregerverbreitung, z. B. bioterroristischem Anschlag, u. U. modifizierte Therapien notwendig, z. B. Kombinationen meh-

rerer Antibiotika (vgl. Hinweise des Robert Koch-Instituts (RKI) – http://www.rki.de/gesund/gesund-bt.htm); medikamentöse Prophylaxe nur bei Exposition: Ciprofloxacin, Doxycyclin oder Amoxicillin.

7 Ergänzende Hinweise

Namentliche Meldepflicht (§ 6 Abs. 1 Nr. 1 IfSG) bei Krankheitsverdacht, Erkrankung, Tod an Milzbrand.
Namentliche Meldepflicht (§ 7 Abs. 1 Nr. 2 IfSG) bei direktem oder indirektem Nachweis des Krankheitserregers, soweit er auf eine akute Infektion hinweist.
Namentliche Meldepflicht (§ 6 Abs. 1 Nr. 2 IfSG) besteht bei Verdacht auf und Erkrankung an mikrobiell bedingter Lebensmittelvergiftung oder akuter infektiöser Gastroenteritis, wenn eine Tätigkeit i.S. § 42 Abs. 1 (IfSG) ausgeübt wird oder mindestens zwei gleichartige Erkrankungen auftreten, bei denen ein epidemischer Zusammenhang wahrscheinlich ist oder vermutet wird.
Tätigkeits- und Beschäftigungsverbot (§ 42 Abs. 1 Nr. 1 u. 2 IfSG) für Kranke, Krankheitsverdächtige in Küchen von Gaststätten und sonstigen Einrichtungen mit oder zur Gemeinschaftsverpflegung, wenn Übertragung auf Lebensmittel zu befürchten ist; dies gilt entsprechend für Personen, die mit Bedarfsgegenständen, die für die dort genannten Tätigkeiten verwendet werden, so in Berührung kommen, dass eine Übertragung von Krankheitserregern auf die Lebensmittel zu befürchten ist.
Dies gilt analog für Wassergewinnungs- und Wasserversorgungsanlagen gem. §§ 37 u. 38 IfSG sowie § 5 TrinkwV 2000.
Bei beruflicher Indikation sind Impfschäden durch die jeweilige Unfallversicherung abgedeckt (SGB VII § 1).

Balantidium coli

1 Erreger

Balantidium coli, humanpathogenes Protozoon, Stamm Ciliophora; Tophozoiten (Vermehrungsform), Zysten (Dauerform); gelegentlich harmloser Dickdarmparasit; Einstufung nach Richtlinie 2000/54/EG, Gruppe 2.

2 Vorkommen

Allgemein
Weltweit, endemisch in Indonesien, Japan, Kuba, Panama, Philippinen, Südsee-Inseln; in den Tropen häufiger als in gemäßigten Zonen; (Haus- und Wild-)Schwein als Hauptwirt, Mensch, Affe; höchste Inzidenz von März bis Juli; auch bei anderen Haus- und Wildtieren, jedoch nicht humanrelevant.

Beruflich
Land-, Forstwirtschaft, Gartenbau, Tierhandel, Jagd, Veterinärmedizin; Arbeitsaufenthalt in Endemiegebieten; Stuhllaboratorien.

3 Übertragungsweg/Immunität

Fäkal-oral über Trophozoiten/Zysten beim Umgang mit infizierten Schweinen oder über zystenkontaminierte Lebensmittel (Salat) einschließlich Trinkwasser; vektoriell-mechanische Verschleppung (Fliegen) von Zysten auf Lebensmittel.

4 Krankheitsbild

Oftmals symptomlos, bei interkurrierenden Erkrankungen (Darminfektion) oder geminderter Abwehrschwäche entwickelt sich eine ulzeröse Kolitis mit Tenesmen und schleimig-blutigen Stühlen (Amöbiasis- oder ruhrähnliches Krankheitsbild); chronische Form mit Wechsel von Durchfall und Verstopfung möglich.

5 Spezielle Untersuchung

Erregernachweis
Bei klinischem Verdacht mikroskopischer (Nativ-, Färbepräparat) Trophozoitennachweis in diarrhöischen oder provozierten dünnflüssigen Stühlen (Klistiere, Laxantien), Aspirationsmaterial aus koloskopisch sichtbaren Läsionen (Kolon, Zaekum) bzw. Biopsiematerial ulzerierender Randbereiche; Zystennachweis nach Einsatz von sog. Anreicherungsverfahren, z. B. mit Hilfe des FS-Verfahrens bzw. der MIFC-Technik.

Antikörpernachweis
Serologische Verfahren nicht verfügbar.

6 Spezielle Beratung

Präexpositionell
Expositionsprophylaxe: flüssigkeitsdichte Schutzkleidung beim Umgang mit Human- bzw. Schweinefäzes; adjuvant Stallhygiene; Hygiene- und Desinfektionsmaßnahmen bei Aufbereitung und Lagerung von Lebensmitteln.
Dispositionsprophylaxe (Schutzimpfung) nicht verfügbar.

Postexpositionell
Im Erkrankungsfall oder bei koprologischem Verdacht Einsatz von 5-Nitroimidazolen (Mittel der Wahl), Tetrazyklinen, Paromomycin, Metronidazol.

7 Ergänzende Hinweise

Namentliche Meldepflicht (§ 6 Abs.1 Nr. 5 IfSG) besteht bei Auftreten einer bedrohlichen Krankheit oder von zwei oder mehr gleichartigen Erkrankungen, bei denen

ein epidemischer Zusammenhang wahrscheinlich ist oder vermutet wird, wenn dies auf eine schwerwiegende Gefahr für die Allgemeinheit hinweist und Krankheitserreger als Ursache in Betracht kommen, die nicht in § 7 IfSG genannt sind.
Namentliche Meldepflicht (§ 6 Abs. 1 Nr. 2 IfSG) besteht bei Verdacht auf und Erkrankung an einer mikrobiell bedingten Lebensmittelvergiftung oder an einer akuten infektiösen Gastroenteritis, wenn eine Person betroffen ist, die eine Tätigkeit im Sinne des § 42 Abs. 1 IfSG ausübt, wenn zwei oder mehr gleichartige Erkrankungen auftreten, bei denen ein epidemischer Zusammenhang wahrscheinlich ist oder vermutet wird.
Tätigkeits- und Beschäftigungsverbot (§ 42 Abs. 1 Nr. 1 u. 2 IfSG) für Kranke, Krankheitsverdächtige in Küchen von Gaststätten und sonstigen Einrichtungen mit oder zur Gemeinschaftsverpflegung, wenn Übertragung auf Lebensmittel zu befürchten ist; dies gilt entsprechend für Personen, die mit Bedarfsgegenständen, die für die dort genannten Tätigkeiten verwendet werden, so in Berührung kommen, dass eine Übertragung von Krankheitserregern auf die Lebensmittel zu befürchten ist.
Dies gilt analog für Wassergewinnungs- und Wasserversorgungsanlagen gem. §§ 37 u. 38 IfSG sowie § 5 TrinkwV 2000.

Bartonella bacilliformis/B. quintana/B. henselae

1 Erreger

Humanpathogene Arten: Bartonella (B.) bacilliformis, B. quintana, B. henselae, B. elizabethae (selten); mikroaerophile, gramnegative Stäbchen, i. d. R. unbeweglich (Ausnahmen: B. bacilliformis, B clarridgeiae); Familie Bartonellaceae;
Einstufung nach Richtlinie 2000/54/EG, Gruppe 2.

2 Vorkommen

Allgemein
B. bacilliformis: verbreitet in Südamerika (Anden); verursacht *Oroya-Fieber, Verruga peruana*; Epidemie in Lima (1871) mit 7000 Toten; persistiert im Menschen (Erkrankte, asymptomatische Träger); vektorielle, regional begrenzte Ausbreitung über Sandfliegen, endemisch ausschließlich in hochgelegenen Gebirgs-, Flusstälern (tropische Vegetation) der westlichen/zentralen Kordilleren (Peru, Ecuador, Kolumbien); Ausbrüche meist in Regenzeit (Januar bis April).

B. quintana: weltweit verbreitet, verursacht *Bazilläre Angiomatose, Peliosis hepatis,* außerdem *Fünf-Tage-Fieber:* erstmals im Ersten Weltkrieg auf östlichen (Wolhynien)/ westlichen Kriegsschauplätzen beobachtete epidemische Erkrankung; persistiert in fast allen erkrankten Menschen; übertragen durch infizierte Kleiderlaus (Pediculus humanus vestimenti, scheidet Erreger mit Kot aus); Seroprävalenz (USA) bis zu 20 % bei Obdachlosen, Alkoholkranken.

B. henselae: weltweit verbreitet, verursacht *Bazilläre Angiomatose, Peliosis hepatis, Katzenkrankheit* des Menschen: sporadisch in USA, Europa, Australien, bevorzugt in feuchten/wärmeren Regionen, in gemäßigten Zonen saisonaler Erkrankungsgipfel (September bis Februar), v. a. Kinder, Jugendliche, ca. 80 % jünger als 21 Jahre, meist männlich; in USA Inzidenz 9,3/100.000 Einwohner; Inzidenz in Deutschland nicht genau bekannt; 41–70 % streunende/in Tierheimen untergebrachte Katzen zeigen rezidivierende/persistierende (asymptomatische) Bakteriämien,13 % bei Hauskatzen in Deutschland.

Beruflich
Forschungseinrichtungen, Konsiliarlaboratorien, (*B. bacilliformis, B. quintana, B. henselae:* regelmäßige Tätigkeiten mit Kontakt zu infizierten Tieren/Proben, Verdachtsproben bzw. krankheitsverdächtigen Tieren sowie zu erregerhaltigen oder kontaminierten Gegenständen oder Materialien, wenn dabei der Übertragungsweg gegeben ist), Pathologie, Veterinärmedizin, Arbeitsaufenthalt in Endemiegebieten.

3 Übertragungsweg/Immunität

Mensch prinzipiell anfällig für Bartonella-Infektionen, erhöhte Übertragungswahrscheinlichkeit durch feuchtwarme klimatische Bedingungen (Regenzeit) sowie ungünstige hygienische, sozioökonomische Verhältnisse.

B. bacilliformis: natürliches Erregerreservoir ungeklärt; übertragen durch Stich blutsaugender, weiblicher südamerikanischer Sandfliegen (Lutzomyia verrucarum); meist lebenslange *Immunität* (Rezidiv möglich).

B. quintana: natürliches Erregerreservoir in Kleinsäugern; kann im Menschen (Immunsupprimierte) persistieren, Übertragung durch Biss der Kleiderlaus; meist lebenslange *Immunität* (Rezidiv möglich).

B. henselae: natürliches Erregerreservoir ungeklärt, Übertragung (Katzenfloh) auf Mensch nicht eindeutig bewiesen, experimentell gesichert; Katzenkrankheit typischerweise durch Beißen/Kratzen: 4 % Hundekontakt; weniger häufig durch direkte Verletzung; spezifische Antikörperbildung abhängig von Immunitätslage, Antikörper sinken binnen eines Jahres unter Nachweisgrenze; über zelluläre Abwehrmechanismen wenig bekannt, mutmaßlich T-Zell-vermittelte *Immunität.*

4 Krankheitsbild

Oroya-Fieber (B. bacilliformis):biphasische Systemerkrankung (Bartonellose/Carrión-Krankheit), befällt Erythrozyten, vermehrt sich in ihnen, hämolysiert sie, verkürzt

so deren Lebensdauer (Halbwertszeit ca.6 Tage), dringt zusätzlich in Gefäßendothelzellen ein, befällt retikuloendotheliales System (RES).
Akutes Stadium (Erythrozytenbefall 90–100 %); *Inkubationszeit* 3–38 Tage; *Ansteckungsfähigkeit* von Mensch zu Mensch solange Erreger nachweisbar; chronische Infektionen mit rückfallfieberähnlichen Episoden bei immungeschwächten Patienten. Plötzlich (Schüttelfrost) einsetzendes allgemeines Krankheitsgefühl, unregelmäßiges, remittierendes Fieber, Kopf-, Gelenk-, Knochenschmerzen, ggf. Bewusstseinsstörungen/Koma, makrozytäre, hypochrome Anämie, mäßige Leukozytose, Hepatosplenomegalie, allmählich abnehmende Fieberattacken, Letalität 10–40 % bei unbehandelten Immunsupprimierten (binnen 2–3 Wochen).
Verruga peruana (B. bacilliformis): *chronisches Stadium* („Peruwarze"), oftmals im Anschluss (Latenz 30–40 Tage) an Oroya-Fieber, tritt auch eigenständig auf, vermutlich induziert durch Neoangiogenese, multiple, pleomorphe, schmerzlose, warzenähnliche Effloreszenzen: *miliar* mit Papeln/Eruptionen (Gesicht; Extremitäten/Streckseiten), *nodulär* (1–2 cm) mit hämangiomatösen, leicht blutenden Hauteruptionen im Ellenbogen-, Kniebereich, auch an Schleimhäuten, Peritoneum, Pleura; Myalgien, Arthralgien; unbehandelt meist spontane Rückbildung (nach 2–3 Monaten), ggf. Persistenz über Jahre.
Fünf-Tage-Fieber/Wolhynisches Fieber (B. quintana): Inkubationszeit 3–38 Tage; keine *Ansteckungsfähigkeit* von Mensch zu Mensch; akut (Schüttelfrost) einsetzendes Fieber, meist periodisch mit 3–8 Fieberattacken von jeweils bis zu 5 Tagen („Fünf-Tage-Fieber"), fieberfreies Intervall ca. 5 Tage, während Krankheitsverlauf nehmen Dauer/Intensität ab; afebriler Verlauf selten, möglich einmaliger Fieberausbruch (4–5 Tage), Fieberkontinuum für 2–6 Wochen; begleitende allgemeine Symptome, z. B. Kopf-, Knochenschmerzen, makulöser Hautausschlag, Konjunktivitis, Nystagmus, Hepatosplenomegalie; derzeit v. a. Erkrankung bei Immunsupprimierten; i. d. R. Spontanheilung nach 4–6 Wochen.
Bazilläre Angiomatose/Peliosis hepatis (B. henselae): Erreger befällt Endothelzellen (Blutkapillaren/Lymphgefäße), regt Produktion von Wachstumsfaktoren an, fördert Wirtszellenwachstum.
Langanhaltende, asymptomatische Bakteriämie; klinisches Bild bazillärer Angiomatose ähnelt den neovaskulären Proliferationen von Verruga peruana, bei Immunsupprimierten; Effloreszenzen als kleine rötlich-braune/purpurne Papeln, einzeln/multipel meist auf Haut (kutane bazilläre Angiomatose), ggf. druckempfindliche subkutane Knoten; aus Papeln entwickeln sich exophytische, z. T. ulzerierende Knötchen; Fieber, Übelkeit, Bauchschmerz, Durchfall; prinzipiell Befall aller Organe möglich (v. a. HIV-Infizierte), z. B. bei Peliosis hepatis angiomatöse Herde in Leber, Milz, Knochen Gehirn; bei unbehandelten Immunkompetenten prolongierter Verlauf mit Rückfällen, meist selbstlimitierend.
Katzenkrankheit (B. henselae): Zoonose, beim Menschen (Immunkompetente) typischerweise subakut, gutartige, regionale Lymphadenopathie mit Spontanheilung nach 3–6 Monaten; *Inkubationszeit* 3–10 Tage; *Ansteckungsfähigkeit* von Mensch zu Mensch nicht beobachtet/keine Rückübertragung auf Katzen.
Regionale Lymphadenopathie: Primärläsion (Eintrittspforte) wird gelegentlich übersehen/fehlinterpretiert (Insektenstich); 7–60 Tagen p.i. entwickeln sich regional-einsei-

G 42

tig im Abflussgebiet proximal oft schmerzfreie weiche Lymphknotenschwellungen, können nach 2–3 Wochen bis 5 cm erreichen; 10–15 % eitrige Einschmelzung der Lymphknoten mit Fistelbildung, begleitendes hohes Fieber; zusätzlich Kopfschmerzen, Abgeschlagenheit, Übelkeit, Erbrechen; seltener abdominelle Schmerzen, Arthralgien, Myalgien, Pharyngitis, Exanthem, Splenomegalie; Katzenkrankheit eine der wichtigsten Differenzialdiagnosen bei Lymphknotenschwellung. Todesfälle durch B. haenselae sehr selten.
Generalisierte Form: bei Immunsupprimierten, disseminierter Verlauf mit hohem Fieber, Befall von Bauchorganen, Knochenmark; bei HIV-Infizierten papulöse Effloreszenzen wichtigste Differenzialdiagnose zum Kaposi-Sarkom.
Atypische Form: bei 5–10 % anzutreffen; okuloglanduläres Syndrom, Erythema nodosum, thrombozytopenische Purpura, Hepatosplenomegalie, atypische Pneumonie, Osteomyelitis.
Komplikationen: 3–6 Wochen nach Beginn der Lymphadenopathie treten bei kompliziertem Verlauf neurologische Erkrankungen auf (1–7 %): Enzephalitis, aseptische Meningitis, Myelitis, Radikulitis, Polyneuritis, Paraplegie; bei Erwachsenen häufiger als bei Kindern.

5 Spezielle Untersuchung

Untersuchungsmaterial: Blut, Gewebeprobe bzw. Biopsiematerial (Lymph-, Verrugaknoten).

Erregernachweis
Lichtmikroskopisch im gefärbten Kapillarblutausstrich (Giemsa-Färbung), in Gewebeproben adhärierende Bakterien auf Erythrozyten *(B. bacilliformis)*, in Verrugaknoten spindelförmige Zellen (Erreger im Zytoplasma); *kulturell* schwierig, Blutkultur mit EDTA-Blut (selten erfolgreich bei *B. quintana*, B. henselae), aussichtsreich im Eruptivstadium (B. bacilliformis), ggf. aus Knochenmark isolieren; Kochblut-, Blutagar-Nährboden (*B. quintana*, B. henselae); *molekularbiologisch* mit Polymerase-Ketten-Reaktion (bei *B. quintana* selten erfolgreich); Restriktionsfragment-Längenpolymorphismus (RFLP), 16S-rRNS-Gensequenzanalyse/-Sequenzierung (B. henselae).

Antikörpernachweis
IgG- und/oder IgM-Antikörper Westernblot (Spezifität 70 %), bereits während Lymphknotenschwellung; indirekter Immunfluoreszenztest (IIFT), Kreuzreaktivität B. quintana, B. henselae beachten; Enzym-Linked-Immunosorbent-Assay (ELISA), Immunoblotting („Western Blot"), Mikroagglutinationstest *(B. bacilliformis)*, passiver (indirekter) Hämagglutinationstest (HAT).

6 Spezielle Beratung

Präexpositionell
Expositionsprophylaxe: im Epidemie-/Endemiegebiet Bekämpfung der übertragenden Insekten, Schutz vor Insektenstichen: Repellens, Moskitonetz *(B. bacilliformis)*;

Verbesserung der sanitären/allgemeinen hygienischen Bedingungen *(B. quintana)*; Verletzungen durch Katzen vermeiden, allgemeine Gesundheitsüberwachung von Hauskatzen *(B. henselae)*;
Dispositionsprophylaxe (Schutzimpfung) nicht verfügbar.

Postexpositionell
Bei Immunkompetenten Katzenkrankheit i. d. R. nicht behandlungsbedürftig; *medikamentöse Therapie:* hohe Antibotikaempfindlichkeit aller Bartonella-Arten: bei *systemischen Erkrankungen* (B. quintana, B. henselae) Erythromycin, Doxycyclin Tetracycline, Streptomycin, Cotrimoxazol, Azithromycin, Clarithromycin, Ciprofloxacin erfolgreich, Chloramphenicol bei *B. bacilliformis*; bei *Bakteriämie* 4-wöchige Behandlung, 8–12 Wochen bei kutaner bazillärer Angiomatose; Rezidivprophylaxe 1–3 Monate, u. U. lebenslang *(B. henselae)*.

7 Ergänzende Hinweise

Namentliche Meldepflicht (§ 6 Abs.1 Nr. 5 IfSG) besteht bei Auftreten einer bedrohlichen Krankheit oder von zwei oder mehr gleichartigen Erkrankungen, bei denen ein epidemischer Zusammenhang wahrscheinlich ist oder vermutet wird, wenn dies auf eine schwerwiegende Gefahr für die Allgemeinheit hinweist und Krankheitserreger als Ursache in Betracht kommen, die nicht in § 7 IfSG genannt sind.
Namentliche Meldepflicht (§ 7 Abs. 2 IfSG) besteht für den Krankheitserreger, soweit deren örtliche und zeitliche Häufung auf eine schwerwiegende Gefahr für die Allgemeinheit hinweist.

Bordetella pertussis

1 Erreger

Bordetella (B.) pertussis, kokkoides gramnegatives Bakterium, außerdem B. parapertussis (5–20 % der Fälle);
Einstufung nach Richtlinie 2000/54/EG, Gruppe 2.

2 Vorkommen

Allgemein
Weltweit, Mensch einziger natürlicher Wirt; höchste Inzidenz (Mitteleuropa) im Herbst/Winter; Prävalenz abhängig von Impfraten, im Vorschulalter ca. 46 % vollständig gegen Pertussis geimpft, durch Impfverhalten Erkrankungen ins Jugend-, Erwachsenenalter verschoben; Eradikation vorerst nicht möglich.

Beruflich
Einrichtungen zur medizinischen Untersuchung, Behandlung und Pflege von Kindern sowie zur vorschulischen Kinderbetreuung, Schwangerenbetreuung, Geburtshilfe, Forschungseinrichtungen, Konsiliarlaboratorien.

3 Übertragungsweg/Immunität

Tröpfcheninfektion; Schmierinfektion nicht auszuschließen; passagerer Trägerstatus bei asymptomatischen, erkrankten oder Kontaktpersonen, zunehmend auch bei Geimpften; natürliche Infektion erzeugt Immunität von begrenzter Dauer (15–20 Jahre), nach vollständiger Impfung etwa 10 Jahre; Zweiterkrankungen im Erwachsenenalter prinzipiell möglich.

4 Krankheitsbild

Inkubationszeit 7–20 Tage; *Ansteckungsfähigkeit* 3 Wochen, beginnt am Ende der Inkubationszeit, endet im frühen Konvulsivstadium; Erkrankung ohne prädisponierende Faktoren, besonders schwerer Verlauf bei Säuglingen/Kleinkindern.

Stadium catarrhale
Dauer 1–2 Wochen, prodromale grippeähnliche Symptome mit subfebrilen Temperaturen.

Stadium convulsivum
Dauer 4–8 (20) Wochen, Stakkatohusten (max. 40–50 Anfälle/Tag) mit hervorgewürgtem zähem Schleim; inspiratorischer Stridor mit Erbrechen, mündet in exspiratorische Apnoe-Attacken; nachts gehäuft und schwerer; oftmals ausgelöst u. a. durch körperliche Anstrengung, Essen, psychische Faktoren; Letalität 0,6 %, betrifft vor allem erste Hälfte des Säuglingsalters (akuter Anfall); bei Erwachsenen häufig nur länger dauernder (anfallsfreier) Husten.

Stadium decrementi
Dauer 6–10 Wochen, allmählich abnehmende Hustenanfälle; durch interkurrente Atemwegsinfektion kann klinische Symptomatik wiederkehren.

Komplikationen
Hauptsächlich im 1. Lebensjahr; ca. 25 % Pneumonien (bakteriell, aspiratorisch), für Hälfte der Todesfälle verantwortlich, Sekundärinfektionen (H. influenzae, Str. pneumoniae et pyogenes, S. aureus), Krampfanfälle (2 % behandelter Kinder), gelegentlich auftretende Enzephalopathie mit Defektheilung.

5 Spezielle Untersuchung

Diagnose in erster Linie klinisch (klassische Symptomatik), 80–85 % Treffsicherheit; Labordiagnostik (wahlweise):

Erregernachweis
Erregerisolierung Tupferabstrich vom hinteren Nasopharynx (spezielles Transportmedium!), am ehesten Erfolg versprechend im frühen Konvulsivstadium; DIF als Suchtest; PCR in allen Stadien.

Antikörpernachweis
ELISA-Technik, zirkulierende Antikörper erst 15–25 Tage nach Erkrankungsbeginn.

6 Spezielle Beratung

Präexpositionell
Expositionsprophylaxe: ggf. partikelfiltrierende Halbmaske FFP2; allgemeine Hygiene- und Desinfektionsmaßnahmen gemäß VAH-Liste (Prophylaxe), ggf. RKI-Liste (amtliche Anordnung);
Dispositionsprophylaxe (Schutzimpfung): je eine Impfdosis im 2., 3., 4. und 11.–14. Lebensmonat; Auffrischimpfung im 5.–6. und 9.–17. Lebensjahr mit polyvalentem Kombinationsimpfstoff (monovalenter Impfstoff nicht verfügbar); Seit 2009 Empfehlung zur einmaligen Impfung Erwachsener im Rahmen der Tetanusimpfung (STIKO), Auffrischimpfung bei Erwachsenen i. d. R. nach 10 Jahren, einmalige Impfung mit Kombinationsimpfstoff (Tdap, TdapIPV) nach der vorhergehenden Dosis der anderen im Impfstoff enthaltenen Antigene (Td); Impfung von bisher nichtgeimpften Erwachsenen in der Kinderbetreuung empfohlen (STIKO). Personal in Pädiatrie, Schwangerenbetreuung, Geburtshilfe und Infektionsmedizin, Gemeinschaftseinrichtungen für Vorschulalter/Kinderheimen möglichst 4 Wochen vor der Geburt eines Kindes;
medikamentöse Prophylaxe: z. B. mit Erythromycin für enge nichtimmune Kontaktpersonen/Wohngemeinschaften, vorsichtshalber auch Geimpfte, falls gefährdete Personen in Umgebung, z. B. Säuglinge, Kinder mit kardialem/pulmonalem Grundleiden.

Postexpositionell
Ungeimpfte, enge Kontaktpersonen in Familien, Gemeinschaftseinrichtungen für Vorschulalter/Kinderheime; Antibiotikatherapie nur im katarrhalischen Stadium sinnvoll, ohne Einfluss auf Hustenattacken, antiepidemisch wirksam, reduziert Mortalität/Letalität, angeraten bei Ausscheidern; Makrolide, z. B. Erythromycin (Mittel der Wahl), alternativ Azithromycin, Clarithromycin, Roxithromycin, Cotrimoxazol (jeweils 10 Tage lang); unterstützend Mukolytika, Sedierung, reichlich Flüssigkeitszufuhr.

7 Ergänzende Hinweise

Namentliche Meldepflicht (§ 6 Abs.1 Nr. 5 IfSG) besteht bei Auftreten einer bedrohlichen Krankheit oder von zwei oder mehr gleichartigen Erkrankungen, bei denen ein epidemischer Zusammenhang wahrscheinlich ist oder vermutet wird, wenn dies auf eine schwerwiegende Gefahr für die Allgemeinheit hinweist und Krankheitserreger als Ursache in Betracht kommen, die nicht in § 7 IfSG genannt sind.
Namentliche Meldepflicht (§ 6 Abs. 1 Nr. 3 IfSG) bei Verdacht auf Impfschaden.

Namentliche Meldepflicht (§ 7 Abs. 2 IfSG) besteht für den Krankheitserreger, soweit dessen örtliche und zeitliche Häufung auf eine schwerwiegende Gefahr für die Allgemeinheit hinweist.
Anspruch auf Versorgung gem. § 60 IfSG im Impfschadensfall oder bei einer durch andere Maßnahmen der spezifischen Prophylaxe entstandenen gesundheitlichen Schädigung.
Bei beruflicher Indikation Impfschäden durch jeweilige Unfallversicherung abgedeckt (SGB VII § 1).
Beschäftigungsverbot (§34 Abs. 1 IfSG): Wenn Personen erkrankt oder dessen verdächtig sind, dürfen sie in den in § 33 IfSG genannten Gemeinschaftseinrichtungen* keine Lehr-, Erziehungs-, Pflege-, Aufsichts- oder sonstigen Tätigkeiten ausüben, bei denen sie Kontakt zu den dort Betreuten haben, bis nach ärztlichem Urteil eine Weiterverbreitung der Krankheit durch sie nicht mehr zu befürchten ist.
Satz 1 gilt entsprechend für die in der Gemeinschaftseinrichtung Betreuten mit der Maßgabe, dass sie die dem Betrieb der Gemeinschaftseinrichtungen dienenden Räume nicht betreten, Einrichtungen der Gemeinschaftseinrichtung nicht benutzen und an Veranstaltungen der Gemeinschaftseinrichtung nicht teilnehmen dürfen.
Informationspflicht (§34 Abs.6 IfSG) krankheits- und personenbezogen an das zuständige Gesundheitsamt durch die Leitung der Gemeinschaftseinrichtung.
Wiederaufnahme der Tätigkeit (§ 34 Abs. 1 IfSG) bis nach ärztlichem Urteil eine Weiterverbreitung der Krankheit durch den Betroffenen nicht mehr zu befürchten ist: 5 Tage nach Beginn einer Erythromycin-Behandlung, ohne antimikrobielle Therapie erst 3 Wochen nach Auftreten der ersten klinischen Symptome.

Borrelia burgdorferi, Borrelia burgdorferi sensu lato

1 Erreger

Flexibles gramnegatives Schraubenbakterium, empfindlich gegen Umwelteinflüsse; humanpathogener Komplex in Europa mit den Spezies Borrelia (B.) burgdorferi sensu lato (Bbsl), B. garinii, B. afzelii, insgesamt 10 Spezies;
Einstufung nach Richtlinie 2000/54/EG, Gruppe 2.

* Gemeinschaftseinrichtungen im Sinne dieses Gesetzes (§ 33 IfSG) sind Einrichtungen, in denen überwiegend Säuglinge, Kinder oder Jugendliche betreut werden, insbesondere Kinderkrippen, Kindergärten, Kindertagesstätten, Kinderhorte, Schulen oder sonstige Ausbildungseinrichtungen, Heime, Ferienlager und ähnliche Einrichtungen.

2 Vorkommen

Allgemein
Globale Verbreitung, korreliert streng mit Vektor Schildzecke/Holzbock (Ixodes ricinus/Europa), nördliche Hemisphäre: Nordamerika, Europa, Asien, Fallbeschreibungen aus Australien; von Infektionsgefährdung in allen Teilen Deutschlands ist auszugehen, Durchseuchung regional unterschiedlich 7–10 %; jährliche Inzidenz (Deutschland) 100–200 Erkrankungen/100.000 Einwohner, meist sporadische Erkrankungen; Erregerreservoir Nagetiere, Vögel, Wildtiere als Wirtstiere für Vektor; Biotop niedrige Vegetation, Unterholz, Büsche, hohes Gras; saisonale Häufung März–Oktober mit Gipfel Juni–Juli; nach Stich 3–6 % Infizierte (Serokonversion), 0,3–1,4 % erkranken manifest.

Beruflich
Land-, Forst- und Holzwirtschaft, Gartenbau, Waldkindergärten, Forschungseinrichtungen, Referenzzentren, regelmäßige Tätigkeiten in bodennaher Vegetation und in Wäldern.

3 Übertragungsweg/Immunität

Vektoriell durch Stich weiblicher Zecken; Übertragung abhängig von deren Verweildauer: < 12 Std. unwahrscheinlich, nach 24–48 Std. ca. 5 %, nach 48–72 Std. ca. 50 %, nach > 72 Std. 100 %; verzögerte humorale, schnell einsetzende zelluläre Immunantwort, keine zuverlässige Immunität; früher durchgemachte Infektion/erhöhter Antikörper-Titer (Serum) i. d. R. ohne Schutz gegen Reinfektionen; transplazentare Übertragung möglich.

4 Krankheitsbild

Inkubationszeit variabel, je nach Stadium: Tage bis Wochen (I), Wochen bis Monate (II), Monate bis Jahre (III); *Ansteckungsfähigkeit* von Mensch zu Mensch nicht gegeben; jedes Stadium kann übersprungen werden, jede klinische Manifestation kann isoliert/unterschiedlich kombiniert auftreten, spontane folgenlose Ausheilung in jedem Stadium möglich.

Stadium I: typisches Erythema (chronicum) migrans, bei 40–60 % der Infizierten; initiale Papel, anschließend scharf abgegrenztes, schmerzloses, zentral aufgehelltes Erythem mit zentrifugaler Ausbreitung, u. U. begleitet von grippeähnlichen Allgemeinerscheinungen (Arthralgien, Lymphknotenschwellungen, evtl. Nackensteifigkeit); Lymphadenosis cutis benigna Bäfverstedt (Borrelien-Lymphozytom): umschriebene weiche, rötlich-livide, von verdünnter Haut bedeckte, evtl. geschwürig zerfallende Tumoren (Ohrläppchen, Mamillen, Skrotum).

Stadium II (disseminierte Infektion): akute lymphozytäre Meningopolyneuritis (Neuroborreliose), als häufigste klinische Manifestation, Leitsymptom: initiales radikulär ausstrahlendes Schmerzsyndrom (i. d. R. nachts); 90 % der Fälle asymmetrische schlaffe Lähmungen; überwiegend einseitige akute periphere Fazialisparese; Sensibilitätsstörung in mehr als zwei Drittel der Fälle; Episkleritis, Keratitis, Chorioretinitis; ggf. Hörstörungen; wandernde, z. T. heftige Gelenk-, Muskelschmerzen; selten Meningitis, Enzephalitis, Myo-, Peri-, Pankarditis.

Stadium III (Spätmanifestationen): Lyme-Arthritis nach jedem zweiten unbehandelten Erythema migrans, schubweise/chronisch verlaufende mono- oder oligoartikuläre Arthritis (Kniegelenke am häufigsten, Sprung-, Ellenbogen-, Finger-, Zehen-, Handwurzel-, Kiefergelenke); persistierend in 10 % der Fälle; u. U. Myositis, Bursitis, Tendosynovitis; Acrodermatitis chronica atrophicans Herxheimer, initial infiltrativ livide Hautatrophie an Akren, Extremitätenstreckseiten; später Arthropathien, periphere Polyneuropathien; chronische Enzephalomyelitis mit Konzentrations-, Gedächtnis-, Verhaltensstörungen, Para-, Tetraparesen.

5 Spezielle Untersuchungen

Erregernachweis
Mikroskopisch: direkt aus Biopsiematerial (Haut), Gelenkpunktat, Liquor mittels DIF; *kulturell:* Anzüchtung auf Spezialnährböden (Kelly-Medium); beide Verfahren prinzipiell möglich, jedoch in Routinediagnostik wenig angewandt.

Antikörpernachweis
In der Labordiagnostik steht der Nachweis spezifischer Antikörper im Serum und Liquor an erster Stelle; Stufendiagnostik: ELISA (oder IIFT), bei Positivität Immunoblot (Bestätigungstest); Differenzierung mittels DIF (Haut, Liquor), ggf. PCR (Gelenkpunktate, Synovial-Biopsiematerial);
cave: jeder zweite Erythema migrans-Fall seronegativ; zuverlässiger IgM-Antikörper-Nachweis; über Jahre persistierende IgG-Antikörper (70–100 %) nach durchgemachter Infektion, auch nach inapparenter Infektion (10 % der Normalbevölkerung), demnach serologische Verlaufskontrolle sinnvoll; Persistenz auch bei erfolgreicher Therapie; falsch-positive Reaktionen, z. B. bei Autoimmunkrankheiten, Herpesvirus-Infektionen, Lues.

PCR
Eine wichtige Spezialindikation für die PCR ist die Untersuchung von Gelenkpunktaten.

6 Spezielle Beratung

Präexpositionell
Expositionsprophylaxe mit Repellentien; Körperoberfläche bedeckende Kleidung, z. B. lange Hosen, langärmlige Hemden, Strümpfe, geschlossene Schuhe;
Dispositionsprophylaxe (Schutzimpfung): Impfstoff z. Z. nicht verfügbar (Europa), in USA rekombinanter Impfstoff auf Basis eines äußeren Membranproteins.

Postexpositionell
Nach Aufenthalt im Zeckengebiet Körper nach Zecken sorgfältig absuchen; Zecken entfernen; Wunde desinfizieren; Therapie in Frühphase am erfolgreichsten; Dauer 2 Wochen (3–4 Wochen bei Spätmanifestationen); Tetrazykline (Mittel der Wahl), z. B. Doxycyclin; bei Schwangeren/Kindern Penicillin G, Amoxycyclin; bei Karditis, Neuroborreliose Cephalosporine; Absonderung von Erkrankten nicht erforderlich, keine Maßnahmen für Kontaktpersonen.

7 Ergänzende Hinweise

Namentliche Meldepflicht (§ 6 Abs.1 Nr. 5 IfSG) besteht bei Auftreten einer bedrohlichen Krankheit oder von zwei oder mehr gleichartigen Erkrankungen, bei denen ein epidemischer Zusammenhang wahrscheinlich ist oder vermutet wird, wenn dies auf eine schwerwiegende Gefahr für die Allgemeinheit hinweist und Krankheitserreger als Ursache in Betracht kommen, die nicht in § 7 IfSG genannt sind.
Namentliche Meldepflicht (§ 7 Abs. 2 IfSG) besteht für den Krankheitserreger, soweit dessen örtliche und zeitliche Häufung auf eine schwerwiegende Gefahr für die Allgemeinheit hinweist.

Brucella melitensis

1 Erreger

Brucella (B.) abortus (Bangsche Krankheit), B. melitensis (Maltafieber), B. suis (Schweinebrucellose), gramnegative kokkoide Stäbchenbakterien;
Einstufung nach Richtlinie 2000/54/EG, Gruppe 3.
Vom US Center for Disease Control and Prevention (CDC) in die Liste der potenziellen Biowaffen eingeordnet, Kategorie B.

2 Vorkommen

Allgemein
Weltweit, in enger Verbindung mit dem Auftreten von Tierbrucellosen, gehäuft in einigen Ländern Westeuropas und des Mittelmeerraums (Br. abortus vor allem Mittel- und Nordeuropa). Gemeldete Erkrankungen in Deutschland 2012: 19 Fälle

Beruflich
Forschungseinrichtungen, Laboratorien, Abdeckereien, Landwirtschaft, Veterinärmedizin, Tierpflege, Jagd, Besamungstechnik, Arbeitsaufenthalt in Endemiegebieten.

3 Übertragungsweg/Immunität

Ansteckung durch Kontakt zu Sekreten/Exkreten infizierter Tiere über verletzte Haut oder Schleimhaut sowie durch Genuss kontaminierter, nicht pasteurisierter Milchprodukte, aerogene Infektion möglich; jahre- bis jahrzehntelange Immunität.

4 Krankheitsbild

Inkubationszeit 1–3 Wochen (B. melitensis), 2 Wochen bis einige Monate (B. abortus, B. suis); *Ansteckungsfähigkeit* von Mensch zu Mensch nicht gegeben; bis 90 % subklinisch; Prodromi mit Kopf-, Gelenk- und Muskelschmerzen, gastrointestinalen Störungen, mäßigem Fieber; mit Beginn des Generalisationsstadiums Fieber mit Maxima um 40 °C (undulierend oder Kontinua), Rückfälle in 5 % bis zu zwei Jahren nach Krankheitsbeginn; chronischer Verlauf > 2 Jahre mit Hepatosplenomegalie, Lymphadenitis, gelegentlich Hepatitis mit Ikterus, Hämorrhagien, Orchitis, chronischer Bronchopneumonie, Endokarditis, Meningoenzephalitis (Neurobrucellose).

5 Spezielle Untersuchung

Erregernachweis
Blut (Fieberanfall), Sternal-, Gelenkpunktat, Biopsiematerial (Lymphdrüse, Leber, Milz); Anzüchtung in flüssigen Medien (Tryptose oder Brain-Heart-Infusion-Bouillon), anschließend feste Nährböden (Leberbouillon-Agar nach STAFSETH), Identifizierung mit Brucella-Antiseren, biochemische Leistungsprüfung.

Antikörpernachweis
Zur Feststellung der Infektionsbereitschaft/Suszeptibilität, Krankheitsanamnese nicht ausreichend;
Nachweis spezieller *Antikörper* mit hitzeabgetöteten Brucellen (Langsamagglutination als Röhrchentest), 7–10 Tage p. i. positiv, 4-facher Titeranstieg (Abstand 10–14 Tage) beweisend; KBR (ab 4. Krankheitswoche) positiv, ELISA erfasst rezente Infektionen (IgM-Antikörper, chronische Infektionen IgG-Antikörper).

6 Spezielle Beratung

Präexpositionell
Expositionsprophylaxe: persönliche Schutzausrüstung bei Verdacht oder aufgetretener Brucellose, allgemeine Hygiene- und Desinfektionsmaßnahmen;
Dispositionsprophylaxe (Schutzimpfung): Impfstoffe in Erprobung (USA, Frankreich).

Postexpositionell
Im Erkrankungsfall medikamentöse Therapie (Antibiogramm): Doxycyclin kombiniert mit Streptomycin oder Rifampicin; alternativ Cotrimoxazol mit Rifampicin.

7 Ergänzende Hinweise

Namentliche Meldepflicht (§ 7 Abs. 1 IfSG) bei direktem oder indirektem Nachweis des Krankheitserregers, soweit der Nachweis auf eine akute Infektion hinweist.

Burkholderia pseudomallei (Pseudomonas pseudomallei)

1 Erreger

Burkholderia (B.) pseudomallei, pleomorphes, gramnegatives Stäbchen, beweglich, obligat pathogen, verursacht potenziell lebensbedrohende Infektionskrankheit Melioidose; humanpathogen außerdem B. cepacia (Zwiebelfäule/Mukoviszidose), B. mallei (Rotz);
Einstufung nach Richtlinie 2000/54/EG, Gruppe 3.
Vom US Center for Disease Control and Prevention (CDC) in die Liste der potenziellen Biowaffen eingeordnet, Kategorie B.

2 Vorkommen

Allgemein
Endemisch zwischen 20. nördlichen und 20. südlichen Breitengrad, in Europa nur eingeschleppte Fälle (selten), auch zusammenhängend mit Naturkatastrophen; in kontaminiertem Oberflächenwasser (Flüsse, Meer), feuchtem Erdreich (B. pseudomallei jahrelang lebensfähig), Reisfeldern; Prävalenz in Nicht-Endemiegebieten wahrscheinlich unterschätzt.

Beruflich
Forschungseinrichtungen, Laboratorien, Gesundheitsdienst, Veterinärmedizin (Tierarztpraxis), Landwirtschaft, Zoologische Gärten, Arbeitsaufenthalt in Endemiegebieten.

3 Übertragungsweg/Immunität

Erregerreservoir: grundsätzlich alle Tierarten möglich; insbesondere Kleinsäuger, Haustiere;
aerogen *(Staubinfektion)*; perkutan/transkutan *(Schmierinfektion)*; seltener oral über kontaminiertes Oberflächenwasser/Erdreich; kontaminierte Lebensmittel, Fleisch, Milch infizierter Tiere (alimentäre Infektion); Umgang mit infizierten/erkrankten Haustieren *(Kontaktinfektion)*; keine Immunität, auch nicht nach rezidivierenden Infektionen.

4 Krankheitsbild

Pathogenese (Mellioidose) weitgehend ungeklärt; Granulome pathognomonisch; prädisponierend Diabetes mellitus, chronische Lungenerkrankungen, Niereninsuffizienz, Alkoholabusus; uncharakteristischer Verlauf mit multiplen granulomatösen/abszessartigen Läsionen in inneren Organen, Haut, Skelettmuskulatur, Knochen; Abwehrlage bestimmt maßgeblich klinischen Schweregrad/Prognose.
Inkubationszeit abhängig von Erregermenge: 2–21 Tage nach Hautverletzungen, Jahrzehnte nach inapparenten Infektionen; *Ansteckungsfähigkeit:* solange Erreger ausgeschieden werden, Übertragung von Mensch zu Mensch möglich (selten); *pulmonale Form:* akuter Verlauf (75 %) mit Fieber, Pneumonie, ggf. Lungenabszess, Pleuraempyem; *lokalisierte Form:* multiple Abszesse/Ulzerationen mit Lymphadenitis; *chronische Form:* multiple Abszedierungen in viszerale Organe, Haut, Skelettmuskulatur, Knochen; *Sepsis:* Letalität ca. 50 %, im Verlauf der Sepsis auch Ausbildung der pulmonalen Form möglich.

5 Spezielle Untersuchung

Erregernachweis
Aus Sputum, Trachealsekret, Abstrichmaterial, Blutkultur, Urin; *mikroskopisch-färberisch:* Gram-, Methylenblau-, Wright-Färbung; bipolare Anfärbung; *kulturell:* Erreger wenig anspruchsvoll, aerob anzüchtbar auf Routine-, Selektivnährböden; Blutkulturmedien; biochemische Differenzierung fehlerbehaftet; serologische Identifizierung mit monoklonalen Antikörpern, z. B. (Latex-)Agglutinationstests, direkter Immunfluoreszenztest, Enzym-Immuno-Assay (Capture-ELISA).

Antikörpernachweis
IgM-ELISA, IgM-Immunfluoreszenz-Test, indirekter Hämagglutinationstest; wegen Durchseuchung und Kreuzreaktionen Ergebnisse schwer interpretierbar; molekulargenetischer Nachweis (PCR) nur in Speziallaboratorien.

6 Spezielle Beratung

Präexpositionell
Expositionsprophylaxe: in Endemiegebieten intensiven Kontakt zu Oberflächenwasser vermeiden, v. a. Personen mit Hautläsionen;
Dispositionsprophylaxe (Schutzimpfung) nicht verfügbar.

Postexpositionell
Bei klinischem Verdacht nach Aufenthalt in Endemiegebieten auch nach Jahrzehnten (Reiseanamnese!) labordiagnostischer Nachweis erforderlich; nach Erkrankung lebenslange medizinische Beobachtung erforderlich (rechtzeitige Rezidiverkennung);
Medikamentöse Therapie: nach Aufenthalt in Endemiegebieten und bei bestehendem klinischem Verdacht, parenterale Initialtherapie, orale Erhaltungstherapie über mehrere Wochen; Letalität trotz Therapie 20 %.

B. pseudomallei potenziell biowaffenfähig; Infektionsdosis gering (Aerosole), nach absichtlicher Freisetzung (bioterroristischer Anschlag) Epidemie wahrscheinlich nicht zu erwarten, seltene Weitergabe von Mensch zu Mensch; B. pseudomallei in die Kategorie B der bioterroristischen relevanten Erreger/Toxine eingruppiert (CDC).

7 Ergänzende Hinweise

Namentliche Meldepflicht (§ 6 Abs. 1 Nr. 5 IfSG) besteht bei Auftreten einer bedrohlichen Krankheit oder von zwei oder mehr gleichartigen Erkrankungen, bei denen ein epidemischer Zusammenhang wahrscheinlich ist oder vermutet wird, wenn dies auf eine schwerwiegende Gefahr für die Allgemeinheit hinweist und Krankheitserreger als Ursache in Betracht kommen, die nicht in § 7 IfSG genannt sind.
Namentliche Meldepflicht (§ 7 Abs. 2 IfSG) besteht für den Krankheitserreger, soweit dessen örtliche und zeitliche Häufung auf eine schwerwiegende Gefahr für die Allgemeinheit hinweist.

Candida albicans, C. tropicalis

1 Erreger

Candida (C.) albicans, Hefepilz (Deuteromykota, Klasse Blastomycetes), C. tropicalis zweithäufigste Art beim Menschen, fakultativ pathogen (Opportunisten); weitere 15 humanmedizinisch relevante Arten, u. a. C. glabrata, C. guilliermondii, C. krusei, C. lusitaniae, C. parapsilosis,
Einstufung nach Richtlinie 2000/54/EG, Gruppe 2 (A: Mögliche allergene Wirkungen).

2 Vorkommen

Allgemein
Weltweit; ubiquitär, transient auf Haut (selten), Schleimhäuten (Gastrointestinaltrakt natürliches Reservoir) von Mensch und Tier (Vögel, Haus- und Wildtiere), Pflanzen; etwa 30–50 % der Gesunden besiedelt. 79 % Candida-Isolate bei nosokomialen Fungämien; bei *C. tropicalis* Mensch nicht Reservoir, ubiquitär im Erdboden (feuchtes Milieu); Mensch zu 30 % oral/gastrointestinal candida-besiedelt, Kolonisierungsdauer (Hospitalisierte) steigt proportional mit Aufenthaltszeit.

Beruflich
Gesundheitsdienst, Wohlfahrtspflege, Hydrotherapie, Balneologie, mikrobiologische Laboratorien, Referenzzentren, Veterinärmedizin, Tierproduktion, Bodensanierung, abwassertechnische Anlagen, Wertstoffsortieranlagen.

3 Übertragungsweg/Immunität

Endogene (zunehmend auch exogene) Infektion bei prädisponierenden Faktoren: stark ausgeprägte Abwehrschwäche des Wirts erforderlich; Eintrittspforte bei gestörter Barrierefunktion (Trauma, Dermatosen, chronische Mazeration, Gewebeschädigung durch bakterielle/virale Infektionen); keine Immunität.

4 Krankheitsbild

Inkubationszeit unbekannt; *Ansteckungsfähigkeit*, solange Erreger z. B. aus Ulzera über Sekrete (Sputum, Trachealsekret, Bronchiallavage, Eiter) oder Exkrete (Urin, Fäzes) ausgeschieden werden und Abwehrgeschwächte erreichen.

Oberflächliche Candidiasis (häufigste Form)
Mundschleimhaut „Mundsoor": herdförmige, weißliche, abstreifbare Auflagerungen auf gerötetem Grund, Stomatitis, Candida-Leukoplakie, Glossitis, anguläre Cheilitis;
Körperumschlagfalten: begünstigend Hyperhidrosis, Adipositas, Diabetes mellitus, nässend, juckende Herde (Intertrigo), Zehen-, Fingerzwischenräume mit Mazerationen, weißliche Schuppen;
Hautanhangsgebilde: entzündlicher Nagelwall (Paronychie), brüchige, verfärbte Nagelplatten (Onychomykose).

Lokal invasive Candidiasis (meist als Ulzera)
Respirationstrakt: Tracheitis, Bronchitis, Pneumonie (selten), systemische Ausbreitung möglich;
Urogenitaltrakt: Vulvovaginitis, Juckreiz, Fluor; Urethritis, Balanitis, Balanoposthitis;
Gastrointestinaltrakt: Ösophagitis (Aids-definierende Erkrankung); beschwerdefreier Befall (Hälfte aller klinisch Gesunden) oder uncharakteristisches Beschwerdebild (Magen, Duodenum), Hämatemesis; Gefahr des Übergangs in generalisierte Candidiasis.

Generalisierte Candidiasis
vom Intestinum ausgehende, hämatogene Dissemination, als Sepsis (Letalität > 50 %), Absiedlung in Herz (Endokard), Auge (Endophthalmitis), ZNS, lymphatisches Gewebe, Nieren, Peritoneum, Schilddrüse, Leber, Hoden (selten); Haut (Candida-Granulom).

Chronisch mukokutane Candidiasis
Ursächlich angeborene Abwehrstörung mit autosomal-rezessivem Erbgang: persistierende Herde und Granulome (Mund, Haut, Nägel, Atemwege), weitgehend therapieresistent.

Systemische/invasive Candidiasis
hämatogene Dissemination („Candidämie") als Sepsis (Letalität > 50 %); intraparenchymatöse Absiedlung, Herz (Endokard), Auge (Endophthalmitis), ZNS (Meningitis), Lymphknoten, Milz, Nieren, Peritoneum, Schilddrüse, Leber, Hoden (selten), C.

tropicalis disseminiert häufiger als C. albicans, bevorzugt bei hämatologischen Grundkrankheiten (Neutropenie), Befall von Leber, Milz als Spätkomplikation, bei Immunsuppression und geschädigter gastrointestinaler Schleimhaut-Barriere; bei Candida-Sepsis C.-tropicalis-Anteil 25 % nosokomial, Pneumonie (tuberkuloseähnliches Bild).

5 Spezielle Untersuchung

Nur bei beruflich-assozierter klinischer Symptomatik oder/und Verdacht auf Befall, z. B. nosokomialer Infektion.

Erregernachweis
Trachealsekret, Bronchiallavage, Stuhl, Mittelstrahlurin, Abstriche; bei systemischen Verläufen: Blutkultur (in 25–60 % positiv), Liquor, Gewebeproben, Punktate; *mikroskopisch:* Nativ-/Färbepräparat (z. B. nach Gram); *kulturell:* Makrokultur auf Spezialnährböden, Keimschlauchtest als Schnelltest (C. albicans), Färbung mit Methylenblau, Laktophenolblau; Speziesbestimmung durch biochemische Leistungsprüfung, Stammtypisierung bei nosokomialer Infektion Puls-Feld-Gelelektrophorese (PFGE), DNA-Sonden-Technik; klinisch-intestinale Manifestation: Keimzahlen *(Colon)* $>10^6$/g Stuhl pathognomonisch, 10^4–10^6/g kontrollbedürftig, $< 10^4$/g klinisch unbedeutend (kommensale Mykoflora).

Antikörpernachweis
IHAT, ELISA, IIFT, RIA; Tests können nicht sicher zwischen Besiedlung und Infektion unterscheiden; klinisch-intestinale (Colon) Manifestation sollte quantitativ verifiziert werden: Keimzahlen $> 10^6$/g Stuhl pathognomonisch, 10^4–10^6/g kontrollbedürftig, $> 10^4$/g klinisch unbedeutend (kommensale Mykoflora).

6 Spezielle Beratung

Präexpositionell
Expositionsprophylaxe: z. B. Vermeiden okklusiver Kleidung und Feuchtmilieu;
Dispositionsprophylaxe (Schutzimpfung) nicht verfügbar.

Postexpositionell
Im Erkrankungsfall Polyen-Antimykotika (z. B. Amphotericin, Nystatin, Natamycin), Imidazol-Derivate (z. B. Miconazol).

7 Ergänzende Hinweise

Namentliche Meldepflicht (§ 6 Abs. 1 Nr. 5 IfSG) besteht bei Auftreten einer bedrohlichen Krankheit oder von zwei oder mehr gleichartigen Erkrankungen, bei denen ein epidemischer Zusammenhang wahrscheinlich ist oder vermutet wird, wenn dies auf eine schwerwiegende Gefahr für die Allgemeinheit hinweist und Krankheitserreger als Ursache in Betracht kommen, die nicht in § 7 IfSG genannt sind.

Nichtnamentliche Meldepflicht (§ 6 Abs. 3 IfSG) als Ausbruch besteht unverzüglich bei gehäuftem Auftreten nosokomialer Infektionen, bei denen ein epidemischer Zusammenhang wahrscheinlich ist oder vermutet wird.

Chlamydophila pneumoniae/Chlamydophila psittaci (aviäre Stämme)

1 Erreger

Chlamydia-Spezies
a) C. trachomatis mit 15 Serotypen
b) C. psittaci
c) C. pneumoniae
Pleomorphe, unbewegliche, gramnegative, obligat intrazelluläre Bakterien;
Einstufung nach Richtlinie 2000/54/EG. C. trachomatis und C. pneumoniae Gruppe 2, C. psittaci Gruppe 3.
Vom US Center for Disease Control and Prevention (CDC) in die Liste der potenziellen Biowaffen eingeordnet, Kategorie B (C. psittaci).

2 Vorkommen

Allgemein
Weltweit, Erregerreservoir Mensch (bei C. trachomatis und C. pneumoniae) und Tier bei C. psittaci (Wild- und Nutzvögel).

Beruflich
Forschungseinrichtungen, Laboratorien, Konsiliarlaboratorien, Ornithose/Psittakose-Gefährdung, Geflügelhaltung und verarbeitende Geflügelindustrie, Tierpflege und Veterinärmedizin; C. pneumoniae im Gesundheitsdienst (Pädiatrie), in der Entwicklungshilfe;
C. trachomatis überwiegend in der Ophthalmologie (Serovar A–C) und Gynäkologie (Serovar D–K).

3 Übertragungsweg/Immunität

a) *C. trachomatis:* Übertragung über infektiöses Augensekret durch Schmierinfektion, Serovar D–K durch alle Formen sexuellen Kontaktes und unter der Geburt auf das Neugeborene, Chlamydien-Übertragung beim Lymphogranuloma venereum (LGV) ebenfalls sexuell, aber mit deutlich geringerer Frequenz.
b) *C. psittaci:* Zoonose, Übertragung durch Kot infizierter Vögel (Staubinhalation), Weiterverbreitung Mensch zu Mensch ungewöhnlich, aber beschrieben.
c) *C. pneumoniae:* Tröpfcheninfektion Mensch zu Mensch.

4 Krankheitsbild

a) *C. trachomatis-Serovar A–C: Inkubationszeit:* Schleichender Beginn, ca. 1–3 Wochen; Trachom, bilaterale chronisch-follikuläre Konjunktivitis mit Bildung von Pannus, Keratitis und Hornhautnarben, in 10–20 % zur Erblindung führend; Serotypen D–K 1: Infektion des Urogenitaltraktes, nichtgonorrhoische Urethritis (NGU), Zervizitis-Salpingitis (pelvic disease), Einschlusskonjunktivitis, Pneumonie; Serotyp L 1–3: Lymphogranuloma venereum, inguinale Bubonenbildung mit Fieber, Schüttelfrost, Arthralgie und Fistelbildung.
b) *C. psittaci:* Ornithose, Psittakose; *Inkubationszeit:* 1–3 Wochen, als grippale Form (Fieber, Kopfschmerz, Myalgie) und atypische Pneumonie.
c) *C. pneumoniae: Inkubationszeit:* wenige Tage; relativ mild verlaufende Pneumonien bei jungen Erwachsenen, untypische Atemwegserkrankungen bei Kindern (Bronchitis, Tracheobronchitis); als ätiologisches Agens für die Arteriosklerose diskutiert.

5 Spezielle Untersuchung

Rachenabstrich, bronchoalveolärer Lavage, typische Einschlusskörperchen (Giemsa-Färbung, DIF mit monoklonalen Antikörpern); *kulturell:* Anzüchtung in permanenten Zelllinien (zeit-, arbeitsaufwendig), bei C. psittaci nur in Laboratorien der Sicherheitsstufe III; molekularbiologisch: PCR, Gensonden, Ligase-Kettenreaktion (LRC), *Antigennachweis:* DIF, ELISA (geringe Sensitivität und Spezifität).

G 42

Antikörpernachweis
Zur Feststellung der Infektionsbereitschaft/Suszeptibilität; ausnahmsweise bei klinischem Verdacht; Verfahren (ELISA, KBR) erfassen mit rekombinantem Lipopolysaccharid (LPS) oftmals nur gattungsspezifische Antikörper; Mikroimmunfluoreszenztest (MIF) als Standardverfahren für speziesspezifische Antikörper.

6 Spezielle Beratung

Präexpositionell
Expositionsprophylaxe: Persönliche Schutzausrüstung, ggf. partikelfiltrierende Halbmaske (FFP 3); allgemeine Hygiene- und Desinfektionsmaßnahmen gemäß VAH-Liste (Prophylaxe), ggf. RKI-Liste (amtliche Anordnung); besteht nicht.
Dispositionsprophylaxe (Schutzimpfung) nicht verfügbar.

Postexpositionell
Im Erkrankungsfall (Trachom) lokale medikamentöse Therapie, Isolierung bei C. pneumoniae; ansonsten für alle Chlamydien-Infektionen systemische Anwendung von Doxycyclin für mindestens 3 Wochen, alternativ Erythromycin.

7 Ergänzende Hinweise

Namentliche Meldepflicht (§ 6 Abs. 1 Nr. 5 IfSG) besteht bei Auftreten einer bedrohlichen Krankheit oder von zwei oder mehr gleichartigen Erkrankungen, bei denen ein epidemischer Zusammenhang wahrscheinlich ist oder vermutet wird, wenn dies auf eine schwerwiegende Gefahr für die Allgemeinheit hinweist und Krankheitserreger als Ursache in Betracht kommen, die nicht in § 7 IfSG genannt sind.
Namentliche Meldepflicht (§ 7 Abs. 1 IfSG) bei direktem oder indirektem Nachweis des Krankheitserregers (C. psittaci), soweit der Nachweis auf eine akute Infektion hinweist.
Namentliche Meldepflicht (§ 7 Abs. 2 IfSG) besteht für den Krankheitserreger (außer C. psittaci), soweit dessen örtliche und zeitliche Häufung auf eine schwerwiegende Gefahr für die Allgemeinheit hinweist.

Clostridium tetani

1 Erreger

Clostridium (C.) tetani, grampositives, terminal endosporenbildendes Stäbchen, obligat anaerob, beweglich; Familie Bacillaceae; Sporen mit hoher Umweltresistenz (Hitze, Desinfektionsmittel); Exotoxinbildner: Tetanospasmin (neurotoxisch), Tetanolysin (hämolytisch, kardiotoxisch);
Einstufung nach Richtlinie 2000/54/EG, Gruppe 2.

2 Vorkommen

Allgemein
Weltweit, große regionale Unterschiede, bevorzugt in feuchtwarmen Ländern mit geringen Impfraten, niedrigem sozioökonomischem Status; Inzidenzrate in Asien, Afrika 10–50 Erkrankungen/100.000 Einwohner, geschätzte (WHO) jährliche Sterblichkeit weltweit > 1 Mio. Fälle; niedrige Inzidenz in Industriestaaten (Europa, Nordamerika) infolge hoher Durchimpfungsraten; in Deutschland in letzter Zeit jährlich unter 15 Erkrankungsfälle.

Beruflich
Verletzungsträchtige Tätigkeiten mit gleichzeitigem Kontakt von Erdreich/Straßenstaub, Holz, Dung, Verletzungen mit kontaminierten Gegenständen; bei Tierkontakt (z. B. Bisswunden), Konsiliarlaboratorien.

3 Übertragungsweg/Immunität

Reservoir (Erreger, Sporen) Erdboden, Darm von pflanzenfressenden Tieren (hauptsächlich Pferd, gelegentlich auch Mensch); über erd-, fäkalkontaminierte Schürf-,

Kratzwunden (Bagatellverletzungen), Bisswunden (anaerobe, tiefe nekrotische Wunden), schwere Verbrennungen, eingebrachte Fremdkörper (z. B. Holzsplitter, Nägel, Dornen) begünstigen Toxinproduktion; keine antitoxische Immunität nach natürlicher Infektion/überstandener Erkrankung.

4 Krankheitsbild

Generalisierte Erkrankung
Häufigste Form („Krankheit der Erwachsenen"); Inkubationszeit 3 (1) Tage bis 3 Wochen (mehrere Monate); *Ansteckungsfähigkeit* von Mensch zu Mensch nicht gegeben; Prodrome, z. B. Schwitzen, leichtes Ziehen in Wundnähe, gesteigerte Reflexauslösbarkeit, angedeutete Steifigkeit, afebriler oder subfebriler Verlauf; fortschreitende tonische Spasmen (Skelettmuskulatur): Kiefer- bzw. Kaumuskeln mit Kieferklemme (Trismus), mimische Muskeln mit weinerlichem Gesichtsausdruck oder fixiertem Lächeln („Risus sardonicus"/Teufelsgrinsen), Nacken-, Rückenmuskeln mit qualvoller, überstreckter (opisthotoner) Körperhaltung bei bretharten Bauchmuskeln, Interkostalmuskeln/Zwerchfell in (lebensbedrohlicher) Inspirationsstellung; Frakturen (Wirbelsäule) durch gleichzeitige Spasmen von Flexoren und Extensoren; Extremitäten i. d. R. unbeteiligt; gleichzeitig klonische Krämpfe: Paroxysmale schmerzhafte Kontraktionen ganzer Muskelgruppen (30–40 Anfälle/Std.) verstärken den Opisthotonus, ggf. Pharynx-, Zungenmuskeln (Dysphagie), Kehlkopfmuskeln (Laryngospasmus) mit Erstickungsgefahr; oftmals ausgelöst durch optische, akustische, taktile Reize, Bewusstsein erhalten, Ateminsuffizienz infolge Atemwegsobstruktion, Sekretstau; Letalität 10–20 % (unter Intensivtherapie), unbehandelt 30–90 %; abhängig von Inkubationszeit (je kürzer, desto schlechter die Prognose), Toxinbildungsgrad.

Neonatale Erkrankung
Neugeborene nicht immunisierter Mütter z. B. nach hygienisch unzulänglicher Nabelbehandlung („Nabeltetanus"); Beginn mit Unruhe, Trinkschwäche, danach typische Symptome der generalisierten Form (Rigidität, Krämpfe).

Lokale Erkrankung
Selten vorkommende, leichte, abortive Form; bei Teilimmunität Manifestationen auf Muskeln in Eintrittspforte beschränkt; nur Muskelstarre, keine Krämpfe; gute Prognose, meist am Kopf („Kopftetanus") nach Zahnextraktion, Otitis media; Letalität 1 %.

5 Spezielle Untersuchung

Diagnosestellung v. a. klinisch-anamnestisch.

Erregernachweis
Mäuseschutzversuch: exzidiertes Wundmaterial (30 min. 80 °C), charakteristische „Robbenstellung" (Starrkrampf der Hinterbeine); Toxinnachweis in Kulturfiltrat/ Wundmaterial-Aufschwemmung mit spezifischem Tetanus-Antitoxin; kulturell: anaerober Anzüchtungsversuch in Kulturmedien, z. B. Blutagar-Nährboden (schleier-

artiges Wachstum mit Hämolysehof), Dextrose-Hochschicht-Schüttelagar, Leber-, Thioglykolatbouillon); mikroskopisch-färberische Identifizierung (Stäbchen mit terminaler Köpfchenspore/„Trommelschlegelform"), Bestimmung biochemischer Merkmale.

Antikörpernachweis
Zur Feststellung der Infektionsbereitschaft/Impfindikation/Suszeptibilität Krankheits-/Impfanamnese nicht ausreichend, Impfbuchkontrolle erforderlich; serologischer Antitoxinnachweis zur Feststellung einer Überimpfung möglich.

6 Spezielle Beratung

Präexpositionell
Expositionsprophylaxe besteht nicht.
Dispositionsprophylaxe (Schutzimpfung) mit Toxoid als Standardimpfung: je eine Impfdosis im 2., 3., 4., 11.–14. Lebensmonat, Auffrischimpfung im 5.–6. und 9.–17. Lebensjahr; mit polyvalentem Kombinationsimpfstoff; Impfstatus unbedingt im 15.–23. Lebensmonat überprüfen, kein sicherer Infektionsschutz bei IgG-Antitoxinspiegel < 0,01 IE/ml, ggf. vervollständigen; Auffrischimpfung bei Erwachsenen i. d. R. nach 10 Jahren, nicht früher als 5 Jahre nach der vorhergehenden letzten Dosis (in Kombination mit Diphtherie-Impfstoff), Kinder unter 6 Jahren T, ältere Personen Td (d. h. Tetanus-Diphtherie-Impfstoff mit verringertem Diphtherietoxoid-Gehalt), jede Auffrischimpfung mit Td sollte Anlass sein, eine mögliche Indikation einer Pertussis-Impfung zu überprüfen und gegebenenfalls einen Kombinationsimpfstoff (Tdap) einzusetzen; Impfung nach überstandener Erkrankung zu empfehlen.

Postexpositionell:
Im Verletzungsfall unverzügliche Immunprophylaxe gem. Tabelle (STIKO-Empfehlungen 7/2002); fehlende Impfungen der Grundimmunisierung nachholen; passive Immunisierung mit hochdosiertem humanem Tetanus-Immunglobulin (HTIG) i. m., bis 10.000 IE, kein absoluter Schutz.
Chirurgische Herdsanierung, Antibiotika-Applikation nach Antibiogramm, i. d. R. Penicillin G, Tetracycline (Superinfektion); Metronidazol verringert zirkulierende Toxinmenge. Begrenzte symptomatische Behandlungsmöglichkeiten: Intensivtherapie zur Erhaltung vitaler Funktionen, Relaxierung der Muskulatur (Curaretyp-Medikation), Freihalten der Atemwege (ggf. Tracheotomie), künstliche Langzeitbeatmung; keine besonderen antiepidemischen Maßnahmen für Erkrankte und Kontaktpersonen erforderlich.

7 Ergänzende Hinweise

Eine Meldepflicht ist nach dem Infektionsschutzgesetz (IfSG) nicht festgelegt. In einigen Bundesländern ist jedoch die Einführung einer Meldepflicht vorgesehen bzw. bereits erfolgt. Auskünfte dazu erteilen die obersten Gesundheitsbehörden der jeweiligen Bundesländer.

Anspruch auf Versorgung gem. § 60 IfSG im Impfschadensfall oder bei einer durch andere Maßnahmen der spezifischen Prophylaxe entstandenen gesundheitlichen Schädigung.

Tetanus-Immunprophylaxe im Verletzungsfall (STIKO-Empfehlung 7/2006)

Vorgeschichte der Tetanus-Immunisierung (Anzahl der Impfungen)	Saubere, geringfügige Wunden		Alle anderen Wunden[1]	
	Td[2]	TIG[3]	Td[2]	TIG[3]
Unbekannt	Ja	Nein	Ja	Ja
0 bis 1	Ja	Nein	Ja	Ja
2	Ja	Nein	Ja	Nein[4]
3 oder mehr	Nein[5)]	Nein	Nein[6)]	Nein

[1] Tiefe und/oder verschmutzte (mit Staub, Erde, Speichel, Stuhl kontaminierte) Wunden, Verletzungen mit Gewebszertrümmerung und reduzierter Sauerstoffversorgung oder Eindringen von Fremdkörpern (z. B. Quetsch-, Riss-, Biss-, Stich-, Schusswunden), schwere Verbrennungen und Erfrierungen, Gewebsnekrosen, septische Aborte
[2] Kinder unter 6 Jahren T, ältere Personen Td (d.h. Tetanus-Diphtherie-Impfstoff mit verringertem Diphtherietoxoid-Gehalt)
[3] TIG = Tetanus-Immunglobulin, im Allgemeinen werden 250 IE verabreicht, die Dosis kann auf 500 IE erhöht werden; TIG wird simultan mit Td/T-Impfstoff angewendet
[4] Ja, wenn die Verletzung länger als 24 Stunden zurückliegt
[5] Ja *(1 Dosis)*, wenn seit der letzten Impfung mehr als 10 Jahre vergangen sind
[6] Ja *(1 Dosis)*, wenn seit der letzten Impfung mehr als 5 Jahre vergangen sind

Corynebacterium diphtheriae

1 Erreger

Corynebacterium diphtheriae, grampositives, nicht sporenbildendes Stäbchen, Familie Actinomycetales; Virulenzfaktoren: Diphtherie-Toxin (Ektotoxin) mit Diphtherie-Toxin-Gen (dtx/tox-Gen), Hämolysin (zytotoxischer Effekt);
Einstufung nach Richtlinie 2000/54/EG, Gruppe 2; T: Toxinproduktion.

2 Vorkommen

Allgemein

Vorwiegend in gemäßigten Klimazonen, saisonaler Morbiditätsgipfel Herbst/Winter; endemisch in der Dritten Welt; Rückgang der Erkrankungshäufigkeit (Europa) seit dem Jahr 1995, zeitgleich regionale große Epidemien in Nachfolgestaaten der ehemaligen UdSSR (ca. 50.000 Erkrankungen, 1500 Todesfälle); in Deutschland im

Jahr 1958 noch 10.000 Fälle, < 1000 Fälle (1964); seit dem Jahr 1984 nur sporadische Einzelerkrankungen durch toxinogene Stämme, oftmals importiert infolge Aufenthalt in ausländischen Endemiegebieten; Kontakterkrankungen bei Ungeschützten eingeschränkt durch hohe Impfraten (ca. 95 %) unter Klein-, Vorschulkindern; Immunität Jugendlicher nur noch ca. 45 %, Erwachsener ca. 30 %, Indiz für vernachlässigte Auffrischimpfungen. 6 gemeldete Fälle in Deutschland (2012)

Beruflich
Gesundheitsdienst (insbesondere HNO- und zahnärztliche Abteilungen), Laboratorien, Gemeinschaftseinrichtungen (Unterkünfte für Aussiedler, Flüchtlinge, Asylbewerber aus Endemiegebieten), Arbeitsaufenthalt in Endemiegebieten.

3 Übertragungsweg/Immunität

Mensch einzige Infektionsquelle (Erregerreservoir), meist Tröpfcheninfektion (face-to-face), Kontakt-, Schmierinfektion (selten); zeitlich begrenzte antitoxische Immunität, verhindert Erkrankung, nicht jedoch Infektion bzw. Kolonisation.

4 Krankheitsbild

Toxinsynthese für klinische Manifestation notwendig; *Inkubationszeit* 2–5 (8) Tage; Ansteckungsfähigkeit, solange Erreger nachweisbar, 2–4 Wochen unbehandelt, 2–4 Tage antimikrobiell behandelt; eher gutartige als primärtoxische (bösartige) Verläufe; uncharakteristische Prodromalerscheinungen (charakteristisch Schluckbeschwerden, Temperaturen nicht über 38 °C).

Lokalisierte Verlaufsformen (tonsillo-naso-pharyngeal)
Leitmerkmal: pseudomembranöse Auflagerungen (flächenhaftes grau-weißliches Fibrinexsudat), festhaftend, nur gewaltsam unter Blutung abstreifbar.
Rachendiphtherie: starke Pharyngitis mit Pseudomembran, greift oftmals von Tonsillen (Tonsillitis) auf Palatum und Uvula über, kloßige Sprache, typischer süßlicher Mundgeruch, zervikale schmerzhafte Lymphknotenschwellungen; Blutungen in die Beläge aufgrund toxischer Gefäßschäden (sog. Halsbräune), ggf. zunehmende Ödembildung („Caesarenhals").
Nasendiphtherie: blutig-seröser ein-, beidseitiger Nasenausfluss, krustige Beläge (vorwiegend bei Säuglingen, Kleinkindern).
Seltene Lokalisationen: Konjunktiven, Vulva, Nabelschnur; Haut/Wunden (typisch für tropische Länder).
Kehlkopfdiphtherie (progrediente Verlaufsform): Heiserkeit, bellender Husten, Obstruktion, inspiratorischer Stridor („echter Krupp"); deszendierende Ausdehnung der Pseudomembranbildung auf Trachea und Bronchien möglich; respiratorische Insuffizienz mit Erstickungsgefahr.

Postinfektiöse toxinbedingte Komplikationen
kardiotoxisch: Myokarditis (Reizleitungs-, Rhythmusstörungen), Frühtodesfälle (1. Woche), Spättodesfälle (nach ca. 6 Wochen in Rekonvaleszenz);
neurotoxisch: Polyneuritis (N. facialis, N. recurrens, Paresen i. d. R. mit Spontanrückbildung);
nephrotoxisch: Glomerulonephritis; außerdem (selten): Endokarditis, Enzephalitis, Hirninfarkt, Lungenembolie; Letalität 5–10 %.

5 Spezielle Untersuchung

Erregernachweis
Bei klinischem Verdacht (RKI-Falldefinition, 2004) Labordiagnostik einleiten: subpseudomembranöser Tupferabstrich zum Erregernachweis vor Antibiotikagabe; kultureller Nachweis von toxinsezernierenden Stämmen mittels Toxin-PCR, anschließend Immunpräzipitationsreaktion (ELEK-Test).

Antikörpernachweis
Zur Feststellung der Impfindikation/Suszeptibilität, Krankheits-/Impfanamnese nicht ausreichend, Impfbuchkontrolle erforderlich; Nachweis von Antikörpern gegen Diphtherie-Toxin im NT.

6 Spezielle Beratung

Präexpositionell
Expositionsprophylaxe: persönliche Schutzausrüstung: Atemschutz mit filtrierender Halbmaske (FFP 2).
Dispositionsprophylaxe (Schutzimpfung): Diphtherie-Adsorbat-Impfstoff (i.m.); je eine Impfdosis im 2., 3., 4., 11.–14. Lebensmonat, Auffrischimpfung im 5.–6. und 9.–17. Lebensjahr; vorzugsweise mit Kombinationsimpfstoff (TD/Td), ab einem Alter von 5 bzw. 6 Jahren (je nach Angaben des Herstellers) Auffrischimpfungen und Grundimmunisierung mit reduziertem Diphtherietoxoid-Gehalt (d), in der Regel kombiniert mit Tetanustoxoid und Pertussis oder weiteren indizierten Antigenen; Auffrischimpfung bei Erwachsenen ohne Titerkontrolle i. d. R. nach 10 Jahren, nicht früher als 5 Jahre nach der vorhergehenden letzten Dosis; Ungeimpfte oder Personen mit fehlendem Impfnachweis sollten 2 Impfungen im Abstand von 4–8 Wochen und eine 3. Impfung 6–12 Monate nach der 2. Impfung erhalten; Impfschutz frühestens nach zweiter Impfdosis; bei Face-to-face-Kontakt zu Erkrankten Auffrischimpfung bereits 5 Jahre nach letzter Impfung; jede Auffrischimpfung mit Td sollte Anlass sein, eine mögliche Indikation einer Pertussis-Impfung zu überprüfen und gegebenenfalls einen Kombinationsimpfstoff (Tdap) einzusetzen; Impfung von bisher nichtgeimpften Erwachsenen in der Kinderbetreuung empfohlen (STIKO).

Postexpositionell
Absonderung von Erkrankten; bereits bei klinisch begründetem Verdacht sofortige Gabe von Diphtherie-Antitoxin; derzeit Bezug nur über internationale Apotheken;

keinesfalls mikrobiologischen Laborbefund abwarten; *medikamentöse Prophylaxe* unabhängig vom Impfstatus, z. B. mit Erythromycin bei engem Kontakt zu Erkrankten während Ansteckungsfähigkeit; bei symptomlosen Keimträgern („Carrier") toxinbildender Stämme, nicht vor Abnahme des Abstrichs, beeinflusst nicht die Toxinwirkung, lässt jedoch Toxinsynthese sistieren (Eradikation), unterstützt Antitoxin-Wirkung bei Erkrankten.

7 Ergänzende Hinweise

Namentliche Meldepflicht (§ 6 Abs. 1 Nr. 1 IfSG) bei Krankheitsverdacht, Erkrankung sowie Tod an Diphtherie.
Namentliche Meldepflicht (§ 7 Abs. 1 IfSG) bei direktem oder indirektem Nachweis des Krankheitserregers (toxinbildend), soweit der Nachweis auf eine akute Infektion hinweist.
Namentliche Meldepflicht (§ 6 Abs. 1 Nr. 3 IfSG) bei dem Verdacht einer über das übliche Ausmaß einer Impfreaktion hinausgehenden gesundheitlichen Schädigung („Impfschaden").
Nichtnamentliche Meldepflicht (§ 6 Abs. 3 IfSG) als Ausbruch besteht unverzüglich bei gehäuftem Auftreten nosokomialer Infektionen, bei denen ein epidemischer Zusammenhang wahrscheinlich ist oder vermutet wird.
Anspruch auf Versorgung (§ 60 IfSG) im Impfschadensfall oder bei einer durch andere Maßnahmen der spezifischen Prophylaxe entstandenen gesundheitlichen Schädigung.
Beschäftigungsverbot (§34 Abs. 1 IfSG): Wenn Personen erkrankt oder dessen verdächtig sind, dürfen sie in den in § 33 genannten Gemeinschaftseinrichtungen* keine Lehr-, Erziehungs-, Pflege-, Aufsichts- oder sonstigen Tätigkeiten ausüben, bei denen sie Kontakt zu den dort Betreuten haben, bis nach ärztlichem Urteil eine Weiterverbreitung der Krankheit durch sie nicht mehr zu befürchten ist.
Satz 1 gilt entsprechend für die in der Gemeinschaftseinrichtung Betreuten mit der Maßgabe, dass sie die dem Betrieb der Gemeinschaftseinrichtungen dienenden Räume nicht betreten, Einrichtungen der Gemeinschaftseinrichtung nicht benutzen und an Veranstaltungen der Gemeinschaftseinrichtung nicht teilnehmen dürfen.
Informationspflicht (§34 Abs. 6 IfSG) krankheits- und personenbezogen an das zuständige Gesundheitsamt durch die Leitung der Gemeinschaftseinrichtung.
Tätigkeits- und Beschäftigungsverbot (§ 34 Abs. 2 IfSG) für Ausscheider nur bei toxinbildenden Stämmen.
Wiederaufnahme der Tätigkeit (§ 34 Abs. 1 IfSG) bis nach ärztlichem Urteil eine Weiterverbreitung der Krankheit durch den Betroffenen nicht mehr zu befürchten ist: *nach Erkrankung*, wenn in drei Abstrichen keine toxinbildenden Diphtheriebakterien nachweisbar (Beginn frühestens 24 Std. nach abgesetzter antimikrobieller Behand-

* Gemeinschaftseinrichtungen im Sinne dieses Gesetzes (§ 33 IfSG) sind Einrichtungen, in denen überwiegend Säuglinge, Kinder oder Jugendliche betreut werden, insbesondere Kinderkrippen, Kindergärten, Kindertagesstätten, Kinderhorte, Schulen oder sonstige Ausbildungseinrichtungen, Heime, Ferienlager und ähnliche Einrichtungen.

lung); von *Ausscheidern* (behandelte symptomlose Keimträger/„Carrier" toxinbildender Stämme) nach drei negativ befundeten Abstrichen (Abstand zwei Tage) mit Zustimmung des Gesundheitsamtes (§ 34 Abs. 2 Nr. 2 IfSG); von (engen) Kontaktpersonen am 3. Tag nach Beginn einer Behandlung; unbehandelt nach drei negativen Abstrichen, im Ausnahmefall sieben Tage nach letztem Kontakt (schriftliches ärztliches Attest).

Coxiella burnetii

1 Erreger

Coxiella (C.) burnetii, pleomorphes, meist stäbchenförmiges gramnegatives Bakterium, unbeweglich, obligat intrazellulär (Trophoblasten/Endothelzellen); sporenähnliche Strukturen (Dauerform) von hoher Umweltresistenz (Austrocknung, Hitze, Kälte, Sonnenlicht);
Einstufung nach Richtlinie 2000/54/EG, Gruppe 3.
Vom US Center for Disease Control and Prevention (CDC) in die Liste der potenziellen Biowaffen eingeordnet, Kategorie B.

2 Vorkommen

Allgemein
Weltweit; bei Mensch und Tier, z. B. Schaf, Rind, Ziege, Pferd, Esel, Nutzgeflügel, Heimtiere, wildlebende Vögel, Jagd-, Wildtiere, Nagetiere, Reptilien, in Deutschland Zecke, Milbe, Laus, Fliege; in Süd-, Südosteuropa häufig („Balkangrippe"); tätigkeitsabhängige Durchseuchung: ca. 20 % in Viehfarmen, 2–4 % Normalbevölkerung; endemisch u. a. in Bayern, Baden-Württemberg, Hessen, Nordrhein-Westfalen; meist Ausbrüche/Kleinraumepidemien (ländliche Gebiete, Randlage von Städten), jährlich ca. 300 Fälle.

Beruflich
Forschungseinrichtungen, Laboratorien, Konsiliarlaboratorien, Gesundheitsdienst (Geburtshilfe), Landwirtschaft (Tierhaltung, -handel, -transport, Schafschur), Forstwirtschaft, Jagd, Veterinärmedizin, Schlachthöfe, Gerbereien, Wollverarbeitung.

3 Übertragungsweg/Immunität

Staubinfektion durch Einatmen von getrocknetem Zeckenkot (stabile Dauerformen) im Vlies (Tiere), an Kleidungsstücken, an Wollresten haftender oder/und staubgetragener Erreger (Schafe) über Distanzen bis zu 2 km.

Kontakt-, Schmierinfektion über Blut, Speichel, Urin, Faeces, Rohwolle (Vlies), (Schaf-) Fell, Futtermittel, Streu, über Nachgeburt, Fruchtwasser, perkutan über Fleisch von Schlacht-, Jagdtieren.
Alimentäre Infektion durch Verzehr von infiziertem/kontaminiertem Frischfleisch, Rohmilch bzw. deren Produkten (Rohkäse, Rahm, Butter), nicht ausreichend gekochten Eiern, Eiprodukten.
Über 60 Zeckenarten als Vektoren, *Mensch* i. d. R. Fehlwirt, Ansteckung von Mensch zu Mensch selten, selten intrauterin auf Fetus, extrauterin über Plazenta, durch Zeckenbiss, bei Knochenmarktransplantation, Autopsie; lang andauernde zelluläre, humorale Immunität (häufig „stille Feiung").

4 Krankheitsbild

Inkubationszeit 9–14 Tage; *Ansteckungsfähigkeit* ab der primären Fieberphase ca. 3 Wochen, Erreger bleibt (ein-, angetrocknet) monate- bis jahrelang infektionstüchtig; ca. 50 % der Fälle inapparent oder symptomarm, grippeähnliche Prodromi (häufig bei Frauen, Kindern), u. U. Parästhesien an Extremitäten; oftmals innerhalb 1–2 Wochen selbstlimitierend; Erreger kann generalisieren, in Makrophagen überleben, Reaktivierung möglich (Schwangerschaft, Immunsuppression).

Akute Erkrankung
Plötzlicher Fieberanstieg, Schüttelfrost, Kopf-, Gelenk-, Brust-, Bauch-, Rückenschmerzen, Übelkeit, Erbrechen, Schwindel, Bewusstseinstrübung, interstitielle, sog. atypische Pneumonie, Komplikationen (selten): schwerwiegende Meningoenzephalitis, Myokarditis, Perikarditis, Epididymo-Orchitis, Exanthem, hämolytische Anämie, Hepatitis, Neuritis (N. opticus), Osteomyelitis, Thrombophlebitis, Uveitis; Risiko von Frühgeburt und Abort bei Infektionen in der Schwangerschaft; Letalität < 1 %.

Chronische Infektion
6 Monate bis 20 Jahre nach Primärinfektion (5 % der Erkrankten); am häufigsten Endokarditis (Aortenklappe 50 %, Mitralklappe selten), vorwiegend bei Immunsupprimierten; chronisch granulomatöse Hepatitis (30 %); Immunkomplex-Glomerulonephritis.

5 Spezielle Untersuchung

Erregernachweis
Wegen des Infektionsrisikos selten durchgeführt (Zellkultur, embryoniertes Hühnerei, Tierversuch), Anzüchtung möglich aus Blut, Urin, Plazenta, Faeces, Organmaterial, Milch, Biopsiematerial.

Antikörpernachweis
Zur Feststellung der Infektionsbereitschaft/Suszeptibilität (nur in Laboratorien/Konsiliarlaboratorien): *akutes Stadium:* IgM-Antikörper gegen Lipopolysaccharid (LPS) Phase II, Serokonversion 7–15 Tage nach Auftreten erster Symptome; *chronisches Stadium:* Antikörper gegen LPS Phase I; IIFT (Methode der Wahl), ELISA.

6 Spezielle Beratung

Präexpositionell

Expositionsprophylaxe: Sanierung der Tierbestände (Vektorbekämpfung); Vorsichtsmaßregeln bei Schlachtung infizierter Tiere (Absetzen des Euters in toto ohne Verletzung des Drüsengewebes/Zitzen, keine Öffnung der Gebärmutter im Schlachtbetrieb); grundsätzlich keine nichtpasteurisierte Milch trinken; persönliche Schutzausrüstung: partikelfiltrierende Halbmaske (mindestens FFP 2), z. B. bei Reinigungsarbeiten, Scheren von Schafen;

Dispositionsprophylaxe (Schutzimpfung) in einigen Ländern außerhalb Deutschlands (Mensch, Tier) verfügbar, Q-Fieber-Impfstoff in Deutschland nur für Rinder.

Postexpositionell

Isolierung von Patienten nicht erforderlich; bei akutem Q-Fieber Doxycyclin, Tetracycline, bei Meningoenzephalitis alternativ Ciprofloxacin, Chloramphenicol; bei chronischer Infektion Langzeit-Kombinationstherapie (mehrjährig) meist mit Doxycyclin, dazu alternativ Cotrimoxazol, Rifampicin oder Ciprofloxacin.

7 Ergänzende Hinweise

Namentliche Meldepflicht (§ 7 Abs. 1 IfSG) bei direktem oder indirektem Nachweis des Krankheitserregers, soweit der Nachweis auf eine akute Infektion hinweist.

Cryptococcus neoformans var. neoformans

1 Erreger

Cryptococcus neoformans var. neoformans (4 Serotypen), fakultativ pathogener Sprosspilz (sog. Opportunist); Deuteromykota, Klasse Blastomycetes, Familie Cryptococcaceae;

Einstufung nach Richtlinie 2000/54/EG, Gruppe 2 (A: Mögliche allergene Wirkungen).

2 Vorkommen

Allgemein

Weltweite, zweithäufigste (nach Candidiasis) opportunistische, meist sporadische Mykose des Menschen; Erdreich als natürlicher Standort in urbanen Regionen: Umgebung (Nistplätze) von wildlebenden Vögeln (Tauben, Sperlinge, Schwalben, Stare, Fasanen), Nagetieren (Mäuse, Ratten); Fledermäuse; Heimtiere (Hunde, Katzen), Zier- und Stubenvögel (Papageien, Kanarienvögel), Nutzvieh (Rind, Pferd, Ziege), Zootiere (Affen, Tiger); kontaminierte Lebensmittel (Milch, Früchte, Fruchtsäfte), Pflanzen (Gräser).

Beruflich
Vorwiegend bei immungeschwächten Beschäftigten: Gesundheitsdienst, Veterinärmedizin, Referenzzentren, Konsiliarlaboratorien, bei Schädlingsbekämpfung, Umgang mit o.g. Tieren in Land-, Forst-, Holzwirtschaft und Gartenbau, tierischen und pflanzlichen Nonfoodprodukten.

3 Übertragungsweg/Immunität

Weitergabe beim Menschen über Speichel, Sputum (besonders bei Zerfallsherden mit Kommunikation zum Bronchialbaum), Urin, Prostatasekret, Sperma, kolliquationsnekrotische Haut-, Schleimhautprozesse; bei infizierten Tieren, z. B. über Exkremente (Vögel), Auswurf (Pferd), Milch (Rind), mukokutane Einschmelzungen (Hund, Katze); *Aufnahme* von erregerhaltigen Aerosolen (Erreger im trockenen Milieu über Jahre infektionsfähig); Kontakt- oder Schmierinfektionen nicht auszuschließen; verzögerte humorale Antikörperbildung; fehlende Immunität.

4 Krankheitsbild

Inkubationszeit unbekannt; *Ansteckungsfähigkeit* solange Ausscheidung anhält; klinisch ausgeprägt bei dauernd verminderter Immunabwehr (siehe Elementarteil 2.3.1.1.) und prädisponierenden Allgemeinerkrankungen, z. B. Diabetes mellitus, Leukämie, Karzinome, Morbus Hodgkin, Sarkoidose, Acrodermatitis enteropathica; Aids-definierende Erkrankung (Falldefinition 1993).
Ausgehend vom primären Befall beider Lungen oder einzelner Lungenlappen unterschiedliche Krankheitsverläufe:
inapparente Form;
bronchopulmonale Form: grippale Erscheinungen mit Pleuraschmerz oder miliaren pneumonieähnlichen, peribronchitischen Veränderungen;
granulomatöse Form: schwache Gewebsreaktion mit myxomatöser Gewebszerstörung (gelatinöse Expektoration) oder hyperproliferativ mit hilusnahen Herden *(Kryptokokkome)* ohne Streuungstendenz;
generalisierte Form: bei dauernd verminderter Immunabwehr und prädisponierenden Allgemeinerkrankungen in der Regel sekundäre lympho-hämatogene Ausbreitung mit Befall einzelner Organe: Augen (Choriopathie), Herz (Perikard), Knochenmark (Osteomyelitis), (Neben-)Nieren, Prostata („Rezidivnische"); auch sofortige Dissemination nach inhalativer Erregeraufnahme möglich;
mukokutane Form: Integument (5–10 % der gestreuten Fälle), Mukosa (selten) mit Papeln, Pusteln, einschmelzenden Prozessen;
enzephalo-meningeale Form: häufigste Komplikation; intrakranielle Drucksteigerung (z. B. Zephalgie, Vertigo, Nausea, Vomitus, Bradykardie, Koma); progressive, oft tödliche Meningitis; per continuitatem Übergreifen auf kortikale Hirnteile und subkortikale Stammganglien, Medulla oblongata oder Rückenmark (Myelitis/Kryptokokkome); ZNS kann Zysten aufweisen („Emmentaler Hirn").

5 Spezielle Untersuchung

Erregernachweis
Bei klinischem Verdacht mikroskopischer und kultureller Erregernachweis in Gewebeschnitt oder Körperflüssigkeiten, vor allem Lungenaspiraten, Bronchiallavage.

Antikörpernachweis
KBR, DRID, ERID, HAT, IHAT, IIFT (standardisiertes Polysaccharid-Protein-Antigen); Antigennachweis im Serum mittels Trägerpartikel-Agglutination (LAT), infektionspräventiv ohne Relevanz.

6 Spezielle Beratung

Präexpositionell
Expositionsprophylaxe: Bei Reinigungsarbeiten tierkotbelasteter Areale (z. B. Ställe, Käfige), sonstigen Tätigkeiten mit Aufwirbelung kontaminierter Erdhabitate; Aerosole vermeiden, persönliche Schutzausrüstung: Atemschutz mit partikelfiltrierender Halbmaske (mindestens der Schutzklasse FFP 2), strenge Expositionsprophylaxe für Personen mit verminderter Abwehrlage;
Dispositionsprophylaxe (Schutzimpfung) nicht verfügbar.

Postexpositionell
Im Erkrankungsfall antimykotische Kombinationstherapie mit Amphotericin B/Flucytosin über 4–8 Wochen, meist systemisch.

7 Ergänzende Hinweise

Namentliche Meldepflicht (§ 6 Abs. 1 Nr. 5 IfSG) besteht bei Auftreten einer bedrohlichen Krankheit oder von zwei oder mehr gleichartigen Erkrankungen, bei denen ein epidemischer Zusammenhang wahrscheinlich ist oder vermutet wird, wenn dies auf eine schwerwiegende Gefahr für die Allgemeinheit hinweist und Krankheitserreger als Ursache in Betracht kommen, die nicht in § 7 IfSG genannt sind.

Cryptosporidium spp.

1 Erreger

Cryptosporidium (C.) spp., Protozoon; Familie Cryptosporididae; mehr als 20 Spezies für den Menschen von Bedeutung;
a) C. nasorum (Fisch)
b) C. serpentis (Reptilien)
c) C. meleagridis und C. baileyi (Vögel)
d) C. muris und C. parvum
Einstufung nach Richtlinie 2000/54/EG, Gruppe 2.
Vom US Center for Disease Control and Prevention (CDC) in die Liste der potenziellen Biowaffen eingeordnet, Kategorie B.

2 Vorkommen

Allgemein
Weltweit; ubiquitär; Prävalenz in Industriestaaten ca. 2 %, in Entwicklungsländern ca. 8 %; Bedeutung zunehmend, insbesondere bei Immunschwäche; Prävalenz bei Kindern signifikant höher. 841 Fälle in Deutschland 2012.

Beruflich
Landwirtschaft, Tierpflege, Veterinärmedizin, Gesundheitsdienst, Untersuchung, Behandlung und Pflege von Kindern sowie zur vorschulischen Kinderbetreuung, Behinderteneinrichtungen, (Pfleger von Erkrankten infizieren sich bis zu 45 %), Tätigkeiten mit intensivem Kontakt zu Abwasser und Klärschlamm.

3 Übertragungsweg/Immunität

Fäkal-oral (Schmierinfektion), auch aerogen möglich; massenhaftes Ausscheiden von Oozysten mit den Faeces (Mensch und Tier); Übertragung durch kontaminiertes Trinkwasser, Oberflächengewässer, Abwasser, Lebensmittel (besonders rohe Milch); Infektionsdosis gering, Reinfektion möglich; geringe Wirtsspezifität innerhalb der Säugetiere; keine Immunität.

4 Krankheitsbild

Inkubationszeit 1–14 (7) Tage; *Ansteckungsfähigkeit* solange Oozysten (hohe Infektiosität, Desinfektionsmittelresistenz, Überlebensfähigkeit) ausgeschieden werden, 18–31 (selten 60) Tage, auch nach Sistieren der klinischen Symptomatik; asymptomatische Infektionen möglich; Übelkeit, Erbrechen, Fieber (< 39 °C), Abdominal-, Muskel-, Kopfschmerzen, Gewichtsabnahme; 3–12 (26) Tage lang anhaltende profuse wässrige braungrün gefärbte, lebensbedrohliche Durchfälle (bis zu 10 Stuhlabgänge pro Tag) mit Schleim- und Blutbeimengungen; Dehydratation durch erhebliche Flüssigkeitsverluste von 3–6 (17) Liter; i. d. R. selbstlimitierend (nach 12–14 Tagen) bei Immunkompetenten; bei Immunschwäche progredienter und chronischer (monate- bis jahrelanger) Verlauf; Aids-definierende Erkrankung (Falldefinition 1993); ggf. Beteiligung der Atemwege, Gallenblase, Leber, Pankreas, Letalität bis zu 80 %.

5 Spezielle Untersuchung

Erregernachweis
Bei klinischem Verdacht von Personen mit Immuninkompetenz, immunsuppressiver Therapie oder Diarrhoe unklarer Genese *mikroskopisch:* Nachweis des Erregers/Oozysten (Stuhl, Galleflüssigkeit, bronchoalveoläre Lavage) im Nativ-, Färbe-, Immunfluoreszenzpräparat (DIFT).

Antikörpernachweis
IIFT, ELISA, ohne Relevanz bei akuten Erkrankungen.

6 Spezielle Beratung

Präexpositionell
Expositionsprophylaxe: Schutzkleidung, allgemeine Hygiene- und Desinfektionsmaßnahmen gemäß VAH-Liste (Prophylaxe), ggf. RKI-Liste (amtliche Anordnung) beim Umgang mit Faeces, Erbrochenem.
Dispositionsprophylaxe (Schutzimpfung) nicht verfügbar.

Postexpositionell
Keine wirksame Antibiotikatherapie bekannt, u. U. im Erkrankungsfall Paromomycin, Pentamidin, Albendazol; symptomatische Maßnahmen (Volumen-, Elektolytsubstitution, Peristaltikhemmer).

7 Ergänzende Hinweise

Namentliche Meldepflicht (§ 7 Abs. 1 IfSG) bei direktem oder indirektem Nachweis des Krankheitserregers, soweit der Nachweis auf eine akute Infektion hinweist.
Nichtnamentliche Meldepflicht (§ 6 Abs. 3 IfSG) als Ausbruch besteht unverzüglich bei gehäuftem Auftreten nosokomialer Infektionen, bei denen ein epidemischer Zusammenhang wahrscheinlich ist oder vermutet wird.

Dermatophyten (Microsporum spp., Trichophyton spp., Epidermophyton floccosum)

1 Erreger

Infektiöse keratophile Deuteromykota, Klasse Hyphomycetes, klinisch relevant *Microsporum (M.)* audouinii (A), M. canis, M. gypseum, *Trichophyton (T.)* rubrum, T. mentagrophytes, T. tonsurans, T. verrucosum, T. schoenleinii), *Epidermophyton (E.)* floccosum (A);
Einstufung nach Richtlinie 2000/54/EG, Gruppe 2
(A: Mögliche allergene Wirkungen).

2 Vorkommen

Allgemein
Ubiquitär verbreitet bei Mensch und Tier (Mykozoonose), 20–25 % der Weltbevölkerung an Dermatomykosen erkrankt. Haus-, Heim-, Labor-, Nutz-, Pelztiere (Chinchilla, Nerz), jagdbares Wild, Zootiere sowie Igel, Nutzgeflügel, wildlebende Vögel (siehe Tabelle); M. gypseum mit natürlichem Standort im Erdboden, in Schwimmbädern, Saunaanlagen, Sport- und Fitnesscentern.

Beruflich
Land-, Forst- und Holzwirtschaft, Gartenbau, Tierhandel, Schlachtung, Gesundheitsdienst, Referenzzentren, Konsiliarlaboratorien, geriatrische Einrichtungen, Körper-, Schönheitspflege (Kosmetiksalons), Friseurhandwerk, Einrichtungen zur medizinischen Untersuchung, Behandlung und Pflege von Kindern sowie zur vorschulischen Kinderbetreuung, Jugendbetreuung sowie andere Gemeinschaftseinrichtungen.

3 Übertragungsweg/Immunität

Erregeraffinität zu Haut (Hornschicht) und deren Anhangsgebilde (Haare, Haarfollikel, Nägel); Weitergabe durch *direkten* Kontakt mit Tieren oder *indirekt* über kontaminierte Gebrauchsgegenstände, Erdboden oder Vektoren wie Spinnentiere (Milben), Kerbtiere (Läuse, Flöhe), Dipteren (Fliegen); Haarfollikel, dermale (Mikro-) Läsionen als Eintrittspforte, begünstigend alkalischer ph-Wert/ungenügende Abdunstung der Haut, vermehrte Schweißbildung; keine *Immunität*, jedoch Immunantwort als Hautreaktion vom verzögertem Typ.

4 Krankheitsbild

Inkubationszeit 10–14Tage (M. audouinii), übrige Arten wahrscheinlich wenige Tage; *Ansteckungsfähigkeit* bis Abheilung der Herde (Hautschuppen, Haarstümpfe, Nagelspäne, Eiter, Bläschendecken); Hyphen und Sporen außerhalb des Körpers jahrelang infektionstüchtig; verschiedene Dermatophytenarten können ähnliche Effloreszenzen hervorrufen; klinischer Sprachgebrauch i. d. R. „Tinea" mit Angabe der Lokalisation.

Tinea corporis
Oberflächliche Trichophytose
Befall u. a. durch T. rubrum (40 %), T. mentagrophytes (14 %), T. verrucosum (8 %), T. tonsurans (6 %); scheibenförmig scharf begrenzte, juckende, entzündliche Rötung an beliebiger lanugobehaarter Körperstelle, randständig schuppend.

Tiefe Trichophytose
Befall u. a. durch, T. rubrum, T. mentagrophytes, T. verrucosum, bevorzugt behaarte Kopfhaut, Bart (Tinea barbae); tiefgelegene follikuläre Pusteln; Infiltration mit Einschmelzungen; tumoröse Herde mit Krustenauflagerung und eitrigem Sekret aus den Follikeln; regionäre Lymphknotenschwellung.

Tinea pedum/manum
Befall u. a. durch T. rubrum, T. mentagrophytes, T. verrucosum, E. floccosum (selten); *intertriginöse Form:* Befall der Zwischenräume (Zehen, Finger) mit Nässen, Mazeration, Rhagaden, Juckreiz; übergreifend auf streckseitige Hautpartien mit randständigen Bläschen;
squamös-hyperkeratotische Form: Befall von Fußgewölbe, Handfläche und seitlichen Rändern, Zehen-, Fingerspitzen; gelb-bräunliche Abschilferung, verbunden mit Hyperkeratose, Rhagadenbildung, Juckreiz;
dyshidrotische Form: Befall von Fußgewölbe, Handfläche, übergreifend auf benachbarte Hautbezirke; stark juckende, ggf. zusammenfließende Bläschen auf gerötetem Grund, von Schuppensaum umgeben.

Tinea inguinalis/cruris
Befall u. a. durch E. floccosum, T. rubrum, T. mentagrophytes; beginnend mit braunroten Flecken zu scharf begrenzten, juckenden Herden konfluierend, nässender, schuppender Randsaum; Oberschenkelinnenseite, sonstige (übermäßig) schwitzende Körperregionen (genitoanal, axillär, submammär).

Tinea unguium (Onychomykose)
Befall u. a. durch T. rubrum (70–80 %), T. mentagrophytes (ca. 20 %), T. tonsurans, E. floccosum (ca. 2 %); distal/lateral beginnend am freien Nagelrand (Zehen, Finger); subunguale Hyperkeratosen (Nagelbettbefall): weißlich-gelblich verfärbte Hornmassen unter aufsplitternder, bröckliger Nagelplatte.

Tinea capitis
Befall durch M. audouinii (anthropophil), M. canis (zoophil) bei *Mikrosporie;* vorzugsweise behaarter Kinderkopf: scharf begrenzte Herde, mehlstaubartig hochinfektiös schuppend („wie mit Asche bestreut"), konfluierend zu polyzyklischen Flächen mit Haarstümpfen („wie schlecht gemähte Wiese"); Spontanheilung mit Pubertätseintritt; unbehaarte Haut, Nägel seltener betroffen, auch Erwachsene; bei Befall durch

T. mentagrophytes, T. verrucosum u. a. m. scheibenförmiger entzündlich geröteter schuppender Herd mit einzelnen abgebrochenen Haaren, auch pustulös, schwammartig infiltrativ (Kerion Celsi).

Tinea favosa (Favus/Erbgrind)
Befall durch T. schoenleinii; bevorzugt behaarter Kinderkopf, gelegentlich an anderen Körperstellen (Haut, Nägel) lokalisiert; schwefelgelbe bröcklige, schildchenförmige Schuppenkrusten (Scutula), konfluierend zu flächenhaften squamo-krustösen Herden; penetranter mäuseartiger Geruch; zerstörte Haarfollikel bei Abheilung mit narbiger Alopezie.

5 Spezielle Untersuchung

Eregernachweis
In unklaren Fällen Untersuchung von Material aus Effloreszenzen in Speziallaboratorien möglich; mikroskopisch-kultureller Nachweis und Identifikation angezüchteter Pilze bzw. ihrer Reproduktionsformen (Sporen).

Antikörpernachweis
Serologische Methoden für lokalisierte Mykosen in Hautkompartimenten nicht eingeführt, Kutantest mit gruppenspezifischem Filterantigen (Trichophytin) ohne praktische Bedeutung.

6 Spezielle Beratung

Präexpositionell
Expositionsprophylaxe: persönliche Schutzmaßnahmen (körperbedeckende Schutzkleidung) bei Umgang mit Tieren (siehe Tabelle), vor allem, wenn sie Hauterscheinungen zeigen; Stallhygiene und Schädlingsbekämpfung; Desinfektionspraxis mit gelisteten fungizid wirksamen Präparaten gemäß VAH-Liste (Prophylaxe), ggf. RKI-Liste (amtliche Anordnung), adjuvante Bekämpfung von Milieufaktoren (Hyperhidrosis); *Dispositionsprophylaxe* (Schutzimpfung) nicht verfügbar.

Postexpositionell
Im Erkrankungsfall antimykotische Therapie, topisch (Creme, Nagellack, Lotion, Spray, Puder) und/oder systemisch mit oral applizierbaren Grisanen.

7 Ergänzende Hinweise

Namentliche Meldepflicht (§ 6 Abs. 1 Nr. 5 IfSG) besteht bei Auftreten einer bedrohlichen Krankheit oder von zwei oder mehr gleichartigen Erkrankungen, bei denen ein epidemischer Zusammenhang wahrscheinlich ist oder vermutet wird, wenn dies auf eine schwerwiegende Gefahr für die Allgemeinheit hinweist und Krankheitserreger als Ursache in Betracht kommen, die nicht in § 7 IfSG genannt sind.

Dermatomykosen bei Mensch und Tier

Spezies	Lokalisation																			Bemerkungen
	Mensch	Affe	Goldhamster	Hund	Igel	Kaninchen	Katze	Maus	Meerschweinchen	Nutzgeflügel	Pelztiere	Pferd	Ratte	Rind	Schaf	Schwein	Wild	Ziege	sonstige Zootiere	
Microsporum audouinii	●	●	●	●		●	●	●	●				●							Mitteleuropa, Nordamerika, Westafrika; epidemisch in Schulen, sonstigen Gemeinschaftseinrichtungen für Kinder und Jugendliche
Microsporum canis	●	●	●	●	●	●	●		●		●	●		●	●	●		●	●	30 % aller Mikrosporien, 15 % aller Dermatophytosen
Microsporum gypseum	●	●		●			●	●	●			●	●			●				weltweites Vorkommen, im Erdboden
Trichophyton mentagrophytes	●	●	●	●	●	●	●	●	●	●	●	●	●	●	●	●	●	●	●	Mittel- und Westeuropa, Nordamerika, natürlicherweise (auch) im Erdboden
Trichophyton rubrum	●			●		●	●		●			●		●						Mittel- und Westeuropa, Nordamerika
Trichophyton tonsurans	●					●			●			●		●			●			Nord-, Südamerika
Trichophyton verrucosum	●			●		●	●		●			●		●	●			●	●	Balkan, Afrika, Nordamerika, Naher und Ferner Osten
Trichophyton schoenleinii	●			●		●	●	●				●								Mittel-, Osteuropa, Nordafrika, Naher Osten
Epidermophyton floccosum	●																			weltweites seltenes Vorkommen

Ebola-Virus

1 Erreger

Ebolavirus, RNA Virus, Familie Filoviridae;
Einstufung nach Richtlinie 2000/54/EG, Gruppe 4
Vom US Center for Disease Control and Prevention (CDC) in die Liste der potenziellen Biowaffen eingeordnet, Kategorie A.

2 Vorkommen

Allgemein

Sporadisches und epidemisches Auftreten in den Verbreitungsgebieten; regional eng begrenzt, vor allem in tropischen Gebieten; natürliches Reservoir unklar; Epidemien in Zentralafrika und im Sudan ; letzter Ausbruch 2014 Westafrika, als Infektionsquellen Gorillas und Antilopen vermutet; Befall von Primaten und anderen Säugetieren beschrieben;

Beruflich

Kompetenzzentren (Untersuchung, Behandlung, Pflege), Pathologie, Forschungseinrichtungen, Referenzzentern, Tierpflege (Affen), Arbeitsaufenthalt in Endemiegebieten (bei einem Ausbruch Antikörper bei ca. 30 % der Ärzte, 11 % bei technischen Hilfskräften, 10 % bei Krankenschwestern gefunden).

3 Übertragungsweg/Immunität

Übertragung vom Affen auf den Menschen, ansonsten von Mensch zu Mensch sehr leicht bei engem Kontakt ; aerogen durch infektiöse, staubgetragene Faecespartikel; auch durch kontaminierte Gegenstände, nosokomiale und Laborinfektionen möglich; nach Ausheilung vermutlich lebenslange Immunität.

4 Krankheitsbild

Inkubationszeit 7 Tage; Ansteckungsfähigkeit sehr hoch; rascher Fieberanstieg auf 40 °C, Myalgien, endokardiale Blutungen, Hämorrhagien durch direkte Beteiligung der Endothelien der Gefäße; Gerinnungsstörungen, Blutungen in viele Organe einschließlich ZNS, relativ spät in den Magen-Darm-Trakt, Pneumonie, Schock durch Herz-Kreislauf-Versagen; Letalität bis ca. 50–80 %.

5 Spezielle Untersuchung

Erregernachweis

Biopsie-, Autopsiematerial, Blut (3.–16.Tag nach Auftreten klinischer Symptome); Virusisolierung (Zellkultur, Tierversuch) probates diagnostisches Mittel; Schnellnachweis elektronenmikroskopisch und fluoreszenzserologisch (DIF); Antigennachweis mittels Antigen-ELISA (antigen-capture-Prinzip), molekularbiologisch mit RT-PCR.

Antikörpernachweis
ELISA (Methode der Wahl), IFT, Westernblot; IgM-Antikörper treten ab 7. bis $\geq$ 30. Krankheitstag auf, IgG-Antikörper zwischen 6. bis18. Krankheitstag, persistieren jahrelang; beweisender vierfacher Titeranstieg (IgG-Antikörper).

6 Spezielle Beratung

Präexpositionell
Expositionsprophylaxe: flüssigkeitsdichte Schutzkleidung, partikelfiltrierende Halbmaske (FFP3);
Dispositionsprophylaxe (Schutzimpfung) derzeit in Entwicklung.

Postexpositionell
Behandlung Erkrankter in Spezialinfektionsstationen (Hamburg, Frankfurt/Main, Berlin, Leipzig, München); Desinfektion mit einer neuen Generation von Desinfektionsmitteln sogenannten Nanoemulsionen (ATB). Spezielle Hygieneregelungen bei Pflege und Umgang mit dem Erreger von Experten festgelegt; bei gezielten Tätigkeiten Sicherheitsstufe 4 (Laboratorien).

7 Ergänzende Hinweise

Namentliche Meldepflicht (§ 6 Abs. 1 Nr.1 IfSG) bei Krankheitsverdacht, Erkrankung sowie Tod an virusbedingtem hämorrhagischem Fieber.
Namentliche Meldepflicht (§ 7 Abs. 1 IfSG) bei direktem oder indirektem Nachweis des Krankheitserregers, soweit der Nachweis auf eine akute Infektion hinweist.
Bei Erkrankten, Krankheitsverdächtigen, Ansteckungsverdächtigen unverzügliche Absonderung (§ 30 Abs. 1 IfSG) in einem geeigneten Krankenhaus (Quarantäne).

Echinococcus spp.

1 Erreger

Echinococcus granulosus (Hundebandwurm), Echinococcus multilocularis (kleiner Fuchsbandwurm); Tierstamm Plathelminthen (Plattwürmer), Klasse Cestoden (Bandwürmer);
Einstufung nach Richtlinie 2000/54/EG, Gruppe 3 (**).

2 Vorkommen

Allgemein
Echinococcus granulosus weltweit, in Europa vor allem Mittelmeerländer, von dort stammen Fälle in Deutschland, Hund als Endwirt; Echinococcus multilocularis in nördlicher Hemisphäre, hierzulande endemisch in Süddeutschland (insbesondere der Raum der Schwäbischen Alb), Bayern, Rheinland-Pfalz, Westharz, Niedersachsen, Thüringen, Nordrhein-Westfalen, jährliche Inzidenz 0,18 bis 0,74/100.000 Einwohner in europäischen Endemiegebieten; Fuchs (Hund, Katze) als Endwirt.

Beruflich
Im Endemiegebiet für Forst- und Holzwirtschaft, Landschaftspflege, Gerbereien, Tierpräparation, Konsiliarlaboratorien, Veterinärmedizin, Tierhaltung.

3 Übertragungsweg/Immunität

Ausscheidung von Wurm mit Gliedern und Eiern durch Endwirte; perorale Infektion/ Invasion des Menschen (Fehlwirt) infolge engen Kontaktes (Echinococcus granulosus) bzw. Tätigkeit in kontaminiertem Gelände (Echinococcus multilocularis); Eier in Lebensmitteln 3–18 Monate infektiös; als Zwischenwirte auch Rind, Pferd, Schaf, Schwein (Echinococcus granulosus) bzw. Feld-, Wühlmaus, Bisamratte (Echinococcus multilocularis); seit Einführung der Meldepflicht durchschnittlich 17 Meldungen an Echinococcus-Erkrankungen pro Jahr, keine Immunität.

4 Krankheitsbild

Inkubationszeit ca. 6 Monate bis mehrere Jahre; *Ansteckungsfähigkeit* besteht nicht, da Mensch Fehlwirt; im Fehl-/Zwischenwirt Larvenentwicklung; lympho-hämatogene Ausbreitung mit raumfordernden Prozessen, Leber (60–75 %), Lunge (15–30 %), Gehirn, Röhrenknochen, Wirbelsäule, Gallenwege; flüssigkeitsgefüllte Zyste (Echinococcus granulosus) bzw. infiltrierend tumorartige multiple (alveolare) Blasenbildung (Echinococcus multilocularis); Oberbauchsymptomatik, Zwerchfellhochstand; Lungenechinokokkose: oftmals Zufallsbefund; große Zysten können aufgrund der Raumforderung zu Husten, thorakalen Schmerzen, Hämoptoe und Dyspnoe führen, Ruptur der Zyste möglich (in der Regel mit starken allergischen Reaktionen verbunden); in seltenen Fällen subpleurale Lungenzysten; meist Pleurabefall als Komplikation von Lungen- oder Leberechinokokkose; Hydropneumothorax; Letalität 7 % (Echinococcus granulosus) bzw. 50–90 % (Echinococcus multilocularis).

5 Spezielle Untersuchung

Oftmals sichere Diagnosestellung durch bildgebende Verfahren (Sonographie, Röntgenuntersuchung, Computertomographie).

Erregernachweis
Mikroskopisch: Punktion von Zysten möglich;
cave: erhebliches Risiko durch frei werdendes Antigen bei platzender Zyste (allergischer Schock) und durch verschleppte proliferationsfähige Keimmembran (Peritonealraum).

Antikörpernachweis
Zur Feststellung der Infektionsbereitschaft/Suszeptibilität; bei Einsatz in Naturherdgebieten bzw. gefährdenden Arbeitsbereichen; zur Feststellung der humoralen Immunantwort unter Beachtung der Inkubationszeit, Krankheitsanamnese nicht ausreichend; bei Invasionsverdacht spezifischer Antikörper- Nachweis in ≥ 90 % der Fälle (IIFT, ELISA, IHAT, KBR, RAST).

6 Spezielle Beratung

Präexpositionell
Expositionsprophylaxe: Waldfrüchte nicht ungewaschen verzehren; allgemeine Hygiene- und Desinfektionsmaßnahmen;
Dispositionsprophylaxe (Schutzimpfung) nicht verfügbar.

Postexpositionell
Nach Kontakt zum Endwirt (Fuchs, Hund, Katze) serologische Kontrolle (3, 6, 12 Monate) zur Früherkennung; Hunde aus Endemiegebieten behandeln lassen.

7 Ergänzende Hinweise

Nichtnamentliche Meldepflicht (§ 7 Abs. 3 IfSG) bei direktem oder indirektem Nachweis des Krankheitserregers.

Entamoeba histolytica

1 Erreger

Entamoeba (E.) histolytica, Familie Entamoebidae, fakultativ pathogenes Protozoon, anaerob bis mikroaerophil, beweglich; kommensale Darmlumenform (Minutaform), infektiöse Dauerform (Zyste), invasive Gewebeform (Magnaform/Trophozoit); außerdem freilebende Formen der Gattungen Naegleria, Acanthamoeba;
Einstufung nach Richtlinie 2000/54/EG, Gruppe 2.

2 Vorkommen

Allgemein
Weltweit, besonders in (Sub-)Tropen (Durchseuchung > 30 %), Mittelmeergebiet, ca. 500 Mio. Infizierte, Inzidenz 36–50 Mio./Jahr mit 100.000 Verstorbenen; Mensch (Hauptwirt), Tiere (Altweltaffen, Hunde, Katzen, Ratten, Mäuse), eingeschleppt in gemäßigte Klimazonen, Durchseuchung 1–2 %, in Gemeinschaftseinrichtungen für psychisch auffällige und geistig behinderte Kinder bis zu 20 %; frei lebende Formen in Erdreich, Oberflächengewässern, überleben im feuchten Milieu mehrere Tage, in sauberem Wasser 2 bis 4 Wochen.

Beruflich
Im Gesundheitsdienst bei Tätigkeiten auf pädiatrischen und Infektionsstationen, bei Stuhluntersuchungen in medizinischen Laboratorien; Referenzzentren, Fürsorgeeinrichtungen mit Zerebralgeschädigten oder Verhaltensgestörten; Arbeitsaufenthalt in Endemiegebieten, Kanalisationsunterhaltung, Tierpflege bei o. g. Tieren.

3 Übertragungsweg/Immunität

Keine direkte Übertragung von Mensch zu Mensch; Übertragung fäkal-oral über kontaminierte Oberflächengewässer, Lebensmittel, z. B. rohes, ungeschältes Obst, Gemüse, Salat, ggf. vektoriell-mechanisch (Fliegen) übertragen, Infektionsdosis 2000–4000 Zysten; Entwicklungszyklus: Zyste, Minutaform (Dünndarm), nach Vermehrung Enzystierung (Kolon) und/oder Umwandlung (Mukosa) in Magnaform; u. U. Metastasierung in andere Organe (Komplikation); frei lebende Formen dringen beim Baden über (Schleim-)Haut ein („Schwimmbad-Amöbiasis"); Immunität ungeklärt.

4 Krankheitsbild

Darmlumeninfektion
Meist asymptomatisch (90 % aller Fälle), keine Gewebeinvasion.

Intestinale invasive Form (Amöbenruhr)
Inkubationszeit abhängig von Infektionsdosis, meist 2–4 Wochen und länger; *Ansteckungsfähigkeit* i. d. R. über Zysten (Wochen bis Monate), seltener über Vegetativformen; Gewebeinvasion (Dickdarmmukosa); Bild einer Kolitis, meist afebril, Stühle himbeergeleeartig; mögliche chronisch-rezidivierende Verläufe mit granulomatösen Infiltraten (Amöbom) oder transmuraler Entzündung (Peritonitis) mit Perforationsgefahr, Darmblutung, Kolonfistel.

Extraintestinale Form (Organabszesse)
Während Geschwürsbildung der intestinalen Form lympho-hämatogene Verschleppung von Trophozoiten; nach Monaten bis Jahren disseminierte, meist herdförmige Leberzellnekrosen („steriler" Leberabszess): chronisch persistierend mit Fieber, Oberbauchsymptomatik, Leberversagen oder progredient mit Durchwanderung/Ruptur (selten) in Bauchhöhle (Peritonitis, Schock), Pleuraraum (Empyem, Lungenabszess,

hepato-bronchiale Fistel), in das Perikard (Herzbeuteltamponade); selten betroffen: Gehirn, Haut (schmerzhafte Ulzera), Nieren, Blase, Scheide (rekto-vaginale Fistel).

Infektionen durch freilebende Formen
Primäre Amöben-Meningoenzephalitis (PAM) bei Immunkompromittierten (selten), Keratitis bei Kontaktlinsenträgern (Acanthamöben).

5 Spezielle Untersuchung

Erregernachweis
Bei klinischem Verdacht Zysten-Nachweis im Stuhl (Darmlumeninfektion); Magnaform-Nachweis in frischem Stuhl (selten in Abszessen), ggf. Anzüchtung; mikroskopisches Nativ- oder gefärbtes Stuhlausstrichpräparat (Trophozoiten mit phagozytierten Erythrozyten).

Antikörpernachweis
Zur Aufdeckung einer Darmlumeninfektion (niedrigtitrig), asymptomatischen intestinalen oder (auch abgeheilten) extraintestinalen Verlaufsform (hochtitrig); IIFT, ELISA oder KBR.

6 Spezielle Beratung

Präexpositionell
Expositionsprophylaxe: In Endemiegebieten Speisen abdecken, auf ungeschältes Obst, rohe Speisen verzichten („cook it, peel it or forget it");
Dispositionsprophylaxe (Schutzimpfung) nicht verfügbar.

Postexpositionell
Im Erkrankungsfall 5-Nitroimidazole als Mittel der Wahl (Dauer 10 Tage), bei extraintestinaler (schwerer) Verlaufsform kombiniert mit Chloroquin; wegen möglicher Darmlumeninfektion anschließend stets Diloxanifuroat (alternativ Paromomycin).

7 Ergänzende Hinweise

Namentliche Meldepflicht (§ 6 Abs.1 Nr. 5 IfSG) besteht bei Auftreten einer bedrohlichen Krankheit oder von zwei oder mehr gleichartigen Erkrankungen, bei denen ein epidemischer Zusammenhang wahrscheinlich ist oder vermutet wird, wenn dies auf eine schwerwiegende Gefahr für die Allgemeinheit hinweist und Krankheitserreger als Ursache in Betracht kommen, die nicht in § 7 IfSG genannt sind.
Namentliche Meldepflicht (§ 7 Abs. 2 IfSG) besteht für den Krankheitserreger, soweit dessen örtliche und zeitliche Häufung auf eine schwerwiegende Gefahr für die Allgemeinheit hinweist.
Namentliche Meldepflicht (§ 6 Abs. 1 Nr. 2 IfSG) besteht bei Verdacht auf und Erkrankung an einer mikrobiell bedingten Lebensmittelvergiftung oder an einer akuten infektiösen Gastroenteritis, wenn eine Person betroffen ist, die eine Tätigkeit im Sin-

ne des § 42 Abs. 1 IfSG ausübt, wenn zwei oder mehr gleichartige Erkrankungen auftreten, bei denen ein epidemischer Zusammenhang wahrscheinlich ist oder vermutet wird.
Tätigkeits- und Beschäftigungsverbot (§ 42 Abs. 1 Nr. 1 u. 2 IfSG) für Kranke, Krankheitsverdächtige in Küchen von Gaststätten und sonstigen Einrichtungen mit oder zur Gemeinschaftsverpflegung, wenn Übertragung auf Lebensmittel zu befürchten ist; dies gilt entsprechend für Personen, die mit Bedarfsgegenständen, die für die dort genannten Tätigkeiten verwendet werden, so in Berührung kommen, dass eine Übertragung von Krankheitserregern auf die Lebensmittel zu befürchten ist.
Dies gilt analog für Wassergewinnungs- und Wasserversorgungsanlagen gem. §§ 37 u. 38 IfSG sowie § 5 TrinkwV 2000.

Epstein-Barr-Virus

1 Erreger

Epstein-Barr-Virus (EBV), DNA-Virus, Familie Herpesviridae;
Einstufung nach Richtlinie 2000/54/EG, Gruppe 2.

2 Vorkommen

Allgemein
Infektiöse Mononukleose (Pfeiffersches Drüsenfieber) weltweit, hierzulande Durchseuchungsraten im jüngeren Erwachsenenalter > 95 %, in Ländern mit niedrigem sozioökonomischem Status Bevölkerung bereits in früher Kindheit fast vollständig EBV-infiziert; EBV-assoziiertes Burkitt-Lymphom im Kindesalter; endemisch in Malariagebieten Afrikas (Inzidenz 0,3/100.000), Lateinamerikas, Neuguineas; spontan im Erwachsenenalter, Europa, Nordamerika; EBV-assoziiertes Nasopharynx-Karzinom (Schmincke-sches Lymphoepitheliom), in Südostasien (Inzidenz 10/100.000), in Europa selten, in Deutschland 4 % aller bösartigen Tumoren; EBV-assoziierte B-Zell-Lymphome bei Immunsuppression.

Beruflich
Gesundheitsdienst, Konsiliarlaboratorien, Betreuung von Behinderten, Einrichtungen zur medizinischen Behandlung und Pflege von Kindern sowie zur vorschulischen Kinderbetreuung, Jugendbetreuung, geriatrische Einrichtungen.

3 Übertragungsweg/Immunität

Ausscheidung mit Speichel, Sperma, Vaginalsekret bei Erkrankten, u. U. lebenslang (20–30 %); Weitergabe direkt (kissing disease), aerogen (Tröpfcheninfektion), über Transplantate, Transfusionen (EBV-haltige B-Lymphozyten); Gefahr nosokomialer Infektion; Pathogenese der Tumorentstehung nicht geklärt; dauerhafte Immunität, endogene Reaktivierung möglich.

4 Krankheitsbild

Inkubationszeit (infektiöse Mononukleose) ca. 10–60 Tage bei Jugendlichen, 4–8 Wochen bei Erwachsenen; *Ansteckungsfähigkeit,* solange Virusausscheidung, Virusträgertum mit EBV-Persistenz in Parotis (B-Lymphozyten); Primärinfektion in Kindheit (unter 5 Jahre) selten (1:2000), danach jede zweite apparent; Fieber, Pharyngitis, Tonsillitis, Lymphknotenschwellung (Pfeiffersches Drüsenfieber), vermehrte T-Lymphozyten (mononukleäre Zellen), seltener Hepatitis; als Komplikationen Pneumonie, Meningitis, Meningoenzephalitis, Myo-, Perikarditis, Glomerulonephritis, Polyradikulitis (Guillain-Barré-Syndrom); schwere Verläufe (70 % Letalität) bei angeborenen und erworbenen Immundefekten; Embryopathien möglich, ebenso Reaktivierungen als Begleiterscheinung anderer Infektionen: Burkitt-Lymphom mit EBV-spezifischen Komponenten in Tumorzellen (Kofaktor); charakteristische Chromosomen-Translokation, B-Lymphozytenproliferation bei fehlerhaft umgelagerten Protoonkogenen; Schmincke-Tumor mit kofaktoriellen Umwelteinflüssen (Nahrungsbestandteile, mikrobiogene Substanzen); EBV-assoziierte B-Zell-Lymphome nach Cyclosporin-A-Applikation (Organtransplantation), HIV-Infektion, genetisch bedingter Immunsuppression mit EBV-DNA in Tumorzellen (analog in Biopsien von Hodgkin-Lymphomen), hierbei fehlen B-Lymphozyten-typische Chromosomentranslokationen.

G 42

5 Spezielle Untersuchung

Erregernachweis
Direktnachweis (Biopsiematerial, Leukozyten) mit Southern Blot, molekularbiologisch mittels PCR, In-situ-Hybridisierungen; aus Speichel über kultivierte Nabelschnur-Lymphozyten (selten).

Antikörpernachweis
EBV-Infektion routinemäßig nur serologisch nachweisbar, IIFT (Goldstandard), ELISA; Antikörper gegen verschiedene Virus-Antigengruppen: Viruskapselantigen (VCA), „early-antigen" (EA), „Epstein-Barr-nuclear antigen" (EBNA), ermöglichen Differenzierung zwischen frischen, zurückliegenden und reaktivierten Infektionen; einsetzbar auch als Hinweis auf EBV-assoziierte Tumoren, z. B. Nasen-Pharynx-Karzinom; molekularbiologische Verlaufsbeobachtung mittels quantitativer EBV-PCR.

6 Spezielle Beratung

Präexpositionell
Expositionsprophylaxe: allgemeine Hygiene- und Desinfektionsmaßnahmen;
Dispositionsprophylaxe (Schutzimpfung) nicht verfügbar; Subunit-Vakzine in Erprobung (Tiermodell).

Postexpositionell
Medikamentöse Therapie (Nukleosidanaloga) beeinflusst produktive Infektion, verringert nicht Anzahl der zirkulierenden B-Lymphozyten.

7 Ergänzende Hinweise

Namentliche Meldepflicht (§ 6 Abs. 1 Nr. 5 IfSG) besteht bei Auftreten einer bedrohlichen Krankheit oder von zwei oder mehr gleichartigen Erkrankungen, bei denen ein epidemischer Zusammenhang wahrscheinlich ist oder vermutet wird, wenn dies auf eine schwerwiegende Gefahr für die Allgemeinheit hinweist und Krankheitserreger als Ursache in Betracht kommen, die nicht in § 7 IfSG genannt sind.
Namentliche Meldepflicht (§ 7 Abs. 2 IfSG) besteht für den Krankheitserreger, soweit dessen örtliche und zeitliche Häufung auf eine schwerwiegende Gefahr für die Allgemeinheit hinweist.

Erysipelothrix rhusiopathiae

1 Erreger

Erysipelothrix rhusiopathiae, Familie Dermatophilaceae, grampositives (ggf. gramlabiles) Stäbchenbakterium, Neuraminidase als Pathogenitätsfaktor;
Einstufung nach Richtlinie 2000/54/EG, Gruppe 2.

2 Vorkommen

Allgemein
Weltweit verbreitete Tierseuche, auch gesunde Träger, überwiegend unter Schweinen („Backsteinblattern") endemisch oder epidemisch auftretend, sporadisch bei Nutzgeflügel, Jagd-, Wild- und Haustieren, wildlebende Nagetiere, Nutzfische (Süß-, Salzwasserfische), Krustentiere, Zootiere; begünstigend wirken hohe Außentemperaturen, feuchte Bodenverhältnisse, Lehmböden („Bodenseuche"), faulende Substrate.

Beruflich
Fleisch-, geflügelverarbeitende Betriebe, Veterinärmedizin, Landwirtschaft (mit Tierproduktion), Fischhandel („Salzwasserrotlauf"), Wildhandel, Zoologische Gärten.

3 Übertragungsweg/Immunität

Schweine als meist befallene, häufig latent infizierte Tierart (Infektionsquelle); Kontakt-, Schmierinfektion (Harn, Kot); meist Inokulation bei Umgang mit infiziertem Tiermaterial über kutane Mikroläsionen oder (Stich-/Schnitt-)Verletzungen (Schlachtung, Sektion) durch infizierte Knochenteile; Übertragung durch Hundebiss (selten); alimentär über ungenügend erhitztes Schweinefleisch; Übertragung von Mensch zu Mensch nicht beschrieben; keine lebenslange Immunität.

4 Krankheitsbild

Inkubationszeit: 1–7 Tage; *Ansteckungsfähigkeit* gering; Haut-Erysipeloid als abgegrenzte, juckende, (kaum schmerzhafte), bläulichrote, indurierte nicht eitrige Schwellung mit Begleitlymphangitis bzw. Lymphadenitis; gewöhnlich an Fingern lokalisiert, proximale (Hand, Unterarm) Ausbreitung, gelegentlich mit (hämorrhagischer) Bläschenbildung; gewöhnlich nach 1–3 Wochen Spontanheilung; Allgemeinsymptome (Fieber, Arthralgien benachbarter Gelenke) in 10 % der Fälle; *generalisierte Form* (selten) nach vorangegangenen oder gleichzeitig mit Hauterscheinungen als vaskulitische Purpura, Arthritis oder Sepsis (1 % der Fälle), Letztere führt überwiegend zu einer Endokarditis mit hoher Letalität (30 %).

5 Spezielle Untersuchung

Erregernachweis
Bei klinischem Verdacht *mikroskopisch:* Direktpräparate wenig Erfolg versprechend; *kulturell:* aus Randbereichen verdächtiger Hautläsionen oder durch Anzucht in Blutkulturen (bei septischem Erscheinungsbild), anschließende Keimidentifikation.

Antikörpernachweis
Verlässliche Verfahren zum Antikörpernachweis nicht verfügbar.

6 Spezielle Beratung

Präexpositionell
Expositionsprophylaxe: Schutzkleidung, Handschuhe, Hygiene- und Desinfektionsmaßnahmen gemäß VAH-Liste (Prophylaxe), ggf. RKI-Liste (amtliche Anordnung); *Dispositionsprophylaxe* (Schutzimpfung) für Menschen nicht verfügbar; Serienimpfungen für Tiere bisher nicht empfohlen.

Postexpositionell
Im Erkrankungsfall Applikation von β-Lactam-Antibiotika (Mittel der Wahl), außerdem Makrolid-Antibiotika, Lincosamid oder Gyrasehemmer; bei Erregerresistenz gegenüber Aminoglykosiden Trimethoprim-Sulfamethoxazol, Glykopeptid-Antibiotika, Rifampicin.

7 Ergänzende Hinweise

Namentliche Meldepflicht (§ 6 Abs. 1 Nr. 5 IfSG) besteht bei Auftreten einer bedrohlichen Krankheit oder von zwei oder mehr gleichartigen Erkrankungen, bei denen ein epidemischer Zusammenhang wahrscheinlich ist oder vermutet wird, wenn dies

auf eine schwerwiegende Gefahr für die Allgemeinheit hinweist und Krankheitserreger als Ursache in Betracht kommen, die nicht in § 7 IfSG genannt sind.

Escherichia coli

1 Erreger

Escherichia (E.) coli, gramnegatives Stäbchen, beweglich, z. T. bekapselt; nichtpathogene, bzw. fakultativ pathogene (opportunistische) Stämme (physiologische Darmflora); obligat pathogene enterohämorrhagische Stämme (EHEC-Erkrankung); sonstige darmpathogene Stämme (E.-coli-Enteritis),
Einstufung nach Richtlinie 2000/54/EG, Gruppe 2: E. coli (außer nichtpathogene Stämme); Gruppe 3 (**): E. coli (EHEC)
Vom US Center for Disease Control and Prevention (CDC) in die Liste der potenziellen Biowaffen eingeordnet, Kategorie B.

2 Vorkommen

Allgemein
Fakultativ pathogene (opportunistische) E. coli-Stämme (außerhalb Darm):
Ubiquitär, Tier, Mensch, alle Altersgruppen, v. a. Säuglinge, bei Abwehrschwäche, Obstruktionen (ableitende Harn-, Gallenwege), Querschnittsgelähmten, Trägern von Blasenverweilkathetern (nach 3 Tagen 90 % Harnwegsinfektionen), Cholelithiasis (Cholezystitis), beatmeten Patienten (Pneumonie), nach Verbrennungen, dickdarmchirurgischen (Peritonitis) oder sonstigen operativen Eingriffen (Wundinfektion).

Enterohämorrhagische E. coli-Stämme (EHEC-Erkrankung):
Pathovar EHEC: weltweit, *endemisch* in Industrieländern, Wiederkäuer als Reservoir, Erreger gelangen über Lebensmittel, Trinkwasser in Nahrungskette (Mensch); *Ausbrüche* in Gemeinschaftseinrichtungen, Wohngemeinschaften; jährlich zwischen 900 und 1200 EHEC-Erkrankungen an das RKI gemeldete EHEC-Fälle, *nosokomiale Infektion* (Multiresistente Stämme).

Sonstige darmpathogene E. coli-Stämme (E. coli-Enteritis):
Endemisch, epidemisch in warmen Klimazonen, Regionen mit niedrigem sozioökonomischen/hygienischen Standard, häufig Säuglinge, Kleinkinder, sporadisch bei Touristen (Reisediarrhoe, „Montezumas Rache"); Mensch einziger Ausscheider.

Beruflich
Gesundheitsdienst, Betreuung von Behinderten, einschließlich der Bereiche, die der Versorgung bzw. der Aufrechterhaltung dieser Einrichtungen dienen (z. B. Gebäudereinigung), Forschungseinrichtungen, Laboratorien, Konsiliarlaboratorien, Referenz-

zentren, Pädiatrie, vorschulische Kinderbetreuung, Einrichtungen zur Gemeinschaftsverpflegung; Wassergewinnungs-, Wasserversorgung, Abwasserbeseitigung, Klärschlammverwertung, Arbeitsaufenthalt in Endemiegebieten; Veterinärmedizin, Anlagen der Tierproduktion, Zoologische Gärten (EHEC).

3 Übertragungsweg/Immunität

Fakultativ pathogene (opportunistiche) E. coli-Stämme:
Schmierinfektion, Infektkettenbildung auch i. S. nosokomialer Infektion, d. h. über Hände/Gegenstände als Vehikel; keine *Immunität*.
Enterohämorrhagische E. coli-Stämme (EHEC-Erkrankung):
Pathovar EHEC *alimentäre Infektion* durch kontaminierte Lebensmittel, Trinkwasser, Mensch zu Mensch; *Schmierinfektion* über Hände, Gegenstände, fäkal-oral über verunreinigte Badegewässer; über Kontakt mit Ausscheidern, infizierten Tieren (Streichelzoo), in landwirtschaftlichen Betrieben; keine *Immunität*.
Sonstige darmpathogene E. coli-Stämme (E. coli-Enteritis):
Alimentäre Infektion, fäkal-oral, Schmierinfektion.

4 Krankheitsbild

Fakultativ pathogene (opportunistische) E. coli-Stämme:
Lokalisierte Prozesse: häufigster Erreger von Harnwegsinfektionen, Wundheilungsstörungen, Pneumonien (beatmete Personen), Cholangitis, Cholezystitis, Appendizitis, Peritonitis; v. a. bei Abwehrschwäche.
Generalisierte Prozesse: Septikämie (30 % gramnegativer Blutkultur-Isolate); ausgehend von infizierten Harn-, Gallenwegen, Abszessen; septischer/Endotoxinschock: Fieber, Blutgerinnungsstörung, Blutdruckabfall, Gefäß-, Gewebsschädigung, irreversibles Organversagen *(Waterhouse-Friderichsen-Syndrom)*; hohe Letalität.

Enterohämorrhagische E. coli-Stämme (EHEC-Erkrankung):
Inkubationszeit 1–3 (8) Tage; *Ansteckungsfähigkeit* solange Erreger im Stuhl nachweisbar, i. d. R. 5–10 (20) Tage; inapparente Infektion bis manifeste Erkrankung (ca. 30 %): leichte wässrige Durchfälle, (Dauer 7–10 Tage); bei 10–20 % (Säuglinge, Kleinkinder, Abwehrgeschwächte) schwere Verlaufsform mit Fieber, blutig-wässrigen Stühlen (enterohämorrhagische Kolitis); extraintestinal (5–10 %) hämolytisch-urämisches Syndrom (HUS), 2–10 % Letalität; thrombotisch-thrombozytopenische Purpura (TTP).

Sonstige darmpathogene E. coli-Stämme (E. coli-Enteritis):
EPEC (enteropathogen): Inkubationszeit 12 Stunden bis 6 Tage; *Ansteckungsfähigkeit* solange Erreger im Stuhl nachweisbar, akute, u. U. lebensbedrohliche Diarrhoe mit breiigen/wässrigen Stühlen, Exsikkosegefahr, Letalität 25–50 %.
ETEC (enterotoxinogen): Inkubationszeit 6–48 Stunden, *Ansteckungsfähigkeit* solange Erreger im Stuhl nachweisbar, alle Altersgruppen, Reisediarrhoe, wässrige choleraähnliche Durchfälle, Verlauf auf wenige Tage begrenzt, u. U. selbstlimitierend.

EIEC (enteroinvasiv): Inkubationszeit 2–4 Tage; *Ansteckungsfähigkeit,* solange Erreger im Stuhl nachweisbar, alle Altersgruppen, Enterokolitis, i. d. R. fieberhaft, milder als Shigellen-Dysenterie, häufig selbstlimitierend (nach Tagen).
EAggEC (enteroaggregativ): Ansteckungsfähigkeit, solange Erreger im Stuhl nachweisbar, häufig persistierende Verläufe (> 14 Tage), wässrige, schleimige oder blutige (selten) Durchfälle.
DAEC (diffus-adhärent): Ansteckungsfähigkeit, solange Erreger im Stuhl nachweisbar, wässrige Durchfälle (> 14 Tage).

5 Spezielle Untersuchung

Erregernachweis
Je nach Pathovar Anzüchtung aus Stuhl, Urin, Punktat, Wundabstrich, Sputum; Blutkultur, Nährboullion und feste Nährböden, biochemische Differenzierung, Resistenzbestimmung.

Toxinnachweis
Shiga-Toxin-ELISA (EHEC), Shiga-Toxin-PCR, Verozellen-Zytotoxizitätstest, (als Screening mindestens 2 Verfahren (zwingend Shiga-Toxin-Nachweis).

Antikörpernachweis
Bei systemischer Infektion (HUS-, TTP-Verdacht).

6 Spezielle Beratung

Präexpositionell
Expositionsprophylaxe: Hygienemaßnahmen bei Krankenpflege, Herstellung/Verzehr von Lebensmitteln/Getränken; Aufklärung über Infektionskettenbildung (hohe Infektiosität), Isolierung (EHEC-Infizierte), Erfassung von Ausscheidern; hygienische Händedesinfektion nach VAH-Liste (Prophylaxe), RKI-Liste (amtliche Anordnung); Antibiotika-Prophylaxe (umstritten), z. B. mit Fluor-Chinolonen (Kurzaufenthalt im Endemiegebiet); *Technische/organisatorische Maßnahmen* (Laboratorien/laborähnliche Einrichtungen) gem. BioStoffV Anhang II, ggf. III: Schutzstufe 3 (EHEC), Schutzstufe 2 (übrige E. coli-Pathovare);
Dispositionsprophylaxe (Schutzimpfung) nicht verfügbar.

Postexpositionell
Fakultativ pathogene (opportunistische) E. coli-Stämme:
Medikamentöse Therapie nach Antibiogramm; Aminopenicilline, Ureidopenicilline, Cephalosporine, Carbapeneme, Chinilone, Cotrimoxazol; bei Sepsis zunächst breitbandig mit Cephalosporinen (3. Generation), Aminoglykoside, Carbapeneme, danach lt. Antibiogramm umstellen.
Enterohämorrhagische E. coli-Stämme (EHEC-Erkrankung):
Pathovar EHEC: *medikamentöse Therapie* (Antibiotika) nicht indiziert, verschlechtert eher Krankheitsbild, kann Toxinbildung stimulieren, häufiger HUS, verlängert u. U.

Bakterienausscheidung; Flüssigkeits-, Elektrolytersatz; bei HUS, TTP symptomatisch: forcierte Diurese, Hämo-, Peritonealdialyse.
Sonstige darmpathogene E. coli-Stämme (E. coli-Enteritis):
Erkrankung (Gastroenteritis) i. d. R. selbstlimitierend; Flüssigkeits-, Elektrolytersatz gem. WHO-Formel. ggf. zusätzlich *medikamentöse Therapie* bei Pathovar EPEC, in schwer verlaufenden Fällen Antibiotikaeinsatz (Antibiogramm); Pathovar ETEC Antibiotika (z. B. Fluor-Chinolone) verkürzen Durchfallphase; Pathovar EIEC I, d. R. keine Antibiotikatherapie; Pathovar EAggEC selten Flüssigkeitsersatz erforderlich, Gefahr von Multresistenzen; Pathovar DAEC keine Antibiotikatherapie.

7 Ergänzende Hinweise

Namentliche Meldepflicht (§ 6 Abs. 1 Nr.1 IfSG) bei Krankheitsverdacht, Erkrankung sowie Tod an enteropathischem hämolytisch-urämischem Syndrom (HUS).
Namentliche Meldepflicht (§ 6 Abs. 1 Nr. 2 IfSG) besteht bei Verdacht auf und Erkrankung an einer mikrobiell bedingten Lebensmittelvergiftung oder an einer akuten infektiösen Gastroenteritis, wenn eine Person betroffen ist, die eine Tätigkeit im Sinne des § 42 Abs. 1 IfSG ausübt, wenn zwei oder mehr gleichartige Erkrankungen auftreten, bei denen ein epidemischer Zusammenhang wahrscheinlich ist oder vermutet wird.
Namentliche Meldepflicht (§ 7 Abs. 1 IfSG) bei direktem oder indirektem Nachweis des Krankheitserregers (EHEC und sonstige darmpathogene Stämme), soweit der Nachweis auf eine akute Infektion hinweist.
Beschäftigungsverbot (§34 Abs.1 IfSG): Wenn Personen an EHEC erkrankt oder dessen verdächtig sind, dürfen sie in den in § 33 genannten Gemeinschaftseinrichtungen* keine Lehr-, Erziehungs-, Pflege-, Aufsichts- oder sonstige Tätigkeiten ausüben, bei denen sie Kontakt zu den dort Betreuten haben, bis nach ärztlichem Urteil eine Weiterverbreitung der Krankheit durch sie nicht mehr zu befürchten ist.
Satz 1 gilt entsprechend für die in der Gemeinschaftseinrichtung Betreuten mit der Maßgabe, dass sie die dem Betrieb der Gemeinschaftseinrichtungen dienenden Räume nicht betreten, Einrichtungen der Gemeinschaftseinrichtung nicht benutzen und an Veranstaltungen der Gemeinschaftseinrichtung nicht teilnehmen dürfen.
Ausscheider von EHEC (§34 Abs.2 IfSG) dürfen nur mit Zustimmung des Gesundheitsamtes und unter Beachtung der verfügten Schutzmaßnahmen Räume betreten, Einrichtungen benutzen, an Veranstaltungen der Gemeinschaftseinrichtung teilnehmen.
Informationspflicht über EHEC (§34 Abs.6 IfSG) krankheits- und personenbezogen an das zuständige Gesundheitsamt durch die Leitung der Gemeinschaftseinrichtung.
Tätigkeits- und Beschäftigungsverbot (§ 42 Abs. 1 Nr. 1 u. 2 IfSG) für Kranke, Krankheitsverdächtige in Küchen von Gaststätten und sonstigen Einrichtungen mit oder zur

* Gemeinschaftseinrichtungen im Sinne dieses Gesetzes (§ 33 IfSG) sind Einrichtungen, in denen überwiegend Säuglinge, Kinder oder Jugendliche betreut werden, insbesondere Kinderkrippen, Kindergärten, Kindertagesstätten, Kinderhorte, Schulen oder sonstige Ausbildungseinrichtungen, Heime, Ferienlager und ähnliche Einrichtungen.

Gemeinschaftsverpflegung, wenn Übertragung auf Lebensmittel zu befürchten ist; dies gilt entsprechend für Personen, die mit Bedarfsgegenständen, die für die dort genannten Tätigkeiten verwendet werden, so in Berührung kommen, dass eine Übertragung von Krankheitserregern auf die Lebensmittel zu befürchten ist.
Dies gilt analog für Wassergewinnungs- und Wasserversorgungsanlagen gem. §§ 37 u. 38 IfSG sowie § 5 TrinkwV 2000.
Tätigkeits- und Beschäftigungsverbot (§ 42 Abs. 1 Nr. 3 IfSG) für Ausscheider (EHEC) bei Umgang mit Lebensmitteln.
Wiederaufnahme der Tätigkeit (§ 34 Abs.1 IfSG), bis nach ärztlichem Urteil eine Weiterverbreitung der Krankheit durch den Betroffenen nicht mehr zu befürchten ist: nach klinischer Genesung einer EHEC-Erkrankung, 3 aufeinander folgenden negativen Stuhlbefunden (Abstand 1–2 Tage), ein schriftliches Attest ist erforderlich; das gilt i. d. R. auch zum Ausschluss von Ausscheidern (§ 34 Abs. 2 Nr. 6 IfSG).

Francisella tularensis

1 Erreger

Francisella (F.) tularensis; kleines, pleomorphes gramnegatives Stäbchen mit antiphagozytär wirksamer Kapsel; bipolar anfärbbar, strikt aerob, unbeweglich; verursacht Zooanthroponose Tularämie („Hasenpest"); 4 Subspezies; 2 Gruppen: F. tularensis biovar tularensis (Jellison Typ A), F. tularensis biovar holarctica (Jellison Typ B); bioterroristisch relevanter Erreger Kategorie A (CDC);
Einstufung nach Richtlinie 2000/54/EG, Gruppe 3 (Typ A), Gruppe 2 (Typ B).
Vom US Center for Disease Control and Prevention (CDC) in die Liste der potenziellen Biowaffen eingeordnet, Kategorie A.

2 Vorkommen

Allgemein
Verbreitet in nördlicher Hemisphäre (bevorzugt ländliche Bevölkerung): skandinavische Länder, Tschechische Republik, Slowakei, Österreich, Schweiz, Deutschland (Mecklenburg-Vorpommern, Schleswig-Holstein, Mainfranken), Gemeinschaft Unabhängiger Staaten (GUS), Japan, China, Kanada, USA (Inzidenz 0,6–1,3/10^6 EW/Jahr); Ausbrüche in Kosovo (2000/2002), im Jahr 2007 kam es in der Bundesrepublik Deutschland zu einer starken Zunahme von klinisch apparenten und mikrobiologisch bestätigten Tularämiefällen beim Menschen (21 Fälle). Gruppenerkrankungen selten, sporadisch beim Menschen (saisonaler Gipfel Mai–September), 100–200 Erkrankungen/Jahr, in den letzten Jahren 3–5 sporadische Fälle/Jahr (Inzidenz 0,02–0,06/10^6 EW/Jahr), Dunkelziffer angenommen.

Beruflich
Gesundheitsdienst, Forschungseinrichtungen, Referenzzentren, Konsiliarlaboratorien, Land-, Forstwirtschaft, Jagd.

3 Übertragungsweg/Immunität

Erregerreservoir: Persistenz in mindestens 125 Säugetierarten, meist inapparent infiziert, direkter Kontakt, Auffressen infizierter Tiere, hauptsächlich Hasen sowie andere Nager, selten Nutztiere, Vögel, Reptilien, Fische; auch durch Bisse/Stiche, z. B. von Schildzecken, Stechmücken, Bremsen, ggf. Läuse, Flöhe; F. tularensis überlebt in Tierkadavern mindestes 133 Tage, in Häuten 40 Tage, Oberflächenwasser und Getreide 3 Tage; Übertragung von Tier auf Mensch: ektoparasitisch, des Weiteren durch *Kontakt-, Schmierinfektion:* Oberflächenwasser, kontaminiertes Tiermaterial, Verarbeitung von Wildfleisch und landwirtschaftlichen Produkten, z. B. durch Sekrete/Exkrete oder Aerosolbildung; als Eintrittspforte bevorzugt triviale Hautdefekte, Tierbisswunden, Kratzverletzungen; Verzehr unzureichend erhitzter Lebensmittel *(alimentäre Infektion)*; Einatmen kontaminierter Bioaerosole (hohes infektiöses Potenzial: 10–50 Keime ausreichend *[Staub-, Tröpfcheninfektion])*; Krankheit hinterlässt lang andauernde, nicht absolute Immunität.

G 42

4 Krankheitsbild

Inkubationszeit 1–21 Tage; *Ansteckungsfähigkeit* von Mensch zu Mensch nicht beschrieben; Typ A hochvirulent mit hoher Mortalität; Typ B weniger virulent, dennoch schwere Krankheitsbilder; anfangs uncharakteristische Allgemeinsymptome, abrupt einsetzende hohe Temperaturen, schubweise verlaufend, Schüttelfrost, schweres Krankheitsgefühl; Exanthem (20 %); häufig Hepatomegalie; seltener transientes Nierenversagen, Rhabdomyolyse; später vielgestaltiges Krankheitsbild mit milden Verläufen in Europa/Asien (Letalität 1 %).
Äußere Form: 75–90 % aller Tularämie-Fälle; *glandulär:* regionäre Lymphknotenschwellung ohne Hautulzera; *ulzero-glandulär:* Ausbildung eines solitären Primärkomplexes innerhalb von 2–4 Tagen: Hautpapel als Primärläsion, Vergrößerung, geschwüriger Zerfall, Fieber; *okulo-glandulär:* einseitige, schmerzhafte follikulär-ulzeröse Konjunktivitis (Parinaud).
Innere Form: *oro-pharyngeal:* ingestiv ausgelöste, lokale aphtenartige/ulzeröse Entzündungen mit vergrößerten Halslymphknoten; *intestinal:* Durchfall/Obstipation, Splenomegalie, ileusartige Symptome, intermittierende Fieberschübe; Todesfälle (selten); *pulmonal:* Befall beider Lungenlappen, uncharakteristischer Befund, röntgenologisch peribronchiale Infiltrate; Bronchopneumonie, häufig Pleuraergüsse, vergrößerte Hiluslymphknoten, i. d. R. trockener Husten; typhoidal (unbehandelt Letalität 30–60 %): inhalativ verursachte primär fieberhafte Erkrankung, septisches, typhusähnliches Krankheitsbild.

5 Spezielle Untersuchung

Diagnostik bleibt Speziallaboratorien (Biosafety level 3/BSL 3) vorbehalten (hochinfektiöse Erregerart); Untersuchungsmaterial: Abstrichmaterial (Primärläsion, Konjunktiva), Punktate, Exzisionsmaterial, Sputum, Trachealsekrete, Blut.

Erregernachweis
mikroskopisch (Originalmaterial): direkter Immunfluoreszenztest (Ausstrichpräparat oder Gewebeschnitt); kulturell: schwierige Anzüchtung, z. B. auf Glukose-Zystin-Blutagar-Nährboden; ausnahmsweise diagnostischer *Tierversuch* (erfasst geringe Keimzahlen); *Nukleinsäurenachweis:* Polymerase-Ketten-Reaktiom (PCR); *Antigen-Nachweis:* direkter Immunfluoreszenztest, Objektträger-Agglutinationstest (Gruber-Test), Antigen-ELISA; Western Blot;

Antikörpernachweis
(Methode der Wahl ab 2. Krankheitswoche): einmalig hoher Antikörper-Titer gilt als verdächtig, weitere Serumprobe mit mindestens vierfachem Titeranstieg bestätigt Verdachtsdiagnose: Mikroagglutinationstest, Röhrchen-Agglutinationstest („Tularämie-Vidal"), Antikörper-ELISA (LPS).

6 Spezielle Beratung

Präexpositionell
Expositionsprophylaxe: persönliche Schutzausrüstung bei Umgang (Abbalgen, Zerlegen) mit Wildtieren: Schutzhandschuhe, Augenschutz (Korbbrille), Atemschutz (FFP 1); Schutz vor Ektoparasiten (bedeckende Kleidung, Repellentien); technische/organisatorische und allgemeine Hygienemaßnahmen für Laboratorien bei gezieltem Umgang mit Typ A (Schutzstufe 3), mit Typ B (Schutzstufe 2);
Dispositionsprophylaxe (Schutzimpfung): Lebendimpfstoff in GUS/USA für Laborpersonal verfügbar, in Deutschland nicht zugelassen; medikamentöse Prophylaxe (Erwachsene): innerhalb von 24 Stunden nach wahrscheinlicher Exposition (Doxycyclin oder Ciprofloxacin).

Postexpositionell
Isolierung nicht gefordert; *medikamentöse Therapie:* bis mindestens 5 Tage nach Entfieberung; Mittel der Wahl Streptomycin.

7 Ergänzende Hinweise

Namentliche Meldepflicht (§ 7 Abs. 1 IfSG) bei direktem oder indirektem Nachweis des Krankheitserregers, soweit der Nachweis auf eine akute Infektion hinweist.
Bei beruflicher Indikation sind Impfschäden durch die jeweilige Unfallversicherung abgedeckt (SGB VII § 1).

Frühsommer-Meningoenzephalitis (FSME)-Virus

1 Erreger

Frühsommer-Meningoenzephalitis (FSME)-Virus, RNA-Virus, Familie Flaviviridae; Einstufung nach Richtlinie 2000/54/EG, Gruppe 3 (**).

2 Vorkommen

Allgemein

Endemische Naturherde (Risikogebiete) in gemäßigten Klimazonen; Hauptverbreitungsgebiete in Deutschland: Bayern (weiteste Verbreitung), Baden-Württemberg, Hessen, Rheinland-Pfalz, Thüringen; sporadische kleine Herde in Saarland, Sachsen, Brandenburg; weitere europäische Länder, z. B. Österreich, Schweiz, Elsass, einige osteuropäische, skandinavische und Balkanländer; natürliche Habitate (Zecken) an Waldrändern, waldreichen Flussniederungen; saisonal von April bis November; jährlich weltweit ca. 10.000 Erkrankungen, in Deutschland 423 gemeldete Fälle (im Jahr 2011), Anstieg gegenüber dem Vorjahr 63 %; Erregerreservoir wildlebende Tiere (Eichhörnchen, Eidechse, Gelbhalsmaus, Fledermaus, Fuchs, Hase, Maus, Igel, Maulwurf, Reh-, Rotwild, Wildschwein, Vögel); Haustiere (Hund, Pferd, Schaf, Ziege); beim Tier äußerst selten klinisch manifest.

Beruflich

In Endemiegebieten: Land-, Forst- und Holzwirtschaft, Gartenbau, Tierhandel, Jagd, Forschungseinrichtungen, Referenzzentren, Laboratorien, Konsiliarlaboratorien, regelmäßige Tätigkeiten in niederer Vegetation und in Wäldern, Tätigkeiten mit regelmäßigem direktem Kontakt zu freilebenden Tieren.

3 Übertragungsweg/Immunität

Virus nicht unmittelbar von Mensch zu Mensch übertragbar; heterogene Infektionskettenbildung durch Biss blutsaugender virusinfizierter (1–5 %) Schildzecken (Ixodes ricinus/gemeiner Holzbock) mit lebenslanger Viruspersistenz innerhalb der Population, lassen sich von Büschen und hohen Gräsern fallen, auch in losem Staub anzutreffen; Höhenlagen oberhalb 1000 m zeckenfrei; fast jeder Zweite erinnert sich nicht an Zeckenstich; alimentär (in Deutschland selten) über Rohmilch infizierter Rinder, Schafe, Ziegen oder deren Produkte; seltene (aerogene) Laborinfektionen; lebenslange Immunität, auch nach inapparent verlaufender Infektion; zelluläre Immunität wahrscheinlich.

4 Krankheitsbild

Inkubationszeit 3–14 (40) Tage; Ansteckungsfähigkeit besteht nicht; Virusvermehrung am Inokulationsort (z. B. in Makrophagen, Granulozyten, Endothelzellen); nur 10–30 % apparent verlaufende Infektionen mit biphasischem Krankheitsverlauf.
Primärstadium (1. virämische Phase), typischerweise mit Krankheitsgipfel nach 3–14 Tagen (90 % aller Erkrankten); grippeähnliches Krankheitsbild (4–6 Tage), begleitet von uncharakteristischen, katarrhalischen, gelegentlich gastrointestinalen Beschwerden, Temperaturen i. d. R. nicht über 38 °C, meist gefolgt von einem symptomfreien Intervall (6–20 Tage);
Sekundärstadium (2. virämische Phase), schweres Krankheitsgefühl, Fieber bis 40°C, Organmanifestationen: ZNS-Beteiligung (10 % aller Erkrankten); isolierte (akute lymphozytäre) Meningitis, hauptsächlich bei Kindern, vereinzelt Drehschwindel, Blickrichtungsnystagmus, Abduzensparese, heilt i. d. R. folgenlos aus; Meningoenzephalitis überwiegt bei Erwachsenen, vereinzelt Bewusstseins-, Konzentrations-, Gedächtnisstörungen, Ataxie, Hemiparese, epileptische Anfälle; Hirnnervenbeteiligung (Hörminderung, Schluckstörung, Sprachstörung, Abduzens-, Phrenikus-, Fazialisparese, ggf. zusätzlicher Sensibilitätsverlust); ab 40. Lebensjahr häufiger Meningoenzephalomyelitis oder Meningoenzephaloradikulitis: schwere Verlaufsformen eher bei Erwachsenen als bei Kindern; Prognose: 10–20 % der Beschwerden/Symptome nur vorübergehend, bilden sich nach Tagen bis Wochen zum größten Teil zurück; möglich sind dauerhafte neurologische Ausfälle mit enzephalitischer oder/und myeloradikulitischer Defektheilung; bei Radikulitis fast vollständige Rückbildung der Mono- (v. a. Arme), Para-, Tetraparesen bzw. -plegien; bei Myelitis geringere Besserungstendenz der (Spät-) Lähmungen (v. a. Hals, Schultergürtel, obere Extremitäten); Letalität bei ZNS-Beteiligung 1–2 %, (Europa), 20–30 % (Ferner Osten).

5 Spezielle Untersuchung

Erregernachweis
Virusisolierung (Blut, Liquor) nur in erster virämischer Phase, Nukleinsäure-Nachweis mittels RT-PCR und Sequenzierung.

Antikörpernachweis
Zur Feststellung der Impfindikation/Suszeptibilität Krankheits-/Impfanamnese nicht ausreichend, Impfbuchkontrolle erforderlich; ELISA, Neutralisationstest (NT), KBR, Haemagglutinationshemmtest (HHT), Indirekter Immunfluoreszenztest (IIFT), Western-Blot; meist nur wenige Wochen, ausnahmsweise bis zu 18 Monaten nachweisbare Antikörper; es muss ein zeitlicher Zusammenhang zu einer FSME-Impfung (IgM-Antikörper) anamnestisch ausgeschlossen sein.

6 Spezielle Beratung

Präexpositionell
Expositionsprophylaxe: in Endemiegebieten niedere Vegetation meiden; Repellentien (zeitlich begrenzter Schutz); Körperoberfläche bedeckende Kleidung, z. B. lange Hosen, langärmlige Hemden, Strümpfe, geschlossene Schuhe;
Dispositionsprophylaxe (Schutzimpfung): ab vollendetem 3. Lebensjahr Impfschutz möglich; Impfindikation bei möglicher Zeckenexposition in Risikogebieten und Seronegativität; Grundimmunisierung und Auffrischimpfungen mit einem für Erwachsene bzw. Kinder zugelassenen Impfstoff nach Angaben des Herstellers; Schnellimmunisierung möglich; Saisonalität beachten: April–November;
Aufklärung über mögliche postvakzinal-assoziierte Nebenwirkungen am zentralen und peripheren Nervensystems, insbesondere bei Vorliegen einer Autoimmunkrankheit; strenge Indikationsstellung bei Schwangeren aufgrund fehlender Impferfahrungen.

Postexpositionell
Absuchen des Körpers nach Zecken; umgehende mechanische Zeckenentfernung (nicht drehen, nicht quetschen, kein Öl oder Klebstoff) mit anschließender Desinfektion; spezifische antivirale Therapie nicht verfügbar, ggf. FSME-Human-Immunglobin (umstritten, nicht generell empfohlen, erst ab vollendetem 14. Lebensjahr zu erwägen), Zeckenexposition sollte nicht länger als 96 Stunden zurückliegen, sonst ungünstigere Krankheitsverläufe möglich; vier Wochen Abstand zur FSME-Schutzimpfung einhalten; Kombination von passiver und aktiver Immunisierung (so genannte Simultanimpfung) derzeit nicht empfohlen, niedrigere Serokonversionsrate, geringerer Anstieg spezifischer Antikörper; nach jedem Zeckenstich Impfstatus gegen Tetanus überprüfen.

7 Ergänzende Hinweise

Namentliche Meldepflicht (§ 7 Abs. 1 IfSG) bei direktem oder indirektem Nachweis des Krankheitserregers, soweit der Nachweis auf eine akute Infektion hinweist.
Namentliche Meldepflicht (§ 6 Abs.1 Nr. 3 IfSG) bei dem Verdacht einer über das übliche Ausmaß einer Impfreaktion hinausgehenden gesundheitlichen Schädigung („Impfschaden").
Anspruch auf Versorgung (§ 60 IfSG) im Impfschadensfall oder bei einer durch andere Maßnahmen der spezifischen Prophylaxe entstandenen gesundheitlichen Schädigung.
Bei beruflicher Indikation sind Impfschäden durch die zuständige Unfallversicherung abgedeckt (SGB VII § 1).

Fusarium oxysporum, F. solani, F. verticilloides

1 Erreger

Fusarium (F.) oxysporum, F. solani, F. verticilloides (syn. F. moniliforme), Ursache für mehr als 90 % der Fusarium-Infektionen, Schimmelpilz (Hyalohyphomyzet), fakultativ pathogen (Mensch/Tier/Pflanze), Mykotoxinbildner (Trichothecene), Familie Hypocreaceae;
Einstufung nach Richtlinie 2000/54/EG, Gruppe 2.

2 Vorkommen

Allgemein
Weltweit, im Jahr 1973 erstmals invasive, disseminierte Fusariose beschrieben; seither bis zum Jahr 1996 ca. 1000 Fusariose-Fälle; im letzten Jahrzehnt (niedrige Inzidenz) v. a. bei Personen mit akuter myeloischer/lymphatischer Leukämie, Immunsuppression; 1988–1999 177 Fälle mit invasiver Verlaufsform (meist Sommer-Herbst-Gipfel), z. B. USA 51 %, Frankreich 21 %, Italien 7 %, Brasilien 6 %, Deutschland 2 %;

Beruflich
Gesundheitswesen, Forschungseinrichtungen, Referenzzentren, (mykologische Laboratorien), schimmelpilzbelastete Areale und Materialien: Veterinärmedizin, Textil-, Vogel-, Geflügel-, Pilzzucht,
Land-, Forst-, Holz-, Bau-, Gartenbau-, Abwasserwirtschaft, Kreislaufwirtschaft mit Abfall-, Wertstoffbereich (Biomüllentsorgung, Grünabfallkompostierung, Wertstoffsortierung („Müllspione"), Schädlingsbekämpfung; RLT-Anlagen (Befeuchterwasser), Archive (Bücherrestaurierung).

3 Übertragungsweg/Immunität

Aerogen über ubiquitär verbreitete Sporen („Mykoplankton"), Besiedlung der Atemwege; *Kontakt-/Schmierinfektion* mit vegetativen Pilzfäden (Myzelien), nosokomial (zentrale Zugänge, Blasenverweilkatheter, Transplantationen, Verletzung/Verbrennung „Verletzungsmykosen"); *alimentär (Mykotoxikose)* durch verschimmelte Lebensmittel (Getreide, Kartoffeln, Mais, Gemüse); *Immunität* nicht bekannt.

4 Krankheitsbild

Inkubationszeit: nicht bekannt; pneumonieähnliche Symptomatik, Sinusitis maxillaris, ggf. langsam wachsende Granulombildung (Eumyzetom) mit fistelndem Abszess; ulzerierende Keratitis, Endophthalmitis, selten Muskeln, Knochen, Fuß-/Fingernägel; invasiver, disseminierter Verlauf bei Neutropenie: makuläre Exantheme, hämorrhagische Nekrosen, Keratitis, Peritonitis, unbehandelt i. d. R. letal verlaufend; *Intoxikation:* Allgemeinbeschwerden, Erbrechen, Durchfall, Krampfanfälle, u. U. lebensbedrohliche Situation (toxische Agranulozytose); allergische Symptome Rhinitis, Konjunktivitis, Asthma bronchiale, exogen allergische Alveolitis.

5 Spezielle Untersuchung

Erregernachweis
Mikroskopisch: Primärpräparat (Hyphen) Sputum, broncho-alveoläres Sekret, Eiter, Biopsiematerial, *kulturell* (37 °C): Anreicherung, Spezialnährboden (Makrokultur): nach 3–5 Tagen (Sekundärpräparat) wattiges Luftmyzel mit Mikrokonidien, Chlamydosporen, Makrokonidien; Anzüchtung aus Blut, erfolgreich in 50 % der Fälle; molekularbiologisch: Sequenzierung amplifizierter 28S-rRNA oder mittels (repetitive sequence-based) PCR-DNA.

Antikörpernachweis
Nicht effektiv, ggf. als diagnostisches Kriterium bei allergischer Erkrankung nach Allergenkarenz (abfallende Titerwerte) zusammen mit einhergehender klinischer Besserung.

6 Spezielle Beratung

Medizinisch begründete Grenzwerte für F. oxysporum, F. solani und F. verticilloides nicht festsetzbar; technischer Orientierungswert Wertstoff-Sortieranlagen: Gesamtkeimzahl 10.000 KBE/m^3 Luft, bzw. 1000 KBE/ml Befeuchterwasser, Schimmelpilze in Kompostierungsanlagen 5.000 KBE/m^3 Luft,
TRBA 405 (Anwendung von Messverfahren und technische Kontrollwerten für luftgetragene Biologische Arbeitsstoffe).
TRBA 430 (Verfahren zur Bestimmung der Schimmelpilzkonzentration in der Luft am Arbeitsplatz); medizinisch begründete Grenzwerte für A. fumigatus derzeit nicht festsetzbar.
TRBA 460 (Einstufung von Pilzen in Risikogruppen).

Präexpositionell
Expositionsprophylaxe: persönliche Schutzausrüstung: partikelfiltrierende Halbmasken (mindestens FFP2), insbesondere für nachhaltig Abwehrgeschwächte; Vernichtung verschimmelter Lebensmittel;
Dispositionsprophylaxe (Schutzimpfung) nicht verfügbar.

Postexpositionell
Medikamentöse Therapie: parenterale Gabe von Amphotericin B Methode der Wahl (trotz primärer Resistenz); Pentamidine in Erprobung; hochdosierte Kortikosteroidtherapie kontraindiziert.

7 Ergänzende Hinweise

Namentliche Meldepflicht (§ 6 Abs. 1 Nr. 5 IfSG) besteht bei Auftreten einer bedrohlichen Krankheit oder von zwei oder mehr gleichartigen Erkrankungen, bei denen ein epidemischer Zusammenhang wahrscheinlich ist oder vermutet wird, wenn dies auf eine schwerwiegende Gefahr für die Allgemeinheit hinweist und Krankheitserreger als Ursache in Betracht kommen, die nicht in § 7 IfSG genannt sind.

Gelbfieber-Virus

1 Erreger

Gelbfiebervirus, umhülltes ikosaedrisches RNA-Virus (40–50 nm); unterschiedlich virulente afrikanische/südamerikanische Stämme, wenig umweltresistent (Austrocknung, Kälte), Inaktivierungstemperatur 55 °C; Familie Flaviviridae;
Einstufung nach Richtlinie 2000/54/EG, Gruppe 3.
Vom US Center for Disease Control and Prevention (CDC) in die Liste der potenziellen Biowaffen eingeordnet, Kategorie A.

2 Vorkommen

Allgemein
Weltweit geschätzt 200.000 Erkrankungen pro Jahr (Endemiegebiete), 30.000 Todesfälle; endemisch in tropischen Gebieten, Gelbfiebergürtel in Afrika (15° nördlicher bis 18° südlicher Breite) und Südamerika (20° nördlicher bis 40° südlicher Breite), als gelbfieberfrei gelten Küstenregionen westlich der Anden, gesamter asiatischer Kontinent; derzeit seltene Erkrankungen bei Reisen in Endemiegebiete; in Deutschland letzte eingeschleppte tödliche Erkrankung (Ungeimpfter, 1999).

Beruflich
Forschungseinrichtungen, Laboratorien, (regelmäßige Tätigkeiten mit Kontakt zu infizierten Tieren/Proben, Verdachtsproben bzw. krankheitsverdächtigen Tieren sowie zu erregerhaltigen oder kontaminierten Gegenständen oder Materialien, wenn dabei der Übertragungsweg gegeben ist), Arbeitsaufenthalt in Endemiegebieten, Land-, Holzwirtschaft.

3 Übertragungsweg/Immunität

Vektorielle Übertragung durch Stich; *Erregerreservoir* Primaten, Stechmücken (Aedes, Haemagogus spp.); transovarielle Weitergabe innerhalb Mückenpopulation, überleben Trockenperioden; beim Stadtgelbfieber Epidemien möglich, Mensch als Infektionsquelle; beim Savannen-, Dschungelgelbfieber Mensch nur sporadisch betroffen, Infektionen i. d. R. zwischen Primaten und Mücken; lebenslange *Immunität* (auch nach inapparenter Infektion).

4 Krankheitsbild

Verschiedene klinische Verläufe: inapparent mit „stiller Feiung"; abortiv mit milder Symptomatik und zumeist folgenloser Ausheilung; schwere Erkrankung mit hämorrhagischer Manifestation, Schocksyndrom, Multiorganversagen; typischerweise *biphasischer* Verlauf (Gesamtletalität 10–20 %): *Inkubationszeit* 3–6 Tage; *Ansteckungsfähigkeit* von Mensch zu Mensch (selten) in 1. Krankheitswoche (virämische Phase), z. B. durch Blutspende; akuter uncharakteristischer Beginn mit hohem Fieber, Allgemeinsymptome, epigastrische, lumbosakrale Schmerzen, generalisierte Myalgien, konjunktivale Injektion, gingivale Hämorrhagien, Epistaxis, kaffeesatzartiges Bluterbrechen; klinisch-chemisch (ab 4. Krankheitstag): Granulo-, Thrombozytopenie, Lympho-, Monozytose, Proteinurie; rückläufige klinische Symptome nach 3–4 Tagen, i. d. R. tritt Genesung ein; nach kurzzeitiger Remission in 15 % der Fälle toxisch-fulminant verlaufender Relaps („Organ-Gelbfieber"): erneut ansteigendes Fieber mit relativer Bradykardie, toxische Herzmuskelschädigung (Faget-Syndrom), Abdominalschmerzen, Hepatitis, Leberkoma, aseptische Meningitis, zentralnervöse Störungen, hämorrhagische Diathese (Organblutungen, z. B. Atemtrakt, Magen-Darm-Trakt, Genitaltrakt, Haut, Nephritis, Nierenversagen); Letalität 10–20 %; Ausheilung (auch inapparente Infektion) führt zu lebenslanger *Immunität*.

5 Spezielle Untersuchung

Erregernachweis
Virusisolierung in Zellkultur, Babymäusen; *Nukleinsäure-Nachweis*, z. B. Reverse Transcription – PCR als Methode der Wahl, i. d. R. am 1. Krankheitstag positiv; *Antigennachweis*, z. B. direkter Immunfluoreszenztest (Leber-Biopsiematerial), Antigen-Capture-ELISA (Serum).

Antikörpernachweis
der IgM-, IgG-Klassen erst 5–10 Tage nach Krankheitsbeginn: indirekter Immunfluoreszenztest (IIFT), Enzymimmun(o)assay (Antikörper-ELISA), Neutralisationstest (NT); IgM-Antikörper verschwinden nach 6–12 Monaten, IgG-Antikörper persistieren lebenslang (Schutz vor Reinfektionen);
cave: kreuzreagierende Antikörper (hämorrhagisches Dengue-Fieber, Japanische B-Enzephalitis, West-Nil-Fieber, FSME); *histopathologischer Nachweis* möglich.

6 Spezielle Beratung

Präexpositionell
Expositionsprophylaxe: Vektorbekämpfung (Mückenbrutplätze), körperbedeckende Kleidung, Moskitonetz, Repellentien; technische/organisatorische Maßnahmen bei gezieltem Umgang in Laboratorien bzw. Betrieben der Schutzstufe 3 gem. BioStoffV,

GenTSV und TRBA 100 bzw. BGI 630/B 003, zusätzlich Maßnahmen der Sicherheitsstufe 1 und 2; bei Behandlung, Pflege Einsatz persönlicher Schutzausrüstung: Schutzhandschuhe, Schutzkleidung, partikelfiltrierende Halbmaske (FFP3), Augenschutz;
Dispositionsprophylaxe (Schutzimpfung): Impfanamnese beachten; hoch immunogene, gut verträgliche attenuierte Lebendvakzine verfügbar (spätestens 10 Tage vor Reisebeginn); Impfanforderungen der Ziel-, Transitländer einhalten (tropisches Afrika/Südamerika), Einreisebeschränkungen für Nichtgeimpfte (WHO); Impfung in autorisierter Gelbfieber-Impfstelle; einmalige Dosis (s. c.), Impfschutz frühestens ab 7. (10.) Tag p. v.; Auffrischimpfung in 10-jährigen Intervallen.

Postexpositionell
Bei fieberhaftem Krankheitsbild rechtzeitig an Gelbfieber denken (Reiseanamnese!); bei Gelbfieber-Verdacht stationäre Abklärung in tropenmedizinischer Klinik; kausale Therapie nicht bekannt; symptomatisches Vorgehen; für Kontaktpersonen i. d. R. Maßnahmen nicht erforderlich; Bekämpfung von Ausbrüchen durch Impfungen Ungeschützter (Riegelimpfungen).

7 Ergänzende Hinweise

Namentliche Meldepflicht (§ 7 Abs. 1 IfSG) bei direktem oder indirektem Nachweis des Krankheitserregers, soweit der Nachweis auf eine akute Infektion hinweist.
Anspruch auf Versorgung (§ 60 IfSG) im Impfschadensfall oder bei einer durch andere Maßnahmen der spezifischen Prophylaxe entstandenen gesundheitlichen Schädigung.
Bei beruflicher Indikation sind Impfschäden durch die jeweilige Unfallversicherung abgedeckt (SGB VII §1).

Giardia lamblia (intestinalis)

1 Erreger

Giardia lamblia (intestinalis), Ordnung Diplomonadida, ohne Familienzuordnung, fakultativ pathogenes Protozoon (Mastigophora/Flagellata); aerotoleranter Anaerobier, vegetative, begeißelte Form (Trophozoit), infektiöse Dauerform (Zyste);
Einstufung nach Richtlinie 2000/54/EG, Gruppe 2.

2 Vorkommen

Allgemein
Weltweit bei Mensch und Tier, z. B. Haus- und Heimtiere (Hund, Katze, Rind, Schaf, Meerschweinchen, Ziervögel), Wildtiere (Biber, Igel, Maus, Ratte, Wildvögel); überwiegend in tropischen Ländern, Prävalenz in gemäßigten Klimaten 2,5–5 %; hierzulande in Gemeinschaftseinrichtungen (mangelhafte Hygiene) bis zu 80 %, Kinder > Erwachsene. 2963 Meldungen in Deutschland 2012.

Beruflich
Laboratorien für Stuhl-, Tieruntersuchungen, Gesundheits-, Sozial-, Entwicklungsdienste, z. B. Infektionsmedizin, Kindereinrichtungen, Arbeitsaufenthalt in Endemiegebieten.

3 Übertragungsweg/Immunität

Fäkal-orale Zystenaufnahme; kontaminiertes Trinkwasser, sonstige Lebensmittel, v. a. pflanzlicher Herkunft; Utensilien des täglichen Bedarfs, z. B. (feuchte) Waschlappen, Handtücher; verschleppt auch durch synanthropes Ungeziefer (Schaben, Fliegen, Ameisen); Haus-, Wildtierarten als Infektionsquelle für Menschen nicht zuverlässig geklärt; nach Exzystierung Duodenal-, Jejunalvilli als natürlicher Standort für Vegetativformen (2–20 % Trophozoiten); Zystenbildung (Enzystierung) mit Ausscheidung; keine *Immunität.*

G 42

4 Krankheitsbild

Inkubationszeit 12–15 (1–75) Tage; *Ansteckungsfähigkeit* i. d. R. über Zysten, 3–7 Tage nach Enzystierung; im feuchten Milieu mindestens 21 Tage lang infektionsfähig; Infektionsdosis 10–25 Zysten; symptomloser Verlauf (13 % Erwachsene, 17% Kinder) oder typische fett-, schleimhaltige (Malabsorptions-Syndrom) bzw. wässrige (selten blutige) faulig riechende Durchfälle („Lamblienruhr"), Flatulenz, Kopf-, Abdominalschmerz; begünstigend verminderte Magensekretion, Immundefizienz, bakteriell-fungale Überwucherung; u. U. Gallenwege und Pankreas betroffen; subakut bis chronische Verläufe möglich.

5 Spezielle Untersuchung

Erregernachweis
Bei klinischem Verdacht *mikroskopischer* Trophozoitennachweis v. a. in ungeformten körperwarmen Stühlen, ggf. in Duodenal-Jejunal-Aspiraten, Biopsiematerial bei chronischem Verlauf vorwiegend Zystennachweis; Nativ- oder gefärbtes Dauerpräparat von 3 (ggf. „angereichert"-konservierten) Stuhlproben (2-3tägiger Abstand); DIFT zum Nachweis von Giardia-Zysten-Koproantigen.

Antikörpernachweis
Nachweis von Serumantikörpern ohne Relevanz für aktuelle Infektion, z. B. IIFT, ELISA, HAT, DRID, ERID.

6 Spezielle Beratung

Präexpositionell

Expositionsprophylaxe: allgemeine Hygiene- und Desinfektionsmaßnahmen in Gemeinschaftseinrichtungen gemäß VAH-Liste (Prophylaxe), ggf. RKI-Liste (amtliche Anordnung); bei Aufenthalt in Endemiegebieten Verzicht auf Verzehr von rohen Lebensmitteln, z. B. (ungeschältem) Obst, sonstige mutmaßlich fäkal-kontaminierte Pflanzen; *Dispositionsprophylaxe* (Schutzimpfung) nicht verfügbar.

Postexpositionell

Im Erkrankungsfall Therapie über 5 Tage mit Generika (Mittel der Wahl) der 5-Nitroimidazole, z. B. Metronidazol, Ornidazol, Tinidazol, Heilungsrate 90 %; alternativ Albendazol, Furazolidon, Paromomycin, Mepacrine (Quinacrine).

7 Ergänzende Hinweise

Namentliche Meldepflicht (§ 6 Abs. 1 Nr. 2 IfSG) besteht bei Verdacht auf und Erkrankung an einer mikrobiell bedingten Lebensmittelvergiftung oder an einer akuten infektiösen Gastroenteritis, wenn eine Person betroffen ist, die eine Tätigkeit im Sinne des § 42 Abs. 1 IfSG ausübt, wenn zwei oder mehr gleichartige Erkrankungen auftreten, bei denen ein epidemischer Zusammenhang wahrscheinlich ist oder vermutet wird.
Namentliche Meldepflicht (§ 7 Abs. 1 IfSG) bei direktem oder indirektem Nachweis des Krankheitserregers, soweit der Nachweis auf eine akute Infektion hinweist.

Hantavirus, Hantaan-Virus (Virus des Koreanischen Hämorrhagischen Fiebers)

1 Erreger

Hantaviren, RNA-Viren, verschiedene genetisch charakterisierte Gruppen (Spezies) korrespondieren mit definierten Serotypen (Hantaan, Puumala, Seoul, Dobrava-); Familie Bunyaviridae;
Einstufung nach Richtlinie 2000/54/EG, Gruppe 3 (Hantaan-, Seoul-, Dobrava, Sin-Nombre-Serotyp), Gruppe 2 (Puumala-Serotyp).
Vom US Center for Disease Control and Prevention (CDC) in die Liste der potenziellen Biowaffen eingeordnet, Kategorie C.

2 Vorkommen

Allgemein

Weltweit (Seoul-Serotyp); in einzelnen Ländern sporadisch, endemisch, epidemisch; hämorrhagisches Fieber mit renalem Syndrom (HFRS) ca. 90 % in Asien (Russland, China, Korea), eher selten in Europa; Hantaan-Serotyp vorherrschend in Südostasien, Südeuropa, im östlichen Russland; Puumala-Serotyp in Mittel-, Nordeuropa bis zu 3 %, Dobrava-Serotyp überwiegend in Südosteuropa, Balkan (koexistiert mit Puumala-Serotyp); HFRS, HPS (Hantavirus Pulmonary Syndrom) jährlich weltweit insgesamt 200.000–300.000 Fälle; in Deutschland Seroprävalenz zwischen 1–2 % (Normalbevölkerung) und ca. 6 % (Landwirte), 1688 Fälle (2007) und 2017 Fälle (2010), hauptsächlich in Endemiegebieten: Baden-Württemberg, Nordrhein-Westfalen, Mecklenburg-Vorpommern, Berlin-Brandenburg, Bayern; im Süden/Westen Deutschlands überwiegend Puumala, im Norden/Osten Dobrava.
Natürliche Wirte (Erregerreservoir) wildlebende Nagetiere (auch Laboratoriumstiere): inapparent, persistent infizierte Brand-, Gelbhalsmaus (Hantaan-Serotyp), Rötelmaus (Puumala-Serotyp), Wander-, Hausratte (Seoul-Virus), Gelbhalsmaus (Dobrava-Serotyp), Weißfußmaus (Sin-Nombre-Serotyp), Populationsdynamik unterliegt 3–4-jähriger Periodik, einhergehend mit zeitlich verschobenen Häufigkeitsgipfeln (Erkrankungsfälle); serotypspezifisch assoziiert mit bestimmter Nagetierspezies.

Beruflich

Land-, Forstwirtschaft, Wollspinnereien, Tierpflege (Nagetiere), abwassertechnische Anlagen, Abfallwirtschaft, Laboratorien, Konsiliarlaboratorien.

3 Übertragungsweg/Immunität

Exkrete, Sekrete (Faeces, Urin, Speichel) infizierter Nagetiere tagelang infektiös; Infektion aerogen meist als Staubinfektion, alimentär über kontaminierte Lebensmittel, selten über Bisswunden; Antikörperantwort mit Maximum innerhalb einiger Wochen, Persistenz über viele Jahre, wahrscheinlich lebenslang.

4 Krankheitsbild

Inkubationszeit 4–42 Tage; *Ansteckungsfähigkeit* von Mensch zu Mensch ungeklärt, nur 5–10 % klinisch apparent; Prädilektionsalter 20.–40. Lebensjahr, häufiger Männer; überwiegend harmlos verlaufendes Krankheitsbild durch Serotypen Hantaan, Seoul, Dobrava; akut beginnende *febrile Phase* (Dauer 3–4 Tage), grippale Symptome, nach 3–6 Tagen kolikartige Schmerzen, selten zunehmende Nierenfunktionsstörung bis zur dialysepflichtigen Niereninsuffizienz; Phase aufgrund erhöhter Gefäßpermeabilität bis zur Schocksymptomatik; beim Hantaan-Serotyp Hämorrhagien.

Nephropathia epidemica
Inkubationszeit 2–5 Wochen; meist mild verlaufende *HFRS-Variante* in Mitteleuropa *(Puumala-Serotyp)*, Morbidität 20 Fälle/100.000 Einwohner (Finnland); Blutungskomplikationen selten, Letalität < 1 %, jedoch schwere lungensyndrom-ähnliche Krankheitsbilder möglich.

5 Spezielle Untersuchung

Bei Infektionsverdacht positiver Befund mit mindestens einer der folgenden Methoden:

Erregernachweis
Virusisolierung, Nachweis virusspezifischer Genomsequenzen, z. B. mittels RT-PCR (akute Krankheitsphase).

Antikörpernachweis
Serologischer IgG-Antikörpernachweis, z. B. IIFT, ELISA; nachfolgend ggf. serotypenspezifische Serodiagnostik (NT); ausgeprägte Kreuzreaktionen zwischen Hantaan- und Dobrava-Serotyp, selten mit Serotyp Puumala.

6 Spezielle Beratung

Präexpositionell
Expositionsprophylaxe: in Endemiegebieten konsequent Kontakt zu Nagern und deren Ausscheidungen vermeiden und Verhinderung des Eindringens von Nagern in den Wohnbereich und die nähere Umgebung (Schutzhandschuhe, FFP2-Maske); in Laboratorien bei gezielten Tätigkeiten Einhaltung der Sicherheitsstufe 3 (Hantaan-, Seoul-, Dobrava-, Sin-Nombre-Serotyp) bzw. 2 (Puumala-Serotyp);
Dispositionsprophylaxe (Schutzimpfung): inaktivierte Vollvirus-Vakzine (südostasiatische Länder), rekombinante Impfstoffe (Europa, USA) in Entwicklung/Erprobung.

Postexpositionell
Nur Therapie im Erkrankungsfall möglich: HFRS in erster Linie symptomatisch behandeln: Kreislaufstabilität aufrechterhalten, temporäre Hämodialysebehandlung, bei HPS u. a. Sauerstoffzufuhr; bei schwer verlaufenden HFRS-Fällen frühzeitige antivirale medikamentöse Therapie (Ribavirin).

7 Ergänzende Hinweise

Namentliche Meldepflicht (§ 6 Abs. 1 Nr. 1 IfSG) bei Krankheitsverdacht, Erkrankung sowie Tod an virusbedingtem hämorrhagischem Fieber.
Namentliche Meldepflicht (§ 7 Abs. 1 IfSG) bei direktem oder indirektem Nachweis des Krankheitserregers, soweit der Nachweis auf eine akute Infektion hinweist.
Beschäftigungsverbot (§34 Abs. 1 IfSG): Wenn Personen erkrankt oder dessen verdächtig sind, dürfen sie in den in § 33 genannten Gemeinschaftseinrichtungen* keine Lehr-, Erziehungs-, Pflege-, Aufsichts- oder sonstige Tätigkeiten ausüben, bei denen sie Kontakt zu den dort Betreuten haben, bis nach ärztlichem Urteil eine Weiterverbreitung der Krankheit durch sie nicht mehr zu befürchten ist.
Satz 1 gilt entsprechend für die in der Gemeinschaftseinrichtung Betreuten mit der Maßgabe, dass sie die dem Betrieb der Gemeinschaftseinrichtungen dienenden Räume nicht betreten, Einrichtungen der Gemeinschaftseinrichtung nicht benutzen und an Veranstaltungen der Gemeinschaftseinrichtung nicht teilnehmen dürfen.
Informationspflicht (§34 Abs.6 IfSG) krankheits- und personenbezogen an das zuständige Gesundheitsamt durch die Leitung der Gemeinschaftseinrichtung.

Helicobacter pylori

1 Erreger

Helicobacter pylori, gramnegatives, bewegliches, nicht sporenbildendes Stäbchen, bindet sich an Blutgruppen-Antigen 0 (Magenbelegzellen);
Einstufung nach Richtlinie 2000/54/EG, Gruppe 2.

2 Vorkommen

Allgemein
Weltweit, Mensch ausschließliches Erregerreservoir, Magenkompartimente (Mukosa, Mukus) als Habitate; Infektion in Kindheit erworben, persistiert (unbehandelt) lebenslang; in Entwicklungsländern hohe Durchseuchung (80 % bei 20-Jährigen); in Deutschland mit dem Alter kontinuierlich ansteigende Prävalenz, erreicht bei 60–70-Jährigen ihren Höhepunkt mit 50–60 %; hohe Bevölkerungsdichte/enges Zusammenleben als begünstigende Faktoren.

* Gemeinschaftseinrichtungen im Sinne dieses Gesetzes (§ 33 IfSG) sind Einrichtungen, in denen überwiegend Säuglinge, Kinder oder Jugendliche betreut werden, insbesondere Kinderkrippen, Kindergärten, Kindertagesstätten, Kinderhorte, Schulen oder sonstige Ausbildungseinrichtungen, Heime, Ferienlager und ähnliche Einrichtungen.

Beruflich
Forschungseinrichtungen (Magen-Biopsiematerial, Magenaspiraten, Stuhl), Referenzzentren, Laboratorien, Endoskopieeinheiten der Gastroenterologie; zahnmedizinischer Bereich.

3 Übertragungsweg/Immunität

Mutmaßlich fäkal-oral (Schmierinfektion) und/oder oral-oral, als infektiös gelten Magensekret, Magenbiopsie-, Zahnplaquematerial, Stuhl; Entwicklung einer lokalen und systemischen Immunität ohne wirksame Keimelimination.

4 Krankheitsbild

Inkubationszeit und Dauer von *Ansteckungsfähigkeit* nicht bekannt; meist symptomlos oder uncharakteristische Oberbauchbeschwerden, daher akute Infektion selten diagnostiziert.

Chronisch aktive (atrophische) Gastritis
persistierende Schleimhautbesiedlung assoziiert mit chronisch atrophischer (Antrum-) Gastritis, in 80 % der Fälle durch H. pylori; granulozytäre, später monozytäre Epithelinfiltration, begünstigend: genetische Prädisposition (Blutgruppe 0), Umwelteinflüsse (Ernährung, Stress).

Gastroduodenale Ulkuskrankheit
75–80 % aller Magenulzera und 95 % aller Duodenalulzera durch H. pylori-Infektion.

Magenmalignome
55–60 % des gastralen Adenokarzinoms infolge chronischer Besiedlung durch H. pylori; in Verbindung mit Ulcus ventriculi beträgt Risikofaktor 1.8, mit Ulcus duodeni 0.6; Entwicklung eines B-Zell-Lymphoms (MALT-Lymphom) möglich.

5 Spezielle Untersuchung

Erregernachweis
Ggf. PCR zum DNA-Nachweis des H. pylori; Biopsiematerial: Urease-Schnelltest, Erregeranzucht (ermöglicht antimikrobielle Resistenztestung); weitere Tests zum Screening und zur Verlaufskontrolle: ^{13}C-Harnstoff-Atemtest, Stuhl-Antigentest (Kontrolle der Eradikationstherapie).

Antikörpernachweis
Zur Feststellung der Infektionsbereitschaft/Suszeptibilität; Nachweis von Helicobacter-IgG-Serum-*Antikörpern* mit Immuno-Blot-Technik (Western-Blot) oder ELISA als Screening und Schnelldiagnose am sichersten, diagnostische Bedeutung von IgM- und IgA-Nachweis gering.

6 Spezielle Beratung

Präexpositionell

Expositionsprophylaxe: persönliche Schutzausrüstung: flüssigkeitsdichte Schutzkleidung, partikelfiltrierende Halbmaske (FFP 2), allgemeine Hygiene- und Desinfektionsmaßnahmen gemäß VAH-Liste (Prophylaxe), ggf. RKI-Liste (amtliche Anordnung); *Dispositionsprophylaxe* (Schutzimpfung) nicht verfügbar.

Postexpositionell

Eradikationstherapie als 7-tägige Kombinationstherapie („Tripeltherapie"): antisekretorisch (Protonenpumpenhemmer), antimikrobiell (Makrolidantibiotikum und Aminopenicillin- oder Metronidazolpräparat); Kontrolle des Eradikationserfolges: ^{13}C-Harnstoff-Atemtest, Stuhl-Antigentest, serologische Testverfahren nicht geeignet.

7 Ergänzende Hinweise

Namentliche Meldepflicht (§ 6 Abs. 1 Nr. 5 IfSG) besteht bei Auftreten einer bedrohlichen Krankheit oder von zwei oder mehr gleichartigen Erkrankungen, bei denen ein epidemischer Zusammenhang wahrscheinlich ist oder vermutet wird, wenn dies auf eine schwerwiegende Gefahr für die Allgemeinheit hinweist und Krankheitserreger als Ursache in Betracht kommen, die nicht in § 7 IfSG genannt sind.
Namentliche Meldepflicht (§ 7 Abs. 2 IfSG) besteht für den Krankheitserreger, soweit dessen örtliche und zeitliche Häufung auf eine schwerwiegende Gefahr für die Allgemeinheit hinweist.

Hepatitis-A-Virus (HAV)

1 Erreger

Hepatitis-A-Virus (HAV), RNA-Virus, Familie Picornaviridae;
Einstufung nach Richtlinie 2000/54/EG, Gruppe 2.

2 Vorkommen

Allgemein

Weltweit, sporadisches und epidemisches Auftreten; hohe Durchseuchung in den Mittelmeeranrainerstaaten und in der Dritten Welt (100 % im 10. Lebensjahr); in West-, Mittel-, und Nordeuropa seit Jahren Durchseuchung sinkend; derzeit in Deutschland bei Personen unter 30 Jahren < 4 %.

Beruflich

Behinderteneinrichtungen, Kinderstationen, Stuhllaboratorien, Konsiliarlaboratorien, Kläranlagen, Kanalisation, Forschungseinrichtungen, Gesundheitsdienst (insbesondere Pädiatrie, Infektionsmedizin, anderes Fach- und Pflegepersonal, Strafvollzug, Arbeitsaufenthalt in Endemiegebieten.

3 Übertragungsweg/Immunität

Fäkal-oral; Beginn der Infektiosität 7–14 Tage vor Krankheitsbeginn, Dauer bis zum Abflauen der Krankheitserscheinungen, lebenslange Immunität.

4 Krankheitsbild

Inkubationszeit 20–40 Tage; *Ansteckungsfähigkeit:* 7–14 Tage vor Krankheitsbeginn, endet mit Höhepunkt der Erkrankung; uncharakteristische Prodromi, primär cholestatische Verläufe bei Erwachsenen möglich, erhöhte Transaminasen ca. 2 Monate, keine Chronifizierung, fulminante Verläufe < 1 %, selten letal; Gefahr von Abort, Früh-, sowie Totgeburt.

5 Spezielle Untersuchung

Erregernachweis

HAV-Antigen im Stuhl (ELISA), molekularbiologisch PCR möglich, jedoch ohne Bedeutung für Routinediagnostk.

Antikörpernachweis

Zur Feststellung der Impfindikation/Suszeptibilität, Krankheits-/Impfanamnese nicht ausreichend, Impfbuchkontrolle erforderlich; virologische Diagnostik üblicherweise durch Anti-HAV-Bestimmung bei Personen über 40 Jahre bzw. aus Gebieten erhöhter Inzidenz; HAV-Antigen (ELISA) im Stuhl oder HAV-RNA (PCR) im Stuhl und Blut beweisend für frische Infektion, Antikörperkontrolle nach Impfung nicht erforderlich.

6 Spezielle Beratung

Präexpositionell

Expositionsprophylaxe: persönliche Schutzausrüstung, ggf. flüssigkeitsdichte Schutzkleidung, allgemeine Hygiene- und Desinfektionsmaßnahmen gemäß VAH-Liste (Prophylaxe), ggf. RKI-Liste (amtliche Anordnung);
Dispositionsprophylaxe (Schutzimpfung) mit Totvakzine empfohlen in Abhängigkeit von der jeweiligen Gefährdungsbeurteilung, Impfung von bisher nichtgeimpften Erwachsenen in der Kinderbetreuung und Altenpflege empfohlen (STIKO); Grundimmunisierung und Auffrischimpfung (HA) nach Angaben des Herstellers; eine Vortestung auf anti-HAV ist bei vor 1950 Geborenen sinnvoll sowie bei Personen, die in der Anamnese eine mögliche HA aufweisen bzw. für längere Zeit in Endemiegebieten gelebt haben.

Postexpositionell
Dispositionsprophylaxe (Schutzimpfung) auch unmittelbar nach Exposition sinnvoll; Standard-Immunglobulin-Gabe möglich (passive Immunisierung) als Umgebungsprophylaxe bei Hepatitis-A-Ausbruch oder bei aktueller Exposition von (Kontakt-)Personen; Immunglobulinpräparat ggf. zeitgleich mit der ersten Impfung (sog. *Simultan-Impfung*/aktive-passive Immunisierung); Riegelungsimpfung vor allem in Gemeinschaftseinrichtungen und Schulen.

7 Ergänzende Hinweise

Namentliche Meldepflicht (§ 6 Abs. 1 Nr. 1 IfSG) bei Krankheitsverdacht, Erkrankung sowie Tod an Hepatitis A.
Namentliche Meldepflicht (§ 7 Abs. 1 IfSG) bei direktem oder indirektem Nachweis des Krankheitserregers, soweit der Nachweis auf eine akute Infektion hinweist.
Namentliche Meldepflicht (§ 6 Abs. 1 Nr. 2 IfSG) besteht bei Verdacht auf und Erkrankung an einer mikrobiell bedingten Lebensmittelvergiftung oder an einer akuten infektiösen Gastroenteritis, wenn eine Person betroffen ist, die eine Tätigkeit im Sinne des § 42 Abs. 1 IfSG ausübt, wenn zwei oder mehr gleichartige Erkrankungen auftreten, bei denen ein epidemischer Zusammenhang wahrscheinlich ist oder vermutet wird.
Namentliche Meldepflicht (§ 6 Abs. 1 Nr. 3 IfSG) bei dem Verdacht einer über das übliche Ausmaß einer Impfreaktion hinausgehenden gesundheitlichen Schädigung („Impfschaden").
Nichtnamentliche Meldepflicht (§ 6 Abs. 3 IfSG) als Ausbruch besteht unverzüglich bei gehäuftem Auftreten nosokomialer Infektionen, bei denen ein epidemischer Zusammenhang wahrscheinlich ist oder vermutet wird.
Anspruch auf Versorgung (§ 60 IfSG) im Impfschadensfall oder bei einer durch andere Maßnahmen der spezifischen Prophylaxe entstandenen gesundheitlichen Schädigung.
Bei beruflicher Indikation sind Impfschäden durch die zuständige Unfallversicherung abgedeckt (SGB VII § 1).
Tätigkeits- und Beschäftigungsverbot (§ 42 Abs. 1 Nr. 1 u. 2 IfSG) für Kranke, Krankheitsverdächtige in Küchen von Gaststätten und sonstigen Einrichtungen mit oder zur Gemeinschaftsverpflegung, wenn Übertragung auf Lebensmittel zu befürchten ist; dies gilt entsprechend für Personen, die mit Bedarfsgegenständen, die für die dort genannten Tätigkeiten verwendet werden, so in Berührung kommen, dass eine Übertragung von Krankheitserregern auf die Lebensmittel zu befürchten ist.
Dies gilt analog für Wassergewinnungs- und Wasserversorgungsanlagen gem. §§ 37 u. 38 IfSG sowie § 5 TrinkwV 2000.

Beschäftigungsverbot (§34 Abs.1 IfSG): Wenn Personen erkrankt oder dessen verdächtig sind, dürfen sie in den in § 33 genannten Gemeinschaftseinrichtungen* keine Lehr-, Erziehungs-, Pflege-, Aufsichts- oder sonstige Tätigkeiten ausüben, bei denen sie Kontakt zu den dort Betreuten haben, bis nach ärztlichem Urteil eine Weiterverbreitung der Krankheit durch sie nicht mehr zu befürchten ist.
Satz 1 gilt entsprechend für die in der Gemeinschaftseinrichtung Betreuten mit der Maßgabe, dass sie die dem Betrieb der Gemeinschaftseinrichtungen dienenden Räume nicht betreten, Einrichtungen der Gemeinschaftseinrichtung nicht benutzen und an Veranstaltungen der Gemeinschaftseinrichtung nicht teilnehmen dürfen.
Informationspflicht (§34 Abs.6 IfSG) krankheits- und personenbezogen an das zuständige Gesundheitsamt durch die Leitung der Gemeinschaftseinrichtung.
Wiederaufnahme der Tätigkeit (§ 34 Abs.1 IfSG) bis nach ärztlichem Urteil eine Weiterverbreitung der Krankheit durch den Betroffenen nicht mehr zu befürchten ist: 2 Wochen nach Auftreten erster Symptome bzw. 1 Woche nach Auftreten des Ikterus, bei Kontaktpersonen (ohne Immunität) 4 Wochen nach letztem Kontakt.

Hepatitis-B-Virus (HBV)

1 Erreger

Hepatitis-B-Virus (HBV), DNA-Virus, Familie Hepadnaviridae;
Einstufung nach Richtlinie 2000/54/EG, Gruppe 3 (**).

2 Vorkommen

Allgemein

Weltweit, Durchseuchung (Anti-HBc-positiv) in Mitteleuropa 5–10 %, in Deutschland 7 %, medizinisches Personal in Risikobereichen bis 30 %, in Drittweltländern, in Süd- und Südosteuropa > 50 %;
chronisch Infizierte 0,6 % (HBs-Ag positiv) in Mitteleuropa bis 2 %, in Drittweltländern bis 20 %, in Süd- und Südosteuropa bis 5 %; Gruppen mit höherer Durchseuchung sind unter anderem:

- i. v.-Drogenabhängige bis 80 %,
- geistig Behinderte in Gemeinschaftseinrichtungen,
- Homosexuelle,
- Strafgefangene bis 60 %,
- Prostituierte bis 30 %.

---

* Gemeinschaftseinrichtungen im Sinne dieses Gesetzes (§ 33 IfSG) sind Einrichtungen, in denen überwiegend Säuglinge, Kinder oder Jugendliche betreut werden, insbesondere Kinderkrippen, Kindergärten, Kindertagesstätten, Kinderhorte, Schulen oder sonstige Ausbildungseinrichtungen, Heime, Ferienlager und ähnliche Einrichtungen.

Beruflich
Einrichtungen zur medizinischen Untersuchung, Behandlung und Pflege von Menschen und Betreuung von behinderten Menschen einschließlich der Bereiche, die der Versorgung bzw. der Aufrechterhaltung dieser Einrichtungen dienen, Notfall- und Rettungsdienste, Pathologie, Tätigkeiten, bei denen es regelmäßig und in größerem Umfang zu Kontakt mit Körperflüssigkeiten, -ausscheidungen oder -gewebe kommen kann; insbesondere Tätigkeiten mit erhöhter Verletzungsgefahr oder Gefahr von Verspritzen und Aerosolbildung, Forschungseinrichtungen/Laboratorien, regelmäßige Tätigkeiten mit Kontaktmöglichkeit zu infizierten Proben oder Verdachtsproben bzw. zu erregerhaltigen oder kontaminierten Gegenständen oder Materialien.

3 Übertragungsweg/Immunität

Parenteral durch Körperflüssigkeiten (vorwiegend Blut- und Blutprodukte von Virusträgern), beruflich vorrangig über Stich- und Schnittverletzungen, bei ca. 10 % Viruspersistenz, ansonsten lebenslange Immunität.

4 Krankheitsbild

Inkubationszeit 2–6 Monate; Dauer der *Ansteckungsfähigkeit* variabel, korreliert mit Nachweis des HBs-Antigens (persistiert bei 10 % i. d. R. jahrelang), Verlauf in vielen Fällen symptomarm oder symptomlos; akute cholestatische, aber auch fulminante Verläufe mit Leberversagen, Letalität 1–2 %;
Übergang in chronische Hepatitis bei 10 % der Fälle (auch bei klinisch unauffälligem Verlauf);
Verlaufsformen der chronischen Hepatitis B:
- symptomlose Trägerschaft des HBs-Ag
- chronisch persistierende Hepatitis B
- chronisch aktive Hepatitis B
- HBV-assoziierte Leberzirrhose
- primäres Leberzellkarzinom.

HDV-Superinfektion der HBs-Ag-Träger möglich.

5 Spezielle Untersuchung

Erregernachweis
Direkte Elektronenmikroskopie; *kulturell* Virusanzucht schwierig; Nachweis von Viruskomponenten: HBs-Ag, HBe-Ag (Biopsiematerial/Serum) mittels ELISA; DNA-Hybridisierung; *molekularbiologisch* mittels Amplifikationstechniken (PCR, Ligase-Kettenreaktion.

Antikörpernachweis
Zur Feststellung der Infektionsbereitschaft/Suszeptibilität, Krankheits-/Impfanamnese nicht ausreichend, Impfausweiskontrolle erforderlich; Bestimmung von Anti-HBc; wenn Anti-HBc negativ, keine weitere Diagnostik; wenn Anti-HBc positiv, Bestimmung

von HBs-Ag und Anti-HBs (quantitativ); wenn HBs-Ag positiv, Bestimmung von HBe-Ag und Anti-HBe; zur Feststellung des Impferfolges Überprüfung von Anti-HBs quantitativ (durch Impfausweiskontrolle bzw. Antikörperbestimmung).

6 Spezielle Beratung

Präexpositionell

Expositionsprophylaxe: Sichere Sharps, für die Entsorgung (potenziell) kontaminierter Sharps Abfallbehältnisse, die stich- und bruchfest sind und den Abfall sicher umschließen; Hygiene- und Desinfektionsmaßnahmen gemäß VAH-Liste (Prophylaxe), ggf. RKI-Liste (amtliche Anordnung); Augenschutz.

Dispositionsprophylaxe (Schutzimpfung):

Fachinformation beachten. Routinemäßige serologische Testung zum Ausschluss einer vorbestehenden HBV-Infektion vor Impfung gegen Hepatitis B nicht notwendig. Zur Kontrolle des Impferfolgs sollte 4–8 Wochen nach der 3. Impfstoffdosis Anti-HBs bestimmt werden (erfolgreiche Impfung: Anti-HBs ≥ 100 IE/l).

„Low-Responder" (Anti-HBs 10–99 IE/l): sofortige weitere Impfstoffdosis mit erneuter Anti-HBs-Kontrolle nach weiteren 4–8 Wochen empfohlen. Falls Anti-HBs immer noch < 100 IE/l, bis zu 2 weitere Impfstoffdosen jeweils mit anschließender Anti-HBs-Kontrolle nach 4–8 Wochen.

„Non-Responder" (Anti-HBs < 10 IE/l): Bestimmung von HBs-Ag und Anti-HBc zum Ausschluss einer bestehenden chronischen HBV-Infektion. Falls beide Parameter negativ, weiteres Vorgehen wie bei „Low-Responder" (s. o.).

Nach erfolgreicher Impfung, d. h. Anti-HBs ≥ 100 IE/l, im Allgemeinen keine weiteren Auffrischimpfungen erforderlich. Bei im Säuglingsalter gegen Hepatitis B Geimpften mit neu aufgetretenem Hepatitis-B-Risiko und unbekanntem Anti-HBs sollte eine weitere Impfstoffdosis gegeben werden mit anschließender serologischer Kontrolle (s. o.).

Eintrag des Anti-HBs-Titers in den Impfausweis; Impfung gegen Hepatitis B schützt gleichzeitig gegen Hepatitis-D-Infektion; Impfverweigerung sollte dokumentiert werden, führt jedoch nicht zu arbeitsmedizinischen Bedenken.

Postexpositionell

Sofortmaßnahmen bei Nadelstichverletzungen (NSV): Blutfluss fördern durch Druck auf das umliegende Gewebe (mind. 1 Minute); anschließend bei NSV oder bei Kontamination der Haut: ausgiebiges Waschen mit z. B. Leitungswasser und Seife, Spülen mit Händedesinfektionsmittel; bei Kontamination von Auge oder Mundhöhle: intensive Spülung mit z. B. Leitungswasser.

Meldung als Arbeitsunfall an den zuständigen Unfallversicherungsträger.

HBV-Immunprophylaxe bei Exposition gegenüber HBV-haltigem Material (s. Tabelle)

Vollständig geimpfte Exponierte
Vorgehen in Abhängigkeit vom letzten Anti-HBs-Wert:
- Anti-HBs innerhalb der letzten 10 Jahre gemessen:
  - Anti-HBs ≥ 100 IE/l: keine Maßnahmen
  - Anti-HBs 10–99 IE/l: Sofortige Bestimmung des aktuellen Anti-HBs-Wertes, weiteres Vorgehen abhängig vom Testergebnis.
  - Anti-HBs < 10 IE/l: Bestimmung von HBs-Ag, Anti-HBc, Anti-HBs, danach sofort simultane Gabe von HB-Impfstoff und HB-Immunglobulin (ohne Testergebnis abzuwarten).
  - *Ausnahme:* Wenn zu einem früheren, d. h. mehr als 10 Jahre zurückliegenden Zeitpunkt, schon einmal Anti-HBs ≥ 100 IE/l gemessen wurde, sollte nur HB-Impfstoff (kein HB-Immunglobulin) gegeben werden.
- Anti-HBs zuletzt vor mehr als 10 Jahren oder noch nie gemessen (oder Ergebnis unbekannt): Sofortige Bestimmung des aktuellen Anti-HBs-Wertes. Weiteres Vorgehen abhängig vom Testergebnis

Unvollständig geimpfte Exponierte
- Sofortige Bestimmung des aktuellen Anti-HBs-Wertes. Weiteres Vorgehen abhängig vom Testergebnis
- Durchführung der fehlenden Impfungen (ggf. verkürztes Impfschema, s. Fachinformation).

Ungeimpfte Exponierte und bekannte „Non-Responder" (d. h. dauerhaft Anti-HBs < 10 IE/l):
- Bestimmung von: HBs-Ag, Anti-HBc, Anti-HBs, danach sofort simultane Gabe von HB-Impfstoff und HB-Immunglobulin (ohne Testergebnis abzuwarten).
- Bei ungeimpften Personen sollten 2 weitere Impfstoffdosen (im Anschluss an Erstimpfung) nach üblichem Impfschema gegeben werden, um vollständige Grundimmunisierung zu erreichen. Antikörperantwort auf HB-Impfung wird durch ggf. erfolgte simultane Immunglobulingabe nicht beeinträchtigt.

Hepatitis-B-Immunprophylaxe nach Exposition in Abhängigkeit vom aktuellen Anti-HBs-Wert (RKI. Epiderm. Bulletin Nr. 34/2013, S. 341)

Aktueller Anti-HBs-Wert		Erforderlich ist die Gabe von HB-Impfstoff	HB-Immunglobulin
≥ 100 IE/l		Nein	Nein
10 bis 99 IE/l		Ja	Nein
< 10 IE/l oder nicht innerhalb von 48 Stunden zu bestimmen	und Anti-HBs war ≥ 100 IE/l zu einem früheren Zeitpunkt	Ja	Nein
	und Anti-HBs war nie ≥ 100 IE/l oder unbekannt	Ja	Ja

G 42

Bei der Beschäftigung von chronisch infizierten Mitarbeitern siehe die vom Robert Koch-Institut (RKI) publizierten „Empfehlungen der Deutschen Vereinigung zur Bekämpfung der Viruskrankheiten e. V. (DVV) zur Prävention der nosokomialen Übertragung von Hepatitis-B-Virus (HBV) und Hepatitis C Virus (HCV) durch im Gesundheitswesen Tätige".
Abschätzung des Infektionsrisikos durch HBs-Ag-Träger: Vorliegen von HBe-Ag bedeutet hohe Infektiosität, Vorliegen von Anti-HBe bedeutet niedrige Infektiosität, ergänzend ist Bestimmung von HBV-DNA möglich. Bei Infektiosität Beratung des Beschäftigten bezüglich des Verhaltens am Arbeitsplatz und des Infektionsrisikos für das enge soziale Umfeld; Infektiosität findet keinen Eingang in die arbeitsmedizinische Beurteilung.

7 Ergänzende Hinweise

Namentliche Meldepflicht (§ 6 Abs. 1 Nr.1 IfSG) bei Krankheitsverdacht, Erkrankung sowie Tod an Hepatitis B.
Namentliche Meldepflicht (§ 7 Abs. 1 IfSG) bei direktem oder indirektem Nachweis des Krankheitserregers, soweit der Nachweis auf eine akute Infektion hinweist.
Namentliche Meldepflicht (§ 6 Abs.1 Nr. 3 IfSG) bei dem Verdacht einer über das übliche Ausmaß einer Impfreaktion hinausgehenden gesundheitlichen Schädigung („Impfschaden").
Anspruch auf Versorgung (§ 60 IfSG) im Impfschadensfall oder bei einer durch andere Maßnahmen der spezifischen Prophylaxe entstandenen gesundheitlichen Schädigung.
Bei beruflicher Indikation sind Impfschäden durch die zuständige Unfallversicherung abgedeckt (SGB VII § 1).

Hepatitis-C-Virus (HCV)

1 Erreger

Hepatitis-C-Virus (HCV); RNA Virus, Familie Flaviviridae;
Einstufung nach Richtlinie 2000/54/EG, Gruppe 3 (**).

2 Vorkommen

Allgemein

Anti-HCV-Prävalenz bis 1,5 % in Westeuropa und Nordamerika, in Deutschland ca. 0,4 % 1–3 % Mittlerer Osten und Teile Asiens, 10–20 % Zentralafrika und Ägypten; Gruppen mit höherer Durchseuchung:
Hämophile bis 90 %, Hämodialysepatienten 10–40 %, i. v. Drogenabhängige bis 80 %; außerdem Strafgefangene 12 %, Sexualpartner, medizinisches Personal 0,8 %; erste Erkenntnisse zeigen, dass für Dialysepersonal erhöhte Seroprävalenzen vorliegen.

Beruflich

Gesundheitsdienst und Betreuung von Behinderten, einschließlich der Bereiche, die der Versorgung bzw. der Aufrechterhaltung dieser Einrichtungen dienen, Notfall- und Rettungsdienste, Pathologie, Forschungseinrichtungen, Laboratorien, Referenzzentren, Strafvollzug; Heime bzw. Tagesstätten der Altenpflege, ambulante Pflegedienste, insbesondere beim Umgang mit Körperflüssigkeiten und bei verletzungsauslösenden Arbeitsmitteln bzw. Umgang mit aggressiven Patienten; bei Tätigkeiten in abwassertechnischen Anlagen, wenn ein Verletzungsrisiko durch Kanülen besteht (Fixerbesteck); Medizinprodukteherstellung.

3 Übertragungsweg/Immunität

Parenteral durch Körperflüssigkeiten (vorwiegend Blut- und Blutprodukte von Virusträgern, Sexualkontakt), beruflich über Stich- und Schnittverletzungen, Augen- und Schleimhautkontamination (Schleimhaut kann aktiv durchwandert werden). In 30–40 % der Fälle Übertragung unbekannt.

4 Krankheitsbild

Inkubationszeit ca. 50 Tage (21–84 Tage); *Ansteckungsfähigkeit* bei fast allen anti-HCV-positiven Personen;
Verlaufsformen:

- klinisch inapparente Hepatitis C
- akut mit grippeähnlicher Symptomatik (flue-like-symptoms)
- Ikterus eher selten
- chronische Hepatitis C (bis 80 %), meist schleichend mit milder Symptomatik, bei chronischer Hepatitis C besteht hohes Risiko für eine Leberzirrhose (ca. 20 %, Latenzzeit 20 bis 30 Jahre) mit Übergang in ein primäres Leberzellkarzinom auch bei inapparentem Verlauf.

5 Spezielle Untersuchung

Erregernachweis
Bisher keine Möglichkeit der kulturellen Anzucht; Nachweis von Viruskomponenten: PCR zum Nachweis von (Teilen der) RNA in Serum/EDTA-Blut, Blutlymphozyten, Biopsiematerial (Leber); branched-DNA (bDNA, RT-PCR [quantitative Methode]; Genomtypisierung mittels restriction fragment length polymorphism (RFLP); HCV-Antikörper-Bestätigungstest (Antikörper-Populationen gegen verschiedene HCV-Proteine).

Antikörpernachweis
Zur Feststellung der Infektionsbereitschaft/Suszeptibilität ELISA, Western-Blot; **cave:** In der Akutphase serologisch nicht erfassbar (diagnostisches Fenster).

6 Spezielle Beratung

Präexpositionell
Expositionsprophylaxe: Sichere Sharps, für die Entsorgung (potenziell) kontaminierter Sharps Abfallbehältnisse, die stich- und bruchfest sind und den Abfall sicher umschließen; Hygiene- und Desinfektionsmaßnahmen gemäß VAH-Liste (Prophylaxe), ggf. RKI-Liste (amtliche Anordnung); Augenschutz.
Dispositionsprophylaxe (Schutzimpfung) oder passive Immunisierung nicht verfügbar.

Postexpositionell
Sofortmaßnahmen bei Nadelstichverletzungen (NSV): Blutfluss fördern durch Druck auf das umliegende Gewebe (mind. 1 Minute); anschließend bei NSV oder bei Kontamination der Haut: ausgiebiges Waschen mit z. B. Leitungswasser und Seife, Spülen mit Händedesinfektionsmittel; bei Kontamination von Auge oder Mundhöhle: intensive Spülung mit z. B. Leitungswasser.
Meldung als Arbeitsunfall an den zuständigen Unfallversicherungsträger.
Bei Anti-HCV-positiven Personen HCV-RNA-Bestimmung mittels PCR möglich; PCR und Bestimmung des HCV-Genotyps für die Indikation und die Erfolgskontrolle eines Alpha-Interferon-Therapieversuchs.
Antivirale Therapie kombiniert mit pegyliertem (PEG-) Interferon in der Frühphase der Erkrankung führt bis zu 80 % der Fälle zu anhaltender Viruselimination. Nicht geeignet zur Postexpositionsprophylaxe.
Bei der Beschäftigung von chronisch infizierten Mitarbeitern gelten die vom Robert Koch-Institut (RKI) publizierten Empfehlungen der Deutschen Vereinigung zur Bekämpfung der Viruskrankheiten e. V. (DVV).

7 Ergänzende Hinweise

Namentliche Meldepflicht (§ 6 Abs. 1 Nr. 1 IfSG) bei Krankheitsverdacht, Erkrankung sowie Tod an Hepatitis C.
Namentliche Meldepflicht (§ 7 Abs. 1 IfSG) bei direktem oder indirektem Nachweis des Krankheitserregers, soweit der Nachweis auf eine akute Infektion hinweist, soweit nicht bekannt ist, dass eine chronische Infektion vorliegt.

Hepatitis-D-Virus (HDV)

1 Erreger

Hepatitis-D-Virus (HDV), defektes RNA-Virus, Familie Hepadnaviridae; benötigt zur Replikation HBs-Ag des Hepatitis B Virus (HBV);
Einstufung nach Richtlinie 2000/54/EG, Gruppe 3 (**).

2 Vorkommen

Allgemein
Weltweit, tritt nur zusammen mit HBV auf; hohe Prävalenzraten in Ost- und Südeuropa (insbesondere Italien), Nilländern und nördliches Südamerika (insbesondere Amazonasgebiet) und Asien; Deutschland unter 1 %; bei Drogenabhängigen ca. 40 %, Dialysepatienten 0,4 %, chronisch HBV-Infizierte 1,7 %, bei akut an Hepatitis B-Erkrankten bisher selten nachgewiesen.

Beruflich
Gesundheitsdienst Notfall- und Rettungsdienste, Pathologie, Betreuung von Behinderten, einschließlich der Bereiche, die der Versorgung bzw. der Aufrechterhaltung der Einrichtungen dienen, Strafvollzug, ambulante Pflegedienste, insbesondere beim Umgang mit Körperflüssigkeiten und bei verletzungsauslösenden Arbeitsmitteln bzw. Umgang mit aggressiven Patienten.
Forschungseinrichtungen, Konsiliarlaboratorien, bei Tätigkeiten in abwassertechnischen Anlagen, wenn ein Verletzungsrisiko durch Kanülen besteht (Fixerbesteck); Medizinprodukteherstellung.
Heime bzw. Tagesstätten der Altenpflege.

3 Übertragungsweg/Immunität

Analog Hepatitis-B-Übertragung parenteral, sexuell und perinatal; direkter Körperkontakt wird diskutiert, Immunität gegenüber HBV schützt auch vor HDV.

4 Krankheitsbild

Als defektes Virus auf die Helferfunktion des HBV angewiesen;
Koinfektion: zunächst HBs-Ag nachweisbar, drei Wochen später als Zeichen der simultanen Infektion HD-Ag; durch Unterdrückung der HBV-Replikation bei einem Teil der Simultaninfektionen Bild einer Hbs-Ag-negativen Hepatitis möglich; oft biphasischer Verlauf, fulminant bis zu 5 %, Chronifizierung
5–10 %; Verlauf der Koinfektion i. d. R. komplizierter und protrahierter.
Superinfektion: HD-Ag nachweisbar etwa drei Wochen nach Infektion.

Inkubationszeit insgesamt bei Koinfektion 12 bis 15 Wochen, bei Superinfektion an chronischer Hepatitis B erkrankter Personen drei Wochen; *Ansteckungsfähigkeit* bei super oder koinfizierten HBs-AG-positiven Personen; fulminant in 30 bis 60 %, Chronifizierung 70 bis 90 %; bei Screening von Blutspenden Restrisiko einer HDV-Infektion 1:3000 (HBs-Ag-negative Hepatitis B).
Letalität der Hepatitis-D ca. 10-mal so hoch wie bei alleiniger HBV.

5 Spezielle Untersuchung

Erregernachweis
Nachweis von Viruskomponenten: bei Koinfektion mit HBV Nachweis von HDV-RNA mittels Hybridisierung (Northern Blot), RT-PCR; während akuter Phase zuverlässiger als Anti-HDV (Serum); HDV-RNA-Nachweis zum Monitoring chronischer HDV-Infektionen und antiviraler Therapie als Routinemethode nicht üblich: HDV-Antigen-Nachweis im biopsierten Lebergewebe (DIF)/Serum (ELISA) nach Abbau der HBs-Ag-Hülle mit Detergenzien.

Antikörpernachweis
Zur Feststellung der Infektionsbereitschaft/Suszeptibilität analog Hepatitis B. Bei Hbs-Ag-Positiven Bestimmung von HD-Ag und Anti-HDV mit RIA oder ELISA; RNA Hybridisierung zum Nachweis des HDV Genoms, Westernblot zur Bestimmung der HDV Antigenämie; bei HBs-Positiven regelmäßig zum Ausschluss einer Superinfektion.

6 Spezielle Beratung

Präexpositionell
Expositionsprophylaxe: persönliche Schutzausrüstung; Hygiene- und Desinfektionsmaßnahmen gemäß VAH-Liste (Prophylaxe), ggf. RKI-Liste (amtliche Anordnung); *Dispositionsprophylaxe:* Hepatitis-B-Schutzimpfung bei negativem Anti-HBc.

Postexpositionell
Wie bei Hepatitis B einschließlich HDV-Diagnostik; spezifische Therapie nicht verfügbar.

7 Ergänzende Hinweise

Analoges Vorgehen wie bei Hepatitis B, da HDV nur zusammen mit einer HBV-Infektion (Koinfektion) oder bei Hbs-Ag-Trägern (Superinfektion) vorkommt.
Namentliche Meldepflicht (§ 6 Abs. 1 Nr.1 IfSG) bei Krankheitsverdacht, Erkrankung sowie Tod an Hepatitis D.
Namentliche Meldepflicht (§ 7 Abs. 1 IfSG) bei direktem oder indirektem Nachweis des Krankheitserregers, soweit der Nachweis auf eine akute Infektion hinweist.

Hepatitis-E-Virus (HEV)

1 Erreger

Hepatitis-E-Virus (HEV), RNA Virus, Familie Caliciviridae;
Einstufung nach Richtlinie 2000/54/EG, Gruppe 3 (**).

2 Vorkommen

Allgemein
Verbreitung vor allem in den Tropen und Subtropen mit Schwerpunkten in Nordafrika, dem indischen Subkontinent und Mexiko, Vorkommen auch in Europa mit unterschiedlicher Prävalenz (1–3 %), in Süddeutschland nach ersten Seroprävalenzstudien ca. 5 %; höhere Prävalenz bei Dialysepatienten (6,3 %); HEV nicht nur beim Menschen, sondern auch bei (gesunden) Schweinen (bis zu 25 % in anderen Haus- und Wildtieren), ebenso bei Schlachthausabwässern.

Beruflich
Wie Hepatitis A, aufgrund der lückenhaften Kenntnis noch keine endgültige Beurteilung möglich. Schweinezucht, Schlachthausmitarbeiter und Tierpfleger betroffen, Konsiliarlaboratorien.

3 Übertragungsweg/Immunität

Fäkal-oral, alimentär über kontaminiertes Trinkwasser, selten Kontaktinfektion (vorrangig innerfamiliär) Übertragung parenteral und perinatal (hohe Neugeborenensterblichkeit); keine lebenslange Immunität, Reinfektionen beschrieben.

4 Krankheitsbild

Inkubationszeit 18–64 Tage; *Ansteckungsfähigkeit* (Virusausscheidung im Stuhl) beginnt ca. 2 Wochen vor, endet 1–2 Wochen nach Krankheitsmanifestation; Erkrankung vorwiegend bei männlichen Jugendlichen und Erwachsenen, Virämie 2–3 Wochen; häufig subklinisch, ansonsten akuter Beginn mit Fieber, primär cholestatische Verläufe, folgenlose Ausheilung ohne Chronifizierung; schwererer Verlauf und hohe Gefährdung von Schwangeren möglich, v. a. im 3. Trimenon 10–20 % Letalität, ansonsten Letalität 0,5–3 %.

5 Spezielle Untersuchung

Erregernachweis
Zellkultur-Anzucht unzuverlässig, direkte (Immun-)Elektronenmikroskopie (Viruspartikeln im Stuhl), Nachweis viraler RNA (Stuhl) mittels RT-PCR, zunehmend HEV-IgM und HEV-IgG-spezifische Antikörpersuchtests, Immunoblots.

Antikörpernachweis
Zur Feststellung der Infektionsbereitschaft/Suszeptibilität mittels ELISA.

6 Spezielle Beratung

Präexpositionell
Expositionsprophylaxe: Hohe Umwelt- und Desinfektionsmittelresistenz; persönliche Schutzausrüstung; Hygiene- und Desinfektionsmaßnahmen gemäß VAH-Liste (Prophylaxe), ggf. RKI-Liste (amtliche Anordnung);
Dispositionsprophylaxe (Schutzimpfung) nicht verfügbar, Impfstoff in Entwicklung;

Postexpositionell
Spezifische Therapie nicht verfügbar.

7 Ergänzende Hinweise

Namentliche Meldepflicht (§ 6 Abs. 1 Nr.1 IfSG) bei Krankheitsverdacht, Erkrankung sowie Tod an Hepatitis E.
Namentliche Meldepflicht (§ 7 Abs. 1 IfSG) bei direktem oder indirektem Nachweis des Krankheitserregers, soweit der Nachweis auf eine akute Infektion hinweist.
Namentliche Meldepflicht (§ 6 Abs. 1 Nr. 2 IfSG) besteht bei Verdacht auf und Erkrankung an einer mikrobiell bedingten Lebensmittelvergiftung oder an einer akuten infektiösen Gastroenteritis, wenn eine Person betroffen ist, die eine Tätigkeit im Sinne des § 42 Abs. 1 IfSG ausübt, wenn zwei oder mehr gleichartige Erkrankungen auftreten, bei denen ein epidemischer Zusammenhang wahrscheinlich ist oder vermutet wird.
Nichtnamentliche Meldepflicht (§ 6 Abs. 3 IfSG) als Ausbruch besteht unverzüglich bei gehäuftem Auftreten nosokomialer Infektionen, bei denen ein epidemischer Zusammenhang wahrscheinlich ist oder vermutet wird.
Beschäftigungsverbot (§34 Abs.1 IfSG): Wenn Personen erkrankt oder dessen verdächtig sind, dürfen sie in den in § 33 genannten Gemeinschaftseinrichtungen* keine Lehr-, Erziehungs-, Pflege-, Aufsichts- oder sonstige Tätigkeiten ausüben, bei denen sie Kontakt zu den dort Betreuten haben, bis nach ärztlichem Urteil eine Weiterverbreitung der Krankheit durch sie nicht mehr zu befürchten ist.

* Gemeinschaftseinrichtungen im Sinne dieses Gesetzes (§ 33 IfSG) sind Einrichtungen, in denen überwiegend Säuglinge, Kinder oder Jugendliche betreut werden, insbesondere Kinderkrippen, Kindergärten, Kindertagesstätten, Kinderhorte, Schulen oder sonstige Ausbildungseinrichtungen, Heime, Ferienlager und ähnliche Einrichtungen.

Satz 1 gilt entsprechend für die in der Gemeinschaftseinrichtung Betreuten mit der Maßgabe, dass sie die dem Betrieb der Gemeinschaftseinrichtungen dienenden Räume nicht betreten, Einrichtungen der Gemeinschaftseinrichtung nicht benutzen und an Veranstaltungen der Gemeinschaftseinrichtung nicht teilnehmen dürfen.
Informationspflicht (§34 Abs.6 IfSG) krankheits- und personenbezogen an das zuständige Gesundheitsamt durch die Leitung der Gemeinschaftseinrichtung.
Wiederaufnahme der Tätigkeit (§ 34 Abs.1 IfSG) bis nach ärztlichem Urteil eine Weiterverbreitung der Krankheit durch den Betroffenen nicht mehr zu befürchten ist.
Tätigkeits- und Beschäftigungsverbot (§ 42 Abs. 1 Nr. 1 u. 2 IfSG) für Kranke, Krankheitsverdächtige beim Herstellen, Behandeln und Inverkehrbringen von Lebensmitteln, wenn sie dabei mit diesen in Berührung kommen, sowie in Küchen von Gaststätten und sonstigen Einrichtungen mit oder zur Gemeinschaftsverpflegung,
wenn Übertragung auf Lebensmittel zu befürchten ist; dies gilt entsprechend für Personen, die mit Bedarfsgegenständen, die für die dort genannten Tätigkeiten verwendet werden, so in Berührung kommen, dass eine Übertragung von Krankheitserregern auf die Lebensmittel zu befürchten ist.
Dies gilt analog für Wassergewinnungs- und Wasserversorgungsanlagen gem. §§ 37 u. 38 IfSG sowie § 5 TrinkwV 2011.

Herpes-simplex-Virus

1 Erreger

Humanes Herpesvirus 1 (HHV-1) syn. Herpes-simplex-Virus 1 („Orofazialtyp"), Humanes Herpesvirus 2 (HHV-2) syn. Herpes-simplex-Virus 2 („Genitaltyp"), umhülltes DNA-Virus, Familie Herpesviridae;
Einstufung nach Richtlinie 2000/54/EG, Gruppe 2.

2 Vorkommen

Allgemein
Weltweit, endemisch, Mensch einziges Virusreservoir (HHV-1), Eintrittspforte verletzte Haut/Schleimhaut, in Mitteleuropa Durchseuchungsrate für HHV-1 mit dem Alter kontinuierlich ansteigende Prävalenz zwischen 50 % bis zur Pubertät und 90 % Erwachsenenalter, bei schwachem sozioökonomischem Umfeld für HHV-2 10–20 % ab Pubertät; 10–15 % Ausscheider ab. 6. Lebensjahr (Wochen bis Monate), bei Rezidiven nur einige Tage.

Beruflich
Gesundheitsdienst (Human- und Zahnmedizin), sozialpädagogische Bereiche, Kosmetikinstitute, Konsiliarlaboratorien.

3 Übertragungsweg/Immunität

Kontaktinfektion (Oral-oral-Infektion), Tränenflüssigkeit, Speichel, Bläscheninhalt, Genitalsekret, Schmierinfektion (Kontagiosität niedrig), Gefahr nosokomialer Infektion gering; perinatale Infektion ca. 50 % bei maternaler Primärinfektion, ca. 5 % bei maternalem Rezidiv; spezifische Immunabwehr schützt nicht gegen Reaktivierung eines latent persistierenden Virus, auch nicht vor Reinfektion.

4 Krankheitsbild

Inkubationszeit 2–14 Tage; *Ansteckungsfähigkeit,* solange Haut-/Schleimhauteffloreszenzen vorhanden: Primärinfektion bis 3 Wochen, endogenes Rezidiv bis 1 Woche.

HHV-1-Infektion: am häufigsten im Säuglings-/Kindesalter, 90–95 % inapparent; manifest als pustuläre Hauteruptionen (Herpesbläschen) mit Neigung zur Ulzeration/Krustenbildung an Lippen (Herpes labialis), Mund (Gingivostomatitis) häufigste Form der Erstmanifestation, Ösophagus (Ulzerationen), Hornhaut (Keratitis dendritica et disciformis), Bindehaut (Konjunktivitis), extensiv auf ekzematischer Haut infolge Autoinfektion (Ekzema herpeticatum); nekrotisierende Enzephalitis (200 Fälle/anno), Letalität unbehandelt 70 %; ernsthafte, (u. U. tödlich verlaufende) HHV-1-Meningoenzephalitis (auch bei Rezidiv) mit neurologischen Dauerschäden (Polyradikulitis/Guillain-Barré-Syndrom); lebenslange, latente Infektion (sensorische Trigeminus-, Lumbosakralganglien); Rezidivhäufigkeit 10–20 %; seit einigen Jahren vermehrt Herpes genitalis.

HHV-2-Infektion: Herpes genitalis, meist Neuinfektion bei bestehender HHV-1-Infektion, steigende Tendenz von HHV-2-Infektionen seit zwei Jahrzehnten; nur 20 % apparent, 90 % Genitalschleimhaut, Skrotum, rektal, perianal und andere Haut-/Schleimhautregionen; selten Herpes neonatorum (generalisierter Herpes); Rezidivhäufigkeit bei HHV-2-Infektionen über 60 %, Beteiligung an Entstehung des Zervixkarzinoms wird diskutiert.

Rezidiv: DNA-Persistenz in Ganglien mit asymptomatischer Virusvermehrung oder klinisch manifesten (30–50 %) Läsionen: Reaktivierung durch: fieberhafte Infekte („Fieberbläschen"), UV-, Röntgenstrahlen, Menstruation, chemische oder psychische Einflüsse („Schreckblasen"), Immunsuppression, Verbrennungen oder traumatisierte Haut; am häufigsten Herpes simplex rezidivans (Nasolabial-, Genitalbereich), Meningitis (HHV-2); jeder zweite Virusträger ohne Rezidiv.

5 Spezielle Untersuchung

Erregernachweis
(Immun-)elektronenmikroskopisch (Bläscheninhalt, Rachenspülwasser, Tränenflüssigkeit, Liquor); *kulturell:* Zellkulturanzucht aus Zervixabstrich; *molekularbiologisch:* Polymerase-Kettenreaktion (PCR), Restriktionsenzymanalyse (HHV-DNA), DNA-Hybridisierungstest.

Antikörpernachweis
Zur Feststellung der Infektionsbereitschaft/Suszeptibilität bei immunsupprimierten Beschäftigten: typenspezifischer Nachweis lebenslang persistierender HHV-Antikörper der IgG-Klasse, ELISA, Western-Blot, NT, IIFT, KBR (weniger zuverlässig); Primärinfektion begleitet von Serokonversion; deutlicher Titeranstieg von IgA-Antikörpern nach genitaler (HHV-2) Primärinfektion und Rezidiv; Titeranstieg bei schwer verlaufenden Rezidiven zu spät für therapeutisches Eingreifen; Differenzierung HHV-1- und HHV-2-spezifischer Antikörper noch nicht möglich, Testverfahren in Erprobung; direkter Nachweis in Speziallaboratorien.

6 Spezielle Beratung

Präexpositionell
Expositionsprophylaxe: persönliche Schutzausrüstung: Mundschutz auf Entbindungs-, Frühgeborenenstationen, falls rezidivierende Herpesläsionen bekannt; Hygiene- und Desinfektionsmaßnahmen gemäß VAH-Liste (Prophylaxe), ggf. RKI-Liste (amtliche Anordnung);
Dispositionsprophylaxe (Schutzimpfung) nicht verfügbar.

Postexpositionell
Virustatische Therapie mit Nukleosidanaloga, vorzugsweise Aciclovir (Acycloguanosin): systemisch bei Enzephalitis, Sepsis, lokal bei Effloreszenzen der Haut, Schleimhaut, Hornhaut, am Auge unterstützt durch Interferon (IFN-α); Valaciclovir (Creme), Penciclovir (Creme), Famciclovir (Tabletten), Brivudin (Tabletten), Trifluridin (Augensalbe, -tropfen); bei Immundefizienten wegen möglicher selektierter resistenter Virusstämme Foscarnet (i. v.-Lösung); persistierende Viren bleiben unbeeinflusst; medikamentöse Prophylaxe (als Rezidivprophylaxe): bei rezidivierenden Genitalinfektionen frühzeitig Nukleosidanaloga, z. B. Aciclovir (Acycloguanosin), Valaciclovir; Kaiserschnittentbindung bei präpartal erkannter Infektion empfohlen.

7 Ergänzende Hinweise

Namentliche Meldepflicht (§ 6 Abs. 1 Nr. 5 IfSG) besteht bei Auftreten einer bedrohlichen Krankheit oder von zwei oder mehr gleichartigen Erkrankungen, bei denen ein epidemischer Zusammenhang wahrscheinlich ist oder vermutet wird, wenn dies auf eine schwerwiegende Gefahr für die Allgemeinheit hinweist und Krankheitserreger als Ursache in Betracht kommen, die nicht in § 7 IfSG genannt sind.
Nichtnamentliche Meldepflicht (§ 6 Abs. 3 IfSG) als Ausbruch besteht unverzüglich bei gehäuftem Auftreten nosokomialer Infektionen, bei denen ein epidemischer Zusammenhang wahrscheinlich ist oder vermutet wird.

Histoplasma capsulatum

1 Erreger

Histoplasma (H.) capsulatum; dimorpher Pilz (Schimmelpilzphase mit Konidien, Hefephase mit Chlamydosporen), Familie Gymnoasecaceae, primär obligat pathogen. Einstufung nach Richtlinie 2000/54/EG, Gruppe 3.

2 Vorkommen

Allgemein
Weltweit endemisch, insbesondere USA (Ohio-, Mississippibecken), hier Prävalenz bis 95 %; in Teilen von Mittel- und Südamerika, Afrika, Ferner Osten, Australien; auch unter Tieren verbreitet [Affe, wildlebende Vögel (Fledermaus, Star), Nutzgeflügel (Ente, Gans, Huhn, Pute, Taube), Hund, Katze, Nagetiere, Rind, Schaf, Schwein); Erdbodenbewohner, angereichert an Orten mit Vogelexkrementen (Stallungen, Nistplätze, Fledermaushöhlen)].

Beruflich
Landwirtschaft, Tierhandel, Schädlingsbekämpfer, Veterinärmedizin, Speziallaboratorien (Mykologie).

3 Übertragungsweg/Immunität

Aerogen (Sporeninhalation); selten Inokulation (meist als Laborinfektion); Übertragung von Mensch zu Mensch bisher nicht nachgewiesen; Reinfektionen (verkürzte Inkubationszeit) möglich; keine Immunität.

4 Krankheitsbild

Inkubationszeit 10–18 Tage, bei Reinfektion 3–7 Tage; *Ansteckungsfähigkeit* potenziell gegeben, solange infektionstüchtige Reproduktions- oder Dauerformen Beschäftigte direkt oder indirekt erreichen, z. B. über Sputum, Hautabszesse.
asymptomatische Histoplasmose;
pulmonale Histoplasmose als akute Form mit Husten, Fieber, Schmerzen im Brustkorb, ausgedehntes diffus fleckiges Infiltrat im Röntgenbild (Histoplasmom), vergrößerter Hilus; chronische Form vor allem bei Rauchern und bei Emphysem; Befall der Oberlappen, dabei Fibrosierung und Kavernenbildung (tuberkuloseähnlich);
disseminierte Histoplasmose bei Immundefizienz, Aids definierende Erkrankung (Falldefinition 1993); Komplikationen: Hepatosplenomegalie, Hepatitis, Nebenniereninsuffizienz, Pneumonie, Endokarditis, multiple Ulzera, Anämie, Meningitis besonders bei langsam progredientem Krankheitsbild;
kutane Histoplasmose bei Inokulation, primär verlaufend mit Lymphadenopathie.

5 Spezielle Untersuchung

Erregernachweis
Bei klinischem Verdacht mikroskopischer und kultureller Erregernachweis in Lungenaspiraten, Bronchiallavage, Sputum, Blut, Knochenmark, Hautläsionen, Biopsiematerial, Punktate, Eiter; Hauttest mit Kulturfiltrat (Histoplasmin).

G 42

Antikörpernachweis
Serologisch KBR, RIA, DRID, ERID, Gegenstromelektrophorese.

6 Spezielle Beratung

Präexpositionell
Expositionsprophylaxe: in Endemiegebieten, v. a. bei Personen mit verminderter Abwehrlage, persönliche Schutzausrüstung bei Umgang mit Tieren, speziell Reinigungsarbeiten (Aufwirbelung) von tierkotbelasteten Arealen; Atemschutz mit partikelfiltrierender Halbmaske (mindestens FFP 2); adjuvant Stallhygiene, Schädlingsbekämpfung;
Dispositionsprophylaxe (Schutzimpfung) nicht verfügbar.

Postexpositionell
Im Erkrankungsfall antimykotische Therapie systemisch mit Amphotericin B/Ketoconazol/Flucytosin/Fluconazol/Itraconazol.

7 Ergänzende Hinweise

Namentliche Meldepflicht (§ 6 Abs.1 Nr. 5 IfSG) besteht bei Auftreten einer bedrohlichen Krankheit oder von zwei oder mehr gleichartigen Erkrankungen, bei denen ein epidemischer Zusammenhang wahrscheinlich ist oder vermutet wird, wenn dies auf eine schwerwiegende Gefahr für die Allgemeinheit hinweist und Krankheitserreger als Ursache in Betracht kommen, die nicht in § 7 IfSG genannt sind.

Humanes Cytomegalie-Virus (HCMV)

1 Erreger

Humanes Zytomegalievirus (HCMV) syn. Humanes Herpesvirus Typ 5 (HHV-5), DNA-Virus, Familie Herpesviridae, überwiegend zellgebundenes Virus;
Einstufung nach Richtlinie 2000/54/EG, Gruppe 2.

2 Vorkommen

Allgemein
Weltweit, Prävalenz in Industriestaaten (40–70 %), in der dritten Welt bis 100 %, Durchseuchung nimmt mit Lebensalter zu, Durchseuchung in Industriestaaten zweiphasig: in ersten 2–3 Lebensjahren durch peri- und frühpostnatale Infektion, im Jugend- und Erwachsenenalter durch Sexualkontakte.

Beruflich
Gesundheitsdienst, Konsiliarlaboratorien, Betreuung von Behinderten, Einrichtungen zur medizinischen Untersuchung, Behandlung und Pflege von Kindern sowie zur vorschulischen Kinderbetreuung; geriatrische Einrichtungen.

3 Übertragungsweg/Immunität

Schmierinfektionen, Kontaktinfektion (Schleimhäute), sexuelle Übertragung; transplazentar, häufigste intrauterine Infektion (1 % aller Neugeborenen), meist latente Infektion (Virus persistiert meist lebenslang im Körper bei 40–50 % aller Frauen); iatrogen/parenteral (Transfusionen, Übertragungshäufigkeit 0,4–4 %, Transplantationen, Übertragungshäufigkeit 28–57 %); Übertragung durch Blut, Blutprodukte, Sekrete, Samen, Speichel, Urin, Muttermilch; lebenslange Viruspersistenz, Reaktivierung jederzeit möglich.

4 Krankheitsbild

Inkubationszeit variabel, nach Bluttransfusion 2–6 Wochen, bei Primärinfektion 4–12 Wochen; bei erworbener, nicht intrauteriner Infektion meist inapparenter Verlauf; falls klinisch apparent, mononukleoseähnliche Symptomatik: klinische Manifestation abhängig von Lebensalter und Abwehrlage; Übergang in Latenzphase, Erkrankung als Primärinfektion oder Reaktivierung; konnatales CMV-Syndrom, besonders bei Primärinfektion der Mutter während der Schwangerschaft; bei Erstinfektionen in der Schwangerschaft in 40 % fetale Infektion, davon Schädigung des Fetus in 10 % der Fälle; bei Jugendlichen mononukleoseähnlicher Verlauf, Lymphadenopathie über 1 bis 4 Wochen; nach Transfusionen, Posttransfusions-Mononukleose-Syndrom (hämolytische Anämie, Monozytose, Transaminasenanstieg); zwischen 25. und 35. Lebensjahr bei Immunkompetenten oft nur lokale Infektionen.

Generalisierte Zytomegalie vor allem bei Immunsupprimierten (Aids-definierende Erkrankung/Falldefinition 1993), dann Fieber, Pharyngitis, zervikale Adenopathie, Hepatosplenomegalie, Hepatitis, Lymphozytose, Myokarditis, Enzephalomeningitis, interstitielle Pneumonie, Leukozytopenie, Thrombozytopenie, Oesophagitis, Kolitis, Retinitis; Reaktivierungsfaktoren nicht genau bekannt, vorwiegend bei Immunsuppressionen, in der Gravidität bei 10–30 % der seropositiven Schwangeren. Reaktivierung führt zur Virusausscheidung (Speichel, Urin), bei Immunkompetenten keine Symptomatik; kindliche Infektionen treten nach Reaktivierung der Infektion bei der Mutter (10 % aller seropostiven Mütter) bei 1 % auf (nur 1 % der infizierten Kinder sind symptomatisch, meist nur leicht).

5 Spezielle Untersuchung

Erregernachweis
Urin, Blut, Rachenspülflüssigkeit; *kuturell:* Zellkultur, ggf. Kurzzeitkultur (binnen 24–72 Stunden), *molekularbiologisch:* DNA-Nachweis; bei infizierten Schwangeren oder Immunsupprimierten Unterscheidung möglich zwischen Primärinfektion/Reaktivierung mittels HCMV-IgG-Aviditätsbestimmung.

Antikörpernachweis
Zur Feststellung der Infektionsbereitschaft/Suszeptibilität bei Blut-/Organspendern, Immunsupprimierten, Frauen im gebärfähigen Alter, Schwangeren (ELISA, NT, IFT); IgM-Antikörper bei Primärinfektion/Reaktivierungen, IgG-Antikörper nach durchgemachter Infektion (**cave**: passiv übertragene Antikörper), bieten keinen Schutz vor endogener Reaktivierung/exogener Neuinfektion.

6 Spezielle Beratung

Präexpositionell
Expositionsprophylaxe: Meiden von engem Kontakt mit Kleinkindern, mehrfache Titerkontrollen in der Schwangerschaft bei seronegativen Müttern;
Dispositionsprophylaxe (Schutzimpfung): Impfstoff derzeit in Erprobung; bei Schwangeren im Gesundheitsdienst Bestimmung des Antikörperstatus im 1. Trimenon empfohlen, Kontrolle 2.–3. Trimenon (durch behandelnden Gynäkologen); Beratung Anti-CMV-negativer Schwangerer und Immunsupprimierter über potenzielles Risiko beim Umgang mit Dialysepatienten/Immunsupprimierten.

Postexpositionell
Hyperimmunglobulin, ggf. antivirale Substanzen (Aciclovir).

7 Ergänzende Hinweise

Namentliche Meldepflicht (§ 6 Abs.1 Nr. 5 IfSG) besteht bei Auftreten einer bedrohlichen Krankheit oder von zwei oder mehr gleichartigen Erkrankungen, bei denen ein epidemischer Zusammenhang wahrscheinlich ist oder vermutet wird, wenn dies

auf eine schwerwiegende Gefahr für die Allgemeinheit hinweist und Krankheitserreger als Ursache in Betracht kommen, die nicht in § 7 IfSG genannt sind.
Namentliche Meldepflicht (§ 7 Abs. 2 IfSG) besteht für den Krankheitserreger, soweit dessen örtliche und zeitliche Häufung auf eine schwerwiegende Gefahr für die Allgemeinheit hinweist.

Humanes Immundefizienz-Virus

1 Erreger

Humane Immundefizienz-Viren (HIV 1 und HIV 2), RNA-Virus, Familie Retroviridae; Einstufung nach Richtlinie 2000/54/EG, Gruppe 3 (**).

2 Vorkommen

Allgemein
HIV-1 weltweit, HIV-2 weltweit endemisch, 40 Millionen Infizierte, davon 72 % in Afrika südlich der Sahara, in Deutschland ca. 49000, davon jährlich 750 Tote (Stand Jan. 2006).
Risikogruppen:
- Homosexuelle (ca. 61 % der Neuinfektionen)
- i. v.-Drogenabhängige (ca. 15 % der Neuinfektionen)
- heterosexuelle Kontakte (ca. 4 % der Neuinfektionen)

Beruflich
Gesundheitsdienst, Referenzzentren, Betreuung von Behinderten, einschließlich Versorgungsbereiche (z. B. Reinigung), Notfall- und Rettungsdienste, Pathologie, Strafvollzug.

3 Übertragungsweg/Immunität

Durch Sexualkontakte (ca. 71 % der Neuinfektionen), über Blut und Blutprodukte, diaplazentar und unter der Geburt; bei Drogenabhängigen durch gemeinsam benutzte Injektionsbestecke.

4 Krankheitsbild

Inkubationszeit: bis zur Virämie i. d. R. wenige Wochen (max. 12 Wochen), bis zum klinischen Vollbild mehrere Jahre; *Ansteckungsfähigkeit* bei Anti-HIV-Positiven abhängig vom HIV-Subtyp; Serokonversionszeit 1–6 Monate, dabei bereits Infektiosität, die in der Regel lebenslang anhält und bei Erreichen des Aids-Vollbildes am höchsten ist; nach bisweilen mononukleoseähnlichen Symptomen am Ende der Serokonversions-

zeit Monate bis Jahre andauernde Latenzphase, die schließlich nach Jahren bis Jahrzehnten in das eigentliche Krankheitsbild Aids übergeht.
Ohne Behandlung erkranken 10 Jahre nach Infektion etwa 50 % der Infizierten mit schweren Immundefekten. Die aus der Immunschwäche resultierenden Krankheitsbilder werden nach CDC 1993 klassifiziert:
a) asymptomatische akute HIV-Infektion oder persistierende generalisierte Lymphadenopathie (PGL)
b) HIV-assoziierte klinische Symptome und Erkrankungen, die nicht unter die Kategorie der Aids-definierenden Erkrankungen fallen
Aids-definierende Erkrankungen (insbesondere Pneumocystis-carinii-Pneumonie, Candidiasis, Toxoplasmose, weiterhin Zytomegalie, Herpes-simplex-Virus-Infektion, Kryptokokkose, Aspergillose, Tuberkulose, atypische Mykobakteriose, Krypto- und Mikrosporidose, Kaposi-Sarkom)

5 Spezielle Untersuchung

Erregernachweis
(Teil-)Antigennachweis im Plasma/Serum (ELISA), dabei keine Aussage über Infektiosität möglich; *kulturell:* Anzüchtung auf mitogen-stimulierten Lymphozyten gesunder Spender; *molekularbiologisch:* PCR mit Nachweis von integriertem Provirus (DNA-PCR) oder viraler mRNA (RT-PCR).

Antikörpernachweis
Nur zum Ausschluss einer HIV-Infektion Blutentnahme sofort nach beruflicher Exposition (insbesondere Verletzungen mit Blutkontakt) Suchteste: HIV-Schnelltest, HIV-Antikörper-ELISA, bei positivem Ergebnis Bestätigung mit Western-Blot, IIFT; weitere Kontrollen nach 6 Wochen, 3 und 6 Monaten; mittels PCR Nachweis HIV-proviraler DNA.

6 Spezielle Beratung

Präexpositionell
Expositionsprophylaxe: persönliche Schutzausrüstung, ggf. flüssigkeitsdicht; Hygiene- und Desinfektionsmaßnahmen gemäß VAH-Liste (Prophylaxe), ggf. RKI-Liste (amtliche Anordnung);
Dispositionsprophylaxe (Schutzimpfung) nicht verfügbar.

Postexpositionell
Bei Kanülen-/Nadelstich-/Schnittverletzungen: Blutfluss fördern, unverzügliche Reinigung der Wunde unter fließendem Wasser und mit Seife, anschließend Desinfektion mit einem virusinaktivierenden Desinfektionsmittel, nach Einverständniserklärung Blutentnahme bei der betroffenen Person und beim Patienten mit serologischer Bestimmung (Beachtung möglicher HBV/HCV-Infektion). Meldung als Arbeitsunfall an den zuständigen Unfallversicherungsträger.

Stadieneinteilung der HIV-Infektion (CDC-Klassifikation)

Stadium	**Dauer**	**Klinik**	**Diagnostik/ Laborbefunde**
akute Infektion	3 Tage bis 4 Wochen	gelegentlich flüchtige mononukleoseähnliche Symptomatik	Nachweis von Antikörpern nach 4 bis 16 Wochen
asymptomatische HIV-Infektion	Monate bis Jahre	gelegentliche indolente, persistierende, generalisierte Lymphknotenschwellungen	HIV-Antikörper-Nachweis
symptomatische HIV-Infektion	Monate bis Jahre	*leichte Formen mit geringer Beeinträchtigung des Allgemeinbefindens* Gewichtsverlust (< 10 % des Normalgewichts), mukokutane Veränderungen: seborrhoisches Ekzem, lokal rez. Herpes simplex, segmentaler Herpes zoster, rez. leichtere Atemwegsinfektionen (z. B. bakterielle Sinusitis) *schwerere Formen mit deutlicher Beeinträchtigung des Allgemeinbefindens* Gewichtsverlust (> 10 % des Normalgewichts), chronische Durchfälle, intermittierend oder konstant erhöhte Temperatur (> 1 Monat), orale Candidiasis (Soor), orale Haarleukoplakie, schwerere bakterielle Infektionen (z. B. bakterielle Lungenentzündung)	Erhöhung von IgG und IgA, erhöhte BSG allmähliche Abnahme der Leukozyten, Lymphozyten und T-Helferzellen ($CD4^+$) im Verlauf gelegentlich Thrombozytopenie
schwerer Immundefekt (Aids)	Monate bis Jahre, abhängig von der Beherrschbarkeit der Komplikation	rezidivierende Infekte mit opportunistischen Erregern und Parasiten (z. B. Pneumocystis-carinii-Pneumonie, Candida-Ösophagitis, zerebrale Toxoplasmose) und/oder Kaposi-Sarkom (aggressive, disseminierte Form) und/oder Neoplasien vorwiegend des lymphoretikulären Systems (Non-Hodgkin-Lymphome), HIV-Enzephalopathie, HIV-Kachexie	HIV-Antikörper-Nachweis häufig, Nachweis von p24-Antigen, Leukopenie, Lymphopenie, T-Helferzellen stark erniedrigt (i. d. R. < 200/mm^3) oder fehlend, gelegentlich Anämie und Thrombozytopenie, Anergie (Intrakutantest wiederholt negativ)

Stadieneinteilung (WHO, 1993) nach Zahl der CD-4-Lymphozyten

CD-4-Lymphozyten pro mm^3	Asymptomatische HIV-Infektion	Symptomatische HIV-Infektion	Schwerer Immundefekt (Aids)
≥ 500	A1	B1	C1
200–499	A2	B2	C2
≤ 200	A3	B3	C3

Angesichts des Nebenwirkungsrisikos einer medikamentösen Postexpositionsprophylaxe ist diese nur bei einer HIV-Exposition mit deutlichem HIV-Übertragungsrisiko medizinisch begründet, z. B. bei parenteralem Kontakt mit Blut und/oder Körperflüssigkeiten einer HIV-positiven Person (Empfehlungen der Deutschen AIDS-Gesellschaft (DAIG) und des Robert Koch-Instituts (RKI)).
HIV-positive Beschäftigte sind zu beraten im Hinblick auf ihre erhöhte Infektionsgefährdung, abhängig vom Stadium der Infektion/Erkrankung, außerdem zum Verhalten am Arbeitsplatz und zum Infektionsrisiko für das enge soziale Umfeld.

7 Ergänzende Hinweise

Nichtnamentliche Meldepflicht (§ 7 Abs. 3 IfSG) bei direktem oder indirektem Nachweis des Krankheitserregers.

Influenza-A+B-Virus

1 Erreger

Influenzaviren Typ A, B, C; Familie Orthomyxoviridae, lipidbehüllte RNA-Viren, Typen A und B bei uns epidemiologisch von Bedeutung, Einteilung in Subtypen je nach Hämagglutinin- und Neuraminidaseausstattung, ständige Änderungen in der Virusart bei Influenza-A-Viren durch Antigenshift (Austausch von Gensegmenten bei Mischinfektionen durch „Reassortment") bzw. bei A- und B-Viren durch Antigendrift (Punktmutation in der Basensequenz);
Einstufung nach Richtlinie 2000/54/EG, Gruppe 2–3.

2 Vorkommen

Allgemein
Pandemien 1918/19 (Tod von mehr als 20 Mill. Menschen), 1958/59 und 1968/69; kleinere Epidemien; saisonale Influenzawellen verursachen in Deutschland jährlich zwischen 1 und 5 Millionen zusätzliche Arztkonsultationen, etwa 5000 bis 20.000

zusätzliche Hospitalisierungen und durchschnittlich 8000 bis 11.000 zusätzlicheTodesfälle. Diese Zahl wird bei außergewöhnlich starker Influenza-Aktivität wie z. B. in der Saison 1995/96 deutlich überschritten und kann bis zu 30.000 Exzess-Todesfälle erreichen, andererseits gibt es auch Influenzasaisons ohne eine statistisch erkennbare Exzess-Mortalität, deshalb Einrichtung eines praxengestützten Surveillancesystems; jährliche Infektionsrate außerhalb der Pandemien 10 bis 20 %; Typ A auch bei Säugetieren (Schweine, Pferde) und Vögeln.

Beruflich
Forschungseinrichtungen, Referenzzentren, Konsiliarlaboratorien, Umgang bzw. Kontakt mit Abstrichmaterial und Körperflüssigkeiten aus dem Nasen-Rachen-Bereich von Personen im Gesundheitsdienst (Pädiatrie, HNO, Augenheilkunde, Zahnmedizin, Rettungsdienste; klinisch-chemische, virologische, zahntechnische Laboratorien), Bereiche mit umfangreichem Publikumsverkehr, gezielter Tätigkeit mit Influenzaviren bei der Medizinprodukt- und Arzneimittelherstellung, z. B. Diagnostika- oder Impfstoffherstellung), Reisende in Endemiegebiete, Personen mit erhöhter Gefährdung durch direkten Kontakt zu infiziertem Geflügel und Wildvögeln.

3 Übertragungsweg/Immunität

Tröpfcheninfektion.

4 Krankheitsbild

Inkubationszeit 1 bis 5 Tage; *Ansteckungsfähigkeit* bis zu einer Woche nach Beginn der klinischen Symptomatik; manifeste Erkrankung bei ca. jedem zweiten Infizierten mit Abgeschlagenheit, Kopf- und Gliederschmerzen, plötzlich auftretendem hohen Fieber, Pharyngitis, Laryngitis, Tracheitis, Bronchitis, Bradykardie, Hypotonie und hämorrhagischer Diathese
Komplikationen: Pneumonie, Myokarditis, bakterielle Superinfektionen durch Streptokokken, Staphylokokken, H. influenzae u. a. m.; wesentlich seltener Enzephalitis, Meningoenzephalitis, Myelitis;
im Kindes und Jugendlichenalter in jedem dritten Fall tödliches Reye-Syndrom mit Leberversagen und Hirnödem möglich; besonders gefährdet sind Schwangere, Personen über 60 Jahre, Diabetiker, chronische Nieren-, Herz- und Lungenkranke, Säuglinge und Kleinkinder.

5 Spezielle Untersuchung

Erregernachweis
Bei klinischem Verdacht Virusanzucht aus Nasen-Rachen-Abstrichen bzw. Spülflüssigkeit; Erregeridentifikation mittels Hämadsorptionstest, Indirekter Immunfluoreszenztest (IIFT), ELISA (auch als Schnelltest) oder mit Hilfe der Reverse Transcriptase PCR (RT-PCR), Typendifferenzierung durch den Haemagglutinationshemmtest (HHT).

Antikörpernachweis
KBR, ELISA.

6 Spezielle Beratung

Präexpositionell
Expositionsprophylaxe: Anniesen, Anhusten, Händereichen vermeiden, bei Umgang mit erkrankten Tieren, Atemschutz mit partikelfiltrierender Halbmaske (FFP 1/2); Hygiene- und Desinfektionsmaßnahmen gemäß VAH-Liste (Prophylaxe), ggf. RKI-Liste (amtliche Anordnung); *medikamentöse Prophylaxe* mit Amantadin oral.
Dispositionsprophylaxe (Schutzimpfung) vorzugsweise September bis November; Influenzapandemieplanung empfohlen.

Postexpositionell
Bei Ungeimpften bzw. Nichtimmunen Schutzimpfung und/oder Neuraminidasehemmer, insbesondere für ungeimpfte, enge Kontaktpersonen.

7 Ergänzende Hinweise

Namentliche Meldepflicht (§ 7 Abs. 1 IfSG) bei direktem Nachweis des Krankheitserregers, soweit der Nachweis auf eine akute Infektion hinweist.
Namentliche Meldepflicht (§ 6 Abs.1 Nr. 3 IfSG) bei dem Verdacht einer über das übliche Ausmaß einer Impfreaktion hinausgehenden gesundheitlichen Schädigung („Impfschaden").
Bei beruflicher Indikation sind Impfschäden durch die jeweilige Unfallversicherung abgedeckt (SGB VII §1).
Nichtnamentliche Meldepflicht (§ 6 Abs. 3 IfSG) als Ausbruch besteht unverzüglich bei gehäuftem Auftreten nosokomialer Infektionen, bei denen ein epidemischer Zusammenhang wahrscheinlich ist oder vermutet wird.
Anspruch auf Versorgung (§ 60 IfSG) im Impfschadensfall oder bei einer durch andere Maßnahmen der spezifischen Prophylaxe entstandenen gesundheitlichen Schädigung.

Japan-B-Enzephalitis-Virus (JEV)

1 Erreger

Japan-B-Enzephalitis-Virus, zweischichtig behülltes, einzelsträngiges RNA-Virus, 4 Genotypen, Familie Flaviviridae;
Einstufung nach Richtlinie 2000/54/EG, Gruppe 3.

2 Vorkommen

Allgemein
Endemiegebiete in weiten Teilen Asiens, pazifische Region Sibiriens, USA (westpazifische Gebiete), Australien; in tropischen/subtropischen Gebieten während Regenzeit, saisonale Häufung in gemäßigten Klimazonen, abhängig von Aktivität der Vektoren (Juni bis September), Gebiete mit Reisanbau und Schweinehaltung; *epidemische* Entwicklung an biozyklische Voraussetzungen gebunden, jährliche Inzidenz bis 20/100.000 Einwohner, zunehmend (niedriger sozioökonomischer Status); jährlich 30.000–50.000 Erkrankungen, Letalität ca. 20–30 % (Asien); importierte Infektionen beschrieben.

Beruflich
Forschungseinrichtungen, Laboratorien, Land-, Forstwirtschaft (Endemiegebiete), Gesundheitsdienst (Konsiliarlaboratorien), Arbeitsaufenthalt in Endemiegebieten.

3 Übertragungsweg/Immunität

Stich von Stechmücken (Gattung Culex, Aedes), *Virusreservoir:* domestizierte/freilebende Wirtstiere, hauptsächlich Schweine, Pferde, Vögel; Mensch als Endwirt; lebenslange *Immunität* (Erkrankung oder „Stille Feiung"); Kreuzprotektion infolge anderer durchgemachter Flavivirus-Infektionen.

4 Krankheitsbild

Inkubationszeit 6–16 Tage; keine *Ansteckungsfähigkeit* von Mensch zu Mensch; schwere Verläufe überproportional häufig bei Kindern/Jugendlichen, Erwachsenen (. 50 Jahre); verschiedene Verlaufsformen: meist asymptomatisch, ansonsten (0,3–2 %) als vieldeutige milde, *fieberhafte Erkrankung* mit folgenloser Ausheilung, *aseptische Meningitis* oder typische akute *Meningomyeloenzephalitis* (0,2–5 % der Erkrankten); nach 2–4-tägiger Prodromalphase akut einsetzendes Fieber, Erbrechen, Nackensteifigkeit, Photophobie, Rigor (maskenhaftes Gesicht), Nystagmus, grober Tremor, generalisierte/umschriebene (Hirnnerven-)Paresen, Konvulsionen (Erwachsene 10 %); ausgeprägte therapierefraktäre Hyperthermie, kardiopulmonale Dekompensation; Desorientiertheit, Stupor, Koma; Letalität 25 %; neurologisch-psychiatrische Defektheilungen unterschiedlichen Schweregrades (Erwachsene 80 %, Kinder 45 %): motorisch, mental, extrapyramidal, bei Infektionen während der frühen Schwangerschaft: Abort, konnatale Schädigungen; Viruspersistenz bei ca. 5 %.

5 Spezielle Untersuchung

Erregernachweis
Kulturell durch Virusisolierung auf primären/permanenten Zelllinien, *molekularbiologisch:* Reverse Transcriptase-PCR mit Serum, Liquor; trotz hoher Homologie (Flaviviren) sichere Unterscheidung; *immunhistochemisch* als virale JEV-Antigene im Hirngewebe.

Antikörpernachweis
Serologische Diagnostik routinemäßig nur in Referenzzentren/Konsiliarlaboratorien: kurz nach Krankheitsbeginn Nachweis spezifischer Antikörper der IgM-, IgG-Klasse mit indirektem Immunfluoreszenztest (IIFT), Haemagglutinationshemmtest (HHT), Enzymimmun(o)assay (ELISA), ggf. mit rekombinanten JEV-Antigenen; Blottingtest (Western Blot), Neutralisationstest (NT); hohe Kreuzreaktivität zu anderen Flaviviren.

6 Spezielle Beratung

Infektionsrisiko (ungeschützt) abhängig von Ort, Zeitpunkt, Dauer: 1:5000 pro Expositionsmonat, bei kurzen Aufenthalten (< 4 Wochen) 1:1.000.000.

Präexpositionell
Expositionsprophylaxe: in Endemiegebieten Vektorbekämpfung, Impfung der Wirtstiere; persönlicher Schutz vor Ektoparasiten (tropentaugliche, körperbedeckende Kleidung, Repellentien, Mückenschutzgitter, Moskitonetze); PSA (Laboratorien, Betriebe): Schutzhandschuhe, Schutzkleidung, partikelfiltrierende Halbmaske (FFP3), Augenschutz (Korbbrille); Hygiene- und Desinfektionsmaßnahmen gemäß VAH-Liste (Prophylaxe), ggf. RKI-Liste (amtliche Anordnung); technische/organisatorische Maßnahmen bei gezieltem Umgang in Laboratorien bzw. Betrieben der Schutzstufe 3 gem. BioStoffV, GenTSV, zusätzlich Maßnahmen der Sicherheitsstufe 1und 2;
Dispositionsprophylaxe (Schutzimpfung): prinzipiell möglich, Vakzine in Deutschland nicht zugelassen, Indikation (CDC) bei längerem (≥ 1 Monat) Aufenthalt (Endemiegebiet); japanischer inaktivierter Impfstoff (BIKEN®, JE-VAX®), Grundimmunisierung ab 2. Lebensjahr (3 Impfdosen i. m.): Tag 0, 7, 14 bzw. 30, Auffrischimpfung nach 2 (3) Jahren; Impfschutz 80 % nach 2. Dosis, fast 100 % nach 3. Dosis; über internationale Apotheken verfügbar; in China Lebendvakzine, in Japan gentechnisch hergestellte Vakzine in Erprobung.

Postexpositionell
Bei fieberhaftem Krankheitsbild rechtzeitig an Japan-B-Enzephalitis denken (Reiseanamnese!); bei JEV-Verdacht stationäre Abklärung in tropenmedizinischer Klinik; keine kausale antivirale medikamentöse Therapie vorhanden; symptomatisches und supportives Vorgehen, rekombinantes Interferon-Alpha in Einzelfällen wirksam.

7 Ergänzende Hinweise

Namentliche Meldepflicht (§ 6 Abs. 1 Nr. 5 IfSG) besteht bei Auftreten einer bedrohlichen Krankheit oder von zwei oder mehr gleichartigen Erkrankungen, bei denen ein epidemischer Zusammenhang wahrscheinlich ist oder vermutet wird, wenn dies auf eine schwerwiegende Gefahr für die Allgemeinheit hinweist und Krankheitserreger als Ursache in Betracht kommen, die nicht in § 7 IfSG genannt sind.
Namentliche Meldepflicht (§ 7 Abs. 2 IfSG) besteht für den Krankheitserreger, soweit dessen örtliche und zeitliche Häufung auf eine schwerwiegende Gefahr für die Allgemeinheit hinweist.
Bei beruflicher Indikation Impfschäden durch jeweilige Unfallversicherung abgedeckt (SGB VII § 1).

Lassa-Virus (VHF)

1 Erreger

Lassavirus, Machupovirus, Juninvirus, Guanaritovirus, Sabiavirus, RNA Viren, inaktiviert in 1 Std. bei 60 °C; Familie Arenaviridae;
Einstufung nach Richtlinie 2000/54/EG, Gruppe 4.
Vom US Center for Disease Control and Prevention (CDC) in die Liste der potenziellen Biowaffen eingeordnet, Kategorie A.

2 Vorkommen

Allgemein

Sporadisches und epidemisches Auftreten in den jeweiligen Verbreitungsgebieten: Lassavirus in Afrika, v. a. Westafrika, regional unterschiedliche Durchseuchungsraten (1–27 %), jährlich ca. 200.000 Erkrankungen, davon 5000 tödlich, in Deutschland 4 importierte Fälle, davon 2 letal; wild lebende Nagetiere (erkranken nicht) als Erregerreservoir, v. a. Ratte (Mastomys natalensis);
Juninvirus in Argentinien, Guanaritovirus in Venezuela.

Beruflich

Kompetenzzentren (Untersuchung, Behandlung, Pflege), Pathologie, Forschungseinrichtungen, Laboratorien, Refernzzentren, Arbeitsaufenthalt in Endemiegebieten.

3 Übertragungsweg/Immunität

Kontakt mit Nagetieren, ggf. Primaten (lebenslängliche Erregerausscheidung asymptomatisch infizierter Tiere) i. d. R. fäkal-oral, Schmierinfektion oder aerogen; Mensch zu Mensch durch Körperflüssigkeiten, insbesondere Blut, Laborinfektionen möglich; nach Ausheilung vermutlich lebenslange Immunität.

4 Krankheitsbild

Inkubationszeit 3 bis 21 Tage; *Ansteckungsfähigkeit,* solange Körperflüssigkeiten virushaltig (Urin bis 9 Wochen infektiös); 80 % subklinisch oder mild verlaufend, allmählich beginnendes Krankheitsbild, Fieber, unspezifische Symptome, lebensbedrohliches hämorrhagisches Fieber nur bei einem Teil der Fälle; typische Vorzeichen ab 7. Krankheitstag: Ödeme (Augenlider, Gesicht), Konjunktivitis, ausgeprägte Myalgien, Proteinurie, retrosternale Schmerzen, ulzerierende Pharyngitis, z. T. mit Glottisödem; schlechte Prognose bei hohen SGOT-Werten, ggf. Multiorganversagen; besonders schwerer Krankheitsverlauf bei Schwangeren; Letalität 10–20 % (hospitalisiert), ansonsten 90–95 %.

5 Spezielle Untersuchung

Erregernachweis

Bei begründetem Verdacht Diagnostik in Speziallaboratorien, Blutentnahme (Serum, Zitratblut) bereits vom behandelnden Arzt, Nukleinsäurenachweis mittels Reverse Transcriptase PCR (RT-PCR) und ggf. Sequenzierung für schnelle Virusisolierung aus Blut, Urin, Liquor; Differenzierung mit monoklonalen Antikörpern; elektronenoptischer Virusnachweis (Leberbiopsien, post mortem).

Antikörpernachweis

Ab 2. Krankheitswoche Antikörpernachweis (IgM, IgG) mittels indirekter Immunfluoreszenztest (IIFT) und ELISA ($\geq$ vierfacher Titeranstieg).

6 Spezielle Beratung

Präexpositionell

Expositionsprophylaxe: in Endemiegebieten konsequente Rattenbekämpfung; Sicherheitsstufe 4 bei gezielten Tätigkeiten in Laboratorien; Hygiene- und Desinfektionsmaßnahmen gemäß VAH-Liste (Prophylaxe), ggf. RKI-Liste (amtliche Anordnung); *Dispositionsprophylaxe* (Schutzimpfung) nicht verfügbar.

Postexpositionell

Bei Erkrankung strikte Isolierung bis zur Verlegung in spezialisiertes Behandlungszentrum (Hamburg, Berlin, Leipzig, Frankfurt/Main, München); intensive Ermittlung aller Kontaktpersonen, ggf. Absonderung, medikamentöse Prophylaxe (Ribavirin), falls asymptomatisch, molekularbiologische/serologische Untersuchung nicht indiziert.

7 Ergänzende Hinweise

Namentliche Meldepflicht (§ 6 Abs. 1 Nr.1 IfSG) bei Krankheitsverdacht, Erkrankung sowie Tod an virusbedingtem hämorrhagischem Fieber.
Namentliche Meldepflicht (§ 7 Abs. 1 IfSG) bei direktem oder indirektem Nachweis des Krankheitserregers, soweit der Nachweis auf eine akute Infektion hinweist. (vgl. Alarmplan: Bundesgesundheitsblatt (1994) 37 Sonderheft, Seite 17).
Bei an von Mensch zu Mensch übertragbarem hämorrhagischem Fieber Erkrankten, Krankheitsverdächtigen, Ansteckungsverdächtigen unverzügliche Absonderung (§ 30 Abs. 1 IfSG) in einem geeigneten Krankenhaus (Quarantäne).
Beschäftigungsverbot (§34 Abs.1 IfSG): Wenn Personen erkrankt oder dessen verdächtig sind, dürfen sie in den in § 33 genannten Gemeinschaftseinrichtungen* keine Lehr-, Erziehungs-, Pflege-, Aufsichts- oder sonstige Tätigkeiten ausüben, bei denen sie Kontakt zu den dort Betreuten haben, bis nach ärztlichem Urteil eine Weiterverbreitung der Krankheit durch sie nicht mehr zu befürchten ist.
Satz 1 gilt entsprechend für die in der Gemeinschaftseinrichtung Betreuten mit der Maßgabe, dass sie die dem Betrieb der Gemeinschaftseinrichtungen dienenden Räume nicht betreten, Einrichtungen der Gemeinschaftseinrichtung nicht benutzen und an Veranstaltungen der Gemeinschaftseinrichtung nicht teilnehmen dürfen.
Informationspflicht (§34 Abs.6 IfSG) krankheits- und personenbezogen an das zuständige Gesundheitsamt durch die Leitung der Gemeinschaftseinrichtung.

Legionella pneumophila

1 Erreger

Legionella (L.) pneumophila, humanpathogen bedeutsamste Art (Anteil 90 %), obligat aerobes, bewegliches, nichtsporenbildendes, gramnegatives Bakterium,18 Serogruppen, Familie Legionellaceae; insgesamt 41 Spezies mit 62 Serogruppen, z. B. L. micdadei, L. feeleii;
Einstufung nach Richtlinie 2000/54/EG, Gruppe 2.

2 Vorkommen

Allgemein
Weltweit, in natürlichen fließenden und stehenden Gewässern einschließlich intrazellulär frei lebender Amöben und anderer Protozoen, auch in benachbarten feuchten Böden (primäres Reservoir); Überleben in fachlich unzureichend gewarteten oder nur zeit-

* Gemeinschaftseinrichtungen im Sinne dieses Gesetzes (§ 33 IfSG) sind Einrichtungen, in denen überwiegend Säuglinge, Kinder oder Jugendliche betreut werden, insbesondere Kinderkrippen, Kindergärten, Kindertagesstätten, Kinderhorte, Schulen oder sonstige Ausbildungseinrichtungen, Heime, Ferienlager und ähnliche Einrichtungen.

weilig genutzten (stagnierende Wasserzirkulation), niedertemperierten Wasserversorgungs-/Hausinstallationssystemen, raumlufttechnischen (RLT)-Anlagen/Klimaanlagen, sonstigen Anlagen mit Aerosolbildung, optimale Vermehrungstemperaturen 35–45°C; Auftreten sporadisch oder als Ausbruch, gehäuft im Spätsommer/Herbst. Ungefähr 4,2 % aller auftretenden Pneumonien werden durch Legionellen verursacht; In USA jährlich ca. 10.000 Fälle, Durchseuchung 5–10 (30) %.

Beruflich
Umgang mit aerosolbildenden Anlagen bei veralteter/schlecht gewarteter Gebäude-, Klimatechnik (Wärmerückgewinnung, Luftführung, -filterung, -befeuchtung, z. B. Luftwäscher, Verdunster, Zerstäuber), Installationstechnik, z. B. Warmwasser- Installationssysteme, industrielle Ventilator- oder Naturzug-Nass-Kühltürme, Gesundheitsdienst, z. B. Physio-, Hydrotherapie (Hotwhirlpool), Dentaleinheiten (wassergekühlte Turbinenbohreinrichtungen), Konsiliarlaboratorien.

3 Übertragungsweg/Immunität

Tröpfcheninfektion, selten Staubinfektion, Überlebenszeit 3 min (bei 30 % rel. Luftfeuchte) bzw. 15 min (80 %); bei Immunkompetenten hohe Keimzahlen erforderlich, v. a. Altersgruppe über 50 Jahre betroffen, Männer 2–3 mal häufiger als Frauen; disponierend: chronische Herz-, Lungen-, Stoffwechselerkrankungen (Diabetes mellitus), Tumorerkrankungen (Haarzell-Leukämie), Immunsuppression (Kortikosteroid-, Zytostatikabehandlung, Aids), Alkohol-, Nikotinabusus (eingeschränkte Zilienfunktion); mutmaßliche T-Zell-vermittelte zelluläre Immunität.

4 Krankheitsbild

Pulmonale Legionellose (Klassische Legionellose/Legionärskrankheit)
Inkubationszeit 2–10 Tage; *Ansteckungsfähigkeit* von Mensch zu Mensch nicht nachgewiesen; grippeähnliche Prodromalerscheinungen, Fieber 39–40,5 °C, Schüttelfrost, unproduktiver, später produktiver Husten; gastrointestinale Symptomatik; selten ZNS-Beteiligung (Lethargie, Benommenheit, Verwirrtheitszustände); schwer verlaufende atypische Pneumonie mit Befall von Interstitium/Alveolen (ein-, beidseitige Infiltrate, meist Unterfelder), Pleuritis, etwa ein Drittel nosokomial erworben, 1–5 (10) % aller stationär behandelten Pneumonien, langwierige Rekonvaleszenz; eingeschränkte Lungenfunktion, Lungenfibrosen möglich; Letalität 15 %, unbehandelt bis 80 %.

Pontiac-Fever
Inkubationszeit 1–2 Tage; mild verlaufendes Erkältungssyndrom ohne pneumonische Infiltrate, Schwindelgefühle, Photophobie, gelegentlich Verwirrtheitszustände; Spontanheilung innerhalb von 5 Tagen.

Extrapulmonale Infektionen
Aus Primärherd (Lunge) septische Metastasierung: Pleuraempyem, Peri , Myo , Endokarditis, Pankreatitis, Pyelonephritis, Peritonitis, Wundinfektionen/Zellulitis, gastrointestinale Abszesse/Leberabszesse, Kontamination intravaskulärer Prothesen; außerdem nichtinfektiöse Hautexantheme, Arthritis, akutes Nierenversagen, Myoglobulinämie.

5 Spezielle Untersuchung

Bei Infektionsverdacht Legionella-Antigen-Frühdiagnose im Urin (ELISA, RIA), Nachweis bereits nach 24 Stunden;

Erregernachweis
Erregerisolierung aus Sputum, broncho-alveolärer Flüssigkeit, Lungen-Biopsiematerial, Nachweis von Legionella-DNA (PCR) aus respiratorischen Proben, Urin, Serum Pleuraflüssigkeit mit anschließender Differenzierung (DIF), radioaktive cDNA-Gensonde; Antigennachweis (ELISA).

Antikörpernachweis
IIFT, ELISA, Western-Blot; Titeranstieg ab ca. 10 Tage nach Krankheitsbeginn, gelegentlich erst nach 4–9 Wochen.

6 Spezielle Beratung

Präexpositionell
Expositionsprophylaxe: Einsatz von Dampfbefeuchtern in RLT-Anlagen; Wassertemperaturen in Trinkwassererwärmungs- und Leitungsanlagen im Verteilungssystem müssen ≥ 55 °C betragen; ggf. thermische (70 °C), chemische (Chlorung) oder physikalische (UV-Strahler) Dekontamination; Reinigung von RLT-Anlagen entsprechend DIN 1946; Wasser muss zur Limitierung/Verminderung von Aerosolbildung erst unmittelbar vor dem Ausfluss durch die Zapfarmatur gemischt werden;
bei nicht vermeidbarer Aerosolbildung partikelfiltrierende Halbmaske (FFP2);
Dispositionsprophylaxe (Schutzimpfung) nicht verfügbar.

Postexpositionell
Absonderungsmaßnahmen von Erkrankten und Kontaktpersonen nicht erforderlich; Antibiotikatherapie (Dauer mindestens 10–12 Tage) mit Erythromycin (Makrolid-Antibiotikum) als Mittel der Wahl, evtl. (schwer verlaufende Fälle) zusätzlich Rifampicin, bei Immunsupprimierten weitere Makrolid-Antibiotika (Azithromycin, Clarithromycin), Gyrasehemmer, Ciprofloxacin.

7 Ergänzende Hinweise

Namentliche Meldepflicht (§ 7 Abs. 1 IfSG) bei direktem oder indirektem Nachweis des Krankheitserregers, soweit der Nachweis auf eine akute Infektion hinweist. Nichtnamentliche Meldepflicht (§ 6 Abs. 3 IfSG) als Ausbruch besteht unverzüglich bei gehäuftem Auftreten nosokomialer Infektionen, bei denen ein epidemischer Zusammenhang wahrscheinlich ist oder vermutet wird.

Leishmania major

1 Erreger

Leishmania (L.) major (L. tropica-Komplex), Protozoon (Flagellat), 2 Formen: obligat intrazellulärer (im Wirt) ovaler Amastigot (unbegeißelt) sowie spindelförmiger, begeißelter Promastigot (in der Überträgermücke); 12 humanpathogene Spezies (L.-donovani-, L.-tropica-, L.-mexicana-, L.-braziliensis-Komplex); Familie Trypanosomatidae; Einstufung nach Richtlinie 2000/54/EG: L.-donovani-, L.-braziliensis-Komplex in Gruppe 3 (**);
L.-tropica-, L.-mexicana-Komplex in Gruppe 2.

2 Vorkommen

Allgemein

Weltweit, endemisch: Afrika, Mittlerer Osten, Asien, Lateinamerika, Mittelamerika; Infektionsgebiete im europäischen Mittelmeerraum bis Alpensüdrand; infiziert 12 Mio. in 80 Ländern, 2 Mio. Neuerkrankungen jährlich (WHO); nach Deutschland importierte, gemeldete Fälle zunehmend, 17 (2005), geschätzt 100–200 pro Jahr. Entwicklungszyklus: Amastigote im Monozyten-Makrophagen-System des infizierten Menschen gelangt mit Stich in den Insektenmagen/-darm, Entwicklung zur infektiösen, begeißelten Promastigote (5–8 Tage); bei erneuter Blutmahlzeit (über erbrochenen Mageninhalt) Inokulation in den Menschen mit erneutem Befall des Monozyten-Makrophagen-Systems, Umwandlung in Amastigote.

Beruflich

Arbeitsaufenthalt in Endemiegebieten, Forschungseinrichtungen, Referenzzentren.

3 Übertragungsweg/Immunität

Tierische Erregerreservoire auf fast allen Kontinenten (Ausnahme Australien) wildlebende Kleinnager, Hunde, Mensch Wirt: selten kongenital, über Blutkonserven, Kanülenstichverletzung, Sexualkontakt, hauptsächlich vektoriell: dämmerungs- bzw. nachtaktive (weibliche) Sandmücken: Gattung Phlebotomus überträgt Spezies aus Leishmania-donovani-Komplex (L. d. donovani, L. d. infantum, L. d. chagasi) und

Leishmania-tropica-Komplex (L. t. tropica, L. t. major, L. t. aethiopica); Gattung Lutzmyia (überwiegend Lateinamerika, Mittelamerika) überträgt Spezies aus Leishmania-mexicana-Komplex (L. m. mexicana, L. m. pifanoi, L. m. amazonensis, L. m. venezuelensis) und Leishmania-braziliensis-Komplex (L. b. braziliensis, L. b. peruviana, L. b. guyanensis, L. b. panamensis).
Immunität (zellvermittelt) nach inapparenter Infektion/apparenter Erkrankung.

4 Krankheitsbild

Viszerale Leishmaniasis (Kala Azar)
Ursächlich (Mittelmeergebiet) v. a. Leishmania-donovani-Komplex, ansonsten L. t. tropica, L. m. amazonensis; *Inkubationszeit* 2–20 Wochen; *Ansteckungsfähigkeit* von Mensch zu Mensch möglich (z. B. Bluttransfusion); überwiegend subklinischer Verlauf; anfangs täglich 2 Fiebergipfel, später dermale Hyperpigmentierung („Schwarze Krankheit"/Kala Azar), ausgeprägte Hepatosplenomegalie, Panzytopenie: Hämatopoese verdrängt durch erhöhten Makrophagenanteil im hyperplastischen Knochenmark; Hypergammaglobulinämie, Hypalbuminämie, Aszites-, Ödembildung; schwere Kachexie, unbehandelt innerhalb 3 Jahren meist tödlich: Sepsis, pulmonale und gastrointestinale Superinfektion; Komplikation: dermales Post-Kala-Azar-Leishmanoid (L.d. donovani) mit diffusen, nodulären Hautläsionen; in seltenen Fällen (akute Infektion) mukosale, meist oropharyngeale Läsionen (Nasenseptum nicht betroffen); opportunistische Infektion (AIDS-definierende Erkrankung).

Kutane Leishmaniasis (Orientbeule)
Ursächlich (Südeuropa, Asien, Afrika) L. d. infantum, L. t. tropica, leicht verlaufende trockene Form (urban, Reservoir Mensch); L. t. major, schwerer verlaufende feuchte Form (rural, Reservoir Kleinnager); L. t. aethiopica, L. m. mexicana, L. m. amazonensis, disseminierende Form; ursächlich (Mittel-, Südamerika) v. a. L. m. mexicana, L. m. pifanoi, L. m. amazonensis, L. m. venezuelensis, L. b. braziliensis; *Inkubationszeit* 5–10 Wochen, *Ansteckungsfähigkeit* von Mensch zu Mensch möglich; an Eintrittspforte (Gesicht, Unterarm, Unterschenkel) papulöse (solitär/multiple) Entzündung, Ausweitung zu umschriebener, flachbasig nekrotisierender Läsion mit lividem, parasitenhaltigem Randwall; heilt i. d. R. innerhalb eines Jahres spontan narbig-atrophisch ab, mitunter (L.t. tropica) rezidivierend; Uta-Geschwür: (L. b. peruviana) lokale orientbeulenähnliche Läsion mit verzögerter Heilung (Erregerreservoir: Hund).

Mukokutane Leishmaniasis
Ursächlich (Mittel-, Südamerika) alle Spezies aus dem Leishmania-mexikana-/Leishmania-braziliensis-Komplex; *Inkubationszeit* 5–10 Wochen, *Ansteckungsfähigkeit* von Mensch zu Mensch möglich; Primärläsionen, u. U. nach Jahren disseminierende Verläufe mit entstellender, z. T. lebensbedrohlicher Gewebedestruktion (Mundschleimhaut, Knorpel); selbstheilend, ansonsten disseminierend mit progressiv infiltrativer Geschwürsbildung oder polypösen Schleimhautwucherungen (Nase, Nasenseptum, „Tapirnase"), ggf. mit Augenbeteiligung bis zum Verlust des Sehvermögens, ungünstige Prognose, zuweilen letal verlaufende bakterielle Superinfektionen, Komplikation: knor-

peldestruierende Ulzerationen des äußeren Ohres durch L. m. mexicana *(Chicleró-Ulkus)* oder Oto-Nasopharynx durch L. b. braziliensis *(Espundia)*.

5 Spezielle Untersuchung

Erregernachweis
Mikroskopisch: in Blut, Milz, Knochenmark, Lymphknoten, Leber (viszerale Form); in Abstrichen (auch Wundsekret), Tupfpräparat vom Läsionsrand, sog. Dicker Tropfen; *kulturell:* zuverlässig nur bei viszeraler Form, Anzucht in Spezialmedien, Promastigoten im Überstand; Artendifferenzierung mittels elektrophoretischer Isoenzymanalyse; falsch negative Ergebnisse bei Immunsupprimierten; *histologisch:* „Punkt-Komma-Aspekt"; *molekularbiologisch:* zur Speziesidentifizierung PCR.

Antikörpernachweis
Indirekter Immunfluoreszenztest (IIFT), ELISA, indirekter Hämagglutinationstest (IHAT); hohe Antikörper-Titer bei viszeraler Leishmaniasis; bei kutanen Infektionen i. d. R. niedriger als bei mukokutanen Läsionen; fehlende Antikörper schließen Infektion nicht aus; Kreuzreaktionen bei Trypanosomiasis; zellvermittelte Allergie ggf. nachweisbar mit intrakutanem Hauttest vom verzögerten Typ, ca. 90 % der Fälle nach 2–3 Tagen positiv.

6 Spezielle Beratung

Präexpositionell
Expositionsprophylaxe: Insektizide, mückenabwehrende Maßnahmen (hautbedeckende (imprägnierte) Kleidung, Repellentien);
Dispositionsprophylaxe (Schutzimpfung) nicht verfügbar, jedoch in Erprobung.

Postexpositionell
Medikamentöse Therapie abhängig von verursachender Erregerspezies; bei (unkomplizierten) kutanen Läsionen selten erforderlich; systemisch (i. m./i. v.) bei ausgedehnten kutanen/mukokutanen Prozessen mit pentavalenten Antimonpräparaten (Mittel der Wahl), mehrere Behandlungszyklen; Pentastam, Glucantime; ggf. kombinieren mit Interferon-γ; alternativ (Resistenz) Pentamin, Amphotericin B, Allopurinol, Paromomycin, Ketoconazol, neuerdings Miltefosin (viszerale Form); *lokal* Paromomycin-Harnstoff-Salbe, Paromomycin-Methylbenzethonium-Chlorid-Salbe, periläsionale Unterspritzung mit Antimonzubereitungen; Kryotherapie, Exzision, Kürettage, plastisch-chirurgische Korrektur.

7 Ergänzende Hinweise

Namentliche Meldepflicht (§ 6 Abs.1 Nr. 5 IfSG) besteht bei Auftreten einer bedrohlichen Krankheit oder von zwei oder mehr gleichartigen Erkrankungen, bei denen ein epidemischer Zusammenhang wahrscheinlich ist oder vermutet wird, wenn dies

auf eine schwerwiegende Gefahr für die Allgemeinheit hinweist und Krankheitserreger als Ursache in Betracht kommen, die nicht in § 7 IfSG genannt sind.
Namentliche Meldepflicht (§ 7 Abs. 2 IfSG) besteht für den Krankheitserreger, soweit dessen örtliche und zeitliche Häufung auf eine schwerwiegende Gefahr für die Allgemeinheit hinweist.

Leptospira spp.

1 Erreger

Leptospira (L.) interrogans, gramnegatives Schraubenbakterium, 19 Serogruppen mit > 200 Serovaren, L. icterohaemorrhagiae, L. grippotyphosa u. a. m. ; Familie Leptospiraceae;
Einstufung nach Richtlinie 2000/54/EG, Gruppe 2.

2 Vorkommen

Allgemein
Weltweit (ländliche, urbane Regionen), epidemisch, endemisch, sporadisch bei Tier und Mensch (Gelegenheitswirt); v. a. in tropischen/subtropischen Ländern, auch in feuchten, gemäßigten (europäischen) Klimazonen; saisonal Sommer bis Herbst (Deutschland 48 gemeldete Fälle im Jahr 2001, beträchtliche Dunkelziffer); natürliches Erregerreservoir umfasst 160 Arten von Nagetieren (bis zu 50 %), andere freilebende oder Haus-/Nutztiere; i. d. R. persistierende asymptomatische Infektion mit Leptospirurie (Ratten lebenslang, Hunde bis zu 6 Monaten); auch symptomatische Infektionen (kürzerer Carrier-Status).

Beruflich
Forschungseinrichtungen, Laboratorien, Abwassertechnik (Kanal-, Klärwerksarbeiter), Abfallwirtschaft, Veterinärmedizin, Landwirtschaft, Gartenbau, Tierhaltung, -zucht, -produktion, Bodenbearbeitung, Jagd, Schlachthof, Zoologischer Garten.

3 Übertragungsweg/Immunität

Direkter Tierkontakt, Kontakt mit infektiösen Exkreten (Urin), Sekreten (Speichel, Milch, Fruchtwasser, Sperma), infiziertes Gewebe; indirekt über leptospirenkontaminiertes feuchtes alkalisches Milieu (Erreger hier bis zu 3 Monaten infektionsfähig), natürliche Oberflächengewässer, Wiesen, Wälder, Felder; als Eintrittspforte gelten intakte Schleimhäute im Gesichtsbereich, Hautverletzungen (Mikroläsionen); homologe serovarspezifische Immunität.

4 Krankheitsbild

Inkubationszeit: 7–13 (26)Tage; *Ansteckungsfähigkeit:* Mensch als Infektionsquelle äußerst selten, in 90 % der Fälle selbstlimitierender Verlauf, ansonsten doppelphasischer Fieberverlauf (38–41 °C).
1. Phase (transitorische Leptospirämie): plötzlicher Beginn mit Schüttelfrost, Kopf-, Gliederschmerzen, Konjunktivitis/Episkleritis, Pharyngolaryngitis, Lymphadenitis (Hals-, Nacken-, Leistenlymphknoten), Arthralgien, Neuralgien, flüchtiges masern-, scharlachähnliches Exanthem mit kleieförmig schuppenden (makulopapulösen) Effloreszenzen (3.–7. Tag).
2. Phase (Organmanifestation): Meningismus/nichteitrige (Begleit-) Meningitis (v. a. bei anikterischer Verlaufsform); Peri-, Endo-, Myokarditis (selten); Enzephalomyelitis/Radikulitis mit flüchtigen Paresen (selten); Apathie, ggf. Bewusstseinstörungen; als Nachkrankheit (50 % der Fälle); u. U. rezidivierende Iridozyklitis, ggf. mit Glaskörpertrübungen.

Ikterische Verlaufsform
Prototyp „Morbus Weil" (L.. icterohaemorrhagiae); dramatischer Verlauf infolge zusätzlich zum beschriebenen Krankheitsbild auftretenden hepatorenalen Syndroms (Beginn zwischen 2. und 7. Tag): Hepatitis (cholestatischer Ikterus), Hepatoslpenomegalie, interstitielle Nephritis (akute Niereninsuffizienz); typische Muskelschmerzen (insbesondere Waden, Abdomen, Thorax, Nacken), Bronchitis, kardiovaskuläre Störungen (relative Bradykardie), hämorrhagische Diathese (Petechien, Purpura, Epistaxis, Hämatemesis, intestinale Hämorrhagien, Hämaturie); Komplikationen (selten): Pankreatitis, Bronchopneumonie, Phlebitis, subakute protrahierte chronische Meningitis/Enzephalomyelitis (Wochen bis Monate); Letalität bis zu 20 %.

Anikteristische Verlaufsform
Prototyp „Feld-, Schlamm-, Erntefieber" (L. grippothyphosa); grippeähnliches Krankheitsbild mit zusätzlich zum beschriebenen Krankheitsbild auftretender gastrointestinaler Symptomatik (Opstipation,/wässrige Durchfälle); oftmals selbstlimitierende (komplikationslose) Erkrankung (2–4 Wochen), Hepatomegalie (selten), Splenomegalie (10–15 % der Fälle), Haarausfall; ggf. Bild akuter febriler Erkrankung ohne Organbeteiligung; als Nachkrankheit Chorioiditis möglich; Letalität unter 1 %.

5 Spezielle Untersuchung

Erregernachweis
Aus Blut, Liquor, Leber, Niere, Milz (1. Krankheitswoche) *kulturell* oder direkt *lichtmikroskopisch* (Dunkelfeld);

Antikörpernachweis
Zur Feststellung der Infektionsbereitschaft/Suszeptibilität IgG-Nachweis; bei Krankheitsverdacht zusätzlich IgM-Nachweis, z. B. ELISA, Mikroagglutinationsreaktion (MAR), KBR mit Serum (ab 2. Krankheitswoche).

6 Spezielle Beratung

Präexpositionell
Expositionsprophylaxe: persönliche Schutzausrüstung: flüssigkeitsdichte Schutzkleidung, Schutzbrillen, z. B. bei Aufwischen von Urin, Pflege und Behandlung kranker und krankheitsverdächtiger Tiere, jagdbarem Wild, bei Tätigkeiten in stehenden, verschlammten, mit Tierurin verunreinigten Gewässern, Überschwemmungsgebieten, Sümpfen; bei direktem/indirektem Kontakt mit landwirtschaftlichen Nutztieren, Heimtieren usw., Beleckenlassen, Bisse, vermeiden; medikamentöse Prophylaxe mit Doxycyclin (Tetracyclin) in Hochendemiegebieten (Regenzeit) möglich, Immunisierung von Haus-, Nutztieren mit inaktivierter Ganzkeim-Vakzine (lokal endemische Serovare);
Dispositionsprophylaxe (Schutzimpfung): französischer Impfstoff, in Deutschland nicht zugelassen.

Postexpositionell
Antibiotikatherapie (Dauer 5–7 Tage): in schweren Fällen als Mittel der Wahl Penicillin G, alternativ Ampicillin, in leichteren Fällen Doxycyclin, Amoxycillin, Therapiebeginn bis zum 4. Tag beeinflusst Ausgang der Erkrankung, danach nur noch Schutz vor Spätkomplikationen (Auge).

7 Ergänzende Hinweise

Namentliche Meldepflicht (§ 7 Abs. 1 IfSG) bei direktem oder indirektem Nachweis des Krankheitserregers, soweit der Nachweis auf eine akute Infektion hinweist.
Bei beruflicher Indikation sind Impfschäden durch die jeweilige Unfallversicherung abgedeckt (SGB VII § 1).

Marburg-Virus (VHF)

1 Erreger

Marburgvirus, RNA Virus, Familie Filoviridae;
Einstufung nach Richtlinie 2000/54/EG, Gruppe 4.
Vom US Center for Disease Control and Prevention (CDC) in die Liste der potenziellen Biowaffen eingeordnet, Kategorie A.

2 Vorkommen

Allgemein
Sporadisches und epidemisches Auftreten in Afrika, Erregerreservoir nicht sicher bekannt (Affen, Fledermäuse). Keine Meldungen in Deutschland im Jahr 2012

Beruflich
Kompetenzzentren (Untersuchung, Behandlung, Pflege), Pathologie, Forschungseinrichtungen, Laboratorien, Konsiliarlaboratorien, Referenzzentren, Tierpflege (Affen), Arbeitsaufenthalt in Endemiegebieten.

3 Übertragungsweg/Immunität

Übertragung durch engen Kontakt (Blutspritzer, Verletzungen, Hautkontakt) von Mensch zu Mensch, von Affen auf den Menschen; aerogen durch infektiöse, staubgetragene Faecespartikel; nosokomiale und Laborinfektionen möglich; nach Ausheilung vermutlich lebenslange Immunität.

4 Krankheitsbild

Inkubationszeit 7 Tage, *Ansteckungsfähigkeit,* solange Virusausscheidung (Rachensekret, Urin) erfolgt; rascher Fieberanstieg auf 40o C, Myalgien, Blutungen, Apathie, Hämorrhagien mit Organblutungen (ZNS, Magen-Darm-Trakt relativ spät), Pneumonie, Herz-Kreislauf-Versagen; Letalität bis 50 %.

5 Spezielle Untersuchung

Erregernachweis
In Hochsicherheitslaboratorien (Sicherheitsstufe 4) Virusnachweis in Zellkulturen, direkt mittels Elektronenmikroskopie.

Antigennachweis
Mittels direktem Immundiffusionstest (DIF), Nukleinsäurenachweis mittels geschachtelter Reverse Transcriptase PCR (RT-PCR) mit Sequenzierung der Amplifikate.

Antikörpernachweis
ELISA, Western-Blot.

6 Spezielle Beratung

Präexpositionell
Expositionsprophylaxe: flüssigkeitsdichte Schutzkleidung, partikelfiltrierende Halbmaske (FFP 2/3)
Hygiene- und Desinfektionsmaßnahmen gemäß VAH-Liste (Prophylaxe), ggf. RKI-Liste (amtliche Anordnung);
Dispositionsprophylaxe (Schutzimpfung) nicht verfügbar.

Postexpositionell
Behandlung Erkrankter in Spezialinfektionsstationen (Hamburg, Frankfurt/Main, Berlin, Leipzig, München); spezielle Hygieneregelungen bei Pflege und Umgang mit dem Erre-

ger von Experten festgelegt; bei gezielten Tätigkeiten Sicherheitsstufe 4 (Laboratorien); im Erkrankungsfall Therapieversuch mit Rekonvaleszentenserum.

7 Ergänzende Hinweise

Namentliche Meldepflicht (§ 6 Abs. 1 Nr.1 IfSG) bei Krankheitsverdacht, Erkrankung sowie Tod an virusbedingtem hämorrhagischem Fieber.
Namentliche Meldepflicht (§ 7 Abs. 1 IfSG) bei direktem oder indirektem Nachweis des Krankheitserregers, soweit der Nachweis auf eine akute Infektion hinweist.
Bei an von Mensch zu Mensch übertragbarem hämorrhagischem Fieber Erkrankten, Krankheitsverdächtigen, Ansteckungsverdächtigen unverzügliche Absonderung (§ 30 Abs. 1 IfSG) in einem geeigneten Krankenhaus (Quarantäne).
Beschäftigungsverbot (§34 Abs.1 IfSG): Wenn Personen erkrankt oder dessen verdächtig sind, dürfen sie in den in § 33 genannten Gemeinschaftseinrichtungen* keine Lehr-, Erziehungs-, Pflege-, Aufsichts- oder sonstige Tätigkeiten ausüben, bei denen sie Kontakt zu den dort Betreuten haben, bis nach ärztlichem Urteil eine Weiterverbreitung der Krankheit durch sie nicht mehr zu befürchten ist.
Satz 1 gilt entsprechend für die in der Gemeinschaftseinrichtung Betreuten mit der Maßgabe, dass sie die dem Betrieb der Gemeinschaftseinrichtungen dienenden Räume nicht betreten, Einrichtungen der Gemeinschaftseinrichtung nicht benutzen und an Veranstaltungen der Gemeinschaftseinrichtung nicht teilnehmen dürfen.
Informationspflicht (§34 Abs.6 IfSG) krankheits- und personenbezogen an das zuständige Gesundheitsamt durch die Leitung der Gemeinschaftseinrichtung.

Masernvirus

1 Erreger

Masernvirus, ausschließlich humanpathogenes RNA-Virus, Familie Paromyxoviridae, 21 Genotypen, dominierende Genotypen C 2/D 6 (Mitteleuropa), D 7 (Deutschland) – antigenisch stabil (1 Serotyp);
Einstufung nach Richtlinie 2000/54/EG, Gruppe 2.

* Gemeinschaftseinrichtungen im Sinne dieses Gesetzes (§ 33 IfSG) sind Einrichtungen, in denen überwiegend Säuglinge, Kinder oder Jugendliche betreut werden, insbesondere Kinderkrippen, Kindergärten, Kindertagesstätten, Kinderhorte, Schulen oder sonstige Ausbildungseinrichtungen, Heime, Ferienlager und ähnliche Einrichtungen.

2 Vorkommen

Allgemein
Weltweit, Inzidenz 31 Mio. (WHO 1997), größte Bedeutung in Ländern mit niedrigem sozioökonomischem Status (dort unter den zehn häufigsten Infektionskrankheiten), hoher Anteil tödlicher Verläufe, Letalitätsrate 2–6 %. In Deutschland Häufigkeit der Masern durch die seit etwa 30 Jahren praktizierte Impfung im Vergleich zur Vorimpfära insgesamt deutlich zurückgegangen, doch immer wieder kleinräumige Ausbrüche. Häufigkeitsgipfel ins Erwachsenenalter verschoben, Ausbrüche in Gebieten mit suboptimalen Impfraten, derzeit Immunität 85 % aller 16- bis 20-Jährigen/90–95 % aller 21- bis 30-Jährigen, 916 gemeldete Fälle im Jahr 2008, bei gegenwärtiger Immunitätslage jährlich bis ca. 80.000 Erkrankungen (Schätzwert); Letalität 0,01–0,02 %; z. Z. nationales Interventionsprogramm zur Eliminierung der Masern.

Beruflich
Einrichtungen zur medizinischen Untersuchung, Behandlung und Pflege von Kindern sowie zur vorschulischen Kinderbetreuung, Forschungseinrichtungen, Referenzzentren, Laboratorien, Onkologie, Betreuung von Immundefizienten sowie in Gemeinschaftseinrichtungen Vorschulalter, Kinderheimen.

3 Übertragungsweg/Immunität

Infizierte oder akut Erkrankte natürliches Reservoir, Tröpfcheninfektion durch infektiöse Sekrete im katarrhalischen Prodromalstadium sowie Kontaktinfektion; exponierte Nichtimmune fast immer infiziert, > 95 % ungeschützt Infizierte erkranken (Manifestationsindex); keine Ansteckungsgefährdung bei sog. Impfmasern; nosokomiale Maserninfektionen gefürchtet; lebenslange Immunität nach natürlicher Infektion.

4 Krankheitsbild

Masern
Inkubationszeit 8–10 Tage bis zum katarrhalischen Stadium, 14 Tage bis zum Auftreten des Exanthems; *Ansteckungsfähigkeit* beginnt 5 Tage vor Exanthemausbruch, hält danach bis zu 4 Tage an; systemische Infektion mit zweiphasigem Verlauf.
Katarrhalisches Prodromalstadium: Dauer 2–5 Tage, Fieber > 39 °C mit Konjunktivitis (Photophobie), Rhinitis, Bronchitis, dunkelrotes Enanthem (Gaumen), pathognomonisch: sog. Koplikscheche Flecken (vor Exanthem).
Exanthemstadium: Dauer bis 10 Tage, makulopapulöse Effloreszenzen 3–7 Tage nach initialen Symptomen, 4–7 Tage sichtbar, tritt auf mit zweitem Fieberanstieg (bräunlich-rosafarben, konfluierend/disseminiert, großfleckig erhaben), Beginn hinter den Ohren, Ausbreitung über gesamten Körper, Schuppung beim Abklingen; Temperaturabfall am 5.–7. Krankheitstag.
Komplikationen: Transitorische Immunschwäche (Dauer 6 Wochen) begünstigt bakterielle Superinfektionen, z. B. Otitis media (7–9 %); Pseudokrupp (Laryngotracheitis, Ulzerationen, Glottisödem), (Peri-)Bronchitis, Bronchopneumonie (1–6 %), Epithelnekrosen der Darmmukosa (Diarrhoe/Appendizitis/Ileokolitis) und Kornea (Ulzeratio-

nen/Malazie); Myokarditis (20 % der Fälle); Hepatitis; mutmaßlich als Autoimmunreaktion (gegen Hirnantigene) bei Immungesunden 4–7 Tage nach Exanthemausbruch para-/postinfektiöse akute Masern-Enzephalomyelitis, Letalität 10–40 %; ZNS-Residualschäden (20–30 %), seltene Querschnittsmyelitiden; subakute sklerosierende Panenzephalitis (selten) nach Latenzperiode von 6–15 Jahren (klassische Slow-Virus-Infektion), hohe Masern-Antikörper-Titer (Serum, Liquor): neurologische Störungen bzw. Ausfälle, z. B. Myokloni, Ataxie, Spastik bis zum Verlust zerebraler, kognitiver Funktionen: psychische Verhaltensauffälligkeiten, Mutismus, intellektuelle Persönlichkeitsveränderungen, infauste Prognose.

Mitigierte Masern
Abgeschwächter Infektionsverlauf, reduzierte Virämie, Masernexanthem nicht voll ausgebildet; Virusreplikation beeinträchtigt infolge nicht vollständig ausgebildeter Impfimmunität, maternaler Antikörper (Neugeborene), transfundierter Antikörper (Antikörpersubstitution).

Masern bei Immunsuppression
Bei Immunsupprimierten/zellulären Immundefekten (z. B. Leukämien) über Wochen bestehende, ausgedehnte klinische Symptomatik; progrediente Riesenzellpneumonie, Masern-Einschlusskörper-Enzephalitis, Letalität 30 %;
cave: Masernexanthem atypisch oder fehlt.

Atypische Masern
Trotz Masernvirus-Totimpfstoff-Impfung (inzwischen obsolet) nach späterer Wildvirusinfektion starke Immunantwort, u. a. hohes Fieber, Myalgien, lobär oder segmental angeordnete Pleuropneumonie, atypisches Masernexanthem (distale Extremitäten).

5 Spezielle Untersuchung

Zur Feststellung der Impfindikation/Suszeptibilität, Krankheits-/Impfanamnese nicht ausreichend, Impfbuchkontrolle erforderlich;

Erregernachweis
Zur Unterscheidung von Impf- und Wildviren ausnahmsweise (hoher Aufwand) *Virusisolierung* mit Differenzierung (direkte Immunfluoreszenz) aus Zellen (Abstriche, Spülungen, Biopsiematerial) des Nasen-Rachen-Raums, der Konjunktiven, Bronchialsekret, Blut-Lymphozyten, Urin, Liquor, ggf. RT-PCR.

Antikörpernachweis
IgG-Nachweis (NT, HHT, ELISA), Impfindikation bei negativem Ausfall, Kontrolle des Impferfolgs frühestens nach 4 Wochen; ggf. Nachweis von IgM-Antikörpern (fehlen bei 30 % in den ersten drei Exanthemtagen), persistieren mindestens 6 Wochen: cave: Geimpfte mit Reinfektionen zeigen oftmals keine deutliche IgM-Antwort, deshalb zwei Untersuchungen im Abstand von 7–10 Tagen mittels IgG-ELISA, KBR;

6 Spezielle Beratung

Präexpositionell
Expositionsprophylaxe: Hygiene- und Desinfektionsmaßnahmen gemäß VAH-Liste (Prophylaxe), ggf. RKI-Liste (amtliche Anordnung);
Dispositionsprophylaxe (Schutzimpfung) mit Lebendvakzine, z. B. Monovakzine, vorzugsweise als Kombinationsimpfstoff mit Mumps-/Rötelnvirus (MMR-Vakzine); *Erstimpfung* im 11.–14. Lebensmonat, Immunantwort nach 4–6 Wochen nachweisbar; in der 2. Woche nach Impfung mitigierte, flüchtige Masern (sog. Impfmasern, 5 % der Fälle); *Zweitimpfung* im Alter von 15–23 Monaten sichert Maximum der Impfimmunität; Auffrischimpfung von Jugendlichen empfohlen; Impfung von bisher nichtgeimpften Erwachsenen in der Kinderbetreuung empfohlen (STIKO).

Postexpositionell
Im Erkrankungsfall lässt sich bei ungeimpften, immunkompetenten Kontaktpersonen Masernausbruch durch Impfung unterdrücken; einmalige Impfung, vorzugsweise mit MMR-Impfstoff in Gemeinschaftseinrichtungen mit Kontakt zu Masernkranken; möglichst innerhalb von 3 Tagen nach Exposition (Riegelungsimpfung); bei Abwehrgeschwächten mit hohem Komplikationsrisiko sowie seronegativen Schwangeren umgehende Applikation von Standard-Human-Immunglobulin (bis zu 3 Tagen nach Exposition); symptomatische Therapie in Abhängigkeit von Organmanifestationen; antivirale Therapie nicht verfügbar.

7 Ergänzende Hinweise

Namentliche Meldepflicht (§ 6 Abs. 1 Nr.1 IfSG) bei Krankheitsverdacht, Erkrankung sowie Tod an Masern.
Namentliche Meldepflicht (§ 7 Abs. 1 IfSG) bei direktem oder indirektem Nachweis des Krankheitserregers, soweit der Nachweis auf eine akute Infektion hinweist.
Namentliche Meldepflicht (§ 6 Abs.1 Nr. 3 IfSG) bei dem Verdacht einer über das übliche Ausmaß einer Impfreaktion hinausgehenden gesundheitlichen Schädigung („Impfschaden").
Nichtnamentliche Meldepflicht (§ 6 Abs. 3 IfSG) als Ausbruch besteht unverzüglich bei gehäuftem Auftreten nosokomialer Infektionen, bei denen ein epidemischer Zusammenhang wahrscheinlich ist oder vermutet wird.
Anspruch auf Versorgung (§ 60 IfSG) im Impfschadensfall oder bei einer durch andere Maßnahmen der spezifischen Prophylaxe entstandenen gesundheitlichen Schädigung.
Bei beruflicher Indikation sind Impfschäden durch die zuständige Unfallversicherung abgedeckt (SGB VII § 1).

Beschäftigungsverbot (§34 Abs.1 IfSG): Wenn Personen erkrankt oder dessen verdächtig sind, dürfen sie in den in § 33 genannten Gemeinschaftseinrichtungen* keine Lehr-, Erziehungs-, Pflege-, Aufsichts- oder sonstige Tätigkeiten ausüben, bei denen sie Kontakt zu den dort Betreuten haben, bis nach ärztlichem Urteil eine Weiterverbreitung der Krankheit durch sie nicht mehr zu befürchten ist.
Satz 1 gilt entsprechend für die in der Gemeinschaftseinrichtung Betreuten mit der Maßgabe, dass sie die dem Betrieb der Gemeinschaftseinrichtungen dienenden Räume nicht betreten, Einrichtungen der Gemeinschaftseinrichtung nicht benutzen und an Veranstaltungen der Gemeinschaftseinrichtung nicht teilnehmen dürfen.
Informationspflicht (§34 Abs.6 IfSG) krankheits- und personenbezogen an das zuständige Gesundheitsamt durch die Leitung der Gemeinschaftseinrichtung.
Wiederaufnahme der Tätigkeit (§ 34 Abs.1 IfSG) bis nach ärztlichem Urteil eine Weiterverbreitung der Krankheit durch den Betroffenen nicht mehr zu befürchten ist: nach Abklingen klinischer Symptome, frühestens 5 Tage nach Exanthemausbruch, bei Kontaktpersonen (fehlende Immunität) erst nach Ablauf der mittleren Inkubationszeit (14 Tage).

Mumpsvirus

1 Erreger

Mumpsvirus, umhülltes RNA-Virus, Familie Paramyxoviridae;
Einstufung nach Richtlinie 2000/54/EG, Gruppe 2.

2 Vorkommen

Allgemein
Weltweit endemisch, Mensch einziges Erregerreservoir, überwiegend im Kindes- und Jugendalter (ungeimpfte Populationen), vermehrt im Winter und Frühjahr; in Deutschland Impfschutz im Vorschulalter 90 %, Verschiebung des Häufigkeitsgipfels von Nichtimmunen ins Erwachsenenalter, sporadische Fälle ohne saisonale Häufung, epidemisches Auftreten in Gebieten mit geringen Durchseuchungsraten, jährliche Inzidenzrate derzeit 2/100.000.

* Gemeinschaftseinrichtungen im Sinne dieses Gesetzes (§ 33 IfSG) sind Einrichtungen, in denen überwiegend Säuglinge, Kinder oder Jugendliche betreut werden, insbesondere Kinderkrippen, Kindergärten, Kindertagesstätten, Kinderhorte, Schulen oder sonstige Ausbildungseinrichtungen, Heime, Ferienlager und ähnliche Einrichtungen.

Beruflich
Einrichtungen zur medizinischen Untersuchung, Behandlung und Pflege von Kindern sowie zur vorschulischen Kinderbetreuung, Forschungseinrichtungen, Laboratorien, Referenzzentren.

3 Übertragungsweg/Immunität

Tröpfcheninfektion, selten Schmierinfektion (Speichel, Urin), nach apparenter Erkrankung/inapparenter Infektion i. d. R. lebenslange Immunität (98 %), keine manifesten Zweiterkrankungen, jedoch inapparente Reinfektionen möglich.

4 Krankheitsbild

Inkubationszeit 16–18 (max. 25) Tage; *Ansteckungsfähigkeit* 7 Tage vor bis 9 Tage nach Erkrankungsbeginn (Parotisschwellung), auch bei klinisch inapparenten bzw. subklinischen Verläufen (30–50 %); zuweilen nur akute respiratorische Erkrankung, systemische selbstlimitierende Infektionskrankheit; schwere Verlaufsformen mit zunehmendem Lebensalter häufiger.
Parotitis: Fieber (bis 40 °C), ein- oder nacheinander beidseitige (zwei Drittel der Fälle) druckschmerzhafte Speicheldrüsenentzündung (Abhebung des Ohrläppchens), zuweilen nur Glandula (G.) submandibularis, G. sublingualis (Dauer 3–8 Tage).
Komplikationen: Komplikationen auch ohne erkennbare manifeste Parotitis möglich; in 3–10 % Meningitis (i. d. R. folgenlos abheilend), davon 50 % ohne Parotitis, ggf. mit Akustikus-Neuritis/Labyrinthitis (Innenohrschwerhörigkeit 4 %); Meningoenzephalitis mit Defektheilung; postpubertäre Pankreatitis, u. U. mit Typ I-Diabetes, uni- oder bilaterale Orchitis, Hodenatrophie (Infertilität) Epididymitis, Prostatitis; Oophoritis, Mastitis; Arthritis, Hepatitis, Keratitis, Myelitis, Myokarditis, Nephritis, Retinitis, thrombozytopenische Purpura, Thyreoiditis; Spontanabort (selten), kongenitale Missbildungen (Embryopathien) nicht bekannt, bei seronegativer Mutter post-, perinatale Pneumonie, Meningitis.

5 Spezielle Untersuchung

Erregernachweis
Virusisolierung in der Zellkultur bzw. Virus-RNA-Nachweis (RT-PCR) aus Rachenabstrich, Liquor, Speichel, Urin.

Antikörpernachweis
Zur Feststellung der Impfindikation/Suszeptibilität Krankheits-/Impfanamnese nicht ausreichend, Impfbuchkontrolle erforderlich, ggf. IgG-*Antikörper*-Nachweis, Kontrolle des Impferfolgs frühestens nach 4 Wochen, bei Seronegativität Wiederholung der Vakzination (max. 2x) angezeigt; ggf. bei atypischem Verlauf spezifischer IgM-Antikörper-Nachweis; auch IgG-Antikörper-Nachweis lässt auf frische Infektion schließen (nur bei ≥ 4-fachem Titeranstieg in zwei Proben), z. B. ELISA (Methode der Wahl), NT, IIFT, HHT, KBR.

6 Spezielle Beratung

Präexpositionell

Expositionsprophylaxe: Hygiene- und Desinfektionsmaßnahmen gemäß VAH-Liste (Prophylaxe), ggf. RKI-Liste (amtliche Anordnung);
Dispositionsprophylaxe (Schutzimpfung) mit Lebendvakzine , vorzugsweise mit trivalentem Kombinationsimpfstoff (Masern, Mumps, Röteln: MMR-Impfstoff), Serokonversion 90–95 %; einmalige Dosis bei ungeimpften Erwachsenen; Impfung von bisher nichtgeimpften Erwachsenen in der Kinderbetreuung empfohlen (STIKO).

Postexpositionell

Ungeimpfte sowie andere gefährdete Personen in Gemeinschaftseinrichtungen mit Kontakt zu Mumpskranken einmalige Impfung vorzugsweise mit MMR-Impfstoff, möglichst innerhalb von 3 Tagen nach Exposition (Riegelungsimpfung); Human-Immunglobulin geeignet bei ungeimpften Schwangeren zur Verhütung/Mitigierung mumpsassoziierter Komplikationen; ggf. symptomatische Therapie.

7 Ergänzende Hinweise

Namentliche Meldepflicht (§ 6 Abs. 1 Nr. 5 IfSG) besteht bei Auftreten einer bedrohlichen Krankheit oder von zwei oder mehr gleichartigen Erkrankungen, bei denen ein epidemischer Zusammenhang wahrscheinlich ist oder vermutet wird, wenn dies auf eine schwerwiegende Gefahr für die Allgemeinheit hinweist und Krankheitserreger als Ursache in Betracht kommen, die nicht in § 7 IfSG genannt sind.
Namentliche Meldepflicht (§ 7 Abs. 2 IfSG) besteht für den Krankheitserreger, soweit dessen örtliche und zeitliche Häufung auf eine schwerwiegende Gefahr für die Allgemeinheit hinweist.
Namentliche Meldepflicht (§ 6 Abs. 1 Nr. 3 IfSG) bei dem Verdacht einer über das übliche Ausmaß einer Impfreaktion hinausgehenden gesundheitlichen Schädigung („Impfschaden").
Anspruch auf Versorgung (§ 60 IfSG) im Impfschadensfall oder bei einer durch andere Maßnahmen der spezifischen Prophylaxe entstandenen gesundheitlichen Schädigung.
Bei beruflicher Indikation sind Impfschäden durch die zuständige Unfallversicherung abgedeckt (SGB VII § 1).
Beschäftigungsverbot (§ 34 Abs. 1 IfSG): Wenn Personen erkrankt oder dessen verdächtig sind, dürfen sie in den in § 33 genannten Gemeinschaftseinrichtungen* keine Lehr-, Erziehungs-, Pflege-, Aufsichts- oder sonstige Tätigkeiten ausüben, bei denen sie Kontakt zu den dort Betreuten haben, bis nach ärztlichem Urteil eine Weiterverbreitung der Krankheit durch sie nicht mehr zu befürchten ist.

* Gemeinschaftseinrichtungen im Sinne dieses Gesetzes (§ 33 IfSG) sind Einrichtungen, in denen überwiegend Säuglinge, Kinder oder Jugendliche betreut werden, insbesondere Kinderkrippen, Kindergärten, Kindertagesstätten, Kinderhorte, Schulen oder sonstige Ausbildungseinrichtungen, Heime, Ferienlager und ähnliche Einrichtungen.

Satz 1 gilt entsprechend für die in der Gemeinschaftseinrichtung Betreuten mit der Maßgabe, dass sie die dem Betrieb der Gemeinschaftseinrichtungen dienenden Räume nicht betreten, Einrichtungen der Gemeinschaftseinrichtung nicht benutzen und an Veranstaltungen der Gemeinschaftseinrichtung nicht teilnehmen dürfen.
Informationspflicht (§34 Abs.6 IfSG) krankheits- und personenbezogen an das zuständige Gesundheitsamt durch die Leitung der Gemeinschaftseinrichtung.
Wiederaufnahme der Tätigkeit (§ 34 Abs.1 IfSG) bis nach ärztlichem Urteil eine Weiterverbreitung der Krankheit durch den Betroffenen nicht mehr zu befürchten ist: nach Abklingen klinischer Symptome, frühestens 9 Tage nach Auftreten der Parotitisschwellung; Ausschluss von Kontaktpersonen nicht erforderlich bei bestehendem Impfschutz, nach postexpositioneller Schutzimpfung oder früher durchgemachter Krankheit.

Mycobacterium tuberculosis

1 Erreger

Mycobakterien sind aufgrund ihres hohen Lipidgehaltes in der Zellwand grampositive, säurefeste Stäbchen. Sie könen in zwei Gruppen eingeteilt werden:

a) Mycobacterium-tuberculosis-Komplex mit M. tuberculosis, M. bovis, africanum, canetti und microti sowie den neulich ergänzten M. caprae und M. pinnipedii. Sie sind von Mensch zu Mensch übertragbar und humanpathogen. Arbeitsmedizinisch bedeutungsvoll ist allerdings nur M. tuberculosis. M. bovis spielt keine Rolle mehr, da die Rinderbestände in Deutschland seit mehr als 40 Jahren frei von M. bovis sind.
b) Nichttuberkulöse Mycobakterien umfasst eine Gruppe von mehr als 140 Mycobakterien, von denen etwa 25 humanpathogen sind, Sie werden i. d. R. nicht von Mensch zu Mensch übertragen. Da sie im Boden oder im Wasser vorkommen, werden sie auch als Umweltmykobakterien bezeichnet. Wichtigste Vertreter sind M. kansasii, M. malmoense, M. avium und M. marinum.

Einstufung nach Richtlinie 2000/54/EG, Gruppe 3.

2 Vorkommen

Allgemein

Weltweit, etwa 8,8 Millionen Neuerkrankungen jährlich. Inzidenz der Tuberkulose in Deutschland seit mehreren Jahrzehnten rückläufig. Inzidenz in Deutschland 5,3/100.000 Einwohner, davon rund 2500 offene, das heißt infektiöse TB-Fälle im Jahr 2011. Etwa 30–40 % aller TB-Erkrankungen werden durch frische Übertragungen verursacht. Anstieg der Inzidenz der Tuberkulose in Deutschland mit zunehmendem Alter. Inzidenz bei Migranten 21,1/100.000 Häufigkeit der latenten Tuberkuloseinfektion (LTBI) geringer als bisher vermutet. Im Gesundheitswesen weniger als

10 % der Beschäftigten infiziert. Bei Berufsanfängern beträgt die Rate unter 1 % bei Beschäftigten ab dem 50. Lebensjahr über 20 %, Progressionsrate zur aktiven Tuberkulose laut WHO-Schätzungen bei LTBI 5–10 % in den beiden ersten Jahren nach Infektion, die übrigen 5 % im Laufe des Lebens. Das Progressionsrisiko bei Beschäftigten im Gesundheitswesen scheint aber geringer zu sein

Beruflich
Bei Kontakt zu Personen mit ansteckungsfähiger Tuberkulose, insbesondere in Gesundheitsdienst und Wohlfahrtspflege; Gemeinschaftseinrichtungen für Behinderte, Strafvollzug, Tierpflege; Arbeitsaufenthalte in Gebieten mit erhöhter Tuberkuloseprävalenz.

3 Übertragungsweg/Immunität

Tröpfcheninfektion, selten Infektion über kontaminierte Staubpartikel. Kein Immunschutz gegen eine Reinfektion nach Infektion mit Mykobakterien oder durchgemachter Tuberkulose

4 Krankheitsbild

Aufnahme der Mykobakterien i. d. R. über die Atemwege. Ausbildung der zellvermittelten Immunantwort innerhalb von acht Wochen.
Bildung eines wenige Millimeter großes Granuloms, radiologisch oft nicht beobachtbar. Granulom und Adenitis der peripheren Lymphknoten bilden den sogenannten Primärkomplex. Überleben der Mykobakterien im Primärkomplex bei geringer Replikationszahl über mehrere Jahrzehnte. Exponentielle Vermehrung bei verringerter Immunkompetenz. Verkäsung des Granuloms, lymphogene oder hämatogene Aussaat der Mykobakterien, Befall aller Organe möglich. Übergang vom Primärstadium in das postprimäre Stadium direkt oder bei altersbedingter Immuninsuffizienz. Typische Symptome der aktiven Tuberkulose: Abgeschlagenheit, Nachtschweiß und quälender, lang anhaltender Husten, symptomarme Verläufe möglich. Befall anderer Organe verursacht entsprechende Symptomatik.

5 Spezielle Untersuchung

Arbeitsmedizinische Untersuchung zur Identifikation von frischen Übertragungen sowie zur Identifizierung von Defiziten in der Hygiene und Beratung Betroffener. Routinemäßige Untersuchungen nur noch bei regelmäßigem Kontakt zu infektiösen Patienten sowie zu infektiösen Materialien. Untersuchungen auch nach akzidentiellen Kontakten zum Ausschluss einer LTBI bzw. eventuell aktiver Tuberkulose. Durchführung der Untersuchungen gemäß Schema 1.

Intrakutantest
Tuberkulin-Haut-Test (THT) nach Mendel-Mantoux streng intrakutan appliziert, nach 46–72 Stunden von erfahrenem Personal abgelesen. Induration ab 5 mm gilt bei ex-

ponierten Personen als positiv. Wegen Kreuzreaktion mit BCG-Impfung und mit Umweltmykobakterien für die Diagnose der LTBI zu unspezifisch. Kann bei mehrmaligen Anwendungen zu falsch positiven Ergebnissen führen, daher nicht länger Methode der Wahl.

Interferon-γ-Release Assay
Da Reversionen beim IGRA häufig sind, können Beschäftigte mit einem positiven IGRA in der Anamnese bei der nächsten Vorsorge erneut mit dem IGRA getestet werden. Ist der IGRA dann negativ und bestehen keine klinischen Zeichen für eine Tuberkulose, kann das ansonsten notwendige Röntgen entfallen

Thorax-Röntgenuntersuchung (TRU)
Röntgenübersichtsaufnahme zum Ausschluss einer aktiven Tuberkulose bei positivem IGRA oder klinischem Verdacht auf Tuberkulose. Bei Untersuchungen nach akzidentiellem Kontakt zu infektiösen Patienten oder Materialien Röntgenübersicht drei Monate nach letztem Kontakt sowie nach weiteren neun Monaten (Schema 1). Bei regelmäßigem Kontakt erfolgt nach neu aufgetretenem positivem IGRA eine sofortige Röntgenübersicht sowie nach weiteren 12 Monaten.

Erregernachweis
Diagnosestellung der aktiven Tuberkulose mittels Erregernachweis durch Kultur einschließlich Resistenzbestimmung. Ersatzweise PCR.
Mikroskopischer Nachweis säurefester Stäbchen mittels Ziehl-Neelsen- oder Auramin-Färbung, Differenzierung pathogener Mykobakterien und apathogener Umweltmykobakterien hierbei nicht möglich.

Antikörpernachweis
Auf Antikörpernachweis beruhende Schnelltests aufgrund geringer Sensitivität und Spezifität nicht empfohlen.

G 42

6 Spezielle Beratung

Präexpositionell
Expositionsprophylaxe bei bekannt offener Tuberkulose mit partikelfiltrierender Halbmaske (FFP2/3). Eine wichtige Expositionsprophylaxe-Maßnahme ist das Tragen eines Mundschutzes des Patienten mit offener Tuberkulose. Schutzimpfung: Eine effektive Schutzimpfung steht auf absehbare Zeit nicht zur Verfügung.

Postexpositionell
Präventive Chemotherapie unter Laborkontrolle (Leberenzyme) für neun Monate mit Isoniazid (INH) bei Personen unter 50 Jahre mit einer LTBI nach Kontakt zu infektiösen Patienten oder Materialien. Bei Hinweis auf eine INH-Resistenz beim Index-Fall Rifampicin für sechs Monate. Alternative Therapieregime mit kürzerer Behandlungsdauer werden z. Zt. erprobt. Beratung und Behandlung sollte vom erfahrenen Pneumologen erfolgen.

Aktive Tuberkulose anfänglich mit Vierfach- (INH, Rifampicin, Pyrazinamid, Etambutol) und später mit Zweifach-Therapie (z. B. INH; Rifampicin) durchführen. Behandlung vom erfahrenen Spezialisten.

7 Ergänzende Hinweise

Namentliche Meldepflicht (§ 6 Abs. 1 Nr. 1 IfSG) bei Erkrankung sowie Tod an einer behandlungsbedürftigen Tuberkulose auch ohne bakteriologischen Nachweis.
Namentliche Meldepflicht (§ 7 Abs. 1 IfSG) bei direktem Nachweis des Krankheitserregers, soweit der Nachweis auf eine akute Infektion hinweist, sowie für das Ergebnis der Resistenzbestimmung; vorab für den Nachweis säurefester Stäbchen im Sputum.
Namentliche Meldepflicht (§ 6 Abs. 2 IfSG) bei Verweigerung oder Abbruch der Behandlung einer behandlungsbedürftigen Tuberkulose.
Nichtnamentliche Meldepflicht (§ 6 Abs. 3 IfSG) als Ausbruch besteht unverzüglich bei gehäuftem Auftreten nosokomialer Infektionen, bei denen ein epidemischer Zusammenhang wahrscheinlich ist oder vermutet wird.
Beschäftigungsverbot (§ 34 Abs. 1 IfSG): Wenn Personen ansteckungsfähig erkrankt oder dessen verdächtig sind, dürfen sie in den in § 33 genannten Gemeinschaftseinrichtungen* keine Lehr-, Erziehungs-, Pflege-, Aufsichts- oder sonstigen Tätigkeiten ausüben, bei denen sie Kontakt zu den dort Betreuten haben, bis nach ärztlichem Urteil eine Weiterverbreitung der Krankheit durch sie nicht mehr zu befürchten ist. Satz 1 gilt entsprechend für die in der Gemeinschaftseinrichtung Betreuten mit der Maßgabe, dass sie die dem Betrieb der Gemeinschaftseinrichtungen dienenden Räume nicht betreten, Einrichtungen der Gemeinschaftseinrichtung nicht benutzen und an Veranstaltungen der Gemeinschaftseinrichtung nicht teilnehmen dürfen.
Informationspflicht (§ 34 Abs. 6 IfSG) krankheits- und personenbezogen an das zuständige Gesundheitsamt durch die Leitung der Gemeinschaftseinrichtung.
Wiederaufnahme der Tätigkeit (§ 34 Abs. 1 IfSG), wenn nach ärztlichem Urteil eine Weiterverbreitung der Krankheit durch den Betroffenen nicht mehr zu befürchten ist: mikroskopisch negative Befunde in 3 aufeinander folgenden Proben (Sputum, Bronchialsekret, Magensaft), unter antituberkulöser Therapie ab dritter Woche.

* Gemeinschaftseinrichtungen im Sinne dieses Gesetzes (§ 33 IfSG) sind Einrichtungen, in denen überwiegend Säuglinge, Kinder oder Jugendliche betreut werden, insbesondere Kinderkrippen, Kindergärten, Kindertagesstätten, Kinderhorte, Schulen oder sonstige Ausbildungseinrichtungen, Heime, Ferienlager und ähnliche Einrichtungen.

Mycoplasma pneumoniae

1 Erreger

Mycoplasma (M.) pneumoniae, M. hominis, Ureaplasma (U.) urealyticum; Familie Mycoplasmataceae, zellwandlose, pleomorphe, umweltsensible (Austrocknung) Bakterien;
Einstufung nach Richtlinie 2000/54/EG, Gruppe 2 (M. pneumoniae, M. hominis).

2 Vorkommen

Allgemein
Respirationstrakt (M. pneumoniae): weltweit, Mensch natürliches Erregerreservoir, ganzjährig sporadische Erkrankungen, endemisch in dicht besiedelten Gebieten und/oder Ausbrüche, Epidemiezyklen (Spätsommer bis Frühjahr) alle 2–5 Jahre; Seroprävalenz > 50 % (Erwachsenenalter).
Urogenitaltrakt (M. hominis, U. urealyticum): weltweit, Mensch natürliches Erregerreservoir, Kolonisation mit U. urealyticum bei Frauen zu 40–80 % bzw. mit M. hominis 30–70 %, Kolonisation bei Männern mit U. urealyticum zu 5–20 %, bzw. mit M. hominis zu 1–5 % abhängig von Alter, Anzahl der Partnerwechsel, sozioökonomischem Status.

Beruflich
Gesundheitsdienst, Betreuung von Behinderten, von Kindern sowie zur vorschulischen Kinderbetreuung, Gemeinschaftsunterkünfte (Asylbewerber, Aussiedler, Flüchtlinge), Konsiliarlaboratorien, Strafvollzug.

3 Übertragungsweg/Immunität

Respirationstrakt (M. pneumoniae): Tröpfcheninfektion, Schmierinfektion (selten), Kontaktinfektion (oral); begrenzte Immunität ab 5. Lebensjahr hauptsächlich durch lokale IgA-Antikörper; erneute Kolonisierung/Reinfektionen möglich.
Urogenitaltrakt (U. urealyticum, M. hominis): Kontaktinfektion (sexuell), intrapartal durch Schmierinfektion ≥ 50 %; Hohlnadelstichverletzungen, transmukosal über Konjunktiven, Immunität urogenitaler Infektionen unsicher.

4 Krankheitsbild

Respirationstrakt (M. pneumoniae)
Inkubationszeit 12–20 Tage; *Ansteckungsfähigkeit* gering, 1 Woche vor Auftreten der klinischen Symptome bis einschließlich Rekonvaleszenz; meist inapparenter, subklinischer Verlauf (3.–5. Lebensjahr); Erkrankungsgipfel zwischen 5.–20. Lebensjahr; ca. 35–50 % aller behandelten Pneumonien; anfangs Infektion der oberen Atemwege, später Tracheobronchitis, Bronchiolitis; in 5–25 % interstitielle („atypische") Pneumonie, meist langwieriger Verlauf mit Fieber, Kopfschmerzen, härtnäckigem, nicht

produktivem Husten, u. U. blutig tingierter Auswurf; Abheilung binnen 2–6 Wochen; Diskrepanz zwischen geringem pathologischem Auskultations- und auffälligem Röntgenbefund: ausgedehnte, häufig peribronchiale Infiltrate; selten letaler Ausgang; schwere Verläufe bei Immundefizienz; Zweitinfektion verläuft häufig klinisch schwerer als nach Erstkontakt.

Extrapulmonale Lokalisationen (M. pneumoniae)
Seltene Komplikationen/Folgekrankheiten, z. T. ohne vorausgehende pulmonale Manifestation: Pleuritis, Otitis media; Arthritis, Diarrhoe, Erythema exsudativum multiforme majus, Erythema nodosum, hämolytische Anämie (Kälteagglutinine), thrombozytopenische Purpura, Hepatitis, Pankreatitis, Myokarditis, Perikarditis, Myelitis, Polyradikuloneuropathie, fokale Enzephalitis.

Urogenitaltrakt (M. hominis, U. urealyticum)
Infektion der ableitenden Harnwege und des Genitaltraktes, begünstigt durch Obstruktion, durch instrumentelle Eingriffe.

Extraurogenitale Lokalisationen (M. hominis)
Bakteriämien nach ausgedehnten operativen Eingriffen bzw. intensiver ß-Laktam-Therapie möglich.

5 Spezielle Untersuchungen

Erregernachweis
Respirationstrakt (M. pneumoniae): Abstrich, Rachenspülflüssigkeit, retronasales Aspirat, Sputum, bronchoalveoläre Lavage; *kulturell:* Anzüchtung (Agarmedien) und Identifizierung durch Epifluoreszenz; *molekularbiologisch:* PCR, Hybridisierungsanalyse (Gensonde).
Urogenitaltrakt (U. urealyticum, M. hominis): Blut, Liquor Abstrichmaterial, Sekret, Blasenpunktat; *kulturell* semi-quantitativ, Differenzierung auf Spezialnährböden, Antigennachweis (ELISA); *molekularbiologisch:* PCR, Gensonde.

Antikörpernachweis
Zur Feststellung der Infektionsbereitschaft/Suszeptilibität nach Exposition Antikörpernachweis (Serokonversion), nur bei M. pneumoniae von Bedeutung: ELISA (**cave:** Kreuzreaktionen), KBR, unterstützender Nachweis von unspezifischen Kälteagglutininen (Autoantikörper).

6 Spezielle Beratung

Präexpositionell
Expositionsprophylaxe: partikelfiltrierende Halbmaske (FFP 2/3) bei akuten, untherapierten Mykoplasmeninfektionen; Hygiene- und Desinfektionsmaßnahmen gemäß VAH-Liste (Prophylaxe), ggf. RKI-Liste (amtliche Anordnung);
Dispositionsprophylaxe (Schutzimpfung) nicht verfügbar (Impfstoffe in Erprobung).

Postexpositionell
Keine Therapie bei symptomloser Besiedlung (M. hominis, U. urealyticum); bei klinischer Manifestation Antibiotika-Therapie, Doxycyclin Mittel der Wahl bei M. pneumoniae, Makrolid-Antibiotika bei M. hominis, U. urealyticum, cave resistente Stämme, bei M. pneumoniae trotz klinischer Besserung zuweilen länger dauernde Erregerpersistenz.

7 Ergänzende Hinweise

Namentliche Meldepflicht (§ 6 Abs. 1 Nr. 5 IfSG) besteht bei Auftreten einer bedrohlichen Krankheit oder von zwei oder mehr gleichartigen Erkrankungen, bei denen ein epidemischer Zusammenhang wahrscheinlich ist oder vermutet wird, wenn dies auf eine schwerwiegende Gefahr für die Allgemeinheit hinweist und Krankheitserreger als Ursache in Betracht kommen, die nicht in § 7 IfSG genannt sind.
Nichtnamentliche Meldepflicht (§ 6 Abs. 3 IfSG) als Ausbruch bei gehäuftem Auftreten nosokomialer Infektionen, bei denen ein epidemischer Zusammenhang wahrscheinlich ist oder vermutet wird.

Neisseria meningitidis

1 Erreger

Neisseria meningitidis, gramnegative Diplokokken, Familie Neisseriaceae; hohe Empfindlichkeit gegen Umwelteinflüsse; Serogruppen A, B, C, X, Y, Z, 29 E, W 135, H, I, K, L; 8 Serotypen, 14 Serosubtypen;
Einstufung nach Richtlinie 2000/54/EG, Gruppe 2.

2 Vorkommen

Allgemein
Mensch einziges Erregerreservoir; 90 % aller weltweiten Infektionen durch Serogruppen A, B, C, Y; übrige Serogruppen bei Keimträgern (Ausscheider); Epidemien im Abstand von 5–10 Jahren v. a. Serogruppe A fast ausschließlich im „Meningitisgürtel" Afrikas (Sahelzone), Südamerika, Asien; v. a. Serogruppe B/zunehmend C in Nordamerika, Europa: Häufung im Winter und Frühjahr; in Industrieländern i. d. R. als Einzelerkrankungen/lokale Ausbrüche; jährliche Inzidenz 1–4 Fälle pro 100.000 Einwohner; in Deutschland 246 gemeldete Erkrankungen (2012); die Hälfte der Erkrankungen bei Kindern und Jugendlichen; Keimträger (nasopharyngeale Kolonisation) 5–10 %, während Epidemien bis zu 30 %, in Gemeinschaftseinrichtungen bis zu 90 %.

Beruflich
Gesundheitsdienst, Einrichtungen zur medizinischen Behandlung und Pflege von Kindern sowie zur vorschulischen Kinderbetreuung, außerdem in Gemeinschaftseinrichtungen Vorschulalter, Kinderheimen, Referenzzentren, Laboratorien (Arbeiten mit Risiko eines Meningokokken-Aerosols), Arbeitsaufenthalt in Endemiegebieten.

3 Übertragungsweg/Immunität

Tröpfcheninfektion, überwiegend bei engem Kontakt mit Keimträgern, Erkrankten; Schmierinfektion zweitrangig; zeitlich befristete Immunität.

4 Krankheitsbild

Apparente Meningokokken-Infektionen (purulente Meningitis) ca. 40 %, fulminante Sepsis ca. 25 %, Waterhouse-Friderichsen-Syndrom ca.10–15 %, Mischformen ca. 25 %.

Eitrige Meningokokken-Meningitis (Meningitis epidemica)
Inkubationszeit 2–5 (max. 10) Tage; *Ansteckungsfähigkeit* 4 Wochen bis 14 Monate, 24 Stunden nach Therapiebeginn nicht mehr vorhanden; in > 50 % der Fälle prodromale Symptome (Infektionen der oberen Luftwege) 1 Woche vor Beginn der systemischen Erkrankung; sonst Erkrankung aus voller Gesundheit: plötzlich einsetzendes hohes Fieber, Schüttelfrost, meningeale Zeichen (75 % der Fälle), Photophobie, Hyperästhesie, Ausfälle im N.-oculomotorius-/N.-facialis-Bereich, veränderte Bewusstseinslage; makulopapulöses Exanthem; bei 50–70 % Endothelzell-Schädigung mit Extravasation von Blut: Petechien, Purpura fulminans flächige hämorrhagische Infiltrate in Haut und Schleimhäute (Ekchymosen), cave virulente Erreger! Letalität behandelt 10 % bzw. unbehandelt 85 %; hirnorganische Spätschäden bis zu 30 %: epileptische Anfälle, Demenz, psychische Defekte.

Waterhouse-Friderichsen-Syndrom
Foudroyanter Verlauf (septischer Endotoxinschock), massive parenchymatöse Blutungen, disseminierte intravasale Gerinnung mit hämorrhagischen Nekrosen in Haut, Schleimhaut, inneren Organen (beidseitige Nebennierenrindeninsuffizienz, akute interstitielle Myokarditis, Perikarditis mit Herzbeuteltamponade), Verbrauchskoagulopathie, Kreislaufversagen innerhalb weniger Stunden; altersabhängige Letalität, im Mittel 10 % (bis 40 %), Defektheilungen möglich.

Mischformen
Isoliert/systemische Erkrankungen von Nebenhöhlen, Konjunktiven, Mittelohr, oberen und unteren Atemwege, Urogenitaltrakt (Urethra, Zervix); in 7 % postinfektiöse allergische Komplikationen infolge zirkulierender Antigen-Antikörper-Komplexe: Arthritis, Episkleritis, kutane Vaskulitis, Perikarditis.

5 Spezielle Untersuchung

Erregernachweis
Bei klinischem Verdacht Untersuchung v. a. von Liquor/Blut (Ausstrichpräparat), ggf. Biopsiematerial von Hauteffloreszenzen bzw. -infiltraten, Rachenabstrich, Sputum, Trachealsekret, Urin; kulturell Erregerisolierung, falls erfolglos PCR.

Antikörpernachweis
Zur Feststellung der Infektionsbereitschaft/Suszeptibilität/Impfindikation Krankheits-/Impfanamnese nicht ausreichend, Impfbuchkontrolle erforderlich; Nachweis meningokokken-spezifischer Antikörper möglich, nicht Serogruppe B; Impferfolgskontrolle nicht erforderlich (Serokonversion bis 97 %).

6 Spezielle Beratung

Präexpositionell
Expositionsprophylaxe: bei engem Kontakt partikelfiltrierende Halbmaske (FFP2/3); Hygiene- und Desinfektionsmaßnahmen gemäß VAH-Liste (Prophylaxe), ggf. RKI-Liste (amtliche Anordnung);
Dispositionsprophylaxe (Schutzimpfung) gegen Erreger der Serogruppen A, C, W 135, Y mit konjugiertem MenC-Impfstoff ab vollendetem 12. Lebensmonat, 2. Impfung mit 4-valentem Polysaccharid (PS)-Impfstoff nach 6 Monaten; der Meningokokken-Konjugatimpfstoff sollte nicht gleichzeitig mit Pneumokokken-Konjugatimpfstoff oder MMR- und Varizellen-Impfstoff oder MMRV gegeben werden; Serokonversionsrate bis 97 %; Impfschutzdauer 2–5 Jahre; bei fortbestehendem Infektionsrisiko Auffrischimpfung allgemein nach 3 Jahren mit PS-Impfstoff; Vakzine gegen Serogruppe B steht derzeit nicht zur Verfügung;
cave: Impfindikation bei Laborpersonal; Impfung von bisher nichtgeimpften Erwachsenen in der Kinderbetreuung (unter 6-Jährige) empfohlen (STIKO);
Schüler und Studenten vor Langzeitaufenthalten in Ländern mit empfohlener allgemeiner Impfung.

Postexpositionell
Im Erkrankungsfall Initialtherapie mit Penicillin G (Mittel der Wahl), alternativ Cephalosporine der 3. Generation, z. B. Ceftriaxon, bei Meningokokken-Sepsis Kombination mit Aminoglykosid oder Carbapenem; Schocktherapie, Behandlung von Gerinnungsstörungen, Hirnödem, epileptischen Anfällen; *medikamentöse Prophylaxe* für Personen mit engem Kontakt zu einem Erkrankten mit einer invasiven Meningokokken-Infektion (alle Serogruppen) Rifampicin-Prophylaxe (Mittel der Wahl) empfohlen, 7 bis 10 Tage nach letztmaliger Begegnung in Gemeinschaftseinrichtungen (z. B. Vorschule, Internate, Wohnheime), ausgenommen Schwangere (hier Ceftriaxon).

7 Ergänzende Hinweise

Namentliche Meldepflicht (§ 6 Abs. 1 Nr.1 IfSG) bei Krankheitsverdacht, Erkrankung sowie Tod an Meningitis und Sepsis.
Namentliche Meldepflicht (§ 7 Abs. 1 IfSG) bei direktem Nachweis des Krankheitserregers (Liquor, Blut, hämorrhagischen Hautinfiltraten oder anderen normalerweise sterilen Substraten), soweit der Nachweis auf eine akute Infektion hinweist.
Namentliche Meldepflicht (§ 6 Abs.1 Nr. 3 IfSG) bei dem Verdacht einer über das übliche Ausmaß einer Impfreaktion hinausgehenden gesundheitlichen Schädigung („Impfschaden").
Nichtnamentliche Meldepflicht (§ 6 Abs. 3 IfSG) als Ausbruch besteht unverzüglich bei gehäuftem Auftreten nosokomialer Infektionen, bei denen ein epidemischer Zusammenhang wahrscheinlich ist oder vermutet wird.
Anspruch auf Versorgung (§ 60 IfSG) im Impfschadensfall oder bei einer durch andere Maßnahmen der spezifischen Prophylaxe entstandenen gesundheitlichen Schädigung.
Bei beruflicher Indikation sind Impfschäden durch die zuständige Unfallversicherung abgedeckt (SGB VII § 1).
Beschäftigungsverbot (§34 Abs.1 IfSG): Wenn Personen erkrankt oder dessen verdächtig sind, dürfen sie in den in § 33 genannten Gemeinschaftseinrichtungen* keine Lehr-, Erziehungs-, Pflege-, Aufsichts- oder sonstige Tätigkeiten ausüben, bei denen sie Kontakt zu den dort Betreuten haben, bis nach ärztlichem Urteil eine Weiterverbreitung der Krankheit durch sie nicht mehr zu befürchten ist.
Satz 1 gilt entsprechend für die in der Gemeinschaftseinrichtung Betreuten mit der Maßgabe, dass sie die dem Betrieb der Gemeinschaftseinrichtungen dienenden Räume nicht betreten, Einrichtungen der Gemeinschaftseinrichtung nicht benutzen und an Veranstaltungen der Gemeinschaftseinrichtung nicht teilnehmen dürfen.
Informationspflicht (§34 Abs.6 IfSG) krankheits- und personenbezogen an das zuständige Gesundheitsamt durch die Leitung der Gemeinschaftseinrichtung.
Wiederaufnahme der Tätigkeit (§ 34 Abs.1 IfSG) bis nach ärztlichem Urteil eine Weiterverbreitung der Krankheit durch den Betroffenen nicht mehr zu befürchten ist: nach Abklingen klinischer Symptome; Ausschluss von Keimträgern nicht vertretbar; bei häuslichem Kontakt besteht Besuchsverbot in Gemeinschaftseinrichtungen, ebenso bei Kontakt mit einer an invasiver Meningokokken-Infektion erkrankten Person; klinische Überwachung von Kontaktpersonen während der (mutmaßlichen) Inkubationszeit erforderlich, Ausschluss von asymptomatischen Personen vom Besuch der Gemeinschaftseinrichtung nicht erforderlich.

* Gemeinschaftseinrichtungen im Sinne dieses Gesetzes (§ 33 IfSG) sind Einrichtungen, in denen überwiegend Säuglinge, Kinder oder Jugendliche betreut werden, insbesondere Kinderkrippen, Kindergärten, Kindertagesstätten, Kinderhorte, Schulen oder sonstige Ausbildungseinrichtungen, Heime, Ferienlager und ähnliche Einrichtungen.

Parvovirus B 19

1 Erreger

Humanes Parvovirus B 19 (HPV-B 19), umweltstabiles DNA-Virus, Familie Parvoviridae; Einstufung nach Richtlinie 2000/54/EG, Gruppe 2.

2 Vorkommen

Allgemein
Weltweit, Mensch Erregerreservoir, endemisch v. a. bei Kindern, Jugendlichen, regionale epidemische Ausbreitung mit Periodizität von 3–7 Jahren, saisonale Häufung in gemäßigtem Klima (Spätwinter bis Frühsommer); Seroprävalenz (Industrieländer) 2–10 % (< 5-Jährige), 40–60 % (> 20-Jährige), über 85 % (> 70-Jährige), nosokomiale Infektionen möglich.

Beruflich
Gesundheitsdienst (Pädiatrie), Konsiliarlaboratorien, Einrichtungen zur medizinischen Untersuchung, Behandlung und Pflege von Kindern sowie zur vorschulischen Kinderbetreuung, Geburtshilfe, Infektionsmedizin.

3 Übertragungsweg/Immunität

Tröpfcheninfektion; parenteral über Blut/Blutprodukte; bei Infektionen in der Schwangerschaft in einem Drittel der Fälle transplazentare Übertragung; nach Infektion lebenslange Immunität.

4 Krankheitsbild

Erythema infectiosum (Ringelröteln)
Inkubationszeit 4–20 Tage, höchste *Ansteckungsfähigkeit* während asymptomatischer, virämischer Phase bis Exanthemausbruch (5 Tage); inapparente Infektionen (20–30 %), selbstlimitierende Krankheit; prodromale grippeähnliche Beschwerden, Schmetterlingsexanthem im Gesicht; absteigendes makulopapulöses, ring-, girlandenförmiges Exanthem an Rumpf, Extremitäten (Streckseiten), kann Form, Farbe wechseln, ggf. Lymphadenopathie, Arthralgien (kleine Gelenke); i. d. R. folgenlose Abheilung.

Transiente aplastische Krise (TAC)
Lebensbedrohliche akute Anämien, assoziiert mit Thrombozyto-, Neutro-, Retikulozytopenie (ggf. Panzytopenie/Nekrosen im Knochenmark); zu TAC prädisponieren chronisch-hämolytische Erkrankungen wie Sichelzellen-Anämie, Thalassämie, hereditäre Sphärozytose, autoimmune hämolytische Anämien, persistierende bzw. remittierende Anämien bei Immunsupression, angeborener/erworbener Immundefekt/-defizienz (Aids); Virus persistiert unter Umständen jahrelang im Knochenmark.

Kongenitale Infektionen/Hydrops fetalis
Risiko einer Fruchtschädigung bei nichtimmunen Schwangeren in einem Drittel der Fälle: Hydrops fetalis intrauteriner (ggf. postpartaler) Frühtod, Spontanabort, nach kongenitalen Infektionen u. U: Viruspersistenz.

Weitere Manifestationen
Periphere, persistierende (Wochen bis Monate) Polyarthropathie (auch bei stummer Infektion) bei 8 % der infizierten Kinder, 80 % bei Erwachsenen, juvenile vaskuläre Purpura, Schoenlein-Henoch (u. U. lebensbedrohlich); Rythroblastopenie *(Pure Red Cell Aplasia)* bei erworbener/angeborener Immunschwäche; F Vaskulitis selten Diarrhoe, Enzephalopathie, Glomerulonephritis, fulminante Hepatitis, Meningitis, Myokarditis, Pneumonie, Pseudoappendizitis, Uveitis.

5 Spezielle Untersuchung

Erregernachweis
Blut, Blutprodukte, Serum, Knochenmark-, Amnionzellen, Speichel, Fruchtwasser, Nabelschnurblut, (fetales) Gewebe/Synovia (Feinnadelbiopsie), Autopsiematerial; *immunelektronenmikroskopisch:* Viruspartikel-Nachweis; *kulturell:* Virusisolierung (Zellkultur); Antigen-Nachweis mittels monoklonaler Antikörper; *molekularbiologisch:* Genom-Nachweis mit Dot-Blot-Hybridisierung, ggf. Nukleinsäure-Amplifikations-Techniken (NAT), z. B. PCR; Restriktions-Enzymanalyse.

Antikörpernachweis
Zur Feststellung der Infektionsbereitschaft/Suszeptibilität oder zur Abklärung unklarer Exantheme, z. B. während der Schwangerschaft, bei chronisch-hämolytischen Erkrankungen, Aids: Nachweis spezifischer Antikörper mittels RIA, ELISA, IIFT, Western-Blot, in speziellen Fällen PCR.

6 Spezielle Beratung

Präexpositionell
Expositionsprophylaxe: Hygiene- und Desinfektionsmaßnahmen gemäß VAH-Liste (Prophylaxe), ggf. RKI-Liste (amtliche Anordnung);
Dispositionsprophylaxe (Schutzimpfung) nicht verfügbar (Impfstoffe in Erprobung).

Postexpositionell
Bei Erythema infectiosum symptomatische Therapie, Bluttransfusionen bei aplastischer Krise, chronisch-hämolytischen Erkrankungen, Immunglobulinpräparate mit hohem Anteil an anti-HPV-B19-Titer, Erythrozytenkonzentrat-Transfusion intrauterin bei fetaler Infektion.

7 Ergänzende Hinweise

Namentliche Meldepflicht (§ 6 Abs.1 Nr. 5 IfSG) besteht bei Auftreten einer bedrohlichen Krankheit oder von zwei oder mehr gleichartigen Erkrankungen, bei denen ein epidemischer Zusammenhang wahrscheinlich ist oder vermutet wird, wenn dies auf eine schwerwiegende Gefahr für die Allgemeinheit hinweist und Krankheitserreger als Ursache in Betracht kommen, die nicht in § 7 IfSG genannt sind.
Nichtnamentliche Meldepflicht (§ 6 Abs. 3 IfSG) als Ausbruch besteht unverzüglich bei gehäuftem Auftreten nosokomialer Infektionen, bei denen ein epidemischer Zusammenhang wahrscheinlich ist oder vermutet wird.

Plasmodium spp. (P. vivax, P. ovale, P. malariae, P. falciparum)

1 Erreger

Plasmodium (P.) falciparum (Malaria tropica), P. vivax oder P. ovale (Malaria tertiana), P. malariae (Malaria quartana); obligate intrazelluläre Protozoen (Haemosporidien), Stamm Sporozoa;
Einstufung nach Richtlinie 2000/54/EG,: P. falciparum, Gruppe 3 (**); übrige Arten Gruppe 2.

2 Vorkommen

Allgemein

Weltweite jährliche Malaria-Inzidenz ca. 300–500 Mio. mit 1,5–2,7 Mio. Verstorbenen; in Europa ca. 8000, in Deutschland ca. 1000 importierte Fälle; in (Sub-)Tropen zwischen 60° nördlicher und 40° südlicher Breite: Afrika unterhalb der Sahara, Süd(ost)asien, Mexiko, Haiti, Dominikanische Republik, Zentral-, Südamerika, Papua-Neuguinea, Vanuatu, Salomoninseln u. a. m.; asiatische, südamerikanische Hauptstädte nahezu malariafrei, jedoch nicht Großstadtgebiete Afrikas, Indiens, Pakistans; jenseits 1500 m ü. d. M. geringeres Risiko; Einteilung der unterschiedlich gefährdeten Regionen gemäß WHO mit sich ändernden Resistenzen gegen Chemotherapeutika und Insektizide (Resistenzzonen). 2011 wurden 562 Fälle mit Malaria nach Deutschland importiert.

Beruflich

Arbeitsaufenthalt (auch kurzzeitig) in Verbreitungsgebieten entsprechend WHO- oder DTG-Landkarte; Beschäftigte auf Flughäfen mit Fernreiseverkehr (Rarität) durch importierte Mücken („Airport-Malaria"), Referenzzentren.

3 Übertragungsweg/Immunität

Nacht-, dämmerungsaktive weibliche Stechmücken (Gattung Anopheles) übertragen zur Schwärmzeit *Sporozoiten* auf den Menschen; sie entwickeln sich in Leberparenchymzellen, u. U. (M. tertiana) zu persistierenden *Hypnozoiten*, i. d. R. über *Schizonten* zu *Merozoiten*, die erstmalig (Präpatenz), dann zyklisch (Fieberanfälle) Erythrozyten unter Ausbildung von Entwicklungsformen *(Trophozoiten, Schizonten)* invadieren, teilweise zu Geschlechtsformen differenzieren *(Gametozyten)*; nach Saugakt in der Mücke Umwandlung zu Gameten *(Plasmodien)*, nach Befruchtung Heranreifen infektionstüchtiger Sporozoiten, die in Speicheldrüse einwandern; nichtvektorielle Übertragung möglich (Bluttransfusion, -inokulation). *Immunität* nur spezifisch gegen bestimmte Plasmodiumstämme und Entwicklungsstadien, Bevölkerung in Endemiegebieten aufgrund genetischer Veränderungen teilweise immun.

4 Krankheitsbild

Klinisch kann Malaria erst nach längerer primärer Latenz (Monate, Jahre) ausbrechen; oftmals uncharakteristischer Beginn mit diagnostisch täuschenden Symptomen (**cave:** Fehldiagnosen); *Ansteckungsfähigkeit,* solange Lebensfähigkeit der Sporozoiten in der Mücke (Speicheldrüse) vorhanden (ca. 40–50 Tage).

Malaria tropica

P. falciparum; z. Zt. Anteil 69 % aller importierten Fälle (Deutschland); lebensbedrohlichste Form („maligne Malaria"), ca. 80 % aller tödlich verlaufenden Malaria-Erkrankungen; *Inkubationszeit* 5–17 Tage (Tabelle); *prodromal* Kopf-, Rücken-, Gliederschmerzen, Abgeschlagenheit, Frösteln, Übelkeit, Erbrechen; langsamer Fieberanstieg (39 °C) mit geringem (10–60 min.) oder fehlendem Schüttelfrost; 12-stündige Kontinua, (40–41 °C über 2–6 Std.); allmählicher Temperaturrückgang unter Remissionen; kein typischer Fieberrhythmus (< 48 Std.); Komplikationen als *algide Form* mit Kreislaufkollaps, komatösen Zuständen ohne Fieber, kardiale Form mit Myokardschädigung und Klappeninsuffizienz; gastrointestinale Form mit schleimig-blutigen Durchfällen; *biliöse Form* mit Ikterus und galligem Erbrechen, *zerebrale Form* mit Hämorrhagien, Nekrosen (kapillare Stase), konsekutiven psychotischen Wesensveränderungen, epileptiformen Krämpfen, meningoenzephalitischen und extrapyramidalen Erscheinungen (Seh-, Koordinationsstörungen); außerdem Hepatosplenomegalie, normozytische Anämie, Atem- und Niereninsuffizienz (Immunkomplex-Glomerulonephritis), Flüssigkeits- und Elektrolytimbalanzen, u. U. Verbrauchskoagulopathie oder Hämolyse mit Hämoglobinurie *(„Schwarzwasserfieber")*, häufig letal (Azidose, Anurie, Koma); Wiederaufflackern *(Rekrudeszenz)* aus persistierenden erythrozytären Formen selten.

Malaria tertiana

P. vivax, z. Zt. Anteil 20 % aller importierten Fälle (Deutschland) oder P. ovale (3 %); meist gutartiger Verlauf („benigne Malaria"); *Inkubationszeit* 11–21 Tage (P. vivax) oder 14–15 Tage (P. ovale); 3–7-tägige uncharakteristische Prodromi („grippaler Infekt") wie Kopfschmerzen, Übelkeit, Erbrechen, initiale Temperaturen; bei einsetzender Parasitämie Fieberanfälle (40–41 °C) mit Schüttelfrost, kritische Entfieberung nach 3–4 Std., Anfallwiederholung nach 48 Std., d.h. Fieberschübe jeden 3. Tag; mäßige Leukopenie, Anämie, druckempfindliche Leber, Splenomegalie erst nach längerer Krankheitsdauer; häufige Rezidive nach 8 Mon. bis 5 Jahre durch Reaktivierung der Hypnozoiten; tägliche Fieberanfälle *(„Tertiana quotidiana")* bei zwei sich 24-stündlich überlagernden Parasitengenerationen mit unterschiedlicher Reifezeit.

Malaria quartana
P. malariae, z.Zt. 2 % aller importierten Fälle (Deutschland); heute seltenste Malariaform mit meist gutartigem Verlauf; Inkubationszeit 15–40 Tage; allmählicher Beginn mit Kopfschmerzen, Übelkeit, Erbrechen, blass-gelbliche Haut; Prodromi können fehlen; Fieberattacken (40–41 °C) mit Schüttelfrost, halten 4–5 Std. an, treten jeden 4. Tag (bis zu 20 mal) auf; schmerzhafte Hepatosplenomegalie; häufige Rekrudeszenzen nach Monaten bis Jahrzehnten; bei Überlagerungen zweier bzw. dreier Plasmodiengenerationen mit verschiedenen Entwicklungszeiten können zwei Fiebertage in Folge mit einem einzigen fieberfreien Tag abwechseln (Quartana duplicata) oder tägliche Fieberanfälle (Quartana triplicata) auftreten.

G 42

Kennzeichen der (prä-/intra-)erythrozytären Schizogonie von Plasmodien (P.) und deren morphologische Leitmerkmale im peripheren Blut bei den einzelnen Malariaformen

Diagnostisches Kennzeichen	**Malaria tropica (P. falciparum)**	**Malaria tertiana (P. vivax)**	**(P. ovale)**	**Malaria quartana (P. malariae)**
Inkubationszeit (Tage)	5–17	11–21	14–15	15–40
Präpatenz (Tage)[1]	6	6–8	6–9	12–16
Fieberzyklus (Tage)	unregelmäßig	jeden 3. Tag		jeden 4. Tag
Schizogoniedauer (Std.)	< 48	48	48	72
Merozoiten je Schizont	8–24[2]	16 (12–24)	8 (6–12)	8 (6–12)
Leitmerkmal	halbmondförmige Gametozyten	Merozoitenanordnung im Schizonten Morulaform	Rosettenform[3]	Gänseblümchenform

[1] Zeitraum zwischen Infektion durch Sporozoiten und dem ersten Erscheinen von Merozoiten im peripheren Blut
[2] Merozoiten befinden sich selten im peripheren Blut, haften an Kapillarwänden
[3] ovale Verformung der Erythrozyten

Geographische Ausbreitung (Risikogebiete) der Malaria: www.dtg.org, www.who.int, www.cdc.gov

5 Spezielle Untersuchung

Nach Rückkehr aus Malariagebieten in Verbindung mit G 35 und bei anamnestisch-klinischen Hinweisen Diagnostik veranlassen (Tropenmedizinische Institute).

Erregernachweis
Mikroskopisch erythrozytäre Entwicklungsformen der Plasmodien im Kapillar- oder antikoagulierten Venenblut: sog. Dicker Tropfen; parallel Blutausstrich; neuerdings Streifentest (ParaSight®/Mala-Quick®) mit P. falciparum-Antigen.

Antikörpernachweis
Serodiagnostik infektionspräventiv ohne Relevanz, jedoch zur Feststellung latenter Infektionen geeignet.

6 Spezielle Beratung

Präexpositionell
Expositionsprophylaxe: Mückenschutz: von Einbruch der Dämmerung bis zum Morgengrauen helle Kleidung tragen mit langen Ärmeln und eng abschließenden Bündchen sowie langen Hosenbeinen; unbedeckte Haut u. a. mit N,N-Diethyl-m-Toluamid-haltigem Repellens einreiben; Räume gegen Mücken abschirmen, z. B. durch moskitoabwehrende Gaze; ggf. Insektizide (Pyrethroide) einsetzen, auch imprägnierte Moskitonetze; *Medikamentöse Prophylaxe:* bei Arbeitsaufenthalten bis zu 3 Monaten Antimalariamittel eine Woche vor Antritt bis vier Wochen nach Rückkehr einnehmen, bei längeren Aufenthalten wegen möglicher Unverträglichkeiten dauerhaft nicht anzuraten; bei Fieberschüben ärztlichen Rat vor Ort einholen; Medikation gemäß Empfehlungen der WHO zur Malaria-Prophylaxe;
Dispositionsprophylaxe (Schutzimpfung) nicht verfügbar.

Postexpositionell
Bei verdächtigen, länger als 1 Tag anhaltenden Fieberschüben in entlegenen Malariagebieten Selbstmedikation (Stand-by-Notfallmedikation), möglichst umgehend Arzt aufsuchen.

7 Ergänzende Hinweise

Nichtnamentliche Meldepflicht (§ 7 Abs. 3 IfSG) bei direktem oder indirektem Nachweis des Krankheitserregers.

Pneumocystis carinii

1 Erreger

Pneumocystis (P.) carinii, einzelliger Eukaryont, nicht endgültig taxonomisch zugeordnet, Opportunist mit weitgehender Organspezifität (Lunge), Trophozoit, Zyste mit acht kernhaltigen Körperchen;
Einstufung nach Richtlinie 2000/54/EG.

2 Vorkommen

Allgemein
Weltweit bei Mensch, Wild- und Haustier (Nager); Lunge von Immunkompetenten autochthon besiedelt (Kommensale), Seroprävalenz aller 5-Jährigen > 90 %; zunehmend bei Personen mit geschwächter Immunabwehr.

Beruflich
Laboratorien (Parasitologie), Gesundheitsdienst (besonders Neonatologie, Pflege Immungeschwächter), Sozialdienst, Einrichtungen zur medizinischen Untersuchung, Behandlung und Pflege von Kindern sowie zur vorschulischen Kinderbetreuung, Veterinärmedizin, Tierpflege.

3 Übertragungsweg/Immunität

Wahrscheinlich aerogen (Staub-, Tröpfcheninfektion); Vermehrungszyklus: freigesetzte Zysten wandeln sich in Trophozoiten um, die an Alveolarepithelzellen haftend verschmelzen, aus denen nach Bildung einer zystischen Zellwand wiederum reife Zysten (mit acht kernhaltigen Körperchen) hervorgehen; endogene Infektion bei Immungeschwächten mit hohen Multiplikationsraten möglich; Immunität wahrscheinlich nur bei Gesunden mit intaktem Immunsystem.

4 Krankheitsbild

Meist asymptomatisch bei Immunkompetenten; sonst klinisch manifest als pulmonale oder (selten) disseminierte extrapulmonale Pneumozystose (opportunistische Erkrankung/Aids-definierende Erkrankung).

Interstitielle (plasmazelluläre) Pneumonie
Inkubationszeit 8–10 Tage; *Ansteckungsfähigkeit,* solange Trophozoiten/Zysten ausgeschieden werden; Beginn schleichend (endemische Verlaufsform) mit geringem Krankheitsgefühl, uncharakteristischen Symptomen, röntgenologisch fehlende oder nur diskrete perihiläre Verdichtungen; zunehmende Häufigkeit mit plötzlichem Beginn (akut-fulminante Verlaufsform), Letalität unter 10 % (> 50 % bei Aids); binnen Stunden bedrohliche klinische Progredienz: Fieber (kann fehlen), zunehmende Ateminsuffizienz; schweres Krankheitsgefühl, im Frühstadium röntgenologischer Befund

kontrastierend zur Klinik, später diffuse bilaterale homogen-milchglasartige (sog. weiße Lunge) bis inhomogen-retikuläre Verschattung (interstitielle Infiltrate).

Extrapulmonale Pneumozystose
Disseminierung in andere Organe selten.

5 Spezielle Untersuchung

Erregernachweis
Bei klinischem Verdacht *mikroskopisch*-färberischer Nachweis von Trophozoiten/Zysten in Spülflüssigkeit (Sediment) der bronchoalveolären Lavage, provoziertes Sputum weniger ergiebig, Punktions-, transbronchiales Biopsiematerial (Tupf-, histologisches Präparat): Giemsa-Färbung (Trophozoiten), Grocott-Silberfärbung (zystische Hüllenstrukturen), ergänzender DIFT.

Antikörpernachweis
Techniken zum Nachweis zirkulierender Antigene in Erprobung, Kulturverfahren und Antiköperbestimmung ohne diagnostische Relevanz.

6 Spezielle Beratung

Präexpositionell
Expositionsprophylaxe: Eingeschränkt, da Erwachseneninfektionen meist endogen verursacht, ggf. räumliche Isolierung potenziell Gefährdeter; persönliche Schutzausrüstung: partikelfiltrierende Halbmaske (FFP 2/3); Bekämpfung von Mäusen und Ratten; *Medikamentöse Prophylaxe* bei HIV-Infizierten (Pentamidin-Isethionat-Inhalation, Cotrimoxazol oder Dapson) empfohlen;
Dispositionsprophylaxe (Schutzimpfung) nicht verfügbar.

Postexpositionell
Im Erkrankungsfall Cotrimoxazol; bei Unverträglichkeit alternativ Atovaquon oder Aerosoltherapie mit Pentamidin-Isethionat.

7 Ergänzende Hinweise

Namentliche Meldepflicht (§ 6 Abs.1 Nr. 5 IfSG) besteht bei Auftreten einer bedrohlichen Krankheit oder von zwei oder mehr gleichartigen Erkrankungen, bei denen ein epidemischer Zusammenhang wahrscheinlich ist oder vermutet wird, wenn dies auf eine schwerwiegende Gefahr für die Allgemeinheit hinweist und Krankheitserreger als Ursache in Betracht kommen, die nicht in § 7 IfSG genannt sind.
Nichtnamentliche Meldepflicht (§ 6 Abs. 3 IfSG) als Ausbruch besteht unverzüglich bei gehäuftem Auftreten nosokomialer Infektionen, bei denen ein epidemischer Zusammenhang wahrscheinlich ist oder vermutet wird.

Poliomyelitisvirus

1 Erreger

Poliovirus, entero-neurotropes, umweltstabiles, unbehülltes RNA-Virus, Serotyp 1 (Brunhilde/85 %),
Serotyp 2 (Lansing/3 %), sporadische Fälle mit Serotyp 3 (Leon); Genus Enterovirus, Familie Picornaviridae;
Einstufung nach Richtlinie 2000/54/EG, Gruppe 2.

2 Vorkommen

Allgemein
Wildviren heute nur noch in afrikanischen (Subsahara-Region, Horn), südostasiatischen Ländern; vor Einführung (1954) der „ersten" parenteralen inaktivierten Poliomyelitis-Vakzine (IVP) nach SALK weltweit jährlich ca. 500.000, danach ca. 5000 gemeldete Poliomyelitis-Fälle (WHO, 1998); 12 vakzine-assozierte paralytische Poliomyelitis-Erkrankungen (VAPP) in Deutschland für den Zeitraum 1985–1996, bis Einführung der „zweiten" parenteralen IVP (1998) jährlich 1–2 VAPP-Fälle; z. Z läuft „Globales Poliomyelitis-Eradikationsprogramm" (WHO, 1988) mit dem Ziel der Ausrottung.

Beruflich
Forschungseinrichtungen, Referenzzentren, Laboratorien, (regelmäßige Tätigkeiten mit Kontakt zu infizierten Tieren/Proben, Verdachtsproben bzw. krankheitsverdächtigen Tieren sowie zu erregerhaltigen oder kontaminierten Gegenständen oder Materialien, wenn dabei der Übertragungsweg gegeben ist), Einrichtungen zur medizinischen Untersuchung, Behandlung und Pflege von Kindern sowie zur vorschulischen Kinderbetreuung, Gemeinschaftsunterkünfte (z. B. Aussiedler, Flüchtlinge, Asylbewerber), Arbeitsaufenthalt in Endemiegebieten.

3 Übertragungsweg/Immunität

Mensch einzige Infektionsquelle (Virusreservoir); hauptsächlich fäkal-oral (Schmierinfektion) über kontaminierte Gegenstände, Trink-, Abwasser, Lebensmittel, gelegentlich über Fliegen; selten Tröpfcheninfektion über Speichel in Frühphase der Infektion (primäre Virusvermehrung im Pharynx) möglich; dauerhaft humoral-typenspezifische Immunität (IgG-Klasse): nur sicher mit Antikörpern gegen alle 3 Serotypen.

4 Krankheitsbild

Über 95 % inapparent verlaufend („stille Feiung"), klinisch manifeste Erkrankung kann während jeder Phase enden; *Inkubationszeit* 5–14 (35) Tage; *Ansteckungsfähigkeit* solange Virusausscheidung,

36 Std. bis 1 Woche (Rachen), 72 Std. bis mehrere Wochen (Stuhl), serotypabhängiger niedriger Kontagionsindex; lokale Virusvermehrung im Rachen- und in der Darmschleimhaut (Peyer-Plaques), sekundäre Virämie mit Organmanifestationen (Haut, Myokard, Meningealraum), Infektion oder Schädigung von Gefäßendothelien und Ganglienzellen, vorwiegend von α-Motoneuronen der Vorderhornzellen des Rückenmarks und Zentren im Rautenhirn; i. d. R vollständige Viruselimination.

Abortive Poliomyelitis (Initialstadium)
Uncharakteristische Allgemeinsymptome für 1–2 Tage („minor illness") wie Fieber, Hals-, Kopf-, Gliederschmerzen.

Nichtparalytische Poliomyelitis
3–7 Tage nach Minor-Krankheit Auftreten von aseptischer Meningitis mit schwerem meningealen Syndrom (hohes Fieber, Nackensteifigkeit), Rückenschmerzen, passagerer Muskelschwäche; vollständiges Abklingen nach wenigen Tagen.

Paralytische Poliomyelitis („major illness")
nach aseptischer Meningitis bei ca. 1 % der Infizierten; ca. 80 % *spinale Form:* lytische Entfieberung, akut eintretende schlaffe, asymmetrische Lähmungen der Bein- (am häufigsten), Arm-, Interkostalmuskulatur, Zwerchfell; *bulbopontine Form:* Befall der Hirnnerven X (N. vagus), XI (N. accessorius), XII (N. hypoglossus), von Pons/Medulla oblongata (Atemzentrum); *enzephalitische Form:* Enzephalitis (selten) mit Bewusstseinstrübung, Hyperkinesen, Krampfanfällen, vegetativen Störungen (Hyperhidrosis), Wesensveränderungen; im Allgemeinen nach 2 Jahren irreversibler Zustand der Lähmungen erreicht; Defektheilungen bei allen Formen möglich mit Deformierungen der Extremitäten und Wirbelsäule.

Post-Poliomyelitis-Syndrom (PPS)
in 20–80 % der spinalen Form nach Jahrzehnte dauerndem symptomfreiem Intervall neue, progredient verlaufende Beschwerden: Müdigkeit, Erschöpfung, Schmerzen, Schlafstörungen, Temperaturregulationsstörungen, allgemeine Muskelschwäche; häufige Fehlinterpretation auf Grund unspezifischer Symptome.

5 Spezielle Untersuchung

Erregernachweis
Ggf. Virusisolierung aus z. B. Faeces, Rachenspülwasser, -abstrichen.

Antikörpernachweis
Zur Feststellung der Impfindikation/Suszeptibilität, Krankheits-/Impfanamnese nicht ausreichend, Impfbuchkontrolle erforderlich; spezifischer *Antikörper*-Nachweis (Serum) mit KBR, ELISA, Neutralisationstest (NT, Methode der Wahl): bei akuter Infektion Antikörper der IgM-Klasse (7–10 Tage p. i.) und/oder Serumpaar mit signifikantem (≥ 4-facher) IgG-Titeranstieg.

6 Spezielle Beratung

Präexpositionell

Expositionsprophylaxe: Hygiene- und Desinfektionsmaßnahmen gemäß VAH-Liste (Prophylaxe), ggf. RKI-Liste (amtliche Anordnung);
Dispositionsprophylaxe (Schutzimpfung) generell empfohlen mit IPV als Standardimpfung für Kinder, Auffrischimpfung im Alter von 9–17 Jahren, bei Erwachsenen Auffrischimpfung mit IPV, wenn unvollständige Grundimmunisierung oder als Indikationsimpfung.

Postexpositionell

Spezifische antivirale Therapie nicht verfügbar; symptomatisches Vorgehen, evtl. künstliche Beatmung bei Bulbärparalyse, physiotherapeutische, orthopädische Nachbehandlung; ohne Zeitverzug Impfung von Kontaktpersonen mit IVP, unabhängig vom Impfstatus; „Sekundärfall" (erkrankte Kontaktperson) erfordert u. a. Riegelungsimpfungen, virologische Kontrolle auf Ausscheidung.

7 Ergänzende Hinweise

Namentliche Meldepflicht (§ 6 Abs. 1 Nr. 1 IfSG) bei Krankheitsverdacht, Erkrankung sowie Tod an Poliomyelitis (als Verdacht gilt jede nicht traumatisch bedingte akute schlaffe Lähmung).
Namentliche Meldepflicht (§ 7 Abs. 1 IfSG) bei direktem oder indirektem Nachweis des Krankheitserregers, soweit der Nachweis auf eine akute Infektion hinweist.
Namentliche Meldepflicht (§ 6 Abs. 1 Nr. 3 IfSG) bei dem Verdacht einer über das übliche Ausmaß einer Impfreaktion hinausgehenden gesundheitlichen Schädigung („Impfschaden").
Anspruch auf Versorgung (§ 60 IfSG) im Impfschadensfall oder bei einer durch andere Maßnahmen der spezifischen Prophylaxe entstandenen gesundheitlichen Schädigung.
Bei beruflicher Indikation sind Impfschäden durch die zuständige Unfallversicherung abgedeckt (SGB VII § 1).
Beschäftigungsverbot (§ 34 Abs. 1 IfSG): Wenn Personen erkrankt oder dessen verdächtig sind, dürfen sie in den in § 33 genannten Gemeinschaftseinrichtungen* keine Lehr-, Erziehungs-, Pflege-, Aufsichts- oder sonstige Tätigkeiten ausüben, bei denen sie Kontakt zu den dort Betreuten haben, bis nach ärztlichem Urteil eine Weiterverbreitung der Krankheit durch sie nicht mehr zu befürchten ist.
Satz 1 gilt entsprechend für die in der Gemeinschaftseinrichtung Betreuten mit der Maßgabe, dass sie die dem Betrieb der Gemeinschaftseinrichtungen dienenden Räume nicht betreten, Einrichtungen der Gemeinschaftseinrichtung nicht benutzen und an Veranstaltungen der Gemeinschaftseinrichtung nicht teilnehmen dürfen.

* Gemeinschaftseinrichtungen im Sinne dieses Gesetzes (§ 33 IfSG) sind Einrichtungen, in denen überwiegend Säuglinge, Kinder oder Jugendliche betreut werden, insbesondere Kinderkrippen, Kindergärten, Kindertagesstätten, Kinderhorte, Schulen oder sonstige Ausbildungseinrichtungen, Heime, Ferienlager und ähnliche Einrichtungen.

Informationspflicht (§34 Abs.6 IfSG) krankheits- und personenbezogen an das zuständige Gesundheitsamt durch die Leitung der Gemeinschaftseinrichtung.
Wiederaufnahme der Tätigkeit (§ 34 Abs.1 IfSG) bis nach ärztlichem Urteil eine Weiterverbreitung der Krankheit durch den Betroffenen nicht mehr zu befürchten ist: frühestens 3 Wochen nach Krankheitsbeginn, bei Kontaktpersonen (ohne Immunität) 3 Wochen nach Kontakt.

Rotavirus

1 Erreger

Rotavirus, nichtumhülltes, doppelsträngiges RNA-Virus, Serogruppen A–G, human-, tierpathogenen Stämme v. a. Gruppe A, Familie Reoviridae; hohe Umweltresistenz (Tenazität, Säure-, Hitzeresistenz);
Einstufung nach Richtlinie 2000/54/EG, Gruppe 2.

2 Vorkommen

Allgemein
Weltweit bei Mensch (Infektionsquelle) und Tier (Erregerreservoir); wichtigste Ursache frühkindlicher akuter Gastroenteritiden (AGE); Seroprävalenz > 90 %, aufrechterhalten bis ins Erwachsenenalter durch (subklinisch verlaufende) Reinfektionen; ganzjähriges (Entwicklungsländer) oder gipfelhaft-saisonales Auftreten in Wintermonaten (gemäßigte Klimazonen); nosokomiale Infektionen (ca. 20 %), sporadische Fälle (Reisekrankheit), Ausbrüche; global (v. a. Afrika, Asien, Lateinamerika) jährlich ca. 500 Mio. im Kindesalter Erkrankte (1–4 % fatale Verläufe), von denen bis zu 1 Mio. sterben; Rotavirus-Infektionen europaweit 9–29 % (Deutschland 23 %) von AGE, stationär behandelte Fälle Deutschland 2,6 %; in Deutschland (2012) gemeldete Fälle:33.703.

Beruflich
Gesundheitsdienst (insbesondere Neonatologie), Konsiliarlaboratorien, Einrichtungen zur medizinischen Untersuchung, Behandlung und Pflege von Kindern sowie zur vorschulischen Kinderbetreuung und von geriatrischen Einrichtungen.

3 Übertragungsweg/Immunität

Meist klassisch fäkal-oral (Schmierinfektion), alimentär (Wasser, Lebensmittel), aerogen ggf. über luftgetragene Viruspartikel (Staubinfektion); Ausscheider (auch subklinisch); Transmission von Tier auf Mensch noch ungeklärt; kurzfristige Schleimhautimmunität, Erkrankung hinterlässt serotypische humorale Immunität.

4 Krankheitsbild

Inkubationszeit 1–3 Tage, *Ansteckungsfähigkeit* hoch, häufig schon vor Einsetzen der Diarrhoe und solange Virusausscheidung (i. d. R. 8 Tage); bis zum 3. Lebensmonat asymptomatischer, subklinischer Verlauf (maternaler Immunschutz); zwischen 6. Lebensmonat und 2. Lebensjahr schwerer Verlauf, ggf. lebensgefährlicher Exsikkose, im Erwachsenenalter selten; Leitsymptome: plötzlich einsetzende wässrige bis schleimige Durchfälle, Erbrechen, Fieber, Dauer i. d. R. 2–6 Tage; Komplikationen durch massiven Wasser-, Elektrolytverlust, Enzephalitis, hämorrhagischer Schock.

5 Spezielle Untersuchung

Erregernachweis
Stuhl, gruppenspezifische Antigene mittels Antigen-ELISA (Methode der Wahl), ggf. Sandwich-ELISA, histochemischer/fluoreszenzmikroskopischer Fokusassay (HFA; FFA); *kulturell:* Virusisolierung auf permanenten Zelllinien; *molekularbiologisch:* RNA-Nachweis durch Polyacrylamidgel-Elektrophorese; RT-PCR, In-situ-Hybridisierungsanalyse (RNA-Sonde).

Antikörpernachweis
Zur Feststellung der Infektionsbereitschaft/Suszeptibilität: IgM-, IgG-, IgA-Antikörper mit indirektem (Antikörper-) ELISA (Methode der Wahl) gegen gruppenspezifisches Antigen, neutralisierende Antikörper durch Fokus-Reduktionsassay (FRA).

6 Spezielle Beratung

Präexpositionell
Expositionsprophylaxe: Hygiene- und Desinfektionsmaßnahmen gemäß VAH-Liste (Prophylaxe), ggf. RKI-Liste (amtliche Anordnung);
Dispositionsprophylaxe (Schutzimpfung) 2 Lebendimpfstoffe verfügbar, je 2–3 Dosen oral zwischen 6. und 26. Lebenswoche.

Postexpositionell
Rehydratationstherapie, z. Zt. virustatische Behandlung nicht möglich, Antibiotika nicht indiziert; Frühgeborene i. d. R. orale (selten i. v.) tägliche Gabe humanen IgG.

7 Ergänzende Hinweise

Namentliche Meldepflicht (§ 6 Abs. 1 Nr. 2 IfSG) besteht bei Verdacht auf und Erkrankung an einer mikrobiell bedingten Lebensmittelvergiftung oder an einer akuten infektiösen Gastroenteritis, wenn eine Person betroffen ist, die eine Tätigkeit im Sinne des § 42 Abs. 1 IfSG ausübt, wenn zwei oder mehr gleichartige Erkrankungen auftreten, bei denen ein epidemischer Zusammenhang wahrscheinlich ist oder vermutet wird.
Namentliche Meldepflicht (§ 7 Abs. 1 IfSG) bei direktem oder indirektem Nachweis des Krankheitserregers, soweit der Nachweis auf eine akute Infektion hinweist.

Tätigkeits- und Beschäftigungsverbot (§ 42 Abs. 1 Nr. 1 u. 2 IfSG) für Kranke, Krankheitsverdächtige in Küchen von Gaststätten und sonstigen Einrichtungen mit oder zur Gemeinschaftsverpflegung, wenn Übertragung auf Lebensmittel zu befürchten ist; dies gilt entsprechend für Personen, die mit Bedarfsgegenständen, die für die dort genannten Tätigkeiten verwendet werden, so in Berührung kommen, dass eine Übertragung von Krankheitserregern auf die Lebensmittel zu befürchten ist.
Dies gilt analog für Wassergewinnungs- und Wasserversorgungsanlagen gem. §§ 37 u. 38 IfSG sowie § 5 TrinkwV 2000.

Rubivirus (Rötelnvirus)

1 Erreger

Rötelnvirus, wenig umweltbeständiges RNA-Virus, Familie Togaviridae;
Einstufung nach Richtlinie 2000/54/EG, Gruppe 2.

2 Vorkommen

Allgemein
Weltweit endemisch verbreitet; in gemäßigten Klimazonen saisonales Muster mit Erkrankungsgipfel im Frühjahr (Kindesalter), in Deutschland trotz Einführung der Rötelnimpfung (1974) erhebliche Immunitätslücken in der Gesamtbevölkerung (endemisch anhaltende Viruszirkulation); noch 0,8–3 % der 18- bis 30-jährigen Frauen ohne Rötelnantikörper.

Beruflich
Einrichtungen zur medizinischen Untersuchung, Behandlung und Pflege von Kindern sowie zur vorschulischen Kinderbetreuung, Forschungseinrichtungen, Laboratorien, Referenzzentren, Gesundheitsdienst (Geburtshilfe, Schwangerenbetreuung).

3 Übertragungsweg/Immunität

Mensch einziger natürlicher Wirt; niedrige Suszeptibilität; Tröpfchen-, Kontakt-, Schmierinfektion, diaplazentar; langdauernde, oft lebenslange humorale Immunität (88–95 % bei Schwangeren) nach natürlicher Infektion wahrscheinlich; zelluläre Immunität sicher, schützt jedoch nicht vor lokaler Reinfektion (Nasen-Rachen-Raum).

4 Krankheitsbild

Postnatale Röteln
Inkubationszeit 12–21 Tage; *Ansteckungsfähigkeit* bei postnatal Infizierten 7 Tage vor Ausbruch des Exanthems, dauert max. bis zu dessen Ende, bei pränatal Infizierten bis zum 2. Lebensjahr; oberer Respirationstrakt als Eintrittspforte; 5–7 Tage post infectionem (p. i.) lympho-hämatogene Generalisierung; in ca. 50 % der Fälle asymptomatischer Verlauf (Kindesalter); Prodromalstadium (2 Tage) mit katarrhalischen Erscheinungen; Exanthemstadium (1–3 Tage) mit Fieber, kleinfleckigen, nicht konfluierenden makulopapulösen Effloreszenzen (fehlen in 20 % der Fälle); Beginn hinter den Ohren, Ausbreitung über Gesicht, Hals, Rumpf, Extremitäten, erst regionale Lymphadenitis, später generalisiert mit Splenomegalie; *Komplikationen* selten (zunehmend mit steigendem Lebensalter): rheumatoide Arthralgien, Bronchitis, Otitis media, Enzephalitis, Myo-, Perikarditis, thrombozytopenische Purpura und Hämorrhagien, hämolytische Anämie.

Konnatale Röteln
Bei Primärinfektion im 1. bis 4. Schwangerschaftsmonat Spontanabort, Frühgeburt oder kongenitales Röteln-Syndrom (CRS, Gesamtletalität 15–20 %) möglich; Schäden im Stadium der Organogenese: i. d. R. klassische Trias (Gregg Syndrom) mit Defekten an Herz (Ventrikelseptumdefekt, Ductus arteriosus apertus, Pulmonalstenose), Augen (Cataracta congenita fakultativ mit Glaukom, Mikrophthalmie, Pseudoretinitis pigmentosa), Ohren (v. a. Innenohrschwerhörigkeit); ggf. erweitertes Röteln-Syndrom mit über das Gregg-Syndrom hinausgehenden (z. T. reversiblen) viszeralen und/oder zerebralen Folgen; „Late-onset"-Rubella-Syndrom: ab 4.–6. Lebensmonat.

Spätmanifestationen
Insulinabhängiger Diabetes mellitus, (mittlere Latenz 10–15 Jahre); selten progressive Panenzephalitis als mutmaßliche „Slow-Virus-Erkrankung".

5 Spezielle Untersuchung

Erregernachweis
Virusisolierung (Gewebekultur) oder molekularbiologischer Nachweis mittels RT-PCR im akuten Stadium i. d. R. nicht gebräuchlich, nur bei konnataler Infektion, z. B. aus Rachenabstrich, Linsenaspirat, Urin, Liquor.

Antikörpernachweis
Zur Feststellung der Impfindikation/Suszeptibilität, Krankheits-/Impfanamnese nicht ausreichend, Impfbuchkontrolle (ggf. „Mutterpass") erforderlich; IgM-, IgG-*Antikörper* quantitativ mit HHT als Standardtest; falls HHT-Titer # 16, (ELISA) bzw. HIG; u. U. Western-Blot; IgG-Antikörper-Titer ≥ 32 (HHT) vor Eintritt in die Schwangerschaft gilt als ausreichender Schutz vor CRS; pränatale Diagnostik indiziert bei fraglicher oder gesicherter Rötelninfektion (Zellkultur, PCR).

6 Spezielle Beratung

Präexpositionell

Expositionsprophylaxe: Hygiene- und Desinfektionsmaßnahmen gemäß VAH-Liste (Prophylaxe), ggf. RKI-Liste (amtliche Anordnung);
Dispositionsprophylaxe (Schutzimpfung) mit attenuierter Lebendvakzine, vorzugsweise mit Kombinationsimpfstoff gegen Masern, Mumps, Röteln (MMR-Impfstoff): *Standard- bzw. Regelimpfung: erste MMR-Impfung* 11.–14. Lebensmonat, *zweite MMR-Impfung* 15.–23. Lebensmonat, ggf. einmalige Impfung (monovalent, vorzugsweise MMR-Impfstoff) bei seronegativen Frauen ohne Altersbegrenzung und/oder trotz anamnestisch erhobener Rötelnerkrankung, Impferfolgskontrolle erforderlich; *beruflich indizierte Impfung* bei ungeschützten Beschäftigten in o. g. Einrichtungen, Impferfolgskontrolle bei Frauen 4–6 Wochen nach Impfung; nach Impfung mindestens drei Monate Kontrazeption; *Indikationsimpfung* bei seronegativen Frauen mit Kinderwunsch; Impferfolgskontrolle 4–6 Wochen nach Impfung; während Schwangerschaft Impfung kontraindiziert.

Postexpositionell

Cave: Infektionsgefährdung durch Körperflüssigkeiten – auch Synovialflüssigkeiten; Ungeimpfte oder einmal geimpfte Kinder mit Kontakt zu Rötelnkranken; möglichst innerhalb von 3 Tagen nach Exposition (Riegelungsimpfung), vorzugsweise MMR-Impfstoff; spezifische kausale Therapie existiert nicht.

7 Ergänzende Hinweise

Namentliche Meldepflicht (§ 6 Abs.1 Nr. 5 IfSG) besteht bei Auftreten einer bedrohlichen Krankheit oder von zwei oder mehr gleichartigen Erkrankungen, bei denen ein epidemischer Zusammenhang wahrscheinlich ist oder vermutet wird, wenn dies auf eine schwerwiegende Gefahr für die Allgemeinheit hinweist und Krankheitserreger als Ursache in Betracht kommen, die nicht in § 7 IfSG genannt sind.
Namentliche Meldepflicht (§ 7 Abs. 2 IfSG) besteht für den Krankheitserreger, soweit dessen örtliche und zeitliche Häufung auf eine schwerwiegende Gefahr für die Allgemeinheit hinweist.
Namentliche Meldepflicht (§ 6 Abs.1 Nr. 3 IfSG) bei dem Verdacht einer über das übliche Ausmaß einer Impfreaktion hinausgehenden gesundheitlichen Schädigung („Impfschaden").
Nichtnamentliche Meldepflicht (§ 7 Abs. 3 IfSG) bei direktem oder indirektem Nachweis des Krankheitserregers nur bei konnataler Infektion.
Anspruch auf Versorgung (§ 60 IfSG) im Impfschadensfall oder bei einer durch andere Maßnahmen der spezifischen Prophylaxe entstandenen gesundheitlichen Schädigung.
Bei beruflicher Indikation sind Impfschäden durch die zuständige Unfallversicherung abgedeckt (SGB VII §1).

Salmonella enterica (Serovar Typhi)

1 Erreger

Salmonella (S.) enterica, Serovar Typhi, humanpathogenes gramnegatives Bakterium, beweglich, fakultativ anaerob; Familie Enterobacteriaceae;
Einstufung nach Richtlinie 2000/54/EG, Gruppe 3 (**).
Vom US Center for Disease Control and Prevention (CDC) in die Liste der potenziellen Biowaffen eingeordnet, Kategorie B.

2 Vorkommen

Allgemein
Weltweit, jährliche Inzidenz 17 Mio. Erkrankungen, 600.000 Todesfälle, Endemiegebiete in Ländern mit unzureichenden hygienischen Bedingungen (Prävalenz Afrika $200/10^5$ EW), nach 2. Weltkrieg jährliche Inzidenz (Industriestaaten) von $40/10^5$ EW auf $0{,}1/10^5$ EW zurückgegangen, in Deutschland 20.849 Fälle (2012), vorwiegend (80–90 %) aus Entwicklungsländern importiert.

Beruflich
Stuhllaboratorien, Gesundheitsdienst (Infektionsstationen, Pathologie), Laboratorium mit Enterobakterien-Diagnostik, Referenzzentren, Gemeinschaftseinrichtungen (Kinderkrippen, Kindergärten, Kindertagesstätten, Kinderhorte, Schulen oder sonstige Ausbildungseinrichtungen, Heime, Ferienlager und ähnliche Einrichtungen), Arbeitsaufenthalt in Endemiegebieten.

G 42

3 Übertragungsweg/Immunität

Erregerreservoir nur Mensch (Inkubierte, Kranke, Dauerausscheider); meist fäkal-oral über kontaminierte Lebensmittel oder Getränke (alimentäre Infektion), kontaminierte Gegenstände (Schmierinfektion), über Dauerausscheider; natürliche Immunität nur für mindestens 1 Jahr, hohe Infektionsdosis ($> 10^5$ KBE) kann Krankheit dennoch verursachen.

4 Krankheitsbild

Inkubationszeit 3–60 (Durchschnitt 10) Tage; *Ansteckungsfähigkeit* 7–21 Tage, ggf. lebenslange symptomlose Keimausscheidung (Stuhl).
Prodromalstadium: Dauer 1 Woche; uncharakteristische, oftmals fehleingeschätzte grippeähnliche Beschwerden (Anorexie, Übelkeit, Erbrechen, Kopf-, Gliederschmerzen, unproduktiver Husten); binnen 2–3 Tagen treppenförmiger Fieberanstieg auf 40 °C, Abdominalschmerzen, beeinträchtigtes Sensorium.
Fieber-Kontinua: Dauer 1–3 Wochen; anhaltende hohe Temperaturen; anfangs Obstipation (ältere Personen), später (3. Woche) erbsbreiartige Durchfälle (jüngere Personen); auffällige relative Bradykardie, Bewusstseinstrübung, Hepatosplenomegalie,

hellrote, stecknadelkopfgroße, nicht juckende sog. Roseolen (meist Bauchhaut); Organmanifestation (ab 2. Woche): sog. Typhome, z. B. im Knochenmark und in quergestreifter Muskulatur.
Abfieberung: gegen Ende der Organmanifestation (ab 4. Krankheitswoche) undulierend (remittierend) abfallende Temperaturen, lebensgefährliche Lymphom-Einschmelzung; Letalität unbehandelt 15 %, < 1 % nach Antibiotika-Therapie.
Komplikationen (ohne Antibiotikatherapie): Darmblutungen, -perforationen mit Peritonitis, nekrotisierende Cholecystitis, Hepatitis, interstitielle Pneumonie bzw. Bronchopneumonie, Milzruptur, metastatische Meningitis, Abszesse in Milz, Leber, Niere, Knochen, selten Osteomyelitis bzw. Spondylitis (oftmals erst nach Monaten/Jahren); toxisches Kreislaufversagen.
Lange Rekonvaleszenzperiode ohne antibakterielle Behandlung; bei weiteren nachweisbaren subfebrilen Temperaturen Rezidivgefahr; Mehrfachrezidive möglich; nach überstandener Krankheit 2–5 % Dauerausscheider (vorwiegend ältere Personen und Frauen).

5 Spezielle Untersuchung

Erregernachweis
Zur differentialdiagnostischen Abklärung Erregerisolierung in Blut (1.–2. Woche) und/oder Stuhl (ab 2. Woche) des Weiteren Urin (2.–3. Woche), Knochenmark (5.–6. Woche), Duodenalsaft;

Antikörpernachweis
Widal-Reaktion im Abstand 7–12 Tagen: 4-facher Titeranstieg beweisend; Vi-Antikörpertest in Rekonvaleszenz sowie bei Dauerausscheidern (ELISA, DAT).

6 Spezielle Beratung

Präexpositionell
Expositionsprophylaxe: in Endemiegebieten Einhaltung von Vorsichtsmaßnahmen beim Verzehr von Lebensmitteln und Getränken („cook it, peel it or forget it"); in Nicht-Endemiegebieten frühzeitige Identifizierung von Erkrankten, Kontaktpersonen, Dauerausscheidern; Hygiene- und Desinfektionsmaßnahmen gemäß VAH-Liste (Prophylaxe), ggf. RKI-Liste (amtliche Anordnung);
Dispositionsprophylaxe: (Schutzimpfung) indiziert vor Reisen in Endemiegebiete, bei Ausbrüchen, Katastrophen; gut verträgliche Impfstoffe: orale Lebendvakzine oder parenterale Totvakzine (Auffrischimpfung nach 3 Jahren); medikamentöse Prophylaxe nicht angezeigt.

Postexpositionell
Im Erkrankungsfall Antibiotikatherapie über 2 Wochen mit Ciprofloxacin (Mittel der Wahl), alternativ Breitspektrum Cephalosporine (Ceftriaxon, Cefotaxim), Trimethoprim-Sulfamethoxazol, ß-Laktam-Antibiotika (Ampicillin, Amoxycillin); Entfieberung

innerhalb 4–5 Tagen; Kombinationstherapie bei Dauerausscheidern mit Ceftriaxon, Gentamycin, erhebliche Erregerresistenz (Entwicklungsländer) mit Therapieversagern.

7 Ergänzende Hinweise

Namentliche Meldepflicht (§ 6 Abs. 1 Nr.1 IfSG) bei Krankheitsverdacht, Erkrankung sowie Tod an Typhus abdominalis/Paratyphus.
Namentliche Meldepflicht (§ 7 Abs. 1 IfSG) bei direktem (S. typhi, S. paratyphi) oder indirektem (S. sonstige) Nachweis des Krankheitserregers, soweit der Nachweis auf eine akute Infektion hinweist.
Namentliche Meldepflicht (§ 6 Abs. 1 Nr. 2 IfSG) besteht bei Verdacht auf und Erkrankung an einer mikrobiell bedingten Lebensmittelvergiftung oder an einer akuten infektiösen Gastroenteritis, wenn eine Person betroffen ist, die eine Tätigkeit im Sinne des § 42 Abs. 1 IfSG ausübt, wenn zwei oder mehr gleichartige Erkrankungen auftreten, bei denen ein epidemischer Zusammenhang wahrscheinlich ist oder vermutet wird.
Namentliche Meldepflicht (§ 6 Abs.1 Nr. 3 IfSG) bei dem Verdacht einer über das übliche Ausmaß einer Impfreaktion hinausgehenden gesundheitlichen Schädigung („Impfschaden").
Anspruch auf Versorgung (§ 60 IfSG) im Impfschadensfall oder bei einer durch andere Maßnahmen der spezifischen Prophylaxe entstandenen gesundheitlichen Schädigung.
Bei beruflicher Indikation sind Impfschäden durch die jeweilige Unfallversicherung abgedeckt (SGB VII § 1).
Bei Kranken, Krankheitsverdächtigen, Ansteckungsverdächtigen, Ausscheidern kann eine Absonderung (§ 30 IfSG) angeordnet werden, bei Ausscheidern jedoch nur, wenn sie andere Schutzmaßnahmen nicht befolgen, befolgen können oder befolgen würden und dadurch ihre Umgebung gefährden (Quarantäne).
Beschäftigungsverbot (§34 Abs.1 IfSG): Wenn Personen erkrankt oder dessen verdächtig sind, dürfen sie in den in § 33 genannten Gemeinschaftseinrichtungen* keine Lehr-, Erziehungs-, Pflege-, Aufsichts- oder sonstige Tätigkeiten ausüben, bei denen sie Kontakt zu den dort Betreuten haben, bis nach ärztlichem Urteil eine Weiterverbreitung der Krankheit durch sie nicht mehr zu befürchten ist.
Satz 1 gilt entsprechend für die in der Gemeinschaftseinrichtung Betreuten mit der Maßgabe, dass sie die dem Betrieb der Gemeinschaftseinrichtungen dienenden Räume nicht betreten, Einrichtungen der Gemeinschaftseinrichtung nicht benutzen und an Veranstaltungen der Gemeinschaftseinrichtung nicht teilnehmen dürfen.
Informationspflicht (§34 Abs.6 IfSG) krankheits- und personenbezogen an das zuständige Gesundheitsamt durch die Leitung der Gemeinschaftseinrichtung.

G 42

* Gemeinschaftseinrichtungen im Sinne dieses Gesetzes (§ 33 IfSG) sind Einrichtungen, in denen überwiegend Säuglinge, Kinder oder Jugendliche betreut werden, insbesondere Kinderkrippen, Kindergärten, Kindertagesstätten, Kinderhorte, Schulen oder sonstige Ausbildungseinrichtungen, Heime, Ferienlager und ähnliche Einrichtungen.

Ausscheider (§34 Abs.2 IfSG) dürfen nur mit Zustimmung des Gesundheitsamtes und unter Beachtung der verfügten Schutzmaßnahmen Räume betreten, Einrichtungen benutzen, an Veranstaltungen der Gemeinschaftseinrichtung teilnehmen.
Tätigkeits- und Beschäftigungsverbot (§ 42 Abs. 1 Nr. 1 u. 2 IfSG) für Kranke, Krankheitsverdächtige in Küchen von Gaststätten und sonstigen Einrichtungen mit oder zur Gemeinschaftsverpflegung, wenn Übertragung auf Lebensmittel zu befürchten ist; dies gilt entsprechend für Personen, die mit Bedarfsgegenständen, die für die dort genannten Tätigkeiten verwendet werden, so in Berührung kommen, dass eine Übertragung von Krankheitserregern auf die Lebensmittel zu befürchten ist.
Dies gilt analog für Wassergewinnungs- und Wasserversorgungsanlagen gem. §§ 37 u. 38 IfSG sowie § 5 TrinkwV 2000.
Tätigkeits- und Beschäftigungsverbot (§ 42 Abs. 1 Nr. 3 IfSG) für Ausscheider bei Umgang mit Lebensmitteln.
Wiederaufnahme der Tätigkeit (§ 34 Abs.1 IfSG) bis nach ärztlichem Urteil eine Weiterverbreitung der Krankheit durch den Betroffenen nicht mehr zu befürchten ist: nach klinischer Gesundung und 3 aufeinander folgenden negativen Stuhlbefunden (Abstand 1–2 Tage), ebenso bei Ausscheidern sowie Kontaktpersonen mit typhusverdächtigen Symptomen, i. d. R. jedoch bei Kontaktpersonen nicht eingeschränkt.

Schistosoma mansoni

1 Erreger

Schistosoma (S.) haematobium, intercalatum, mansoni, japonicum, mekongi, Platt-/Saugwürmer der Familie Schistosomatidae.
Einstufung nach Richtlinie 2000/54/EG, Gruppe 2.

2 Vorkommen

Allgemein
Endemisch in (sub-)tropischen Ländern, 200–300 Mio. Menschen invadiert,
Endwirt: Mensch (Fehlwirt); (afrikanische) Paviane, Ratte, Maus, Wasserbüffel, Pferd, Rind, Schwein, Schaf, Ziege, Hund, Katze; *Zwischenwirte:* Mollusken (Süßwasserschnecken);
Verbreitung begünstigt durch ausgedehnte Bewässerungsmaßnahmen, Staudammbauten.

Beruflich
Forschungseinrichtungen, Referenzzentren, Laboratorien, Invadierung von Personen (selbst) bei einmaligem kurzfristigem Gewässerkontakt in Endemiegebieten (z. B. Agrotechniker, Fischer, Reisbauern), Entwicklungsdienst, sonstiger Arbeitsaufenthalt in Endemiegebieten.

3 Übertragungsweg/Immunität

Keine Übertragung von Mensch zu Mensch; Übertragung gebunden an *Entwicklungszyklus* mit Generationswechsel und obligatem Wirtswechsel; einander ablösende *geschlechtliche* (Endwirt) und *ungeschlechtliche* (Zwischenwirte) Vermehrungsformen (Adulte, Larven): in eihaltig-verschmutzten Oberflächengewässern (Schneckenbiotop) aus Zwischenwirt entlassene Gabelschwanzlarven *(Zerkarien)* invadieren perkutan Endwirt; als junge Schistosomola und herangewachsene Parasiten dauerhaft gepaart *(Pärchenegel)*; sie migrieren ins Lumen submuköser Venenplexus des kleinen Beckens oder in Darm-, Mesenterialvenen, Pfortader, hepatische Gefäßverzweigungen; als geschlechtsreife Adultwürmer erfolgt Eiablage mit perivaskulär zytotoxisch-allergischen, entzündlichen Infiltraten; nach Gewebspenetration erscheinen nach 5–12 Tagen post invasionem (p.i.) vollständig embryonierte Eier im Harn oder Stuhl *(Präpatenz)*, verunreinigen Biotop der Zwischenwirte, andere kapseln sich lokal bzw. in Organe verschleppt ein oder gehen zugrunde; im Wasser schlüpfen sog. Wimperlarven *(Mirazidien)*, vermehren sich ungeschlechtlich in Zwischenwirten, differenzieren dort zu Muttersporozysten; sie geben Tochtersporozysten frei, in denen sich (Hepatopankreas) Zerkarien entwickeln, die – ins Oberflächengewässer entlassen – den Endwirt invadieren *(Träger mit Eiausscheidung)*; Persistenz adulter Würmer 2–5 (10) Jahre. Bedingter Schutz gegen Reinvadierung ohne Erregereliminierung (cocomitant immunity), da Schistosomen beim Heranwachsen maskierende *(Immunevasion)* Oberflächenantigene *(surface coat)* erwerben.

4 Krankheitsbild

Invasionskrankheit mit Generations- und Wirtswechsel.
Penetrationsphase: Zerkarien menschen-, tierpathogener Schistosomen verursachen binnen 1 (24) Std. lokale urtikarielle Effloreszenzen (Angioödem); wiederholt Exponierte zeigen generalisiertes makulopapulöses Exanthem *(Zerkariendermatitis)*.
Akute Phase (Frühstadium): *Inkubationszeit* 3–7 (12) Wochen nach Exposition mit Zerkarien; *Ansteckungsfähigkeit* von Mensch zu Mensch ohne Zwischenwirte besteht nicht; häufig ohne klinische Symptome; *Katayama-Syndrom* als mehrere Wochen anhaltende Reaktion auf Immunkomplexe schistosomaler antigener Stoffwechselprodukte: Fieber, Schüttelfrost, Schweißausbruch, Kopf-, Gliederschmerzen, Husten mit hämorrhagischem Sputum (Bronchitis, Pneumonie), Lymphadenopathie, Eosinophilie; tödlicher Ausgang möglich; außerdem bei *urogenitaler* Schistosomiasis (54 Länder Afrikas, der östlichen Mittelmeerregion) Zystitis (Leukozyturie, Miktionsreiz), Hämaturie, (S. haematobium, selten intercalatum); bei *intestinaler* Schistosomiasis durch S. mansoni (53 Länder Afrikas, der östlichen Mittelmeerregion, Karibik, Südamerika) akutes Beschwerdebild mit Oberbauchsymptomatik, blutig-schleimigen Durchfällen, durch S. japonicum, mekongi als orientalische bzw. asiatische Form (7 Länder Südostasiens und der Westpazifikregion) unter hepatolienaler Beteiligung; diese fehlt bei anderen durch S. intercalatum verursachten intestinalen Formen (10 zentralafrikanische Länder).

Chronische Phase (Spätstadium): nach lokaler oder ektopischer Eiablage; zellulär-infiltrative tuberkuloide, ggf. verkalkende Knötchenbildung (1–2 mm), sog. Pseudo- bzw. Eituberkel (Granulom) oder papillomatöse Schleimhautwucherungen (Polypen); fibrosierende zirrhotische (bindegewebige) Organveränderungen.
Urogenitalbilharziose: vorwiegend durch S. haematobium, selten S. intercalatum; Granulome in Nieren, Testes, Schleimhäuten von Harnblase und Vagina (Polypen), in Harn-, Ei- und Samenleiter; Strikturen mit Harnstauung, Eileiter- und Bläschendrüsenblockierung; fibrös-kalzifizierende Blasenwand mit eingeengten Ostien; Blasenkarzinomförderung diskutiert; Inzidenz in den USA höher als die des nicht-bilharzioseassozierten Blasenkrebses.
Darmbilharziose: vorwiegend S. mansoni, japonicum, mekongi, selten S. intercalatum; häufig kombiniert mit hepatolienaler Bilharziose; kolorektale Schleimhaut anfangs granulo-papillomatös, später geschwürig-blutig verändert mit Disposition zum Kolonkarzinom; fibröse Verdickung von Darmwand und Mesenterium.
Hepatolienale Bilharziose: Granulombildung im Leberparenchym; bindegewebig-narbiger Umbau, auch um Pfortaderäste (sog. Tonpfeifenfibrose), eingeengter Pfortaderkreislauf, einschließlich intrahepatischer Strombahn; Banti-Syndrom (Spleno-. Hepatomegalie, Störungen des hämatopoetischen Systems, Subikterus, Urobilinurie, Leberzirrhose, Aszites, Kachexie); portale Hypertension; Rückstau und Abfluss über Anostomosengebiete mit paraumbilikaler Venenerweiterung (sog. Caput medusae), Ösophagusvarizen, Hämorrhagien im Magen-Darm-Kanal; kardiale Insuffizienz bei arteriitisch verlegten Ästen der Lungenarterien mit Stauung im kleinen Kreislauf (Cor pulmonale) oder durch infarzierte Koronararterien (blockierende Eidepots); zerebrospinale Herderscheinungen, z. B. Aphasie, epileptiforme Anfälle, Meningitis, Enzephalitis, Amaurosis (selten), Mono-, Hemiparesen, inkomplette Querschnittslähmungen; dermale Fistelbildung durch ungewöhnliche Ovipositionen.

5 Spezielle Untersuchung

Serodiagnostischer Intradermaltest mit Zerkarienantigen (Verdünnung 1:100–10.000) zum Ausschluss der Penetrationsphase.

Erregernachweis
Nach Rückkehr aus Endemiegebieten zur Feststellung einer mutmaßlichen Zerkarieninvadierung vor Beginn der Eiausscheidung.

Antikörpernachweis
Serumantikörpernachweis (Wurmeier, Zerkarienantigene) zum Ausschluss der akuten und chronischen Phase mittels ELISA, IIFT, KBR, IHAT.

6 Spezielle Beratung

Präexpositionell

Expositionsprophylaxe: Kontakt mit zerkarienhaltigen natürlichen oder künstlich angelegten Oberflächengewässern vermeiden, andernfalls Schutzausrüstung tragen; Süßwasserschnecken bekämpfen (Molluskizide); Trinkwasser abkochen, chlorieren, filtrieren; Abwasserbeseitigung verbessern; Zwischenwirtbiotope absperren oder trockenlegen (hygienisch-organisatorische Maßnahmen);
Dispositionsprophylaxe (Schutzimpfung) nicht verfügbar.

Postexpositionell

Frühestens 5–12 Tagen p. i. mikroskopischer Wurmeiernachweis in frischer Stuhlprobe („Dicker Ausstrich"), ggf. erst nach Konzentrationstechniken (sog. Anreicherung), nativ oder angefärbt im Mittelstrahlurin (Zentrifugensediment) bzw. Sammel-Spontanurin (Filtrat), direkt in Schleimhaut-Biopsiematerial aus Harnblase, Rektum, Leber (Quetschpräparat); MSV mit sedimentierten, belichteten Wurmeiern; CHR mit spezifischen auf Zerkarien einwirkende Immunseren; medikamentöse Therapie bzw. medikamentöse Prophylaxe (u. U. Massenprophylaxe) vermeintlich befallener Personen; bei Einachweis und/oder nachgewiesenen spezifischen Serumantikörpern medikamentöse Behandlung mit Praziquantel als Mittel der Wahl, wirksam gegen alle Schistosomenarten, Metrifonat nur gegen S. haematobium, Oxamniquin nur gegen S. mansoni.

7 Ergänzende Hinweise

Namentliche Meldepflicht (§ 6 Abs.1 Nr. 5 IfSG) besteht bei Auftreten einer bedrohlichen Krankheit oder von zwei oder mehr gleichartigen Erkrankungen, bei denen ein epidemischer Zusammenhang wahrscheinlich ist oder vermutet wird, wenn dies auf eine schwerwiegende Gefahr für die Allgemeinheit hinweist und Krankheitserreger als Ursache in Betracht kommen, die nicht in § 7 IfSG genannt sind.
Namentliche Meldepflicht (§ 7 Abs. 2 IfSG) besteht für den Krankheitserreger, soweit dessen örtliche und zeitliche Häufung auf eine schwerwiegende Gefahr für die Allgemeinheit hinweist.

Semliki-Forest-Virus (SFV)

1 Erreger

Semliki-Forest-Virus (SFV), humanpathogenes, umhülltes Plus-Strang-RNA-Virus von kubischer Symmetrie, empfindlich gegen Hitze, Detergenzien; Familie Togaviridae, ursprünglich Arbovirus-Gruppe A;
Einstufung nach Richtlinie 2000/54/EG, Gruppe 2.

2 Vorkommen

Allgemein

Afrika, Teile Asiens; natürliches Reservoir z. B. Affen, Nagetiere, wildlebende Vögel; während virämischer Phase von Stechmücken (Gattung Aedes spp.) mit Blutmahlzeit aufgenommen; Naturherde durch Vertebraten-Arthropoden-Zyklus unterhalten; Mensch i. d. R. Nebenwirt bei Kontakt mit Naturherd und der Stechmücke; in Europa beim Menschen selten (Reisekrankheit, Import, Laborinfektion); experimentell In-vitro-Modelle mit breitem Wirtsspektrum: Zellen von Insekten, Vögeln, Säugern.

Beruflich

Forschungseinrichtungen (molekulare Medizin/Zellforschung SFV als Modellvirus in Gen-, Biotechnologie, Gen-, Tumortherapie, bei Erforschung von Impfstoffen (z. B. genetische Anti-Tumor-Impfstoffe), Referenzzentren, Laboratorien, (Sicherheitslaboratorien/SLB 3), Immunpathogenese (z. B. Multiple Sklerose, Alzheimer-Krankheit), in Endemiegebieten: Forstwirtschaft (z. B. Waldarbeiter/Holzfäller), Arbeitsaufenthalt in Endemiegebieten.

3 Übertragungsweg/Immunität

Entwicklungszyklus: Vermehrung von SFV in Stechmücke nach Blutmahlzeit, Weitergabe innerhalb Insektenpopulation transovariell; Übertragung mit Stich in neue Wirte (Vertebraten), gegenseitige Infektion (Vertebraten-Arthropoden-Zyklus).
Vektoriell über Stechmücken, aerogen über131 virushaltige Aerosole, Kontaktinfektion, Übertragung durch nicht inaktivierte Blutkomponenten und Plasmaderivate; *Immunität* nicht bekannt.

4 Krankheitsbild

Intrazelluläre Replikation an Einstichstelle und/oder in regionären Lymphknoten, hämatogene Ausbreitung in extraneurale Organe/Gewebe, Vermehrung mit hohen Viruskonzentrationen im Blut *(sekundäre Virämie)*, Überwindung der Blut-Hirn-Schranke; pathologische Veränderungen an Herzmuskel, Pankreasepithel, Fettgewebe.
Seltene fieberhafte Systemerkrankung (Zoonose); *Inkubationszeit* 3–5 Tage; *Ansteckungsfähigkeit* von Mensch zu Mensch nicht beobachtet; allgemeines Krankheitsgefühl, grippeähnliches Beschwerdebild, gewöhnlich bis zu einer Woche andauerndes *Fieber* (bis 39 °C), u. U. biphasischer Verlauf, bei Kindern gelegentlich mit Krämpfen; Kopfschmerzen, Erbrechen, Photophobie, Pharynxenanthem; makulopapulöses Exanthem, passagere, meist symmetrische Muskel-, Gelenkbeschwerden, gelegentlich monate-, jahrelang, ggf. Arthritis; Enzephalitis.

5 Spezielle Untersuchung

Erregernachweis
Blut, Gehirn-Biopsiematerial, *kulturell:* Zellkulturen von Aëdes-Stechmücken, Anzucht mit Auftreten spezifischer Antikörper weniger erfolgreich, Identifizierung mit Neutralisationstest (NT), PCR, ggf. Reverse Transcriptase PCR (RT-PCR); *Antigennachweis:* IIFT, ELISA; *molekularbiologisch:* PCR, RT-PCR.

Antikörpernachweis
IgM-Antikörper (IgM-Capture-ELISA), später vierfacher IgG-Antikörper-Titeranstieg (Serumpaar) beweisend; Haemagglutinationshemmtest (HHT), Neutralisationstest (NT), IIFT, ELISA, Radioimmun(o)assay (RIA), KBR; auf kreuzreagierende Antikörper achten (z. B. Gelbfieber-, FSME-, Japan-B-Enzephalitis-Virus, Flavoviren).

6 Spezielle Beratung

Präexpositionell
Expositionsprophylaxe: Mückenschutz (bedeckende Kleidung, Insektenrepellens, Moskitonetze); Vernichtung von Brutplätzen (Stechmücken) zur Vektorkontrolle;
Dispositionsprophylaxe (Schutzimpfung) nicht verfügbar, hohes Risiko für Immunsupprimierte.

Postexpositionell
Medikamentöse Therapie: kausale Therapieempfehlung nicht verfügbar, symptomatische Maßnahmen; bei Gelenkmanifestationen nichtsteroidale Antiphlogistika, Physiotherapie.

7 Ergänzende Hinweise

Namentliche Meldepflicht (§ 6 Abs. 1 Nr. 5 IfSG) besteht bei Auftreten einer bedrohlichen Krankheit oder von zwei oder mehr gleichartigen Erkrankungen, bei denen ein epidemischer Zusammenhang wahrscheinlich ist oder vermutet wird, wenn dies auf eine schwerwiegende Gefahr für die Allgemeinheit hinweist und Krankheitserreger als Ursache in Betracht kommen, die nicht in § 7 IfSG genannt sind.
Namentliche Meldepflicht (§ 7 Abs. 2 IfSG) besteht für den Krankheitserreger, soweit dessen örtliche und zeitliche Häufung auf eine schwerwiegende Gefahr für die Allgemeinheit hinweist.

Staphylococcus spp. (S. aureus, MRSA-Stämme, KNS-Arten, inklusive S. epidermidis)

1 Erreger

Staphylococcus (S.) aureus, gram-, katalase- und koagulasepositive Haufenkokken, Familie Micrococcaceae; zellwandständige und extrazelluläre Pathogenitätsfaktoren; Einfach- und Mehrfachresistenz:
Methicillin-resistenter Staphylococcus aureus (MRSA)-Stämme
haMRSA (hospital acquired), caMRSA (community acquired)
Nichtpenicillinase-bildender Staphylococcus aureus
Koagulase-negative Staphylokokken (KNS)-Arten mit klinischer Relevanz (S.-epidermidis-Gruppe und S.-saprophyticus-Gruppe)
Penicillinase-bildende KNS-Arten
Nichtpenicillinase-bildende KNS-Arten
Einstufung nach Richtlinie 2000/54/EG, Gruppe 2 (S. aureus); KNS-Arten bisher nicht gelistet.
Vom US Center for Disease Control and Prevention (CDC) in die Liste der potenziellen Biowaffen eingeordnet, Kategorie B (Staphylokokken-Enterotoxin B).

2 Vorkommen

Allgemein
S. aureus: weltweit bei Mensch und (Haus-)Tier, tierische Stämme i. d. R. nicht beim Menschen anzutreffen und umgekehrt; Mensch als Hauptreservoir, ubiquitär auf Haut und Schleimhaut; Prädilektionsstellen: Rachen, Nasenvorhof, Achselhöhlen, Perinealregion, Stirn-Haar-Grenze, seltener Kolon, Rektum, Vagina; Trägerrate (Erwachsene) 15–40 %, je nach Exposition oder unterbrochener (habituell, chronisch) Hautepithelintegrität, einer der häufigsten bakteriellen Erreger nosokomialer und ambulant erworbener (nicht-nosokomialer) Infektionen, v. a. Wundinfektionen.
MRSA-Stämme: weltweit, (haMRSA, epidemische MRSA): Besiedlung (Kolonisation) von Hospitalisierten (nosokomiale Infektionen), Prävalenz (Deutschland 15 %) abhängig vom ungezielten Gebrauch von Breitbandantibiotika, schnelle asymptomatische Kolonisation von Kontaktpersonen, caMRSA selten, spontane Ausbrüche, in Deutschland (2012) 3159 Fälle gemeldet.
KNS-Arten: Hauptbestandteil der Normalflora, neuerdings Ausbrüche nosokomialer Infektionen, Kontamination von Untersuchungsmaterialien.

Beruflich
Medizinisches und Küchenpersonal als mögliche Träger; MRSA-Stämme: medizinisches Personal besonders häufig betroffen (bis 90 %), Referenzzentren, Konsiliarlaboratorien.

3 Übertragungsweg/Immunität

Körpereigene Besiedlung (endogene/autogene Infektion); körperfremde Stämme mit intermittierender oder permanenter Besiedlung (exogene Infektion); Schmierinfektion v. a. über kontaminierte Hände, Wund- und Atemwegssekrete, intertriginöse Hautbereiche, Blut (Bakteriämie) oder medizinische Geräte; aerogene Verbreitung möglich, jedoch von untergeordneter Bedeutung; prädisponierend wirken verminderte zelluläre Abwehr (z. B. Diabetes mellitus, Dialysepflichtigkeit), implantierte Kunststoffmaterialien (z. B. Venenkatheter, Gelenkersatz), Immunsuppression, virale Zellschädigung (Infektbahnung z. B. bei Influenza A), mechanisch veränderte Barrieren (z. B. Verletzungen von Haut und Mukosa); keine wirksame Immunität.

4 Krankheitsbild

S. aureus/MRSA-Stämme
Lokal-oberflächliche oder/und invasive eitrige Entzündungen
Inkubationszeit: 4–10 Tage, Monate bei Kolonisation und Persistenz an ursprünglichen Wund- oder Operationsgebieten (ggf. Jahre später); *Ansteckungsfähigkeit:* während Dauer klinisch manifester Symptome oder ausgehend von klinisch gesunden Kolonisierten; *Manifestationen:* Furunkel, Karbunkel, Pyodermie, Abszesse (auch in anderen Organen), Wund- und fremdkörpervermittelte Infektionen, Empyem, Sepsis (Letalität 15 %).

caMRSA
Tiefgehende, komplizierte, chronische Haut-Weichgewebe-Infektionen, nekrotisierende Pneumonien, mit hoher Letalität, auch bei Jugendlichen und vorher Gesunden.

Toxinvermittelte Erkrankungen
Außerhalb des Organismus gebildete hitzestabile Toxine verursachen Lebensmittelvergiftung (Intoxikation v. a. durch Enterotoxin A), 30 % aller S.-aureus-Stämme produzieren Toxine in Fleisch und Milch; Toxinbildung bei 7–46 °C; Inkubationszeit: 2–6 Stunden, Übelkeit, Erbrechen, Durchfälle, Kreislaufbeschwerden.
Im infizierten Organismus gebildete Toxine verursachen folgende Krankheitsbilder:
Staphylococcal scalded skin syndrome (SSSS) (selten bei MRSA Stämmen) als großblasige Impetigo contagiosa (Borkenflechte) oder Dermatitis exfoliativa.
Toxic shock syndrome (TSS) – bisher nicht bei MRSA-Stämmen; häufig nicht erkannte Krankheit, als Folge von Hauterkrankungen, Verbrennungen oder traumatisierenden Eingriffen: Fieber (> 39 °C), diffuses makulöses Exanthem, Hautschuppung 1–2 Wochen nach Krankheitsbeginn (Handflächen, Fußsohlen), Multiorganversagen; im späteren Erwachsenenalter > 90 % spezifische Antikörper.

Koagulase-negative Staphylokokken (KNS)-Arten
S.-epidermidis-Gruppe:
Schwere, z. T. chronisch-larvierend verlaufende Infektionen, u. U. abszedierende Metastasierung in parenchymatöse Organe; Venenkatheter- oder Liquorventilsepsis (> 30 % aller Fälle).
S. saprophyticus-Gruppe:
Harnwegsinfektionen

5 Spezielle Untersuchung

Erregernachweis
Bei klinischem Verdacht kultureller Nachweis maßgeblich; anschließend Speziesdiagnostik (kommerzielle Test-Kits); im Zweifelsfall Nachweis freier Plasmakoagulase (Röhrchentest und Durchführung eines MRSA-Screening-Tests, Feindifferenzierung durch Lysotypie, Antibiogramm, Pulsfeldgelelektrophorese (Makrorestriktionsanalyse); Toxinnachweis durch Ouchterlony-Test, ELISA, Western-Blot.

6 Spezielle Beratung

Präexpositionell
Expositionsprophylaxe: Isolierungs- und Kontrollmaßnahmen bereits beim ersten bekannt gewordenen Fall (Kolonisation, Infektion); systematisches Hygienemanagement bei Auftreten von MRSA-Stämmen siehe RKI-Ratgeber „Infektionskrankheiten" – 12. Folge (Epidemiologisches Bulletin 8/2000); bei nosokomialen Ausbrüchen Patienten und medizinisches Personal auf MRSA-Stämme untersuchen; Isolieren von Kontaktpersonen nicht erforderlich; invasiv-diagnostische/operative Eingriffe vermeiden;
Dispositionsprophylaxe (Schutzimpfung) nicht verfügbar.

Postexpositionell
Im Erkrankungsfall medikamentöse Therapie nach Antibiogramm: Cephalosporine der 3. Generation (ohne Ceftazidim), Weiterbehandlung entsprechend der nachgewiesenen Empfindlichkeit.

7 Ergänzende Hinweise

Namentliche Meldepflicht (§ 6 Abs.1 Nr. 5 IfSG) besteht bei Auftreten einer bedrohlichen Krankheit oder von zwei oder mehr gleichartigen Erkrankungen, bei denen ein epidemischer Zusammenhang wahrscheinlich ist oder vermutet wird, wenn dies auf eine schwerwiegende Gefahr für die Allgemeinheit hinweist und Krankheitserreger als Ursache in Betracht kommen, die nicht in § 7 IfSG genannt sind.
Namentliche Meldepflicht (§ 7 Abs. 2 IfSG) besteht für den Krankheitserreger, soweit dessen örtliche und zeitliche Häufung auf eine schwerwiegende Gefahr für die Allgemeinheit hinweist.

Streptococcus pyogenes, S. pneumoniae, S. agalactiae, S. suis

1 Erreger

Streptococcus (S.) pyogenes: ausschließlich humanpathogene, grampositive, β-hämolysierende A-Streptokokken; Familie Streptococcacea;
S. pneumoniae („Pneumokokken"): human- und tierpathogene, grampositive, α-hämolysierende Streptokokken, empfindlich gegen äußere Einflüsse (Kälte, Austrocknung); Familie Streptococcaceae;
S. agalactiae: human-/tierpathogene β-hämolysierende B-Streptokokken, Co-Hämolysin (CAMP-Faktor), weniger resistent gegen Umwelteinflüsse als A-Streptokokken; Familie Streptococcacea;
S. suis: Human- und tierpathogene, grampositive, α- und β-hämolysierende Streptokokken;
Einstufung nach Richtlinie 2000/54/EG, Gruppe 2.

2 Vorkommen

Allgemein
S. pyogenes: Weltweit, Mensch einziger natürlicher Wirt; Racheninfektion (15–30 %): häufigste bakterielle Erkrankung im Kindesalter, Ausbrüche in allen Altersgruppen (Gipfel bei 4- bis 7-Jährigen), in Deutschland jährlich 1–1,5 Mio. akute Streptokokken-Pharyngitiden; Scharlach 62 Fälle pro 100.000 Einwohner (1998).
S. pneumoniae: Weltweit, Tier und Mensch, asymptomatischer Trägerstatus (Nasopharyngealraum), Allgemeinbevölkerung 50 %, Schulalter 35 %, Vorschulalter 60 %.
S. agalactiae: Weltweit bei Mensch und Tier, 7 % aller Streptokokken-Infektionen des Menschen gehören zur Gruppe B; betroffen v. a. Urogenital-, Intestinaltrakt; bis zu 40 % asymptomatische (junge) Frauen.
S. suis: Eine an das Schwein adaptierte Spezies der Streptokkken, bei Wild- und Hausschweinen weit verbreitet.
Gefürchtete Krankheitserreger beim Schwein, werden im Zusammenhang mit Lungen-, Hirnhaut- und Mittelohrentzündungen gefunden. Die Erreger lassen sich auch bei gesunden Schweinen in den Tonsillen nachweisen.

Beruflich
Gesundheitsdienst (Hebammen, Neonatologie), Referenzzentren, Einrichtungen zur medizinischen Untersuchung, Behandlung und Pflege von Kindern sowie zur vorschulischen Kinderbetreuung, ambulante Pflegedienste, Gemeinschaftsunterkünfte, Bergbau (S. pneumoniae), Veterinärmedizin (S. agalactiae), Fleischwirtschaft (S. suis).

G 42

3 Übertragungsweg/Immunität

S. pyogenes
Asymptomatische Besiedlung (Rachen), gelegentlich auch Darm- und Urogenitaltrakt; virale Infektbahnung, hauptsächlich Tröpfcheninfektion, eitrige Hautinfektionen durch Kontakt-, Schmierinfektion, selten alimentäre Infektion, Verletzungen bzw. Mikroläsionen (Erysipel); Immunität durch serotypenspezifische Antikörper, mehrfache Erkrankungen möglich; bei Scharlach Immunität durch spezifische Antitoxine.

S. pneumoniae
Exogene (Exspirationströpfchen) und endogene Infektion (Nasenpharynx/Carrier), begünstigt durch virale Infektbahnung, angeborene/erworbene Immunschwäche, Asplenie; humorale typenspezifische Immunität.

S. agalactiae
Übertragung von Mensch zu Mensch, aber auch von Tier (z. B. Euter/Milch) auf Menschen möglich (selten); erhöhtes Risiko: Erwachsene mit reduzierter Immunabwehr, Neugeborene von asymptomatisch kolonisierten Müttern bis 100 % infiziert; nosokomial durch Schmierinfektion, sexuelle Übertragung möglich.

S. suis
Bei direktem Kontakt mit Fleisch beim Schlachten kann der Erreger über Wunden und Hautläsionen, ausnahmsweise auch über die Schleimhäute, auf den Menschen übertragen werden.

4 Krankheitsbilder

S. pyogenes
Inkubationszeit 2–4 Tage; *Ansteckungsfähigkeit* bis zu 3 Wochen, nach wirksamer antibiotischer Therapie 24 Std.
Eitrige Lokalinfektionen (Rachen, Haut)
Lokalisierte Erkrankungen des Rachens, akute Pharyngotonsillitis (30–50 % aller bakteriellen Pharyngitiden), ggf. begleitende Sinusitis, Otitis media, Mastoiditis, Pneumonie; Komplikation: Peritonsillar-, Retropharyngealabszess.
Haut-, Weichteilinfektionen, oberflächlich als Impetigo contagiosa; pustulöse Effloreszenzen im Gesicht, an Beinen; Phlegmone, Fasciitis necroticans, Myositis; Erysipel (Gesicht, Abdomen, Gesäß).
Generalisierte und toxinbedingte Erkrankungen: Streptokokken-Toxic-Shock-Syndrom hauptsächlich durch Superantigen-Toxine, Letalitätsrate ca. 30 % (Multiorganversagen, Schock); streuende Foci mit Sepsis (selten), Osteomyelitis, Sinus-cavernosus-Thrombose mit Meningitis.
Scharlach infolge toxinverursachter Pharyngitis (meist Tonsillitis, danach hypertrophierte Papillen bei anfangs belegter „Erdbeerzunge“, sich später schälender „Himbeerzunge“; periorale Blässe, nicht immer ausgebildetes feinfleckiges Exanthem (Dauer 6–9 Tage), Hals, über Rumpf, Extremitäten (Beugeseiten), Handinnenflächen/Fußsohlen ausgespart, regionäre Lymphadenitis, nach 1 Woche zunächst

kleieförmige, später grob lamelläre Hautschuppung; Endo-, Myo-, Perikarditis als gefürchtete Komplikation.
Folgeerkrankungen: Akutes rheumatisches Fieber (Autoimmunkrankheit) als Weichteil-, Gelenkrheumatismus, nur nach Racheninfektionen (Latenz 18 Tage); akute Glomerulonephritis (Immunkomplex-Vaskulitis), nach Rachen- (Latenzzeit 10 Tage) und Hautinfektionen (Latenzzeit 3 Wochen).

S. pneumoniae
Inkubationszeit unbekannt; *Ansteckungsfähigkeit* bis zu 3 Wochen; Lobärpneumonie, kleinherdige Bronchopneumonie, oft septischer Verlauf; häufigste Form nicht-nosokomialer Pneumonie.
Komplikationen: Pleuraempyem, Hirnabszess, Peri-, Endokarditis, purulente Meningitis, fortgeleitete Otitis media, Mastoiditis, Sinusitis, Ulcus serpens corneae (ggf. mit Endophthalmitis), Adnexitis, Appendizitis, primäre Peritonitis, Gonarthritis, fulminante Sepsis, Waterhouse-Friderichsen-Syndrom.

S. agalactiae
Primär eitrige Euterentzündung der Kuh („Gelber Galt"); humane Infektionen seit 1960 zunehmend in Neonatologie; bei intrauteriner Infektion in der Schwangerschaft ggf. Frühgeburt, vorzeitiger Blasensprung, aufsteigende Infektion, septischer Abort; konnatale Infektionen *(early-onset-Typ)* innerhalb 1. Woche post partum (Letalität ca. 50 %): Sepsis, Meningitis, Pneumonie (selten); postnatale Spätform (als Schmierinfektion) bis zum 3. Lebensmonat meist Meningitis , u. U. Defektheilung, bei Vollbild entzündliches Hirnödem, Letalität ca. 25 %; bei Erwachsenen (Abwehrgeschwächte) v. a. nosokomiale Wund-, Harnwegsinfektionen/Pyelonephritis, seltener Endokarditis, Peritonitis, Osteomyelitis, Pneumonie, Meningitis, Arthritis, Endometritis.

S. suis
Kann schwere, mit einer hohen Letalität (S.suis Typ 2) belastete Infektionen auslösen, muss als Erreger bei generalisierten Septikämien, Pneumonien und Hirnhautentzündungen beim Menschen in Betracht gezogen werden. Symptome wie Gangunsicherheit, Kopfschmerzen, Übelkeit und Erbrechen, Taubheit und Schwindel können auftreten.

5 Spezielle Untersuchungen

S. pyogenes
Erregernachweis: Kultureller Nachweis mit Bestimmung der Serogruppe (C-Substanz):Tupferabstrich, Punktat, Blutkultur; Typisierung über Sequenzierung in Speziallaboratorien; Antigennachweis (Schnelltest) z. Zt. nicht hinreichend sensitiv.
Antikörpernachweis: in 80 % der Fälle Bildung von Anti-Streptolysin O; Anti-Desoxyribonuklease B nur bei Verdacht auf Bestehen einer nichteitrigen Folgeerkrankung indiziert, ggf. Hilfsmittel zur Diagnose abgelaufener A-Streptokokken-Infektion.

S. pneumoniae
Erregernachweis: Zur Feststellung der Impfindikation/Suszeptibilität, Krankheits-/Impfanamnese nicht ausreichend, Impfbuchkontrolle erforderlich; mikroskopischer, kultureller Erregernachweis;
Antigennachweis (Schnelltest), z. Zt. nicht hinreichend sensitiv; Serodiagnostik nur von epidemiologischer Bedeutung.

S. agalactiae
Erregernachweis: Blut, Liquor, Abstrichmaterial ggf. Urin, für gezielte Therapie unerlässlich; *mikroskopisch* (grampositive Kokken/lange Ketten): Vaginal-, Zervikal-, Rektalabstrich bei Schwangeren, Ohr-, Rachenabstriche, Magensaft für prophylaktisches Neugeborenen-Screening; *kulturell:* flüssige Anreicherung, feste, ggf. Selektivnährböden (Screening);
Antigennachweis: B-Gruppe.

S. suis
Erregernachweis: Morphologische und biochemische Tests und Serotypisierung beim Verdacht auf Meningitis, Pneumonie, Arthritis, Septikämie. Bei der Übertragung vom Schwein gelingt der häufigste Nachweis von Serotyp 2, gefolgt von 1, 3, 4, 6, 7, 8 und 9.

6 Spezielle Beratung

Präexpositionell
S. pyogenes
Expositionsprophylaxe wegen ubiquitärer Verbreitung begrenzt;
Dispositionsprophylaxe (Schutzimpfung) nicht verfügbar.

S. pneumoniae
Expositionsprophylaxe: Schutzkleidung; Hygiene- und Desinfektionsmaßnahmen gemäß VAH-Liste (Prophylaxe), ggf. RKI-Liste (amtliche Anordnung);
Dispositionsprophylaxe (Schutzimpfung): Standardimpfung mit Polysaccharid-Impfstoff (1 Impfdosis) bei Personen über 60 Jahre; Wiederholungsimpfung im Abstand von 6 Jahren; Indikationsimpfung für Risikogruppen: z. B. Kinder ab 2. Lebensjahr (vorzugsweise Konjugat-Impfstoff bis 5. Lebensjahr), Jugendliche, Erwachsene Polysaccharid-Impfstoff (1 Impfdosis); Wiederholungsimpfung im Abstand von 6 Jahren.

S. agalactiae
Expositionsprophylaxe: Schutzkleidung; Hygiene- und Desinfektionsmaßnahmen gemäß VAH-Liste (Prophylaxe), ggf. RKI-Liste (amtliche Anordnung);
Medikamentöse Prophylaxe: präpartale Sanierung mit Penicillin G/Ampicillin (i. v.) in festgelegten mehrstündigen Intervallen;
Dispositionsprophylaxe (Schutzimpfung) nicht verfügbar; Immunglobulin-Gabe (Neugeborene) umstritten.

S. suis
Expositionsprophylaxe: Schutzkleidung, Hygiene- und Desinfektionsmaßnahmen entsprechend VAH-Liste, Prophylaxe ggf. RKI-Liste (amtliche Anordnung);
Dispositionsprohylaxe (Schutzimpfung) nicht verfügbar.

Postexpositionell
S. pyogenes
Medikamentöse Therapie (Antibiogramm nicht erforderlich): 10-tätige antibiotische Therapie mit Penicillin, Erythromycin; symptomlose Carrier nicht behandlungsbedürftig; bei schweren systemischen Infektionen Clindamycin zusätzlich; bei rheumatischem Fieber Rezidivprophylaxe mit Penicillin: mindestens über 5 Jahre, nach einem Rezidiv lebenslang.

S. pneumoniae
Medikamentöse Therapie: bei Kolonisation nicht erforderlich; hochdosiertes Penicillin G; alternativ (Pneumonie, Meningitis) hochdosiertes Ceftriaxon, Cefotaxim, Imipenem; ansonsten je nach Antibiogramm.

S. agalactiae
Medikamentöse Therapie: Penicilline Mittel der Wahl, bei invasiven B-Streptokokken-Infektionen Ampicilline, Aminoglykoside (mindestens 10 Tage).

7 Ergänzende Hinweise

Namentliche Meldepflicht (§ 6 Abs. 1 Nr. 5 IfSG) bei Auftreten einer bedrohlichen Krankheit oder von zwei oder mehr gleichartigen Erkrankungen, bei denen ein epidemischer Zusammenhang wahrscheinlich ist oder vermutet wird, wenn dies auf eine schwerwiegende Gefahr für die Allgemeinheit hinweist und Krankheitserreger als Ursache in Betracht kommen, die nicht in § 7 genannt sind.
Namentliche Meldepflicht (§ 6 Abs. 1 Nr. 3 IfSG) bei dem Verdacht einer über das übliche Ausmaß einer Impfreaktion hinausgehenden gesundheitlichen Schädigung („Impfschaden"). (S. pneumoniae).
Nichtnamentliche Meldepflicht (§ 6 Abs. 3 IfSG) als Ausbruch besteht unverzüglich bei gehäuftem Auftreten nosokomialer Infektionen, bei denen ein epidemischer Zusammenhang wahrscheinlich ist oder vermutet wird.
Anspruch auf Versorgung (§ 60 IfSG) im Impfschadensfall oder bei einer durch andere Maßnahmen der spezifischen Prophylaxe entstandenen gesundheitlichen Schädigung. (S. pneumoniae)

Beschäftigungsverbot (§34 Abs.1 IfSG): Wenn Personen an Scharlach oder sonstigen Streptococcus-pyogenes-Infektionen erkrankt oder dessen verdächtig sind, dürfen sie in den in § 33 genannten Gemeinschaftseinrichtungen* keine Lehr-, Erziehungs-, Pflege-, Aufsichts- oder sonstige Tätigkeiten ausüben, bei denen sie Kontakt zu den dort Betreuten haben, bis nach ärztlichem Urteil eine Weiterverbreitung der Krankheit durch sie nicht mehr zu befürchten ist.
Satz 1 gilt entsprechend für die in der Gemeinschaftseinrichtung Betreuten mit der Maßgabe, dass sie die dem Betrieb der Gemeinschaftseinrichtungen dienenden Räume nicht betreten, Einrichtungen der Gemeinschaftseinrichtung nicht benutzen und an Veranstaltungen der Gemeinschaftseinrichtung nicht teilnehmen dürfen.
Informationspflicht (§34 Abs.6 IfSG) krankheits- und personenbezogen an das zuständige Gesundheitsamt durch die Leitung der Gemeinschaftseinrichtung.
Tätigkeits- und Beschäftigungsverbot (§ 42 Abs. 1 Nr. 1 u. 2 IfSG) für Kranke, Krankheitsverdächtige in Küchen von Gaststätten und sonstigen Einrichtungen mit oder zur Gemeinschaftsverpflegung, wenn Übertragung auf Lebensmittel zu befürchten ist; dies gilt entsprechend für Personen, die mit Bedarfsgegenständen, die für die dort genannten Tätigkeiten verwendet werden, so in Berührung kommen, dass eine Übertragung von Krankheitserregern auf die Lebensmittel zu befürchten ist.
Dies gilt analog für Wassergewinnungs- und Wasserversorgungsanlagen gem. §§ 37 u. 38 IfSG sowie § 5 TrinkwV 2000.
Wiederaufnahme der Tätigkeit (§ 34 Abs.1 IfSG) bis nach ärztlichem Urteil eine Weiterverbreitung der Krankheit durch den Betroffenen nicht mehr zu befürchten ist: nach Scharlach oder sonstigen S. pyogenes-Infektionen (Streptokokken-Angina) unter antibiotischer Therapie und bei fehlenden Krankheitszeichen ab 2. Tag möglich, ansonsten nach Abklingen klinischer Symptome; Ausschluss von Ausscheidern und Kontaktpersonen nicht erforderlich, sie sollten über Infektionsrisiko/Symptomatik aufgeklärt werden.

* Gemeinschaftseinrichtungen im Sinne dieses Gesetzes (§ 33 IfSG) sind Einrichtungen, in denen überwiegend Säuglinge, Kinder oder Jugendliche betreut werden, insbesondere Kinderkrippen, Kindergärten, Kindertagesstätten, Kinderhorte, Schulen oder sonstige Ausbildungseinrichtungen, Heime, Ferienlager und ähnliche Einrichtungen.

Tollwutvirus

1 Erreger

Rabiesvirus, umhülltes RNA-Virus; Serotyp 1 („klassisches" Tollwutvirus), a.) Wildtyp b.) laboradaptiertes Passagevirus; bei Fledermäusen weitere antigenetisch differente Serotypen (Typ 1–4) sowie europäisches (European bat lyssa virus EBLV 1/2) und australisches Fledermausvirus, alle unbeständig gegenüber Umwelteinflüssen (Austrocknung, UV-Strahlen, Säuren, Basen); Familie Rhabdoviridae;
Einstufung nach Richtlinie 2000/54/EG, Gruppe 3 (**).

2 Vorkommen

Allgemein
Endemische, nicht global verbreitete Zoonose, permanente Infektionsketten in Tierbeständen; jährlich ca. 60.000 humane Tollwuterkrankungen (WHO), v. a. in Süd- und Südostasien (> 99 % Indien, China); ca. 60 Länder tollwutfrei; rückläufige Inzidenz in Europa bis auf jährliche wenige Einzelfälle in Belgien, Frankreich, Luxemburg, vornehmlich Importinfektionen. In Deutschland (2012) keine Meldungen einer Tollwut Erkrankung.

Beruflich
Forschungseinrichtungen, Laboratorien, Konsiliarlaboratorien, Gebiete mit Wildtollwut, Gesundheitsdienst (Behandlung, Pflege Tollwutkranker); Land-, Forst- und Holzwirtschaft, Gartenbau, Jagd, Veterinärmedizin, Tierhaltung (Tierpflege, Tierhandel, Tierlaboratorien), Impfköderausbringung (Lebendimpfstoff!); Arbeitsaufenthalt in Tollwut-Risikogebieten.

3 Übertragungsweg/Immunität

Reservoir in Europa: hauptsächlich (fleischfressende) Wildtiere, z. B. Fuchs (80 %); Eichhörnchen, Reh (10 %), Dachs, Hirsch, Iltis, Marder, Wiesel, Wildschwein, aber auch Nutztiere, z. B. Rind, kleine Wiederkäuer, Pferd, (streunende) Haustiere; *Reservoire in Amerika:* Stinktiere (Skunks), Waschbären; neuerdings Europa zusätzlich Fledermäuse; in Deutschland Infektionskettenbildung meist über Rotfuchs, Wild- und Haustiere, v. a. Katze, Hund ; Tiere infektiös erst kurz vor Auftreten klinischer Symptome und während gesamter Erkrankung; Tierkadaver wochenlang.
Weitergabe gewöhnlich über infektiösen Speichel (Biss), direkten Schleimhautkontakt (Speichelspritzer), bzw. kontaminierte Materialen (bei Hautverletzungen), über inhalierten Fledermauskot (selten); alimentär über kontaminiertes rohes Fleisch; Immunität ausschließlich vakzine-induziert (Schutzdauer 3–5 Jahre) gegenüber Serotyp1 vollständig, Serotyp 4, EBLV-1/2 (partiell), gegenüber Serotypen 2, 3 nicht zu erwarten.

4 Krankheitsbild

Tödlich verlaufende Infektion (Regelfall), weltweit 3 nicht letale humane Fälle dokumentiert; *Inkubationszeit* 3–8 Wochen, selten 9 Tage bis zu mehreren Jahren (Einzelfälle), kurz bei hoher Viruskonzentration, und räumlicher Nähe der Inokulationsstelle zum ZNS; nach Tollwutvirus-Kontakt erkranken Nichtimmunisierte nur zu ca. 20 %; *Ansteckungsfähigkeit*: Viren im Speichel und Tränenflüssigkeit nachgewiesen, Übertragung von Erkrankten zu Kontaktpersonen jedoch nicht bekannt; Infektion durch Hornhauttransplantation möglich.

Prodromalstadium
Dauer 2–5 Tage: leichtes Fieber, Übelkeit, Erbrechen, Kopfschmerzen, Salivation; an der Bissstelle lokales Brennen, Juckreiz, Hyperästhesie (nicht obligatorisch); Angstgefühle, vegetative Verstimmungen.

Exzitationsstadium („Rasende Wut")
Dauer 2–5 Tage: schmerzhafte Spasmen von Pharynx und Larynx („Schlingkrämpfe"), ausgelöst durch optische, akustische Wahrnehmung von Wasser (Hydrophobie), grelles Licht (Photophobie), starker Speichelfluss, Trinkangst („Wasserscheu"), generalisierte Agitiertheit, tonisch-klonische Krämpfe (gesamte Muskulatur); wechselnder Gemütszustand, unkontrollierte Wutanfälle mit Schreien, Angriffslust (Beißen, Schlagen); ggf. bereits im Krampf tödlicher Verlauf (3.–4. Tag).

Paralyse („Stille Wut")
Dauer 3–4 Tage: Nachlassen von Krämpfen, Unruhe; 20 % der Fälle ohne Exzitationsstadium; aufsteigende schlaffe Lähmungen (meist Hirnnerven); Tod infolge Asphyxie bei vollem Bewusstsein (Regelfall) oder im Koma (max. 7 Tage nach Auftreten der ersten Symptome).

5 Spezielle Untersuchung

Zur Feststellung der Infektionsbereitschaft/Suszeptibilität, Impfbuchkontrolle oder Antikörper-Titer-Bestimmung erforderlich; Diagnosestellung klinisch, ansonsten in Speziallaboratorien.

Antigennachweis
Erst gegen Ende der Inkubationszeit (z. B. DIF mit Anti-Tollwutserum in klinischen Materialien); *intra vitam:* Pflasterepithelzellen von Kornea-Abdruck-Präparaten (Kornealtest), Zellen nuchaler Haarfollikeldrüsen (Hautbiopsie); Virusisolierung aus Speichel (Neuroblastom-Zellen), intrazerebrale Inokulation (Mäuse); *post mortem:* Intraplasmatische Einschlüsse (Negri-Körper) bei Mensch und Tier im Stammhirn, v. a. Thalamus, Hypothalamus, limbischen System, v. a. Hippokampus mit Ammonshorn, Kleinhirnkortex.

Postexpositionelle Tollwut-Immunprophylaxe (STIKO 7/2006)

Grad der Exposition	**Art der Exposition**		**Immunprophylaxe**[1] **(Beipackzettel beachten)**
	durch ein tollwutverdächtiges oder tollwütiges Wild- oder Haustier[2]	durch einen Tollwut-Impfköder	
II	Berühren/Füttern von Tieren, Belecken der intakten Haut	Berühren von Impfködern bei intakter Haut	Keine Impfung
II	Knabbern an der unbedeckten Haut, oberflächliche, nicht-blutende Kratzer durch ein Tier, Belecken der nicht-intakten Haut	Kontakt mit der Impfflüssigkeit eines beschädigten Impfstoffköders mit nicht-intakter Haut	Impfung
III	jegliche Bissverletzung oder Kratzwunden, Kontamination von Schleimhäuten mit Speichel (z. B. durch Lecken, Spritzer)	Kontamination von Schleimhäuten und frischen Hautverletzungen mit der Impfflüssigkeit eines beschädigten Impfstoffköders	Impfung *und einmalig simultan* mit der ersten Impfung passive Immunisierung mit Tollwut-Immunglobulin 20 IE/kg Körpergewicht)

[1] Die einzelnen Impfungen und die Gabe von Tollwut-Immunglobulin sind sorgfältig zu dokumentieren.

[2] Als tollwutverdächtig gilt auch eine Fledermaus, die sich anfassen lässt oder ein sonstiges auffälliges oder aggressives Verhalten zeigt oder tot aufgefunden wurde.

Antikörpernachweis (Serum, Liquor)
Nach natürlicher Infektion unsicher (spät einsetzende Antikörperproduktion), auch präfinal von untergeordneter Bedeutung, z. B. mittels IIFT, NT, ELISA; postvakzinaler Schnellnachweis (binnen 48 Std.) mittels RFFIT; in Zweifelsfällen Nukleinsäure-Nachweis (z. B. in Speicheldrüsen) mittels RT-PCR in Verbindung mit Nukleinsäure-Sequenzierung.

6 Spezielle Beratung

Präexpositionell

Expositionsprophylaxe: bei Haustieren mit fremdartigem Benehmen, Wildtieren ohne natürliche Scheu, Hantieren mit aufgefundenen Tierkadavern; bei Pflege von Erkrankten; Immunisierung von Haus/Wild (Füchse)/Nutztieren;
Dispositionsprophylaxe (Schutzimpfung) ausschließlich mit inaktiviertem Tollwutvirus (Serotyp 1), Grundimmunisierung an den Tagen 0–3–7–14–30–90, nahezu 100 %ige Schutzrate; Indikation: Umgang mit Tieren (auch Fledermäusen) in Tollwutgebieten, Kontaktpersonen von Erkrankten; halbjährlich Feststellung des Impfstatus bei gefährdetem Laborpersonal, Auffrischimpfung bei < 0,5 IE/ml.

Postexpositionell

Beobachtung des tollwutverdächtigen Tieres (bis zu 10 Tagen); bei gegebener Indikation ist die Immunprophylaxe unverzüglich durchzuführen, kein Abwarten bis zur Klärung des Infektionsverdachts beim Tier; kontaminierte Körperstellen/Wunden reinigen, mit fließendem Wasser gründlich spülen, anschließend Desinfektion, auch bei Kontamination mit Impfflüssigkeit (Impfköder) Wunde nicht primär vernähen; bei Expositionsgrad III Wunde mit Anti-Tollwut-Hyperimmunglobulin so viel wie möglich umspritzen, verbleibende Menge i.m. verabreichen (binnen 3 Tagen); passive Immunisierung als PEP gem. Tabelle; symptomatische Therapie unter intensivmedizinischen Bedingungen.

7 Ergänzende Hinweise

Namentliche Meldepflicht (§ 6 Abs. 1 Nr. 1 IfSG) bei Krankheitsverdacht, Erkrankung sowie Tod an Tollwut.
Namentliche Meldepflicht (§ 6 Abs. 1 Nr. 4 IfSG) bei Verletzung eines Menschen durch ein tollwutkrankes, -verdächtiges oder -ansteckungsverdächtiges Tier sowie die Berührung eines solchen Tieres oder Tierkörpers.
Namentliche Meldepflicht (§ 7 Abs. 1 IfSG) bei direktem oder indirektem Nachweis des Krankheitserregers, soweit der Nachweis auf eine akute Infektion hinweist.
Namentliche Meldepflicht (§ 6 Abs. 1 Nr. 3 IfSG) bei dem Verdacht einer über das übliche Ausmaß einer Impfreaktion hinausgehenden gesundheitlichen Schädigung („Impfschaden").
Anspruch auf Versorgung (§ 60 IfSG) im Impfschadensfall oder bei einer durch andere Maßnahmen der spezifischen Prophylaxe entstandenen gesundheitlichen Schädigung.
Bei beruflicher Indikation sind Impfschäden durch die zuständige Unfallversicherung abgedeckt (SGB VII § 1).

Toxoplasma gondii

1 Erreger

Toxoplasma gondii, obligat intrazelluläres Protozoon, Trophozoit (Vermehrungsform), Zyste (Dauerform), Oozyste (nur bei Katze); Familie Sarcocystidae;
Einstufung nach Richtlinie 2000/54/EG, Gruppe 2.

2 Vorkommen

Allgemein
Weltweit bei Säugetier (Katze, Schwein) einschließlich Mensch, gilt als das am weitesten verbreitete Protozoon auf der Erde (> 500 Mio. latent Infizierte), natürliche Durchseuchung bis zu 20 %, steigt mit dem Lebensalter, im Süden höhere Prävalenz als im Norden. Zwischen 2002 und 2006 durchschnittlich 10 bis 20 Meldungen.

Beruflich
Tierpfleger (insbesondere für (Raub-)Katzen), Tätigkeiten mit Kontakt zu katzenkotverunreinigter Erde, Sand, Konsiliarlaboratorien.

3 Übertragungsweg/Immunität

Entwicklungszyklus: Oozyste (ausgeschieden von der Katze) → Reifung zum Trophozoiten (Vermehrungsstadium) → Zyste (Dauerform) → Aufnahme durch Katze → Oozyste. Perorale Aufnahme infektionstüchtiger Oozysten; Ingestion von zystenhaltigem rohem Fleisches von Schwein, Schaf, Ziege, roher Milch infizierter Tiere; Vektoren: Insekten und Regenwürmer, Vehikel: Niederschlag; diaplazentare Infektion insbesondere beim Menschen; lebenslange Infektion (Zysten) beim Menschen als Zwischenwirt; Immunität bei Immunkompetenten, trotzdem Reinfektion mit anderen Toxoplasma-Stämmen möglich; bei Immungeschwächten kann eine ruhende Toxoplasmose exazerbieren; i. d. R. keine Übertragung von Mensch zu Mensch, ausgenommen (selten) Bluttransfusion, Organtransplantation, Muttermilch.

4 Krankheitsbild

Inkubationszeit Stunden bis 21 Tage;
Postnatale Toxoplasmose: subklinische, grippeähnliche Symptomatik bei immunkompetenten Personen, Lymphadenitis, Fieber, evtl. Exanthem, nach der akuten Phase latente Toxoplasmose-Infektion durch Verbleiben der Zysten im Gewebe mit bevorzugtem Sitz in Muskulatur und Gehirn (zerebrale Toxoplasmose als Aids-definierende Erkrankung/Falldefinition 1993), durch Ruptur der Zysten können lokale Entzündungsherde (Auge/Hirn) entstehen (Augentoxoplasmose mit Befall der Retina und Chorioidea, chronisch-rezidivierender Verlauf möglich); bei schwerem Verlauf Befall von Leber, Lunge, Herz, Kolon.

Postnatale Toxoplasmose bei Immundefizienz: Durch Neuinfektion oder Exazerbation einer latenten Toxoplasmose, Enzephalitis und Meningoenzephalitis stehen im Vordergrund, ohne Therapie häufig letal bei Aids-Patienten.
Konnatale Toxoplasmose: Nur bei Erstinfektion einer Schwangeren, in Deutschland ca. 6 000–7 000 Erstinfektionen pro Jahr, in ca. 50 % der Fälle treten die Erreger auf den Fetus über, davon schwere Schäden bei ca. 300–400 Feten; Schweregrad der Erkrankung ist abhängig vom Zeitpunkt der Erstinfektion: im 1. Trimenon häufig Abort, im 2./3. Trimenon in ca. 1 % klassische Trias mit Hydrozephalus, intrazerebraler Verkalkung, Chorioretinitis, in ca. 10 % floride Entzündungszeichen an Herz, Lunge, Leber, Auge, in ca. 90 % symptomloser Verlauf mit Manifestation des Hirn- und Augenschadens erstmals bis zum 20. Lebensjahr.

5 Spezielle Untersuchung

Erregernachweis
Mikroskopisch (begrenzt erfolgreich): bei akuter Infektion Trophozoiten in Blut; Lymphknotenpunktat, Liquor, Biopsiematerial; bei kongenitaler zudem Nachweis von Gewebezysten (Plazenta, Fetus, Neugeborenes); bei älteren Kindern/Erwachsenen v. a. in der Muskulatur, Gehirn als Beweis für chronisch persistierende Infektion.

Antikörpernachweis
Zur Feststellung der Infektionsbereitschaft/Suszeptibilität und Diagnosestellung IIFT, Double-Sandwich IgM-ELISA (DSIgM-ELISA), Reverse enzyme immuno assay (REIA), Immuno sorbent agglutination assay (ISAgA), ELISA, KBR, Färbetest nach Sabin und Feldman (SFT), direkter Agglutinationstest (DAT).

6 Spezielle Beratung

Präexpositionell
Expositionsprophylaxe: Allgemeine Hygienemaßnahmen, besonders beim Umgang mit Katzen und bei Arbeiten im Freien; rohes Fleisch tieffrieren, kein rohes oder ungenügend gekochtes Fleisch (Schwein) essen, rohes Gemüse und Früchte vor dem Verzehr waschen; serologische Überwachung von Schwangeren (Antikörper-Suchtest, IgM-Antikörper-Test, Abklärungsverfahren); Überwachung von Risikokindern; Oozysten gegen übliche Desinfektionsmittel außerordentlich widerstandsfähig, in feuchter Erde Jahre infektiös, Abtöten durch Erhitzen über 55 °C und Austrocknen;
Dispositionsprophylaxe (Schutzimpfung) nicht verfügbar.

Postexpositionell
Im Erkrankungsfall kombinierte Behandlung mit Pyrimethamin, Sulfadiazin, Folinsäure, bei Sulfonamidunverträglichkeit ersatzweise Clindamycin, Spiramycin; postnatale (floride) Infektion Immunkompetenter ohne Organmanifestation bedarf keiner Therapie; bei schwerer oder lang anhaltender Symptomatik, während der Schwangerschaft (Serokonversion) beginnend mit Spiramycin, ab 16 SSW Kombinationstherapie; Abwehr-

geschwächte bereits bei Verdacht auf Enzephalitis, disseminierten oder kardiopulmonalen Manifestationen; anschließende lebenslange Erhaltungstherapie (HIV-Positive).

7 Ergänzende Hinweise

Namentliche Meldepflicht (§ 6 Abs. 1 Nr. 2 IfSG) besteht bei Verdacht auf und Erkrankung an einer mikrobiell bedingten Lebensmittelvergiftung oder an einer akuten infektiösen Gastroenteritis, wenn eine Person betroffen ist, die eine Tätigkeit im Sinne des § 42 Abs. 1 IfSG ausübt, wenn zwei oder mehr gleichartige Erkrankungen auftreten, bei denen ein epidemischer Zusammenhang wahrscheinlich ist oder vermutet wird.
Nichtnamentliche Meldepflicht (§ 7 Abs. 3 IfSG) bei direktem oder indirektem Nachweis des Krankheitserregers nur bei konnataler Infektion.
Nichtnamentliche Meldepflicht (§ 6 Abs. 3 IfSG) als Ausbruch besteht unverzüglich bei gehäuftem Auftreten nosokomialer Infektionen, bei denen ein epidemischer Zusammenhang wahrscheinlich ist oder vermutet wird.

Treponema pallidum

1 Erreger

Treponema pallidum subspecies (spp.) pallidum, Erreger der venerischen Syphilis/Lues, gramnegatives Bakterium, schwer anfärbbar, sägezahnförmig, mikroaerophil, obligat pathogen, charakteristische Beweglichkeit, umweltempfindlich; T. pallidum spp. endemicum (Bejel), T. pallidum ssp. pertenue (Frambösie), T. carateum (Pinta); *in vitro:* pathogene T. vincentii (Angina Plaut-Vincent); Familie Spirochaetaceae;
Einstufung nach Richtlinie 2000/54/EG, Gruppe 2.

2 Vorkommen

Allgemein
Weltweit verbreitet, Anzahl gemeldeter Fälle zwischen Ende der 70er und gegen Ende der 90er Jahre in westlichen Industrieländern stark rückläufig, zurzeit wieder ansteigende Inzidenzraten; im Jahr 2008 in Deutschland 3172 gemeldete Fälle (Inzidenz 4,1/100.000 EW); Morbidität derzeit im 3.–4. Lebensjahrzehnt am höchsten; Neuerkrankungen bei Männer gegenüber Frauen fast doppelt so hoch; Anteil homosexueller Männer 85–90 %; nicht selten Koinfektion bei HIV-Infizierten, seit 2001 zunehmend.

Beruflich
Forschungseinrichtungen, Konsiliarlaboratorien, Gesundheitswesen: Pädiatrie (Lues connata), Gynäkologie (Geburtshelfer), Dermatologie.

3 Übertragungsweg/Immunität

Mensch einziger natürlicher Wirt (Erregerreservoir); Transmission am häufigsten über scheinbar unverletzte Schleimhaut (Mikroläsion), direkter sexueller Kontakt, Infektionsrisiko 30–60 % bei Geschlechtsverkehr mit Infizierten im Primär- und Sekundärstadium, im Spätstadium in der Regel kein Infektionsrisiko; akzidentell (selten) über kontaminierte Gegenstände, durch Bluttransfusion, diaplazentar auf Fötus; *Immunität:* im Primärstadium gewisser Schutz vor Reinfektionen, im Sekundärstadium Reinfektionen praktisch ausgeschlossen, im Latenzstadium Immunität am höchsten.

4 Krankheitsbild

Ca. 50 % aller Infektionen führen zu symptomatischem Verlauf, Spontanheilung 30 % (unbehandelte Fälle); unterschiedliche Verlaufsformen (chronisch-zyklische Infektionskrankheit); *Inkubationszeit* 14–24 (90) Tage; *Ansteckungsfähigkeit* besteht während Frühsyphilis (Stadium I, II), nicht im Latenzstadium und bei Spätsyphilis (ab Lues III) .

Frühsyphilis (≤ 1 Jahr p. i., hochinfektiös)
Primäre Syphilis (Lues I): an Inokulationsstelle anfangs Induration, Erythem, anschließend Bildung einer Papel, Umwandlung in schmerzloses hochinfektiöses Ulkus, fester Geschwürsgrund, scharf abgesetzte wallartige Randzone, heilt spontan (4–6 Wochen) unter Narbenbildung ab (syn. Primäraffekt, Ulcus durum, „Harter Schanker"): Lokalisation in Abhängigkeit von Sexualpraxis; Primäraffekt bildet mit regionaler, ggf. monatelang bestehender, nahezu schmerzloser Lymphadenopathie („Satellitenbubo") sog. *Primärkomplex.*
Sekundäre Syphilis (Lues II): 4–10 Wochen p. i. lympho-hämatogene Aussaat mit vielfältiger Symptomatik: uncharakteristische Beschwerden, Ausbildung entzündlich verhärteter Lymphknoten; spezifische Exantheme/Enantheme (Syphilide): v. a. stammbetonte, nichtjuckende Effloreszenzen *(makulöses Syphilid/Roseola),* klingt ab nach 2–3 Wochen (auch ohne Behandlung), u. U. typische, mehr papulöse Rezidive über 1–3 Wochen *(Lichen syphiliticus),* bei beeinträchtigter Immunkompetenz ulzerierende/nekrotisierende Herde *(Lues maligna);* kleinfleckiger Haarausfall *(Alopecia specifica areolaris),* himbeer-/blumenkohlartige Papillome im Kopfhaar-/Bartbereich *(frambösiformes Syphilid),* postinflammatorische Depigmentierungen (Leukodermie im Halsbereich/Halsband der Venus), auf Mundschleimhaut gefurchte opake Flecken („Plaques muqueuses"), begleitende Angina spezifica; Effloreszenzen an Hohlhand, Fußsohlen *(Palmoplantarsyphilide),* außergewöhnliche Hornhautbildung *(Clavi syphilitici),* beetartig konfluierende, nässende Papeln (Condylomata lata) in intertriginösen Körperzonen; alle feuchten Effloreszenzen (Haut, Schleimhaut) hochinfektiös.
Cave: Die Syphilis kann nahezu jede Hautkrankheit vortäuschen!

Spätsyphilis
Tertiäre Syphilis (Lues III): bei unbehandelter Frühsyphilis, ggf. nach Lues latens (erscheinungsfreie, nichtinfektiöse Phase, ca. 30 % der Fälle nach Lues II); beschwerdefreie tubero-nodöse, girlandenförmige Effloreszenzen mit Krustenbildung *(tubero-ulceroserpiginöses Syphilid)*, bevorzugen obere Extremitäten, Rücken, Gesicht; subkutane schmerzlose Granulome, ggf. ulzerierende, vernarbende Tumoren *(Lues gummosa)*, als Spätmanifestation in allen Organen/Knochen möglich; kardiovaskuläre endarteriitische Veränderungen (gefürchtet Mesaortitis luetica), dilatierte Aorta ascendens, Aneurysma.
Quartäre Syphilis (Lues IV/Neurosyphilis): Manifestation der Spätsyphilis am ZNS; zunehmende Bedeutung durch Koinfektion mit HIV; intrathekale Synthese von T. pallidum-spezifischen Antikörpern (ggf. asymptomatischer Verlauf); Tabes dorsalis: Hinterstrangdegeneration (Rückenmark) 20 Jahre nach Erstinfektion, Sensibilitätsverlust, in Unterbauch/Beine blitzartig einschießende Schmerzen, ataktische Gangstörung, Hypo-, Areflexie, Optikusatrophie (Visusverfall, Gesichtsfeldeinschränkungen), Impotenz, Inkontinenz; syphilitische (aseptische) Meningitis: Hirnnervenparesen, intrakranielle Drucksteigerung, spezifische Antikörper (Liquor, Blut); chronische Form: meningovaskuläre Syphilis des Spinalkanals (Parästhesien, Hemiparesen, fokales/generalisiertes Anfallsleiden); unbehandelt nach 15–20 Jahren progressive Paralyse/parenchymatöse Syphilis (Nervenzelldegeneration bis zur Hirnatrophie): psychiatrische Ausfälle, Argyll-Robertson-Phänomen (verlangsamte Lichtreaktion, erhaltene Konvergenzreaktion), Sprachstörungen, flüchtige Paresen, offenkundig hirnorganisches Psychosyndrom mit Halluzinationen, zunehmendem Abbau intellektueller Fähigkeiten (Gedächtnis-/Persönlichkeitsstörungen, z. B. Größenwahn, paralytische Demenz); unbehandelt tödlicher Verlauf nach 4–5 Jahren.

Kongenitale Syphilis (Lues connata)
In Deutschland selten (Schwangerschaftsvorsorge); ab 4. Schwangerschaftsmonat diaplazentare Infektion, je nach Krankheitsstadium intrauteriner Fruchttod oder postpartale Lues connata; Lues connata präcox: Rhinitis syphilitica, Pemphigus syphiliticus (hohe Kontagiosität), narbig abheilende Lippeneinrisse (Parrot-Furchen), Epiphysenlösung an Ulna, generalisierte Lymphknoteninduration, interstitielle Hepatitis; Lues connata tarda (ab 3. Lebensjahr): entspricht Tertiärstadium (Erwachsene), keine Kontagiosität, Parrot-Furchen, Hutchinson-Trias (Keratitis parenchymatosa, Innenohrschwerhörigkeit, Deformationen am Gebiss und Knochen: „Säbelscheiden"-Tibia, Sattelnase); bei Spätsyphilis der Schwangeren bleiben 70 % der Kinder gesund.

5 Spezielle Untersuchung

Erregernachweis
nur während der hochinfektiösen Phase, direkt mikroskopisch im Sekret (Primäraffekt, Condylomata lata) mittels Dunkelfeldmikroskopie, im Gewebe mittels Silberfärbung; direkter Immunfluoreszenztest (DIFT), Polymerase-Ketten-Reaktion (PCR).

Antikörpernachweis
Kombination von unspezifischem Test (z. B. Cardiolipin-Cholesterin-Lezithin-Antigen) mit spezifischem Test (Treponema pallidum): im Routinebetrieb VDRL-Test und/oder TPHA-Test (Suchtest) und FTA-abs-Test (Bestätigungstest).
Unspezifischer Screeningtest VDRL-Test (Veneral Disease Research Laboratory Test):, erfasst gegen Phospholipide (Gewebsdestruktion) gerichtete sog. Reagine, 4–6 Wochen p. i. seropositiv (Titrationsstufen ≥ 1:4), 0,2 % falsch-positive Ergebnisse; allein nicht geeignet zum Nachweis frischer Infektionen, jedoch zur Verlaufskontrolle (quantitativer Test).
Treponema-pallidum-Haemagglutinationstest (TPHA-Test) bzw. Treponema-pallidum-Partikel-Agglutinationstest (TPPA): spezifische Screeningteste, erfassen gegen T. pallidum gerichtete Antikörper; 3–5 Wochen p. i. seropositiv, i. d. R. lebenslang, nicht geeignet zur Therapiekontrolle.
Fluoreszenz-Treponema-Antikörper-Absorptions-Test (FTA-abs-Test), verbesserter spezifischer Bestätigungstest, 3–4 Wochen p. i. positiv, erfasst gegen T. pallidum gerichtete Antikörper, sichert Diagnose bei positivem TPHA-Test (siehe Tabelle).
Nachweis von IgM-Antikörpern (Frühphase): serologische Tests (z. B. IgM-FTA-abs-Test, IgM-EIA, 19-S-IgM-FTA-abs-Test, IgM-Western-Blot) bei Erstinfektion vor anderen Tests positiv; bei *Neurosyphilis* korreliert VDRL-Test mit Krankheitsaktivität, intrathekaler T.-pallidum-Antikörper-Index (ITPA-Index) belegt intrathekale spezifische Antikörper-Synthese, bedeutet jedoch nicht immer Therapie-Indikation;

Jede Syphilis erfordert Nachweis/Ausschluss weiterer sexuell übertragbarer Erkrankungen einschließlich HIV-Test – auch beim Sexualpartner!

Bewertung (nach Hof – Dörris – Müller)

VDRL-Test	**TPHA-Test**	**FTA-abs-Test**	**Bewertung**
negativ	negativ	negativ	keine Lues oder absolutes Frühstadium; bei klinischem Verdacht; Wiederholung nach 3 Wochen, dann evtl. positiver TPHA- und FTA-abs-Test (frühestens positiv 3 Wochen p.i.)
negativ	positiv	positiv	behandelte Lues („syphilitische Narbe"), Neuinfektion nicht absolut auszuschließen; bei klinischem Verdacht Wiederholung nach 3 Wochen, dann VDRL-Test evtl. positiv (frühestens positiv 6 Wochen p.i.)
positiv	positiv	positiv	behandlungsbedürftige Lues

6 Spezielle Beratung

Präexpositionell
Expositionsprophylaxe: Information über sichere Sexualpraxis, Screening auf Lues (Schwangerenvorsorge, Blutspendewesen); Hygiene- und Desinfektionsmaßnahmen gemäß VAH-Liste (Prophylaxe), ggf. RKI-Liste (amtliche Anordnung), sowie technische/organisatorische Maßnahmen bei gezielten Tätigkeiten in Speziallaboratorien (Umgang mit lebenden Erregern) bzw. Betrieben der Schutzstufe 2 gem. BioStoffV, BGI 629 (B 002) bzw. BGI 630 (B 003), zusätzlich Maßnahmen der Schutzstufe 1 u. 2; auch bei ungezielten Tätigkeiten;
Dispositionsprophylaxe (Schutzimpfung) nicht verfügbar.

Postexpositionell
Medikamentöse Therapie: Penicillin G Mittel der Wahl (alle Stadien); siehe Leitlinien der Inneren Medizin.
erologische Kontrollen (VDRL-Test, quantitativer TPHA-Test) 3, 6, 9, 12 Monate nach Therapie; Postexpositionsprophylaxe mit einmaliger Gabe von Benzathin-Penicillin zu erwägen; serologische Kontrolle bei unauffälligem Verlauf nach 12 Wochen.
Merke: Die Syphilis schläft – aber sie stirbt nicht!

7 Ergänzende Hinweise

Nichtnamentliche Meldepflicht (§ 7 Abs. 3 IfSG) bei direktem oder indirektem Nachweis des Krankheitserregers.
Nicht behandlungsbedürftige oder früher abgelaufene und ausgeheilte Syphilis-Infektionen fallen nicht unter die Meldepflicht.

Tropheryma whipplei

1 Erreger

Tropheryma (T.) whipplei, intrazelluläres, grampositives Stäbchen; Familie Aktinomycetaceae (Gattung ohne Zuordnung);
Einstufung nach Richtlinie 2000/54/EG, Gruppe (ohne Zuordnung).

2 Vorkommen

Allgemein
Verbreitung unbekannt, wahrscheinlich ubiquitär, sporadisches Auftreten; Erregerreservoir nicht bekannt; weltweit 619 Fälle (1957–1986), Schweiz 11 Fälle, Deutschland 162 Fälle; fragliche Kolonisation („gesunder Trägerstatus") von Oropharynx/ Intestinaltrakt (Magen); Altersgipfel bei 57 Jahren, prädisponiert sind HLA-B27-positive Personen, Männer zu Frauen im Verhältnis 3:1.

Beruflich
Pathologie, Forschungseinrichtungen, Laboratorien, Konsiliarlaboratorien, abwassertechnische Anlagen.

3 Übertragungsweg/Immunität

Unbekannt, Übertragung auf Tiere bisher nicht gelungen; gestörte Immunfunktion Voraussetzung für Infektion, Infizierte möglicherweise natürliches Reservoir; Immunität nicht bekannt.

4 Krankheitsbild

Organbefall (ausgenommen ZNS)
Inkubationszeit und *Ansteckungsfähigkeit* unbekannt; M. Whipple entwickelt sich schleichend über Jahre; jedes Organ kann befallen sein, vorzugsweise Gelenke und Darm; anhaltendes/remittierendes Fieber, Leitsymptome: intermittierende Polyarthritis, Synovialitis, Spondylitis ankylosans; abdominelle Beschwerden, Diarrhoe (Malabsorption), Lymphadenopathie (abdominelle/periphere Lymphadenitis), später Pleuritis, Perikarditis, Endokarditis, Hyperpigmentierung, Uveitis.

Zerebrale Manifestationen
Gelten als ernste Komplikation, Auftreten komplexer zentralnervöser Störungen (psychiatrisch, neurologisch) überwiegend unspezifische Symptome, nach langjährigem Befall ausgedehnte zerebrale Destruktion mit hypothalamischem Syndrom (Hyperphagie, Polydipsie, Hyponatriämie), Ophthalmoplegie, zerebralen Anfällen, Ataxie, Enzephalitis.

5 Spezielle Untersuchung

Erregernachweis
Duodenalbiopsie, Speichelprobe (PCR), Gastro-/Koloskopie, Röntgen (Magen-Darm-Passage), Infiltration anderer Organe histologisch schwieriger diagnostizierbar; bei Hirnbefall Liquor (PCR), PAS-positive (Periodic acid shift rection) Makrophagen im Zytozentrifugat; in Zellkulturen Identifizierung mittels spezifischer monoklonaler Antikörper sowie mit spezifischen IgM-Antikörpern.

6 Spezielle Beratung

Präexpositionell
Expositionsprophylaxe besteht nicht;
Dispositionsprophylaxe (Schutzimpfung) nicht verfügbar.

Postexpositionell
Medikamentöse Therapie: Initialbehandlung (14 Tage) mit liquorgängigen Präparaten, Tetracycline nur bei fehlender ZNS-Beteiligung; orale Erhaltungstherapie (12 Monate) mit Cotrimoxazol, Kontrolluntersuchungen (Liquor) ratsam.

7 Ergänzende Hinweise

Namentliche Meldepflicht (§ 6 Abs. 1 Nr. 5 IfSG) besteht bei Auftreten einer bedrohlichen Krankheit oder von zwei oder mehr gleichartigen Erkrankungen, bei denen ein epidemischer Zusammenhang wahrscheinlich ist oder vermutet wird, wenn dies auf eine schwerwiegende Gefahr für die Allgemeinheit hinweist und Krankheitserreger als Ursache in Betracht kommen, die nicht in § 7 IfSG genannt sind.
Namentliche Meldepflicht (§ 7 Abs. 2 IfSG) besteht für den Krankheitserreger, soweit dessen örtliche und zeitliche Häufung auf eine schwerwiegende Gefahr für die Allgemeinheit hinweist.

Trypanosoma cruzi

1 Erreger

Trypanosoma (T.) cruzi, parasitäres Protozoon (Chagaskrankheit), begeißelte, nichtteilungsfähige Form im peripheren Blut (Trypomastigote), unbegeißelte, teilungsfähige ovale Form im Gewebe (Amastigote) mit Pseudozystenbildung; Familie Trypanosomatidae;
Einstufung nach Richtlinie 2000/54/EG, Gruppe 3.

2 Vorkommen

Allgemein
Endemisch v. a. in ländlichen Regionen: Südstaaten Nordamerikas, Mexiko, große Teile Lateinamerikas (Venezuela, Brasilien, Nordchile, Argentinien); nach Schätzungen der WHO ca. 20 Mio. Infizierte, jährlich 200.000 Neuerkrankungen, maßgebend für Verbreitung sind Kontakte zu kontaminierten Baumaterialien (Palmwedel, Ritzen, Wände) oder Tieren.

Beruflich
Forschungseinrichtungen, Laboratorien, Referenzzentren, Gesundheitsdienst, Arbeitsaufenthalt in Endemiegebieten.

3 Übertragungsweg/Immunität

Erregerreservoir: Mensch, 150 Arten von Haus-, Wildtieren (Warmblüter), im Wirt 2 Formen von Tr. cruzi: Gewebeform (Amastigote), Blutstromform (Trypomastigote); Aufnahme durch blutsaugende, flugfähige Raubwanzen; Entwicklungszyklus in der Wanze, Ausscheidung im Kot als infektionsfähige Trypomastigote; Einbringen in Haut/Schleimhäute des Warmblüters durch Kratzen des infektiösen Kotes (Schmierinfektion); Übertragung durch Bluttransfusion, Kanülenstichverletzung, Transplantation, diaplazentar, Amnionflüssigkeit, Muttermilch, Infektionen über unverletzte Haut nicht beschrieben; keine Immunität, gebildete Antikörper ohne protektive Eigenschaften.

4 Krankheitsbild

Akuter Verlauf
Primärreaktion an der Eintrittspforte, Dauer ≤ 8 Wochen (intrazelluläre Vermehrung), lokaler ödematöser Entzündungsherd *(Chagom)*, lokale Lymphknotenschwellung; selten Parasitämie.
Inkubationszeit: 5–40 Tage; *Ansteckungsfähigkeit,* solange Erreger im Blut, bei Erwachsenen meist subklinischer Verlauf: kontinuierliches/remittierendes Fieber („grippaler Infekt"), gelegentlich Allgemeinsymptome, generalisierte Lymphadenopathie, stammbetontes urtikariaartiges Exanthem, subkutane, schmerzhafte Knötchen (Lipochagome), Hepatosplenomegalie; als Komplikation (häufig Kinder < 10 Jahre) akute/diffuse Myokarditis, Meningoenzephalitis; spontane Rückbildung nach Wochen/Monaten möglich, ansonsten Übergang in chronisches Stadium nach jahre-/jahrzehntelanger Intermediärphase (10–30 % der Infizierten).

Chronischer Verlauf
Oftmals symptomlos, Trypomastigote im Blut nicht nachweisbar; chronische Myokarditis mit Herzinsuffizienz, Kardiomyopathie, Megacor, Herzspitzenaneurysma, Arrhythmien (50 %), plötzlicher Herztod („Holzfällerkrankheit"); Befall des Darmwandnervensystems: durch chronischen Tonus-/Motilitätsverlust Erweiterung viszeraler Hohlorgane (Megaorganbildung, typisch Ösophagus, Kolon), Volvulus, Strangulationsileus; hohe Letalität, bei 10 % der inapparent Infizierten normale Lebenserwartung.

5 Spezielle Untersuchung

Erregernachweis
Akutes Stadium: direkter mikroskopischer Nachweis beweglicher Trypomastigoten im Blut (1–2 Wochen p. i.); Blutausstrich als Färbepräparat/sog. Dicker Tropfen (Pappenheim-, Giemsa-Färbung); Maximum der Parasitämie im 2.–3. Erkrankungsmonat; geringe Erregeranzahl erfordert Anreicherung.
Chronisches Stadium: direkter mikroskopischer Nachweis nicht möglich; Mikrohämatokritmethode, Xenodiagnose (bei 50 % der Fälle erfolgreich): Fütterung steril gezüchteter Raubwanzen mit heparinisiertem Blut Erkrankter/Krankheitsverdächtiger,

Nachweis von Trypomastigoten im Wanzenkot (30, 60, 90 Tage); *histologischer Nachweis* (Amastigote): Skelettmuskulatur, Myokard, Darm.

Antikörpernachweis
oftmals einziger Hinweis auf Infektion: indirekter Immunfluoreszenztest (IIFT), indirekte Haemagglutination (IHA), Enzym linked Immuno Sorbent Assay (ELISA) routinemäßig; außerdem direkter Agglutinationstest (DAT), Radioimmun(o)assay (RIA), Polymerase-Ketten-Reaktion (PCR); Kreuzreaktionen mit Leishmania donovani (viszerale Leishmaniase).

6 Spezielle Beratung

Präexpositionell
Expositionsprophylaxe: Wanzenvernichtung; insektizidhaltige Farbanstriche; Verbesserung der Wohnverhältnisse; Schutz vor Wanzenbissen; Blutspender-Screening; *Dispositionsprophylaxe* (Schutzimpfung) nicht verfügbar (Impfstoff in Erprobung).

Postexpositionell
Medikamentöse Therapie: nur in Akutphase aussichtsreich, Nifurtimox täglich über 3–4 Monate; Benznidazol täglich über 60 Tag; u. U. zusätzlicher Einsatz von rekombinantem Immun-Interferon-Gamma (IFN-γ); eingetretene Schädigungen (chronisches Stadium) therapeutisch unbeeinflussbar.

7 Ergänzende Hinweise

Namentliche Meldepflicht (§ 6 Abs. 1 Nr. 5 IfSG) besteht bei Auftreten einer bedrohlichen Krankheit oder von zwei oder mehr gleichartigen Erkrankungen, bei denen ein epidemischer Zusammenhang wahrscheinlich ist oder vermutet wird, wenn dies auf eine schwerwiegende Gefahr für die Allgemeinheit hinweist und Krankheitserreger als Ursache in Betracht kommen, die nicht in § 7 IfSG genannt sind.

Varizella-Zoster-Virus (VZV)

1 Erreger

Varizella-Zoster-Virus (VZV), humanes Alpha-Herpesvirus 3 (HHV-3), DNA-Virus, Familie Herpesviridae;
Einstufung nach Richtlinie 2000/54/EG, Gruppe 2.

2 Vorkommen

Allgemein
Weltweit endemisch, Mensch und Primaten einziges Reservoir, Varizellen jahreszeitlich gehäuft v. a. im Winter, Frühjahr (gemäßigte Klimazonen); in Deutschland häufigste impfpräventable Infektionskrankheit (Kindesalter), jährlich ca. 700.000 Fälle; Durchseuchung bei Einjährigen 7 %, 88 % (6- bis 7-Jährige), ≤ 95 % (16- bis 17-Jährige), erst ≥ 40 Jährige fast 100 %: (RKI, 2000); jährliche Herpes-Zoster-Inzidenz 10/10.000 Kinder (< 10 Jahre), z. Zt. jährlich > 8000 Krankenhausbehandlungen.

Beruflich
Einrichtungen zur medizinischen Untersuchung, Behandlung und Pflege von Kindern sowie zur vorschulischen Kinderbetreuung, Forschungseinrichtungen, Laboratorien, Gesundheitsdienst (Gynäkologie/Geburtshilfe).

3 Übertragungsweg/Immunität

Kontagiosität bei Varizellen hoch, gering bei Herpes zoster; Tröpfcheninfektion (aerogen), weiträumig (bis zu 20 m) über Bläscheninhalt, Kontakt-, Schmierinfektion (Krusten), Transmissionsrate unter Geschwistern 90 %, in Gemeinschaftseinrichtungen 10–35 %; diaplazentar T-Zell-vermittelte lebenslange Immunität.

4 Krankheitsbild

Varizellen (Windpocken)
Inkubationszeit 14–16 (max. 8–28) Tage; *Ansteckungsfähigkeit* i. d. R. 2 Tage vor Exanthemausbruch, dauert bis zum Verschorfen letzter Bläschen (ca. 7 Tage); apparente Manifestation in 95 %: uncharakteristische Prodromi (1–2 Tage), Fieber bis zu 39 °C , Enanthem, juckendes makulopapulöses Exanthem; polymorphes Bild; zentripetale Ausbreitung über Gesicht (ggf. auch behaarte Kopfhaut), Stamm, Extremitäten (ausgespart Handflächen, Fußsohlen), i. d. R. folgenlose Abheilung; ggf. afebriler, milder Verlauf; selten Varizellen bei Schwangeren (0,1–0,7 ‰).; schwere Verläufe bei Immundefizienz, hochdosierter Glukokortikoid-Therapie, Neugeborenen.

Komplikationen
Varizellen-Pneumonie: 3–5 Tage nach Krankheitsausbruch (20 % Erwachsene); *ZNS-Manifestationen* (0,1 %): akute zerebellare Ataxie mit guter Prognose, aseptische Meningitis, Enzephalitis (Letalität 15 %), Polyradikuloneuropathie (Guillain-Barré-Sydrom), akute Enzephalopathie (Reye-Syndrom), Gesamtletalität 30 %; *Einzelfälle:* Arthritis, akute Glomerulonephritis, Hepatitis, Myokarditis, korneale Läsionen.

Kongenitales Varizella-Syndrom (Varizellen-Embryopathie)
Embryopathie 0,4 % bei Varizelleninfektion der Mutter bis zur 20. SSW, ab 21. SSW keine Embryopathie trotz steigender fetaler Infektionsraten; Vollbild mit schweren Hautveränderungen, hypoplastischen Extremitäten, Katarakt, Mikrophthalmie, Chorioretinitis.

Neugeborenen-Varizellen
Neonatale Infektion (bis zu 7 Tagen vor, 2 Tagen nach Geburt), oftmals schwerer, lebensbedrohlicher Verlauf (bis zu 30 %).

Herpes zoster (Gürtel-, Gesichtsrose)
Endogenes Rezidiv abgelaufener Varizellen (Jahre/Jahrzehnte), wichtigste Spätkomplikation, Viruspersistenz in Gliazellen sensorischer Hirnnerven-, Lumbosakralganglien; rekurrente neurale Virusaussaat in efferente Versorgungsgebiete (Dermatome Th 3 bis L 3, Trigeminus-Bereich); schmerzhafte Polyradikuloneuritis (Hyperästhesien); in 10–15 % postzosterische, u. U. lebenslange starke Neuralgien; meist unilateral aufschießendes, einem Nervensegment zugeordnetes, juckendes, vesikuläres Exanthem, narbenlose Abheilung in 2–3 Wochen, Reaktivierung nach Latenzstadium v. a. bei nachlassender bzw. gestörter Immunabwehr, Herpes Zoster bei Schwangeren unproblematisch (VZV-Antikörper), spontanes Auftreten möglich.

Weitere Zoster-Manifestationen:
Zoster generalisatus: disseminierter, nicht dermatombegrenzter, schwer verlaufender Zoster (30–50 %) mit varizellen-ähnlichem Bild, Pneumonie (Letalität 3–5 %); Befall der Hirnnerven III–VIII (Z. ophtalmicus, maxillaris, oticus); Meningoenzephalitis, granulomatöse Angiitis mit kontralateraler Hemiplegie; aufsteigende Myelitis (evtl. mit motorischen Paralysen).

5 Spezielle Untersuchung

Erregernachweis
Mikroskopisch: Ausstrichpräparat (Bläscheninhalt) mittels monoklonaler Antikörper (DIF); *kulturell:* Virusanzucht erfolgversprechend in ersten 3 Krankheitstagen; *molekularbiologisch:* DNA-Nachweis (PCR) bei Varizellen-Embryopathie, in Liquor (meningoenzephalitische Verlaufsformen), Kammerwasser (Retinitis), Tränenflüssigkeit (Fazialislähmung), bei Herpes zoster (akutes Stadium) auch im Blut.

Antikörpernachweis
Zur Feststellung der Impfindikation/Suszeptibilität Krankheits-/Impfanamnese nicht ausreichend, Impfbuchkontrolle erforderlich; ELISA (Methode der Wahl); IgG-Antikörper erscheinen paradoxerweise (!) frühzeitiger als IgM-Antikörper; Fluoreszenzantikörper-Membranantigentest (FAMA) zur Klärung/Bestätigung; VZV-Infektion: signifikanter IgG-Titeranstieg (zwei Proben innerhalb 1. Krankheitswoche); danach immer VZV-spezifische IgA-Antikörper, IgM-Antikörper regelmäßig nur bei Varizellen.

6 Spezielle Beratung

Präexpositionell

Expositionsprophylaxe ineffektiv; persönliche Schutzausrüstung: partikelfiltrierende Halbmaske (FFP 3);
Dispositionsprophylaxe (Schutzimpfung): VZV-Lebend-Impfstoff, Serokonversionsrate 95 %, schützt zu 85 % vor Varizellen-Infektionen, ansonsten abgemilderter Verlauf; **cave:** Impfvirus-assoziierte-Varizellen (8 %), u. U. übertragbar, latent-persistierende Infektion möglich, reaktiviertes Impfvirus kann abgeschwächten Herpes Zoster auslösen; indiziert bei ungeimpften 12- bis 15-jährigen Jugendlichen ohne Varizellen-Anamnese sowie bei seronegativen Frauen mit Kinderwunsch, vor immunsuppressiver Therapie oder Organtransplantation, bei über 60-Jährigen. Beschäftigte im Gesundheitsdienst (VZV-Risikobereiche, Betreuung Immundefizienter), Neueinstellungen in Gemeinschaftseinrichtungen (Vorschulalter); allgemeine Varizellen-Impfung aus heutiger Sicht nicht ausreichend begründet (STIKO): erforderliche Impfraten von $>$ 95 % derzeit nicht erreichbar; Seroprävalenzraten für Frauen im gebärfähigen Alter weisen Immunitätslücken bis zu 7 % auf.

Postexpositionell

Dispositionsprophylaxe (Schutzimpfung): Aktive Immunisierung sinnvoll bei Varizellen-Ausbrüchen (Pädiatrie, Gemeinschaftseinrichtungen) als Indikationsimpfung innerhalb von 5 Tagen nach Exposition oder 3 Tagen nach Beginn des Exanthems.
Passive Immunisierung (PEP): Varicella-Zoster-Immunglobulin (VZIG) innerhalb von 96 Std. nach Exposition bei Kontaktpersonen ($\geq$ 1 Std., Face-to-face-Kontakt, Haushaltskontakt) bzw. Risikopersonen; ungeimpfte Schwangere ohne Varizellen-Anamnese; perinatal erkrankte Neugeborene.
Virustatische medikamentöse Therapie (ggf. in Kombination mit Interferon/VZIG): Aciclovir, Valaciclovir Famciclovir; außerdem Brivudin, Foscarnet (Reservemedikament) bei Resistenz gegen DNA-Nukleosid-Analoga. *Symptomatische Therapie* (Immunkompetenz): Hautpflege, topische Verbände, trocknende, juckreizlindernde Medikamente (Salben, Pasten); unter stationären Bedingungen Absonderung, im häuslichen Milieu nicht erforderlich.

7 Ergänzende Hinweise

Namentliche Meldepflicht (§ 6 Abs.1 Nr. 5 IfSG) besteht bei Auftreten einer bedrohlichen Krankheit oder von zwei oder mehr gleichartigen Erkrankungen, bei denen ein epidemischer Zusammenhang wahrscheinlich ist oder vermutet wird, wenn dies auf eine schwerwiegende Gefahr für die Allgemeinheit hinweist und Krankheitserreger als Ursache in Betracht kommen, die nicht in § 7 IfSG genannt sind.
Namentliche Meldepflicht (§ 7 Abs. 2 IfSG) besteht für den Krankheitserreger, soweit dessen örtliche und zeitliche Häufung auf eine schwerwiegende Gefahr für die Allgemeinheit hinweist.
Namentliche Meldepflicht (§ 6 Abs.1 Nr. 3 IfSG) bei dem Verdacht einer über das übliche Ausmaß einer Impfreaktion hinausgehenden gesundheitlichen Schädigung („Impfschaden").

Anspruch auf Versorgung (§ 60 IfSG) im Impfschadensfall oder bei einer durch andere Maßnahmen der spezifischen Prophylaxe erlittenen gesundheitlichen Schädigung.
Bei beruflicher Indikation sind Impfschäden durch die jeweilige Unfallversicherung abgedeckt (SGB VII § 1).
Beschäftigungsverbot (§34 Abs.1 IfSG): Wenn Personen erkrankt oder dessen verdächtig sind, dürfen sie in den in § 33 genannten Gemeinschaftseinrichtungen* keine Lehr-, Erziehungs-, Pflege-, Aufsichts- oder sonstige Tätigkeiten ausüben, bei denen sie Kontakt zu den dort Betreuten haben, bis nach ärztlichem Urteil eine Weiterverbreitung der Krankheit durch sie nicht mehr zu befürchten ist.
Satz 1 gilt entsprechend für die in der Gemeinschaftseinrichtung Betreuten mit der Maßgabe, dass sie die dem Betrieb der Gemeinschaftseinrichtungen dienenden Räume nicht betreten, Einrichtungen der Gemeinschaftseinrichtung nicht benutzen und an Veranstaltungen der Gemeinschaftseinrichtung nicht teilnehmen dürfen.
Informationspflicht (§34 Abs.6 IfSG) krankheits- und personenbezogen an das zuständige Gesundheitsamt durch die Leitung der Gemeinschaftseinrichtung.

Vibrio cholerae

1 Erreger

Vibrio (V.) cholerae („Zittertierchen"), gramnegatives, kommaförmiges Stäbchen; fakultativ anaerob, beweglich, *Serovar O1:* Biovar cholerae (Klassische Cholera) und Biovar eltor (El-Tor-Cholera);
Serovar O139 (Bengal-Strain): verwandt mit Serovar O1/Biovar eltor (Pandemie-Stamm); *Virulenzfaktoren* z. B. hitzelabiles zytotonisches Enterotoxin vom A-B-Typ (Choleragen), Muzinase, Neuraminidase; alkalitolerant, empfindlich gegenüber Austrocknung, UV-Strahlen; Familie Vibrionaceae;
Einstufung nach Richtlinie 2000/54/EG, Gruppe 2.
Vom US Center for Disease Control and Prevention (CDC) in die Liste der potenziellen Biowaffen eingeordnet, Kategorie B.

* Gemeinschaftseinrichtungen im Sinne dieses Gesetzes (§ 33 IfSG) sind Einrichtungen, in denen überwiegend Säuglinge, Kinder oder Jugendliche betreut werden, insbesondere Kinderkrippen, Kindergärten, Kindertagesstätten, Kinderhorte, Schulen oder sonstige Ausbildungseinrichtungen, Heime, Ferienlager und ähnliche Einrichtungen.

2 Vorkommen

Allgemein
Klassischer Seuchenerreger mit pandemischer Ausbreitung; Endemiegebiete hauptsächlich Südost-, Süd-, Vorderasien, Südamerika und Afrika, aber auch Europa, Australien, Amerika; in küstennahen Süß- bzw. Brackwasser und Flussschlamm, Besiedlung von Meerestieren und Vögeln; ab 1961 wellenartige Ausbreitung von V. cholerae (Biovar eltor) über fast alle Kontinente (außer Europa, Antarktis); Serovar O139 erstmals 1993 isoliert, kontinuierliche Ausbreitung über Südostasien, möglicherweise neuer pandemischer Serotyp; Koexistenz von Serovar O1/Serovar O139 in Indien und Bangladesch, typisch bei niedrigem sozioökonomischem Lebensstandard/hygienischem Niveau; letzte große Epidemie in *Deutschland* im Jahr 1892 (Hamburg) mit ca. 17.000 Erkrankten, in letzter Zeit jährlich 1–3 Erkrankungen (El-Tor-Cholera), importiert aus Indien, Pakistan, Thailand, Nigeria, Tunesien.

Beruflich
Forschungseinrichtungen, Gesundheitsdienst, Arbeitsaufenthalt in Endemiegebieten.

3 Übertragungsweg/Immunität

Mensch einziges Reservoir: asymptomatische Ausscheider für Ausbreitung wichtiger als apparent Erkrankte; ausschließlich fäkal-orale Übertragung; vermutete Infektionsdosis 100–1000 Vibrionen, nosokomiale Infektionen (Pädiatrie) beschrieben; postinfektiöse *Immunität* 6 Monate, in Endemiegebieten relativer Infektionsschutz durch sich wiederholende Infektionen.

4 Krankheitsbild

Asymptomatische/blande Verläufe bei 20–30 % der Infizierten, bei Choleraausbruch 60 % bis 75 %.

Cholera gravis
Inkubationszeit 12–72 Stunden; *Ansteckungsfähigkeit* von Mensch zu Mensch, solange Erregerausscheidung besteht (2–3 Wochen nach Sistieren der Durchfälle, selten bis zu 7 Wochen); ohne prodrome Durchfälle, Heiserkeit (Vox cholerae); später profuse wässrige, milchkaffee- bzw. reiswasserartige Diarrhöen ohne Tenesmen (500–1000 ml/h), unstillbares Erbrechen; ab Flüssigkeitsverlust von ca. 5 % des Körpergewichts schweres Krankheitsbild mit Herzrhythmusstörungen, Exsikkose, Elektrolytverlust; sog. Kahnbauch; außerordentlich schmerzhafte Muskelkrämpfe, hypovolämischer Schock mit metabolischer Azidose, Nierenversagen; Bewusstsein häufig bis Terminalstadium erhalten; unbehandelt Letalität ca. 60 % (klassische Cholera), 15–30 % (El-Tor-Cholera); adäquat behandelt unter 1 %; selten *Cholera fulminans/siderans* mit Brechdurchfall und Tod innerhalb 2–3 Stunden; ebenfalls selten *Cholera sicca* ohne gastroenteritische Symptome, Tod innerhalb kürzester Zeit.

5 Spezielle Untersuchung

Erregernachweis
Mikroskopisch: Orientierende Schnelldiagnostik binnen 2 Stunden im Nativpräparat (Stuhl, Erbrochenes, Duodenalsaft) mittels Dunkel-/Hellfeldmikroskopie, Färbepräparat nach Gram; *kulturell:* Anzüchtung, Anreicherung aus Lebensmitteln, Wasserproben; biochemische Differenzierung, Identifizierung durch Nachweis von O1- oder O139-Antigen; ansonsten Diagnostik bis zu 8 Stunden möglich, falls Asservierung im Transportmedium, z. B. in alkalischem Peptonwasser (pH 8,5–9,2) oder Cary-Blair-Medium; *molekularbiologisch* (Cholera-Enterotoxin-Gen) mit PCR, Nachweisgrenze ca. 10^3 Vibrionen/g Faeces.

Toxinnachweis (Cholera-Enterotoxin) im Serum, mittels ELISA.

Antikörpernachweis
Epidemiologisch sinnvoll, ansonsten ohne Bedeutung: Nachweis erst 3–4 Wochen post infectionem.

6 Spezielle Beratung

Präexpositionell
Expositionsprophylaxe: ausschlaggebend geregelte Trinkwasserversorgung, Abwasserbeseitigung in Endemiegebieten; potenziell kontaminierte Flüssigkeiten strikt meiden, „Boil it, cook it, peel it or forget it"; 5-tägige *medikamentöse Prophylaxe* bei beginnenden Ausbrüchen empfohlen; technische/organisatorische Maßnahmen: Schutzstufe 2 gem. BioStoffV;
Dispositionsprophylaxe (Schutzimpfung): nicht generell empfohlen, nur auf Verlangen des Ziel- oder Transitlandes, im Ausnahmefall, eine WHO-Empfehlung besteht nicht (STIKO 2006); Protektivität des Impfstoffs nur für 6 Monate (50–60 %); geringsten Impfschutz bieten *orale* Totimpfstoffe oder gentechnisch gewonnene orale Lebendvakzine, in Deutschland nicht zugelassen; bessere Wirkung durch parenterale (i.m./s.c.) Totimpfstoffe, zweimalige Impfstoffgabe im Abstand von 1–2 (8) Wochen.

Postexpositionell
Quarantänepflicht für 5 Tage (WHO); sofortiger Wasser-, Glukose-, Elektolytersatz innerhalb der ersten 30 min.; zusätzlich 3-tägige *medikamentöse Therapie* (Doxycyclin, Erythromycin, Trimethoprim/Sulfamethoxazol, Ciprofloxacin), Ergebnis der mikrobiologischen Untersuchung nicht abwarten,
cave: Multiresistenz in Endemiegebieten.

7 Ergänzende Hinweise

Namentliche Meldepflicht (§ 6 Abs. 1 Nr.1 IfSG) bei Krankheitsverdacht, Erkrankung sowie Tod an Cholera.
Namentliche Meldepflicht (§ 7 Abs. 1 IfSG) bei direktem oder indirektem Nachweis des Krankheitserregers, soweit der Nachweis auf eine akute Infektion hinweist. (Vibrio cholerae Serovare O 1 und O 139).
Namentliche Meldepflicht (§ 6 Abs.1 Nr. 3 IfSG) bei dem Verdacht einer über das übliche Ausmaß einer Impfreaktion hinausgehenden gesundheitlichen Schädigung („Impfschaden").
Anspruch auf Versorgung (§ 60 IfSG) bei Impfschaden oder bei Gesundheitsschäden durch andere Maßnahmen der spezifischen Prophylaxe.
Bei beruflicher Indikation sind Impfschäden durch die jeweilige Unfallversicherung abgedeckt (SGB VII § 1).
Bei Kranken, Krankheitsverdächtigen, Ansteckungsverdächtigen, Ausscheidern kann eine Absonderung (§ 30 IfSG) angeordnet werden, bei Ausscheidern jedoch nur, wenn sie andere Schutzmaßnahmen nicht befolgen, befolgen können oder befolgen würden und dadurch ihre Umgebung gefährden (Quarantäne).
Beschäftigungsverbot (§34 Abs.1 IfSG): Wenn Personen erkrankt oder dessen verdächtig sind, dürfen sie in den in § 33 genannten Gemeinschaftseinrichtungen* keine Lehr-, Erziehungs-, Pflege-, Aufsichts- oder sonstige Tätigkeiten ausüben, bei denen sie Kontakt zu den dort Betreuten haben, bis nach ärztlichem Urteil eine Weiterverbreitung der Krankheit durch sie nicht mehr zu befürchten ist.
Satz 1 gilt entsprechend für die in der Gemeinschaftseinrichtung Betreuten mit der Maßgabe, dass sie die dem Betrieb der Gemeinschaftseinrichtungen dienenden Räume nicht betreten, Einrichtungen der Gemeinschaftseinrichtung nicht benutzen und an Veranstaltungen der Gemeinschaftseinrichtung nicht teilnehmen dürfen.
Informationspflicht (§34 Abs.6 IfSG) krankheits- und personenbezogen an das zuständige Gesundheitsamt durch die Leitung der Gemeinschaftseinrichtung.
Ausscheider von Vibrio cholerae Serovar O 1 und O 139 (§34 Abs.2 IfSG) dürfen nur mit Zustimmung des Gesundheitsamtes und unter Beachtung der verfügten Schutzmaßnahmen Räume betreten, Einrichtungen benutzen, an Veranstaltungen der Gemeinschaftseinrichtung teilnehmen.
Tätigkeits- und Beschäftigungsverbot (§ 42 Abs. 1 Nr. 1 u. 2 IfSG) für Kranke, Krankheitsverdächtige in Küchen von Gaststätten und sonstigen Einrichtungen mit oder zur Gemeinschaftsverpflegung, wenn Übertragung auf Lebensmittel zu befürchten ist; dies gilt entsprechend für Personen, die mit Bedarfsgegenständen, die für die dort genannten Tätigkeiten verwendet werden, so in Berührung kommen, dass eine Übertragung von Krankheitserregern auf die Lebensmittel zu befürchten ist.
Dies gilt analog für Wassergewinnungs- und Wasserversorgungsanlagen gem. §§ 37 u. 38 IfSG sowie § 5 TrinkwV 2000.

---

* Gemeinschaftseinrichtungen im Sinne dieses Gesetzes (§ 33 IfSG) sind Einrichtungen, in denen überwiegend Säuglinge, Kinder oder Jugendliche betreut werden, insbesondere Kinderkrippen, Kindergärten, Kindertagesstätten, Kinderhorte, Schulen oder sonstige Ausbildungseinrichtungen, Heime, Ferienlager und ähnliche Einrichtungen.

Tätigkeits- und Beschäftigungsverbot (§ 42 Abs. 1 Nr. 3 IfSG) für Ausscheider bei Umgang mit Lebensmitteln.
Wiederaufnahme der Tätigkeit (§ 34 Abs.1 IfSG) bis nach ärztlichem Urteil eine Weiterverbreitung der Krankheit durch den Betroffenen nicht mehr zu befürchten ist: nach klinischer Genesung und 3 negativen aufeinander folgenden Stuhlbefunden (Abstand 1–2 Tage), ebenso bei Ausscheidern; erste Stuhlprobe frühestens 24 Stunden nach Ende einer Antibiotikatherapie; schriftliches ärztliches Attest erforderlich; Personen müssen gem. § 34 Abs. 3 Nr. 1 IfSG für 5 Tage nach dem letzten Kontakt mit Erkrankten oder Ansteckungsverdächtigen vom Besuch der Gemeinschaftseinrichtung ausgeschlossen werden; am Ende der Inkubationszeit ist eine Stuhlprobe zu entnehmen und ein negativer Befund nachzuweisen.

Yersinia pestis

1 Erreger

Yersinia (Y.) pestis, gramnegatives, unbewegliches, aerobes Bakterium; Pathogenitäts-/Virulenzfaktoren: Proteinkapsel, V-Antigen, W-Antigen, Yersiniabactin, Plasminogen-Aktivator-Protein; umweltresistent in Sputum, Flohkot, Erdreich (Nagerbauten); Familie Enterobacteriaceae; bioterroristisch relevanter Erreger, Kategorie A (CDC); Einstufung nach Richtlinie 2000/54/EG, Gruppe 3
Vom US Center for Disease Control and Prevention (CDC) in die Liste der potenziellen Biowaffen eingeordnet, Kategorie A.

2 Vorkommen

Allgemein
Tierreservoir: wildlebende Nager in Symbiose mit Ektoparasiten (Zecken, Flöhe, Milben, Läuse, Wanzen); bei pestbedingter Reduktion von Wildnagerbeständen Übergang der Ektoparasiten auf Wanderratte, Hausratte; Pestepidemien (Mensch) über Rattenflöhe möglich; endemisch in begrenzten Gebieten in Russland, Kasachstan, Mittlerer Osten (Iran), Indien, China, Mongolei, Myanmar (Birma), Vietnam, Afrika (Kongo), Mittel-, Südamerika (Brasilien, Bolivien, Ecuador, Peru), USA (Südwesten), Mexiko, Madagaskar; Anfang des 20. Jahrhunderts Rückgang der Anzahl Pestkranker, seit 1960 Tendenz steigend: weltweit gegenwärtig jährlich ca. 3000 Fälle. In Deutschland (2012) keine Meldungen.

Beruflich
Forschungseinrichtungen, Laboratorien, Konsiliarlaboratorien, Veterinärmedizin, Einrichtungen für Asylbewerber, Jagd, Arbeitsaufenthalt in Endemiegebieten.

G 42

3 Übertragungsweg/Immunität

Ohne Nagerpest keine Menschenpest; Übertragung von Mensch zu Mensch selten; Rattenfloh, Kleiderlaus infizieren durch Stich, Biss (Beulenpest); selten über Hautverletzungen (Schmierinfektion) beim direkten Umgang mit Nagern, -ausscheidungen (Sektion); alimentär (Nagerfleisch); von Mensch zu Mensch (Tröpfcheninfektion) bei primärer Lungenpest möglich; auch im Rahmen bioterroristischer Angriffe; *Immunität:* lang andauernder, aber nicht absoluter Schutz gegen Reinfektion.

4 Krankheitsbild

Zyklische Allgemeininfektion; *Inkubationszeit* 2–7 Tage (Beulenpest), Stunden bis zu *4 Tagen (primäre Lungenpest); Ansteckungsfähigkeit solange Erreger in Punktat, Sputum,* Blut nachweisbar; Letalität heute (behandelt) 10–14 %.

Beulen- oder Bubonenpest (80–90 %)
Anfangs uncharakteristische Symptome, bei Ungeimpften/unvollständig Immunisierten zeigen sich an Eintrittspforte erregerhaltige Bläschen/Pusteln (Primäraffekt), binnen 1–2 Tagen Fieber um 40 °C, regionäre, schmerzhafte Lymphknotenschwellung, beulenartig (Bubonen), meist femoral/inguinal, seltener axillär/zervikal; vereinzelt spontane Eröffnung hämorrhagisch eingeschmolzener Lymphknoten; unbehandelt im weiteren Verlauf (selten) Streuung in Leber, Milz, Meningen, Lunge *(sekundäre Lungenpest)*; kaum leichtere Formen („pestis minor").

Pestseptikämie (5–10 %)
Primäre Septikämie (ohne vorangehende regionale Lymphadenopathie), sekundär aus Bubonenpest (überwiegend) als systemische Infektion mit Fieber, Hepatosplenomegalie, Arrhythmie, Meningitis, Delirium; Verbrauchskoagulopathie, Endotoxinschock, gangränöse Hautnekrose („Schwarzer Tod"); präterminal Nierenversagen, Ileus; unbehandelt in fast allen Fällen tödlicher Verlauf (Multi-Organversagen).

Primäre Lungenpest (Pestpneumonie)
Anfangs Bronchitis, ab 2. Krankheitstag fulminanter fieberhafter Verlauf, schwere Bronchopneumonie: zunächst schleimiger, später hellblutig-dünnflüssiger, hochinfektiöser Auswurf; gastrointestinale Symptome; unbehandelt in fast allen Fällen tödlicher Verlauf (Multi-Organversagen).

Pest-Pharyngitis
Oropharyngitis, zervikale Lymphadenitis; unbehandelt in fast allen Fällen tödlicher Verlauf (Multi-Organversagen).

5 Spezielle Untersuchung

Erregernachweis
Blut, Sputum, Lymphknotenaspirat; *mikroskopisch* Färbung nach Gram/Wayson; *kulturell:* Primäranzucht auf Blutagar, MacConcey-Agar, Blutkultur; Biotypisierung nur in Laboratorien mit Sicherheitsstufe (BSL) 3; *Antigennachweis:* DIF, HAT; Capture-ELISA, F1- Antigen-Schnelltest („dipstick"); *molekularbiologisch:* PCR.

Antikörpernachweis
Anti-F1-IgG (Enzymimmun(o)assay) für akutes Geschehen unbedeutend (positiv erst ab 10. Krankheitstag), retrospektiv zu epidemiologischen Zwecken.

6 Spezielle Beratung

Präexpositionell
Expositionsprophylaxe in Endemiegebieten: Nagetierbekämpfung, Ratten-, Vektorvernichtung; bei Lungenpest partikelfiltrierende Halbmaske (FFP 3); *medikamentöse Prophylaxe* bei gezieltem Umgang, nach (möglicherweise) infektiösem Kontakt Ungeimpfter, bei kurzzeitigem Aufenthalt in Endemiegebieten; Hygiene- und Desinfektionsmaßnahmen gemäß VAH-Liste (Prophylaxe), ggf. RKI-Liste (amtliche Anordnung), sowie technische/organisatorische Maßnahmen bei *gezieltem Umgang* in (Spezial-) Laboratorien der Schutzstufe 3; bei *ungezieltem Umgang* flüssigkeitsdichte Schutzkleidung beim Umgang mit Blut/Körperflüssigkeiten;
Dispositionsprophylaxe (Schutzimpfung) Impfstoff in Deutschland nicht zugelassen; in USA/Kanada Totimpfstoff (Beulenpest) zugelassen, nur begrenzte Schutzdauer, Wiederimpfung alle 6 Monate; Lebendvakzine: Impfschutz nicht sicher, verhindert nicht pneumonische Form; bei längerer Exposition Kombination von medikamentöser Prophylaxe/Schutzimpfung empfohlen, in Deutschland strenge Indikationsstellung empfohlen.

Postexpositionell
Quarantänepflicht (WHO); Absonderung bei Lungenpest, ggf. in Behandlungs-/ Kompetenzzentrum für mindestens 48 Stunden nach begonnener effektiver Therapie (Resistenzbestimmung) und gebesserter Symptomatik; *medikamentöse Therapie* innerhalb 15 Stunden nach ersten Symptomen (Dauer 14 Tage); parenteral: Streptomycin als Mittel der Wahl, oral: Doxycyclin, Tetracyclin; bei massiver Exposition im Rahmen eines *bioterroristischen Anschlags* u. U. modifizierte Antibiotikagabe.
Maßnahmen bei *Ausbrüchen*, insbesondere nach absichtlicher Ausbringung der Erreger bei *bioterroristischen Attacken:* Absperrung kontaminierter Gebiete; für Einsatzkräfte vor Ort, Krankentransportpersonal Atemschutz mit Partikel filtrierender Feinstaubmaske FFP 2, medikamentöse Prophylaxe bei direktem Kontakt zu Erkrankten mit vermuteter Lungenpest.

7 Ergänzende Hinweise

Namentliche Meldepflicht (§ 6 Abs. 1 Nr.1 IfSG) bei Krankheitsverdacht, Erkrankung sowie Tod an Pest.
Namentliche Meldepflicht (§ 7 Abs. 1 IfSG) bei direktem oder indirektem Nachweis des Krankheitserregers, soweit der Nachweis auf eine akute Infektion hinweist.
Bei an Lungenpest Erkrankten, Krankheitsverdächtigen, Ansteckungsverdächtigen unverzügliche Absonderung (§ 30 Abs. 1 IfSG) in einem geeigneten Krankenhaus (Quarantäne).
Beschäftigungsverbot (§34 Abs.1 IfSG): Wenn Personen erkrankt oder dessen verdächtig sind, dürfen sie in den in § 33 IfSG genannten Gemeinschaftseinrichtungen* keine Lehr-, Erziehungs-, Pflege-, Aufsichts- oder sonstige Tätigkeiten ausüben, bei denen sie Kontakt zu den dort Betreuten haben, bis nach ärztlichem Urteil eine Weiterverbreitung der Krankheit durch sie nicht mehr zu befürchten ist.
Satz 1 gilt entsprechend für die in der Gemeinschaftseinrichtung Betreuten mit der Maßgabe, dass sie die dem Betrieb der Gemeinschaftseinrichtungen dienenden Räume nicht betreten, Einrichtungen der Gemeinschaftseinrichtung nicht benutzen und an Veranstaltungen der Gemeinschaftseinrichtung nicht teilnehmen dürfen.
Informationspflicht (§34 Abs.6 IfSG) krankheits- und personenbezogen an das zuständige Gesundheitsamt durch die Leitung der Gemeinschaftseinrichtung.
Wiederaufnahme der Tätigkeit (§ 34 Abs.1 IfSG) bis nach ärztlichem Urteil eine Weiterverbreitung der Krankheit durch den Betroffenen nicht mehr zu befürchten ist, nach Abklingen der klinischen Symptome und Beendigung der antibiotischen Therapie. Ein schriftliches ärztliches Attest ist erforderlich (§ 34 Abs.7IfSG).

* Gemeinschaftseinrichtungen im Sinne dieses Gesetzes (§ 33 IfSG) sind Einrichtungen, in denen überwiegend Säuglinge, Kinder oder Jugendliche betreut werden, insbesondere Kinderkrippen, Kindergärten, Kindertagesstätten, Kinderhorte, Schulen oder sonstige Ausbildungseinrichtungen, Heime, Ferienlager und ähnliche Einrichtungen.

Glossar

CDC	Center für Diesease Control and Prevention
CLIA	Chemoluminiszenztest
DNA	Desoxyribonukleinsäure
DAT	Direkter Agglutinationstest
DIF (DIFT)	Direkter Immundiffusionstest
DRI (DRID)	Doppelte radiale Immundiffusion (Ouchterlony-Test)
EDTA	Ethylendiamintetraessigsäure
EIA	identisch mit ELISA
ELEK-Test	Immunpräzipitationsreaktion
ELISA	Enzymimmun(o)assay (enzyme linked immunosorbent assay)
ERID	emerging and re-emerging diseases
FAMA	Fluoreszenzantikörper-Membranantigentest
FTA-abs	Fluoreszenz Treponema Antikörper Absorptions-Test
FS-Verfahren	Flotations-Sedimentations-Verfahren (Parasitologie)
HAT	Haemagglutinationstest
HHT	Haemagglutinationshemmtest
HIG	Hämolysin-Gel-Test
IHAT	Indirekter Haemagglutinationstest
IIFT	Indirekter Immunfluoreszenztest
KBE	Koloniebildende Einheit
KBR	Komplementbindungsreaktion
LAT	Latex-Agglutinationstest
LPS	Lipopolysaccharid-Antigen
MAR	Mikroagglutinationsreaktion
MIF	Mikroimmunfluoreszenztest
MIFC-Technik	Merthiolate-Iodine-Formaldehyde-Concentration (Anreicherungsverfahren)
NT	Neutralisationstest
PAS	Periodic acid shift reaction
PCR	Polymerase Kettenreaktion (polymerase chain reaction)
rep.-PCR	repetitive sequence based PCR fingerprint
RT-PCR	Reverse Transcriptase PCR
PSA	persönliche Schutzausrüstung
PFGE	Puls-Feld-Gelelektrophorese
RAST	Radio Allergo Sorbent test
RFLP	Restriktionsfragment-Längenpolymorphismus
RFFIT	rapid focus fluorescent inhibition test
RIA	Radioimmun(o)assay
RNA	Ribonukleinsäure
RLT	Raumlufttechnische Anlage

SFT	Serofarbtest nach Sabin Feldmann
TPHA	Treponema-pallidum Haemagglutinationstest
TPPA-Test	Treponema-pallidum-Partikel-Agglutinationstest
VAH	Verbund für Angewandte Hygiene
VDRL	Veneral Disease Research Laboratory Test

Definitionen gemäß Biostoffverordnung

Wohlfahrtspflege

Behinderteneinrichtungen, Kinderstationen, Einrichtungen zur medizinischen Untersuchung, Behandlung und Pflege von Kindern sowie zur vorschulischen Kinderbetreuung.

Gesundheitsdienst

Einrichtungen zur medizinischen Untersuchung, Behandlung und Pflege von Menschen, Betreuung von Behinderten, einschließlich der Bereiche, die der Versorgung bzw. der Aufrechterhaltung dieser Einrichtungen dienen (z. B. Reinigung), Notfall- und Rettungsdienste, Pathologie, Forschungseinrichtungen, Laboratorien (regelmäßige Tätigkeiten mit Kontaktmöglichkeit zu infizierten Tieren/Proben, Verdachtsproben bzw. krankheitsverdächtigen Tieren sowie zu erregerhaltigen oder kontaminierten Gegenständen oder Materialien, wenn dabei der Übertragungsweg gegeben ist).

G 44 Hartholzstäube

Bearbeitung: Ausschuss Arbeitsmedizin der Gesetzlichen Unfallversicherung, Arbeitskreis 2.1 „Gefahrstoffe"
Fassung Oktober 2014

Vorbemerkungen

Dieser Grundsatz gibt Anhaltspunkte für gezielte arbeitsmedizinische Untersuchungen, um Adenokarzinome der inneren Nase, die nach Hartholzstaubexposition entstehen können, zu verhindern oder frühzeitig zu erkennen.
Hinweise für die Gefährdungsbeurteilung und die Auswahl des zu untersuchenden Personenkreises gibt die DGUV Information „Handlungsanleitung für arbeitsmedizinische Untersuchungen nach dem DGUV Grundsatz G 44" (DGUV Information 240-440, i. Vb.).

G 44

Ablaufplan

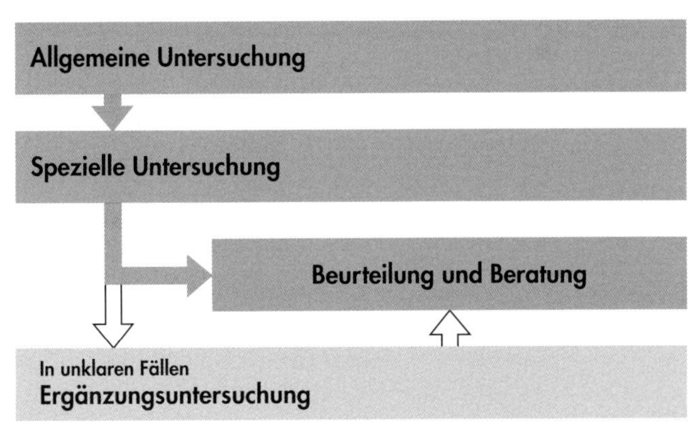

1 Untersuchungen

1.1 Untersuchungsarten, Fristen

Bei der Festlegung der Fristen zu den Untersuchungsintervallen sind je nach Rechtsgrundlage des Untersuchungsanlasses die für diesen Anlass gültigen staatlichen Vorschriften und Regeln zu beachten.
Wenn es für den konkreten Untersuchungsanlass keine staatlichen Vorgaben zu Fristen gibt, können ersatzweise die Empfehlungen in der nachfolgenden Tabelle zu Anwendung kommen.

Erstuntersuchung	Vor Aufnahme der Tätigkeit
Nachuntersuchungen	Bis zum 45. Lebensjahr: weniger als 60 Monate Ab dem 45. Lebensjahr: weniger als 18 Monate (sofern Expositionsbeginn mehr als 15 Jahre zurückliegt)
	Vorzeitig: • Nach schwerer oder längerer Erkrankung, die Anlass zu Bedenken gegen eine Fortsetzung der Tätigkeit geben könnte • Nach ärztlichem Ermessen in Einzelfällen
	• Bei Beschäftigten, die einen ursächlichen Zusammenhang zwischen ihrer Erkrankung und ihrer Tätigkeit am Arbeitsplatz vermuten
Nachgehende Untersuchungen[1]	• Nach Ausscheiden aus dieser Tätigkeit bei bestehendem Beschäftigungsverhältnis • Nach Beendigung der Beschäftigung

[1] Hinweis: Die vom Organisationsdienst für nachgehende Untersuchungen (ODIN, www.odin-info.de) nach Ausscheiden aus dem Unternehmen zu veranlassende nachgehende Vorsorge wird nach einer Vereinbarung mit den angeschlossenen Unfallversicherungsträgern durchgeführt.

1.2 Untersuchungsprogramm

1.2.1 Allgemeine Untersuchung

Erstuntersuchung

- Feststellung der Vorgeschichte (allgemeine Anamnese, Arbeitsanamnese, Beschwerden); siehe auch Basisuntersuchungsprogramm (BAPRO)

Besonders achten auf

- Behinderung der Nasenatmung,
- vermehrte Sekretabsonderung aus der Nase,
- Nasenbluten,
- vorausgegangene Erkrankungen der Nase und der Nasennebenhöhlen.

Nachuntersuchung/Nachgehende Untersuchung

Zwischenanamnese (einschließlich Arbeitsanamnese); siehe auch BAPRO.

1.2.2 Spezielle Untersuchung

Nachuntersuchung/Nachgehende Untersuchung

- Inspektion der inneren Nase mit Nasenspekulum
- ab 45. Lebensjahr zusätzlich: Endoskopie der inneren Nase mit starrem oder ggf. flexiblem Endoskop

Erwünscht:

- Fotodokumentation des Befundes bei auffälligem Befund und bei unklaren Fällen.

1.2.3 Ergänzungsuntersuchung

Nachuntersuchung/Nachgehende Untersuchung

In unklaren Fällen:
Beispielsweise bei Tumorverdacht sollten weiterführende HNO-ärztliche Untersuchungen durchgeführt werden (z. B. Wiederholung der Endoskopie; Biopsie für histologische Untersuchung).
Mit der weiterführenden, gebietsärztlichen Untersuchung sollen bei der Endoskopie auffällig gewordene Gewebeveränderungen durch Biopsie weiter abgeklärt werden.

1.3 Voraussetzungen zur Durchführung

- Gebietsbezeichnung „Arbeitsmedizin" oder Zusatzbezeichnung „Betriebsmedizin"
- ein Nasenspekulum sowie ein Nasenendoskop sollten vorhanden sein
- entweder Zusammenarbeit mit einem HNO-Arzt oder eine jährliche Mindestfallzahl von 50 Endoskopieuntersuchungen der inneren Nase.

2 Arbeitsmedizinische Beurteilung und Beratung

Eine arbeitsmedizinische Beurteilung und Beratung im Rahmen gezielter arbeitsmedizinischer Untersuchungen ist erst nach Kenntnis der Arbeitsplatzverhältnisse und der individuellen Belastung möglich. Grundlage dafür ist eine Gefährdungsbeurteilung, die auch dazu Stellung nimmt, welche technischen, organisatorischen und personenbezogenen Schutzmaßnahmen getroffen wurden bzw. zu treffen sind. Für Beschäftigte, die Tätigkeiten mit Gefahrstoffen ausüben, ist eine individuelle Aufklärung und Beratung angezeigt.

2.1 Kriterien

Eine Beurteilung sollte unter Berücksichtigung der individuellen Exposition erfolgen.

2.1.1 Dauernde gesundheitliche Bedenken

Erstuntersuchung

Vorangegangene maligne Tumorerkrankungen der inneren Nase bzw. der Nasennebenhöhlen

Nachuntersuchung

Manifeste maligne Tumorerkrankung der inneren Nase bzw. der Nasennebenhöhlen. Bei bioptisch gesicherten dysplastischen Veränderungen vorzeitige Nachuntersuchungen.

2.1.2 Befristete gesundheitliche Bedenken

Entfällt

2.1.3 Keine gesundheitlichen Bedenken unter bestimmten Voraussetzungen

Entfällt

2.1.4 Keine gesundheitlichen Bedenken

Erstuntersuchung | **Nachuntersuchung**

Alle anderen Personen, soweit keine Beschäftigungsbeschränkungen bestehen.

2.2 Beratung

Die Beratung sollte entsprechend der Arbeitsplatzsituation und den Untersuchungsergebnissen im Einzelfall erfolgen. Die Beschäftigten sind über die Ergebnisse der arbeitsmedizinischen Untersuchungen zu informieren.
Die Einhaltung allgemeiner Hygienemaßnahmen sollte empfohlen werden.
Auf die krebserzeugende Wirkung von Hartholzstaub sollte hingewiesen werden.
Wenn sich aus der arbeitsmedizinischen Untersuchung Hinweise ergeben, die eine Aktualisierung der Gefährdungsbeurteilung zur Verbesserung des Arbeitsschutzes notwendig machen, hat der untersuchende Arzt dies dem Arbeitgeber mitzuteilen. Dabei ist die Wahrung der schutzwürdigen Belange des Untersuchten zu beachten.

3 Ergänzende Hinweise

3.1 Exposition, Beanspruchung

3.1.1 Vorkommen, Gefahrenquellen

Insbesondere bei folgenden Betriebsarten, Arbeitsplätzen oder Tätigkeiten ist mit einer Exposition gegenüber Hartholzstäuben zu rechnen:
Stäube entstehen bei der spanabhebenden Be- und Verarbeitung von Harthölzern. Maßnahmen können erforderlich werden, wenn in erheblichem Umfang Harthölzer be- oder verarbeitet werden und die Konzentration für Holzstaub in der Luft von 2 mg/m^3 (Schichtmittelwert) nicht eingehalten werden kann. Entsprechende staubbelastete Arbeitsplätze finden sich z. B. in

- Möbeltischlereien,
- Stellmachereien,
- Parkettlegereien,
- Treppenbauereien,
- Modellschreinerei (Gießereien),
- Holzmehl herstellenden und verarbeitenden Betrieben und in
- Pellets herstellenden Betrieben.

Weitere Hinweise gibt die DGUV Information „Handlungsanleitung für arbeitsmedizinische Untersuchungen nach dem DGUV Grundsatz G 44" (DGUV Information 240-440, i. Vb.).

3.1.2 Physikalisch-chemische Eigenschaften

Stäube sind eine disperse Verteilung fester Stoffe in Gasen, entstanden durch mechanische Prozesse oder durch Aufwirbelung.
Nach dem derzeitigen Stand der Technik gelten Arbeitsbereiche als staubgemindert, wenn eine Konzentration für Holzstaub in der Luft von 2 mg/m^3 (Schichtmittelwert) oder weniger eingehalten wird. Weil auch bei Einhaltung der Konzentration von 2 mg/m^3 eine Beeinträchtigung der Gesundheit nicht auszuschließen ist, sind entsprechend dem Minimierungsgebot der GefStoffV durch fortgesetzte Verbesserungen der technischen Schutzmaßnahmen Konzentrationen in der Luft anzustreben, die möglichst unter 2 mg/m^3 liegen.

3.1.3 Aufnahme

Die Aufnahme erfolgt über die Atemwege.

3.2 Funktionsstörungen, Krankheitsbild

Die Adenokarzinome der inneren Nase sind relativ langsam wachsende Tumoren. Von ihrem Entstehungsort in der Gegend der mittleren Muschel, im mittleren Nasengang am Übergang zum Siebbein, wachsen sie kontinuierlich destruierend in die Nachbarschaft, vornehmlich in das Siebbein, die Augenhöhle und an die vordere Schädelbasis, von wo sie auch Hirnhäute und Vorderhirn infiltrieren können. Töchtergeschwülste in die Halslymphknoten (lymphogene Metastasen) oder Streuung auf dem Blutwege (hämatogene Metastasen) treten erst in sehr fortgeschrittenem, nicht mehr heilbarem Krankheitsstadium auf. Feingeweblich handelt es sich um einen speziellen Typ von Adenokarzinomen, der Tumoren aus dem Magen-Darm-Trakt ähnelt und der deshalb „intestinaler Typ" oder „Kolon-Typ" genannt wird.

3.2.1 Wirkungsweise

Der Staub wird im Hauptluftstrom der inneren Nase bevorzugt in der Gegend der mittleren Muschel deponiert. Gut begründete Aussagen über Art und Stärke seiner krebserzeugenden Wirkung sind zurzeit nicht möglich.
Das krebserzeugende Prinzip ist unbekannt. Nach derzeit diskutierten Hypothesen wird der Krebs an der Depositionsstelle induziert durch

- natürliche Holzinhaltsstoffe oder
- chemische Stoffe, die im Zuge der Holzbearbeitung auf das Holz aufgetragen werden und an den Staubpartikeln haften, oder
- durch getrennt vom Holz verarbeitete chemische Stoffe, die in Form von Aerosolen inhaliert und zusätzlich zum Staub deponiert werden, oder
- durch Kombinationen dieser Mechanismen.

Erkrankungen wurden vorwiegend bei Patienten beobachtet, die chemisch vorbehandeltes Hartholz be- oder verarbeiteten, bzw. während oder nach der Staubexposition Chemikalien wie z. B. Holzschutzmitteln ausgesetzt waren.

4 Berufskrankheit

Nr. 4203 der Anlage 1 zur Berufskrankheitenverordnung (BKV) „Adenokarzinome der Nasenhaupt- und Nasennebenhöhlen durch Stäube von Buchen- oder Eichenholz".

5 Literatur

Deutsche Forschungsgemeinschaft. Senatskommission zur Prüfung gesundheitsschädlicher Arbeitsstoffe. MAK- und BAT-Werte-Liste. Maximale Arbeitsplatzkonzentrationen und Biologische Arbeitsstofftoleranzwerte, aktuelle Fassung. Wiley-VCH, Weinheim

Gefahrstoffinformationssystem der Deutschen Gesetzlichen Unfallversicherung (GESTIS-Stoffdatenbank). www.dguv.de, Webcode d11892

Giesen, Th., Zerlett, G.: Berufskrankheiten und medizinischer Arbeitsschutz. Losebl.-Ausg. Kohlhammer, Köln

Greim, H. (Hrsg.): Gesundheitsschädliche Arbeitsstoffe: Toxikologisch-arbeitsmedizinische Begründungen von MAK-Werten. Losebl.-Ausg. Wiley-VCH, Weinheim

Grimm, A. G. et al.: Über das Vorkommen von Adenokarzinomen der Nasenhaupt- und Nasennebenhöhlen bei Holzarbeitern – Empirisch kasuistische Studie. Arbeitsmed Sozialmed Präventivmed (1984) Sonderheft 4

Handlungsanleitung für arbeitsmedizinische Untersuchungen nach dem DGUV Grundsatz G 44 „Hartholzstäube" (DGUV Information 240-440, i. Vb.). DGUV-Publikationsdatenbank, www.dguv.de/publikationen

Kleinsasser, O. et al.: Adenokarzinome der inneren Nase nach Holzstaubexposition Vorsorgemaßnahmen und Frühdiagnose. Arbeitsmed Sozialmed Präventivmed 22 (1987) 70–77

Kleinsasser, O., Schroeder, H. G.: Adenocarcinomas of the inner nose after exposure to wood dust; morphological findings and relationships between histopathology and clinical behavior in 79 cases. Arch Otorhinolaryngol 245 (1988) 1–15

Schroeder, H. G.: Adenokarzinome der inneren Nase und Holzstaubexposition – Klinische, morphologische und epidemiologische Aspekte: Forschungsbericht Holzstaub. Schriftenreihe des Hauptverbandes der gewerblichen Berufsgenossenschaften e. V., 1989

Triebig, G. et al. (Hrsg.): Arbeitsmedizin: Handbuch für Theorie und Praxis. 4. Aufl., Gentner, Stuttgart, 2014

Wolf, J. et al.: Zur Ätiologie von malignen Nasentumoren bei Beschäftigten aus der Holzwirtschaft. Arbeitsmed Sozialmed Umweltmed (1994) Sonderheft 21

6 Vorschriften, Regeln

Arbeitsmedizinische Regeln (AMR), GMB, Bundesanstalt für Arbeitsschutz und Arbeitsmedizin. www.baua.de
AMR 2.1: „Fristen für die Veranlassung/das Angebot von arbeitsmedizinischen Vorsorgeuntersuchungen"
Biomonitoring Auskunftsystem der Bundesanstalt für Arbeitsschutz und Arbeitsmedizin. http://www.baua.de/de/Themen-von-A-Z/Gefahrstoffe/Biomonitoring/Auskunftsystem.html
CLP-Verordnung (EG) Nr. 1272/2008 und ihre Anpassungen. www.reach-clp-helpdesk.de/de/CLP/CLP.html
Gefahrstoffverordnung (GefStoffV)
Technische Regeln für Gefahrstoffe (TRGS). www.baua.de:
TRGS 420: Verfahrens- und stoffspezifische Kriterien (VSK) für die Ermittlung und Beurteilung der inhalativen Exposition
TRGS 500: Schutzmaßnahmen
TRGS 553: Holzstaub
TRGS 905: Verzeichnis krebserzeugender, erbgutverändernder oder fortpflanzungsgefährdender Stoffe
TRGS 906: Verzeichnis krebserzeugender Tätigkeiten oder Verfahren nach § 3 Abs. 2 Nr. 3 GefStoffV
Verordnung zur arbeitsmedizinischen Vorsorge (ArbMedVV)

G 45 Styrol

Bearbeitung: Ausschuss Arbeitsmedizin der Gesetzlichen Unfallversicherung, Arbeitskreis 2.1 „Gefahrstoffe",
Fassung Oktober 2014

Vorbemerkungen

Dieser Grundsatz gibt Anhaltspunkte für gezielte arbeitsmedizinische Untersuchungen, um Erkrankungen, die durch Styrol entstehen können, zu verhindern oder frühzeitig zu erkennen.
Hinweise für die Gefährdungsbeurteilung und die Auswahl des zu untersuchenden Personenkreises gibt die DGUV Information „Handlungsanleitung für arbeitsmedizinische Untersuchungen nach dem DGUV Grundsatz G 45" (DGUV Information 240-450, i. Vb.).

Ablaufplan

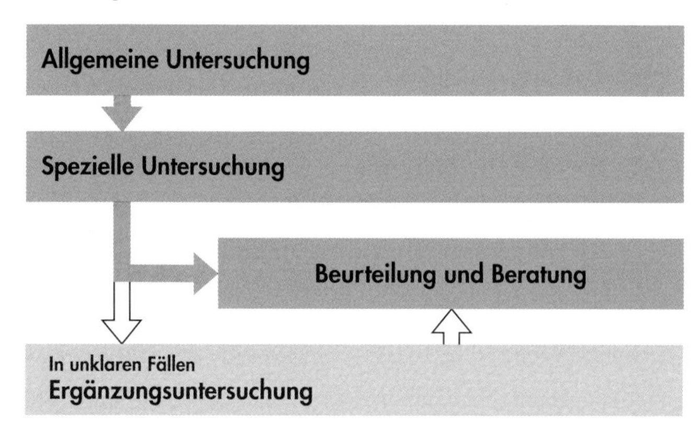

1 Untersuchungen

1.1 Untersuchungsarten, Fristen

Bei der Festlegung der Fristen zu den Untersuchungsintervallen sind je nach Rechtsgrundlage des Untersuchungsanlasses die für diesen Anlass gültigen staatlichen Vorschriften und Regeln zu beachten.
Wenn es für den konkreten Untersuchungsanlass keine staatlichen Vorgaben zu Fristen gibt, können ersatzweise die Empfehlungen in der nachfolgenden Tabelle zu Anwendung kommen.

Erstuntersuchung	Vor Aufnahme der Tätigkeit
Nachuntersuchungen	Nach 24 Monaten
	Vorzeitig: • Nach schwerer oder längerer Erkrankung, die Anlass zu Bedenken gegen die Fortsetzung der Tätigkeit geben könnte • Nach ärztlichem Ermessen in Einzelfällen • Bei Beschäftigten, die einen ursächlichen Zusammenhang zwischen ihrer Erkrankung und ihrer Tätigkeit am Arbeitsplatz vermuten

1.2 Untersuchungsprogramm

1.2.1 Allgemeine Untersuchung

Erstuntersuchung

- Feststellung der Vorgeschichte (allgemeine Anamnese, Arbeitsanamnese); siehe auch Basisuntersuchungsprogramm (BAPRO)
- Urinstatus (Mehrfachteststreifen).

Nachuntersuchung

- Zwischenanamnese (einschließlich Arbeitsanamnese); siehe auch BAPRO
- Urinstatus (Mehrfachteststreifen).

1.2.2 Spezielle Untersuchung

Erstuntersuchung	Nachuntersuchung

- orientierende neurologische Untersuchung (Motorik, Reflexstatus, Sensibilität, Koordination)
- Untersuchungen mit Blick auf die irritative bzw. neurotoxische Wirkung des Styrols

Über die Feststellung der Vorgeschichte hinaus sollte besonders geachtet werden auf
- Aufmerksamkeits-, Konzentrations- und Gedächtnisstörungen (Kurzzeitgedächtnis),
- außergewöhnliche Müdigkeit, wiederholt auftretende Kopfschmerzen, Schwindel und Benommenheit,
- Reizungen von Schleimhäuten und Atemwegen,

insbesondere, wenn diese Beschwerden bzw. Befunde (bei Nachuntersuchungen) in zeitlichem Zusammenhang mit der Styrolexposition stehen.
- Biomonitoring (siehe 3.1.4) – bei Erstuntersuchungen nur in begründeten Fällen.

Erwünscht:
- γ-GT, SGPT (ALAT), SGOT (ASAT)
- großes Blutbild
- Blutzucker
- Spirometrie (Anhang 1, Leitfaden „Lungenfunktionsprüfung")
- Prüfung der Vibrationsempfindung am Innenknöchel beidseits (Pallästhesiometrie)
- Untersuchungen mit Blick auf die neurotoxische Wirkung des Styrols mit Hilfe eines Fragebogens (siehe 3.3.1 und 3.3.2)

Wenn der Arbeitsplatzgrenzwert für Styrol nicht eingehalten wird, sollte Biomonitoring in verkürzten Zeitabständen durchgeführt werden. Siehe auch Merkblatt M 054 „Styrol" (siehe 5).

1.2.3 Ergänzungsuntersuchung

Nachuntersuchung

In unklaren Fällen eventuell ergänzende fachärztliche Untersuchungen.

1.3 Voraussetzungen zur Durchführung

- Gebietsbezeichnung „Arbeitsmedizin" oder Zusatzbezeichnung „Betriebsmedizin"
- Laboruntersuchungen unter Beachtung der „Richtlinie der Bundesärztekammer zur Qualitätssicherung quantitativer labormedizinischer Untersuchungen".

2 Arbeitsmedizinische Beurteilung und Beratung

Eine arbeitsmedizinische Beurteilung und Beratung im Rahmen gezielter arbeitsmedizinischer Untersuchungen ist erst nach Kenntnis der Arbeitsplatzverhältnisse und der individuellen Belastung möglich. Grundlage dafür ist eine Gefährdungsbeurteilung, die auch dazu Stellung nimmt, welche technischen, organisatorischen und personenbezogenen Schutzmaßnahmen getroffen wurden bzw. zu treffen sind. Für Beschäftigte, die Tätigkeiten mit Gefahrstoffen ausüben, ist eine individuelle Aufklärung und Beratung angezeigt.

2.1 Kriterien

Eine Beurteilung sollte unter Berücksichtigung der individuellen Exposition erfolgen.

2.1.1 Dauernde gesundheitliche Bedenken

Erstuntersuchung	Nachuntersuchung

Personen mit

- chronischen Hauterkrankungen, wenn diese wegen ihrer Lokalisation (z. B. an Händen und Armen) durch Styrol negativ beeinflusst werden können,
- erheblichen neurologischen und psychiatrischen Störungen (Polyneuropathie, organisches Psychosyndrom, persistierende Anfallsleiden, schwere endogene Psychosen),
- Alkohol-, Drogen- oder Medikamentenabhängigkeit,
- schlecht einstellbarem Diabetes mellitus,
- chronisch obstruktiven Atemwegserkrankungen,
- Leberschädigungen (Bestimmung der Transaminasen!).

2.1.2 Befristete gesundheitliche Bedenken

Erstuntersuchung	Nachuntersuchung

Personen mit den unter 2.1.1 genannten Erkrankungen, soweit eine Wiederherstellung zu erwarten ist.

2.1.3 Keine gesundheitlichen Bedenken unter bestimmten Voraussetzungen

Erstuntersuchung	Nachuntersuchung

Personen mit chronischen Hauterkrankungen, wenn diese wegen ihrer Lokalisation (z. B. Gesichtsakne) durch Styrol nicht negativ beeinflusst werden können.
Sind die in 2.1.1 genannten Erkrankungen oder Funktionsstörungen weniger ausgeprägt, so sollte der untersuchende Arzt prüfen, ob unter bestimmten Voraussetzungen die Aufnahme bzw. Fortsetzung der Tätigkeit möglich ist. Hierbei wird gedacht an

- technische Schutzmaßnahmen,
- organisatorische Schutzmaßnahmen, z. B. Begrenzung der Expositionszeit,
- Einsatz an Arbeitsplätzen mit nachgewiesener geringerer Exposition,
- persönliche Schutzausrüstung unter Beachtung des individuellen Gesundheitszustandes,
- verkürzte Nachuntersuchungsfristen.

2.1.4 Keine gesundheitlichen Bedenken

Erstuntersuchung	Nachuntersuchung

Alle anderen Personen, soweit keine Beschäftigungsbeschränkungen bestehen.

2.2 Beratung

Die Beratung sollte entsprechend der Arbeitsplatzsituation und den Untersuchungsergebnissen im Einzelfall erfolgen. Die Beschäftigten sind über die Ergebnisse der arbeitsmedizinischen Untersuchungen und des Biomonitorings zu informieren.
Auf allgemeine Hygienemaßnahmen und persönliche Schutzausrüstung ist hinzuweisen. Stoffspezifische Hinweise zu Schutzmaßnahmen gibt das Gefahrstoffinformationssystem GESTIS unter der Rubrik „Umgang und Verwendung" (siehe 5).
Die Beschäftigten sollten hinsichtlich des die Stoffwirkung potenzierenden Einflusses von konsumiertem Alkohol beraten werden (Ethanol inhibiert die Biotransformation des Styrols, sodass z. B. die Exkretion der Mandelsäure bereits bei tolerablen Alkoholmengen um etwa 3–4 Stunden verschoben wird).
Wenn sich aus der arbeitsmedizinischen Untersuchung Hinweise ergeben, die eine Aktualisierung der Gefährdungsbeurteilung zur Verbesserung des Arbeitsschutzes notwendig machen, hat der untersuchende Arzt dies dem Arbeitgeber mitzuteilen. Dabei ist die Wahrung der schutzwürdigen Belange des Untersuchten zu beachten.

3 Ergänzende Hinweise

3.1 Exposition, Beanspruchung

3.1.1 Vorkommen, Gefahrenquellen

Stoffbezogene Hinweise zu Vorkommen und Gefahrenquellen enthält das Gefahrstoffinformationssystem GESTIS (siehe 5).

Insbesondere bei folgenden Betriebsarten, Arbeitsplätzen oder Tätigkeiten ist mit einer Exposition gegenüber Styrol zu rechnen:

- Streichen, Spachteln, Laminieren im Säurebau,
- Herstellung von Polymerbeton,
- Verarbeitung von Produkten zum Korrosionsschutz (Spritzauftrag in geschlossenen Räumen),
- Herstellung von Kunststoffformteilen, Verarbeiten und Heißschneiden von polymerem Styrol, Heißpressen,
- Oberflächenbeschichtung, Beschichtung mit Kunstharzlacken auf Basis ungesättigter Polyesterharze,
- Umgang mit styrolhaltigen Harzen (Laminieren und Spachteln) bei der Herstellung von Bauteilen aus glasfaserverstärkten Kunststoffen (Boots- und Karosseriebau, Gehäuse für elektrische Anlagen, Behälterbau), Faserspritzen,
- Metallkleber, Metallbau,
- Abbruch-, Wartungs-, Reinigungs-, Sanierungs- oder Instandsetzungsarbeiten sowie Probenahme in Produktions- und Abfüllanlagen,
- Arbeiten in kontaminierten Bereichen.

Weitere Hinweise gibt die DGUV Information „Handlungsanleitung für arbeitsmedizinische Untersuchungen nach dem DGUV Grundsatz G 45" (DGUV Information 240-450, i. Vb.).

Styrol wird hauptsächlich zur Herstellung polymerer Produkte verwendet. Beispiele für die große Zahl von auf Styrol basierenden Thermoplasten, Duroplasten, Elastomeren und Dispersionen sind Polystyrol, Copolymer mit Acrylnitril, mit Butadien und Acrylnitril sowie Polyesterharze.

Die Gefahr der Grenzwertüberschreitung ist vor allem bei handwerklichen Verfahren, insbesondere bei offenem und großflächigem Umgang mit styrolhaltigen Reaktionsharzen (ungesättigte Polyesterharze = UP-Harze, Vinylester-Harze = VE-Harze), gegeben. Auch bei Abfüll- und Umschlagsprozessen sowie beim Einsatz maschineller Verfahren und bei Luftabsaugung muss in manchen Bereichen mit einer AGW-Überschreitung gerechnet werden.

Bei der Herstellung und Verarbeitung des Styrols werden verschiedenartige Technologien eingesetzt, entsprechend unterschiedlich sind die Belastungen in den einzelnen Arbeitsbereichen. Prozessbedingt besteht häufig eine Mehrfachexposition gegenüber anderen Lösemitteln, Stäuben usw.

Werden Tätigkeiten mit höherer Exposition in Lärmbereichen ausgeübt, sollten aufgrund der ototoxischen Eigenschaft von Styrol (siehe 5) mögliche Kombinationswirkungen mit Lärm bei der Gehöruntersuchung nach dem DGUV Grundsatz G 20 berücksichtigt werden.

3.1.2 Physikalisch-chemische Eigenschaften

Styrol ist eine farblose, stark lichtbrechende, entzündbare, sehr schwer wasserlösliche Flüssigkeit mit einem charakteristischen, in niedrigen Konzentrationen süßlichen Geruch. Die Geruchsschwelle (0,05–0,08 ml/m^3) liegt erheblich unter dem Luftgrenzwert. Bei der Geruchsempfindung ist zu beachteten, dass ein Gewöhnungsprozess eintritt. Styrol ist wenig flüchtig. Seine insbesondere bei höheren Temperaturen freiwerdenden Dämpfe sind viel schwerer als Luft und sammeln sich am Boden an.

Styrol

Formel	C_8H_8
CAS-Nr.	100-42-5

Über das Gefahrstoffinformationssystem GESTIS sind die Einstufungen und Bewertungen sowie weitere stoffspezifische Informationen verfügbar (siehe 5).

3.1.3 Aufnahme

Die Aufnahme erfolgt vorwiegend durch die Atemwege. Bei großflächigem Hautkontakt ist nicht auszuschließen, dass Styrol über die Haut resorbiert wird und somit zu einer relevanten inneren Belastung führt.

3.1.4 Biomonitoring

Hinweise zum Biomonitoring sind in Anhang 3, Leitfaden „Biomonitoring" enthalten.

Biologischer Wert zur Beurteilung

Arbeitsstoff (CAS-Nr.)	**Parameter**	**BGW[1]**	**Untersuchungs-material**	**Probennahme-zeitpunkt**
Styrol (100-42-5)	Mandelsäure plus Phenyl-glyoxylsäure	600 mg/g Kreatinin	Urin	Expositions-ende bzw. Schichtende; bei Langzeit-exposition: nach mehreren voran-gegangenen Schichten

Die jeweils aktuelle Fassung der TRGS 903 ist zu beachten.

[1] Biologischer Grenzwert (BGW) aus der TRGS 903

Störfaktoren (Confounder):
Durch Alkohol kann es zu einer Beeinflussung des Styrolstoffwechsels mit einer Verzögerung der Ausscheidung der Metabolite kommen. Dies soll bei der Bewertung des Biomonitorings berücksichtigt werden.
Es ist möglich, dass Analgetika und Spasmolytika sowie Psychopharmaka, die Mandelsäurederivate enthalten, Designerdrogen und Muskelrelaxantien die Ergebnisse des Biomonitorings beeinflussen.
In begründeten Fällen kann daher ein „Leerwert" vor Beginn der Exposition sinnvoll sein.

Weitere Hinweise können den arbeitsmedizinisch-toxikologischen Begründungen für Biologische Arbeitsstofftoleranz-Werte (BAT-Werte), Expositionsäquivalente für krebserzeugende Arbeitsstoffe (EKA) und Biologische Leitwerte (BLW) der Senatskommission zur Prüfung gesundheitsschädlicher Arbeitsstoffe der Deutschen Forschungsgemeinschaft (DFG), den entsprechenden Bekanntmachungen des Ausschusses für Gefahrstoffe (AGS) sowie den Leitlinien der Deutschen Gesellschaft für Arbeitsmedizin und Umweltmedizin e. V. (DGAUM) entnommen werden.

3.2 Funktionsstörungen, Krankheitsbild

3.2.1 Wirkungsweise

Im Vordergrund einer Styrolvergiftung stehen neurotoxische Wirkungen im Bereich des zentralen Nervensystems. Reizungen der Schleimhäute und Atemwege treten frühzeitig und nicht streng dosisabhängig auf. Auf individuelle Disposition soll geachtet werden.
Styrol verteilt sich im Organismus rasch. In der Leber wird Styrol insbesondere zu Mandelsäure (etwa 85 %) und Phenylglyoxylsäure (etwa 10 %) metabolisiert und im Urin ausgeschieden. In wesentlich geringerem Umfang (etwa 5 %) wird auch Hippursäure gebildet.
Zusätzliche exogene Einflussfaktoren (z. B. Koexposition gegenüber Arbeitsstoffen wie Ethylbenzol und Phenylglykol, die eine ähnliche Wirkung wie Styrol haben) müssen beachtet werden.

3.2.2 Akute/subakute Gesundheitsschädigung

Schleimhautreizungen an den Augen und oberen Atemwegen sowie erste Effekte am zentralen Nervensystem treten nach erheblicher Überschreitung des Grenzwertes ab Konzentrationen von etwa 50 ml/m^3 (ppm) auf.
Bei höheren Konzentrationen werden vor allem folgende Symptome im Sinne von pränarkotischen Beschwerden beschrieben: Aufmerksamkeits-, Konzentrations- und Gedächtnisstörungen (Kurzzeitgedächtnis), außergewöhnliche Ermüdbarkeit, gehäufte Kopfschmerzen, Schwindelgefühl, Übelkeit, Trunkenheitsgefühl, Benommenheit bis zur Bewusstlosigkeit.

3.2.3 Chronische Gesundheitsschädigung

Es werden in erster Linie Wirkungen am zentralen Nervensystem beschrieben. Im Vordergrund stehen psychomotorische und kognitive Funktionsstörungen (verlangsamte Reaktionszeiten, reduzierte Gedächtnisleistungen).
Im wissenschaftlichen Schrifttum werden erworbene Farbsinnstörungen (blau-gelb), vestibuläre Störungen und Wirkungen am peripheren Nervensystem mit Verlangsamung der Nervenleitgeschwindigkeiten diskutiert.
Flüssiges Styrol und hohe Luftkonzentrationen können an Haut und Schleimhäuten starke Irritationen und bei wiederholtem Kontakt Entzündungen und toxisch-degenerative Veränderungen verursachen.

3.3 Bemerkungen

3.3.1 Fragebogen „Q 18" (zu 1.2.2)

Als ausschließlich anamnestisches Hilfsmittel (siehe 1.2.2) für den untersuchenden Arzt ist als Anlage ein spezieller Fragebogen (modifizierter „Q 16") beigefügt. Keinesfalls soll eine Auszählung der mit „ja" beantworteten Fragen als arbeitsmedizinisches Kriterium für die Beurteilung der Untersuchung erfolgen. Wichtig im Sinne einer Verlaufsbeobachtung durch den untersuchenden Arzt ist das Ausfüllen und Betrachten des Fragebogens bei jeder Nachuntersuchung.

3.3.2 Fragebogen PNF I oder PNF II

G 45

Die Arbeitsgruppe „Styrol" hat sich entschlossen, dem untersuchenden Arzt einen modifizierten Fragebogen „Q 16" zu empfehlen. Selbstverständlich können auch andere Fragebogen wie z. B. PNF I oder PNF II verwendet werden.

Angaben zum PNF I

Seeber, A., Schneider, H., Zeller, H.-J.: Ein Psychologisch-Neurologischer Fragebogen (PNF) als Screeningmethode zur Beschwerdenerfassung bei neurotoxisch Exponierten. Probl Erg Psychol 65 (1978) 23–43

Angaben zum PNF II

Sietmann, B., Kiesswetter, E., Zeller, H.-J., Seeber, A.: Untersuchung neurotoxisch verursachter Beschwerden. Die Standardisierung des Psychologisch-Neurologischen Fragebogens, „PNF II". Verh Deutsch Ges Arbeitsmed Umweltmed 36 (1996)

Angaben zum PNF I + II

Seeber, A., Golka, K., Bolt, H. M.: Arbeitsmedizinische und psychologische Aspekte des chronischen organischen Psychosyndroms. Erstes Heidelberger Arbeitsmedizinisches Kolloquium, Schriftenreihe des Hauptverbandes der gewerblichen Berufsgenossenschaften, 1990, 83–95

4 Berufskrankheit

Nr. 1303 der Anlage 1 zur Berufskrankheitenverordnung (BKV) „Erkrankungen durch Benzol, seine Homologe oder durch Styrol", Nr. 1317 „Polyneuropathie oder Enzephalopathie durch organische Lösungsmittel oder deren Gemische".

5 Literatur

Arbeitsmedizinische Regel (AMR) Nummer 2.1: Fristen für die Veranlassung/das Angebot von arbeitsmedizinischen Vorsorgeuntersuchungen. www.baua.de

Berufsgenossenschaft der chemischen Industrie: „Styrol und styrolhaltige Zubereitungen" (Merkblatt M 054/1996). Jedermann-Verlag, Heidelberg

Deutsche Forschungsgemeinschaft. Senatskommission zur Prüfung gesundheitsschädlicher Arbeitsstoffe:
MAK- und BAT-Werte-Liste.
Maximale Arbeitsplatzkonzentration und Biologische Arbeitsstofftoleranzwerte; http://onlinelibrary.wiley.com/book/10.1002/9783527666027
Gesundheitsschädliche Arbeitsstoffe – Toxikologisch-arbeitsmedizinische Begründung von MAK-Werten und Einstufungen;
http://onlinelibrary.wiley.com/book/10.1002/3527600418/topics
Biologische Arbeitsstoff-Toleranz-Werte (BAT-Werte), Expositionsäquivalente für krebserzeugende Arbeitsstoffe (EKA), Biologische Leitwerte (BLW) und Biologische Arbeitsstoff-Referenzwerte (BAR): Arbeitsmedizinisch-toxikologische Begründungen
alle Wiley-VCH, Weinheim

Gefahrstoffinformationssystem der Deutschen Gesetzlichen Unfallversicherung (GESTIS-Stoffdatenbank). www.dguv.de, Webcode d11892

Handlungsanleitung für arbeitsmedizinische Untersuchungen nach dem DGUV Grundsatz G 45 „Styrol" (DGUV Information 240-450, i. Vb.). DGUV-Publikationsdatenbank, www.dguv.de/publikationen

Kleine-Moritz, G.: Der gegenwärtige Stand des Rechts-Links-Problems (RLP). Hogrefe, Göttingen, 1985

Ototoxische Arbeitsstoffe. www.dguv.de, Webcode d113326

Richtlinie der Bundesärztekammer zur Qualitätssicherung quantitativer labormedizinischer Untersuchungen. www.bundesaerztekammer.de

Triebig, G. et al.: Die „Erlanger Malerstudie" – Arbeitsmedizinische Aspekte zur Lösemittelbelastung und Beanspruchung bei Hausmalern. 26. Jahrestagung der Deutschen Gesellschaft für Arbeitsmedizin, Hamburg, 7.–10.4.1986, 393–398

6 Vorschriften, Regeln

Arbeitsmedizinische Regeln (AMR), GMB, Bundesanstalt für Arbeitsschutz und Arbeitsmedizin. www.baua.de
AMR 2.1: „Fristen für die Veranlassung/das Angebot von arbeitsmedizinischen Vorsorgeuntersuchungen"
AMR 6.2: „Biomonitoring"
Biomonitoring Auskunftsystem der Bundesanstalt für Arbeitsschutz und Arbeitsmedizin. http://www.baua.de/de/Themen-von-A-Z/Gefahrstoffe/Biomonitoring/Auskunftsystem.html
CLP-Verordnung (EG) Nr. 1272/2008 und ihre Anpassungen. www.reach-clp-helpdesk.de/de/CLP/CLP.html
Gefahrstoffverordnung (GefStoffV)
Technische Regeln für Gefahrstoffe (TRGS). www.baua.de:
TRGS 400: Gefährdungsbeurteilung für Tätigkeiten mit Gefahrstoffen
TRGS 402: Ermitteln und Beurteilen der Gefährdungen bei Tätigkeiten mit Gefahrstoffen: Inhalative Exposition
TRGS 420: Verfahrens- und stoffspezifische Kriterien (VSK) für die Ermittlung und Beurteilung der inhalativen Exposition
TRGS 500: Schutzmaßnahmen: Mindeststandards
TRGS 555: Betriebsanweisung und Information der Beschäftigten
TRGS 900: Arbeitsplatzgrenzwerte
TRGS 903: Biologische Grenzwerte
GESTIS Wissenschaftliche Begründungen zu Arbeitsplatzgrenzwerten
Verordnung zur arbeitsmedizinischen Vorsorge (ArbMedVV)

7 Anlage zum G 45 „Styrol"

Erläuterungen zum speziellen arbeitsmedizinischen Fragebogen „Q 18" (siehe 1.2.2 und 3.3).

7.1 Zielsetzung

Der Fragebogen ist eine deutsche Version des „Questionnaire for neuropsychiatric symptoms, Q 16", nach Hogstedt et al. (1980). Er wird in leicht modifizierter Form nach Triebig (1989) verwendet. Dieser Fragebogen ist ein Verfahren zur Feststellung von Symptomen, die aufgrund wissenschaftlicher Erkenntnisse neurotoxische Effekte infolge Lösungsmittelexpositionen (u. a. Styrol) widerspiegeln können.
Ein auffälliger Befund kann daher als ein Hinweis auf unerwünschte Wirkungen einer arbeitsmedizinisch relevanten Gefahrstoffexposition betrachtet werden.
Die Befundinterpretation sollte jedoch immer im Zusammenhang mit ärztlichen Untersuchungsbefunden erfolgen, weil die Fragen nicht spezifisch für neurotoxische Effekte sind. Nur im Zusammenhang mit weiteren Anhaltspunkten bzw. ausführlicheren Untersuchungen, beispielsweise in Form einer kognitiven Leistungsdiagnostik, können beginnende neurotoxische Effekte diagnostiziert werden.

7.2 Durchführung

Als ein Erhebungsinstrument für Befindlichkeiten ist der spezielle Fragebogen anfällig für eine Vielzahl von möglichen Einflussfaktoren wie Tageszeit, Motivation, außerberufliche Belastungen, Alter, Bildung usw. Bei der Durchführung sollten deshalb Störvariablen möglichst ausgeschlossen bzw. kontrolliert werden.
Der Fragebogen sollte hierzu in einer möglichst ruhigen Umgebung ohne Zeitdruck ausgeführt werden. Dritte dürfen den Teilnehmer bei dem Ausfüllen des Bogens nicht beobachten oder beeinflussen. Es sollte dem Untersuchten zur Motivationsförderung deutlich gemacht werden, dass die Antworten unter die ärztliche Schweigepflicht fallen und nicht an Dritte weitergegeben werden. Außerdem sollte der Teilnehmer nicht unter Alkohol-, Drogen- oder Medikamenteneinfluss stehen.
Der Fragebogen wird von den Beschäftigten selbst ausgefüllt. Es ist keine weitere Instruktion notwendig.

- Falls Fragen zum Zeitraum, auf den sich die Fragen beziehen, auftauchen sollten, so sollte dieser mit: „in der letzten Zeit" oder „in den letzten Wochen und Monaten" bezeichnet werden.
- Kann sich ein Teilnehmer nicht zwischen „Ja" und „Nein" entscheiden, sollte er gebeten werden, die Antwort anzukreuzen, die „eher" zutrifft.
- Gibt ein Teilnehmer an, keinen Alkohol zu trinken, sollte er bei Frage 18 „Nein" ankreuzen.

Nachdem ein Arbeitnehmer den Fragebogen ausgefüllt hat, sollte der Untersuchungsbogen vom Untersucher auf Vollständigkeit überprüft werden. Ist bei einer Frage keine oder keine eindeutige Zuordnung der Antwort erfolgt, ist die Frage dem Teilnehmer mit der Bitte, sich zu entscheiden, nochmals vorzulegen. Die Bearbeitungszeit beträgt nur wenige Minuten.

Da die Auswertung des Fragebogens „auf einen Blick" erfolgen kann, sollte sich u. U. bei einem auffälligen Ergebnis ein kurzes Gespräch über die vom Untersuchten angeführten Ursachen der angegebenen Befindlichkeitsstörungen direkt an die Testdurchführung anschließen.

7.3 Auswertung und Interpretation

Zur Auswertung des speziellen Fragebogens wird die Summe aller „Ja" Antworten gebildet.
Ist der Summenwert gleich oder größer 4 (bei unter 28-Jährigen) bzw. 6 (bei über 28-Jährigen), ist das Ergebnis als auffällig zu beurteilen.
Nicht immer kommt ein auffälliges Ergebnis aufgrund neurotoxischer Effekte durch berufliche Expositionen zustande. Dennoch sollte ein auffälliges Ergebnis als ein Hinweis auf mögliche neurotoxische Effekte betrachtet werden, insbesondere wenn sich durch ein anschließendes Gespräch keine andere Ursache für die angegebenen Symptome finden lässt.
Im Gespräch sollte der Untersucher den Teilnehmer nach dessen Meinungen über das Zustandekommen befragen. Ein auffälliges Ergebnis bedarf immer einer weiteren Vorgehensweise.
Beim Gespräch sollte auf folgende wichtige Punkte geachtet werden:

- Aktuelle Situation: Bestehen private oder berufliche Stresssituationen?
- Körperlicher Zustand: Ist der Teilnehmer übermüdet oder krank? Hat er Medikamente, Alkohol oder sonstige Drogen zu sich genommen?
- Motivation: Ist der Teilnehmer übermotiviert oder gelangweilt?
- Erwartungen: Welche Erwartungen bestehen bezüglich der möglichen Folgen der Untersuchung (z. B. Verbesserung der Arbeitsbedingungen, Verlust des Arbeitsplatzes, Berentung)?
- Neurotoxische Belastungen: Welche gibt es? Stehen sie im (zeitlichen) Zusammenhang mit Beschwerden? Sind die Beschwerden nach arbeitsfreien Zeiten (z. B. Urlaub) gebessert?

Das abschließende Gespräch wird möglicherweise nur relativ vage Hinweise zur Ätiologie der Befindlichkeitsstörungen geben. In diesen Fällen ist eine Verlaufsbeurteilung angezeigt. Hierzu kann in kürzeren Zeitabständen die Konsistenz der angegebenen Befindlichkeitsstörungen mit der gleichen Methode überprüft werden.

G 45

Literatur zum Fragebogen

Hoffmann, J., Ihrig, A., Triebig, G.: Feldstudie zur arbeitsmedizinischen Bedeutung von Beschwerdefragebogen bei Styrol-exponierten Arbeitnehmern. Arbeitsmed Sozialmed Umweltmed 39 (2004) 294–300

Hogstedt, C., Hane, M., Axelson, O.: Diagnostic and health care aspects of workers Exposed to Solvents. In: Zenz, C. (Hrsg.): Developments in occupational medicine. Medical Publishers Chicago, 1980, 249–258

Triebig, G. (Hrsg.): Die Erlanger Spritzlackierer-Studie. Arbeitsmed Sozialmed Präventivmed (1989) Sonderheft 13

Spezieller arbeitsmedizinischer Fragebogen

modifiziert nach Triebig 1989

Bitte beantworten Sie die folgenden Gesundheitsfragen.
Ihre Antworten fallen unter die ärztliche Schweigepflicht und werden nicht an Dritte weitergegeben.
(Bitte Zutreffendes ankreuzen)

1. Sind Sie vergesslich? Ja ❒ Nein ❒
2. Haben Ihre Angehörigen Sie des Öfteren darauf aufmerksam gemacht, dass Sie vergesslich sind? Ja ❒ Nein ❒
3. Müssen Sie sich oft über Dinge, die Sie nicht vergessen dürfen, Notizen machen? Ja ❒ Nein ❒
4. Finden Sie es im Allgemeinen schwierig, den Inhalt von Zeitungen und Büchern zu erfassen? Ja ❒ Nein ❒
5. Haben Sie Konzentrationsschwierigkeiten? Ja ❒ Nein ❒
6. Fühlen Sie sich oft ohne besonderen Grund aus der Fassung gebracht? Ja ❒ Nein ❒
7. Sind Sie öfters ohne besonderen Anlass traurig? Ja ❒ Nein ❒
8. Leiden Sie unter außergewöhnlicher Müdigkeit? Ja ❒ Nein ❒
9. Haben Sie Herzklopfen, ohne sich anzustrengen? Ja ❒ Nein ❒
10. Spüren Sie manchmal einen Druck auf der Brust? Ja ❒ Nein ❒
11. Schwitzen Sie ohne besonderen Grund? Ja ❒ Nein ❒
12. Hatten Sie in letzter Zeit gehäuft Kopfschmerzen (mindestens einmal pro Woche)? Ja ❒ Nein ❒
13. Sind Sie weniger an Sexualität interessiert, als Sie für normal erachten? Ja ❒ Nein ❒
14. Ist Ihnen häufig übel? Ja ❒ Nein ❒
15. Sind Ihre Hände oder Füße taub oder pelzig? Ja ❒ Nein ❒
16. Bemerken Sie eine Kraftlosigkeit in Armen oder Beinen? Ja ❒ Nein ❒
17. Zittern Ihre Hände? Ja ❒ Nein ❒
18. Vertragen Sie Alkohol schlecht? Ja ❒ Nein ❒

G 46 Belastungen des Muskel- und Skelettsystems einschließlich Vibrationen

Bearbeitung: Ausschuss Arbeitsmedizin der Gesetzlichen Unfallversicherung, Arbeitskreis 1.7 „Belastungen des Muskel- und Skelettsystems"
Fassung Oktober 2014

Vorbemerkungen

Dieser Grundsatz gibt Anhaltspunkte für gezielte arbeitsmedizinische Untersuchungen bei Belastungen des Muskel- und Skelettsystems. Ziel ist, Erkrankungen frühzeitig zu erkennen oder zu verhindern, die durch arbeitsbedingte Belastungen (siehe 3.1) entstehen können, sowie die Wiedereingliederung von Beschäftigten mit Erkrankungen des Muskel-Skelett-Systems zu ermöglichen. Diese Erkrankungen entstehen auch durch außerberufliche Bedingungen, Faktoren und Einflüsse, können aber auf Grund bestimmter beruflicher Über- und Fehlbelastungen verstärkt werden bzw. frühzeitiger und häufiger auftreten.
Hinweise für die Gefährdungsbeurteilung und die Auswahl des zu untersuchenden Personenkreises gibt die DGUV Information „Handlungsanleitung für arbeitsmedizinische Untersuchungen nach dem DGUV Grundsatz G 46" (DGUV Information 240-460, i. Vb.).

Ablaufplan

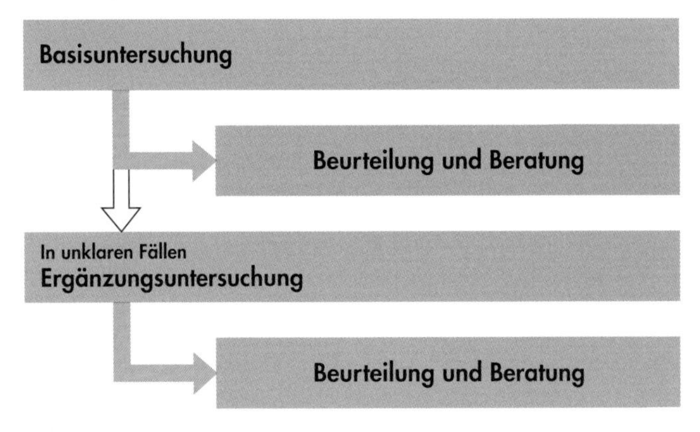

Der Grundsatz gliedert sich in einen allgemeinen Teil, der den Umfang der Untersuchungen, die arbeitsmedizinischen Beurteilungskriterien, Beratungsgegenstände sowie ergänzende Hinweise beinhaltet. Der allgemeine Teil behandelt Belastungen des Muskel- und Skelettsystems einschließlich Ganzkörper-Vibrationen. Ein spezieller Teil ist darüber hinaus den Belastungen durch Hand-Arm-Vibrationen gewidmet und enthält einen gesonderten Anamnesebogen für die Ergänzungsuntersuchung.

Allgemeiner Teil

1 Untersuchungen

1.1 Untersuchungsarten, Fristen

Bei der Festlegung der Fristen zu den Untersuchungsintervallen sind je nach Rechtsgrundlage des Untersuchungsanlasses die für diesen Anlass gültigen staatlichen Vorschriften und Regeln zu beachten.
Wenn es für den konkreten Untersuchungsanlass keine staatlichen Vorgaben zu Fristen gibt, können ersatzweise die Empfehlungen in der nachfolgenden Tabelle zu Anwendung kommen.

Erstuntersuchung	Vor Aufnahme der Tätigkeit
Nachuntersuchungen	Nach 60 Monaten, ab 40 Jahre nach 36 Monaten
	Vorzeitig: • Wenn bei einer Untersuchung Befunde erhoben werden, die eine kürzere, vom Arzt zu bestimmende Frist angeraten erscheinen lassen • Bei Beschäftigten, die einen ursächlichen Zusammenhang zwischen ihrer Erkrankung und ihrer Tätigkeit am Arbeitsplatz vermuten • Zur Beurteilung der individuellen Belastbarkeit, z. B. bei Wiedereingliederung nach längerer Erkrankung oder Operation

1.2 Untersuchungsprogramm

Die Verwendung eines erprobten Anamnese- und Untersuchungsverfahrens einschließlich Dokumentation wird empfohlen (Anhang 4, „Leitfaden zur Diagnostik von Muskel-Skeletterkrankungen"). Bildgebende Diagnostik wird im Rahmen dieser Untersuchung nicht regelhaft durchgeführt oder veranlasst.

1.2.1 Basisuntersuchung

Erstuntersuchung	Nachuntersuchung

- Anamnese (siehe Anamnesebögen 1 und 2 in Anhang 4, „Leitfaden zur Diagnostik von Muskel-Skelett-Erkrankungen)
  - Feststellung der Vorgeschichte (allgemeine Anamnese, Arbeitsanamnese, Beschwerden); siehe auch BAPRO
  - Feststellung der Lokalisation und Ausprägung arbeitsbezogener Beschwerden am Muskel-Skelett-System
  - ärztliche bzw. physiotherapeutische Behandlungen am Muskel-Skelett-System, insbesondere innerhalb der letzten 12 Monate
  - arbeitsbezogene Belastungen, die Beschwerden besonders verstärken
  - Rückbildung der Beschwerden bei Entlastungen
- klinische Untersuchung
  - Inspektion des Muskel-Skelett-Systems im Stehen und Gehen
  - orientierende Prüfung der Beweglichkeit und Funktionsfähigkeit.

Ablauf und Beurteilungsschema der Basisuntersuchung

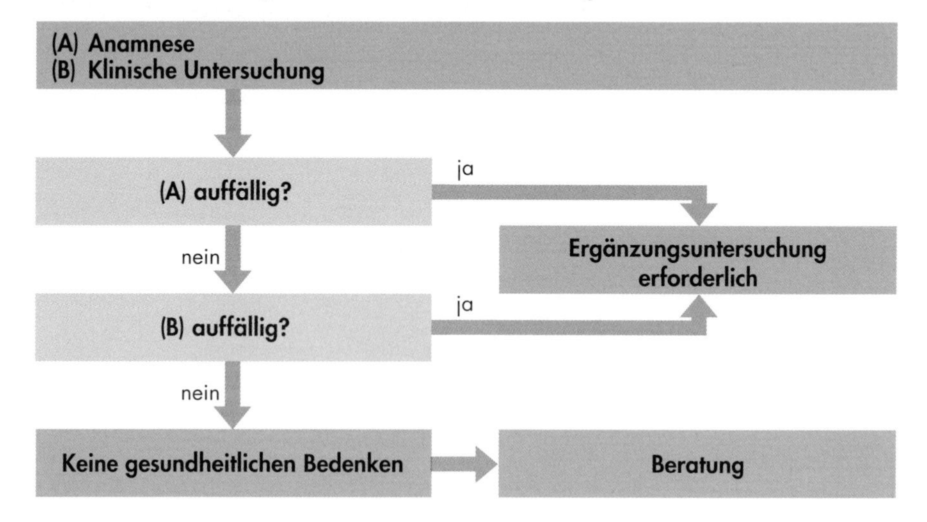

1.2.2 Ergänzungsuntersuchung

Erstuntersuchung	**Nachuntersuchung**

Ergänzungsuntersuchungen sollen bei auffälligen Befunden der Basisuntersuchung (vgl. 1.2.1) durchgeführt werden. Je nach Befund bzw. Beschwerden können die Ergänzungsuntersuchungen auf Körperregionen bezogen im Hinblick auf die ausgeübte Tätigkeit erfolgen. Die Verwendung eines erprobten Untersuchungsverfahrens wird empfohlen (Anhang 4, „Leitfaden zur Diagnostik von Muskel-Skeletterkrankungen"). Bei Erstuntersuchungen kann es auch ohne Befunde oder Beschwerden zweckmäßig sein, eine Ergänzungsuntersuchung durchzuführen, sofern die vorgesehenen Tätigkeiten es notwendig erscheinen lassen. Diese Verfahrensweise erlaubt eine Verlaufsbeurteilung bei Nachuntersuchungen.

Ablauf und Beurteilungsschema von Ergänzungsuntersuchungen

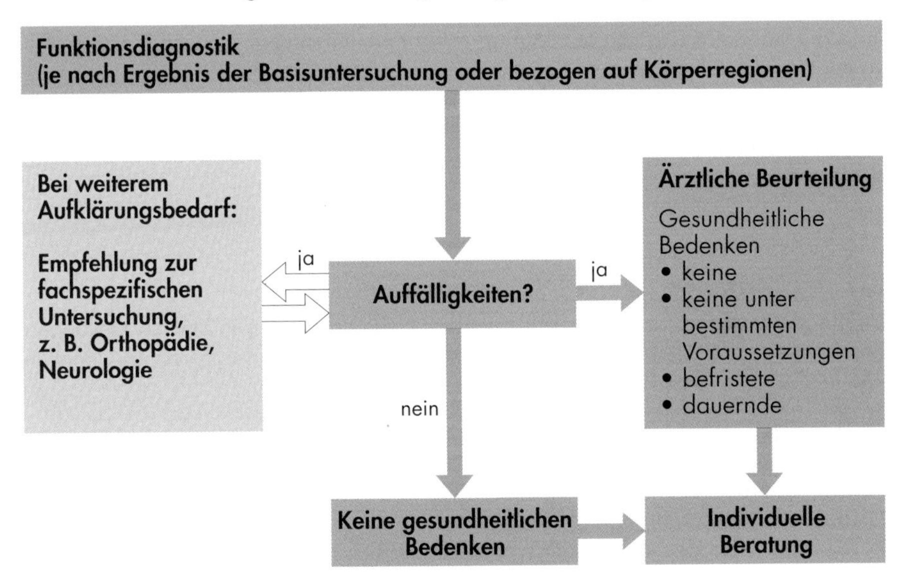

1.3 Voraussetzungen zur Durchführung

Die Basis- und Ergänzungsuntersuchung sowie die Beratung werden vom Betriebsarzt als „Facharzt für Arbeitsmedizin" oder mit Zusatzbezeichnung „Betriebsmedizin" durchgeführt. Die Ergänzungsuntersuchung erfordert besondere Fachkenntnisse, die durch eine arbeitsmedizinisch-orthopädische Fortbildung erworben werden können.
Auffälligkeiten in der Ergänzungsuntersuchung ziehen meist diagnostische und therapeutische Konsequenzen nach sich und sind Leistungen im Rahmen der kassenärztlichen Versorgung.

2 Arbeitsmedizinische Beurteilung und Beratung

Eine arbeitsmedizinische Beurteilung und Beratung im Rahmen gezielter arbeitsmedizinischer Untersuchungen ist erst nach Kenntnis der Arbeitsplatzverhältnisse und der individuellen Belastung möglich. Sie erfordert Kenntnisse über Art und Umfang relevanter Formen der physischen Belastungen am Arbeitsplatz des Beschäftigten sowie über geeignete präventive und rehabilitative Maßnahmen zur Erhaltung und Wiederherstellung der Arbeits- und Erwerbsfähigkeit.
Grundlage dafür ist eine Gefährdungsbeurteilung, die auch dazu Stellung nimmt, welche technischen, organisatorischen und personenbezogenen Schutzmaßnahmen getroffen wurden bzw. zu treffen sind.

2.1 Kriterien

Die Beurteilung der Einsatzmöglichkeiten bei Funktionsstörungen und Erkrankungen des Muskel-Skelett-Systems soll das individuelle gesundheitliche Risiko berücksichtigen im Verhältnis zu

- den konkreten Anforderungen am Arbeitsplatz bzw. den Gestaltungsmöglichkeiten,
- den Behandlungsmöglichkeiten für die Wiederherstellung oder Stabilisierung der Belastbarkeit und Leistungsfähigkeit,
- den Kompensationsmöglichkeiten zur zeitweiligen oder dauernden Bewältigung der Arbeitsanforderungen,
- dem Zeitraum des verbleibenden Berufslebens.

Aufgrund der komplexen Wirkungen physischer Belastungen sollten in der Bewertung auch Erkrankungen anderer Organsysteme berücksichtigt werden (z. B. Herz-Kreislauf-Erkrankungen, neurologische Erkrankungen etc.).

2.1.1 Dauernde gesundheitliche Bedenken

Erstuntersuchung	Nachuntersuchung

Dauernde gesundheitliche Bedenken gegen die Aufnahme oder weitere Ausführung der aktuellen Tätigkeit sollten in der Regel nur dann erhoben werden, wenn der Betroffene aus arbeitsmedizinischer Sicht nicht oder nicht mehr in der Lage ist, die Tätigkeit dauerhaft auszuführen. Es wird auf die Anmerkungen unter 2.1.3 hingewiesen.

2.1.2 Befristete gesundheitliche Bedenken

Erstuntersuchung	Nachuntersuchung

Befristete gesundheitliche Bedenken gegen die Aufnahme oder weitere Ausführung der aktuellen Tätigkeit sollten erhoben werden, wenn der Betroffene aus arbeitsmedizinischer Sicht nicht in der Lage ist, die Tätigkeit auszuführen, aber innerhalb eines angemessenen Zeitraums eine Verbesserung der Belastbarkeit und Leistungsfähigkeit bzw. eine Wiederherstellung der Funktionen durch Therapie, Training, Besserung bzw. Heilung zu erwarten ist.

2.1.3 Keine gesundheitlichen Bedenken unter bestimmten Voraussetzungen

Erstuntersuchung	Nachuntersuchung

Die Mehrzahl der Gesundheitsstörungen oder Erkrankungen des Muskel-Skelett-Systems bietet die Chance, die vorgesehene Tätigkeit aufzunehmen oder die bisherige fortzuführen. Der Betriebsarzt prüft und berät, welche Voraussetzungen (z. B. zeitliche Begrenzung der Einwirkung, ergonomische Gestaltung des Arbeitsplatzes, Individualmaßnahmen) dafür notwendig sind. Das gilt insbesondere für solche gesundheitlichen Störungen, die auf chronisch-degenerativen Veränderungen beruhen und eine in der Regel langjährige Entwicklungszeit haben (vgl. 2.2).

2.1.4 Keine gesundheitlichen Bedenken

Erstuntersuchung	Nachuntersuchung

Alle anderen Personen, soweit keine Beschäftigungsbeschränkungen bestehen.

2.2 Beratung

2.2.1 Beratung des Beschäftigten

Degenerative und andere strukturelle Schäden, leichte muskuloskelettale Fehlbildungen sowie insbesondere Funktionsstörungen des Muskel-Skelett-Systems haben im jüngeren bis mittleren Erwerbsalter bei gut entwickelter und trainierter Muskulatur oft nur geringe Auswirkungen auf die Belastbarkeit. Sie sind gut zu kompensieren und führen nicht zwingend zu langfristigen körperlichen Einschränkungen.
Beschäftigte können rechtzeitig und aktiv den funktionellen Beschwerden durch die Fortsetzung einer angemessenen Belastung in der Arbeit und Freizeit sowie durch den Ausgleich von funktionellen Defiziten mit gezielten Übungen und Trainingsverfahren entgegenwirken. Zeitweilige Einschränkungen der Arbeitsfähigkeit sollen deshalb auf die Therapie zur Überwindung akuter Beschwerden begrenzt werden. Sekundärpräventive Maßnahmen sollten rechtzeitig beginnen, bevor die Belastbarkeit krankheitsbedingt herabgesetzt ist und um einer Chronifizierung vorzubeugen.
Die arbeitsmedizinische Beratung der Beschäftigten zielt vorrangig auf die Erhaltung oder Verbesserung der Belastbarkeit. Zu den Inhalten der Beratung gehören

- die Veränderung des Arbeitsplatzes, der Arbeitsaufgabe und des Verhaltens am Arbeitsplatz im Rahmen der Mitwirkungsmöglichkeiten des Beschäftigten:
  - Einrichten des Arbeitsplatzes zur Verminderung von Über- und Fehlbelastungen,
  - belastungsadäquate Bewältigung der Arbeitsaufgabe durch Teilnahme an Unterweisungen zur Ergonomie,
  - Verwendung von ergonomischem Werkzeug und Nutzung bereitgestellter spezifischer Arbeitshilfen und Transportmittel,
  - Vermeidung besonders monotoner oder extremer Belastungen (z. B. durch arbeitsorganisatorische Maßnahmen);
- das persönliche Verhalten zur Erhaltung der körperlichen Belastbarkeit:
  - individuelle Maßnahmen der Gesundheitsförderung zum Training der physischen Fitness und Belastbarkeit je nach Lokalisation und Ausprägung gesundheitlicher Störungen (z. B. Fitnesstraining, Rückenschule),
  - Empfehlung der differenzialdiagnostischen Klärung von Befunden durch Orthopäden, Neurologen o. a.,
  - Erlernen von Verfahren zur Bewältigung häufig wiederkehrender Belastungsbeschwerden,
  - Vorstellung in einer Schmerzambulanz bei Chronifizierung starker Schmerzen (> 3 Monate);
- generelle Veränderungen des Lebensstils mit Erhöhung der körperlichen Freizeitaktivität und der Vermeidung von bewegungsarmen Tagesabläufen.

2.2.2 Beratung des Unternehmers

Ergeben sich aus der arbeitsmedizinischen Untersuchung Erkenntnisse, die Anlass zur Überprüfung von Arbeitsplätzen und zur Wiederholung der Gefährdungsbeurteilung geben, so ist der Arbeitgeber hierüber zu beraten.
Der Arbeitgeber sollte vom generellen Nutzen präventiver Maßnahmen für die Erhaltung der Arbeits- und Erwerbsfähigkeit durch ergonomische und arbeitsorganisatorische Lösungen überzeugt werden. Die Beratung kann

- auf die generellen Verhältnisse am Arbeitsplatz gerichtet sein, wenn auf Grund der geschilderten Ursachen von Befunden und eigener betriebsärztlicher Kenntnis bestimmte Belastungen oder Rahmenbedingungen der Tätigkeit die Ursachen für dauerhafte Beschwerden sind,
- auf das Individuum gerichtet sein, wenn der untersuchte Beschäftigte bereits durch Beschwerden und Erkrankungen im Betrieb bekannt ist und vom Betriebsarzt eine Mitwirkung an der Lösung eines individuellen Problemfalls erwartet wird.

Die Beratung des Arbeitgebers erfolgt unter Einhaltung der ärztlichen Schweigepflicht. In Zusammenarbeit mit den Fachkräften für Arbeitssicherheit sowie anderen betrieblichen Partnern soll nach technischen und organisatorischen Lösungen zur Vermeidung von Über- und Fehlbelastungen gesucht werden. Dabei sollen Gesichtspunkte des Schutzes der Gesundheit, der technischen Sicherheit, des reibungslosen Arbeitsablaufs und der mittelfristigen wirtschaftlichen Folgen abgewägt werden.
Wichtige Inhalte der Beratung sind:

- Verringerung arbeitsbedingter Belastungen (siehe 3.1),
- Inhalte der allgemeinen arbeitsmedizinischen Beratung der Beschäftigten zu Gesundheitsstörungen durch Belastungen des Muskel- und Skelettsystems,
- Bereitstellung und Verwendung spezifischer Arbeitshilfen und Transporthilfen,
- Auswahl und Bereitstellung der Maschinen und Werkzeuge nach ergonomischen Gesichtspunkten,
- Einrichtung des Arbeitsplatzes,
- Arbeitsorganisation, z. B. Kurz- oder Bewegungspausen und Tätigkeitswechsel bei unvermeidlichen Belastungen, etwa bei länger andauernden Zwangshaltungen, besonders monotonen Tätigkeiten,
- Verwendung vibrationsarmer Geräte und Maschinen,
- Reduktion psychomentaler Belastungen wie Zeitdruck etc.

3 Ergänzende Hinweise

3.1 Exposition, Belastung

Arbeitsbedingte Belastungen des Muskel- und Skelettsystems sind insbesondere:

- manuelle Lastenhandhabung
  - Heben, Halten, Tragen
  - Ziehen, Schieben
- erzwungene Körperhaltungen
  - Sitzen
  - Stehen
  - Rumpfbeuge
  - Hocken, Knien, Liegen
  - Arme über Schulterniveau
- Arbeit mit erhöhter Kraftanstrengung und/oder Krafteinwirkung
  - schwer zugängliche Arbeitsstellen (Steigen, Klettern)
  - Einsatz des Hand-/Arm-Systems als Werkzeug (Klopfen, Hämmern, Drehen, Drücken)
  - Kraft-/Druckeinwirkung bei der Bedienung von Arbeitsmitteln
- repetitive Tätigkeiten mit hohen Handhabungsfrequenzen
- Ganzkörpervibrationen
- Hand-Arm-Vibrationen.

3.2 Funktionsstörungen, Krankheitsbilder

Die unter 3.1 aufgeführten Expositionen können akute und/oder chronische Funktionsstörungen und Erkrankungen am Muskel-Skelett-System verursachen. Darüber hinaus sollen weitere Erkrankungen und Dispositionen besonders berücksichtigt werden, welche die muskuloskelettale Belastbarkeit und damit die Ausübung der Tätigkeit beeinträchtigen (z. B. Erkrankungen des rheumatischen Formenkreises).
Für die arbeitsmedizinische Praxis sollten aufgrund der funktionellen Relevanz insbesondere die nachfolgend aufgelisteten Krankheitsbilder des Muskel- und Skelettsystems beachtet werden:

Erkrankungen der Wirbelsäule

- Bandscheibenschäden mit andauernden radikulären Symptomen
- ausgeprägte degenerative Veränderungen der Wirbelsäule
- angeborene oder erworbene schwere Knochen- oder Wirbelsäulenveränderungen, ggf. mit neurologischer Beteiligung (z. B. Spinalkanalstenosen, höhergradige Spondylolisthesen, Osteoporose, ausgeprägte Skoliosen, M. Bechterew, Wirbelsäulenfehlbildungen und Variationen)
- ausgeprägte postoperativ oder posttraumatisch bedingte Erkrankungen (z. B. Postdiskotomiesyndrom)
- Wirbelsäulentumoren oder Osteomyelitis

Erkrankungen der Schulter-Arm-Hand-Region

- Funktionelle Störungen im Schultergelenk mit zeitweilig verminderter Belastbarkeit (z. B. Impingementsyndrom, Schultersteife, habituelle Schulterluxation, Zustände nach traumatischer Schulterluxation)
- Erkrankungen und Reizzustände der Sehnen, Sehnenscheiden, Sehnenansätze (Styloiditis) und Schleimbeutel
- degenerative Veränderungen der Schulter-, Ellenbogen-, Hand-, Handwurzel-, Mittelhand- und Fingergelenke
- Erkrankungen des Schultergelenks mit verminderter Stabilität und Belastbarkeit (z. B. Rotatorenmanschettenruptur, Bizepssehnenruptur)
- Kompressionssyndrome (z. B. N. subscapularis, Thoracic-outlet-Syndrom, Scalenussyndrom, Hyperabduktionssyndrom, Karpaltunnelsyndrom)
- befristete Zustände nach Fraktur oder Luxation
- Erkrankungen der Handwurzelknochen (z. B. Lunatummalazie, Knochennekrosen, Pseudarthrosen)
- Durchblutungsstörungen/Reynaud-Phänomen/Vibrationsbedingtes Vasospastisches Syndrom (VVS)
- arterielle Durchblutungsstörungen im Versorgungsgebiet der A. ulnaris und der A. radialis (HHS, THS)
- Tumoren oder Osteomyelitis

Erkrankungen der Hüft-, Knie-, Sprunggelenks- und Fußregionen

- Meniskuserkrankungen bis zur vollen funktionellen Wiederherstellung
- degenerative Veränderungen der Hüft-, Ileosacral-, Knie-, Sprung-, Fußwurzel-Mittelfuß- und Zehengelenke
- Erkrankungen und Reizzustände der Sehnen, Sehnenscheiden, Sehnenansätze und Schleimbeutel
- Chondropathie der Patella
- Folgezustände nach Frakturen und Weichteilläsionen (z. B. Zustände nach Sprunggelenkfraktur, Achillessehnenruptur, Kreuzbandruptur)
- symptomatischer Fersensporn, Haglund-Exostose
- ausgeprägte Fußdeformitäten (z. B. Klumpfuß, Spitzfuß)
- Hüftkopfnekrosen
- Hüftgelenksdysplasien
- Deformierungen der Hüftköpfe nach Morbus Perthes
- Tumoren oder Osteomyelitis

Für eine Reihe arbeitsbezogener Belastungen konnten gesicherte Ursache-Wirkungs-Beziehungen gezeigt werden. Die meisten Schäden am Muskel-Skelett-System sind jedoch nicht eindeutig auf die in 3.1 genannten Expositionen und Belastungen zurückzuführen. Erschwert wird die Beurteilung durch die Tatsache, dass eine Vielzahl anderer Einflüsse als Kofaktoren zu beachten oder als eigenständige Ursachen abzugrenzen ist.

Neben den spezifischen orthopädischen Erkrankungen des Muskel-Skelett-Systems sollen bei der Einschätzung von Belastbarkeit und Prognose in Abhängigkeit von der

Belastung auch andere leistungsbegrenzende Erkrankungen beachtet werden, die u. a. als Folge des Alterungsprozesses zeitgleich mit den Muskel-Skelett-Erkrankungen auftreten können und die Leistungseinschränkungen verstärken. Dazu zählen insbesondere

- Bluthochdruck (medikamentös nicht einstellbar),
- ischämische Herzkrankheit,
- therapeutisch nicht hinreichend kompensierbare Herzrhythmusstörungen,
- Arteriosklerose mit Funktionseinschränkungen z. B. der Beinmuskulatur,
- chronisch-obstruktive Atemwegserkrankungen mit erheblicher Funktionsminderung,
- Asthma bronchiale mit hoher Anfallsfrequenz oder Anfallsauslösung durch körperliche Anstrengung,
- insulinpflichtiger Diabetes mellitus,
- Nierenerkrankungen mit eingeschränkter Funktion.

4 Berufskrankheit

Nr. 2101 der „Erkrankungen der Sehnenscheiden oder des Sehnengleitgewebes sowie der Sehnen- oder Muskelansätze“[1]

Nr. 2102 „Meniskusschäden nach mehrjährigen andauernden oder häufig wiederkehrenden, die Kniegelenke überdurchschnittlich belastenden Tätigkeiten“

Nr. 2103 „Erkrankungen durch Erschütterung bei Arbeit mit Druckluftwerkzeugen oder gleichartig wirkenden Werkzeugen oder Maschinen“

Nr. 2104 „Vibrationsbedingte Durchblutungsstörungen an den Händen“[1]

Nr. 2105 „Chronische Erkrankungen der Schleimbeutel durch ständigen Druck“

Nr. 2106 „Druckschädigungen der Nerven“

Nr. 2107 „Abrissbrüche der Wirbelfortsätze“

Nr. 2108 „Bandscheibenbedingte Erkrankungen der Lendenwirbelsäule durch langjähriges Heben oder Tragen schwerer Lasten oder durch langjährige Tätigkeiten in extremer Rumpfbeugehaltung“[1]

Nr. 2109 „Bandscheibenbedingte Erkrankungen der Halswirbelsäule durch langjähriges Tragen schwerer Lasten auf der Schulter“[1]

Nr. 2110 „Bandscheibenbedingte Erkrankungen der Lendenwirbelsäule durch langjährige, vorwiegend vertikale Einwirkung von Ganz-Körper-Schwingungen im Sitzen“[1]

Nr. 2112 „Gonarthrose durch eine Tätigkeit im Knien oder vergleichbarer Kniebelastungen mit einer kumulativen Einwirkungsdauer während des Arbeitslebens von mindestens 13.000 Stunden und einer Mindesteinwirkdauer von einer Stunde pro Schicht“

---

[1] die zur Unterlassung aller Tätigkeiten gezwungen haben, die für die Entstehung, die Verschlimmerung oder das Wiederaufleben der Krankheit ursächlich waren oder sein können

Nr. 2113 „Druckschädigung des Nervus medianus im Carpaltunnel (Carpaltunnelsyndrom) durch repetitive manuelle Tätigkeiten mit Beugung und Streckung der Handgelenke, durch erhöhten Kraftaufwand der Hände oder durch Hand-Arm-Schwingungen"

Nr. 2114 „Gefäßschädigung der Hand durch stoßartige Krafteinwirkung (Hypothenar-Hammer-Syndrom und Thenar-Hammer-Syndrom)"

5 Literatur

Debrunner, A. M.: Orthopädie, orthopädische Chirurgie: Patientenorientierte Diagnostik und Therapie des Bewegungsapparates. 4. Auflage. Hans Huber, Bern, 2002

Empfehlungen zur Umsetzung der stufenweisen Wiedereingliederung. Anlage zur Arbeitsunfähigkeits-Richtlinie 2003 (Richtlinien des Gemeinsamen Bundesausschusses über die Beurteilung der Arbeitsunfähigkeit und die Maßnahmen zur stufenweisen Wiedereingliederung nach § 92 Abs.1 Satz 2 Nr. 7 SGB V in der Fassung vom 01.12.2003. Bundesanzeiger Nr. 61 (S. 6501) vom 27.03.2004.

Frisch, H.: Programmierte Untersuchung des Bewegungssystems. 5. Aufl. Springer, Berlin, Heidelberg, 1993

Grifka, J., Peters, Th., Bär, H.-F.: Mehrstufendiagnostik von Muskel-Skelett-Erkrankungen in der arbeitsmedizinischen Praxis. Wirtschaftsverlag NW, Bremerhaven, 2001, Schriftenreihe der Bundesanstalt für Arbeitsschutz und Arbeitsmedizin, 2001, 62

Handlungsanleitung für arbeitsmedizinische Untersuchungen nach dem Grundsatz G 46 „Belastungen des Muskel- und Skelettsystems einschließlich Vibrationen" (DGUV Information 240-460, i. Vb.). DGUV-Publikationsdatenbank, www.dguv.de/publikationen

Hartmann, B., Schwarze, S., Liebers, F., Spallek, M., Kuhn, W., Caffier, G.: Arbeitsmedizinische Vorsorge bei Belastungen des Muskel-Skelett-Systems. Teil 1 : Zielstellungen, Konzeption und Anamnese. Arbeitsmed Sozialmed Umweltmed 40 (2005) 2, 60–68

Hartmann, B., Spallek, M., Kuhn, W., Liebers, F., Schwarze, S.: Arbeitsmedizinische Vorsorge bei Belastungen des Muskel-Skelett-Systems. Teil 3: Die Beratung als Teil der arbeitsmedizinischen Vorsorge. Arbeitsmed Sozialmed Umweltmed 40 (2005) 5, 288–296.

Hoppenfeld, S.: Klinische Untersuchung der Wirbelsäule und der Extremitäten. 2. Auflage. Gustav Fischer, Stuttgart, Jena, New York, 1992

Krämer, J., Grifka, J.: Orthopädie. 7. Auflage. Springer, Berlin, Heidelberg, New York, 2005

Kuhn, W., Spallek, M., Krämer, J., Grifka, J.: Arbeitsmedizinisch-orthopädischer Untersuchungsbogen der Wirbelsäule. Med Sach 94 (1998) 128–131

Lewit, K.: Manuelle Medizin. Medizin Verlag, Stuttgart, 1997

Pfingsten, M., Hildebrandt, J.: Die Behandlung chronischer Rückenschmerzen durch ein intensives Aktivierungskonzept (GRIP) – eine Bilanz von 10 Jahren. Anasthesiol Intensivmed Notfallmed Schmerzther 36 (2001) 580–589.
Renner, R.: Gesundheitsprävention im Sportverein: Qualitätssiegel Sport pro Gesundheit. Dt Z Sportmed 54 (2003) 57–58.
Seeger, D.: Workhardening. Orthopädische Praxis 35 (1999) 297–303.
Spallek, M., Kuhn, W.: Die funktionelle Untersuchung der Wirbelsäule in der Arbeitsmedizin. Handbuch der Arbeitsmedizin. 37. Erg.Lief 09/04. Ecomed, Erlangen
Spallek, M., Kuhn, W., Schwarze, S., Hartmann, B.: Arbeitsmedizinische Vorsorge bei Belastungen des Muskel-Skelett-Systems. Teil 2 : Funktionsorientierte körperliche Untersuchungssystematik (fokus) des Bewegungsapparates in der Arbeitsmedizin. Arbeitsmed Sozialmed Umweltmed 40 (2005) 244–250.
Sport pro Gesundheit. www.sportprogesundheit.de
Wirth, C. J. (Hrsg.): Praxis der Orthopädie. Band 1: Konservative Orthopädie. 3. Auflage, Georg Thieme, Stuttgart, 2001

6 Vorschriften, Regeln

Arbeitsmedizinische Regeln (AMR), Bundesarbeitsblatt, bei der Bundesanstalt für Arbeitsschutz und Arbeitsmedizin. www.baua .de
- AMR 2.1 „Fristen für die Veranlassung/das Angebot von arbeitsmedizinischen Vorsorgeuntersuchungen"
- AMR 6.2 „Biomonitoring" Gefahrstoffverordnung (GefStofN)

Technische Regeln für Gefahrstoffe (TRGS), Bundesarbeitsblatt, bei der Bundesanstalt für Arbeitsschutz und Arbeitsmedizin. www.baua.de
- TRGS 401: Gefährdung durch Hautkontakt – Ermittlung, Beurteilung, Maßnahmen
- TRGS 500: Schutzmaßnahmen: Mindeststandards
- TRGS 710: Biomonitoring
- TRGS 900: Arbeitsplatzgrenzwerte TRGS 903: Biologische Grenzwerte
- TRGS 905: Verzeichnis krebserzeugender, erbgutverändernder oder fortpflanzungsgefährdender Stoffe

Verordnung zur arbeitsmedizinischen Vorsorge (ArbMedW)

7 Anhang

Empfohlene Vordrucke
- Anamnesebogen 1 „Eigene Angaben zu Muskel-Skelett-Erkrankungen"
- Anamnesebogen 2 „Ärztliche Anamnese zu Muskel-Skelett-Erkrankungen sowie Hand-Arm-Vibrationsbelastungen" (Anhang 5).

Spezieller Teil

Erkrankungen durch Hand-Arm-Vibrationen

Beim Umgang mit handgeführten oder handgehaltenen Geräten oder mit stationären Maschinen werden mechanische Schwingungen (Vibrationen) in das Hand-Arm-System eingeleitet. Als Folge können Schäden an Knochen und Gelenken bzw. an Gefäßen und Nerven der oberen Extremitäten auftreten.

1 Knochen- und Gelenkschäden der oberen Extremitäten (BK 2103)

1.1 Ursache

Mechanische Schwingungen mit eher niedrigeren Frequenzanteilen (< 50 Hz) können in den oberen Extremitäten Abnutzungen der Gelenkflächen, kritische Drosselung der Durchblutung mit nachfolgenden Ernährungsstörungen oder auch Ermüdungsbrüche verursachen.

1.2 Vorkommen

Gefahrenquellen sind Maschinen und Geräte, die mit Druckluft, wie z. B. Presslufthämmer und -meißel, Schlaghämmer, oder elektrisch betrieben werden wie Schlagbohrer, elektrische Aufbruchhämmer oder Schlagschrauber (siehe Tabelle im gesonderten Anamnesebogen).

1.3 Übertragungsweg

Entscheidend für die schädigende Wirkung ist die Einleitung der Vibrationen in Richtung Unterarm in Verbindung mit der mechanischen Ankopplung der Hand am Gerät (Greif-, Halte- und Andruckkraft).

1.4 Krankheitsbild

Die traumatisierende Wirkung der Vibrationen resultiert aus der fortgesetzten mechanischen Beanspruchung von Gelenkflächen und Knochen mit sukzessiver Destruktion des Gelenkknorpels. Klinisch treten diese Schäden als degenerative Veränderungen in Erscheinung, die sich nicht von solchen anderer Genese unterscheiden. Mit abnehmender Häufigkeit finden sich Arthrosen an Ellenbogengelenk, Handwurzelknochen, distalem Ellen-Speichen-Gelenk und Acromioclavicular-Gelenk. Weiterhin kann es

zur isolierten Lunatum-Malazie, zu Ermüdungsbrüchen des Kahnbeins ggf. mit nachfolgender Pseudarthrosis und zur umschriebenen Osteochondrosis dissecans im Ellenbogengelenk kommen. Begleitend können periphere Nerven geschädigt werden. Im Vordergrund der Gelenkbeschwerden stehen Kraftlosigkeit, Schmerzen bei Arbeitsbeginn und in Ruhe (nachts!) sowie schmerzhafte Bewegungseinschränkung.
Bei der Untersuchung fallen umschriebene Schwellungen, lokale Abnahme der Muskelmasse, Knochen- und Gelenkdeformitäten sowie Druckschmerz im Bereich der Muskeln und Sehnenansätze auf. Seitenunterschiede sind zu beachten, da die Extremität, die den stärkeren Kraftschluss am Arbeitsgerät ausübt, in der Regel stärker betroffen ist. Differenzialdiagnostisch kommen Arthrosen und Chondromatosen anderer Genese, z. B. als Folge früherer Verletzungen von Knochen, Gelenken und Nerven der oberen Extremitäten, in Betracht. Auch nach Expositionsende ist mit einem Fortschreiten der degenerativen Veränderungen zu rechnen.

1.5 Spezielle Untersuchung

Vibrationsbedingte Knochen- und Gelenkschäden entsprechen röntgenologisch dem allgemeinen Befund einer Arthrosis deformans bzw. Osteochondrosis dissecans. Bei entsprechendem Verdacht können zur frühzeitigen Diagnose von Mond- oder Kahnbeinschäden speziellere Untersuchungsverfahren erforderlich sein (Röntgen-Spezialaufnahmen, Knochenszintigramm oder MRT).

1.6 Beratung des Beschäftigten

Die konkrete Gefährdung hängt von Intensität und Dauer der Exposition (Belastungsdosis) ab. Die Manifestation als sog. „Abnutzungsform" lässt jedoch vermuten, dass eine konstitutionelle Gelenkminderwertigkeit prädisponierend wirkt.

2 Vibrationsbedingtes vasospastisches Syndrom (VVS, BK 2104)

2.1 Ursache

Ursache des vibrationsbedingten vasospastischen Syndroms sind Vibrationen mit eher höheren Frequenzanteilen (> 50 Hz), die zu Anfällen von örtlich begrenzten Sensibilitäts- und Durchblutungsstörungen der Hände führen, wobei Letztere klinisch als Raynaud-Phänomen imponieren.

2.2 Vorkommen

Gefahrenquellen sind z. B. hochtourige Bohrer, Meißel, Fräsen, Schneide-, Schleif- und Poliermaschinen sowie Motorkettensägen oder auch mit Pressluft betriebene Geräte, von denen hohe Frequenzen ausgehen, wie z. B die Schriftenmeißel der Steinmetze (siehe Tabelle im gesonderten Anamnesebogen).

2.3 Übertragungsweg

Die Gefährdung hängt vom Kraftschluss zwischen den Händen und den Griffen sowie von Intensität und Dauer der Schwingungsexposition ab.

2.4 Krankheitsbild[2]

Begünstigt durch Kälte kommt es zu einer drastischen Minderdurchblutung der Finger (vorzugsweise II.–V., selten auch Daumen und Hohlhand) mit Absterbe-/Kältegefühl, Weißwerden, Beeinträchtigung der Feinmotorik, Steifigkeit und Parästhesien. Zyanotische Verfärbung und spätere Rötung mit Wärmegefühl sind häufig, aber nicht obligat. Trophische Störungen kommen im Unterschied zum M. Raynaud praktisch nicht vor. Ursache ist ein Vasospasmus, der über eine Schädigung der Vater Pacini'schen Körperchen vermittelt wird. Die Ausbreitung der Symptome erfolgt innerhalb weniger Minuten von den Fingerspitzen nach proximal. Die Rückbildung ist sehr variabel und kann wenige Minuten bis zu einer Stunde dauern. Die Häufigkeit der Anfälle variiert zwischen vereinzeltem bis zu täglich mehrmaligem Auftreten.
Je nach Dauer und Intensität der Exposition entwickelt sich das VVS nach einigen Monaten bis Jahren. Die Prävalenz leichter Formen des VVS ist relativ hoch. 50–80 % der Exponierten haben typische Beschwerden – jedoch nur in wenigen Fällen so gravierend, dass es zur Tätigkeitsaufgabe (Berufskrankheit) kommt. Anfangs treten die Beschwerden im Winter bei Arbeitsbeginn auf, in fortgeschrittenem Stadium auch unabhängig von der Arbeit (z. B. Radfahren ohne Handschuhe, Autowaschen). Im Intervall sind die Betroffenen beschwerdefrei und bieten keinen klinischen Befund. Die Früherkennung eines VVS stützt sich auf die Arbeitsanamnese und die Schilderung der typischen Beschwerden.
Differenzialdiagnostisch sind andere periphere Durchblutungsstörungen zu erwägen (z. B. M. Raynaud, durch Kälte provozierbare Vasospasmen bei Akrocyanose und Livedo reticularis, konstitutionell bedingte kalte Hände). Beachtet werden sollen auch die Einnahme bestimmter Medikamente (z. B. Ergotamin, β-Blocker), Nikotinabusus, Raynaud-Phänomene als Begleitsymptom systemischer Erkrankungen oder die berufliche Exposition gegenüber chemischen Substanzen wie z. B. Vinylchlorid, Lösemittel (n-Hexan, Ketone, Schwefelkohlenstoff), Metalle (Blei, Arsen, Thallium, Quecksilber), Schädlingsbekämpfungsmittel (Carbamate, organ. Phosphorverbindungen), Nitrate oder Acrylamid.

[2] Sensibilitäts- und Durchblutungsstörungen betreffen primär nicht das Muskel- und Skelettsystem.

Zur Beurteilung der VVS-Symptomatik ist die Anwendung der Stockholm Scale sehr hilfreich.

Klassifizierung der sensorineuralen Symptome an den Fingern (Stockholm Scale)

Stadium ankreuzen	Sensorineurale Symptome
0 SN	vibrationsexponiert, aber keine Symptome
1 SN	anfallsweises Taubheitsgefühl mit oder ohne Kribbeln
2 SN	anfallsweises oder andauerndes Taubheitsgefühl, verminderte Sensibilität
3 SN	anfallsweises oder andauerndes Taubheitsgefühl, vermindertes Tastgefühl und/oder verminderte Handgeschicklichkeit

Klassifizierung der vaskulären Symptome an den Fingern (Stockholm Scale)

Stadium ankreuzen	Vaskuläre Symptome
0	keine vasospastischen Anfälle
1	gelegentliche vasospastische Anfälle, die nur die Spitzen eines oder mehrerer Finger betreffen
2	gelegentliche vasospastische Anfälle, die nur die End- und Mittelglieder eines oder mehrerer Finger betreffen (ganz selten auch proximal)
3	häufige vasospastische Anfälle, die die Fingerglieder der meisten Finger betreffen
4	wie Stadium 3, mit trophischen Störungen an den Fingerspitzen

2.5 Spezielle Untersuchung

Als Kriterium für die Gefäßdynamik kann die Durchführung eines Kälte-Provokationstests mit Messung der Hauttemperatur und Wiedererwärmungszeit erwogen werden. Pallästhesiometrische Verfahren sind geeignet, die Vibrationssensibilität an den Fingerkuppen zu bestimmen.

2.6 Beratung des Beschäftigten

Vor allem beim Arbeiten in kalter Umgebung ist die Unterweisung des Beschäftigten hinsichtlich adäquater Verhaltensweisen, wie z. B. zweckmäßige, warme Bekleidung, Tragen von speziellen Handschuhen, Reiben und Schlagen der Hände um den Körper, Trinken heißer Getränke sowie Nikotinabstinenz, von zentraler Bedeutung. Griffheizungen bei Motorkettensägen haben sich besonders bewährt. In der Regel gehen die vasospastischen Anfälle im Sommer deutlich zurück. Die Prognose hängt von der Dauer des Bestehens der Beschwerden und dem Schweregrad ab.

2.7 Ergänzende Hinweise

Die Diagnose des VVS basiert auf der Schilderung von kälteinduzierten, umschriebenen Sensibilitätsstörungen bzw. Weißwerden der Finger. Deshalb ist die Anamnese bei der Erfassung des VVS die beste Methode. Sofern sich in der Anamnese Hinweise auf ein VVS ergeben, sollte eine Ergänzungsuntersuchung durchgeführt werden, in der der Beschäftigte einen umfangreicheren Fragenbogen (siehe Anhang) bearbeitet. Die Angaben sollten durch Nachfragen des Arztes validiert werden. Der Beginn der Symptomatik ist expositionsbezogen, d. h. kein Verdacht auf andere Ursachen, VVS-Anfälle eindeutig erst nach Beginn der Tätigkeit mit vibrierenden Werkzeugen.

3 Literatur

Bovenzi, M.: Exposure-response relationship in the hand-arm vibration syndrome: an overview of current epidemiology research. Int Arch Occup Environ Health 71 (1998) 509–519

Dupuis, H.: Erkrankungen durch Hand-Arm-Schwingungen. In: Konietzko, J., Dupuis, H. (Hrsg.) Handbuch der Arbeitsmedizin, IV-3.4. Ecomed, Landsberg, 1999

Dupuis, H., Hartung, E.: Vibrationsbedingte Erkrankungen des Knochen- und Gelenksystems (BK 2103). In: Konietzko, J., Dupuis, H. (Hrsg.): Handbuch der Arbeitsmedizin, IV-3.4.1. Ecomed, Landsberg, 1999

Dupuis, H., Riedel, S. (1999): Vibrationsbedingtes vasospastisches Syndrom VVS (BK 2104). In: Konietzko, J., Dupuis, H. (Hrsg.): Handbuch der Arbeitsmedizin, IV-3.4.2. Ecomed, Landsberg, 1999

Gemne, G., Pyykko, I., Taylor, W., Pelmear, P. L.: The Stockholm workshop scale for the classification of cold-induced Raynaud's phenomenon in the hand-arm vibration syndrome (revision of the Taylor-Pelmear scale). Scand Work Environ Health 13 (1987) 275–278

Griffin, M. J., Bovenzi, M. (2002): The diagnosis of disorders caused by hand-transmitted vibration: Southampton Workshop 2000. Int Arch Occup Environ Health 75 (2002) 1–5

Griffin, M. J., Bovenzi, M., Nelson, C. M.: Dose-response patterns for vibration-induced white finger. Occup Environ Med 60 (2003) 16–26

Handlungsanleitung für arbeitsmedizinische Untersuchungen nach dem DGUV Grundsatz G 46 „Belastungen des Muskel- und Skelettsystems einschließlich Vibrationen" (DGUV Information 250-453, i. Vb.). DGUV-Publikationsdatenbank, www.dguv.de/publikationen

ISO 13091-1 (2001) Mechanische Schwingungen – Schwingungswahrnehmungsschwellen zur Beurteilung von Nervenfunktionsstörungen – Teil 1: Verfahren zur Messung an den Fingerkuppen

ISO 13091-2 (2003) Mechanische Schwingungen – Schwingungswahrnehmungsschwellen zur Beurteilung von Nervenfunktionsstörungen – Teil 2: Analyse und Interpretation von Messungen an den Fingerspitzen

ISO 14835-1 (2005) Mechanische Schwingungen und Stöße – Kälteprovokationstests zur Beurteilung der peripheren Gefäßfunktion – Teil 1: Messung und Bewertung der Hauttemperatur der Finger (ISO 14835-1:2005)
ISO 14835-2 (2005) Mechanische Schwingungen und Stöße – Kälteprovokationstests für die Beurteilung der peripheren Gefäßfunktion – Teil 2: Messung und Bewertung des systolischen Blutdrucks der Finger
Kurozawa, Y., Nasu, Y., Hosoda, Nose T.: Longterm follow-up study on patients with vibration-induced white finger (VWF). J Occup Environ Med 44 (2002)1203–1206
Lindsell, C. J., Griffin M. J.: Standardised diagnostic methods for assessing components of the hand-arm vibration syndrome. Contract Research Report 197, Health and Safety Executive Books, Sudbury, Suffolk, 1998
N. N.: Research network on detection and prevention of injuries due to occupational vibration exposures. EC Biomed II project no. BMH4-CT98-3251.
http://www.humanvibration.com/humanvibration/EU/
Olsen, N.: Diagnostic aspects of vibration-induced white finger. Int Arch Occup Environ Health 75 (2002) 6–13
Palmer, K. T., Griffin, M. J., Syddall, H., Cooper, C., Coggon, D.: The clinical grading of Raynaud's phenomenon and vibration-induced white finger: relationship between finger blanching and difficulties in using the upper limb. Int Arch Occup Environ Health 75 (2002) 29–36
Riedel, S.: Entwicklung eines Pallästhesiometers und eines Kälteprovokationstestsystems für Vorsorgeuntersuchungen bei Schwingungsexponierten. In: VDI-Berichte 2002, 2007, 581–588
VDI-Richtlinie 2057: Einwirkung mechanischer Schwingungen auf den Menschen. Blatt 1: Ganzkörper-Schwingungen. Blatt 2: Hand-Arm-Schwingungen. Beuth, Berlin, 2002

Anhang

Empfohlener Vordruck
Untersuchungsbogen „Ärztliche Anamnese zu Muskel-Skelett-Erkrankungen", Teil: „Ärztliche Anamnese für Hand-Arm-Vibrationsbelastungen" (Anhang 5, „Vordrucke zur Dokumentation")

Ergänzende Materialien zum Grundsatz G 46 siehe unter www.dguv.de, Webcode d17569.

4

Anhänge

Anhang 1 Leitfaden für die Lungenfunktionsprüfung bei arbeitsmedizinischen Untersuchungen nach DGUV Grundsätzen

Bearbeitung: Ausschuss Arbeitsmedizin der Gesetzlichen Unfallversicherung
Fassung Oktober 2014

Vorbemerkungen

Im Sommer des Jahres 2005 wurden von der European Respiratory Society und der American Thoracic Society gemeinsam entwickelte Leitlinien zur Lungenfunktionsmessung veröffentlicht [1]. In der Bundesrepublik Deutschland wurde die Leitlinie „Lungenfunktionsprüfungen in der Arbeitsmedizin" durch die Deutsche Gesellschaft für Arbeitsmedizin und Umweltmedizin e. V. auf Basis der Empfehlungen der American Thoracic Society erstmals 1998 erstellt und zuletzt im September 2004 überarbeitet [2]. Sowohl auf internationaler als auch auf nationaler Ebene konnte in den vergangenen Jahren ein weitgehender Konsens bezüglich der Kriterien, die an die Durchführung einer qualitativ hochwertigen Lungenfunktionsmessung zu stellen sind, erreicht werden.
In den genannten Publikationen werden die Erfordernisse an die Lungenfunktionsmessungen ausführlich dargestellt. Im Rahmen der DGUV Grundsätze können diese Darstellungen aus Platzgründen einerseits nicht wiederholt werden, andererseits würde eine Kürzung zu einem Verlust an Informationen führen, der nicht begründet erscheint. Der Anhang 1 der DGUV Grundsätze kann eine gründliche Auseinandersetzung mit der Thematik und die Kenntnis der Leitlinien nicht ersetzen, vielmehr werden in ihm nur diejenigen Aspekte der Lungenfunktionsmessung beschrieben, die einer besonderen Erläuterung bedürfen.

1 Beurteilung der Lungenfunktionsmessung[1]

Vitalkapazität und Einsekundenkapazität zeigen bei der gesunden Lunge eine starke Abhängigkeit von Körpergröße, Lebensalter und Geschlecht, die sich in den Sollwerten der EGKS 1993 und den entsprechenden Streubereichen widerspiegelt (Tabellen 1 und 2) [3] . Die Sollwertformel für die inspiratorische Vitalkapazität (IVC) ist auch für die exspiratorische Vitalkapazität (EVC oder VC) heranzuziehen, für die forcierte Vitalkapazität (FVC) gibt es eine eigene Sollwertformel.
Darüber hinaus ist die individuelle Verlaufsbeobachtung bedeutsam, um z. B. eine überproportionale Abnahme der Lungenfunktionswerte – auch wenn diese insgesamt noch im Normbereich liegen – und somit Beeinträchtigungen des broncho-pulmonalen Systems frühzeitig zu erkennen.
Die medizinische Bewertung der gemessenen Werte geht nicht von den aus den Sollwertformeln zu errechnenden Mittelwerten aus, sondern von dem jeweiligen Soll-

Tabelle 1: Sollwerte für die Spirometrie (Männer 18 bis 70 Jahre)
(nach Quanjer et al. 1993 [3])

Messgröße	**Einheit**	**Sollwertformel**	**RSD**
IVC	L	6,10 H – 0,028 A – 4,65	0,56
FVC	L	5,76 H – 0,026 A – 4,34	0,61
FEV_1	L	4,30 H – 0,029 A – 2,49	0,51
FEV_1/IVC	%	– 0,18 A + 87,21	7,17

Tabelle 2: Sollwerte für die Spirometrie (Frauen 18 bis 70 Jahre)
(nach Quanjer et al. 1993 [3])

Messgröße	**Einheit**	**Sollwertformel**	**RSD**
IVC	L	4,66 H – 0,024 A – 3,20	0,42
FVC	L	4,43 H – 0,026 A – 2,89	0,43
FEV_1	L	3,95 H – 0,025 A – 2,60	0,38
FEV_1/IVC	%	– 0,19 A + 89,10	6,51

H: Körpergröße in Metern
A: Alter in Jahren
RSD: Residuale Standardabweichung

[1] Bei Redaktionsschluss befanden sich die zuständigen medizinischen Fachgesellschaften noch in einem Abstimmungsprozess bezüglich der Übernahme und der Umsetzung der Referenzwerte zur Lungenfunktion nach GLI (European Respiratory Society Global Lung Function Initiative) Sobald dieser Prozess abgeschlossen ist und die entsprechenden Referenzwerte publiziert sind, sollten sie anstelle derjenigen, die in den Tabellen 1 und 2 genannt sind, verwendet werden.

grenzwert (Tabellen 1 und 2). Dieser ergibt sich durch Abzug des 1,64-fachen der Standardabweichung von dem mit der Formel erhaltenen Mittelwert (in etwa: Mittelwert minus 20 %).
Sollwerte für die Fluss-Volumenkurven sind der EGKS-Publikation 1993 zu entnehmen [3].
Die Vitalkapazität ist als wahrscheinlich krankhaft vermindert anzusehen, wenn sie bei BTPS-Bedingungen unter dem Sollgrenzwert liegt.
Sofern die Messung unter ATPS-Bedingungen vorgenommen wurde, müssen die ermittelten höchsten Messwerte auf BTPS-Bedingungen umgerechnet werden, da sich ansonsten ein um bis zu 10 % niedrigerer Wert ergeben kann. Dies gilt in erster Linie für Messungen mit älteren Spirometern. Mit den inzwischen fast ausschließlich verwendeten Pneumotachographen ist eine Umrechnung von ATPS auf BTPS nicht mehr erforderlich, da dies die Geräte bereits automatisch vornehmen. Diese Geräte liefern neben den spirometrischen Größen auch die Fluss-Volumen-Kurven.
Die Erfahrung zeigt, dass die Vitalkapazitätsmessungen für den Probanden in der Exspirationsphase einfacher sind als in der Inspirationsphase. Bei gesunden Lungen entspricht die exspiratorische Vitalkapazität (EVC) weitgehend der inspiratorisch (IVC) gemessenen. Es können daher in der arbeitsmedizinischen Prävention dieselben Referenzwerte Verwendung finden. Die forcierte Vitalkapazität (FVC) kann dagegen bei Patienten mit Ventilationseinschränkungen niedriger ausfallen. In diesem Falle ist die Messung unter statischen Bedingungen zu wiederholen.
Unter der Voraussetzung der guten Mitarbeit des Probanden bietet die Messung der Einsekundenkapazität (FEV_1) und der Vitalkapazität (IVC oder EVC) die klinisch wichtige Möglichkeit, Ventilationsstörungen zu diagnostizieren und zu differenzieren:

- Bei obstruktiven Ventilationsstörungen mit erhöhtem bronchialem Widerstand kann auch bei maximaler Anstrengung in der ersten Sekunde nur ein verminderter Anteil der Vitalkapazität ausgeatmet werden. Die absolute und relative Einsekundenkapazität sind daher vermindert.
- Bei restriktiven Ventilationsstörungen mit verminderter Vitalkapazität, aber normalem bronchialem Strömungswiderstand, nimmt die absolute Einsekundenkapazität in dem Maße ab, wie die Vitalkapazität vermindert ist. Die relative Einsekundenkapazität entspricht weitgehend der Norm.

Aufgrund der großen physiologischen Streubreite der Vitalkapazität und der absoluten Einsekundenkapazität sollten jedoch auch die Sollgrenzwerte nicht als feststehende Grenze angesehen werden, zumal neuere Sollwerte etwa 5–10 % höhere spirometrische Werte ausweisen [4]. Die Messwerte sind in jedem Einzelfall kritisch zu prüfen, bevor sie Grundlage einer arbeitsmedizinischen Entscheidung werden.
Neben der Angabe der numerischen Werte mit Bezug zu den Sollwerten ist eine graphische Darstellung und Dokumentation der Fluss-Volumen-Kurve obligat. Die zusätzliche graphische Aufzeichnung der Volumen-Zeit-Kurven ist wünschenswert.

2 Verlaufsbeurteilung

Die Beurteilung des individuellen Lungenfunktionsverlaufs gibt wertvolle Informationen im Hinblick auf die frühzeitige Erkennung von beginnenden Funktionsstörungen. Eine den normalen Altersgang überschreitender Abfall der FEV_1 kann auf eine beginnende obstruktive Lungenkrankheit hinweisen, bevor Atemwegssymptome auftreten und die erhobenen Messwerte unter die Sollgrenzwerte abfallen.
Epidemiologische Untersuchungen zeigen bei Gesunden einen FEV_1-Abfall von bis zu ca. 30 ml/Jahr. Um auffällige Veränderungen vom normalen Verlauf statistisch sicher (mit 5 % Irrtumswahrscheinlichkeit) abgrenzen zu können, sind nach Modellrechnungen FEV_1-Abfälle von mindestens 50 ml/Jahr bei jährlichen Messungen in einem 10-Jahres-Intervall erforderlich [5]. Daher ist ein mehrjähriger Verlust von FEV_1 über 50 ml/Jahr als möglicher Hinweis für einen beschleunigten FEV_1-Abfall anzusehen.
Es ist im Einzelfall nicht einfach festzustellen, ob eine gemessene Änderung eine wirkliche Veränderung der Lungenfunktion widerspiegelt oder ob es sich nur um ein Ergebnis der Testvariabilität handelt. Eine wirkliche Änderung der Lungenfunktion kann leichter detektiert werden, wenn mehr als zwei Messungen im Zeitverlauf durchgeführt werden. Die Variabilität ist abhängig von dem Lungenfunktionsparameter, der Zeitspanne und Charakteristika des Patienten (bei langen Zeitspannen und bei Kranken ist die Variabilität z. B. größer). Für die Verlaufsbeurteilung ist die Einsekundenkapazität (FEV_1) aufgrund ihrer guten Reproduzierbarkeit und der Eigenschaft der Erfassung sowohl obstruktiver als auch restriktiver Ventilationsstörungen besonders geeignet. Änderungen von Jahr zu Jahr bedürfen bei Personen mit annähernd normaler Lungenfunktion einer Änderung von mehr als 15 % für die Annahme einer tatsächlichen signifikanten Änderung der Ventilationsstörung.
Bei Beurteilung in kürzeren Zeitspannen kann bei einer Zweipunktmessung eine Änderung der Einsekundenkapazität von mehr als 12 % und mehr als 200 ml als signifikant angesehen werden. Leicht geringere Änderungen können aber in Abhängigkeit von der Atemtechnik ebenfalls relevant sein [6]. In Zweifelsfällen sollten eine Kontrollmessung auf Reproduzierbarkeit des letzten Lungenfunktionsmesswertes und bei Bestätigung eine kurzfristige Nachuntersuchung und ggf. eine spezialisierte Lungenfunktionsprüfung durchgeführt werden.
In der betrieblichen Praxis sind jährliche Messungen der Lungenfunktion anzustreben, um die Sensitivität der Beurteilung von Lungenfunktionsverläufen in Hinsicht auf beginnende Funktionsstörungen zu steigern. Ein beschleunigter FEV_1-Abfall ist auch bei sonst normalen Lungenfunktionswerten in die arbeitsmedizinische Beurteilung und Beratung mit einzubeziehen.
In den betriebsärztlichen Unterlagen ist für die leichte Zugänglichkeit der Lungenfunktionsbefunde und der anamnestischen Daten für die Verlaufsbeurteilung auch über größere zeitliche Abstände zu sorgen. Methodische und individuelle Besonderheiten am Untersuchungstag sollten im Zusammenhang mit dem erhobenen Lungenfunktionsbefund dokumentiert werden.

3 Bestimmung der (unspezifischen) bronchialen Hyperreaktivität

Die Lungenfunktionsprüfung kann insbesondere im Frühstadium einer obstruktiven Atemwegserkrankung und nach Expositionspausen Normalbefunde ergeben. Abhängig von der Anamnese oder besonderer inhalativer Belastung am Arbeitsplatz kann die Bestimmung der bronchialen Hyperreaktivität angezeigt sein. Es gibt eine Vielzahl verschiedener Methoden und Auswerteverfahren zur Objektivierung der bronchialen Hyperreaktivität, die sich in der Praxis bewährt haben, so dass eine allgemein gültige Festlegung auf ein bestimmtes Verfahren zur Zeit nicht sinnvoll ist. Die verschiedenen Methoden können aber nur insoweit empfohlen werden, als sie validiert sind. Einstufige Testverfahren sind aufgrund der fehlenden Möglichkeit der Verlaufsbeobachtung und einer möglichen Gefährdung des Untersuchten obsolet.
Allgemeine Hinweise zur Durchführung eines Provokationstests wurden 1993 von der European Respiratory Society [7] und von der American Thoracic Society [8] publiziert.
Vor der Durchführung jedes Provokationstestes sind die Kontraindikationen zu beachten. Da der Test bei Verwendung standardisierter Verfahren ungefährlich ist, gibt es nur wenige absolute Kontraindikationen. Aufgrund dessen, dass er in der Regel bei jüngeren Personen durchgeführt wird, ist lediglich die vorhergehende Medikation mit Bronchodilatatoren eine arbeitsmedizinisch relevante Kontraindikation. Methacholin hat sich als unspezifischer Stimulus aufgrund der geringen unerwünschten Wirkungen gegenüber anderen Stoffen durchgesetzt. Derzeit liegt auch nur für Methacholin eine Zulassung zur bronchialen Provokationstestung durch das Bundesinstitut für Arzneimittel und Medizinprodukte (BfArM) vor. Für die Messung des Effektes wird die Einsekundenkapazität (FEV1) favorisiert. Es existieren Hinweise aus der Literatur, dass die Verwendung der spezifischen Resistance (spezifischer Atemwegswiderstand, sR) andere Ergebnisse liefert und der Test weniger spezifisch wird [9]. Im Folgenden werden zwei geeignete Verfahren für die arbeitsmedizinische Vorsorge dargestellt.

A 1

Reservoirmethode
Methacholin wird mittels der Reservoirmethode [Provotest II, Fa. Pari, Starnberg] während langsamer inspiratorischer Vitalkapazitätsmanöver über ein Mundstück verabreicht. Das Füllvolumen beträgt mindestens 3 ml.
Mit dem Pari Provotest II wird eine Menge von ca. 0,093 ml Provokationslösung pro Minute vernebelt. Danach wird ca. 1 Minute gewartet, so dass große Partikel absedimentieren können. Dann wird über einen Dreiwegehahn der Luftweg zu einem Mundstück freigegeben. Das Atemmanöver sollte aus langsamen Atemzügen bis zur TLC (totale Lungenkapazität) bestehen. Die ausgeatmete Luft wird über ein exspiratorisches Ventil durch einen wirksamen Atemluftfilter abgeleitet, so dass kein Methacholin in die Umgebung gelangt. Bevor ein neuer Reservoirbeutel verwendet werden kann, muss er dreimal mit 10 L Aerosol (z. B. aus NaCl 0,9 %) gefüllt werden, um elektrostatische Ladungen abzusättigen. Der Reservoirbeutel sollte einmal in der Woche erneuert werden. Zur Anwendung verschiedener Konzentrationen braucht der Beutel nicht gewechselt zu werden.

Verwendete Methacholin (MCH)-Konzentration: 3,3 mg/mL (0,33 %). Von dieser Konzentration werden hintereinander fünf unterschiedliche Mengen aerosolisierter Luft in den Reservoirbeutel geleitet und jeweils anschließend inhaliert, im Einzelnen 0,5 L, 1 L, 2 L, 4 L und 8 L Aerosol. Hieraus ergibt sich für den Pari Provotest II das in Tabelle 3 aufgeführte Schema.

Tabelle 3: Provokationsdosen im Methacholin-Provokationstest (Reservoirmethode, Provotest II)

Aerosolisierte Luftmenge [l]	**MCH-Konzentration [mg/ml]**	**MCH-Einzeldosis [µg]**	**MCH-kumulative Dosis [µg]**
0,5	3,3	15	15
1	3,3	30	45
2	3,3	61	106
4	3,3	122	228
8	3,3	243	471

Es handelt sich jeweils um die am Mundstück (Mund) gemessene Dosis. Die für den Provotest I errechneten Dosen sind geringfügig niedriger.

Die spirometrische Messung sollte etwa 90 Sekunden nach Inhalationsende erfolgen. Eine Validierung der Methode erfolgte bisher nur eingeschränkt, die bisherigen Erfahrungen in deutschsprachigen Ländern zeigen, dass der Test praktikabel, wartungsarm und sicher ist. Die Angabe einer $PD_{20}FEV_1$ (Provokationsdosis, die zu einem Abfall der Einsekundenkapazität von 20 % führt) ist für Verlaufsuntersuchungen empfehlenswert.
Ein Abfall der Einsekundenkapazität von mindestens 20 % der Basisuntersuchung ist bei asymptomatischen Personen selten [10]. Die Spezifität insbesondere bei Reaktion bei der 4. Stufe oder früher ist hoch. Die Verschlechterung einer bronchialen Hyperreaktivität ist festgestellt, wenn die $PD_{20}FEV_1$ bei einer um 2 Stufen geringeren Konzentration eintritt.

ATS-Dosimeter-Methode (Bolusmethode)
Von der American Thoracic Society (ATS) wurde ein 5-Konzentrationen-Stufentest empfohlen [8]. Die Methodik ist mit einem APSpro-Dosimeter und einem DeVilbiss 646-Vernebler der Fa. Viasys, Würzburg kommerziell erhältlich. Das Füllvolumen beträgt mindestens 2 ml. Das Schema erfordert die Herstellung von 5 Methacholinkonzentrationen. Bei einem Vernebleroutput von 900 ml/min errechnet sich bei einer konstanten Vernebelungszeit von 0,6 Sekunden und jeweils 5 Atemzügen pro Stufe folgendes Schema:

Tabelle 4: Provokationsdosen im Methacholin-Provokationstest (Bolusmethode)

Stufe	**MCH-Konzentration [mg/ml]**	**MCH-Einzeldosis [µg]**	**MCH-kumulative Dosis [µg]**
1	0,0625	3	3
2	0,25	11	14
3	1	45	59
4	4	180	239
5	16	720	959

Die Inhalation erfolgt mit Inspirationsmanövern bis zur TLC in ca. 5 Sekunden und einem Atemfluss von ca. 1–1,5 l/s. Die ATS empfiehlt Atemanhalten von 5 Sekunden nach jedem Atemzug. Die Messung erfolgt 30 und 90 Sekunden nach Inhalationsende. Ein Abfall der Einsekundenkapazität bis Stufe 4 gilt als bronchiale Hyperreaktivität, bei Stufe 5 liegt ein Grenzbefund vor. Eine Validierung des Tests erfolgte bisher nicht. Vorteile des Tests sind die konkrete Empfehlung des Tests von der größten Fachgesellschaft der Welt, die hohe Sicherheit des Tests aufgrund der sehr geringen Anfangsdosis und die Einfachheit der Kalibrierung, die durch Wiegen erfolgt. Es wurde eine gute Übereinstimmung zwischen ATS-Dosimeterprotokoll und Pari-Provotest II festgestellt [11].

4 Literatur

1 Miller, M. R., Crapo, R., Hankinson, J. et al.: General considerations for lung function testing. Eur Respir J 26 (2005) 153–161
2 http://erj.ersjournals.com/content/26/1/153
3 Quanjer, P. H., Tammeling, G. J., Cotes, J. E., Pederson, O. F., Peslin, R., Yernault, J. C.: Lung volumes and forced ventilatory flows. Eur Respir J 6 (1993) (Suppl) 5–40
4 Brändli ,O., Schindler, C., Kunzli, N., Keller, R., Perruchoud, A.P.: Lung function in healthy never smoking adults: reference values and lower limits of normal of a Swiss population. Thorax 51 (1996) 277–283
5 Dirksen, A., Skovgaard, L. T.: Statistical limits to the clinical use of spirometry in obstructive pulmonary disease. Eur Respir Rev 75 (2000) 383–386
6 Pellegrino , R., Viegli, G., Brusasco, V. et al.: Interpretative strategies for lung function tests. Eur Respir J 26 (2005) 948–968
7 Sterk, P. J., Fabbri, L. M., Quanjer, P. H., Cockroft, D. W., O`Byme, P. M., Anderson, S. D., Juniper, E. F., Malo, J. L.: Airway responsiveness. Standardized challenge testing with pharmacological, physical and sensitizing stimuli in adults. Report Working Party Standardization of Lung Function Tests, European Community for Steel and Coal. Official Statement of the European Respiratory Society. Eur Respir J 16 (1993) Suppl) 53–83
8 American Thoracic Society: Guidelines for methacholine and exercise challenge testing – 1999. Am J Respir Crit Care Med 161 (2000) 309–329
9 Merget, R., Heinze, E., Brüning, T.: Validität von Bodyplethysmographie und Spirometrie zur Erfassung der bronchialen Hyperreaktivität mit Methacholin. Arbeismed Sozialmed Umweltmed 42, 3, 2007
10 Ammon, J., Marek, W., Baur, X.: Erstellung eines Normalkollektivs für den Methacholin-Provokationstest. Atemw Lungenkrkh 19 (1993) 303–304
11 Merget, R., Heinze, E., Neumann, L., Taeger, D., Brüning, T.: Vergleich einer Reservoir- (Pari Provotest II-) und Dosimeter- (ATS-)Methode zur Prüfung der bronchialen Hyperreaktivität mit Methacholin. Tagungsband der 45. Jahrestagung der DGAUM, 2006, 624–625

Anhang 2 Leitfaden für die Ergometrie bei arbeitsmedizinischen Untersuchungen nach DGUV Grundsätzen

Bearbeitung: Ausschuss Arbeitsmedizin der Gesetzlichen Unfallversicherung
Fassung Oktober 2014

1 Grundlagen

Unter Ergometrie versteht man die quantitative Bestimmung und Beurteilung der kardiozirkulatorischen Leistungsfähigkeit und/oder Erkrankungen des Herz-Kreislauf-Systems eines Menschen aufgrund einer definierten und standardisierten körperlich-dynamischen Belastung.
Bei arbeitsmedizinischen Vorsorgeuntersuchungen wird die Ergometrie vorgenommen, um

- Erkrankungen des Herz-Kreislauf-Systems frühzeitig zu erkennen (präventiv/diagnostische Indikation) oder/und um
- die kardiozirkulatorische Leistungsfähigkeit eines Probanden für bestimmte, in der Regel körperlich belastende Tätigkeiten zu prüfen (leistungsphysiologische Indikation).

Präventiv-diagnostische Indikation
Aufgabe der Ergometrie in diesem Bereich ist die Erkennung einer latenten Erkrankung (Ergometrie als Provokationstest). Krankheiten, zu deren Diagnostik die Ergometrie eingesetzt wird, sind

- koronare Herzkrankheit,
- Herzrhythmusstörungen,
- (labiler) arterieller Hochdruck,
- hyperkinetisches Herz-Syndrom.

Leistungsphysiologische Indikation
Aufgabe der Ergometrie in diesem Zusammenhang ist es, die Leistungsfähigkeit des Herz-Kreislauf-Systems zu ermitteln, um zu überprüfen, ob Versicherte körperlich anstrengende Tätigkeiten an einem Arbeitsplatz übernehmen können. Diese leistungsphysiologische Indikation setzt voraus, dass am Arbeitsplatz körperliche Arbeiten mit relativ hoher Belastung anfallen. Das Ergebnis der Ergometrie kann jedoch nicht die alleinige Grundlage der Beurteilung sein.

2 Methodik

2.1 Vorbemerkungen

Die Ergometrie sollte sich an die in diesem Leitfaden gegebenen Empfehlungen zur Standardisierung anlehnen. Nur so lassen sich vergleichbare und reproduzierbare Untersuchungsergebnisse gewinnen.

2.2 Apparative Empfehlungen

2.2.1 Ergometer

Die Untersuchung sollte mittels Fahrradergometer in der Regel im Sitzen durchgeführt werden. Aus Gründen der Qualitätssicherung ist eine regelmäßige Kalibrierung des Ergometers entsprechend den gesetzlichen Vorgaben einschließlich der Eichordnung [4] vorzunehmen.

2.2.2 Elektrokardiogramm

Das EKG muss fortlaufend über einen Monitor dargestellt und überwacht werden. Die EKG-Registrierung sollte mindestens mit einem Drei-Kanal-Schreiber erfolgen. Ein Ein-Kanal-Gerät ist unzureichend. Das EKG sollte auch mit langsamem Papiervorschub (5 bis 10 mm/s) registriert werden können.

2.2.3 Ableitungen

Während der Ergometrie werden bei einer Registrierung mit drei Kanälen die Brustwandableitungen V_2, V_4 und V_5 empfohlen. Wünschenswert sind grundsätzlich die sechs standardisierten Brustwandableitungen V_1 bis V_6 nach Wilson.

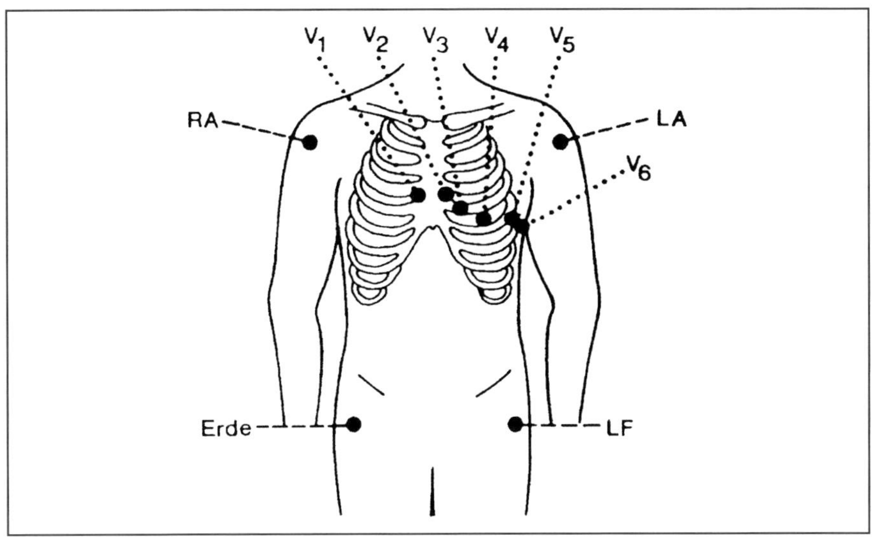

Abbildung 1: Platzierung der Brustwand- und Extremitätenelektrode beim Belastungs-EKG
V_1 4. ICR parasternal re.
V_2 4. ICR parasternal li.
V_3 zwischen V_2 und V_4
V_4 5. ICR in der Medioklavikularlinie li. (normalerweise Herzspitze)
V_5 vordere Axillarlinie in Höhe von V_4 li.
V_6 mittlere Axillarlinie in Höhe von V_4 li.

2.3 Messgrößenbestimmung

2.3.1 Herzschlagfrequenz

Die Herzschlagfrequenz muss ständig überwacht werden (Monitor, fortlaufende Registrierung). Sie sollte im Regelfall aus dem EKG ermittelt werden, und zwar in Minutenabständen innerhalb der letzten 15 Sekunden einer Arbeitsminute. Man kann die Frequenz auch an Geräten ablesen, die automatisch oder über einen Monitor die Frequenz bestimmen. Dabei muss angegeben werden, ob die Herzfrequenz durch Schlag-zu-Schlag-Bestimmung oder durch Mittelung berechnet wird.

2.3.2 Blutdruck

Der Blutdruck muss bei jeder Untersuchung mitbestimmt werden. Es genügt, den Blutdruck mit einem einfachen handelsüblichen Gerät auskultatorisch zu ermitteln. Allerdings ist dabei nur der systolische Blutdruck ausreichend zuverlässig. Bei Verwendung halbautomatischer elektronischer Geräte werden nur das Aufblasen der

Manschette und die Auskultation erleichtert. Das Ablesen der Werte sollte durch den Untersucher in herkömmlicher Weise erfolgen. Die vollautomatischen Geräte unterliegen noch einer großen Ungenauigkeit bei der Ergometrie.

3 Notfallausrüstung

Bei ergometrischen Untersuchungen können Komplikationen auftreten. In der arbeitsmedizinischen Praxis sind solche Komplikationen sehr selten. Dennoch muss in jedem Ergometrielabor eine Notfallausrüstung bereitstehen. Sie ist dem jeweiligen Stand der Notfallmedizin anzupassen.

3.1 Geräte

- Stethoskop
- Blutdruckmessgerät
- Mundspatel
- Pupillenleuchte
- Spritzen, Punktionskanülen, Verweilkanülen
- Stauschlauch
- Defibrillator
- Beatmungsbeutel, Beatmungsmaske
- Tubus

Erwünscht:

- Intubationsbesteck,
- Sauerstofflasche mit Reduzierventil, Inhalationsmaske,
- Absauggerät.

3.2 Medikamente

Die folgende Auflistung enthält einen Vorschlag für eine mögliche Ausrüstung mit Notfallmedikamenten (detaillierte Hinweise, siehe [2]).

- Sympathomimetika
- Vagolytika
- Antiarrhythmika
- Antianginosa
- Antihypertensiva
- Sedativa und Analgetika
- Diuretika
- Bronchodilatatoren
- Infusionslösungen.

4 Kontraindikationen

Der arbeitsmedizinisch tätige Arzt wird in der Regel im Rahmen der Untersuchungen keine schwerkranken Probanden ergometrisch belasten. Beispielsweise sind hier folgende Kontraindikationen aufgeführt:

- Ruheblutdruck über 180 mmHg systolisch,
- Sinustachykardie ungeklärter Ursache (Frequenz über 100/min),
- Rhythmusstörungen im Ruhe-EKG (supraventrikuläre Extrasystolen, Vorhofflimmern und -flattern, komplexe ventrikuläre Rhythmusstörungen),
- Linksschenkelblock im Ruhe-EKG,
- Erregungsrückbildungstörungen unklarer Ursache,
- Medikamenteneinnahme bei schwerwiegenden Krankheiten,
- akute Erkrankungen (insbesondere auch Erkältungskrankheiten),
- schwere Herzinsuffizienz bei Vitien, Kardiomyopathien, koronarer Herzkrankheit,
- Aortenklappenstenose,
- schwere pulmonale Insuffizienz, Cor pulmonale.

5 Durchführung

Vor jeder Ergometrie sind Anamnese (einschließlich Medikamentenanamnese), klinische Untersuchung, Ruhe-EKG und Ruheblutdruck obligat. Die letzte Mahlzeit sollte mindestens zwei Stunden, der letzte Alkoholgenuss 12 Stunden zurückliegen. Hoher Koffein- und/oder Nikotinkonsum vor der Ergometrie können die Untersuchungsergebnisse verfälschen, ebenso nicht ausreichende Erholung von vorangegangener Aktivität. Die Ergometrie ist in unmittelbarer Anwesenheit eines Arztes durchzuführen.
Es wird eine ansteigende Belastung mit mindestens drei Belastungsstufen empfohlen.

5.1 Messzeitpunkt

Die Messung der Herzschlagfrequenz und die EKG-Registrierung sollten jeweils minütlich innerhalb der letzten 15 Sekunden einer jeden Minute der Ergometrie vorgenommen werden. Die Blutdruckmessung erfolgt jeweils gegen Ende der zweiten Belastungsminute.

5.2 Vorphase

In der Vorphase wird der Proband zur Ergometrie vorbereitet. Als Ruhewerte dienen die Messungen der letzten drei Minuten vor Belastungsbeginn, während der Proband auf dem Ergometer sitzt.

5.3 Belastungsphase

- Beginn: In der Regel mit 50–100 Watt
- In Abhängigkeit von der Fragestellung sowie der aufgrund der anamnestisch erhobenen Daten zu erwartenden Leistungsfähigkeit (Zielwert) sollte mit einer höheren Belastungsstufe begonnen werden.
- Steigerung: 25 Watt/2 min
- Beendigung: Erreichen des Zielwertes gemäß Fragestellung (z. B. Herzschlagfrequenz, Leistung), Drehzahl: ca. 60 U/min
- Es sollten mindestens drei Belastungsstufen durchlaufen und eine Gesamtdauer von unter 12 Minuten eingehalten werden. Hinsichtlich der präventiven Indikation nimmt die Aussagekraft der erhobenen Parameter mit der Höhe der erreichten Belastungsstufe zu.

5.4 Erholungsphase

Sie sollte ca. sechs Minuten dauern, wobei nach der Ergometrie eine Minute leergetreten werden sollte, um orthostatische Fehlreaktionen zu vermeiden. Während der Nachphase sind Messungen der Herzschlagfrequenz und des Blutdrucks sowie die EKG-Registrierung vorzunehmen.

6 Kriterien zum vorzeitigen Abbruch

Subjektive Symptome:
Schmerzen im Brustkorb, Schwindel, Ataxie, progrediente Angina pectoris, progrediente Dyspnoe, körperliche Erschöpfung.

Objektive Zeichen:
fahle Blässe, Zyanose.

Progrediente Arrhythmien:
gehäufte ventrikuläre Extrasystolen (z. B. Couplets, Salven), Kammertachykardien, zunehmende supraventrikuläre Extrasystolen, Vorhoftachykardien, Vorhofflattern, neu auftretendes Vorhofflimmern.

Progrediente Erregungsleitungsstörungen:
zunehmende QRS-Verbreiterung, Auftreten eines Schenkelblockes.

Progrediente Erregungsrückbildungsstörungen:
z. B. horizontale oder deszendierende ST-Streckensenkung $\geq$ 0,2 mV, progrediente ST-Hebung, monophasische Deformierung.

Hämodynamik:
progredienter Blutdruckabfall, unzureichender Blutdruckanstieg, übermäßiger Blutdruckanstieg ($\geq$ 250 mmHg systolisch und/oder $\geq$ 120 mmHg diastolisch), unzureichender Anstieg der Herzschlagfrequenz, Abfall der Herzschlagfrequenz.

7 Beurteilung

Um diese umfassend vornehmen zu können, sollten die Mitarbeit des Probanden, die subjektiven und objektiven Symptome während der Ergometrie sowie die Beendigungsgründe protokolliert und eine Abschätzung der Ausbelastung vorgenommen werden.
Folgende Parameter sollten erfasst und beurteilt werden:
leistungsphysiologische Indikation
- Leistung

präventiv-diagnostische Indikation
- Herzfrequenzverhalten
- Blutdruckverhalten
- abnorme EKG-Veränderungen.

7.1 Leistung

Die folgenden Referenzwerte geben Hinweise für die Ermittlung der maximalen Leistungsfähigkeit. Diese muss nicht zwingend mit den Leistungsanforderungen am Arbeitsplatz übereinstimmen. Auf der Basis dieser Werte kann die Leistung für die Ausgangsstufe der Ergometrie abgeschätzt werden.

Tabelle 1: Hinweise auf die maximale erschöpfende Leistung bei ansteigender Belastung nach Alter, Geschlecht und Körpergewicht [15]

Männer									
Gewicht (kg)	Alter (Jahre) 20–24	25–29	30–34	35–39	40–44	45–49	50–54	55–59	60–64
	Watt								
60–65	220	210	200	185	175	170	155	150	135
66–69	225	215	205	195	180	175	160	155	140
70–73	230	220	210	200	190	180	165	160	145
74–77	235	225	215	205	195	185	170	165	150
78–81	240	230	220	210	200	190	170	165	155
82–85	245	235	225	215	205	195	185	175	160
86–89	250	240	230	220	210	200	190	180	170
90–93	255	245	235	225	215	205	195	185	175
≥ 94	260	250	240	230	220	210	200	190	180
Frauen									
Gewicht (kg)	Alter (Jahre) 20–24	25–29	30–34	35–39	40–44	45–49	50–54	55–59	60–64
	Watt								
40–45	110	105	100	95	90	90	85	75	75
46–49	115	110	105	100	100	95	90	85	80
50–53	120	115	110	105	100	100	95	90	85
54–57	125	120	120	115	110	105	100	95	95
58–61	130	125	125	120	115	115	105	100	100
62–65	135	135	130	125	120	120	110	110	105
66–69	140	140	135	130	130	125	120	115	110
70–73	150	145	140	135	130	130	125	120	115
74–77	155	150	145	140	135	135	130	125	120
≥ 78	160	155	150	150	145	140	135	130	130

7.2 Herzschlagfrequenz

Die Faustregel für die *maximal* bei der Fahrradergometrie erreichbare Herzschlagfrequenz im Sitzen lautet: HF_{max} = 220 minus Alter
Für arbeitsmedizinische Vorsorgeuntersuchungen gelten 85 % der maximalen Herzschlagfrequenz als Zielwert. Die Faustformel hierfür lautet:
85 % der maximalen Herzschlagfrequenz bzw. 200 minus Alter. Die häufigsten Ursachen einer *bradykarden* Reaktion während der Ergometrie sind:

- gute kardio-zirkulatorische Leistungsfähigkeit (z. B. bei sportlich Trainierten),
- Medikamenteneinnahme (z. B. β-Blocker),
- koronare Herzerkrankung.

Die häufigsten Ursachen einer *tachykarden* Reaktion während der Ergometrie sind:

- eingeschränkte kardio-zirkulatorische Leistungsfähigkeit (z. B. Trainingsmangel),
- hyperkinetisches Herzsyndrom,
- Cor pulmonale,
- Hyperthyreose,
- Anämie,
- Medikamenteneinnahme,
- Rekonvaleszenzphase nach Infekt.

7.3 Blutdruck

Faustregel für den arteriellen Blutdruck:
Bei 100 Watt sollte der Blutdruck 200/100 mmHg im Sitzen bei 30- bis 50-Jährigen nicht überschreiten. Für über 50-Jährige gilt als Grenzwert 215/105 mmHg im Sitzen.

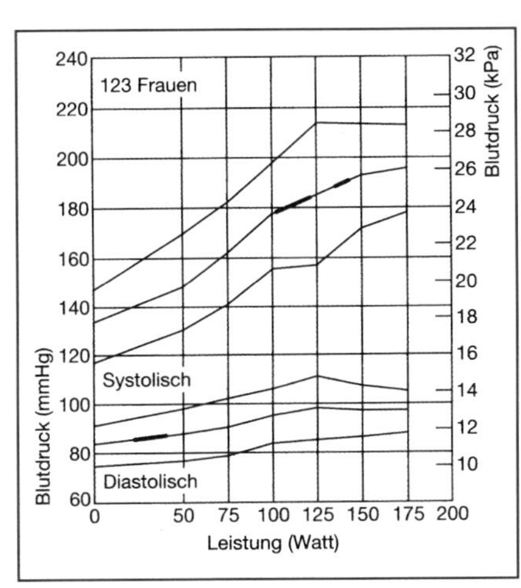

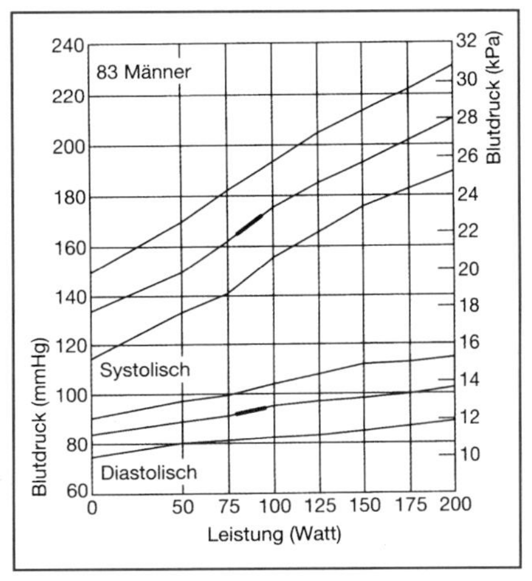

Abbildung. 2a und b: Normalwerte (Mittelwert und Standardabweichung) für den systolischen und diastolischen (Phase IV, auskultatorisch) Blutdruck (RR: in mmHg) für a) gesunde Frauen und b) gesunde Männer im Alter von 25–55 Jahren in Ruhe und während der Fahrradergometrie [8]

7.4 Abgeleitete Beurteilungsgrößen

Die Bewertung der bei der Ergometrie erzielten Leistung sollte über die Bestimmung der W_{150} (oder auch W_{130} bzw.. W_{170}) erfolgen. Die W_{150} ist diejenige Leistung, gemessen in Watt, die bei einer Herzschlagfrequenz von 150/min anlässlich einer stufenweise ansteigenden Belastung erbracht wird. Sie ist graphisch oder rechnerisch durch Interpolation zu ermitteln. Die erbrachte Leistung wird mit dem zu erbringenden W_{150}-Sollwert verglichen. Dieser beträgt für

- Männer: 2,1 W/kg Körpergewicht
- Frauen: 1,8 W/kg Körpergewicht.

Abweichungen um mehr als 20 % vom Sollwert nach unten sind nicht mehr normal und sprechen unter anderem für einen Trainingsmangel oder Störungen im Herz-Kreislauf-System. Es ist jedoch auch daran zu denken, dass diese eingeschränkte ergometrische Leistungsfähigkeit nicht unbedingt auf eine Erkrankung oder Leistungsminderung des kardio-zirkulatorischen Systems zurückzuführen ist, sondern hierfür auch Adipositas, Krankheiten des Bewegungsapparates, internistische Erkrankungen oder unzureichende Mitarbeit des Probanden ursächlich sein können.

8 Dokumentation

Der Verlauf, die erhobenen Befunde sowie die Beurteilung der Ergometrie sollten in geeigneter Weise dokumentiert werden (siehe z. B. Abb. 3).

Herzfr. bzw Blutdruck (mmHg)
(min)

250 240 230 220 210 200 190 180 170 160 150 140 130 120 110 100 90 80 70 60

Ruhe

Erholung

75 100 125 150 175 200 225 250

Leistung (Watt)

1 2 3 4 5 Min

Untersuchungsdatum: ______

Uhrzeit: ______ Raumtemperatur: ______

Name: ______ Vorname: ______

Pers.-Nr. ______

Gewicht: ______ kg Länge: ______ cm

Medikation: ______

Zielwerte

Herzfrequenz : ______ min^{-1}

Leistung : ______ Watt

erreichte Herzfrequenz : ______ min^{-1}

W_{130}, W_{150}, W_{170} : ______ Watt

Soll-Wert ______ Watt

Abweichung vom Soll-Wert: ______ %

oder > 20 % minus Ja/Nein

Mitarbeit des Probanden

gut ☐

ausreichend ☐

unzureichend ☐

Vorzeitiger Abbruch:
subj. Kriterien

	leicht	mittel	schwer
Herzschmerzen	☐	☐	☐
Dyspnoe	☐	☐	☐
Angina pect.	☐	☐	☐
Schwindel	☐	☐	☐
Muskul. Erschöpfung	☐	☐	☐
Sonstiges	☐	☐	☐

obj. Kriterien

path. EKG-Befund ☐

Puls- oder RR-Anstieg ☐

Puls- oder RR-Abfall ☐

Beurteilung

Untersuchungsstelle: Arzt:

Abb. 3: Beispiel eines Ergometrie-Dokumentationsbogens

A 2

9 Literatur

1 Astrand, P.-O., Rodahl, K., Dahl, H. A., Stroemme, S. B.: Textbook of work physiology. Champaign Il, Human Kinetics, 4th edn. 2003
2 Bundesärztekammer (Hrsg. für den Deutschen Beirat für Erste Hilfe und Wiederbelebung): Reanimation-Empfehlungen für die Wiederbelebung, 4. Aufl. Deutscher Ärzteverlag. Köln, 2007
3 Cooper, C. B., Storer, T. W.: Exercise testing and interpretation. Cambridge University Press, Cambridge, UK, 2001
4 Eichverordnung vom 12. 08. 1988, BGBL 1, 1657
5 Ellestadt, M. H.: Stress testing, 4th edn., Davis Comp., Philadelphia, 1996
6 Froehlicher, V. F., Myers, J. N.: Exercise and the heart, 4th. edn. Saunders, Philadelphia, 2000
7 Gibbons, R. J. (ed): ACC/AHA 2002 guidelines update for exercise testing: Summary article. J Am Coll Cardiol 40 (2002) 1531–1540
8 Gleichmann, U.: Diskussionsbemerkung. In: Anlauf, M., Bock, K. D., (Hrsg.): Blutdruck unter körperlicher Belastung. Steinkopf, Darmstadt, 1984
9 Hollmann, W., Hettinger, T. H.: Sportmedizin. 4. Aufl. Schattauer, Stuttgart, 2000
10 Jones, N. L.: Clinical exercise testing. 4. Aufl. Saunders, Philadelphia,1997
11 Lentner, C. (Hrsg.): Geigy Scientific Tables 5, Heart and Circulation. Ciba Geigy, Basel, 1990
12 Löllgen, H., Ulmer, H.-V.: Ergometrie, Empfehlungen zur Durchführung und Bewertung ergometrischer Untersuchungen. Klin Wschr 63 (1985) 651–677
13 Löllgen, H.: Kardiopulmonale Funktionsdiagnostik, 3. Aufl. Novartis, Nürnberg, 2000
14 Löllgen, H., Erdmann, E. (Hrsg.): Ergometrie. 2. Aufl. Springer, Berlin, Heidelberg, 2000
15 Reiterer, W.: Kriterien der körperlichen Leistungsfähigkeit. Wien Med Wschr 127, Suppl. 42 (1977) 1–19
16 Skinner, R. J., Miller, H. S. (eds.): Exercise testing and exercise prescription for special cases. Lea & Febinger, Philadelphia, 1992
17 Trappe, H. J., Löllgen, H.: Leitlinien zur Ergometrie. Z Kardiol 89 (2000) 821–837
18 Ulmer, H. V.: Arbeits- und Sportphysiologie. In: Schmidt, R. F., Thews, G. (Hrsg.): Physiologie des Menschen. 26. Aufl. Springer, Berlin, Heidelberg, 1995, S. 672–696
19 Wasserman, K., Hansen, J. E., Sue, D. Y., Whipp, B. J. (eds.): Principles of exercise testing and interpretation. 3rd edn. Lippincott, Williams & Wilkins, Philadelphia,1999
20 Weber, K. T., Janicki, J. S.: Cardiopulmonary exercise testing. Saunders, Philadelphia, 1986
21 Weisman, I. M., Zeballos, R. J. (eds.): Clinical exercise testing. Karger, Basel, 2002

Anhang 3 Leitfaden für den praktischen Einsatz des Biomonitoring bei arbeitsmedizinischen Untersuchungen

Bearbeitung: Ausschuss „Arbeitsmedizin" der Gesetzlichen Unfallversicherung, Arbeitskreis 2.1 „Gefahrstoffe"
Fassung April 2014

1 Definition des Biomonitoring

Unter Biomonitoring (BM) versteht man die Untersuchung biologischen Materials von Beschäftigten zur Bestimmung von Gefahrstoffen, deren Metaboliten oder von entsprechenden biochemischen bzw. biologischen Effektparametern. Dabei ist es das Ziel, die Belastung der Beschäftigten zu erfassen, die erhaltenen Analysenwerte mit arbeitsmedizinisch-toxikologisch fundierten Beurteilungswerten zu vergleichen und geeignete Maßnahmen (Verbesserung der technischen, organisatorischen und persönlichen Präventionsmaßnahmen) vorzuschlagen, um die Belastung und die Gesundheitsgefährdung durch Gefahrstoffe am Arbeitsplatz zu reduzieren.
Das Biomonitoring umfasst:

- Messung der Konzentration von Fremdstoffen oder deren Metaboliten in biologischem Material = *Belastungsmonitoring*.
- Messung von biologischen Parametern, die auf Belastung durch Fremdstoffe „reagieren" oder deren Wirkung anzeigen = *biologisches Effektmonitoring*. Diese Parameter zeigen nicht unmittelbar den Gefahrstoff an, sondern dessen Wirkung auf z. B. Enzymaktivitäten, physiologische Prozesse.
- Eine besondere Form stellt das so genannte biochemische Effektmonitoring dar, bei dem Reaktionsprodukte reaktiver, zumeist mutagener Substanzen, die kovalent an Makromoleküle wie Proteine und DNA gebunden sind (Additionsprodukte, abgekürzt „Addukte"), quantifiziert werden.

2 Indikation zur Durchführung eines Biomonitoring

Biomonitoring ist Bestandteil der arbeitsmedizinischen Vorsorge, soweit dafür arbeitsmedizinisch anerkannte Analyseverfahren und geeignete Werte zur Beurteilung zur Verfügung stehen.
Es dient zur Beurteilung der Arbeitsbedingungen und kommt in Zusammenhang mit der betriebsärztlichen Untersuchung der Beschäftigten nach § 3 Arbeitssicherheitsgesetz (ASiG) zur Anwendung.

Biomonitoring kann auch bei der Erstuntersuchung sinnvoll sein, um eine eventuelle Vorbelastung zu erfassen, oder vor und nach besonderen zeitlich begrenzten Tätigkeiten. Darüber hinaus findet Biomonitoring Anwendung bei Tätigkeiten,

- bei denen unmittelbarer Hautkontakt mit Gefahrstoffen besteht, die gut oder überwiegend und in toxisch relevanter Dosis über die Haut aufgenommen werden können (z. B. in der MAK- und BAT-Werte-Liste mit „H" bezeichnete Stoffe),
- bei denen der orale Aufnahmeweg von Gefahrstoffen von Bedeutung sein kann,
- bei denen eine Exposition gegenüber Gefahrstoffen mit langen biologischen Halbwertszeiten vorliegt,
- mit Exposition gegenüber krebserzeugenden oder erbgutverändernden Stoffen,
- mit Exposition gegenüber fortpflanzungsgefährdenden Stoffen,
- bei denen die Gefahrstoffe luftmesstechnisch schwer erfassbar sind (Reparaturarbeiten, Stördienste, Arbeiten im Freien, stark schwankende Raumluftkonzentrationen, häufig wechselnde Stoffe im Chargenbetrieb) oder
- bei denen die innere Gefahrstoffbelastung durch körperliche Arbeit modifiziert sein kann.

Biomonitoring ist ebenfalls sinnvoll nach unfallartigen Expositionen, insbesondere wenn repräsentative Luftmessungen nicht vorliegen.
Biomonitoring ist auch im Rahmen einer Wunschvorsorge durchzuführen, es sei denn, aufgrund der Beurteilung der Arbeitsbedingungen und der getroffenen Schutzmaßnahmen ist nicht mit einer gesundheitlichen Gefährdung zu rechnen. Das Biomonitoring kann hilfreich sein, um die Wirksamkeit der technischen und persönlichen Schutzmaßnahmen zu beurteilen (§ 3 ASiG). Die Resultate des Biomonitorings fließen in anonymisierter Form in die Gefährdungsbeurteilung ein.
Das Biomonitoring gestattet somit Rückschlüsse auf

- die Wirksamkeit von Arbeitsschutzmaßnahmen,
- die individuelle Hygiene beim Umgang mit Gefahrstoffen,
- die Gefahrstoffmengen, die vom Beschäftigten durch Einatmen, über die Haut oder durch Verschlucken aufgenommen werden,
- spezifische biochemische und biologische Effekte einer Gefahrstoffbelastung,
- die akkumulierte Dosis (bei persistenten Gefahrstoffen),
- individuelle Unterschiede bei der Verstoffwechselung von Gefahrstoffen

und dient damit der Beurteilung der gesundheitlichen Gefährdung.

3 Voraussetzungen für die praktische Durchführung

- Es müssen spezifische und sensitive Untersuchungsparameter vorliegen.
- Das biologische Untersuchungsmaterial muss auf zumutbare und praktikable Weise gewonnen werden können.
- Die quantitative Erfassung der Biomarker erfordert zuverlässige Analysenverfahren und eine adäquate Qualitätssicherung.

- Die Beurteilung der Resultate des Biomonitoring erfolgt durch Vergleich mit entsprechenden Beurteilungswerten unter Berücksichtigung von Einflussgrößen und Störfaktoren sowie arbeitsmedizinischen Erfahrungen.

Das Biomonitoring im arbeitsmedizinischen Kontext unterliegt als Ausübung der Heilkunde den Bestimmungen des ärztlichen Berufsrechts.

3.1 Biologisches Untersuchungsmaterial

Unter biologischem Untersuchungsmaterial versteht man im Rahmen der arbeitsmedizinischen Vorsorge z. B. Vollblut, Plasma, Serum und/oder Urin, in dem der zu bestimmende Untersuchungsparameter analysiert wird.
In der arbeitsmedizinischen Praxis ist die Gewinnung von 24-Stunden-Sammelurinen schwierig. Darüber hinaus kann die Verwendung des 24-Stunden-Sammelurins die Sensitivität des Parameters beeinflussen und der Gehalt der Messgröße in der Probe durch Folgeexpositionen beeinflusst werden. Deshalb wird bei der arbeitsmedizinischen Anwendung des Biomonitorings in der Regel auf Spontanurinproben zurückgegriffen. Zur Relativierung diuresebedingter Schwankungen der zu messenden Parameter wird der Kreatiningehalt als Bezugsgröße und als Ausschlusskriterium bestimmt. Für einige Untersuchungsparameter ist die Standardisierung der Messwerte über den Bezug auf den Kreatiningehalt der Probe empfohlen bzw. durch entsprechend definierte Beurteilungswerte vorgegeben. Spontanurinproben sind dann für eine Untersuchung nicht geeignet, wenn sie diuresebedingt stark konzentriert oder stark verdünnt sind, d. h. bei einem Kreatiningehalt unter 0,3 g/l oder über 3,0 g/l.

3.2 Untersuchungsparameter

Der Untersuchungsparameter ist derjenige chemische Stoff oder der biologische Indikator, dessen Gehalt im biologischen Material bestimmt wird. Von einem für das Biomonitoring geeigneten Untersuchungsparameter ist zu fordern, dass er die Belastung (Dosis) oder die Beanspruchung (Effekte) durch den Gefahrstoff zuverlässig, empfindlich und spezifisch anzeigt. Die Auswahl eines geeigneten Untersuchungsparameters bedarf der arbeitsmedizinischen oder toxikologischen Fachkunde. Hinweise enthalten die DGUV Grundsätze für arbeitsmedizinische Untersuchungen sowie die Arbeitsmedizinisch-toxikologischen Begründungen für Biologische Arbeitsstoff-Toleranzwerte.
Die Tabellen 1 und 2 zeigen, bei welchen Gefahrstoffen ein Biomonitoring sinnvoll ist.

3.3 Zeitpunkt der Probennahme

Der Zeitpunkt der Probennahme muss sich unbedingt an den Vorgaben in den Tabellen 1 und 2 orientieren. Fehlen solche Hinweise, ist die Probennahme möglichst zu einem Zeitpunkt durchzuführen, bei dem sich die innere Belastung des Probanden im Gleichgewichtszustand mit der äußeren Belastung befindet. Informationen zur Toxikokinetik finden sich z. B. in der GESTIS-Stoffdatenbank sowie in den arbeitsmedizinisch-toxikologischen Begründunge für Biologischen Arbeitsstoff-Toleranzwerte (BAT),

Expositionsäquivalente für krebserzeugende Arbeitsstoffe (EKA), Biologische Leitwerte (BLW) und Biologische Arbeitsstoff-Referenzwerte (BAR) (DFG 2011). Mit der Einstellung eines Gleichgewichtszustandes ist nicht zu rechnen, wenn Tätigkeiten nur kurzzeitig (Reparaturarbeiten, Stördienste etc.) durchgeführt werden. In solchen Fällen ist die Probennahme am Ende der betreffenden Tätigkeiten vorzunehmen. Die Untersuchungsmaterialien werden in der Regel am Ende einer Arbeitsschicht, möglichst nach drei Arbeitstagen, gewonnen.

3.4 Probengewinnung und Versand

Grundsätzlich sollte sich der Arzt von dem Laboratorium, durch das er die Untersuchungen durchführen lässt bzw. lassen möchte, rechtzeitig vor der Probennahme beraten lassen. Gegebenenfalls werden vom Laboratorium besondere Maßnahmen und Abläufe gewünscht, oder es sind spezielle Probennahmebestecke bzw. Probennahmegefäße bereitzustellen.
Eine kontaminations- und verlustfreie Probengewinnung ist wesentlich. Es ist zu empfehlen, den von den Analysenlaboratorien im Allgemeinen angebotenen Service in Anspruch zu nehmen und Entnahmebestecke, Versandgefäße und Informationen zur Probengewinnung anzufordern. Für den Versand der biologischen Proben gelten die Richtlinien für infektiöses, humanbiologisches Material, das heißt, es muss für einen bruchsicheren Transport der Gefäße gesorgt werden. Diesbezügliche Vorgaben finden sich in der DIN EN 829.
Die Blut- und Urinproben sind möglichst unmittelbar nach der Probenentnahme zu versenden. Dabei sind die Vorgaben des Untersuchungslabors zu beachten. Ggf. sind die Proben gekühlt zu transportieren. Ist ein unmittelbarer Probenversand nicht realisierbar, so kann die Lagerung in der Regel maximal für 5 Tage im Kühlschrank bei 4 °C erfolgen oder bei längerer Lagerung tiefgefroren bei –24 °C. Plasma- und Erythrozytengewinnung müssen vor dem Tiefgefrieren erfolgen.

3.4.1 Gewinnung von Urinproben

Für die Uringewinnung werden für diesen Zweck bestimmte kommerziell erhältliche Einmalkunststoffgefäße (ca. 50–100 ml, Weithals) verwendet. Die Urinprobe wird direkt in das Gefäß abgegeben. Es muss bei den Metallanalysen darauf geachtet werden, dass die Probennahme nicht in Arbeitsbekleidung sowie nach Reinigung der Hände erfolgt. Eine Kontamination durch Stäube, Gase oder Dämpfe des Arbeitsplatzes ist unbedingt zu vermeiden. Das Urinvolumen sollte in der Regel mindestens 20 ml betragen.
Zur Bestimmung leichtflüchtiger organischer Substanzen (z. B. Aceton, Methanol) wird ein definiertes Volumen einer frischen Spontan-Urinprobe (z. B. 2 ml) mit einer Einmalspritze in eine Stechampulle überführt. Die Stechampullen dienen als Lager- und Transportgefäße und werden vom Labor mit entsprechenden Handlungsanweisungen zur Verfügung gestellt. Die Hinweise des Labors sind zu beachten.

3.4.2 Gewinnung von Vollblut- und Plasmaproben

Für die analytischen Untersuchungen sind Venenblutproben mit Antikoagulans-Zusatz notwendig. Eine Koagulation muss durch gründliches Umschwenken der Probengefäße vermieden werden. Als Entnahmebestecke eignen sich Einmalspritzen, Einmalkanülen, z. B. Monovetten® oder Vacutainer®. Monovetten® und Vacutainer® enthalten Antikoagulanzien (z. B. K-EDTA oder Heparin) in der erforderlichen Menge. Sie dienen gleichzeitig als Transport- und Lagergefäße. Für die meisten Analysen reichen 5 ml Vollblut aus.
Zur Bestimmung leichtflüchtiger organischer Substanzen (halogenierte und aromatische/aliphatische Kohlenwasserstoffe) muss ein definiertes Volumen der Vollblutprobe (z. B. 2 ml) unmittelbar nach der Entnahme in eine Stechampulle überführt werden. Lösemittelhaltige Desinfektionsmittel dürfen an der Punktionsstelle aufgrund der Kontaminationsgefahr nicht angewendet werden. Die Desinfektion der Haut kann stattdessen z. B. mit einer 3 %igen wässrigen Wasserstoffperoxidlösung erfolgen. Die Stechampullen dienen als Lager- und Transportgefäß. Diese speziellen Behältnisse und entsprechende Handlungsanweisungen werden vom Labor zur Verfügung gestellt.
Auch für die Gewinnung von Plasmaproben eignen sich Monovetten und Vacutainer mit Antikoagulanzien. Nach Zentrifugation wird das Plasma hämolysefrei abgezogen und in ein verschließbares Probenröhrchen überführt.
Die Lagerung und der Transport des biologischen Materials sind so durchzuführen, dass Störfaktoren, die das Analysenergebnis in vitro verändern, auf ein Minimum reduziert werden. Der Betriebsarzt soll dazu ebenfalls die Beratung des analytischen Labors in Anspruch nehmen.

3.5 Auswahl des analytischen Laboratoriums

Das Laboratorium muss

- zuverlässige analytische Methoden einsetzen, die dem Stand der Technik entsprechen (siehe 3.6.),
- eine regelmäßige interne und externe Qualitätssicherung praktizieren,
- über arbeitsmedizinisch-toxikologische Kompetenz verfügen und eine fachgemäße Beratung und Unterstützung bei der Auswahl der Parameter sowie bei Probenahme, -transport und -lagerung anbieten,
- den Betriebsarzt bei der Interpretation von Untersuchungsergebnissen unterstützen.

Probengewinnung, Analysen und Bewertung erfolgen in Ausführung der ärztlichen Heilkunde und unterliegen somit der ärztlichen Qualitätssicherung. Grundsätzlich gilt, dass sich der Betriebsarzt bei der Beauftragung externer analytischer Leistungen davon überzeugt, dass das von ihm beauftragte Laboratorium über die entsprechende Fachkunde und apparative Ausstattung verfügt und zuverlässige analytische Methoden einsetzt sowie Maßnahmen der Qualitätssicherung regelmäßig und erfolgreich durchführt.

3.6 Zuverlässige Analysenmethoden

In den Grundsätzen, die ein Biomonitoring vorsehen, wird darauf hingewiesen, dass zur Bestimmung der einschlägigen Untersuchungsparameter in Blut und Urin zuverlässige (analytische) Methoden anzuwenden sind. Solche Analysenverfahren werden von der Senatskommission zur Prüfung gesundheitsschädlicher Arbeitsstoffe der Deutschen Forschungsgemeinschaft erarbeitet, geprüft und publiziert. Diese Verfahren sind hinsichtlich ihrer analytischen Zuverlässigkeit und ihrer Nachvollziehbarkeit validiert. Sie entsprechen damit den Forderungen der Grundsätze. Diese Analysenverfahren werden in der Ringbuchsammlung „Analysen in biologischem Material" gesammelt und durch den Wiley-VCH-Verlag veröffentlicht.

3.7 Qualitätssicherung für arbeitsmedizinisch-toxikologische Untersuchungen (Richtlinien der Bundesärztekammer für die Durchführung der Qualitätssicherung)

Der Betriebsarzt, der arbeitsmedizinisch-toxikologische Untersuchungen in Auftrag gibt und die Laborergebnisse in seine arbeitsmedizinische Bewertung einbezieht, sollte sich bewusst sein, dass er damit gleichzeitig die Verantwortung für die Richtigkeit der Analysenergebnisse übernimmt. In diesem Zusammenhang sollte er sicher stellen, dass das von ihm in Anspruch genommene Laboratorium eine Qualitätssicherung nach den jeweiligen Richtlinien der Bundesärztekammer durchführt. Diese Richtlinien sehen eine laborinterne und eine laborexterne Qualitätssicherung für labormedizinische Untersuchungen vor. Im Rahmen dieser Qualitätssicherung werden die Richtigkeit und die Wiederholpräzision von Laborergebnissen kontrolliert. Ohne diese Vorgänge im Einzelnen prüfen zu können oder zu müssen, wird der Arzt seiner Verantwortung gerecht, wenn er sich versichert, dass das von ihm in Anspruch genommene Laboratorium sich regelmäßig und mit Erfolg an den Ringversuchen für arbeitsmedizinisch-toxikologische Analysen beteiligt. Solche Ringversuche werden z. B. in Deutschland im Auftrag der Deutschen Gesellschaft für Arbeitsmedizin und Umweltmedizin e. V. (DGAUM) jährlich zweimal durchgeführt. Für die erfolgreiche Teilnahme an diesen Ringversuchen erhalten die Teilnehmer ein Zertifikat mit einer Gültigkeit von einem Jahr. Dieses Zertifikat sollte sich der Arzt vorlegen lassen, bevor er Untersuchungen in Auftrag gibt. Aus diesem Zertifikat geht hervor, mit welchen Untersuchungsparametern das betreffende Laboratorium erfolgreich am Ringversuch teilnimmt und ob für den interessierenden Parameter ein aktuelles Zertifikat vorliegt.

3.8 Beurteilungswerte für Biomonitoringuntersuchungen

Zur Beurteilung arbeitsmedizinisch-toxikologischer Befunde stehen in Deutschland verschiedene Vergleichswerte zur Verfügung. Die wissenschaftliche Evaluierung von Grenzwerten für das Biomonitoring erfolgt durch die Arbeitsgruppe „Aufstellung von Grenzwerten in biologischem Material" der Senatskommission zur Prüfung gesundheitsschädlicher Arbeitsstoffe der DFG („Arbeitsstoffkommission").
Für die Beurteilung von Biomonitoring-Ergebnissen lassen sich folgende Grenzwerte und Vergleichswerte heranziehen:

- Biologische Grenzwerte (BGW) gemäß TRGS 903
- Biologische Arbeitsstoff-Toleranz-Werte (BAT-Werte)
- Expositionsäquivalente für krebserzeugende Arbeitsstoffe (EKA)
- Biologische Leitwerte (BLW)
- Biologische Arbeitsstoff-Referenzwerte (BAR) (Hintergrundbelastung)
- Referenzwerte für Umweltgefahrstoffe

Basierend auf den wissenschaftlich evaluierten Grenz- und Beurteilungswerten werden im Ausschuss für Gefahrstoffe (AGS) die so genannten Biologischen Grenzwerte (BGW) festgelegt, die durch die Veröffentlichung in der Technischen Regel für Gefahrstoffe (TRGS) 903 rechtlich bindend werden. Darüber hinaus hat der AGS im Jahr 2008 ein Konzept zur Festlegung von Risikowerten und Exposition-Risiko-Beziehungen für Tätigkeiten mit krebserzeugenden Gefahrstoffen erarbeitet. Basierend auf diesem Konzept werden seit 2010 Luftkonzentrationen für krebserzeugende Arbeitsstoffe festgesetzt, die diesen Risikowerten entsprechen. In den bisherigen Bekanntmachungen wurden solche Werte u. a. für Acrylamid, Acrylnitril, 1,3-Butadien, Ethylenoxid, Trichlorethen und 4,4'-Methylendianilin veröffentlicht (AGS 2010). Unter Verwendung der von der DFG-Senatskommission veröffentlichten EKA-Korrelationen lassen sich nunmehr die korrespondierenden Werte für die Biomarker ermitteln und für die Beurteilung des Krebsrisikos verwenden.
Die im Folgenden aufgeführten Informationen zu den verschiedenen Beurteilungswerten finden sich auch im Handbuch „Arbeitsmedizin – Handbuch für Theorie und Praxis" (Göen et al. 2011). Für den praktisch tätigen Arbeitsmediziner empfiehlt sich folgende Reihenfolge zur Bewertung: Liegt für einen Stoff ein BGW vor, so muss dieser als Bewertungsgrundlage herangezogen werden, da dieser rechtsverbindlich ist. Liegt kein BGW vor, ist der BAT oder gegebenenfalls der BLW zurate zu ziehen, um eine Einschätzung der Belastung zu erhalten. Beim BAT oder BLW ist zu berücksichtigen, dass der BAT den aktuellen Stand der Wissenschaft wiedergibt und der BLW auf arbeitsmedizinischen Erfahrungen und begründeten Empfehlungen beruht. Der BAR-Wert ist nicht gesundheitsbezogen, hilft aber dem Praktiker bei der Beurteilung des Umganges mit krebserzeugenden Gefahrstoffen. Hier wird die im Vergleich zur Allgemeinbevölkerung vorhandene zusätzliche Stoffbelastung ermittelt. Das Gleiche gilt für den Referenzwert für Umweltgefahrstoffe.

Biologische Grenzwerte (BGW)
Die Biologischen Grenzwerte (BGW) werden durch den Ausschuss für Gefahrstoffe (AGS) festgelegt und sind durch die Veröffentlichung in der TRGS 903 und damit rechtlich bindend. BGW sind Grenzwerte „für die toxikologisch-arbeitsmedizinisch abgeleitete Konzentration eines Stoffes, seines Metaboliten oder eines Beanspruchungsindikators im entsprechenden biologischen Material, bei dem im Allgemeinen die Gesundheit eines Beschäftigten nicht beeinträchtigt wird" (TRGS 903). Damit entspricht die aktuelle Definition des BGW den früheren Biologischen Arbeitsstoff-Toleranzwerten der Arbeitsstoffkommission. Während die Ableitungsgrundlagen (Orientierung an den Wirkungscharakteristika, toxikologische Erkenntnisse auf der Basis von Humandaten, Tierexperimenten oder Analogieschlüssen) identisch sind, stellen BGW im Gegensatz zu den BAT-Werten derzeit noch Höchstwerte für gesunde Ein-

zelpersonen dar. BGW gelten für eine Stoffbelastung über maximal 8 Stunden täglich und 40 Wochenarbeitsstunden.

Biologische Arbeitsstoff-Toleranzwerte (BAT)
Der Begriff „Biologischer Arbeitsstoff-Toleranzwert (BAT-Wert)" wurde 1980 durch die Arbeitsgruppe „Aufstellung von Grenzwerten im biologischen Material" der Arbeitsstoffkommission definiert. Die BAT-Arbeitsgruppe hat im Jahr 2007, nach längerer Diskussion in der Fachwelt und in der Arbeitsstoffkommission, die Definition des Biologischen Arbeitsstoff-Toleranzwertes überarbeitet.
Die Arbeitsstoffkommission legt BAT-Werte und BL-Werte (Biologische Leitwerte) fest, um das aus einer Exposition gegenüber einem Arbeitsstoff resultierende individuelle gesundheitliche Risiko bewerten zu können. Der BAT-Wert beschreibt die arbeitsmedizinisch-toxikologisch abgeleitete Konzentration eines Arbeitsstoffes, seiner Metaboliten oder eines Beanspruchungsindikators im entsprechenden biologischen Material, bei dem im Allgemeinen die Gesundheit eines Beschäftigten nicht beeinträchtigt wird, auch bei nicht wiederholter und langfristiger Exposition. BAT-Werte beruhen auf einer Beziehung zwischen der äußeren und inneren Exposition oder zwischen der inneren Exposition und der dadurch verursachten Wirkung des Arbeitsstoffes. Dabei orientiert sich die Ableitung des BAT-Wertes an den mittleren inneren Expositionen. Der BAT-Wert ist überschritten, wenn bei mehreren Untersuchungen einer Person die mittlere Konzentration des Parameters oberhalb des BAT-Wertes liegt; Messwerte oberhalb des BAT-Wertes müssen arbeitsmedizinisch-toxikologisch bewertet werden. Aus einer einzelnen Überschreitung des BAT-Wertes kann nicht notwendigerweise eine gesundheitliche Beeinträchtigung abgeleitet werden. Bei kanzerogenen Arbeitsstoffen und bei Stoffen mit ungenügender Datenlage werden BL-Werte abgeleitet, die ebenfalls als Mittelwerte festgelegt sind (Drexler et al. 2007).
Für die BAT-Werte wird, wie bei den MAK-Werten, in der Regel eine Arbeitsstoffbelastung von maximal 8 Stunden täglich und 40 Stunden wöchentlich zugrunde gelegt. Die so abgeleiteten BAT-Werte sind in der Praxis auch auf abweichende Arbeitszeitschemata übertragbar, ohne dass hierfür Korrekturfaktoren anzuwenden sind. BAT-Werte können als Konzentrationen, Bildungs- oder Ausscheidungsraten (Menge/Zeiteinheit) definiert sein. BAT-Werte sind als Höchstwerte für gesunde Einzelpersonen konzipiert. Sie werden unter Berücksichtigung der Wirkungscharakteristika der Arbeitsstoffe in der Regel für Blut oder Urin aufgestellt. Maßgebend sind dabei arbeitsmedizinisch-toxikologisch fundierte Kriterien des Gesundheitsschutzes.
Laut Arbeitsstoffkommission können die BAT-Werte definitionsgemäß nur für solche Arbeitsstoffe angegeben werden, die über die Lunge und/oder andere Körperoberflächen in nennenswertem Maße in den Organismus eintreten. Sie können auch nur für nicht-kanzerogene Arbeitsstoffe evaluiert werden. Weitere Voraussetzungen für die Aufstellung eines BAT-Wertes sind ausreichende arbeitsmedizinische und toxikologische Erfahrungen mit dem Arbeitsstoff, wobei sich die Angaben auf Beobachtungen am Menschen stützen sollen. Die verwertbaren Erkenntnisse müssen mittels zuverlässiger Methoden erhalten worden sein.
Der Ableitung eines BAT-Wertes können verschiedene Konstellationen wissenschaftlicher Daten zugrunde liegen, die eine quantitative Beziehung zwischen äußerer und

innerer Belastung ausweisen und daher eine Verknüpfung zwischen MAK- und BAT-Werten gestatten. Dies sind Untersuchungen, in denen

- eine direkte Beziehung zwischen Stoff-, Metabolit- oder Adduktkonzentration im biologischen Material (innere Belastungen) und adversen Effekten auf die Gesundheit aufgezeigt wurde oder
- eine Beziehung zwischen einem biologischen Indikator (Beanspruchungsparameter) und adversen Effekten auf die Gesundheit nachgewiesen wurde.

Die MAK- und BAT-Werte-Liste wird jährlich von der Arbeitsstoffkommission publiziert. Dort finden sich neben den BAT-Werten auch Hinweise auf den Messparameter, das Untersuchungsmaterial und den Zeitpunkt der Gewinnung der Blut- und Urinproben.

Die Publikation der arbeitsmedizinisch-toxikologischen Begründungen der BAT-Werte, die in der Regel ein umfangreiches Literaturverzeichnis enthalten, erfolgt seit 1983 in einer Loseblattsammlung (DFG 1983-2010) sowie einer englischen Online-Version http://onlinelibrary.wiley.com/book/10.1002/3527600418/topics.

Expositionsäquivalente für krebserzeugende Arbeitsstoffe (EKA)

Arbeitsstoffe, die beim Menschen gesichert Krebs zu verursachen vermögen oder für die der starke Verdacht einer Krebsgefährdung für den Menschen besteht, werden nicht mit BAT-Werten belegt, da gegenwärtig kein als unbedenklich anzusehender biologischer Wert angegeben werden kann. Dies trifft zu für krebserzeugende Arbeitsstoffe, die in den Kategorien 1 oder 2 von der Arbeitsstoffkommission eingestuft worden sind. Arbeitsstoffe mit Verdacht auf krebserzeugende Wirkung, wie sie in Kategorie 3 aufgeführt sind, erhalten nur dann einen BAT-Wert, wenn der Stoff oder seine Metaboliten nicht genotoxisch wirken. Bei den Arbeitsstoffen in Kategorie 4 und 5, bei denen kein nennenswerter Beitrag zum Krebsrisiko für den Menschen zu erwarten ist, werden BAT-Werte vergeben.

Krebserzeugende Arbeitsstoffe werden bei der Untersuchung biologischer Proben nicht unter der strengen Definition von BAT-Werten, sondern unter dem Blickwinkel arbeitsmedizinischer Erfahrungen zum Nachweis und zur Quantifizierung der individuellen Arbeitsstoffbelastung berücksichtigt. Stoff- bzw. Metabolitenkonzentrationen im biologischen Material, die höher liegen als es der Stoffkonzentration in der Arbeitsplatzluft entspricht, weisen auf zusätzliche, in der Regel perkutane Aufnahmen hin.

Vor diesem Hintergrund werden Beziehungen zwischen der Stoffkonzentration in der Luft am Arbeitsplatz und der Stoff- bzw. Metabolitenkonzentration im biologischen Material (Expositionsäquivalente für krebserzeugende Arbeitsstoffe, EKA) aufgestellt. Aus ihnen kann entnommen werden, welche innere Belastung sich bei ausschließlich inhalativer Stoffaufnahme ergeben würde.

EKA-Werte werden durch Korrelationen von externen zu internen Konzentrationen in der Luft am Arbeitsplatz und in biologischen Körperflüssigkeiten abgeleitet. Diese Korrelation kann genutzt werden, um aus Expositions-Risiko-Beziehungen (ERB) für Stoffkonzentrationen in der Luft, die seit 2010 vom AGS aufgestellten werden, die Biomarkerkonzentrationen an den jeweiligen Akzeptanzrisiko- und Toleranzrisikoschwellen (AGS 2010) zu ermitteln.

Biologische Leitwerte (BLW)
Für zahlreiche Arbeitsstoffe lassen sich zum gegenwärtigen Zeitpunkt weder BAT-Werte noch EKA-Korrelationen begründen. Schwierigkeiten treten insbesondere dann auf, wenn eine Korrelation zwischen der äußeren und der inneren Belastung entweder grundsätzlich oder aufgrund unzureichender Datenlage nicht hergestellt werden kann, z. B.

- bei Stoffen, die dermal resorbiert werden,
- bei Stoffen, die auch oral aufgenommen werden,
- bei Arbeitsvorgängen mit Atemschutzausrüstung,
- bei Arbeitsvorgängen im Freien.

Ferner können bei krebserzeugenden Stoffen auch epigenetische Wirkungen bedeutsam sein, die berücksichtigt werden müssen. Bei sensibilisierenden Stoffen, für deren Wirkung derzeit keine Schwellenwerte bekannt sind, sind Anhaltswerte für die Prävention ebenfalls erforderlich.
Für solche Stoffe wurden Biologische Leitwerte (BLW) geschaffen. Sie sollen dem Betriebsarzt eine Orientierungshilfe für die Beurteilung der Analysenergebnisse liefern. Es handelt sich hierbei nicht um Grenzwerte im klassischen Sinne, sondern um Empfehlungen auf wissenschaftlicher Grundlage.
Laut Arbeitsstoffkommision ist der Biologische Leitwert die Quantität eines Arbeitsstoffes bzw. Arbeitsstoffmetaboliten oder die dadurch ausgelöste Abweichung eines biologischen Indikators von seiner Norm beim Menschen, die als Anhalt für die zu treffenden Schutzmaßnahmen heranzuziehen ist. Biologische Leitwerte werden nur für solche Gefahrstoffe benannt, für die keine arbeitsmedizinisch-toxikologisch begründeten Biologischen Arbeitsstofftoleranzwerte (BAT-Werte) aufgestellt werden können. Für den BLW wird in der Regel eine Arbeitsstoffbelastung von maximal 8 Stunden täglich und 40 Stunden wöchentlich über die Lebensarbeitszeit zugrunde gelegt. Der Biologische Leitwert orientiert sich an den arbeitsmedizinischen und arbeitshygienischen Erfahrungen im Umgang mit dem gefährlichen Stoff unter Heranziehung toxikologischer Erkenntnisse. Da bei Einhaltung des Biologischen Leitwertes das Risiko einer Beeinträchtigung der Gesundheit nicht auszuschließen ist, ist anzustreben, die erkenntnistheoretischen Grundlagen über die Zusammenhänge zwischen der äußeren Belastung, der inneren Belastung und den resultierenden Gesundheitsrisiken zu verbreitern, um auf diese Weise BAT-Werte herleiten zu können. Hierbei stellen Biologische Leitwerte (BLW) insofern eine Hilfe dar, als sie eine wichtige Grundlage dafür bieten, dass der Arzt ein präventionsorientiertes Biomonitoring überhaupt einsetzen kann. Durch fortgesetzte Verbesserung der technischen Gegebenheiten und der technischen, arbeitshygienischen und arbeitsorganisatorischen Schutzmaßnahmen sind Konzentrationen anzustreben, die möglichst weit unterhalb des Biologischen Leitwertes liegen.
Die Biologischen Leitwerte werden ebenfalls von der Arbeitsgruppe „Aufstellung von Grenzwerten" der Arbeitsstoffkommission erstellt. Analog zu den BAT-Werten werden stoffspezifische arbeitsmedizinisch-toxikologische Begründungen erarbeitet und publiziert. Die Biologischen Leitwerte werden ebenfalls jedes Jahr in der MAK- und BAT-Werte-Liste veröffentlicht.

Referenzwerte und Biologische Arbeitsstoff-Referenzwerte (BAR)
Ein Großteil der an Arbeitsplätzen aufgenommenen chemischen Stoffe ist, allerdings in wesentlich geringeren Konzentrationen, auch in der Umwelt nachweisbar. Mit den heutigen Analysemethoden lassen sich diese Gefahrstoffe und deren Metabolite auch in Blut- und Urinproben der Allgemeinbevölkerung quantifizieren. Zur Beurteilung dieser Gefahrstoffkonzentrationen wird im Allgemeinen das Konzept der Referenzwerte verwendet. Der Referenzwert für einen chemischen Stoff in einem Körpermedium ist ein Wert, der aus einer Reihe von entsprechenden Messwerten einer Stichprobe aus einer definierten Bevölkerungsgruppe nach einem vorgegebenen statistischen Verfahren abgeleitet wird. Es handelt sich dabei um einen rein statistisch definierten Wert und es kommt ihm per se keine gesundheitliche Bedeutung zu.
Der Referenzwert entspricht dabei in der Regel dem 95. Perzentil einer beruflichen gegenüber Gefahrstoffen nicht exponierten Personengruppe. Dies bedeutet jedoch auch, dass in einigen Blut- und Urinproben der Allgemeinbevölkerung Analytkonzentrationen auftreten, die oberhalb des angegebenen Referenzwertes liegen.
Der Referenzwert beschreibt die Belastungssituation einer Referenzpopulation zum Zeitpunkt der Untersuchung.
Die Kommission „Human-Biomonitoring" des Umweltbundesamtes (UBA) veröffentlicht für ausgewählte Umweltgefahrstoffe Referenzwerte.
Seit dem Jahr 2007 erarbeitet und publiziert auch die Arbeitsgruppe „Aufstellung von Grenzwerten in biologischem Material" der Arbeitsstoffkommission so genannte Biologische Arbeitsstoff-Referenzwerte (BAR). Die Evaluierung dieser Beurteilungswerte erfolgt primär unter dem Aspekt der arbeitsmedizinischen Vorsorge, und die Werte beziehen sich nur auf Erwachsene im Berufsleben und werden für Stoffe ermittelt, die am Arbeitsplatz eine Bedeutung haben.
Die Arbeitsstoffkommission definiert den BAR wie folgt: Biologische Arbeitsstoff-Referenzwerte (BAR) beschreiben die zu einem bestimmten Zeitpunkt in einer Referenzpopulation aus nicht beruflich gegenüber dem Arbeitsstoff exponierten Personen im erwerbsfähigen Alter bestehende Hintergrundbelastung mit in der Umwelt vorkommenden Arbeitsstoffen. Sie orientieren sich am 95. Perzentil, ohne Bezug zu nehmen auf gesundheitliche Effekte. Zu berücksichtigen ist, dass der Referenzwert der Hintergrundbelastung u. a. von Alter, Geschlecht, Sozialstatus, Wohnumfeld und Lebensstilfaktoren beeinflusst sein kann.
Der Referenzwert für einen Arbeitsstoff und/oder dessen Metabolite im biologischen Material wird mit Hilfe der Messwerte einer Stichprobe aus einer definierten Bevölkerungsgruppe abgeleitet. Durch den Vergleich von Biomonitoring-Messwerten bei beruflich Exponierten mit den Biologischen Arbeitsstoff-Referenzwerten und anderen Referenzwerten kann das Ausmaß einer beruflichen Exposition erfasst werden
Die MAK- und BAT-Werte-Liste 2011 enthält für 17 Stoffe bzw. Stoffgruppen BAR-Werte. Zu den Parametern mit BAR-Werten gehören sowohl Metalle, z. B. Arsen, Barium, Beryllium, Cadmium, Chrom, Mangan und Nickel in Blut oder Urin als auch organische Parameter wie z. B. das Acrylnitril-Addukt N-(2-Cyanoethyl)valin, aus Hb-Konjugaten freigesetztes 4-Aminobiphenyl und 4,4'-Diaminodiphenylmethan sowie o-Toluidin in Urin und die Trichloressigsäure in Urin.

4 Bewertung und Interpretation der Analysenergebnisse durch den Betriebsarzt

Die Erstellung eines arbeitsmedizinisch-toxikologischen Befundes im Rahmen des Biomonitoring umfasst

- die Kenntnis und Umsetzung der arbeitsmedizinischen Fragestellung,
- die Berücksichtigung der Arbeitsplatzsituation,
- die Auswahl des Untersuchungsparameters sowie des Untersuchungsmaterials,
- die Gewinnung des Untersuchungsmaterials,
- die analytische Bestimmung und Qualitätssicherung,
- die arbeitsmedizinische Beurteilung des Befundes.

Die analytische Bewertung der Biomonitoring-Ergebnisse erfolgt durch das Labor, während der Betriebsarzt eine medizinische Bewertung und einen Befund erstellt. Die Beurteilung und Prüfung auf analytische Plausibilität von Analysenergebnissen des Biomonitoring muss durch den verantwortlichen Laborleiter vorgenommen werden. Dieser stützt sich auf eine laborinterne und -externe Qualitätssicherung. In diesem Zusammenhang ist auch die Nachweisgrenze der analytischen Methode zu beachten.

Der Arzt bewertet die Analysenergebnisse durch Vergleich mit den im vorherigen Abschnitt genannten Beurteilungswerten. Bei dieser Bewertung sind die Arbeitsbedingungen, die Stoffcharakteristika (Toxikokinetik des Gefahrstoffes, Aufnahmeweg) und individuelle Besonderheiten als mögliche Einflussfaktoren zu beachten. Da eine Einzelmessung eines Untersuchungsparameters nicht immer ausreichend ist, können zur Absicherung des Untersuchungsergebnisses Wiederholungsmessungen erforderlich sein.

Nach dieser Evaluierung ist es Aufgabe des Betriebsarztes, die Analysenergebnisse an den Arbeitnehmer weiterzugeben und entsprechende Schlussfolgerungen aus den Daten des Biomonitoring zu ziehen.

Die Analysenergebnisse des Biomonitoring unterliegen als personengebundene Daten der ärztlichen Schweigepflicht (§ 203 Abs. 1 StGB). Die Weitergabe von Analysenergebnissen an Dritte darf ohne Zustimmung der betroffenen Personen nur in anonymisierter Form erfolgen. Die Anonymität der Beschäftigten darf auch nicht durch besondere Begleitumstände der Vorsorgeuntersuchung oder der Messung (z. B. Einzelarbeitsplatz) verletzt werden. Anonymisierte Biomonitoringergebnisse können jedoch für die Gefährdungsbeurteilung herangezogen werden.

5 Strategie und Umsetzung des Biomonitoring

Beim Biomonitoring sind die allgemeinen anerkannten Regeln der Arbeitsmedizin, wie unter anderem in den DGUV Grundsätzen für arbeitsmedizinische Untersuchungen beschrieben, zu beachten.

Die Untersuchungsintervalle für den betreffenden Parameter werden in Abhängigkeit von der Tätigkeit und den stoffspezifischen Kriterien des Gefahrstoffes festgelegt. Dabei sind die Ergebnisse der Gefährdungsbeurteilung sowie vorangegangene Messergebnisse des Biomonitoring zu beachten. Die Untersuchungsintervalle im Rahmen der Vorsorge können als Orientierung dienen.

Da eine einzelne Messung eines Untersuchungsparameters nicht immer für die Bewertung ausreichend ist, können zur Absicherung des Untersuchungsergebnisses Wiederholungsmessungen erforderlich sein. In diesem Zusammenhang ist darauf hinzuweisen, dass Biologische Arbeitsstoff-Toleranzwerte (BAT) als Mittelwerte definiert und entsprechend zu verwenden sind (Drexler et al., 2007).

Für die Umsetzung der Ergebnisse des Biomonitoring gelten folgende Empfehlungen:

- Der Betriebsarzt berät das Ergebnis seiner Beurteilung des Biomonitoring mit dem betroffenen Beschäftigten.
- Die Ergebnisse des Biomonitoring im Rahmen der arbeitsmedizinischen Vorsorge sind schriftlich festzuhalten und dem Beschäftigten auf seinen Wunsch hin zur Verfügung zu stellen.
- Die Ergebnisse des Biomonitoring werden unter Wahrung der ärztlichen Schweigepflicht in die Gefährdungsbeurteilung einbezogen. Gegebenenfalls sind Schutzmaßnahmen zu ergreifen.

6 Literatur

Angerer, J. (Hrsg.): Biological Monitoring – Heutige und künftige Möglichkeiten in der Arbeits- und Umweltmedizin. Deutsche Forschungsgemeinschaft. Wiley-VCH, Weinheim, 2002

Ausschuss für Gefahrstoffe (AGS): Risikowerte und Expositions-Risiko-Beziehungen für Tätigkeiten mit krebserzeugenden Gefahrstoffen. Bekanntmachung zu Gefahrstoffen. Bekanntmachung 910. Ausgabe: Juni 2008, zuletzt geändert: GMBl 2010 S. 194 [Nr. 10]

Bundesärztekammer: Qualitätssicherung der quantitativen Bestimmungen im Laboratorium – neue Richtlinien der Bundesärztekammer. Deutsches Ärzteblatt 85 Heft 11 C 449, 1988

Deutsche Forschungsgemeinschaft: Analytische Methoden zur Prüfung gesundheitsschädlicher Arbeitsstoffe. Band 2: Analysen in biologischem Material. Wiley-VCH, Weinheim, 1975–2010

Deutsche Forschungsgemeinschaft: Biologische Arbeitsstoff-Toleranzwerte (BAT-Werte), Expositionsäquivalente für krebserzeugende Arbeitsstoffe (EKA), Biologische Leitwerte (BLW) und Biologische Arbeitsstoff-Referenzwerte (BAR): Arbeitsmedizinisch-toxikologische Begründungen. Wiley-VCH, Weinheim, 1983–2010

Deutsche Forschungsgemeinschaft. Senatskommision zur Prüfung gesundheitsschädlicher Arbeitsstoffe. MAK- und BAT-Werte-Liste 2011. Maximale Arbeitsplatzkonzentrationen und Biologische Arbeitsstofftoleranzwerte, Mitteilung 47. Wiley-VCH, Weinheim

Drexler, H., Göen, Th., Schaller, K. H.: Biologischer Arbeitsstoff-Toleranzwert (BAT-Wert). Ein Paradigmenwechsel von der Einzelwertbetrachtung zum Mittelwertkonzept. Arbeitsmedizin Sozialmedizin Umweltmedizin 42 (2007), 514–516

Drexler, H., Schaller, K.-H., Göen, T.: Biologischer Arbeitsstoff-Referenzwert (BAR). Definition, Evaluierung und praktischer Einsatz. Arbeitsmedizin Sozialmedizin Umweltmedizin 45 (2010), 194–197

Drexler, H., Göen, T., Schaller, K. H.: A III-2.2.4 Biomonitoring in der Arbeitsmedizin – Übersicht zur Durchführung und Bewertung arbeitsmedizinisch-toxikologischer Untersuchungen. In: Letzel, S. und Nowak, D. (Hrsg.): Handbuch der Arbeitsmedizin, 16. Erg. Lfg. 3/10, ecomed, Landsberg 2010

Gefahrstoffinformationssystem der Deutschen Gesetzlichen Unfallversicherung (GESTIS-Stoffdatenbank). http://www.dguv.de, Webcode d11892

Göen, T., Schaller, K.H., Drexler, H.: A III-2.2.4.1 Qualitätssicherung arbeitsmedizinisch-toxikologischer Analysen, Maßnahmen zum Erhalt zuverlässiger Ergebnisse des Biomonitoring. In: Letzel, S. und Nowak, D. (Hrsg.) Handbuch der Arbeitsmedizin. 19. Erg. Lfg. 11/10, ecomed, Landsberg 2010

Göen, T., Schaller, K. H., Triebig, G.: Biologisches Monitoring. In: Triebig, G., Kentner, M., Schiele, R. (Hrsg.): Arbeitsmedizin – Handbuch für Theorie und Praxis. 3. vollständig neubearbeitete Auflage, Gentner Verlag, Stuttgart, pp 785–803, 2011

Leng, G., Lewalter, J.: Biologisches Effektmonitoring und Suszeptibilitätsmarker. In: Triebig, G., Kentner, M., Schiele, R. (Hrsg.): Arbeitsmedizin – Handbuch für Theorie und Praxis. 3. vollständig neubearbeitete Auflage, Gentner Verlag, Stuttgart, pp 803–823, 2011

Schulz, Ch., Wilhelm, M., Heudorf, U., Kolossa-Gehring, M.: Update of the reference and HBM values derived by the German Human Biomonitoring Commission. Int. J. Hyg. Environ. Health 215 (1):26–35

7 Vorschriften und Regeln

ArbMedVV – Verordnung zur arbeitsmedizinischen Vorsorge vom 18. Dezember 2008 (BGBl. I S. 2768), die zuletzt durch Artikel 1 V v. 23.10.2013 (BGBl. I S. 3882) geändert worden ist

BMAS Arbeitsmedizinische Regel (AMR 6.2) „Biomonitoring" (Bek. d. BMAS v. 02.12.20013 – IIIb1-36628-15/1 –)

BMAS Biologische Grenzwerte (BGW). TRGS 903, GMBl. 2013

DIN EN 829: In-vivo-Diagnostik/Diagnostika – Transportverpackungen für medizinisches und biologisches Untersuchungsgut – Anforderungen, Prüfungen. Beuth Verlag, Berlin 1996

EN ISO 15189 Medizinische Laboratorien – Besondere Anforderungen an Qualität und Kompetenz
EN ISO 17025 Allgemeine Anforderungen an die Kompetenz von Prüf- und Kalibrierlaboratorien
GefStoffV – Gefahrstoffverordnung vom 26. November 2010 (BGBl. I S. 1643, 1644), die zuletzt durch Artikel 2 der Verordnung vom 15. Juli 2013 (BGBl. I S. 2514) geändert worden ist
Umweltbundesamt (UBA): Konzept der Referenz- und Human-Biomonitoring-Werte (HBM) in der Umweltmedizin. Bundesgesundheitsblatt (1996) H. 6, 221–224

Tabelle 1: Biomonitoringparameter bei arbeitsmedizinischer Vorsorge nach den DGUV Grundsätzen 1 bis 45

DGUV Grundsatz G-Kurzbezeichnung		**Gefahrstoff**	**Parameter**	**Material**	**Beurteilungswert (Probennahmezeitpunkt)**
2	Blei oder seine Verbindungen (mit Ausnahme der Bleialkyle)	Blei oder seine Verbindungen	Blei	Vollblut	Für Frauen > 45 Jahre und Männer: BGW: 400 µg/l (a) für Frauen < 45 Jahre: BGW: 300 µg/l (a) BLW: 300 µg/l (a) (für Frauen > 45 J. und für Männer) BAR: 70 µg/l (für Frauen)
3	Bleialkyle	Tetraethylblei	Diethylblei	Urin	BGW: 25 µg, als Pb berechnet (b)
3	Bleialkyle	Tetraethylblei	Gesamtblei (gilt auch für Gemische mit Tetraethylblei)	Urin	BGW: 50 µg/l (b)
3	Bleialkyle	Tetramethylblei	Gesamtblei	Urin	BGW: 50 µg/l (b)
4	Gefahrstoffe, die Hautkrebs hervorrufen	Polycyclische aromatische Kohlenwasserstoffe (PAH)	3-Hydroxybenzo[a]-pyren (nach Hydrolyse)	Urin	d
5	Ethylenglycoldinitrat oder Glycerintrinitrat	Glycoldinitrat	Ethylendinitrat	Vollblut	b
6	Schwefelkohlenstoff (Kohlenstoffdisulfid)	Kohlenstoffdisulfid (Schwefelkohlenstoff)	2-Thiothiazolidin-4-carboxylsäure (TTCA)	Urin	BGW: 4 mg/g Kreatinin (b) BAT: 2 mg/g Kreatinin (b)

Tabelle 1 Fortsetzung

DGUV Grundsatz G-Kurzbezeichnung		Gefahrstoff	Parameter	Material	Beurteilungswert (Probennahmezeitpunkt)
7	Kohlenmonoxid	Kohlenstoffmonoxid (Kohlenmonoxid)	CO-Hb	Vollblut	BGW: 5 % CO-Hb (b)
8	Benzol	Benzol	Benzol	Vollblut	EKA-Korrelation (b)
			trans,trans-Muconsäure	Urin	EKA-Korrelation (b)
			S-Phenylmercaptursäure	Urin	EKA-Korrelation (b)
9	Quecksilber oder seine Verbindungen	Quecksilber, metallisches und seine anorganischen Verbindungen	Quecksilber	Urin	BGW: 25 µg/g Kreatinin (a)
9	Quecksilber, organische Quecksilberverbindungen	Organische Quecksilberverbindungen	Quecksilber	Vollblut	EKA: nicht festgelegt (a)
10	Methanol	Methanol	Methanol	Urin	BGW: 30 mg/l (b, c)
13	Chloroplatinate	Platin	Platin	Urin	Biologischer Referenzwert 10 ng/l (b)

Tabelle 1 Fortsetzung

DGUV Grundsatz G-Kurzbezeichnung		Gefahrstoff	Parameter	Material	Beurteilungswert (Probennahmezeitpunkt)
14	Trichlorethen (Trichlorethylen) und andere Chlorkohlenwasserstoff-Lösungsmittel	Trichlorethen (Tri)	Trichloressigsäure	Urin	BAR: 0,07 mg/l (b, c) EKA-Korrelation (b, c)
			Trichlorethanol	Vollblut	BGW: 5 mg/l (b, c)
		Tetrachlorethen (Per)	Tetrachlorethen	Vollblut	BGW: 0,4 mg/l (f) EKA-Korrelation (e)
		Dichlormethan	Dichlormethan	Vollblut	EKA-Korrelation (b)
		1,1,1-Trichlorethan	1,1,1-Trichlorethan	Vollblut	BGW: 550 µg/l (c, d)
		Tetrachlormethan	Tetrachlormethan	Vollblut	BAT: 3,5 µg/l (b, c)
15	Chrom-VI-Verbindungen	Chrom und seine Verbindungen	Gesamt-Chrom	Urin	BAR: 0,6 µg/l (b)
		Alkalichromate	Chrom	Urin	EKA-Korrelation (b)
		Alkalichromate	Chrom	Erythrozytenfraktion des Vollblutes	EKA-Korrelation (b)

Tabelle 1 Fortsetzung

DGUV Grundsatz G-Kurzbezeichnung		Gefahrstoff	Parameter	Material	Beurteilungswert (Probennahmezeitpunkt)
16	Arsen oder seine Verbindungen (mit Ausnahme des Arsenwasserstoffs)	Arsen und anorganische Arsenverbindungen (mit Ausnahme des Arsenwasserstoffs)	Arsen (durch direkte Hydrierung bestimmte flüchtige Arsen-verbindungen)	Urin	BAR: 15 µg/l (c) BLW: 50 µg/l (c,b) EKA-Korrelation (c)
19	Dimethylformamid	N,N-Dimethylformamid	N-Methylformamid + N-Hydroxymethyl-N-methylformamid	Urin	BGW: 35 mg/l (b)
27	Isocyanate	Diphenylmethan-4,4'-diisocyanat	4,4'-Diaminodi-phenyl-methan (nach Hydrolyse)	Urin	BLW: 10 µg/l (b)
		Hexamethylendiisocyanat (nach Hydrolyse)	Hexamethylendiamin	Urin	BGW: 15 µg/g Kreatinin (b) BAT: 15 µg/g Kreatinin (b)
		1,5-Naphthylendiisocyanat	1,5-Diamino-naphthalin (nach Hydrolyse)	Urin	BLW (b) nicht festgelegt
		2,4-Toluylendiisocyanat	2,4-Toluylendiamin (nach Hydrolyse)	Urin	BAR (b) nicht festgelegt

Tabelle 1 Fortsetzung

DGUV Grundsatz G-Kurzbezeichnung		Gefahrstoff	Parameter	Material	Beurteilungswert (Probennahmezeitpunkt)
29	Toluol und Xylol	Toluol	Toluol	Vollblut	BGW: 600 μg/l (b) BAT: 600 μg/l (b)
			o-Kresol (nach Hydrolyse)	Urin	BGW: 1,5 mg/l (b, c) BAT: 1,5 mg/l (b, c)
		Xylol (alle Isomeren)	Xylol	Blut	BGW: 1,5 mg/l (b)
			Methylhippur-(Tolur-)säure	Urin	BGW: 2 g/l (b)
		Ethylbenzol	Mandelsäure plus Phenylglyoxylsäure (MA+PGA)	Urin	BGW: 300 mg/l (b) BAT: 300 mg/l (b)
		Trimethylbenzol (alle Isomeren)	Gesamt-Dimethylbenzoesäuren (nach Hydroylse)	Urin	BGW: 400 mg/g Kreatinin (b, c) BAT: 400 mg/g Kreatinin (b, c)
		Iso-Propylbenzol (Cumol)	2-Phenyl-2-propanol (nach Hydrolyse)	Urin	BAT: 10 mg/g Kreatinin (b)
32	Cadmium oder seine Verbindungen	Cadmium und seine anorganischen Verbindungen	Cadmium	Urin	BAR: 0,8 μg/l (a)
			Cadmium	Vollblut	BAR: 1,0 μg/l (a)
32	Cadmium oder seine Verbindungen	Cadmium und seine anorganischen Verbindungen	Cadmium	Urin	BLW: nicht festgelegt (a)

Tabelle 1 Fortsetzung

DGUV Grundsatz G-Kurzbezeichnung		Gefahrstoff	Parameter	Material	Beurteilungswert (Probennahmezeitpunkt)
33	Aromatische Nitro- oder Aminoverbindungen	4-Aminobiphenyl	4-Aminobiphenyl (aus Hämoglobinkonjugat freigesetzt)	Erythrozytenfraktion des Vollbluts	BAR: 15 ng/l (a) BLW: nicht festgelegt (a)
		Anilin	Anilin (ungebunden)	Urin	BGW: 1 mg/l (c) BAT: 1 mg/l (c)
			Anilin (aus Hämoglobinkonjugat freigesetzt)	Vollblut	BGW: 100 µg/l (c) BAT: 100 µg/l (c)
		Benzidin	Benzidin	Urin	EKA: nicht festgelegt (b, c) BAR: nicht festgelegt (b, c)
			Benzidin-Addukte	Plasma/Serum, Erythrozytenfraktion des Vollbluts	BAR: nicht festgelegt (a) EKA: nicht festgelegt (a)

Tabelle 1 Fortsetzung

DGUV Grundsatz G-Kurzbezeichnung		Gefahrstoff	Parameter	Material	Beurteilungswert (Probennahmezeitpunkt)
33	Aromatische Nitro- oder Aminoverbindungen	4,4'-Diaminodiphenyl-methan	4,4'-Diaminodiphenyl-methan (nach Hydrolyse)	Urin	BAR: < 0,5 µg/l (b) BLW: nicht festgelegt (b)
			4,4'-Diaminodiphenyl-methan (aus Hämoglobin-konjugat freigesetzt)	Erythro-zyten-fraktion des Voll-bluts	BAR: < 5 ng/l (a)
		2-Naphthylamin	2-Naphthylamin	Urin	EKA: nicht festgelegt (b) BAR: nicht festgelegt (b)
			2-Naphthylamin-Addukte	Erythro-zyten-fraktion des Voll-bluts	EKA: nicht festgelegt (a) BAR: nicht festgelegt
		Nitrobenzol	Anilin (aus Hämoglobin-konjugat freigesetzt)	Vollblut	BGW: 100 µg/l (c) BAT: 100 µg/l (c)
		o-Toluidin	o-Toluidin (nach Hydrolyse)	Urin	BAR: 0,2 µg/l (b)
		2,4-Toluylendiamin	2,4-Toluylendiamin (nach Hydrolyse)	Urin	EKA-Korrelation (b) BAR: nicht festgelegt (b)

Tabelle 1 Fortsetzung

DGUV Grundsatz G-Kurzbezeichnung		Gefahrstoff	Parameter	Material	Beurteilungswert (Probennahmezeitpunkt)
34	Fluor oder seine anorganischen Verbindungen	Hydrogenfluorid (Fluorwasserstoff) und anorganische Fluorverbindungen (Fluoride)	Fluorid	Urin	BGW: 7,0 mg/g Kreatinin (b)
			Fluorid	Urin	BGW: 4,0 mg/g Kreatinin (d) BAT: 4 mg/l (b)
36	Vinylchlorid	Vinylchlorid	Thiodiglykolsäure	Urin	BAR: 1,5 mg/l (d) EKA-Korrelation (c)
38	Nickel oder seine Verbindungen	Nickel und seine Verbindungen	Nickel	Urin	BAR: 3 µg/l (c)
		Nickelmetall, -oxid, -carbonat, -sulfid, sulfidische Erze	Nickel	Urin	EKA-Korrelation (c)
		Leichtlösliche Nickelverbindungen wie Nickelacetat, Nickelchlorid, Nickelsulfat	Nickel	Urin	EKA-Korrelation (c)
39	Schweißrauche	Aluminiumhaltige Schweißrauche	Aluminium	Urin	BAT: 60 µg/g Kreatinin (a)
		Chromhaltige Schweißrauche	Chrom	Urin	BAR: 0,6 µg/l (b) EKA-Korrelation (b)
			Chrom	Erythrozyten	EKA-Korrelation (c)

Tabelle 1 Fortsetzung

DGUV Grundsatz G-Kurzbezeichnung		Gefahrstoff	Parameter	Material	Beurteilungswert (Probennahmezeitpunkt)
39	Schweißrauche	Manganhaltige Schweißrauche	Mangan	Vollblut	BAT: nicht festgelegt (b, c) BAR: 15 µg/l (b, c)
		Nickelhaltige Schweißrauche	Nickel	Urin	BAR: 3 µg/l (c) EKA-Korrelationen (c)
40	Krebserzeugende und erbgutverändernde Gefahrstoffe – allgemein	Aufgrund der großen Zahl in Betracht kommender Gefahrstoffe ist eine detaillierte Angabe an dieser Stelle nicht möglich. Es wird auf die Tabellen des DGUV Grundsatzes 40 verwiesen. Ein Teil der angegebenen Untersuchungen im biologischen Material kann nur in speziell ausgestatteten Laboratorien durchgeführt werden.			
45	Styrol	Styrol	Mandelsäure plus Phenyl-glyoxylsäure (MA+PGA)	Urin	BGW: 600 mg/g Kreatinin (b, c) BAT: 600 mg/g Kreatinin (b, c)

Probennahmezeitpunkt:
(a) keine Beschränkung
(b) Expositionsende bzw. Schichtende
(c) bei Langzeitexposition: nach mehreren vorangegangenen Schichten
(d) vor nachfolgender Schicht
(e) nach Expositionsende: ... Stunden
(f) vor der letzten Schicht einer Arbeitswoche

Abkürzungen
BW = Beurteilungswerte in biologischem Material
BAT = Biologischer-Arbeitsstoff-Toleranzwert
EKA = Expositionsäquivalente für krebserzeugende Arbeitsstoffe
BGW = Biologischer Grenzwert
BLW = Biologischer Leitwert
BAR = Biologischer Arbeitsstoff Referenzwert
Biologischer Referenzwert = Biologischer Referenzwert der Kommission „Humanbiomonitoring des Umweltbundesamtes (UBA)

Siehe auch MAK- und BAT-Werte-Liste bzw. TRGS 903 (Abschnitte „Literatur" bzw. „Vorschriften und Regeln")

Tabelle 2: Anerkannte Untersuchungsparameter für das biologische Monitoring von Arbeitsstoffen

Arbeitsstoff	H	Krebs-erzeug. Kategorie	Parameter	Unter-suchungs-material	Proben-nahme-zeitpunkt	BW	Beurteilungswert bzw. Korrelation
Aceton [67-64-1]			Aceton	Urin	b	BAT, BGW	80 mg/l 80 mg/l
Acetylcholinesterase-Hemmer			Acetylcholinesterase	Erythrozyten	c, b	BAT, BGW	Reduktion der Aktivität auf 70 % des Bezugswertes[1]
Acrylamid* [79-06-1]	H	1B	N-(2-Carbonamid-ethyl)valin	Erythrozyten	a	BAR	50 pmol/g Globin
				Erythrozyten	a	BLW	550 pmol/g Globin
				Erythrozyten	a	EKA	Korrelation (Werte siehe MAK- und BAT-Werte Liste)
			N-Acetyl-S-(2carbon-amidethyl)cystein	Urin	b	BAR	100 µg/g Kreatinin
Acrylnitril* [107-13-1]	H	1B	N-(2-Cyanoethyl)-valin	Erythrozyten	a	EKA	Korrelation (Werte siehe MAK- und BAT-Werte Liste)
				Erythrozyten	a	BAR	0,3 µg/l Blut[2]
Alkalichromate (Chrom-(VI)-Verbindungen)		1A	Chrom	Erythrozyten	c, b	EKA	Korrelation (Werte siehe MAK- und BAT-Werte Liste)

Tabelle 2 Fortsetzung

Arbeitsstoff	H	Krebs-erzeug. Kategorie	Parameter	Unter-suchungs-material	Proben-nahme-zeitpunkt	BW	Beurteilungswert bzw. Korrelation
Alkalichromate (Chrom(VI)-Verbindungen)			Chrom	Urin	c, b	EKA	Korrelation (Werte siehe MAK- und BAT-Werte Liste)
Aluminium [7429-90-5]			Aluminium	Urin	a	BAT	60 µg/g Kreatinin
4-Aminobiphenyl [92-67-1]	H	1A	4-Aminobiphenyl (aus Hämoglobin-Konjugat freigesetzt)	Erythrozyten	a	BAR BLW	15 ng/l[2] nicht festgelegt
Anilin [62-53-3]	H		Anilin (ungebunden)	Urin	c	BAT, BGW	1 mg/l 1 mg/l
			Anilin (aus Hämoglobin-Konjugat freigesetzt)	Erythrozyten	c,	BAT, BGW	100 µg/l 100 µg/l
Antimon [7440-36-0] und seine anorganischen Verbindungen		1B	Antimon	Urin	c, b	EKA BAT	nicht festgelegt[3] nicht festgelegt[4]
Arsen* [7440-38-2] und anorganische Arsenverbindungen[5]		1A	Anorganisches Arsen und methylierte Metaboliten im Urin[6]	Urin	c, b	BLW	50 µg/l
					c	BAR	15 µg/l
Arsentrioxid [1327-53-3]		1A	Anorganisches Arsen und methylierte Metaboliten im Urin[6]	Urin	c	EKA	Korrelation (Werte siehe MAK- und BAT-Werte Liste)

Tabelle 2 Fortsetzung

Arbeitsstoff	H	Krebs-erzeug. Kategorie	Parameter	Unter-suchungs-material	Proben-nahme-zeitpunkt	BW	Beurteilungswert bzw. Korrelation
Bariumverbindungen, löslich (als Ba [7440-39-3] berechnet)			Barium	Urin	c, b	BAR	10 µg/l
Benzidin [92-87-5] und seine Salze	H	1A	Benzidin-Addukte	Plasma/ Serum, Erythrozyten	a	EKA	nicht festgelegt, Dokumentation vorhanden
			Benzidin	Urin	c, b	EKA	nicht festgelegt, Dokumentation vorhanden
			Benzidin-Addukte	Plasma/ Serum, Erythrozyten	a	BAR	nicht festgelegt, Dokumentation vorhanden
			Benzidin	Urin	c, b	BAR	nicht festgelegt, Dokumentation vorhanden
Benzol* [71-43-2]	H	1A	Benzol	Vollblut	b	EKA	Korrelation (Werte siehe MAK- und BAT-Werte Liste)
			S-Phenylmerkaptursäure	Urin	b	EKA	Korrelation (Werte siehe MAK- und BAT-Werte Liste)

Tabelle 2 Fortsetzung

Arbeitsstoff	**H**	**Krebs-erzeug. Kategorie**	**Parameter**	**Unter-suchungs-material**	**Proben-nahme-zeitpunkt**	**BW**	**Beurteilungswert bzw. Korrelation**
Benzol* [71-43-2]			trans, trans-Muconsäure	Urin	b	EKA	Korrelation (Werte siehe MAK- und BAT-Werte Liste)
Beryllium [7440-41-7] und seine anorganischen Verbindungen		1A	Beryllium	Urin	c, b	EKA	nicht festgelegt, Dokumentation vorhanden
				Urin	c, b	BAR	0,05 µg/l
Bisphenol A (4,4'-Isopropyliden-diphenol) [80-05-7]			Bisphenol A (nach Hydrolyse)	Urin	b	BLW	80 mg/l
Blei [7439-92-1] und seine Verbindungen (außer Bleiarsenat, Bleichromat und Alkylbleiverbindungen)		1B	Blei	Vollblut	a	BGW	400 µg/l 300 µg/l (Frauen < 45 J.)
			Blei	Vollblut	a	BLW	300 µg/l (für Frauen > 45 J. und für Männer)
			Blei	Vollblut	a	BAR	70 µg/l (für Frauen)
Bleitetraethyl [78-00-2]	H		Diethylblei	Urin	b	BAT, BGW	25 µg/l, als Pb berechnet 25 µg/l, als Pb berechnet
			Gesamtblei (gilt auch für Gemische mit Bleitetramethyl)	Urin	b	BAT, BGW	50 µg/l 50 µg/l

Tabelle 2 Fortsetzung

Arbeitsstoff	H	Krebs-erzeug. Kategorie	Parameter	Unter-suchungs-material	Proben-nahme-zeitpunkt	BW	Beurteilungswert bzw. Korrelation
Bleitetramethyl [75-74-1]	H		Gesamtblei	Urin	b	BAT, BGW	50 µg/l 50 µg/l
2-Brom-2-chlor-1,1,1-trifluorethan (Halothan) [151-67-7]			Trifluoressigsäure	Vollblut	c, b	BAT, BGW	2,5 mg/l 2,5 mg/l
Brommethan* (Methylbromid) [74-83-9]	H		Bromid	Plasma/ Serum	c	BLW	12 mg/l
			S-Methylcystein-Albumin	Serum	a	EKA	nicht festgelegt, Dokumentation vorhanden
1-Brompropan [106-94-5]	H	1B	S-(n-Propyl)-merkaptursäure	Urin	c	EKA	Korrelation (Werte siehe MAK- und BAT-Werte Liste)
1,3-Butadien* [106-99-0]		1A	3,4-Dihydroxybutyl-merkaptursäure	Urin	b,c	EKA	Korrelation (Werte siehe MAK- und BAT-Werte Liste)
			2-Hydroxy-3-butenyl-merkaptursäure	Urin	b,c	EKA	Korrelation (Werte siehe MAK- und BAT-Werte Liste)
			3,4-Dihydroxybutyl-merkaptursäure	Urin	b,c	BAR	400 µg/g Kreatinin[2]

Tabelle 2 Fortsetzung

Arbeitsstoff	H	Krebs-erzeug. Kategorie	Parameter	Unter-suchungs-material	Proben-nahme-zeitpunkt	BW	Beurteilungswert bzw. Korrelation
1,3-Butadien* [106-99-0]			2-Hydroxy-3-butenyl-merkaptursäure	Urin	b,c	BAR	< 2 µg/g Kreatinin[2]
1-Butanol [71-36-3]			1-Butanol (nach Hydrolyse)	Urin	d	BAT, BGW	2 mg/g Kreatinin 2 mg/g Kreatinin
			1-Butanol (nach Hydrolyse)	Urin	b	BAT, BGW	10 mg/g Kreatinin 10 mg/g Kreatinin
2-Butanon (Methylethylketon) [78-93-3]	H		2-Butanon	Urin	b	BAT, BGW	2 mg/l 5 mg/l
2-Butoxyethanol] [111-76-2	H		Butoxyessigsäure	Urin	c	BAT, BGW	100 mg/l 100 mg/l
			Butoxyessigsäure (nach Hydrolyse)	Urin	c	BAT BGW	200 mg/l 200 mg/l
2-Butoxyethylacetat [112-07-2]	H		Butoxyessigsäure	Urin	c	BAT, BGW	100 mg/l 100 mg/l
			Butoxyessigsäure (nach Hydrolyse)	Urin	c	BAT BGW	200 mg/l 200 mg/l
p-tert-Butylphenol (ptBP) [98-54-4]	H		p-tert-Butylphenol (nach Hydrolyse)	Urin	b	BAT, BGW	2 mg/l 2 mg/l

Tabelle 2 Fortsetzung

Arbeitsstoff	H	Krebs-erzeug. Kategorie	Parameter	Unter-suchungs-material	Proben-nahme-zeitpunkt	BW	Beurteilungswert bzw. Korrelation
Cadmium* [7440-43-9] und seine anorganischen Verbindungen	H	1A	Cadmium	Vollblut	a	BAR	1 µg/l[2]
			Cadmium	Urin	a	BAR	0,8 µg/l[1]
Cadmium* [7440-43-9] und seine anorganischen Verbindungen	H	1A	Cadmium	Urin	A	BLW	nicht festgelegt
Chlorbenzol [108-90-7]			4-Chlorkatechol (nach Hydrolyse)	Urin	d	BAT	25 mg/g Kreatinin
				Urin	b	BAT	150 mg/g Kreatinin
			4-Chlorkatechol (nach Hydrolyse)	Urin	d	BGW	25 mg/g Kreatinin
				Urin	b	BGW	150 mg/g Kreatinin
Chloropren [126-99-8]	H	1B	3,4-Dihydroxybutyl-merkaptursäure	Urin	b, c	BAR	400 µg/g Kreatinin[2]
Chrom [7440-47-3] und seine Verbindungen			Gesamt-Chrom	Urin	b	BAR	0,6 µg/l
Cobalt [7440-48-4] und seine anorganischen Verbindungen	H	1B	Cobalt	Urin	a	EKA	Korrelation (Werte siehe MAK- und BAT-Werte Liste)

Tabelle 2 Fortsetzung

Arbeitsstoff	**H**	**Krebs-erzeug. Kategorie**	**Parameter**	**Unter-suchungs-material**	**Proben-nahme-zeitpunkt**	**BW**	**Beurteilungswert bzw. Korrelation**
Cyclohexan [110-82-7]			1,2-Cyclohexandiol (nach Hydrolyse)	Urin	c, b	BAT	150 mg/g Kreatinin
			1,2-Cyclohexandiol (nach Hydrolyse)	Urin	c, b	BGW	150 mg/g Kreatinin
Cyclohexanon [108-94-1]	H		1,2-Cyclohexandiol (nach Hydrolyse)	Urin	c, b	EKA	Korrelation (Werte siehe MAK- und BAT-Werte Liste)
			Cyclohexanol (nach Hydrolyse)	Urin	b	EKA	Korrelation (Werte siehe MAK- und BAT-Werte Liste)
4,4'-Diaminodiphenyl-methan [101-77-9]	H	1B	4,4'-Diamino-diphenylmethan (nach Hydrolyse)	Urin	b	BAR	< 0,5 µg/l
			4,4'-Diamino-diphenylmethan (aus Hämoglobin-Konjugat freigesetzt)	Erythrozyten	a	BAR	< 5 ng/l
4,4'-Diaminodiphenyl-methan [101-77-9]	H	1B	4,4'-Diamino-diphenylmethan (nach Hydrolyse)	Urin	b	BLW	nicht festgelegt

Tabelle 2 Fortsetzung

Arbeitsstoff	H	Krebs-erzeug. Kategorie	Parameter	Unter-suchungs-material	Proben-nahme-zeitpunkt	BW	Beurteilungswert bzw. Korrelation
1,2-Dichlorbenzol [95-50-1]	H		1,2-Dichlorbenzol	Vollbllut	b	BAT, BGW	140 µg/l 140 µg/l
			3,4- und 4,5-Dichlor-katechol	Urin	b	BAT, BGW	150 mg/g Kreatinin 150 mg/g Kreatinin
1,4-Dichlorbenzol [106-46-7]	H	1B	2,5-Dichlorphenol (nach Hydrolyse)	Urin	b	EKA	Korrelation (Werte siehe MAK- und BAT-Werte Liste)
Dichlormethan [75-09-2]			Dichlormethan	Vollblut	b	EKA	Korrelation (Werte siehe MAK- und BAT-Werte Liste)
N,N-Dimethylacetamid [127-19-5]	H		N-Methylacetamid plus N-Hydroxy-methyl-N-methyl-acetamid	Urin	c, b	BAT, BGW	30 mg/g Kreatinin 30 mg/g Kreatinin
Dimethylformamid [68-12-2]	H		N-Methylformamid plus N-Hydroxy-methyl-N-methyl-formamid	Urin	b	BAT, BGW	35 mg/l 35 mg/l
Dimethylsulfat [77-78-1]	H	1B	N-Methylvalin	Erythrozyten	a	EKA	Korrelation (Werte siehe MAK- und BAT-Werte Liste)

Tabelle 2 Fortsetzung

Arbeitsstoff	H	Krebs-erzeug. Kategorie	Parameter	Unter-suchungs-material	Proben-nahme-zeitpunkt	BW	Beurteilungswert bzw. Korrelation
1,4-Dioxan [123-91-1]	H		2-Hydroxyethoxy-essigsäure	Urin	b	BAT BGW	400 mg/g Kreatinin 400 mg/g Kreatinin
Diphenylmethan-4,4'-diisocyanat [101-68-8] (einatembare Fraktion)	H		4,4'-Diaminodiphenyl-methan (nach Hydrolyse)	Urin	b	BLW	10 µg/l
1,2-Epoxypropan [75-56-9]			N-(2-Hydroxypropyl)-valin	Erythrozyten	a	BAR	10 pmol/g Globin[2]
			2-Hydroxypropyl-merkaptursäure	Urin	b, c	BAR	25 µg/g Kreatinin[2]
			N-(2-Hydroxypropyl)-valin	Erythrozyten	a	EKA	Korrelation (Werte siehe MAK- und BAT-Werte Liste)
2-Ethoxyethanol [110-80-5]	H		Ethoxyessigsäure	Urin	c,	BAT, BGW	50 mg/l 50 mg/l
2-Ethoxyethylacetat [111-15-9]	H		Ethoxyessigsäure	Urin	c,	BAT, BGW	50 mg/l 50 mg/l
1-Ethoxy-2-propanol [1569-02-4]	H		1-Ethoxy-2-propanol	Urin	b	BAT	nicht festgelegt, Dokumentation vorhanden

Tabelle 2 Fortsetzung

Arbeitsstoff	H	Krebs-erzeug. Kategorie	Parameter	Unter-suchungs-material	Proben-nahme-zeitpunkt	BW	Beurteilungswert bzw. Korrelation
1-Ethoxy-2-propylacetat [54839-24-6]			1-Ethoxy-2-propanol	Urin	b	BAT	nicht festgelegt, Dokumentation vorhanden
Ethylbenzol [100-41-4]	H		Mandelsäure plus Phenylglyoxylsäure	Urin	b	BGW	300 mg/l
			Mandelsäure plus Phenylglyoxylsäure	Urin	b	BAT	300 mg/l
			2- plus 4-Ethylphenol (nach Hydrolyse)	Urin	b	EKA	Korrelation (Werte siehe MAK- und BAT-Werte Liste)
			Mandelsäure plus Phenylglyoxylsäure	Urin	b	EKA	Korrelation (Werte siehe MAK- und BAT-Werte Liste)
Ethylen [74-85-1]			N-(2-Hydroxyethyl)valin	Erythrozyten	a	EKA	Korrelation (Werte siehe MAK- und BAT-Werte Liste)
Ethylenglykoldinitrat [628-96-6]	H		Ethylenglykoldinitrat	Vollblut	b	BAT, BGW	0,3 µg/l 0,3 µg/l
Ethylenoxid* [75-21-8]	H	1B	N-(2-Hydroxyethyl)valin	Erythrozyten	a	EKA	Korrelation (Werte siehe MAK- und BAT-Werte Liste)

Tabelle 2 Fortsetzung

Arbeitsstoff	H	Krebs-erzeug. Kategorie	Parameter	Unter-suchungs-material	Proben-nahme-zeitpunkt	BW	Beurteilungswert bzw. Korrelation
Fluorwasserstoff [7664-39-3] und anorganische Fluorverbindungen (Fluoride)	H H		Fluorid	Urin	b	BGW	7 mg/g Kreatinin
				Urin	d	BAT, BGW	4 mg/g Kreatinin
Glycerintrinitrat [55-63-0]	H		1,2-Glycerindinitrat	Plasma/ Serum	b	BLW	nicht festgelegt, Dokumentation vorhanden
			1,3-Glycerindinitrat	Plasma/ Serum	b	BLW	nicht festgelegt, Dokumentation vorhanden
n-Heptan [142-82-5]			n-Heptan	Vollblut	-	BAT	nicht festgelegt, Dokumentation vorhanden
			2,5-Heptandion	Urin	-	BAT	nicht festgelegt, Dokumentation vorhanden
Hexachlorbenzol [118-74-1]	H		Hexachlorbenzol	Plasma/ Serum	a	BAT BGW	150 µg/l 150 µg/l
Hexamethylen-diisocyanat [822-06-0]			Hexamethylendiamin (nach Hydrolyse)	Urin	b	BAT BGW	15 µg/g Kreatinin 15 µg/g Kreatinin
n-Hexan [110-54-3]			2,5-Hexandion plus 4,5-Dihydroxy-2-hexanon	Urin	b, c b	BAT, BGW	5 mg/l 5 mg/l

Tabelle 2 Fortsetzung

Arbeitsstoff	H	Krebs-erzeug. Kategorie	Parameter	Unter-suchungs-material	Proben-nahme-zeitpunkt	BW	Beurteilungswert bzw. Korrelation
2-Hexanon (Methylbutylketon) [591-78-6]	H		2,5-Hexandion plus 4,5-Dihydroxy-2-hexanon	Urin	b, c b	BAT, BGW	5 mg/l 5 mg/l
Hydrazin* [302-01-2]	H	1B	Hydrazin	Urin	b	EKA	Korrelation
			Hydrazin	Plasma/ Serum	b	EKA	Korrelation
Kohlenstoffmonoxid (Kohlenmonoxid) [630-08-0]			CO-Hb	Vollblut	b	BAT, BGW	5 %[1, 2] 5 %[1, 2]
Kresol* (alle Isomeren) [1319-77-3]: o-Kresol [95-48-7], m-Kresol [108-39-4], p-Kresol [106-44-5]	H		Kresol (Summe aller Isomeren nach Hydrolyse)	Urin	b	BLW	200 mg/l
Lindan (γ-1,2,3,4,5,6-Hexachlorcyclohexan) [58-89-9]	H		Lindan	Plasma/ Serum	b	BAT, BGW	25 µg/l 25 µg/l
Lithium [7439-93-2]			Lithium	Urin	a	BAR	50 µg/l

A 3

Tabelle 2 Fortsetzung

Arbeitsstoff	H	Krebs-erzeug. Kategorie	Parameter	Unter-suchungs-material	Proben-nahme-zeitpunkt	BW	Beurteilungswert bzw. Korrelation
Mangan [7439-96-5] und seine anorganischen Verbindungen			Mangan	Vollblut	b, c	BAR	15 µg/l
			Mangan	Vollblut	b, c	BAT	nicht festgelegt, Dokumentation vorhanden
Methämoglobin-Bildner			MetHb	Vollblut	b	BAT	nicht festgelegt, Dokumentation vorhanden
Methanol [67-56-1]	H		Methanol	Urin	c, b	BAT, BGW	30 mg/l 30 mg/l
2-Methoxyethanol [109-86-4]	H		Methoxyessigsäure	Urin	b	BAT BGW	15 mg/g Kreatinin 15 mg/g Kreatinin
2-Methoxyethylacetat [110-49-6]	H		Methoxyessigsäure	Urin	b	BAT BGW	15 mg/g Kreatinin 15 mg/g Kreatinin
1-Methoxypropanol-2 [107-98-2]			1-Methoxypropanol-2	Urin	b	BAT BGW	15 mg/l 15 mg/l
Methyl-tert-butylether [1634-04-4]			Methyl-tert-butylether	Urin	b	BAT	nicht festgelegt, Dokumentation vorhanden
			Methyl-tert-butylether	Vollblut	b	BAT	nicht festgelegt, Dokumentation vorhanden

Tabelle 2 Fortsetzung

Arbeitsstoff	H	Krebs-erzeug. Kategorie	Parameter	Unter-suchungs-material	Proben-nahme-zeitpunkt	BW	Beurteilungswert bzw. Korrelation
Methyl-tert-butylether [1634-04-4]			tert-Butylalkohol	Urin	-	BAT	nicht festgelegt, Dokumentation vorhanden
			tert-Butylalkohol	Vollblut	-	BAT	nicht festgelegt, Dokumentation vorhanden
4,4`-Methylen-bis-(2-chloranilin) (MOCA) [101-14-4]	H	1B	4,4`-Methylen-bis-(2-chloranilin) (MOCA) (nach Hydrolyse)	Urin	b	BAR	< 1 µg/l
Methylformiat [107-31-3]	H		Methanol	Urin	c	BAT	nicht festgelegt, Dokumentation vorhanden
			Ameisensäure	Urin	-	BAT	nicht festgelegt, Dokumentation vorhanden
4-Methylpentan-2-on (Methylisobutylketon) [108-10-1]	H		4-Methylpentan-2-on	Urin	b	BAT, BGW	1 mg/l 3,5 mg/l
N-Methyl-2-pyrrolidon (Dampf) [872-50-4]	H		5-Hydroxy-N-methyl-2-pyrrolidon	Urin	b	BAT BGW	150 mg/l 150 mg/l

A 3

Tabelle 2 Fortsetzung

Arbeitsstoff	H	Krebs-erzeug. Kategorie	Parameter	Unter-suchungs-material	Proben-nahme-zeitpunkt	BW	Beurteilungswert bzw. Korrelation
Molybdän [7439-98-7] und seine Verbindungen außer Molybdäntrioxid			Molybdän	Urin	-	BAT	nicht festgelegt, Dokumentation vorhanden
			Molybdän	Plasma	-	BAT	nicht festgelegt, Dokumentation vorhanden
2-Naphthylamin [91-59-8]	H	1A	2-Naphthylamin	Urin	b	EKA	nicht festgelegt, Dokumentation vorhanden
			2-Naphthylamin-Addukte	Erythrozyten	a	EKA	nicht festgelegt, Dokumentation vorhanden
			2-Naphthylamin	Urin	b	BAR	nicht festgelegt, Dokumentation vorhanden
			2-Naphthylamin-Addukte	Erythrozyten	a	BAR	nicht festgelegt, Dokumentation vorhanden
1,5-Naphthylen-diisocyanat [3173-72-6]			1,5-Diaminonaphthalin	Urin	b	BLW	nicht festgelegt, Dokumentation vorhanden
Nickel [7440-02-0] und seine Verbindungen		1A	Nickel	Urin	c	BAR	3 µg/l
Nickel [7440-02-0] (Nickelmetall, -oxid, -carbonat, -sulfid, sulfidische Erze)		1A	Nickel	Urin	c	EKA	Korrelation (Werte siehe MAK- und BAT-Werte Liste)

Tabelle 2 Fortsetzung

Arbeitsstoff	H	Krebs-erzeug. Kategorie	Parameter	Unter-suchungs-material	Proben-nahme-zeitpunkt	BW	Beurteilungswert bzw. Korrelation
Nickel (leichtlösliche Nickelverbindungen wie Nickelacetat und vergleichbare lösliche Salze, Nickelchlorid, Nickelsulfat)		1A	Nickel	Urin	c	EKA	Korrelation (Werte siehe MAK- und BAT-Werte Liste)
Nitrobenzol [98-95-3]	H		Anilin (aus Hämoglobin -Konjugat freigesetzt)	Vollblut	c	BAT, BGW	100 µg/l 100 µg/l
Parathion [56-38-2]	H		p-Nitrophenol (nach Hydrolyse)	Urin	c	BAT, BGW	500 µg/l[1] 500 µg/l[1]
			Acetylcholinesterase	Erythrozyten	c	BAT, BGW	Reduktion der Aktivität auf 70 % des Bezugswertes
Pentachlorphenol [87-86-5]	H	1B	Pentachlorphenol (nach Hydrolyse)	Urin	a	EKA	Korrelation (Werte siehe MAK- und BAT-Werte Liste)
			Pentachlorphenol	Plasma/ Serum	a	EKA	Korrelation (Werte siehe MAK- und BAT-Werte Liste)
Perfluoroctansäure [335-67-1] und ihre anorganischen Salze	H		Perfluoroctansäure	Serum	a	BAT BGW	5 mg/l 5 mg/l

A 3

Tabelle 2 Fortsetzung

Arbeitsstoff	H	Krebs-erzeug. Kategorie	Parameter	Unter-suchungs-material	Proben-nahme-zeitpunkt	BW	Beurteilungswert bzw. Korrelation
Perfluoroctansulfonsäure [1763-23-1]	H		Perfluoroctansulfonsäure	Serum	a	BAT	15 mg/l
Phenol [108-95-2]	H		Phenol (nach Hydrolyse)	Urin	b	BGW	120 mg/g Kreatinin
			Phenol (nach Hydrolyse)	Urin	b	BLW	200 mg/l
Polychlorierte Biphenyle [1336-36-3]	H		PCB 28	Plasma	a	BAR	0,02 µg/l
			PCB 52	Plasma	a	BAR	< 0,01 µg/l
			PCB 101	Plasma	a	BAR	< 0,01 µg/l
Polycyclische aromatische Kohlenwasserstoffe (PAH) Benzo(a)pyren in bestimmten PAH-Gemischen* [0-32-8]	H	1A bzw. 1B	3-Hydroxybenzo-[a]pyren (nach Hydrolyse)	Urin	d	EKA	Korrelation (Werte siehe MAK- und BAT-Werte Liste)
			1-Hydroxypyren (nach Hydrolyse)	Urin	b, c	BAR	0,3 µg/g Kreatinin[2]
2-Propanol [67-63-0]			Aceton	Vollblut	b	BAT	25 mg/l
				Urin	b	BAT	25 mg/l
			Aceton	Vollblut	b	BGW	25 mg/l
				Urin	b	BGW	25 mg/l

Tabelle 2 Fortsetzung

Arbeitsstoff	H	Krebs-erzeug. Kategorie	Parameter	Unter-suchungs-material	Proben-nahme-zeitpunkt	BW	Beurteilungswert bzw. Korrelation
iso-Propylbenzol (Cumol) [98-82-8]	H		2-Phenyl-2-propanol (nach Hydrolyse)	Urin	b	BAT	10 mg/g Kreatinin
Pyrethroide (z. B. Allethrin, Cyfluthrin, Cypermethrin, Deltamethrin, Permethrin, Phenothrin, Resmethrin, Tetramethrin) und Pyrethrum			Trans-Chrysanthemum-dicarbonsäure, 4-Fluor-3-phenoxybenzoesäure, cis- und trans-3-(2,2-Dichlorvinyl)-2,2-dimethyl-cyclopropancarbonsäure, oder cis-3-(2,2-Dibromvinyl)-2,2-dimethylcyclopropancarbonsäure (alle Parameter nach Hydrolyse)	Urin	b	BAT	nicht festgelegt, Dokumentation vorhanden
Quecksilber, metallisches [7439-97-6] und seine anorganischen Verbindungen			Quecksilber	Urin	a	BAT	25 µg/g Kreatinin bzw. 30 µg g/l Urin
			Quecksilber	Urin	a	BGW	25 µg/l
Quecksilberverbindungen, organische	H		Quecksilber	Vollblut	a	EKA	nicht festgelegt, Dokumentation vorhanden

A 3

Tabelle 2 Fortsetzung

Arbeitsstoff	**H**	**Krebs-erzeug. Kategorie**	**Parameter**	**Unter-suchungs-material**	**Proben-nahme-zeitpunkt**	**BW**	**Beurteilungswert bzw. Korrelation**
Schwefelkohlenstoff (Kohlendisulfid, Kohlenstoffdisulfid) [75-15-0]	H		2-Thiothiazolidin-4-carboxylsäure (TTCA)	Urin	b	BAT	2 mg/g Kreatinin
			2-Thiothiazolidin-4-carboxylsäure (TTCA)	Urin	b	BGW	4 mg/g Kreatinin[1]
Selen* [7782-49-2] und seine anorg. Verbindungen	H		Selen	Serum	a	BAT	150 µg/l
Styrol [100-42-5]			Mandelsäure plus Phenylglyoxylsäure	Urin	c, b	BAT, BGW	600 mg/g Kreatinin 600 mg/g Kreatinin
Tetrachlorethen (Tetrachlorethylen) [127-18-4]	H		Tetrachlorethen	Vollblut	f	BGW	0,4 mg/l
			Tetrachlorethen	Vollblut	e (16 h)	EKA	Korrelation
Tetrachlormethan (Tetrachlorkohlenstoff, Kohlenstofftetrachlorid) [56-23-5]	H		Tetrachlormethan	Vollblut	c, b	BAT	3,5 µg/l
			Tetrachlormethan	Vollblut	c, b	BGW	3,5 µg/l
Tetrahydrofuran [109-99-9]	H		Tetrahydrofuran	Urin	b	BAT, BGW	2 mg/l
o-Toluidin [95-53-4]	H	1A	o-Toluidin (nach Hydrolyse)	Urin	b	BAR	0,2 µg/l[2]

Tabelle 2 Fortsetzung

Arbeitsstoff	H	Krebs-erzeug. Kategorie	Parameter	Unter-suchungs-material	Proben-nahme-zeitpunkt	BW	Beurteilungswert bzw. Korrelation
Toluol [108-88-3]	H		Toluol	Vollblut	b	BAT	600 µg/l
			o-Kresol (nach Hydrolyse)	Urin	c, b	BAT BGW	1,5 mg/l
			Toluol	Vollblut	b	BGW	600 µg/l
2,4-Toluylendiamin [95-80-7]	H	1B	2,4-Toluylendiamin (nach Hydrolyse)	Urin	b	EKA	Korrelation
				Urin	b	BAR	nicht festgelegt, Dokumentation vorhanden
2,4-Toluylen-diisocyanat [584-84-9]			2,4-Toluylendiamin (nach Hydrolyse)	Urin	b	BAR	nicht festgelegt, Dokumentation vorhanden
1,1,1-Trichlorethan (Methylchloroform) [71-55-6]	H		1,1,1-Trichlorethan	Vollblut	c, d	BAT, BGW	550 µg/l 550 µg/l
Trichlorethen [79-01-6]	H	1A	Trichloressigsäure	Urin	b, c	BAR	0,07 mg/l
			Trichloressigsäure	Urin	b, c	EKA	Korrelation

A 3

Tabelle 2 Fortsetzung

Arbeitsstoff	H	Krebs-erzeug. Kategorie	Parameter	Unter-suchungs-material	Proben-nahme-zeitpunkt	BW	Beurteilungswert bzw. Korrelation
Trimethylbenzol (alle Isomeren): 1,2,3-Trimethyl-benzol [526-73-8], 1,2,4-Trimethyl-benzol [95-63-6], 1,3,5-Trimethyl-benzol (Mesitylen) [108-67-8]			Gesamt-Dimethyl-benzoesäuren (nach Hydrolyse)	Urin	c, b	BAT BGW	400 mg/g Kreatinin 400 mg/g Kreatinin
2,4,6-Trinitrotoluol [118-96-7] (und Isomeren in technischen Gemischen)	H	1B	4-Amino-2,6-dinitro-toluol (nach Hydrolyse)	Urin	b	BAR	< 1 µg/l
			2-Amino-4,6-dinitro-toluol (nach Hydrolyse)	Urin	b	BAR	< 4 µg/l
Uran (natürlich und abgereichert) [7440-61-1] und seine anorg. Verbindungen	H	1B	Uran	Urin	a	BAR	nicht festgelegt
Vanadium [7440-62-2] und seine anorganischen Verbindungen		1B	Vanadium	Urin	c, b	EKA	Korrelation
Vinylchlorid [75-01-4]		1A	Thiodiglykolsäure	Urin	c	EKA	Korrelation
				Urin	d	BAR	1,5 mg/l

Tabelle 2 Fortsetzung

Arbeitsstoff	H	Krebs-erzeug. Kategorie	Parameter	Unter-suchungs-material	Proben-nahme-zeitpunkt	BW	Beurteilungswert bzw. Korrelation
Vitamin K-Antagonisten			Quick-Wert	Vollblut	a	BAT BGW	Reduktion auf nicht weniger als 70 %[1]
Xylol (alle Isomeren) [1330-20-7]	H		Xylol	Vollblut	b	BAT, BGW	1,5 mg/l 1,5 mg/l
			Methylhippur-(Tolur-)säure (alle Isomere)	Urin	b	BAT, BGW	2000 mg/l 2000 mg/l

BW Biologischer Wert

H Hautresorption kann zu toxisch wirksamen inneren Belastungen führen

Krebserzeugend Kategorie 1A (GHS): Stoffe, die beim Menschen Krebs erzeugen und bei denen davon auszugehen ist, dass sie einen Beitrag zum Krebsrisiko leisten

Krebserzeugend Kategorie 1B (GHS): Stoffe, die als krebserzeugend für den Menschen anzusehen sind, weil durch Hinweise aus Tierversuchen und epidemiologischen Untersuchungen davon auszugehen ist, dass sie einen Beitrag zum Krebsrisiko leisten.

(siehe auch MAK- und BAT-Werte-Liste sowie TRGS 903)

Probennahmezeitpunkt:
- a keine Beschränkung
- b Expositionsende bzw. Schichtende
- c bei Langzeitexposition: nach mehreren vorangegangenen Schichten
- d vor nachfolgender Schicht
- e nach Expositionsende: ... Stunden
- f vor der letzten Schicht einer Arbeitswoche

1 Ableitung des BGW als Höchstwert wegen akut toxischer Effekte
2 für Raucher gelten andere Werte
3 für Antimontrioxid
4 für Antimon und Antimonwasserstoff
5 mit Ausnahme von Arsenwasserstoff
6 durch direkte Hydrierung bestimmte flüchtige Arsenverbindungen

A 3

Anhang 4 Leitfaden zur Diagnostik von Muskel-Skelett-Erkrankungen bei arbeitsmedizinischen Untersuchungen

Bearbeitung: Ausschuss Arbeitsmedizin der Gesetzlichen Unfallversicherung, Arbeitskreis 1.7 „Belastungen des Muskel-/Skelettsystems"
Fassung Oktober 2014

Grundlagen

Berufliche Tätigkeiten sind durch ein breites Spektrum spezifischer physischer Anforderungen an das physische Leistungsvermögen und durch Belastungen des Muskel-Skelett-Systems gekennzeichnet, die durch die Gefährdungsbeurteilung der Arbeitsplätze zu erfassen sind. Um als Beschäftigter diese Anforderungen erfüllen und die Belastungen bewältigen zu können, sind nicht nur bestimmte motorische Fähigkeiten wie Kraft oder Ausdauer notwendig, sondern es müssen auch funktionelle Fähigkeiten wie Koordinationsvermögen oder Gelenkbeweglichkeit gegeben sein. Die physischen Belastungen im Beruf führen je nach ihrer Art und Höhe und ihrem zeitlichen Umfang und nach den individuellen Voraussetzungen zu unterschiedlichen Beanspruchungen des Muskel-Skelett-Systems und ggf. auch zur Fehlbeanspruchung (Hartmann 2000).
Im Rahmen arbeitsmedizinischer Untersuchungen ergeben sich daraus u. a. folgende Fragen:

- Wie sind die Wirkungen physischer Belastungen bestimmter Tätigkeiten oder Berufe auf das Muskel-Skelett-System einzuschätzen?
- Welche körperlichen Voraussetzungen sind notwendig, damit diese Belastungen von bestimmten Beschäftigten am jeweiligen Arbeitsplatz zu bewältigen sind?
- Welche gesundheitlichen Gefährdungen können sich aus diesen Belastungen für die Beschäftigten ergeben?
- Haben die physischen Belastungen bereits zu Beschwerden, Funktionsminderungen oder Schädigungen am Muskel-Skelett-System geführt?
- Welche persönlichen oder arbeitsplatzbezogenen Maßnahmen können die weitere Ausprägung von Beschwerden oder Funktionsstörungen verhindern und sollten deshalb Gegenstand betriebsärztlicher Beratung oder Intervention sein?

Methodik

Die Diagnostik von Muskel-Skelett-Erkrankungen in der Arbeitsmedizin sollte sich an einem bestimmten, für die arbeitsmedizinische Vorsorge in einem Betrieb vorgegebenen Rahmen ausrichten. Sie betrifft in der Regel Personen, die arbeitsfähig sind und vom Arbeitsplatz während der Arbeitszeit zur betriebsärztlichen Untersuchung kommen. Akute Beschwerden liegen in der Regel nur zufällig vor. Stattdessen stehen oft

dauerhafte Befunde aufgrund subakuter bis chronischer Gesundheitsstörungen oder Erkrankungen im Vordergrund.
Wesentliche Voraussetzungen zur betriebsärztlichen Untersuchung sind
- detaillierte Kenntnisse der konkreten Gefährdungen am Arbeitsplatz des Beschäftigten anhand einer Gefährdungsbeurteilung,
- eine zielgerichtete Anamnese, welche die aktuellen und die in der jüngeren Vergangenheit aufgetretenen Beschwerden und Erkrankungen und deren Beziehungen zur Arbeitsbelastung erfasst,
- eine ärztliche klinische Untersuchung zur Feststellung tätigkeitsrelevanter funktioneller Defizite sowie möglicher Erkrankungen.

Das Ziel der arbeitsmedizinischen Untersuchung ist es, eine zusammenfassende Einordnung und Bewertung der Beschwerden und erhobenen Befunde im Hinblick auf
- die aktuelle Funktionsfähigkeit und Belastbarkeit,
- den ursächlichen Anteil der Arbeitsbelastungen an den Beschwerden und Befunden,
- ein mögliches Gesundheitsrisiko beim Verbleib in der Tätigkeit,
- den therapeutischen oder rehabilitativen Behandlungsbedarf mit dem Ziel, die Berufs- bzw. Erwerbsfähigkeit zu erhalten.

Daraus lässt sich der konkrete Beratungsbedarf des Beschäftigten zum Verhalten am Arbeitsplatz und in der Freizeit und zu therapeutischen oder rehabilitativen Konsequenzen sowie für die Gestaltung seiner Arbeit ebenso ableiten wie die notwendige Beratung des Unternehmers auf der Grundlage verallgemeinerungsfähiger Ergebnisse aus den Vorsorgeuntersuchungen, Hinweise zur erweiterten Gefährdungsbeurteilung, Empfehlungen zur ergonomischen Arbeitsgestaltung und zur Arbeitsorganisation.

Anamnese

Wie bei jeder ärztlichen Untersuchung hat auch bei der Erkennung und Bewertung von Muskel-Skelett-Erkrankungen die sorgfältige Erhebung der allgemeinen und speziellen Anamnese eine vorrangige Bedeutung. Oft sind die Angaben richtungweisend für die Diagnose und Grundlage für die Bewertung von Funktionseinschränkungen.
Für eine einheitliche und vergleichbare Erhebung und Dokumentation von anamnestischen Angaben, insbesondere bei betriebsepidemiologischen Fragestellungen, sollten erprobte und standardisierte Erhebungsinstrumente verwendet werden. Um relevante Informationen effektiv und einheitlich zu erfassen, wird eine Gliederung der Anamnese in 3 Teile empfohlen (Hartmann et al. 2005a), die aufeinander aufbauend bzw. bei Hand-Arm-Vibrationen nach Erfordernis eingesetzt werden:

Anamnese 1 „Eigene Angaben zu Muskel-Skelett-Erkrankungen"
Mit dieser Anamnese (Fragebogen siehe Anhang 5, „Vordrucke zur Dokumentation") werden das Auftreten und die Lokalisation von Beschwerden am Muskel-Skelett-System systematisch erfasst. Der Bogen wird von den Beschäftigten selbständig vor der Untersuchung ausgefüllt.

Der Fragebogen beinhaltet folgende Items:

- frühere Erkrankungen und Operationen einschließlich schwerer Unfälle, soweit sie funktionell und prognostisch unter Beachtung des gegenwärtigen Zustandes des Muskel-Skelett-Systems nachteilige Folgen haben können,
- Eingrenzung auf Beschwerden bei der Arbeit, die beispielhaft umrissen und auf die letzten 12 Monate bezogen werden,
- die Lokalisation der Beschwerden wird in einem Körperschema der Rücken- und Vorderseite sowie der Extremitäten dargestellt,
- die Frage, ob wegen der Beschwerden ein Arzt aufgesucht wurde, soll deren Bedeutung für den Beschäftigten kennzeichnen,
- ärztliche Diagnosen als Vorinformationen aus einer ggf. bereits früheren eingehenden Diagnostik werden einbezogen, um sie ggf. zu bestätigen und funktionell zu bewerten,
- Arbeitsunfähigkeit in den letzten 12 Monaten nach Häufigkeit und Gesamtdauer soll die Folgen einer Störung/Schädigung des Muskel-Skelett-Systems in Bezug auf die konkrete Tätigkeit erfassen,
- Belastungen, die Schmerzen oder andere Beschwerden bei der Arbeit bereiten (schwere Lasten heben/tragen, gebückte oder verdrehte Körperhaltung, Knien oder Hocken, dauerndes Stehen, Arbeit mit Händen über Schulterhöhe, Schwingungen am Hand-Arm-System durch Werkzeuge oder vibrierende Maschinen, Ganzkörperschwingungen beim Sitzen auf Fahrzeugen oder Maschinen) werden differenziert erfasst.

Anamnese 2 „Ärztliche Anamnese zu Muskel-Skelett-Erkrankungen"
Werden vom Beschäftigten relevante Beschwerden angegeben, sollte eine ärztliche Anamnese zu Muskel-Skelett-Erkrankungen folgen (Fragebogen siehe Anhang 5). Ihr Ziel ist die Vertiefung von Informationen über die geäußerten Beschwerden.
Der vom Arzt auszufüllende Teil enthält folgende Items:

- Schmerzqualität und Schmerzcharakter werden erfragt im Hinblick auf die aktuelle Beschwerdesituation sowie die der letzten 12 Monate. Zusätzlich erfolgt eine Abgrenzung gegenüber unspezifischen Schmerzen oder anderen z. B. psychosozial verursachten Beschwerden.
- Die Topik ausstrahlender Akutschmerzen an der Wirbelsäule dient der Zuordnung radikulärer Schmerzen zu bestimmten Spinalnerven sowie der Abgrenzung zu pseudoradikulären Beschwerden.
- Weiterhin werden Überlastungsbeschwerden, Folgen von Gelenkerkrankungen und Reizungen von Nerven und Gefäßen bei Engpasssyndromen (z. B. Schulter) dokumentiert.
- Die Frage nach der Schmerzprovokation durch bestimmte Bewegungen oder Belastungen gibt Auskunft über die Belastungsabhängigkeit. Sie unterstützt die Bewertung der beruflichen Relevanz.
- Arbeitsbedingte Schmerzen treten zunächst belastungsabhängig, in belastungsarmen Zeiten des Tages dagegen gar nicht oder abgeschwächt auf. Fehlt die Schmerzlinderung in der Nacht, am Wochenende oder im Urlaub, ist mit dem Eintritt einer belastungsunabhängigen Schmerzchronifizierung zu rechnen.

- Die Stärke der dominierenden Schmerzen wird auf einer 10-stufigen Skala (Visuelle Analog-Skalierung = VAS) semiquantitativ dokumentiert.
- Die Wochenprävalenz der Beschwerden dokumentiert noch einmal die in der Anamnese erkannte Aktualität für den Untersuchungszeitraum.
- Zusätzliche anamnestische Angaben, die abhängig vom Einzelfall für die diagnostische Einordnung sowie die Bewertung der Muskel-Skelett-Beschwerden erhoben werden, können in freier Form dokumentiert werden.

Ärztliche Anamnese bei Hand-Arm-Vibrationsbelastungen
In diesem Zusatzmodul der Anamnese nur für Beschäftigte mit Hand-Arm-Vibrationen (Fragebogen siehe Anhang 5) werden charakteristische Hinweise wie Taubheitsgefühle und Durchblutungsstörungen an den Händen erfasst. Sie können in einem Handschema dokumentiert werden.

Die vorgeschlagenen Dokumentationsbögen geben die angestrebten Inhalte der Anamnese umfassend und in ihren Details erklärend wieder. Die Tatsache, dass Tätigkeiten mit erhöhten Belastungen des Muskel-Skelett-Systems häufiger von Personen mit geringerem Bildungsgrad oder mit ausländischer Herkunft und Sprache ausgeübt werden, kann dazu zwingen, die dargestellten Inhalte der Anamnese in sprachlich vereinfachter Weise sinngemäß aufzunehmen. Die inhaltliche Struktur sollte davon aber nicht berührt werden.

Klinische Untersuchung

Das klinische Untersuchungsprogramm des Muskel-Skelett-Systems sollte modular aufgebaut sein. Damit kann die Untersuchung einerseits effizient und zeitökonomisch auf besondere Beanspruchungen bestimmter Körperregionen beschränkt werden. Andererseits ergibt sich die Möglichkeit, durch die Einbeziehung aller Module eine körperliche Gesamtuntersuchung des Muskel-Skelett-Systems durchzuführen. Die Muskel-Skelett-Untersuchung wird in der Regel in einen allgemeinen klinischen Untersuchungsablauf eingebettet. Durch Inspektion, Prüfung der Beweglichkeit sowie durch Palpation wird nach Auffälligkeiten gesucht. Werden diese festgestellt, dann werden einzelne Regionen des Muskel-Skelett-Systems mit speziellen Funktionstests genauer untersucht. Da lokale Störungen in einzelnen Regionen einen Einfluss auf weitere Bereiche, z. B. in einer Gelenkkette, oder auf das gesamte Muskel-Skelett-System ausüben können, empfiehlt es sich allerdings, zumindest bei der Erstuntersuchung einen klinischen Status des gesamten Systems zu erheben.

Untersuchungsprogramme in der arbeitsmedizinischen Praxis

Effizient kann die klinische Untersuchung des Muskel-Skelett-Systems durchgeführt werden, wenn stufenweise vorgegangen wird:

a) In einer *Basisuntersuchung* sollte auf Funktionsauffälligkeiten oder relevante Befunde in Verbindung mit subjektiven Beschwerden geachtet werden.
b) In einer *Ergänzungsuntersuchung* wird eingehend nach dem Grund der Auffälligkeiten sowie evtl. weitergehender vorhandener Ursachen gesucht.

Für den Ablauf der Untersuchung und die Dokumentation empfiehlt sich eine Orientierung an folgenden Bereichen:

- Inspektion in den Teilbereichen
  - Inspektion allgemein (Gangbild, Haltung, Beweglichkeit beim Bücken und Aufrichten),
  - Inspektion der oberen Extremitäten, des Rückens und der unteren Extremitäten.
- Untersuchung der Halswirbelsäule und der oberen Extremitäten ggf. unter Einschluss neurologischer Störungen in den Teilbereichen
  - Halswirbelsäule,
  - Schulter-Oberarm-Region,
  - Unterarm-Hand-Region.
- Untersuchung der Rumpfwirbelsäule und der unteren Extremitäten, ggf. unter Einschluss neurologischer Störungen in den Teilbereichen
  - Lendenwirbelsäule und Iliosakralgelenke,
  - Hüftgelenke,
  - Kniegelenke,
  - Fuß/Sprunggelenke.

Inspektion

Am Beginn der körperlichen Untersuchung stehen die Inspektion des gesamten Muskel-Skelett-Systems und die Beurteilung des Allgemeinzustandes sowie des Ernährungszustandes. Zu dokumentieren sind Auffälligkeiten des Gangbildes, der Haltung und der Beweglichkeit (z. B. Beugen beim Ausziehen der Schuhe) sowie die evtl. Benutzung orthopädischer Hilfsmittel (Schuheinlagen etc.). Schwierigkeiten beim Entkleiden geben erste Hinweise auf Funktionsstörungen.
Bei der Inspektion sollte besonders geachtet werden auf

- äußere Veränderungen (Schwellungen, Atrophien),
- Asymmetrien (Längenunterschiede der Beine),
- Deformitäten (Achsenfehlstellungen),
- Hautveränderungen (z. B. Verschwielungen),
- Beurteilung der Harmonie von Bewegungsabläufen (z. B. Gangbild).

Beweglichkeitsprüfung

Bei der Überprüfung des Bewegungsumfangs von Gelenken, die zuerst aktiv (selbständig durch den Patienten) und danach passiv (Führung der Bewegung durch den Untersucher) durchgeführt wird, können sowohl Bewegungseinschränkungen (Hypomobilität) als auch vermehrte Beweglichkeiten (Hypermobilität) erkannt werden.
Wegen der ggf. großen individuellen Unterschiede ist der Seitenvergleich wichtig. Die Dokumentation der Gelenkbeweglichkeit kann qualitativ (physiologisch, eingeschränkt, stark eingeschränkt usw.) oder quantitativ (nach der Neutral-Null-Methode) erfolgen. Die empfohlenen Untersuchungsbögen berücksichtigen dieses Vorgehen und enthalten die Werte der normalen Beweglichkeit. Für angestrebte Verlaufsbeobachtungen sollten Umfangmaße der Extremitäten an festzulegenden Punkten im Seitenvergleich aufgenommen werden.

Klinische Funktionsprüfungen

Bei der Angabe von Schmerzen oder bei Funktionseinschränkungen sollte die Beweglichkeitsprüfung der Gelenke durch gezielte Palpation der betroffenen Regionen ergänzt werden. Dabei sollte geachtet werden auf

- Schmerzprovokation in der aktiven Bewegung, in der Endstellung einer passiven Gelenkbewegung und bei isometrischer Muskelanspannung,
- Veränderungen der Konturen und des Gewebes im Bereich der Gelenke, der Muskulatur, der Sehnen, der Bänder sowie sonstiger Strukturen (Ödeme, Schwellungen, Ergüsse, Myogelosen, Überwärmungen),
- Reibephänomene (schnappende Hüfte, arthrotisches Reiben, Krepitationen der Sehnen bei Sehnenscheidenentzündungen, Geräusche).

Die Beschränkung der Untersuchung auf einzelne Regionen des Muskel-Skelett-Systems kann problematisch sein: Beschwerden werden häufig in andere Körperregionen projiziert. Bei einer separaten Untersuchung z. B. der Lendenwirbelsäule könnten die für einige Beschwerden verantwortlichen Veränderungen in den Iliosakralgelenken, Hüftgelenken und Kniegelenken sowie Fußdeformitäten übersehen werden. Daher wird einerseits empfohlen, alle Gelenke einer Körperregion zu untersuchen. Andererseits muss der Untersuchungsumfang aufgrund der Rahmenbedingungen einer betriebsärztlichen Praxis, so weit wie ärztlich und untersuchungstechnisch vertretbar, reduziert werden.

Um einen rationellen und ergonomischen Untersuchungsablauf zur erreichen, sollten auch häufige Positionswechsel des Beschäftigten und des untersuchenden Arztes vermieden werden. Untersuchungen, die im Stehen, im Sitzen oder in Rücken- bzw. in Bauchlage ausgeführt werden, sind im Ablauf zusammenzufassen.

Das Vorgehen bei klinischen Untersuchungen des Muskel-Skelett-Systems ist in Standardwerken der Orthopädie (z. B. Krämer u. Grifka 2001, Jäger u. Wirth 2001, Debrunner 2002, Hartmann, Spallek u. Ellegast 2013) und der Manualmedizin (Buckup 1995, Janda 2000, Frisch 2001) ausführlich beschrieben. Es wird eine Fülle alternativer Tests vorgestellt, die gleiche oder ähnliche Aussagen haben. Diese Darstellungen erfolgen überwiegend ohne nähere Angaben zur Wertigkeit der Testergebnisse für präventive Fragestellungen. Für die Praxis der Arbeitsmedizin muss eine Auswahl getroffen werden, die aktuelle Aussagen über eine für die Tätigkeit ausreichende Gesundheit, Funktionsfähigkeit und Belastbarkeit erlaubt und es ermöglicht, Einschränkungen der Funktionsfähigkeit und Belastbarkeit aufgrund von Störungen oder Erkrankungen festzustellen, die weitere Maßnahmen erforderlich machen können.

Für diese speziellen Anforderungen der arbeitsmedizinischen Untersuchung (Zeiteffizienz, Orientierung auf relevante Störungen und auf Funktionsdefizite) wurden verschiedene arbeitsmedizinisch-orthopädische Untersuchungsprotokolle mit kurzen Untersuchungsanleitungen entwickelt (Hartmann u. Hartmann 1996, Kuhn et al. 1998) und erprobt.

Zu den ausführlichen, stufenweise aufgebauten Untersuchungsschemata gehören

- das Programm zur Mehrstufendiagnostik von Muskel-Skelett-Erkrankungen in der arbeitsmedizinischen Untersuchungspraxis nach Grifka und Peters (Grifka et al. 2001) und

- die „Funktionsorientierte körperliche Untersuchungssystematik *(fokus®)* des Bewegungsapparates in der Arbeitsmedizin" (Spallek et al. 2005).

Einzelheiten dieser beiden Programme können den genannten Quellen entnommen werden. Die zugehörigen Untersuchungsbögen können im Internet unter www.dguv.de, Webcode d17569 abgerufen werden.

Spezielle Untersuchungen

Die klinisch-funktionelle Untersuchung des Betriebsarztes strebt nicht zwingend eine differenzialdiagnostische Abklärung vermuteter Krankheitsbilder an. Deshalb kann auf spezifische diagnostische und invasive Untersuchungen (bildgebende Diagnostik, Arthroskopien usw.) verzichtet werden. Diese sind kein Bestandteil arbeitsmedizinischer Untersuchung. Bei entsprechenden Fragestellungen sollte stattdessen eine Empfehlung zur weiteren Abklärung des klinischen Krankheitsbildes durch einen Facharzt für Orthopädie bzw. Unfallchirurgie oder für Neurologie o. Ä. erfolgen. Die Ergebnisse dieser Untersuchungen kann der Betriebsarzt wiederum für die Klärung eines neuen oder wieder aufzunehmenden Arbeitseinsatzes nutzen.

Ergänzungsuntersuchung bei Belastungen durch Hand-Arm-Vibrationen

Während mögliche Vibrationsfolgen der Arbeit mit Druckluftwerkzeugen niederer Frequenzen anhand von Knochen- und Gelenkveränderungen des Hand-Arm-Systems festgestellt werden können, basiert die arbeitsmedizinische Untersuchung bei Hand-Arm-Vibrationsbelastungen durch Werkzeuge höherer Frequenzen ab ca. 50 Hz entscheidend auf der sorgfältigen Anamneseerhebung hinsichtlich spezifischer Anfallsmuster. Wenn sich im Zusatzmodul „Ärztliche Anamnese bei Hand-Arm-Vibrationsbelastungen" entsprechende Hinweise ergeben, gibt ein ausführlicher Anamnesebogen weitere Informationen (siehe Anhang 5, „Vordrucke zur Dokumentation"). Die Berücksichtigung der Kriterien der Stockholm Workshop Scale wird empfohlen (Gemne et al. 1987). Bei klassischer Beschwerdesymptomatik ist das Vorliegen einer vibrationsbedingten Schädigung sehr wahrscheinlich (Bovenzi 2004).

Neurologische und angiologische Beurteilung bei Hand-Arm-Vibrationen

Sofern sich in der Anamnese Hinweise auf vaskuläre oder sensorineurale Funktionsstörungen der Finger ergeben, sollten zur weiteren differenzialdiagnostischen Abgrenzung ein klinischer Gefäßstatus erhoben und eine orientierende neurologische Untersuchung durchgeführt werden. Die Anwendung einfacher klinischer Tests wie z. B. Allens-Test oder Adson-Test gibt Anhaltspunkte für vaskuläre Störungen anderer Genese (Bovenzi 2004). Bei der neurologischen Untersuchung sind zentrale, radikuläre und periphere neurologische Störungen durch Nachweis entsprechender sensomotorischer Ausfallsmuster sowie Reflexverstärkungen, -abschwächungen oder -ausfälle zu differenzieren. Auch hier können einfache klinische Tests wie Roos-Test, Tinel-Zeichen oder Phalens-Test zur Abgrenzung von neurologischen Symptomen anderer Ursache hilfreich sein.

Für die Dokumentation und Absicherung der Diagnose vibrationsbedingter vaskulärer oder sensorineuraler Schäden ist die Durchführung eines Kälteprovokationstests mit entsprechender Messung der Restitution der Fingerdurchblutung die wichtigste Untersuchungsmethode (DIN/ISO 14835-1/2004). Weiterhin kommen pallästhesiometrische Untersuchungsverfahren in Frage. Diese Untersuchungen erfordern das Vorhandensein entsprechender technischer Ausrüstung und sind i. d. R. Bestandteil der gutachterlichen Beurteilung bei erfolgter Berufskrankheitenanzeige.

Bewertung des Untersuchungsergebnisses

Die arbeitsmedizinische Diagnostik, Beurteilung und Beratung ist ein komplexer Prozess der Bewertung von individuellen Risiken eines Arbeitnehmers in Zusammenhang mit seiner Arbeitsaufgabe und den organisatorischen Bedingungen am konkreten Arbeitsplatz oder in einem Tätigkeitsfeld. Diese Zusammenhangsbeurteilung ist eine arbeitsmedizinische Kernaufgabe. Die Untersuchungsprogramme und ihre Dokumentationen bieten dafür eine wichtige Hilfestellung und Beurteilungsgrundlage, sie ersetzen aber nicht die für abschließende Bewertungen notwendigen arbeitsmedizinischen Kenntnisse und Erfahrungen. Verknüpft man den diagnostischen Prozess mit diesen Fragestellungen, so ergeben sich folgende Inhalte der komplexen arbeitsmedizinischen Diagnostik und Bewertung:

- Funktionelle Aussagen: „Unter welchen Bedingungen kann mit den ggf. festgestellten funktionellen Einschränkungen die jeweilige Arbeit ausgeführt werden?"
- Nosologische Aussagen: „Liegt eine Erkrankung des Muskel-Skelett-Systems vor, die besondere Behandlungsmaßnahmen erfordert, bevor über den weiteren Einsatz und dessen Umstände eine Beratung möglich wird?"
- Präventive und therapeutische Aussagen: „Welche Maßnahmen der Gesundheitsförderung, der Primär-, Sekundär- oder Tertiärprävention sind im konkreten Fall notwendig und sinnvoll? Sind therapeutische oder rehabilitative Maßnahmen notwendig?"
- Ätiologische Aussagen: „Wodurch wird die Erkrankung am wahrscheinlichsten verursacht, welche Rolle spielen die Arbeitsbedingungen?"
- Prognostische Aussagen: „Kann die Störung bzw. Erkrankung durch die weitere unveränderte Arbeitsbelastung verschlimmert werden?"

Für die arbeitsmedizinische Bewertung sollten die erhobenen Befunde und funktionellen Auffälligkeiten grundsätzlich in Verbindung mit den Informationen aus der Anamnese betrachtet und zu einer Verdachtsdiagnose zusammengefasst werden. Die Klassifizierung der Diagnosen für die ärztliche Dokumentation sollte sich am Diagnosenschlüssel der ICD 10 orientieren, ohne ihn in den Details anwenden zu können, da eine betriebsärztlich veranlasste Differenzialdiagnose fehlt. Auch Schmerzsyndrome ohne genaue ätiologische Zuordnung können entsprechend der ICD 10 klassifiziert werden. Es ist vom Betriebsarzt weiter abzuschätzen, ob die gegenüber den häufigen Beschwerden seltenen manifesten Erkrankungen am Muskel-Skelett-System im Einzelfall durch eine kassenärztliche Behandlung eingehender untersucht und behandelt werden müssen.

Für die daraus folgende Beurteilung und Beratung empfiehlt sich das sozialmedizinische Krankheitsfolgenmodell. Theoretische Grundlagen bietet die für die Rehabilitationsmedizin entwickelte „ICF-Klassifikation" (ICF 2004 = Internationale Klassifikation der Funktionsfähigkeit, Behinderung und Gesundheit), die Anregungen für eine systematische funktionsbezogene Beurteilung gibt. Auch aus arbeitsmedizinischer Sicht können bei der Einschätzung der Krankheitsfolgen mehrere Ebenen unterschieden werden:

- *Funktionsfähigkeit:* Sie bezieht alle Körperfunktionen und Aktivitäten als Oberbegriff ein. Im Vordergrund stehen die funktionellen Auswirkungen von Befunden, die auf gestörten physiologischen Funktionen beruhen oder die Folge eines strukturellen Schadens sind.
- *Belastbarkeit:* Die voraussichtliche Bewältigung bestimmter Formen der körperlichen Belastung am Arbeitsplatz (Lastenhandhabungen, Körperzwangshaltungen, Haltearbeiten, repetitive Arbeiten, Vibrationsbelastungen) ist hier einzuschätzen. Die Funktionsfähigkeit ist im Hinblick auf mögliche Einschränkungen des Arbeitslebens zu bewerten. In der Beratung sind daraus Vorschläge zu ihrer Verbesserung bzw. Stabilisierung abzuleiten.
- *Gesundheitsrisiko:* Neben der aktuellen Funktionsfähigkeit und Belastbarkeit sollten Erkenntnisse über die voraussichtliche Gesundheitsentwicklung in eine Beurteilung einbezogen werden. Das nach Wahrscheinlichkeit und Schwere eines möglichen Gesundheitsschadens einzuschätzende Risiko bestimmt die gesundheitliche Prognose bzw. die Gefährdung der Person unter den gegebenen Bedingungen.
- *Erwerbsfähigkeit:* Die Möglichkeiten der Erhaltung der Berufs- und Erwerbsfähigkeit unter den aktuellen Bedingungen des Arbeitsplatzes oder bei alternativen Arbeitsbedingungen in einer anderen Tätigkeit sollten eingeschätzt werden. Eine gutachterliche Einschätzung der „Erwerbsminderung" sollte davon abgrenzt werden.

Weitere Hinweise zur Zielstellung und Bewertung der arbeitsmedizinischen Untersuchung bei Belastungen des Muskel-Skelett-Systems wurden von Hartmann et al. (2005b) gegeben.

Beratung der Beschäftigten und ihrer Arbeitgeber

Die Beratung der Beschäftigten und ihrer Arbeitgeber macht den präventiven Charakter arbeitsmedizinischer Untersuchung im Vergleich zur hausärztlichen kurativen Betreuung praktisch sichtbar. Umfassende Beratung soll Veränderungen auf verschiedenen Ebenen der Verhaltens- und Verhältnisprävention bewirken, die sowohl von den Beschäftigten selbst als auch durch den Arbeitgeber bzw. unter Einbeziehung des Unternehmens umgesetzt werden. Sie hat folgende Ziele:

- Sachgerechte Abwägung zwischen medizinischen Befunden und spezifischen Wirkungen verschiedener körperlicher Belastungen am Arbeitsplatz hinsichtlich
  - der Belastungsform (dynamisch, statisch, Vibrationen),
  - des Einwirkungsortes der Belastungen am Muskel-Skelett-System,
  - der Wahrscheinlichkeit des Auftretens bzw. der Häufigkeit bei der Tätigkeit,
  - der Dauer der Einwirkungen.

- Beeinflussung der generellen oder individuellen Belastungen am Arbeitsplatz, die sich zwischen einzelnen Branchen, Technologien, Unternehmensgrößen und -strukturen erheblich unterscheiden können
- Beratung zum aktuellen Arbeitseinsatz sowie zur Lebensperspektive des Beschäftigten unter Berücksichtigung des Lebensalters, der „Restarbeitszeit" und den realen beruflichen Alternativen, aber auch des privaten Umfeldes („work-life-balance")
- Beeinflussung der individuellen Bereitschaft von Beschäftigten zur Mitwirkung bei präventiven Maßnahmen, insbesondere wenn noch kein Leidensdruck vorliegt oder eine Einsicht in den Nutzen nicht besteht.

Beratung des Beschäftigten
Berufs- und Privatleben haben enge langfristige Wechselwirkungen. Die Entwicklung eines gesundheitsbewussten Lebensstils mit einer aktiven körperlichen Freizeitgestaltung und der Vermeidung bewegungsarmer Tagesabläufe sowie eine gesundheitsorientierte Ernährung sind bei Beschäftigten verschiedener Branchen unterschiedlich ausgeprägt. Körperlich höher belastete Beschäftigte, bei denen eine arbeitsmedizinische Untersuchung des Muskel-Skelett-Systems indiziert ist, fühlen sich durch ihre Arbeit häufig soweit ermüdet, dass sie keine körperlich belastende Freizeitbeschäftigung suchen. Tatsächlich beanspruchen körperlich belastende Tätigkeiten aber nicht alle Körperregionen und motorischen Fähigkeiten, und oft ist eine mangelnde Ausdauerleistungsfähigkeit ein wesentlicher Begrenzungsfaktor. Bei einseitigen beruflichen Belastungen verbleiben oft muskuläre Dysbalancen oder generelle Defizite der Ausdauerleistungsfähigkeit, die auszugleichen sind.
Bei der Beratung des Beschäftigten sind deshalb folgende Inhalte wichtig:
- Information und Erläuterung der individuellen Befunde am Muskel-Skelett-System,
- ergänzende Befunde anderer Organsysteme mit Bedeutung für die Belastbarkeit (koronare Herzkrankheit, chronisch-obstruktive Bronchitis, Lungenemphysem usw.),
- Bewertung der Funktionsstörungen, Minderungen der Belastbarkeit und prognostische Abschätzung des gesundheitlichen Risikos und der zukünftigen Einsetzbarkeit,
- mögliche Gefährdungen unter Berücksichtigung der Fragen, ob ein Verbleib am alten Arbeitsplatz möglich ist, dort ggf. ergonomische oder arbeitsorganisatorische Anpassungen erforderlich und möglich sind oder ob ein Arbeitsplatzwechsel notwendig ist,
- Empfehlungen für eine effiziente Sekundärprävention, Therapie oder Rehabilitation,
- Möglichkeiten einer persönlichen Mitwirkung an der Minderung von Belastungen am Arbeitsplatz durch selbst anwendbares ergonomisches Basiswissen,
- Empfehlungen zur Änderung des Lebensstils (z. B. Training, Ernährung, Gewicht, Stress),
- Hinweise auf Maßnahmen zur Gesundheitsförderung (Sportvereine, Krankenkassen, Rentenversicherungsträger, Fitness-Studios etc.).

Individuelle Gesundheitsförderungsmaßnahmen zum Training der physischen Belastbarkeit gehören zu den Beratungsangeboten des Betriebsarztes. Empfehlungen und Beratungen zur Teilnahme an Gesundheitssport und Fitnesstraining sollten sich an den Gütekriterien orientieren, die von den verschiedenen Trägern entwickelt worden sind, z. B. über

- *Gesundheitssport* nach den Qualitätskriterien z. B. durch das Qualitätssiegel „Sport pro Gesundheit" des Deutschen Sportbundes (Renner 2003),
- *Training im Gesundheits- oder Fitness-Studio* nach sportärztlichen Empfehlungen (Boldt et al. 1999) bzw. den Kriterien des Qualitätssiegels „Prae-Fit" (Siehe www.prae-fit.de),
- *„Workhardening"*: Training, Koordinationsschulung, Verhaltensergonomie (Rückenschule) und direktes Üben alltäglicher Belastungen für Leistungseingeschränkte (Kaiser et al. 2000),
- *Multimodale Verfahren der muskuloskelettalen Schmerzbekämpfung* durch körperliche Aktivität, Entspannung, psychische Bewältigungsstrategien u. a. (Hildebrandt et al. 2004),
- *Rückenschulen*, z. B. durch den Bundesverband deutscher Rückenschulen (Kuhnt 2003) und das Forum Gesunder Rücken (Frohberger 2001),
- *Rehabilitationssport* für behinderte und von Behinderung bedrohte Menschen (Rahmenvereinbarung der Bundesarbeitsgemeinschaft für Rehabilitation 2003) nach ärztlicher Verordnung und mit ärztlicher Betreuung sowie das darauf gerichtete Angebot des Deutschen Sportbundes „Sport pro Reha".

Die Betätigung im Gesundheitssport eines Sportvereins stellt die kostengünstigste Variante eigener sportlicher Betätigung der Beschäftigten dar. Sie kann auch in kleinen Gemeinden wohnortnah erfolgen (siehe www.sportprogesundheit.de). Generell gilt, dass Programme multimodal sein sollten. Ausdauertraining ist mit allgemeinem und speziellem Krafttraining (z. B. der Rückenmuskulatur), Koordinationsübungen, ergonomischen Komponenten und Entspannungstechniken zur Bewältigung der psychomotorischen Mitbeteiligung zu verbinden.

Inwieweit es bereits durch die Diagnostik im Rahmen arbeitsmedizinischer Untersuchung gelingt, Leistungsfähigkeitdefizite so differenziert zu beschreiben, dass sie zur Grundlage eines gezielten Trainings dienen können, hängt auch von den Erfahrungen und der Fortbildung des untersuchenden Arztes ab. Für eine kompetente Mitwirkung des Betriebsarztes ist die Fortbildung über die Diagnostik und Rehabilitation empfehlenswert.

Spezielle Anforderungen werden bei einer stufenweisen Wiedereingliederung nach längerer Arbeitsunfähigkeit gestellt, wenn sich Beschäftigte beim Betriebsarzt vorstellen, um über die individuellen Möglichkeiten einer betrieblichen Wiedereingliederung zu beraten (Empfehlungen zur Umsetzung der stufenweisen Wiedereingliederung 2004).

Die Untersuchung und Beratung durch den Betriebsarzt kann schließlich Anlass zur Initiierung von Rehabilitationsmaßnahmen sein (Gemeinsame Empfehlungen zur Verbesserung der gegenseitigen Information und Kooperation aller beteiligten Akteure nach §13 Abs. 2 Nr. 8 und 9 SGB IX vom 22. März 2004).

Beratung des Arbeitgebers
Schwerpunkte bei der Beratung des Unternehmers sind bedarfsgerechte präventive Maßnahmen zur Verminderung von Über- und Fehlbelastungen im Betrieb. Das Ziel ist die Erhaltung der Arbeits- und Erwerbsfähigkeit von Beschäftigten.
Diese Beratung kann im Zusammenhang mit den Ergebnissen der arbeitsmedizinischen Untersuchung auf die generellen Verhältnisse am Arbeitsplatz gerichtet sein. Das trifft zu, wenn aufgrund von Untersuchungen und betriebsärztlicher Kenntnisse aus Gefährdungsbeurteilungen bestimmte Belastungen oder Bedingungen der Tätigkeit als Ursachen dauerhafter Beschwerden anzunehmen sind. Dabei ist die ärztliche Schweigepflicht einzuhalten. Deshalb kann es in kleinen Unternehmen schwierig sein, unmittelbar auf die Ergebnisse der Untersuchungen Bezug zu nehmen.
Die Beratung kann andererseits auf den Einzelfall gerichtet sein, wenn die körperlichen Beschwerden und Erkrankungen vom Beschäftigten dem Unternehmer gegenüber bekannt gegeben wurden oder vom Betriebsarzt sogar eine Mitwirkung an der Lösung eines individuellen Problemfalls erwartet wird. In Einzelfällen können ergonomische, arbeitsorganisatorische und sonstige personenbezogene Maßnahmen am Arbeitsplatz oft erfolgreicher umgesetzt werden, wenn die Beratung des Unternehmers konkret und unter Einbeziehen des untersuchten Beschäftigten und nicht nur als abstrakte Gestaltungsempfehlung erfolgt.

Literatur

Bicker, H. J., Grifka, J., Bär, H. F.: Die Integration der Arbeitsmedizinisch-Orthopädischen Mehrstufendiagnostik in den Ablauf von Arbeitsmedizinischen Vorsorgeuntersuchungen. Arbeitsmed Sozialmed Umweltmed 38 (2003) 324–335

Boldt, F., Zechel, C., Völker, K.: Sportärztliche Empfehlungen zum Sport im Fitness-Studio. Voraussetzungen, Grundlagen und Anleitungen zur Nutzung von Sport-, Freizeit- und Fitness-Anlagen. 1999

Bovenzi, M.: Guidelines for hand-transmitted vibration health surveillance. Proceedings of 9th International Conference on Hand-Arm Vibration, 5–8 June 2001, INRS, Nancy, France, 2004

Buckup, K.: Klinische Tests an Knochen, Gelenken und Muskeln. Thieme, Stuttgart,1995

Debrunner, A. M.: Orthopädie, orthopädische Chirurgie: Patientenorientierte Diagnostik und Therapie des Bewegungsapparates. 4. Aufl. Verlag Hans Huber, Bern, 2002

DIN ISO 14835-1: Mechanische Schwingungen und Stöße – Kälteprovokationstests zur Beurteilung der peripheren Gefäßfunktion – Teil 1: Messung und Bewertung der Hauttemperatur der Finger (ISO/DIS 14835-1). Beuth, Berlin, 2004

Empfehlungen zur Umsetzung der stufenweisen Wiedereingliederung. Anlage zur Arbeitsunfähigkeits-Richtlinie 2003. Bundesanzeiger Nr. 61 (S. 6501) vom 27.03.2004

Frisch, H.: Programmierte Untersuchung des Bewegungsapparates. 8. Auflage. Springer, Berlin, Heidelberg, 2001

Frohberger, C. (Hrsg.): Leitfaden für die präventive/orthopädisch-rehabilitative Rückenschule. Verlag Institut für Fortbildungen, Münster, 2001

Gemeinsame Empfehlungen zur Verbesserung der gegenseitigen Information und Kooperation aller beteiligten Akteure nach §13 Abs.2 Nr. 8 und 9 SGB IX vom 22. März 2004. Bundesarbeitsgemeinschaft für Rehabilitation. Frankfurt am Main

Gemne, G., Pyykko, I., Taylor, W., Pelmear, P. L.: The Stockholm workshop scale for the classification of cold-induced Raynaud's phenomenon in the hand-arm vibration syndrome (revision of the Taylor-Pelmear scale). Scand J Work Environ Health 13 (1987) 275–278

Grifka, J., Peters, T. H., Bär, H. F.: Mehrstufendiagnostik von Muskel-Skelett-Erkrankungen in der arbeitsmedizinischen Praxis. – Wirtschaftsverlag NW, Bremerhaven, 2001, Schriftenreihe der Bundesanstalt für Arbeitsschutz und Arbeitsmedizin, 2001, S. 62

Hartmann, B., Hartmann, H.: Die Beurteilung der Lendenwirbelsäule durch den Betriebsarzt. Arbeitsmed Sozialmed Umweltmed 31 (1996) 79–85

Hartmann, B., Schwarze, S., Liebers, F., Spallek, M., Kuhn, W., Caffier, G.: Arbeitsmedizinische Vorsorge bei Belastungen des Muskel-Skelett-Systems. Teil 1: Zielstellungen, Konzeption und Anamnese. Arbeitsmed Sozialmed Umweltmed 40 (2005a) 60–68

Hartmann, B., Spallek, M., Ellegast, R.: Arbeitsbezogene Muskel-Skelett-Erkrankungen, Ursachen – Prävention – Ergonomie – Rehabilitation. ecomed Medizin, Heidelberg, München, Landsberg, Frechen, Hamburg, 2013

Hartmann, B., Spallek, M., Kuhn, W., Liebers, F., Schwarze, S.: Arbeitsmedizinische Vorsorge bei Belastungen des Muskel-Skelett-Systems. Teil 3: Die Beratung als Teil der arbeitsmedizinischen Vorsorge. Arbeitsmed Sozialmed Umweltmed 40 (2005b) 288–296

Hartmann, B.: Prävention arbeitsbedingter Rücken- und Gelenkerkrankungen: Ergonomie und arbeitsmedizinische Praxis. Ecomed, Landsberg, 2000

Hildebrandt, J., Müller, G., Pfingsten, M.: Lendenwirbelsäule. Urban & Fischer, München, 2004

ICD 10 1999, Kapitel XIII „Krankheiten des Muskel-Skelett-Systems und des Bindegewebes (M00–M99)". ICD-10-GM Systematisches Verzeichnis Version 2005, DIMDI – Deutsches Institut für Medizinische Dokumentation und Information, Köln

ICF – Internationale Klassifikation der Funktionsfähigkeit, Behinderung und Gesundheit. Stand Oktober 2004. Herausgegeben vom Deutschen Institut für Medizinische Dokumentation und Information, DIMDI. WHO-Kooperationszentrum für die Familie Internationaler Klassifikationen. DIMDI, http://www.dimdi.de

Jäger, M., Wirth, C. J.: Praxis der Orthopädie. 3. Aufl., Thieme, Stuttgart, New York, 2001

Janda, V.: Manuelle Muskelfunktionsdiagnostik. Urban & Fischer, München, 2000

Kaiser, H., Kersting, M., Schian, H.-M., Jacobs, A., Kasprowski, D.: Der Stellenwert des EFL-Verfahrens nach Susan Isernhagen in der medizinischen und beruflichen Rehabilitation. Rehabilitation 39 (2000) 297–306

Krämer, J., Grifka, J.: Orthopädie. 6. Aufl., Springer, Berlin, Heidelberg, 2001
Kuhn, W., Spallek, M., Krämer, J., Grifka, J.: Arbeitsmedizinisch-orthopädischer Untersuchungsbogen der Wirbelsäule. Med Sach 94 (1998) 128–131
Kuhnt, U.: Multimodal und mehrstufig zur Lebensstilveränderung: Das präventive Rückenschulkonzept des Bundesverbandes der deutschen Rückenschulen (BdR) e. V. Die Säule 4 (2003) 184–191
Lewit, K.: Manuelle Medizin. Barth, Leipzig, 1997
Mehrstufendiagnostik von Muskel-Skelett-Erkrankungen in der arbeitsmedizinischen Praxis – Datenbankanwendung und multimediale Untersuchungsanleitung. – Wirtschaftsverlag NW, Bremerhaven, 2003, Sonderschrift S77 der BAuA, CD-ROM Version 2.0
Renner, R.: Gesundheitsprävention im Sportverein: Qualitätssiegel Sport pro Gesundheit. Dt Z Sportmed 54 (2003) 57–58
Spallek, M., Kuhn, W., Farwer, S.: Anforderungskriterien für betriebliche Trainingsprogramme in: Harwerth (Hrsg.): Tagungsbericht Arbeitsmedizinische Herbsttagung 2001, Gentner, Stuttgart 2002, S. 135–141
Spallek, M., Kuhn, W., Schwarze, S., Hartmann, B.: Arbeitsmedizinische Vorsorge bei Belastungen des Muskel-Skelettsystems. Teil 2: Funktionsorientierte körperliche Untersuchungssystematik (fokus®) des Bewegungsapparates in der Arbeitsmedizin. Arbeitsmed Sozialmed Umweltmed 40 (2005) 244–250

Anhang 5 Vordrucke zur Dokumentation

Um die Dokumentation der Untersuchungsergebnisse zu erleichtern und zu vereinheitlichen, wurden vom Ausschuss Arbeitsmedizin der Gesetzlichen Unfallversicherung verschiedene Formulare herausgegeben, die wie folgt bezogen werden können:

* als kostenloser Download unter
http://gvs.bgetem.de/formulare/formulare-fuer-den-arzt
** als kostenloser Download unter www.dguv.de, Webcode: d17569 *oder*
als kostenpflichtige Druckschrift über Kepnerdruck Druckerei + Verlag GmbH, Robert-Bosch-Str. 5, 75031 Eppingen

Bezeichnung	Grundsatz	Bestellnummer
Frage- und Anamnesebogen Silikogener Staub	G 1.1	307*
Untersuchungsbogen Mineralischer Staub (Satz I–IV)	G 1.1–1.3	301*
Untersuchungsbogen Mineralischer Staub (Satz IV)	G 1.1–1.3	301.1*
Untersuchungsbogen Min. Staub (ILO-Klassifikation)	G 1.1–1.3	301.2*
Anamnesebogen Asbestfaserhaltiger Staub	G 1.2	302*
Zweitbeurteilungsbogen	G 1.2	305*
CT-Klassifikation (ICOERD)	G 1.1–1.3	306*
Ergänzungsbogen zum Grundsatz 1.4 (Satz V)	G 1.4	304*
Untersuchungsbogen Lärm I – Siebtest	G 20	A 6.1**
Untersuchungsbogen Lärm II – Ergänzungsuntersuchung	G 20	A 6.2**
Untersuchungsbogen Lärm III – Erweiterte Ergänzungsuntersuchung	G 20	A 6.3**
Untersuchungsbogen Überdruck	G 31	A 4**
Untersuchungsbogen Hartholzstäube	G 44	A 9**

Bezeichnung	Grundsatz	Bestellnummer
Muskel-Skelett-Erkrankungen – Anamnese 1	G 46	A G46.1**
Muskel-Skelett-Erkrankungen – Anamnese 2	G 46	A G46.2**
Muskel-Skelett-Erkrankungen – Ergänzungsuntersuchung Hand-Arm	G 46	A G46.3**
Basisuntersuchungsprogramm BAPRO	x	BAPRO**
Vorsorgekartei	x	A 1**
Ärztliche Vorsorgebescheinigung	x	A 2.V**
Ärztliche Bescheinigung Eignungsuntersuchung	x	A 2.E**
Ärztliche Bescheinigung über das Ergebnis einer nachgehenden Untersuchung – ODIN	x	A 2.1**
Ärztliche Bescheinigung über das Ergebnis einer nachgehenden Untersuchung – Unternehmen	x	A 2.2**
Untersuchungsbogen „Allgemein", zugleich Gesundheitsakte	x	A 5**
Arbeitsmedizinischer Laborbogen	x	A 7**
Medical report (engl./franz./deutsch)	x	A 20**
Medical report (span./port./deutsch)	x	A 30**
Liquidation für arbeitsmedizinische Untersuchungen	x	LIQ**
Anmeldung beim Organisationsdienst für nachgehende Untersuchungen (ODIN)	x	ODIN**
Anmeldung beim Organisationsdienst für nachgehende Untersuchungen (ODIN) – Strahlenexponierte Personen	x	ODIN-Strahlen**

x = Formular prinzipiell für alle Grundsätze verwendbar

Anhang 6 Kontaktdaten

Ausschuss Arbeitsmedizin der Gesetzlichen Unfallversicherung

Internet: www.dguv.de, Webcode: d57215

Leitung: Dr. med. Matthias Kluckert
Berufsgenossenschaft Rohstoffe und chemische Industrie
Kurfürstenanlage 62
69115 Heidelberg
Telefon: (0 62 21) 51 08-2 82 50
E-Mail: matthias.kluckert@brci.de

Stv. Leitung: Dr. med. Jörg Hedtmann
Berufsgenossenschaft Verkehrswirtschaft Post-Logistik Telekommunikation
Ottenser Hauptstraße 54
22765 Hamburg
Telefon: (040) 39 80-19 00
E-Mail: joerg.hedtmann@bg-verkehr.de

Arbeitskreis 1.1 „Fahr-, Steuer- und Überwachungstätigkeiten"

Leitung: Dr. med. Birger Neubauer
Berufsgenossenschaft Verkehrswirtschaft Post-Logistik Telekommunikation
Ottenser Hauptstraße 54
22765 Hamburg
Telefon: (040) 39 80-19 30
E-Mail: birger.neubauer@bg-verkehr.de

Arbeitskreis 1.2 „Atemschutz"

Leitung: Dipl.-Ing. Joachim Henrichs
Berufsgenossenschaft Rohstoffe und chemische Industrie
Stützeläckerweg 14
60489 Frankfurt
Telefon: (0 62 21) 51 08-2 47 10
E-Mail: joachim.henrichs@bgrci.de

Arbeitskreis 1.3 „Überdruck“

Leitung: Dr. med. Thomas Bräuer
Berufsgenossenschaft der Bauwirtschaft
Wasbecker Straße 351a
24537 Neumünster
Telefon: (0 43 21) 96 92 17
E-Mail: thomas.braeuer@bgbau.de

Arbeitskreis 1.4 „Arbeiten mit Absturzgefahr“

Leitung: Dr. med. Thomas Bräuer
Berufsgenossenschaft der Bauwirtschaft
Wasbecker Straße 351a
24537 Neumünster
Telefon: (0 43 21) 96 92 17
E-Mail: thomas.braeuer@bgbau.de

Arbeitskreis 1.5 „Bildschirm-Arbeitsplätze“

Leitung: Dr. med. Jens Petersen
Verwaltungs-Berufsgenossenschaft
Deelbögenkamp 4
22297 Hamburg
Telefon: (040) 51 46-27 54
E-Mail: jens.petersen@vbg.de

Arbeitskreis 1.6 „Lärm“

Leitung: Dr. med. Florian Struwe
Berufsgenossenschaft Holz und Metall
Vollmoellerstraße 11
70563 Stuttgart
Telefon: (07 11) 13 34-1 87 70
E-Mail: florian.struwe @bghm.de

Arbeitskreis 1.7 „Belastungen des Muskel-/Skelettsystems"

Leitung: Prof. Dr. rer. nat. Rolf Ellegast
DGUV-IFA
Alte Heerstraße 111
53757 Sankt Augustin
Telefon: (0 22 41) 231-27 05
E-Mail: rolf.ellegast@dguv.de

Arbeitskreis 1.8 „Hitze"

Leitung: Dipl.-Ing. Othmar Steinig
Verwaltungs-Berufsgenossenschaft
Riemenschneiderstraße 2
97072 Würzburg
Telefon: (09 31) 79 43-331
E-Mail: othmar.steinig@vbg.de

Arbeitskreis 1.9 „Optische Strahlung"

Leitung: Dr. rer. nat. Wolfgang Marschner
Berufsgenossenschaft Holz und Metall
Kreuzstraße 45
40210 Düsseldorf
Telefon: (02 11) 82 24-822
E-Mail: w.marschner@bghm.de

Arbeitskreis 1.10 „Kälte"

Leitung: Dipl.-Ing. Andreas Sandler
Berufsgenossenschaft Nahrungsmittel und Gastgewerbe
Lortzingstraße 2
55127 Mainz
Telefon: (0 61 31) 785-319
E-Mail: andreas.sandler@bgn.de

Arbeitskreis 2.1 „Gefahrstoffe"

Leitung: Dr. med. Matthias Kluckert
Berufsgenossenschaft Rohstoffe und chemische Industrie
Kurfürstenanlage 62
69115 Heidelberg
Telefon: (0 62 21) 51 08-2 82 50
E-Mail: matthias.kluckert@brci.de

Arbeitsgruppe 2.1.1 „Krebserzeugende Gefahrstoffe"

Leitung: Dr. med. Urasula Ruland
Berufsgenossenschaft Rohstoffe und chemische Industrie
Kurfürstenanlage 62
69115 Heidelberg
Telefon: (0 62 21) 51 08-2 82 52
E-Mail: ursula.ruland@brci.de

Arbeitsgruppe 2.1.2 „Nicht krebserzeugende Gefahrstoffe"

Leitung: Dr. med. Kirsten Märkel
Berufsgenossenschaft Rohstoffe und chemische Industrie
Kurfürstenanlage 62
69115 Heidelberg
Telefon: (0 62 21) 51 08-2 82 52
E-Mail: kirsten.maerkel@brci.de

Arbeitsgruppe 2.1.3 „Lösungsmittel"

Leitung: Dr. rer. nat. Lothar Neumeister
Berufsgenossenschaft Energie Textil Elektro Medienerzeugnisse
Oblatterwallstraße 18
86153 Augsburg
Telefon: (08 21) 31 59-61 34
E-Mail: neumeister.lothar@bgetem.de

Arbeitskreis 2.2 „Berufsbedingte Gefährdung der Lunge"

Leitung: Dr. rer. nat. Dirk Dahmann
Institut für Gefahrstoff-Forschung der
Berufsgenossenschaft Rohstoffe und chemische Industrie
Waldring 97
44789 Bochum
Telefon: (0 62 21) 51 08-2 98 00
E-Mail: dirk.dahmann@bgrci.de

Arbeitsgruppe 2.2.1 „Schweißrauche"

Leitung: Dr. rer. nat. Wolfgang Marschner
Berufsgenossenschaft Holz und Metall
Kreuzstraße 45
40210 Düsseldorf
Telefon: (02 11) 82 24-731
E-Mail: w.marschner@bghm.de

Arbeitskreis 2.3 „Berufsbedingte Gefährdung der Haut"

Leitung: Dr. med. Ulrike Stark
Berufsgenossenschaft Nahrungsmittel und Gastgewerbe
Dynamostraße 7–9
68165 Mannheim
Telefon: (06 21) 44 56-36 34
E-Mail: ulrike.stark@bgn.de

Arbeitskreis 2.4 „Obstruktive Atemwegserkrankungen"

Leitung: Dr. med. Martina Stadeler
Berufsgenossenschaft Nahrungsmittel und Gastgewerbe
Lucas-Cranach-Platz 2
99097 Erfurt
Telefon: (03 61) 43 91-48 01
E-Mail: martina.stadeler@bgn.de

Arbeitskreis 3.1 „Infektionsgefährdung"

Leitung: Prof. Dr. med. Albert Nienhaus
Berufsgenossenschaft für Gesundheitsdienst und Wohlfahrtspflege
Pappelallee 35-37
22089 Hamburg
Telefon: (040) 2 02 07-32 20
E-Mail: albert.nienhaus@bgw-online.de

Arbeitskreis 3.2 „Arbeitsaufenthalt im Ausland"

Leitung: Dr. med. Madhumita Chatterjee
Berufsgenossenschaft Rohstoffe und chemische Industrie
Kurfürstenanlage 62
69115 Heidelberg
Telefon: (0 62 21) 51 08-2 82 54
E-Mail: madhumita.chatterjee@brci.de

Arbeitskreis 4.1 „Betriebsärztliche Tätigkeit"

Leitung: Dr. med. Jens Petersen
Verwaltungs-Berufsgenossenschaft
Deelbögenkamp 4
22297 Hamburg
Telefon: (040) 51 46-27 54
E-Mail: jens.petersen@vbg.de

Arbeitskreis „Rechts- und Koordinierungsfragen"

Leitung: Ass. Michael Behrens
Berufsgenossenschaft Rohstoffe und chemische Industrie
Stolberger Straße 86
50933 Köln
Telefon: (0 62 21) 51 08-3 60 90
E-Mail: michael.behrens@bgrci.de

Zentrale Dienste

Organisationsdienst für nachgehende Untersuchungen (ODIN)
Berufsgenossenschaft Rohstoffe und chemische Industrie
Kurfürstenanlage 62
69115 Heidelberg
Telefon: (0 62 21) 51 08-0
Internet: www.odin-info.de
E-Mail: odin@odin-info.de

GVS Gesundheitsvorsorge
vorm. Zentrale Erfassungsstelle asbeststaubgefährdeter Arbeitnehmer (ZAs)
Berufsgenossenschaft Energie Textil Elektro Medienerzeugnisse
Oblatterwallstraße 18
86153 Augsburg
Telefon: (08 21) 31 59-0
Internet: www.bgetem.de/gvs/gvs_startseite.html
E-Mail: gvs@bgetem.de

Bergbaulicher Organisationsdienst für nachgehende Untersuchungen (BONFIS)
Berufsgenossenschaft Rohstoffe und chemische Industrie
Hunscheidtstraße 18
44789 Bochum
Telefon: (0 62 21) 51 08-2 91 10

Zentrale Betreuungsstelle Wismut (ZebWis)
Die Aufgaben der Zentralen Betreuungsstelle Wismut (ZebWis) werden seit dem 01.01.2012 von der GVS Gesundheitsvorsorge wahrgenommen.

Anhang 7 Abkürzungen

A

AAMED-GUV	Ausschuss Arbeitsmedizin der Gesetzlichen Unfallversicherung
ABAS	Ausschuss für Biologische Arbeitsstoffe
Abs.	Absatz
AfAMed	Ausschuss für Arbeitsmedizin beim BMAS
AGS	Ausschuss für Gefahrstoffe
AMR	Arbeitsmedizinische Regel
ArbMedVV	Verordnung zur arbeitsmedizinischen Vorsorge
ArbSchG	Arbeitsschutzgesetz
ASiG	Arbeitssicherheitsgesetz

B

BAG	Bundesarbeitsgericht
BÄK	Bundesärztekammer
BAPRO	Basisuntersuchungsprogramm
BAR	Biologischer Arbeitsstoff-Referenzwert
BAT	Biologischer Arbeitsplatztoleranzwert
BAuA	Bundesanstalt für Arbeitsschutz und Arbeitsmedizin
BDSG	Bundesdatenschutzgesetz
Bearb	Bearbeitung
BetrSichV	Betriebssicherheitsverordnung
BetrVG	Betriebsverfassungsgesetz
BG	Berufsgenossenschaft
BGB	Bürgerliches Gesetzbuch
BGBl	Bundesgesetzblatt
BGH	Bundesgerichtshof
BGI	Berufsgenossenschaftliche Information
BGIA	Berufsgenossenschaftliches Institut für Arbeitssicherheit (neu: IFA)
BGR	Berufsgenossenschaftliche Regel
BGV	Berufsgenossenschaftliche Vorschrift
BGW	Biologischer Grenzwert
BildscharbV	Bildschirmarbeitsverordnung
BioStoffV	Biostoffverordnung
BK-Liste	Berufskrankheitenliste
BKV	Berufskrankheitenverordnung
BLW	Biologischer Leitwert
BMAS	Bundesministerium für Arbeit und Soziales

BONFIS	Bergbaulicher Organisationsdienst für nachgehende Untersuchungen
BUK	Bundesverband der Unfallkassen

C

CAS-Nr.	Registriernummer des Chemical Abstract Service

D

DFG	Deutsche Forschungsgemeinschaft
DGUV	Deutsche Gesetzliche Unfallversicherung
Die BG	Zeitschrift der Berufsgenossenschaften
DruckLV	Druckluftverordnung

E

EG	Europäische Gemeinschaft
EKA	Expositionsäquivalent für krebserzeugende Arbeitsstoffe

F

f	folgende
ff	fort folgende
FeV	Fahrerlaubnisverordnung

G

GefStoffV	Gefahrstoffverordnung
GenTG	Gentechnikgesetz
GenTSV	Gentechnik-Sicherheitsverordnung
GesBergV	Gesundheitsschutz-Bergverordnung
GESTIS	Gefahrstoff-Informationssystem, Stoffdatenbank
ggf.	gegebenenfalls
GMB	Gemeinsames Ministerialblatt
GOÄ	Gebührenordnung Ärzte
GUV-I	Information des Gemeindeunfallversicherungsverbandes
GVS	Gesundheitsvorsorge der Berufsgenossenschaft Energie Textil Elektro Medienerzeugnisse

H

HGB	Handelsgesetzbuch
Hrsg	Herausgeber
HVBG	Hauptverband der gewerblichen Berufsgenossenschaften

I

IfSG	Infektionsschutzgesetz
ILO	International Labour Organization
i.Vb.	in Vorbereitung

J

JArbSchG	Jugendarbeitsschutzgesetz

K

KSchG	Kündigungsschutzgesetz

L

LärmVibrations-ArbSchV	Lärm- und Vibrations-Arbeitsschutzverordnung
Losebl.-Ausg.	Loseblatt-Ausgabe

M

MAK	Maximale Arbeitsplatzkonzentration
MuSchArbV	Verordnung zum Schutze der Mütter am Arbeitsplatz
MuSchG	Mutterschutzgesetz
MuSchRiV	Mutterschutzrichtlinienverordnung

P

ppm	parts per million

O

ODIN	Organisationsdienst für nachgehende Untersuchungen

R

REACH	Europäische Verordnung zur Registrierung, Bewertung, Zulassung und Beschränkung chemischer Stoffe
RöV	Röntgenverordnung

S

SGB VII	Sozialgesetzbuch, Unfallversicherung
SGB	Sozialgesetzbuch, Rehabilitation und Teilhabe behinderter Menschen
StGB	Strafgesetzbuch
StrSchV	Strahlenschutzverordnung

T

TRBA	Technische Regel für Biologische Arbeitsstoffe
TRGS	Technische Regel für Gefahrstoffe
TRK	Technische Richtkonzentration
TROS	Technische Regel für optische Strahlung

U

UVV	Unfallverhütungsvorschrift

Z

ZAs	Zentrale Erfassungsstelle für asbeststaubgefährdetete Arbeitnehmer
ZeBWis	Zentrale Betreuungsstelle Wismut

Anhang 8: Alphabetische Liste der DGUV Grundsätze

Arbeiten in sauerstoffreduzierter Atmosphäre	G 28
Arbeiten mit Absturzgefahr	G 41
Arbeitsaufenthalt im Ausland unter besonderen klimatischen oder gesundheitlichen Belastungen	G 35
Aromatische Nitro- oder Aminoverbindungen	G 33
Arsen oder seine Verbindungen	G 16
Atemschutzgeräte	G 26
Belastungen des Muskel- und Skelettsystems einschließlich Vibrationen	G 46
Benzol	G 8
Bildschirmarbeitsplätze	G 37
Bleialkyle	G 3
Blei oder seine Verbindungen (mit Ausnahme der Bleialkyle)	G 2
Cadmium oder seine Verbindungen	G 32
Chloroplatinate	G 13
Chrom-VI-Verbindungen	G 15
Dimethylformamid	G 19
Fahr-, Steuer- und Überwachungstätigkeiten	G 25
Fluor oder seine anorganischen Verbindungen	G 34
Gefahrstoffe, die Hautkrebs hervorrufen	G 4
Glykoldinitrat oder Glycerintrinitrat (Nitroglykol oder Nitroglycerin)	G 5
Hartholzstäube	G 44
Hauterkrankungen (mit Ausnahme von Hautkrebs)	G 24
Hitzearbeiten	G 30
Isocyanate	G 27
Kältearbeiten	G 21
Kohlenmonoxid	G 7
Kohlenstoffdisulfid (Schwefelkohlenstoff)	G 6
Krebserzeugende Gefahrstoffe – allgemein	G 40
Künstliche optische Strahlung	G 17
Lärm	G 20
Methanol	G 10
Mineralischer Staub, Teil 1: Silikogener Staub	G 1.1
Mineralischer Staub, Teil 2: Asbestfaserhaltiger Staub	G 1.2
Mineralischer Staub, Teil 3: Künstlicher mineralischer Faserstaub der Kategorie 1 oder 2 (Aluminiumsilikatwolle)	G 1.3
Nickel oder seine Verbindungen	G 38
Obstruktive Atemwegserkrankungen	G 23
Phosphor (weißer)	G 12